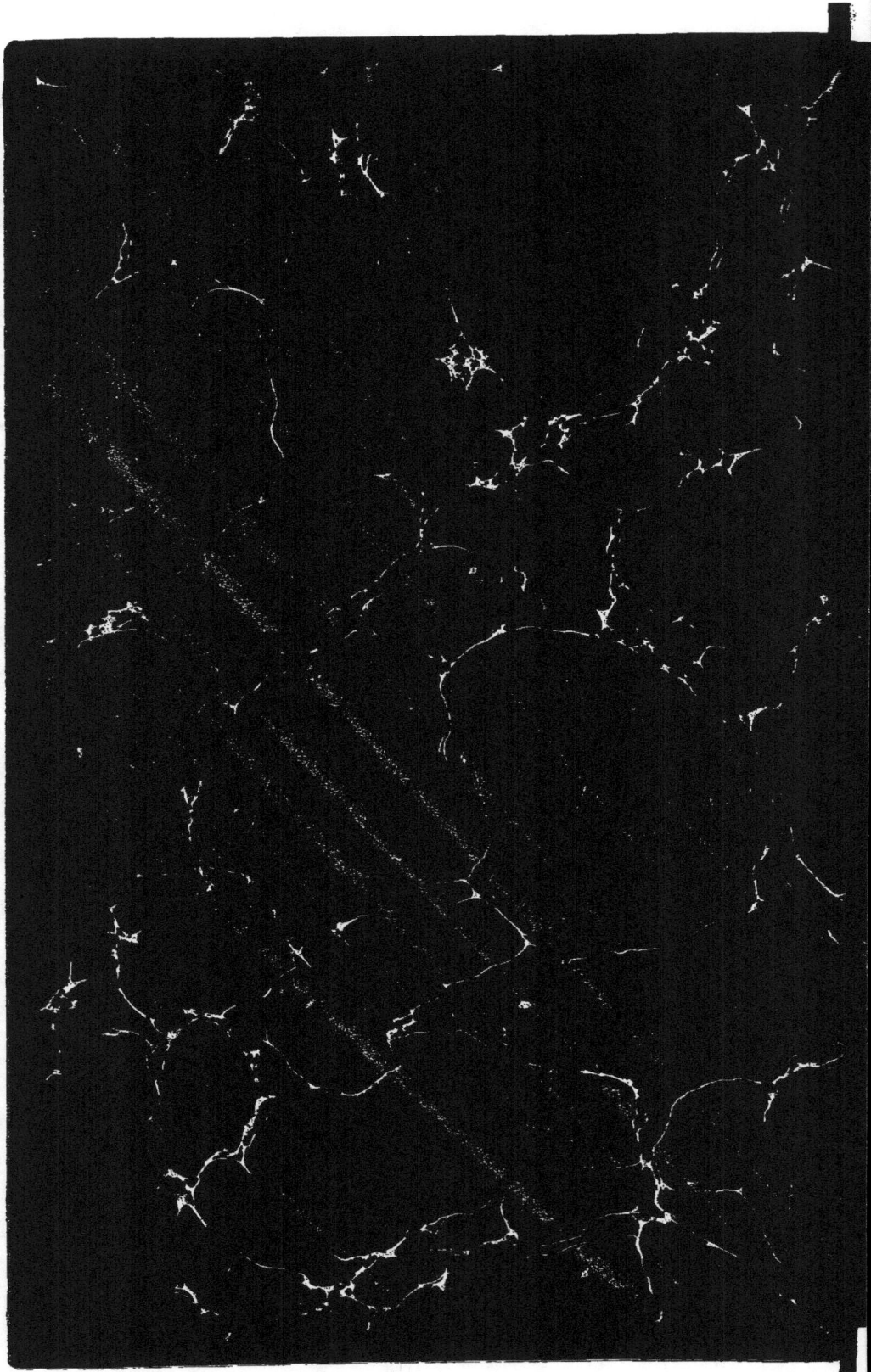

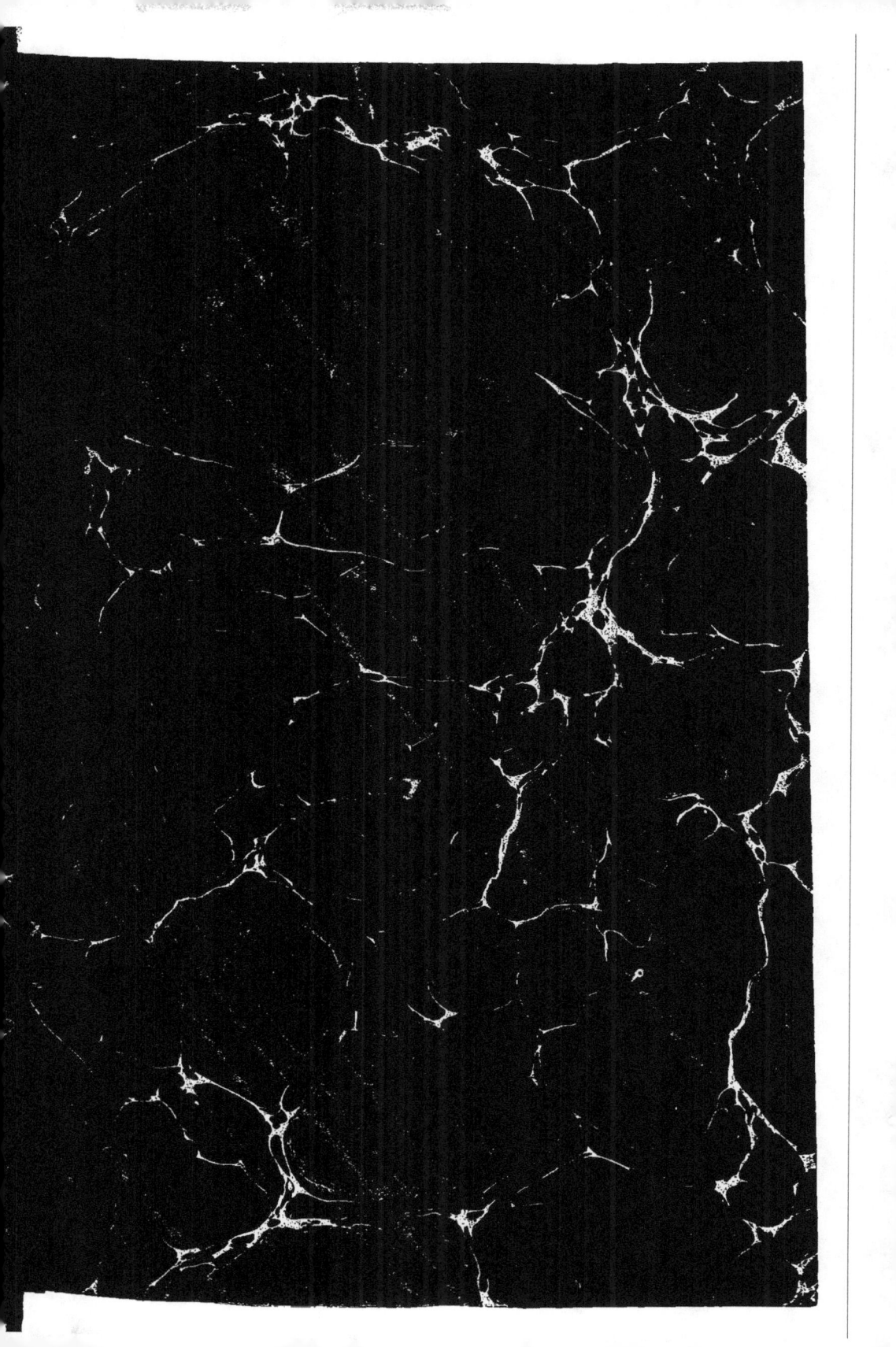

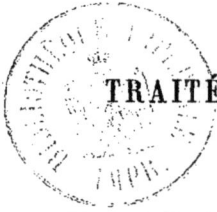

TRAITÉ ÉLÉMENTAIRE

DE

PHYSIOLOGIE

CORBEIL, TYPOGRAPHIE ET STÉRÉOTYPIE DE CRÉTÉ.

TRAITÉ ÉLÉMENTAIRE

DE

PHYSIOLOGIE

HUMAINE

COMPRENANT

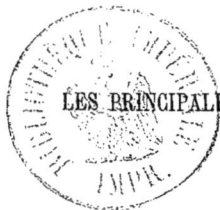

LES PRINCIPALES NOTIONS DE LA PHYSIOLOGIE COMPARÉE

PAR J. BÉCLARD

PROFESSEUR AGRÉGÉ A LA FACULTÉ DE MÉDECINE DE PARIS,
MEMBRE DE L'ACADÉMIE IMPÉRIALE DE MÉDECINE, ETC.

CINQUIÈME ÉDITION
revue, corrigée et augmentée

—

OUVRAGE

accompagné de 235 figures

intercalées dans le texte.

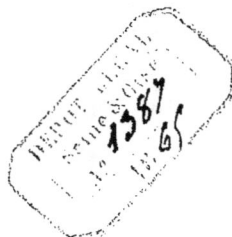

PARIS

P. ASSELIN, SUCCESSEUR DE BÉCHET JEUNE ET LABÉ

LIBRAIRE DE LA FACULTÉ DE MÉDECINE

Place de l'École-de-Médecine

—

1866
1865

PRÉFACE

Cet ouvrage est surtout un livre d'enseignement. Nous ne nous sommes point proposé d'écrire l'histoire de la physiologie, non plus que celle de ses progrès. Nous avons cherché à exposer, sous une forme concise, l'état actuel de la science. Nous avons été sobre de citations et de discussions; avant tout, nous nous sommes efforcé d'être clair.

Les limites dans lesquelles nous nous sommes renfermé nous ont permis néanmoins de ne rien omettre d'essentiel. Nous avons rapidement glissé sur tout ce qui n'est encore qu'à l'état de supposition, réservant à l'exposition de la partie positive de la science les développements nécessaires.

Parmi les nombreux travaux publiés sur les diverses parties de la physiologie, nous avons cherché à mettre en lumière ceux qui se recommandent par un intérêt réel et sérieux. Peu soucieux des doctrines, sous quelque nom qu'elles s'abritent, nous ne reconnaissons, en matière de science, d'autre guide que la vérité.

Dans l'étude des fonctions, nous avons adopté les divisions les plus généralement acceptées. Nous n'avons pas cru nécessaire d'innover en ce genre, comme quelques-uns l'ont tenté. Les diverses fonctions de l'économie animale ne sont que des divisions plus ou moins factices, nécessaires à l'analyse des phénomènes. Toutes concourent à un but commun, et elles sont indissolublement liées les unes aux autres, de même que les organes qui les exécutent. Les coupes nouvelles qu'on a cherché à introduire dans l'étude de la physiologie peuvent être fondées sous certains rapports, mais elles ne sont pas plus naturelles que les divisions anciennes, et souvent elles le sont beaucoup moins. Ce qui est plus essentiel, c'est de ne point oublier que les divers actes biologiques sont enchaînés les uns aux autres par des rapports réciproques, et qu'ils ne sont isolés que dans nos descriptions.

Les progrès de la chimie organique, l'application du microscope à l'étude de l'organisation et des phénomènes de la vie, les expériences sur les animaux vivants ont de nos jours profondément remué les bases de la physiologie. Depuis cinquante ans à peine que la physiologie est entrée dans la voie expérimentale, les découvertes n'ont pas cessé un instant de succéder aux découvertes, et chaque jour qui s'écoule ajoute quelque chose aux acquisitions de la veille.

Le lecteur trouvera dans ce livre une bibliographie très-étendue des monographies et des mémoires relatifs aux diverses branches de la physiologie. Ces indications bibliographiques, disposées suivant l'ordre alphabétique, sont annexées à la suite de chacun des chapitres de l'ouvrage ; elles ne seront pas inutiles, je l'espère, à ceux qui voudraient se livrer à une étude plus approfondie de la physiologie et suivre l'histoire de ses progrès.

Un grand nombre de gravures qui figuraient dans les précédentes éditions, et qui laissaient à désirer sous le rapport de l'exécution, ont été remplacées. De nouvelles figures ont été ajoutées. Ces figures, destinées à faciliter les descriptions, sont, en partie, relatives à des appareils ou à des procédés d'expériences. On ne doit pas s'attendre en effet à trouver dans un livre de physiologie les mêmes planches que dans un livre d'anatomie. Nous ne pouvons mieux faire, en ce qui concerne les détails d'anatomie pure, que de signaler au lecteur la dernière édition du Traité d'anatomie descriptive de M. le professeur Cruveilhier. Il trouvera dans cet ouvrage, publié avec la collaboration de MM. Sée et Cruveilhier fils et mis au courant des plus récentes acquisitions de la science, un nombre considérable de belles gravures tirées en noir et en couleur et intercalées dans le texte.

Jules Béclard.

Paris, octobre 1865.

PRINCIPAUX OUVRAGES DE PHYSIOLOGIE

PUBLIÉS DEPUIS HALLER JUSQU'A NOS JOURS.

Nous ne mentionnons ici que les ouvrages qui traitent de la physiologie dans son ensemble. Il a été publié sur les diverses parties de la science biologique un nombre considérable de travaux partiels. Le lecteur trouvera dans le courant de cet ouvrage, à la suite des chapitres consacrés à l'étude de chaque fonction, les sources auxquelles il pourra puiser.

A. HALLER. — *Elementa physiologiæ corporis humani.* 8 vol. in-4°. Lausanne, 1757-1766.

La partie de cet ouvrage qui traite de la génération a été traduite en français, sous ce titre : *La génération ou Exposition des phénomènes relatifs à cette fonction naturelle.* 2 vol. in-8°, Paris, 1774.

G.-E. HAMBERGER. — *Physiologia medica, seu de actionibus corporis humani sani doctrina, mathematicis atque anatomicis principiis superstructa.* 1 vol. in-4°, fig. Iéna, 1751-1752.

T. BORDENAVE. — *Essai sur la physiologie, ou Physique du corps humain.* 1re édit., 1 vol. in-12. Paris, 1756 ; 3e édit. 2 vol. in-8°. Paris, 1778.

W. CULLEN. — *Physiology for the use of the students,* etc. 1re édit. in-12. Edinburgh, 1772 ; autre édit. in-8°. Edinburgh, 1785. Traduction française de Bosquillon. In-8°. Paris, 1785.

L.-M.-A. CALDANI. — *Institutiones physiologicæ.* 1re édit. 1 vol. in-8°. Padova, 1773 ; 4e édit. très-augmentée, avec notes de Saverio Macri. 2 vol. in-8°. Napoli, 1787.

P.-J. BARTHEZ. — *Nouveaux Éléments de la science de l'homme.* 1re édit. 1 vol. in-8°. Montpellier, 1778 ; 2e édit. 2 vol. in-8°. Paris, 1806.

J.-F. BLUMENBACH. — *Institutiones physiologicæ.* 1re édit. 1 vol. in-8°. Goettingen, 1787 ; 4e édit. 1 vol. in-8°. Goettingen, 1821. Traduit en français, sur la première édition, par Pugnet, in-12. Lyon, 1792.

E. DARWIN. — *Zoonomia, or the Laws of organic life.* 1re édit. 2 vol. in-4°. London, 1794-1796 ; 3e édit. 4 vol. in-8°. London, 1801. Traduction française de Kluyskens sur la 3e édition, sous ce titre : *Zoonomie, ou Lois de la vie organique,* 4 vol. in-8°. Gand, 1810-1811.

-G.-F. HILDEBRANDT. — *Lehrbuch der Physiologie des menschlichen Körpers* (Traité de physiologie du corps humain). 1re édit. 1 vol. in-8°. Erlangen, 1796 ; 6e édit. revue et augmentée par C. Hohnbaum, publiée sous le titre de *Handbuch* (Manuel) *der Physiologie.* 1 vol. in-8°. Erlangen, 1828.

G. PROCHASKA. — *Lehrsaetze aus der Physiologie des Menschen* (Aphorismes de physiologie humaine), 1re édit. 2 vol. in-8°. Wien, 1797 ; 3e édit. 2 vol. in-8°, Wien, 1810. Cet ouvrage a été traduit en latin, 2 vol. in-8°. Wien, 1805-1806. — *Physiologie, oder Lehre von der Natur des Menschen* (Physiologie, ou Étude sur la nature de l'homme), in-8°. Wien, 1820.

G.-R. TREVIRANUS. — *Physiologische Fragmente.* 2 vol. in-8°. Hanovre, 1797-1799. — *Biologie, oder Philosophie der lebenden Natur für Naturforscher und Ærzte* (Biologie ou Philosophie des corps vivants à l'usage des naturalistes et des médecins). 6 vol. in-8°. Goettingen, 1802-1806.

X. BICHAT. — *Recherches physiologiques sur la vie et la mort.* 1re édit. 1 vol. in-8°. Paris, 1800 ; 4e édit., 1822, et 5e édit., 1829, avec notes de Magendie. 1 vol. in-8°. Paris ; nouv. édit. avec notes de Cerise. 1 vol. in-18. Paris, 1852. —

Anatomie générale appliquée à la physiologie et à la médecine. 1re édit. 4 vol. in-8°. Paris, 1801 ; 4e édit. avec additions de P.-A. Béclard. 4 vol. in-8. Paris, 1821.

Ch.-L. Dumas. — *Principes de physiologie, ou Introduction à la science expérimentale, philosophique et médicale de l'homme.* 1re édit. 4 vol. in-8°. Paris, 1800-1803. 2e édit. 4 vol. in-8°. Montpellier, 1806.

J.-H.-F. Autenrieth. — *Handbuch der empirischen menschlichen Physiologie* (Manuel de physiologie humaine empirique), empirique est pris dans le sens du mot expérimental. 3 vol. in-8°. Tübingen, 1801.

Richerand. — *Nouveaux éléments de physiologie.* 1re édit. 1 vol. in-8°. Paris, 1801 ; 10e édit. avec additions de P. Bérard. 3 vol. in-8°. Paris, 1833.

C. Bernouilli. — *Versuch einer physischen Anthropologie, oder Darstellung des physischen Menschen* (Essai d'anthropologie physique, ou Exposition de l'homme physique). In-4° en 2 parties. Halle, 1804.

F. Vicq-d'Azyr. — *Œuvres anatomiques et physiologiques,* publiées par Moreau (de la Sarthe). 3 vol. in-8°, Paris, 1805.

Fr.-E. Fodéré. — *Physiologie positive appliquée spécialement à la médecine pratique.* 3 vol. in-8°. Avignon et Paris, 1806.

P.-F. Walther. — *Physiologie des Menschen, mit durchgangiger Rücksicht auf die comparative Physiologie der Thiere* (Physiologie de l'homme considérée dans ses rapports généraux avec la physiologie comparée des animaux). 2 vol. in-8°. Landshut, 1807.

P.-H. Nysten. — *Recherches de physiologie et de chimie.* 1 vol. in-8°. Paris, 1811.

J. Lordat. — *Conseils sur la manière d'étudier la physiologie de l'homme.* In-8. Montpellier, 1813. — *Ébauche du plan d'un traité complet de physiologie.* In-8. Montpellier et Paris, 1841. — *De l'insénescence du sens intime de l'homme et application de cette vérité à la détermination du dynamisme humain.* In-8°. Montpellier et Paris, 1844. — *Rappel des principes doctrinaux de la constitution de l'homme.* In-8°. Montpellier, 1857.

Magendie. — *Précis élémentaire de physiologie,* 1re édit. 1 vol. in-8°. Paris, 1816 ; 4e édit. 2 vol. in-8. Paris, 1836. — *Journal de physiologie expérimentale* (avec la collaboration des physiologistes de l'époque). 8 vol. in-8°. Paris, 1821-1828. — *Leçons sur les phénomènes de la vie.* 4 vol. in-8°. Paris, 1842.

G. Grimaud. — *Cours complet de physiologie distribué en leçons.* 2 vol. in-8°. Paris, 1818.

F. Nasse. — *Untersuchungen zur Lebensnaturlehre und zur Heilkunde* (Recherches de physiologie générale et de médecine). 1 vol. in-8°. Halle, 1818.

W. Krimer. — *Physiologische Untersuchungen* (Recherches physiologiques). 1 vol. in-8°, fig. Leipzig, 1820.

L. Martini — *Elementa physiologiæ.* 1 vol. in-8°, Turin, 1821 ; 2e édit. 2 vol. in-8°. Turin, 1828. Traduction française sur la 1re édit. par Ratier. 1 vol. in-8. Paris, 1824. — *Lezioni di physiologia.* 6 vol. in-8°. Turin, 1826-1828.

C.-A. Rudolphi. — *Grundriss der Physiologie,* etc. (Éléments de physiologie). 3 vol. in-8°. Le 4e volume, qui devait terminer l'ouvrage, n'a pas paru. Berlin, 1821-1828.

V.-P. Adelon. — *Physiologie de l'homme,* 1re édit. 4 vol. in-8°. Paris, 1823-1824 ; 2e édit. 4 vol. in-8°. Paris, 1829.

W. Edwards. — *De l'influence des agents physiques sur la vie.* 1 vol. in-8°. Paris, 1824.

C.-F. Burdach. — *Die Physiologie als Erfahrungswissenschaft* (La physiologie considérée comme science d'observation). 1ʳᵉ édit. Leipzig, 1826-1835 ; 2ᵉ édit. Leipzig, 1835-1838. Traduction française de Jourdan sur la 2ᵉ édit, 9 vol. in-8. Paris, 1837-1840.

HERBERT MAYO. — *Outlines of human physiology.* 1 vol. in-8. London, 1827.

Is. BOURDON. — *Principes de physiologie médicale.* 2 vol. in-8. Paris, 1828. — *Principes de physiologie comparée.* In-8. Paris, 1830.

J.-C. LEGALLOIS. — *Œuvres physiologiques,* publiées par son fils. 2 vol. in-8. 1828.

A. BERTHOLD. — *Lehrbuch der Physiologie* (Traité de Physiologie). 1ʳᵉ édit. 1 vol. in-8°. 1829 ; 3ᵉ édit. 1 vol. in-8° en deux parties. Goettingen, 1848.

P.-N. GERDY. — *Physiologie médicale didactique et critique ;* un seul volume a paru. In-8°. Paris, 1829.

F. TIEDEMANN. — *Physiologie des Menschen* (Physiologie de l'homme). 1ᵉʳ et 3ᵉ vol. Darmstadt, 1830-1836, Le deuxième volume n'a pas paru. Le premier volume de cet ouvrage contient la *Physiologie générale ;* il a été traduit en français par Jourdan en 2 vol. in-8°. Paris, 1831.

LEPELLETIER (de la Sarthe). — *Traité de physiologie philosophique et médicale.* 4 vol. in-8°. Paris, 1831.

DUCROTAY DE BLAINVILLE. — *Cours de physiologie générale et comparée.* 3 vol. in-8°. Paris, 1833.

J. MUELLER. — *Handbuch der Physiologie des Menschen* (Manuel de physiologie de l'homme). 1ʳᵉ édit. 1 vol. in-8°. Coblenz, 1833 ; 5ᵉ édit., fig. Coblenz, 1848. Traduction française de Jourdan sur la 4ᵉ édition allemande. 2 vol. in-8. Paris, 1845. Traduction française de Jourdan et Littré sur la 5ᵉ édition allemande. 2 vol. in-8. Paris, 1851.

F.-J.-V. BROUSSAIS. — *Traité de physiologie appliquée à la pathologie.* 2 vol. in-8. Paris, 1834.

IGN. DŒLLINGER. — *Grundzüge der Physiologie* (Principes de physiologie). 2 vol. in-8. Landshut, 1835.

A. QUETELET. — *Sur l'homme, essai de physique sociale.* 2 vol. in-8. Paris, 1835.

F. ARNOLD. — *Lehrbuch der Physiologie des Menschen* (Traité de physiologie de l'homme). 2 vol. in-8°. Zurich, 1836-1842.

R.-B. TODD. — *The Cyclopædia of anatomy and physiology.* 4 vol. in-8°, avec supplément, fig. London, 1836-1852.

J.-L. BRACHET (de Lyon). — *Physiologie élémentaire de l'homme.* 1ʳᵉ édit. en collaboration avec Fouilhoux. 1 vol. in-8° (dans l'*Encyclopédie des sciences médicales*). Paris, 1837-1838 ; 2ᵉ édit. 2 vol. in-8°. Lyon, 1855.

C.-G. CARUS. — *System der Physiologie umfassend das Allgemeine der Physiologie, die physiologische Geschichte der Menscheit, die des Menschen,* etc. (Système de physiologie, comprenant la physiologie générale, l'histoire physiologique de l'espèce humaine et la physiologie particulière de l'homme). 1ʳᵉ édit. 3 vol. in 8°. Leipzig, 1838-1840 ; 2ᵉ édit. 3 vol. in-8°. Leipzig, 1847-1848.

A. DUGÈS. — *Traité de physiologie comparée de l'homme et des animaux.* 3 vol. in-8. Montpellier, 1838-1839.

RUDOLPH WAGNER. — *Lehrbuch der speciellen Physiologie* (Traité de physiologie spéciale). 1ʳᵉ édit. 1 vol. in-8°. Leipzig, 1839-1842 ; 3ᵉ édit. 1 vol. in-8°. Leipzig, 1845. — *Handwörterbuch der Physiologie* (Dictionnaire de physiologie). 4 vol. in-8°, fig. T. l, 1842 ; t. II, 1844 ; t. III, 1846 ; t. IV, 1853 ; Braunschweig. Cet ouvrage est composé de monographies groupées par ordre alphabétique. A la rédaction de ce livre ont concouru MM. *Valentin, Vogel, Volkmann, Bischoff, Stannius, Lehmann, Krause, Purkinje, Scherer, Siebold, Ludwig, Vierordt, Bidder.*

E.-H. Weber, *Nasse, Berthold, Harless,* etc., etc. — *Icones physiologicæ.* Atlas explicatif pour l'étude de la physiologie et de l'embryologie. In-4°. Leipzig, 1839; 2ᵉ édition avec la collaboration de Ecker. In-4°. Leipzig, 1852-1862.

W.-B. Carpenter. — *Principles of general and comparative physiology.* 1ʳᵉ édit. 1 vol. in-8°. London, 1839; 2ᵉ édit. 1 vol. in-8°. London, 1841. — *Principles of human physiology,* 1ʳᵉ édit. 1 vol. in-8°. London, 1842; 5ᵉ édit. 1 vol. in-8, fig. London, 1855. — *A manual of physiology including physiological anatomy.* 1ʳᵉ édit. 1 vol. in-8°. London, 1847; 3ᵉ édit. 1 vol. in-8°. fig. London, 1856.

J. Liebig. — *Die Chemie in ihrer Anwendung auf Agricultur und Physiologie* (La chimie dans ses rapports avec l'agriculture et la physiologie). 1ʳᵉ édit. 1 vol. in-8°. Giessen, 1840; 6ᵉ édit., 1 vol. in-8, Braunschweig, 1846. — *Die Thierchemie oder die organische Chemie in ihrer Anwendung auf Physiologie und Pathologie* (Chimie animale dans ses rapports avec la physiologie et la pathologie). 1ʳᵉ édit. 1 vol. in-8°. Braunschweig, 1842; 3ᵉ édit. 1 vol. in-8°. *Idem,* 1847. Traduction française sur la première édition par Gerhardt. 1 vol. in-8°. Paris, 1842. — *Chemische Briefe* (Lettres sur la chimie). 1ʳᵉ édit. 1 vol. in-12. Heidelberg, 1844; 3ᵉ édit. 1 vol. in-8°. Heidelberg, 1851. Traduites en français, sur la 1ʳᵉ édit., par M. Bichon. Paris, 1845; par MM. Dupiney et Dubreuil Helion sur la 2ᵉ édit., Paris, 1845; par M. Gerhardt sur la 2ᵉ édit., Paris, 1847. Les additions de la 3ᵉ édit. allemande ont été traduites par Gerhardt, sous ce titre : *Nouvelles lettres sur la chimie.* 1 vol. in-12. Paris, 1852. Enfin, une 4ᵉ édit. de *Chemische Briefe* a été publiée plus tard. 2 vol. in-8°. Leipzig et Heidelberg, 1859.

J.-B. Wilbrand. — *Physiologie des Menschen* (Physiologie de l'homme). 1 vol. in-8°. Leipzig, 1840.

J. Dumas. — *Essai de statique chimique des êtres organisés.* 1ʳᵉ édit. Broch. in-8°. Paris, 1841; 3ᵉ édit. Broch. in-8. Paris, 1844. — *Chimie physiologique et médicale* (Ce volume, publié séparément, représente la deuxième partie du 8ᵉ volume du *Traité de chimie* de M. Dumas). 1 vol. in-8. Paris, 1846.

Dunglison. — *Human physiology.* 1ʳᵉ édit. 2 vol. in-8°. Philadelphie, 1841; 8ᵉ édit. 2 vol. in-8°. Philadelphie, 1856.

C.-G. Lehmann. — *Lehrbuch der physiologischen Chemie* (Traité de chimie physiologique). 1ʳᵉ édit. 1 vol. gr. in-8°. Leipzig, 1842; 3ᵉ édit. 3 vol. in-8°. Leipzig, 1853. — *Handbuch der physiologischen Chemie.* 1 vol. Leipzig, 1854; 2ᵉ édit. 1 vol. Leipzig, 1859. Traduit en français, par M. Ch. Drion, sous ce titre : *Précis de chimie physiologique animale.* 1 vol. in-12, fig. Paris, 1855. — *Die Thierchemie* (La chimie animale), pour faire suite au Manuel de chimie de Gmelin. 1 vol. Heidelberg, 1857.

R.-B. Todd et Bowmann. — *The physiological anatomy and physiology of man.* 2 vol. in-8°, fig. London, 1843-1856.

J. Mulder. — *Versuch einer allgemeinen physiologischen Chemie* (Essai de chimie physiologique générale). Traduction du hollandais en allemand, par H. Kolbe. 1 vol. in-8°. Braunschweig, 1844.

G. Valentin. — *Lehrbuch der Physiologie des Menschen* (Traité de physiologie de l'homme). 1ʳᵉ édit. 2 vol. in-8, fig. Braunschweig, 1844; 2ᵉ édit. 2 vol. in-8°, fig. Braunschweig, 1847-1850. — *Grundriss der Physiologie* (Eléments de Physiologie). 1ʳᵉ édit. 1 vol. in-8°, avec fig. Braunschweig, 1846; 4ᵉ édit. 1 vol. in-8°, avec fig. Braunschweig, 1855. Traduit en anglais.

A.-F. Guenther. — *Lehrbuch der Physiologie des Menschen* (Traité de Physiologie de l'homme). 2 vol. in-8, fig. Leipzig, 1845-1848. M. Otto Funke a terminé l'ouvrage par un 3ᵉ volume. Leipzig, 1853.

CARL VOGT. — *Physiologische Briefe für Gebildete aller Stände* (Lettres physiologiques à l'usage des gens du monde). 1ʳᵉ édit. 1 vol. in-8°. 1845-1847 ; 2ᵉ édit. 1 vol. in-8° en 3 parties. Giessen, 1854.

FRAENKEL. — *Taschenbuch der Physiologie des Menschen* (Manuel de physiologie de l'homme). In-12. Erlangen, 1847.

MATTEUCCI. — *Leçons sur les phénomènes physiques des corps vivants.* 1 vol. in-12. Traduites sur la 2ᵉ édit. italienne. Paris, 1847.

P. BÉRARD. — *Cours de physiologie professé à la Faculté de médecine de Paris.* In-8°. Les trois premiers volumes et deux livraisons du quatrième ont paru. Paris, 1848-1855.

T. BUDGE. — *Lehrbuch der speciellen Physiologie des Menschen* (Traité de la physiologie spéciale de l'homme). 1ʳᵉ édit. 1 vol. in-8°. Weimar; 1848, sous ce titre : *Memoranda der speciellen Physiologie.* 8ᵉ édit. 1 vol. in-8°. Weimar, 1860-1861. — *Compendium der Physiologie des Menschen.* Leipzig, 1864.

DE MARTINO. — *Compendio di fisiologia humana e veterinaria.* In-8. Napoli, 1848.

ALLEN THOMSON. — *Outlines of physiology for the use of students.* 1 vol. Edinburgh, 1848.

F.-A. LONGET. — *Traité de physiologie.* 1ʳᵉ édit. 2 vol. in-8. Paris, 1850 ; 2ᵉ édit. 2 vol. in-8°. Paris, 1860-1861.

CLAVEL. — *Le corps et l'âme, ou Histoire naturelle de l'espèce humaine.* 1 vol. in-8°. Paris, 1851.

G. GLUGE. — *Physiologie,* dans l'*Encyclopédie populaire belge.* 1 vol. in-12. Bruxelles, 1851.

LOTZE.— *Allgemeine Physiologie* (Physiologie générale). 1 vol. in-8°. Leipzig, 1851.

LUDWIG. — *Lehrbuch der Physiologie des Menschen* (Traité de physiologie de l'homme). 1ʳᵉ édit. 2 vol. in-8. Leipzig et Heidelberg, 1852-1856 ; 2ᵉ édit. 2 vol. in-8°, fig. Leipzig et Heidelberg, 1858-1860.

K.-H. BAUMGAERTNER. — *Lehrbuch der Physiologie mit Nutzanwendungen auf die aerztliche Praxis* (Traité de physiologie envisagée dans ses applications à la pratique médicale). In-8°. Stuttgard, 1853.

CH. ROBIN et VERDEIL. — *Traité de chimie anatomique et physiologique.* 3 vol. in-8° et Atlas. Paris, 1853.

G. COLIN. — *Traité de physiologie comparée des animaux domestiques.* 2 vol. in-8°. Paris, 1854-1856.

OTTO FUNKE. — *Lehrbuch der Physiologie* (Traité de physiologie). Cet ouvrage est le traité de physiologie de R. Wagner, c'est-à-dire la 4ᵉ édit. de ce livre, tout à fait refondue et considérablement augmentée. 1ʳᵉ édit. Leipzig, 1854-1856 ; 3ᵉ édit. 3 vol. in-8°, fig. Leipzig, 1860. 4ᵉ édit. Leipzig, 1863. — *Atlas der physiologischen Chemie.* In-4°, 2ᵉ édit. Leipzig, 1858.

IS. GEOFFROY-SAINT-HILAIRE. — *Histoire naturelle générale des règnes organiques.* In-8°. 2 vol. ont paru. Paris, 1854-1860.

J. MORFORD COTTLE.— *A manual of human physiology for students.* 1 v. London, 1854.

CL. BERNARD. — *Leçons de physiologie expérimentale professées au Collège de France.* 7 vol. in-8°. Paris ; *Glycogénie.* 1 vol., 1855 ; *Digestion.* 1 vol., 1856 ; *Substances toxiques et médicamenteuses.* 1 vol., 1857 ; *Physiologie et pathologie du système nerveux.* 2 vol., 1858 ; *Propriétés physiologiques et altérations pathologiques des liquides de l'organisme.* 2 vol., 1859.

J. MOLESCHOTT. — *Der Kreislauf des Lebens* (Le cercle de la vie). *Réponse aux Lettres de Liebig sur la chimie*. 1 vol. in-12. Mainz, 1855. — *Physiologisches Skizzenbuch* (Esquisses physiologiques). 1 vol. in-8°. Giessen, 1861.

C.-F. BOUCHER. — *Essais sur les principaux points de la physiologie*. 1 vol. in-8°. Paris, 1856.

DONDERS. — *Physiologie des Menschen* (Physiologie de l'homme). Traduit du hollandais en allemand, par Theile. 1ʳᵉ édit. In-8°, fig. 1ᵉʳ vol. Leipzig, 1856 ; 2ᵉ édit. Leipzig, 1859.

DRAPER. — *Human physiology statical and dynamical*. 1 vol. in-8°. New-York, 1856.

FLOURENS. — *Cours de physiologie comparée*. Leçons recueillies par Ch. Roux. 1 vol. in-8°. Paris, 1856.

G.-H. MEYER. — *Lehrbuch der physiologischen Anatomie des Menschen* (Traité d'anatomie physiologique de l'homme). 1 vol. in-8°, fig. Leipzig, 1856.

MIALHE. — *Chimie appliquée à la physiologie*. 1 vol. in-8°, Paris, 1856.

COMINGS. — *Class-book of physiology*. 2ᵉ édit. 1 vol. New-York, 1857.

MILNE-EDWARDS. — *Leçons sur la physiologie et l'anatomie comparée de l'homme et des animaux*. En cours de publication. 8 volumes ont paru. Paris, 1857-1864.

J.-H. BENNETT. — *Outlines of physiology*. In-8°. London, 1858.

BROWN-SÉQUARD. — *Journal de physiologie*. 4 vol. in-8°, 1858-1861.

V. KLETZINSKY. — *Compendium der Biochemie*. 1 vol. in-8°. Wien, 1858.

A. FICK. — *Compendium der Physiologie des Menschen mit Einschluss der Entwickelungs* (Compendium de la physiologie de l'homme, comprenant l'embryologie). In-8°, fig. Wien, 1859-1860.

MORITZ SCHIFF. — *Lehrbuch der Physiologie* (Traité de Physiologie). En cours de publication. Lahr, 1859.

G.-H. LEWES. — *The physiology of common life*. 2 vol. in-12, fig. Edinburgh and London, 1859-1860.

C. BOMICCI. — *Sommario di fisiologia dell' uomo*. In-8°. Perugia, 1860.

E. ECKHARD. — *Beitraege zur Anatomie und Physiologie* (Contribution à l'anatomie et à la physiologie). 2 vol. in-4, planches. Giessen, 1860.

W. HILLES. — *The essentials of physiology*. London, 1860.

STENHOUSE-KIRKES. — *Handbuch of physiology*. 4ᵉ édit. London, 1860. 5ᵉ édit. 1863.

C.-G.-H. WEISS. — *Specielle Physiologie für Thieraerzte und Landwirthe* (Physiologie spéciale à l'usage des vétérinaires et des agriculteurs). 1 vol. in-8°. Stuttgard, 1860.

K. VIERORDT. — *Grundriss der Physiologie des Menschen* (Éléments de physiologie de l'homme). In-8°, fig. 1ʳᵉ édit. Francfort. 1860. 2ᵉ édit. Tübingen, 1862.

A.-L. BOYER. — *Dict. de physiologie*. Paris, 1861.

E.-D. MAPOTHER. — *Physiology and its aids to the study and treatment of disease*. Dublin, 1862.

C. FOLWARCZNY. — *Handbuch der physiologischen Chemie* (Manuel de chimie physiologique). Wien, 1863.

L. HERMANN. — *Grundriss der Physiologie des Menschen* (Éléments de physiologie de l'homme). Berlin, 1863.

J. SHEA. — *A manual of animal physiology*. London, 1863.

P. SCHÜTZENBERGER. — *Chimie appliquée à la physiologie animale, à la pathologie et au diagnostic*. Paris, 1864.

W. WUNDT. — *Lehrbuch der Physiologie des Menschen* (Traité de physiologie de l'homme). En cours de publication. Erlangen, 1864.

TRAITÉ ÉLÉMENTAIRE

DE

PHYSIOLOGIE

NOTIONS PRÉLIMINAIRES

I

Des limites de la physiologie.

L'homme n'entretient sa vie que par un échange incessant avec les choses du dehors. Depuis le moment de sa naissance jusqu'à celui de sa mort, il prend dans la nature et il rejette sans cesse dans son sein les éléments de ses organes. Lorsque le développement de l'homme est achevé, il transmet à des parties qui se détachent de lui les propriétés qu'il possède. En d'autres termes, comme tout être vivant, l'homme est soumis aux lois de la matière organisée : il se nourrit et se reproduit. La nutrition et la reproduction, tels sont, en effet, les deux phénomènes les plus généraux, les deux fonctions inséparables de toute organisation.

Aux degrés inférieurs de l'échelle zoologique, la matière organique agit d'ensemble dans ce double but : l'animal est, dans sa totalité, un organe de nutrition et de génération. Dans les organismes les plus compliqués, les premiers linéaments du nouvel être s'accroissent comme l'animal dont nous parlons. S'il est vrai qu'une fois l'évolution terminée, la préparation des sucs nutritifs et la séparation des germes ne s'accomplissent plus dans toutes les parties et sur toutes les surfaces, mais tendent à se localiser de plus en plus. il n'est pas moins vrai que, quels que soient le nombre des organes et la complexité des actions qu'ils exécutent, tout en eux conspire à ce double but.

Que l'animal soit sensible aux impressions tactiles, qu'il voie, qu'il entende, qu'il sente, qu'il goûte, qu'il recherche la société de ses semblables, ou qu'il poursuive sa femelle dans la saison des amours, etc., ces divers phénomènes, ces instincts nés de ses besoins, où tendent-ils ? toujours à la conservation de l'individu et à celle de l'espèce. A mesure que nous nous élevons dans la série des êtres, nous voyons, avec de nouveaux organes, apparaître successivement de nouvelles fonctions,

mais toutes viennent se grouper autour des deux premières. Les changements anatomiques qui surviennent, les actions diverses qui leur correspondent, peuvent être ramenés à des phénomènes de nutrition et de
reproduction. L'animal appartient tout entier au physiologiste.

Par les différentes fonctions qui concourent à sa conservation, l'homme
aussi est un animal, mais un animal intelligent. Il pense, il réfléchit, il
veut ; il a le sentiment du bien et celui du beau ; il résiste à ses besoins
et leur commande au lieu de leur obéir; enfin il supplée à sa faiblesse
par sa raison, à l'imperfection de ses organes par son industrie, et s'as-
sujettit ainsi toute la nature.

L'école écossaise a rendu à la philosophie un service signalé : elle a
ramené les questions métaphysiques sur le terrain du sens commun.
Les réalités matérielles, menacées un instant par les excès du cartésia-
nisme, ont repris leur évidence au même titre que les réalités spiri-
tuelles, qui s'en distinguent en nous les révélant. C'est encore cette
philosophie qui a posé la distinction des sciences en deux ordres, distinction qui portera ses fruits. Les unes ont pour objet l'étude des phénomènes de l'esprit, les autres s'occupent des faits physiques ou naturels.
Aux premières appartiennent la psychologie, la grammaire, la logique,
le droit, la morale, la politique, les beaux-arts, etc. ; parmi les dernières viennent se grouper toutes les sciences dites naturelles, c'est-à-
dire la physique, la chimie, la botanique, la physiologie, etc. Les unes
comme les autres ont, il est vrai, leurs racines dans l'esprit humain,
mais il est évident aussi qu'elles diffèrent essentiellement par la nature
de leur objet.

Ces quelques mots suffisent pour montrer que nous ne parlons ici ni
philosophie ni psychologie, mais physiologie, ce qui n'est pas la même
chose. Nous écarterons donc de notre sujet, comme ne lui appartenant
pas, tout ce qui ne rentre pas dans l'étude du corps humain ou de ses
fonctions. Il faut l'avouer, cependant, ce travail d'élimination n'est pas toujours facile. Les sciences physiologique et psychologique se touchent par
plus d'un point, et les limites qui les séparent ne sont pas nettement fixées.

Ce que la philosophie cherche depuis des siècles , c'est de se définir
et de déterminer son objet : pour cultiver un champ, il faut savoir où il
est. Cette question , la plus importante qui se puisse poser ; cette recherche, la première de toutes, ne saurait être l'œuvre d'un jour. Est-ce
donc trop de tous les secours que peut fournir la science de l'homme,
pour conquérir cette solution , pierre fondamentale de l'édifice philosophique ?

Il est vrai qu'à diverses reprises, des médecins philosophes n'ont
rien moins tenté que d'effacer jusqu'au nom de la philosophie. Celle-ci
nous garde rancune; elle conserve, avec le souvenir de leurs tentatives,
une secrète prévention contre toute entreprise nouvelle. Mais en résulte-t-il que la psychologie doive repousser à tout jamais la science
pour se renfermer dans une méditation solitaire ?

Quel que soit le point de départ de la psychologie, qu'elle aborde le problème de la connaissance humaine par l'étude des sensations ou par celle du sujet sentant; qu'elle soit, dans ses procédés, analytique ou synthétique, objective ou subjective, force lui est de distinguer, alors même qu'elle le nie, ce qui est pensé de ce qui est pensant. Il n'est point de doctrine qui se pût faire comprendre, si elle confondait ces deux notions, et il lui faudrait changer jusqu'aux formes du langage. Je n'en appelle ni au bon sens de tous les hommes, qui vaut bien les méditations de quelques philosophes, ni au sentiment, la meilleure pierre de touche de la vérité : il est des choses qui n'ont pas besoin d'être prouvées, et les sciences mathématiques elles-mêmes reconnaissent des axiomes. Si la philosophie, pour le dire en passant, a si souvent rencontré l'indifférence, c'est aux efforts inutiles qu'elle a quelquefois tentés pour confondre en une seule substance l'esprit et la matière qu'elle doit s'en prendre.

La psychologie et la physiologie se partagent l'étude de l'homme. Mais où commence le domaine de l'une, jusqu'où s'étend celui de l'autre? Tel est le premier problème qui se présente ; et si les éléments d'une solution complète nous manquent aujourd'hui, il est évident que le concours de ces deux sciences est nécessaire pour reconnaître et poser leurs communes limites. La psychologie, il est vrai, ne s'aventure pas volontiers sur ses frontières ; elle semble redouter ce travail de séparation et s'efforce d'en dissimuler l'importance. Et cependant, comment pénétrer dans cette mystérieuse demeure de l'esprit, si le seuil qui y conduit nous est inconnu?

Buffon écrivait, il y a cent ans : « Ce n'est qu'en comparant que nous pouvons juger; nos connaissances roulent même entièrement sur les rapports que les choses ont avec celles qui leur ressemblent ou qui en diffèrent, et s'il n'existait pas d'animaux, la nature de l'homme serait encore plus incompréhensible. » Cette pensée de Buffon renferme en elle un des problèmes les plus difficiles et les plus attrayants qui se puissent poser, je veux dire la recherche et la distinction des actes intellectuels et des actes instinctifs.

Si nous considérons un instant les phénomènes de la vie dans les animaux, nous ne tardons pas à nous apercevoir que les fonctions de nutrition et de génération sont accompagnées, ou plutôt assurées dans leur fin, par un ordre de mouvements ou de déterminations que l'homme, prenant en lui un terme de comparaison, a quelquefois désigné sous le nom d'*actes raisonnés* ou *intellectuels*. Ces actes ne sont pas les mêmes pour tous; ils sont plus compliqués dans les uns, ils le sont moins dans les autres. Il y a entre eux, sous ce rapport, des différences nombreuses, originaires ou acquises ; mais on peut dire d'une manière générale que l'étendue de ces facultés est en raison directe du développement et de la configuration de la masse nerveuse encéphalique. C'est là un fait vulgaire pour le naturaliste, et le résultat d'un nombre considérable d'observations. Or, quel que soit l'intérêt qui s'attache à une semblable

étude (intérêt d'ailleurs incontestable, étude trop négligée), qui donc
rapportera cette série de phénomènes à un principe immortel et libre?
Voyons-nous que, depuis le temps de Pline, et malgré tout l'esprit que
leur prête La Fontaine, les bêtes fassent mieux ou autrement ce qu'elles
faisaient jadis? Nous ne dirons pas avec Descartes, ou plutôt comme on
l'a fait dire à Descartes, que les animaux sont des automates; ce mot
entraîne avec lui une idée de mécanique, en harmonie avec les théories
généralement acceptées alors en physiologie. Mais nous dirons que ce
sont des êtres organisés, qui agissent fatalement en vertu de leurs dispositions organiques. Les actes instinctifs de l'animal, auxquels on
donne parfois le nom d'actes intellectuels, répondent d'une manière
déterminée et nécessaire aux impressions externes ou internes. En un
mot, l'animal est ce que le matérialisme prétend faire de l'homme : une
organisation en action.

Ceci posé, il s'agirait, à l'aide d'une observation patiente et attentive,
de rechercher tout ce qui dans les animaux ressemble, de près ou de
loin, aux phénomènes de l'intelligence; et si les divers actes qu'ils
exécutent ne sont, comme tout ce qui s'accomplit en eux, que des résultats inséparables de l'organisme vivant, cette recherche pourrait jeter
quelque lumière sur la psychologie humaine, en donnant à ses investigations une direction mieux déterminée et en contribuant à circonscrire
son sujet. Par cette étude, on arriverait sans doute à reconnaître que la
psychologie s'occupe quelquefois de questions qui sont les nôtres, et
que, franchissant le domaine spirituel, elle confond parfois, parmi les
facultés de l'âme, des pouvoirs dépendants de l'organisation, variables
et modifiables comme elle, et auxquels on pourrait, à plus juste titre,
imposer le nom de *fonctions,* fonctions dont l'organe est le cerveau, et
dont les appareils des sens sont la condition nécessaire.

Nul doute que la psychologie ne puisse tirer de grands enseignements
de la connaissance des animaux ; mais peut-elle négliger la variété des
faits anthropologiques? Entre le civilisé de notre Europe et le naturel
de l'Afrique centrale, entre l'habitant policé des villes et le campagnard
relégué, sa vie durant, entre les murs de sa cabane de terre, que de différences morales ! et, en même temps, que de ressemblances ! Mettre en
lumière ce fonds commun que tous les hommes apportent avec eux,
montrer comment et dans quelles conditions il se perfectionne ou se
modifie, assister à l'évolution de cette vie nouvelle et chercher à en tra-
cer le tableau, tel serait un des premiers besoins de la vraie psychologie,
de la psychologie expérimentale.

La folie est encore une des sources naturelles auxquelles le physiologiste et le psychologue doivent puiser les éléments du grand travail de
séparation entre le physique et le moral de l'homme. Considérés tour à
tour comme des oracles divins ou comme des possédés du démon, les
aliénés sont enfin tombés aux mains du médecin, et personne ne le
trouvé mauvais. A moins de supposer en effet que l'âme est malade, ce

qui serait absurde, c'est à l'instrument qui établit ses rapports avec le monde extérieur qu'il faut s'en prendre. Les lésions organiques auxquelles se rattache la folie ont été, il est vrai, diversement appréciées : il y a plus, les uns croient les connaître, les autres affirment témérairement qu'elles n'existent pas. Mais qu'importe? Connaît-on mieux l'altération pathologique des névralgies, de l'hystérie, de l'épilepsie? L'aliénation mentale est une maladie ; cela nous suffit. Depuis qu'on étudie avec quelque soin les phénomènes de la folie, et cette étude ne date pas de loin, on a déjà établi certaines catégories vagues, il est vrai, et mal déterminées, mais qui sont un acheminement vers un classement plus rigoureux. Ici d'ailleurs, il faut le dire, la psychologie a débordé sur nous. Nous l'avons prise pour guide, là où nous devions marcher de concert à la recherche de la vérité. Nous n'avons pas su secouer, même temporairement, le joug des notions acquises. Nous avons appelé à notre aide la psychologie et ses explications, et, par une singulière inconséquence, nous rendons à la science, qui nous interroge, les emprunts que nous lui avons faits.

Parlerai-je d'une étude non moins intéressante, je veux dire celle du développement parallèle et simultané de l'organisation et de l'intelligence, de leur période d'état et de leur décadence, depuis le moment de la naissance jusqu'à celui de la mort?

Il ne saurait suffire au philosophe, qui veut débrouiller le chaos des facultés, de se prendre lui-même pour sujet exclusif de ses méditations. Sans doute, comme le sage de l'antiquité, *il porte tout avec lui ;* mais, pour pénétrer ce tout complexe, ce n'est pas assez d'envisager l'édifice dans sa perfection, il faut en observer aussi les matériaux et les ruines, et y porter le flambeau de l'analyse, afin d'en illuminer toutes les parties. Revenons à la physiologie.

II

De l'organisation. — De la vie.

Les corps répandus à la surface du globe se présentent sous deux états qui caractérisent deux grandes classes d'êtres : les *corps inertes* et les *corps vivants.* Quelles que soient les différences qui les séparent, les uns comme les autres sont des composés matériels; ils sont constitués par des éléments puisés à une source commune. Depuis longtemps déjà la chimie a démontré trop positivement que les éléments ultimes des corps organisés existent dans la nature matérielle, pour que nous insistions sur ce point. Ajoutons que cette communauté d'origine de tous les corps est nécessaire dans l'ordre de l'univers, destinés qu'ils sont à se transformer les uns en les autres. Cette simple considération suffirait à elle seule pour démontrer que la physiologie ne saurait se renfermer exclusivement dans le cadre qu'on a souvent prétendu lui imposer. La matière revêtant successivement la forme vivante, et faisant, à chaque

instant, de l'animal un animal nouveau, l'origine et la fin de ces matériaux sans cesse renouvelés ne sauraient être des questions étrangères à
la science de la vie. Le physiologiste doit accepter ces problèmes, solliciter ou chercher lui-même leurs solutions.

Les minéraux, les plantes et les animaux sont liés entre eux par une
série de rapports où règne l'harmonie la plus saisissante. Les plantes, en
effet, ont besoin, pour se développer et croître, d'eau, d'acide carbonique, d'ammoniaque et de sels. Ces substances, la plante les trouve
dans l'air où baignent ses feuilles, et dans la terre où plongent ses racines ; elle emprunte donc les éléments de ses tissus au règne minéral.
Les animaux ne peuvent se développer et s'accroître qu'aux dépens de
matières organiques ; ces matières, l'animal herbivore les emprunte directement aux tissus des plantes, et le carnivore indirectement, en se
nourrissant de la chair des herbivores. Le végétal est en quelque sorte le
laboratoire où la matière se groupe en substances assimilables pour l'a-
nimal. L'animal, à son tour, lorsqu'il a utilisé ces substances, les expulse
au dehors à un état d'oxydation tel, qu'elles se trouvent, en dernière
analyse, transformées en eau, en acide carbonique, en ammoniaque et en
sels minéraux. Les animaux rendent au règne minéral ce que les végétaux lui empruntent.

Ainsi se trouve établie et entretenue l'unité de composition entre les
corps inertes et les corps organisés. Toutefois, une différence profonde
et caractéristique frappe tout d'abord l'observateur. Quelle que soit la
nature du corps inorganique, qu'il soit constitué par une substance indé-
composable, je veux dire élémentaire, ou qu'il résulte de la combinaison
d'éléments divers, il est ou solide, ou liquide, ou gazeux. Dans un corps
vivant, au contraire, il y a tout à la fois des solides, des liquides et des
gaz : la matière existe en lui sous ses trois formes possibles. Ce fait est
d'une haute importance. Il ne suffit pas, en effet, de mettre en relief les
différences phénoménales qui séparent les deux règnes de la nature,
il importe aussi de signaler les différences matérielles auxquelles elles
sont liées.

De la réunion, en un même système, des solides et des fluides, résultent des parties contenantes et des parties contenues. Le mouvement
de composition et de décomposition, ou le double courant du dehors
au dedans et du dedans au dehors, qui résume la vie dans sa plus simple expression, n'est possible qu'à cette condition. C'est aussi cette diversité dans la nature des éléments qui établit entre les différentes parties
un consensus réciproque, et fait de ces parties un tout, une individua-
lité, en un mot, un organisme. L'organisme, c'est-à-dire le siége des
phénomènes de la vie, peut être lui-même divisé en un certain nombre
de départements ou d'organes ; d'où il résulte que l'expression d'*organe*
entraîne nécessairement l'idée d'une matière complexe, et que le jeu
d'un organe est inséparable de l'idée de diversité dans les éléments qui
le composent.

Observés au point de vue dynamique, les corps organisés diffèrent, à beaucoup d'égards, des corps inorganiques; mais il est bon de remarquer que, sous le rapport de la constitution matérielle, il n'est pas un corps minéral qui puisse leur être comparé, et que, renfermant dans un espace limité toutes les formes que la matière peut revêtir, celle-ci se trouve en eux dans des conditions toutes nouvelles. Cette réunion, cette concentration sous une enveloppe commune, de solides, de liquides et de gaz, les propriétés particulières à chacun de ces états des corps, celles qui naissent de leur association ou de leur antagonisme; tels sont les fondements saisissables de ces différences, et les premiers plans du tableau comparé des deux règnes de la nature.

L'origine première des plantes et des animaux, aussi bien, d'ailleurs, que celle des minéraux, est couverte d'un voile impénétrable aux yeux du naturaliste. Tous les faits que la science a enregistrés, toutes les expériences qui ont été tentées, et elles sont nombreuses, démontrent que les animaux proviennent d'autres êtres organisés, que ces êtres soient vivants ou qu'ils l'aient été. Lorsque les animaux naissent d'un œuf, lorsqu'ils se séparent sous forme de bourgeons, ou lorsqu'une partie séparée du tout reproduit l'animal entier, le fait est évident. Mais il ne l'est pas moins dans l'évolution des infusoires, puisqu'elle ne.s'opère qu'au milieu d'une substance *animale* ou *végétale* en putréfaction. On peut se demander, il est vrai, si, dans ce cas, l'être nouveau s'est développé d'un œuf microscopique, d'un germe, d'une spore apportés par l'air et tombés dans la matière en décomposition, comme sur un terrain fertile, ou si le nouvel être a pris naissance dans cette matière elle-même et sans germes préexistants, aux dépens d'une des innombrables vésicules élémentaires qui entrent dans sa composition; mais le fait n'en est pas moins général, savoir : que la matière organisée seule engendre la matière organisée.

L'être organisé, qu'on l'envisage à l'état de germe, à l'état d'accroissement ou à l'état de développement complet, a donc la propriété de réagir sur les éléments qui l'entourent, d'associer ces éléments en combinaisons nouvelles, et de les transformer en sa propre substance. Ces éléments, il les prend à l'état liquide ou gazeux, car ils doivent pénétrer au travers de la trame de ses tissus. Ce pouvoir, du reste, a ses limites. Il est très-développé dans le germe qui s'accroît, et forme ainsi ses tissus; il est assez borné dans la plupart des animaux adultes, lesquels ne réparent plus qu'incomplétement les mutilations qu'on leur fait subir. Cette propriété, pour s'exercer, a d'ailleurs besoin d'un milieu et d'une température convenables; et cela aussi bien pour la graine et le tissu du végétal que pour l'œuf et le corps même de l'animal.

Les éléments organiques ne sont point divisibles à la manière des minéraux : ces éléments ont des dimensions assez petites, il est vrai, mais limitées et définies. Lorsqu'à l'aide du microscope l'anatomiste divise, en quelque sorte, des parties que le scalpel le plus délié ne peut

atteindre, il assiste à un curieux spectacle. Le sang, le chyle, la lymphe, les muscles, les nerfs, les ligaments, le tissu cellulaire, etc., liquides ou tissus, tout est réductible en un certain nombre d'éléments
de forme et de structure spéciales. Dans le sang, dans la lymphe, dans
le chyle, ces éléments existent à l'état vésiculaire, sous l'apparence de
particules isolées, suspendues dans un liquide salin qui maintient la
pureté de leur forme, et la circulation porte ces particules dans tous
les points de l'organisme. Les tissus présentent de leur côté, comme
dernier terme de leur division, un élément particulier, une fibre cylindrique qui a, dans chacun d'eux, des dimensions et des propriétés caractéristiques. Si, poussant plus loin l'analyse, nous cherchons dans
l'embryon à assister à l'évolution de ces fibres élémentaires, nous
voyons de la manière la plus manifeste qu'elles passent en se constituant par une phase commune, la phase vésiculaire. Ainsi, l'anatomie
du développement nous enseigne que toutes les fibres, tous les tissus
proviennent d'un élément primitif; et, prenant le mot *élément* dans son
acception la plus rigoureuse, on peut dire qu'il n'y a réellement qu'un
seul élément anatomique, la cellule. Depuis l'œuf (l'homme naît d'un
œuf, comme la plupart des animaux), depuis l'œuf qui, d'abord invisible à l'œil nu, et simple vésicule élémentaire, s'accroît peu à peu (par
multiplication et transformation de cellules) et plus ou moins complétement, dans l'intérieur de la femelle, pour être ensuite rejeté au
dehors, jusqu'aux organes achevés du nouvel être, tout procède suivant les mêmes métamorphoses.

Considéré dans la variété de ses parties constituantes, l'être organisé
est donc caractérisé par la forme sphérique (vésicule ou cylindre),
tandis que le minéral est au contraire limité par des surfaces planes. Et
ceci est vrai, non-seulement pour chacune des parties élémentaires des
corps organisés, mais encore pour l'ensemble même du corps. Ces différences morphologiques dépendent-elles de la composition complexe
des uns et de l'unité physique des autres? La forme arrondie, ou la
courbe, qui limite les surfaces organiques, partielles ou générales, est-
elle en rapport avec leur organisation toute particulière? Il est permis
de le penser. Nous savons, en effet, pour ce qui concerne les minéraux, que la forme cristalline est d'autant plus parfaite que la pureté
de la solution cristallisable l'est davantage. Chaque jour, dans les
laboratoires de chimie, on peut constater la vérité de cette proposition, qui démontre clairement une liaison directe entre la composition et la forme.

Les plantes, qui vivent et meurent aux lieux où elles ont pris racine,
s'accroissent d'une manière presque continue, autant du moins que les
conditions extérieures de température n'entravent pas momentanément
les phénomènes nutritifs, et ne les assujettissent pas à un renouvellement périodique. Les tissus nouveaux s'ajoutent aux tissus anciens, et
leur développement n'a guère de limites que dans la condensation et

l'imperméabilité croissante de leur substance. Les animaux, qui sentent et se meuvent, sont assujettis, au contraire, à une sorte d'équilibre organique. Leur développement ne franchit pas certaines limites compatibles avec le jeu de l'appareil locomoteur. Lorsque leur développement est achevé, ils prennent et rendent une quantité sensiblement égale de matière, et maintiennent ainsi cet équilibre nécessaire.

La plante, qui trouve dans l'air, dans l'eau et dans les sels que celle-ci contient, les éléments de ses organes, n'a pas besoin de se mouvoir pour trouver sa nourriture, et c'est en cela surtout qu'elle se distingue de l'animal; aussi le végétal agit-il sans cesse sur les choses qui l'environnent, et accomplit-il sans relâche ses fonctions de nutrition. Le jeu des fonctions proprement animales (sensibilité, mouvement) suppose, au contraire, des intervalles d'action et de repos; ces fonctions sont soumises à des intermittences, ou à une périodicité qui les distingue des fonctions nutritives proprement dites; ces dernières, d'ailleurs, s'accomplissent, dans l'animal comme dans la plante, d'une manière continue. Le système nerveux et les organes de locomotion (os, muscles, etc.) entraînent donc, entre les animaux et les plantes, une différence essentielle. Mais, si les phénomènes de sensibilité et de mouvement sont bien faits pour frapper d'admiration le physiologiste, les phénomènes de la vie végétative, communs aux animaux et aux plantes, ne sont pas moins admirables.

La forme constante de l'animal, forme qui persiste durant toute la vie, au milieu du travail de composition et de décomposition des organes, a semblé de tout temps un des arguments les plus triomphants en faveur de l'indépendance d'un *principe vital*. En vérité, on ne voit pas trop pourquoi. La cristallisation, toujours la même, de telle ou telle dissolution saline, n'est-elle pas un fait tout aussi inexplicable? et n'est-il pas tout aussi naturel de rattacher la forme des êtres organisés à leur composition spéciale, que de rapporter la forme du cristal à la nature et à la proportion des éléments qui le composent? Bien que les substances minérales cristallisées ne soient pas soumises, comme les corps vivants, au travail de la nutrition, ou à un renouvellement continuel de leurs éléments, cependant on a observé parfois des phénomènes qui montrent en elles une tendance tout aussi mystérieuse à reprendre leur forme caractéristique, lorsque celle-ci a été accidentellement détruite. Ainsi, on a remarqué, par exemple, que lorsqu'un cristal a éprouvé à l'une de ses arêtes, ou même à l'un de ses angles, une perte de substance peu considérable, il reprend sa forme primitive aux dépens des dissolutions salines identiques dans lesquelles on le plonge : d'où il résulte que la dissolution a donné naissance à un solide qui représente la partie absente, c'est-à-dire un corps irrégulier : Voilà donc un cristal qui, pour reconquérir sa forme, modifie en quelque sorte à son gré les lois de la cristallisation. Dira-t-on qu'il est vivant ?

Pénétrons plus avant. Un phénomène, quel qu'il soit, ne peut être conçu indépendamment de la notion de force. Si cette proposition est incontestable dans les sciences physiques, dans la sphère animale elle est plus évidente encore. L'activité spontanée de l'animal, les limites invariables que le développement du nouvel être ne peut franchir, l'identité apparente dans la composition matérielle du corps que la vie anime, et dans celle de l'animal que la mort vient de frapper, font naître dans l'esprit l'idée d'une force qui anime et retient temporairement les éléments hétérogènes qui le constituent. C'est à cette force, considérée dans les êtres vivants, qu'on a donné les noms de *principe vital*, de *force vitale*, d'*âme animale*, d'*archée,* etc. Si par ces expressions on entend désigner l'ensemble des propriétés par lesquelles les corps vivants diffèrent des corps privés de vie; si on leur donne, dans le règne animal, une valeur analogue à celle qu'on accorde au mot *attraction* dans le système minéral, rien de mieux. Mais les physiologistes n'ont pas toujours tenu ce langage. Moins sages que Newton, ils ont franchi les bornes de l'observation. La force vitale est devenue pour eux une chose distincte et indépendante, ils lui ont donné une existence propre, ils ont cherché ses lois, et la matière organisée, gouvernée par elle, n'a plus été que le théâtre accidentel de ses manifestations.

Si nous en croyons cette physiologie qui a fait école, le principe vital est une essence immatérielle, et la machine humaine ne serait pas gouvernée seulement par l'âme spirituelle; elle serait encore soumise à l'empire de l'âme animale. Barthez, dans son *Traité de la science de l'homme,* ne recule pas devant les conséquences de cette hypothèse, et si l'école de Montpellier, préoccupée des destinées posthumes du principe vital, avoue aujourd'hui son embarras, elle lui conserve néanmoins toutes ses prérogatives et cherche à placer ses croyances sous la sauvegarde de l'autorité.

A cet égard, remarquons que les défenseurs du principe vital ne se sont jamais expliqués d'une manière catégorique. Parmi les corps vivants comprennent-ils tous les corps organisés? Pourquoi ne parlent-ils pas du principe vital végétal? Lorsqu'ils écrivent que la force vitale régit la matière *organisée*, veulent-ils dire que la matière peut être *organisée* indépendamment de ce principe? Alors ils supposent encore une force de plus. Prétendent-ils, au contraire, que c'est par ce principe qu'elle est organisée, que c'est lui qui l'organise? Dans cette dernière hypothèse, ils admettent nécessairement une multitude innombrable de forces, car la force qui donnerait à la matière la forme d'un lézard n'est pas celle qui l'organiserait comme homme ou comme oiseau. Enfin, dans cette supposition, à quoi bon la nécessité de la séparation des germes pour la propagation des espèces? Comment se fait-il que les espèces disparaissent? Et si vous répondez que les forces périssent avec les individus, nous vous demanderons pourquoi vous séparez des choses que vous reconnaissez inséparables. Que serait-ce, d'ailleurs, que la mort d'une force? Ne savons-nous pas que rien ne meurt dans la nature?

L'existence du principe vital, comme être ou substance distincte, est une hypothèse insoutenable et inutile. Dans la plante ou l'animal, tout aussi bien que dans les autres corps de la nature, l'idée de force ne saurait être conçue isolée et indépendante d'un *substratum* matériel.

Qu'un corps soit animé par un de ces grands mouvements qui frappent les yeux, ou que, sollicité en divers sens par d'autres corps, il soit à l'état d'équilibre ou de repos apparent, il n'est pas moins évident qu'il n'y a pas dans la nature un seul corps immobile. Jamais on n'a observé la matière dans le mouvement : le mouvement et la matière sont inséparables. Sans doute, des philosophes ont avancé que, si l'on ne pouvait observer la matière sans le mouvement, on pouvait cependant la concevoir sans lui. Mais il faut remarquer que, dans le langage métaphysique, le mot *matière* n'a pas la signification du mot *corps*. Celui-ci est synonyme de l'étendue figurée, tandis que la matière moins la figure, c'est-à-dire moins la divisibilité, n'est qu'une pure conception. En réalité, la matière n'est que la collection des corps, et les corps n'existent que par le mouvement. L'attraction, la chaleur, le magnétisme, l'électricité, phénomènes que nous présentent les corps, ne sont (ramenés à leur plus simple expression) que des mouvements s'exerçant en deux sens contraires. Or, par la pensée, supprimez ces mouvements, et le monde est anéanti. La matière n'étant plus ni combinée, ni chaude, ni pesante, etc., tout disparaît, tout, jusqu'à l'idée du corps. Il ne reste plus qu'une substance sans propriétés, et, partant, impossible à caractériser. Le mouvement n'est donc pas seulement une propriété des corps accidentelle ou contingente, c'est une qualité nécessaire, sans laquelle la matière figurée, c'est-à-dire le corps, ne peut être conçue.

La notion de force, que suppose l'idée de mouvement, ne saurait donc être séparée de la matière. La force, ainsi que le fait remarquer Kant et que l'avait déjà si magnifiquement exposé Leibnitz, le plus grand esprit des temps modernes, la force, dis-je, est ce qu'il y a de plus essentiel dans la matière. Cela nous explique pourquoi (l'idée de substance n'étant pas distincte par elle-même) la métaphysique a quelquefois substitué la notion de force à la notion de matière.

Les corps vivants diffèrent, il est vrai, des corps inertes par les phénomènes qu'ils présentent, et ces phénomènes nous donnent l'idée de forces différentes dans ceux-là de celles qui se manifestent dans ceux-ci; mais rien n'autorise à séparer la matière et la force dans le corps organisé plutôt que dans les corps inorganiques. Tout ce qu'on peut conclure de ces différences, c'est que la matière, en passant dans les corps vivants, en devenant vivante pendant un temps limité, ne fait que révéler une de ses deux qualités fondamentales, et nous enseigne qu'il est dans sa destinée d'être alternativement vivante et inerte. L'état de vie, dans son expression la plus générale, peut être considéré comme une manifestation de certaines propriétés de la matière soumises à une

intermittence d'action ; et la force vitale peut être conçue comme une
formule laconique, destinée à exprimer en un seul mot les caractères
propres à la matière organisée. La physiologie, qui est la science de la
vie, est donc une branche de la physique, en prenant ce mot dans le
sens de son étymologie. Et alors même qu'on ne lui accorderait qu'une
signification plus restreinte, ces deux sciences s'appliquant, quoique
dans des conditions différentes, à des éléments qui sont les mêmes, se
tiennent par les liens les plus étroits.

III

De la méthode en physiologie.

Toute science naturelle résulte d'un ensemble de connaissances coor-
données dans un certain ordre. L'observation des phénomènes, l'expérimentation, tels sont ses matériaux. La comparaison des faits et celle
des résultats, leur interprétation ensuite, tels sont ses procédés.
L'homme a observé, il a expérimenté, il a comparé, il a interprété ; il
observera, il expérimentera, il comparera et il interprétera encore.
Les destinées de la science sont celles de l'esprit humain, et, comme
lui, elle marche à la conquête d'une perfection sans limites. Une science
est donc une chose non finie et qui ne peut l'être, et tout système scientifique qui s'annonce, en dépit de l'avenir, comme le tableau complet
et définitif de la connaissance humaine, n'est qu'une œuvre éphémère
que le temps doit détruire.

Du moment où cette vérité s'est fait jour, les sciences ont réalisé un
immense progrès. Alors seulement elles ont distingué clairement leur
objet. En écrivant cette devise sur leur frontispice : « Tout par l'observation et par l'expérience, » les sciences physiques ont conquis en même
temps leur existence scientifique et leur évidence, car elles embrassent
à la fois le passé, le présent, l'avenir, et posent ainsi les fondements
d'un édifice impérissable. Or, depuis cinquante ans que les sciences
physiques, ses sœurs, sont constituées, comment la physiologie a-t-elle
procédé? Examinons.

La physiologie expérimentale date de Bichat. Quelques atteintes qui
aient été portées à sa doctrine, il n'en est pas moins constant que la direction qu'il a donnée, que les voies nouvelles qu'il a ouvertes sont celles
que la science physiologique a suivies, qu'elle suit encore de nos jours.
Cette doctrine, ces principes, quels sont-ils?

Jaloux de donner à la science qu'il étudie la certitude qui lui manque,
et possédé du désir d'introduire dans l'étude de la vie la révolution que
le génie de Newton vient d'opérer dans les sciences physiques, Bichat
conçoit la pensée d'une réforme. Il fait remarquer combien la marche
des physiciens diffère de celle des physiologistes. « Les uns, dit-il, rapportent tous les phénomènes qu'ils observent à quelques propriétés de
la matière, telles que la pesanteur, l'élasticité, l'affinité ; les autres, au

contraire, ne sont pas encore remontés des phénomènes qu'ils étudient aux propriétés qui les engendrent. « Une première question domine donc la physiologie tout entière, je veux dire la recherche des propriétés de la matière vivante. Rien de mieux; mais, arrivé à l'application, Bichat néglige toute une partie du problème, et cette recherche consiste pour lui dans l'opposition constante qu'il tâche d'établir entre les forces physiques et les forces physiologiques. Pour doter la matière de ses *propriétés vitales,* il met dans l'ombre ou il sous-entend toutes les autres. Là tendent ses efforts, et c'est pour exposer ces propriétés qu'il entreprend ses expériences et compose son immortel *Traité d'anatomie générale.*

Le but que Bichat s'est proposé, l'a-t-il atteint? Malgré tant d'observations profondes, tant d'expériences ingénieuses, exécutées avec un art infini, la doctrine physiologique, telle qu'elle est sortie de ses mains, n'a pas ce caractère d'évidence qui est pour l'esprit humain le signe irrécusable de la vérité. Les résultats que Bichat espérait de sa méthode n'ont donc pas répondu à son attente. A l'exemple des novateurs et des esprits systématiques, il a cru pouvoir parcourir et fermer à lui seul le cercle entier de la science. Erreur séduisante, souvent volontaire, mais toujours convaincue d'impuissance !

Physiologiste à la manière des anciens philosophes qui ont commencé par s'attaquer de prime abord aux questions insolubles, il n'a pas évité l'écueil sur lequel tant de fois la curiosité humaine a échoué. Ce n'est que plus tard, ce n'est que peu à peu que, éclairé par les exemples du passé, l'homme reconnaît le côté inaccessible des choses. Ce n'est pas sans peine qu'il abandonne les hautes régions où son esprit s'élance et plane sans entraves, et qu'il se résigne à gravir lentement cette pente des causes premières dont le sommet se dérobe à nos regards.

En vain, mettant en relief les différences dynamiques, on voudrait en faire sortir les bases d'une méthode propre, et rattacher les phénomènes de la vie à un ordre particulier de forces en lutte perpétuelle avec la matière. Tant d'efforts n'aboutissent qu'à des hypothèses. Parce que la forme plane caractérise les minéraux, et la forme courbe le règne organisé, en résulte-t-il qu'on ne puisse comparer entre eux les corps vivants et les corps inorganiques, et que les procédés à l'aide desquels nous pouvons aborder les premiers doivent essentiellement différer de ceux qui nous conduisent à la connaissance des autres? Mais, à l'aide de la ligne droite, le géomètre ne calcule-t-il pas les courbes les plus étendues et les plus diverses? Sans doute, il ne s'abuse pas sur l'identité mathématique de ces deux signes, il sait que leur rapport le plus rapproché n'est exact qu'à l'infini; mais y a-t-il pour cela deux géométries? Ainsi doit faire le physiologiste. Depuis le jour où l'homme a jeté pour la première fois les yeux sur les objets qui l'environnent, il sait que les corps vivants et les corps inertes ne sont pas identiques; mais la science n'a pris naissance que lorsqu'il a cherché à dénouer l'énigme de leurs rapports.

Avant de rien connaître, pourquoi poser entre les sciences naturelles qui ont pour objet l'étude des phénomènes physiques, et celles qui s'occupent des phénomènes de la vie, une barrière infranchissable? Les animaux et les végétaux placés à la surface du globe ne sont-ils pas, de même que les autres corps de la nature, soumis à l'influence des milieux et des agents nécessaires à toute existence matérielle? Ce n'est pas en supposant connu ce qui est le but définitif de nos recherches, ce n'est pas en fixant *à priori* le centre d'une circonférence dont la courbe est inconnue, que nous pourrons limiter celle-ci, car elle dépendra sans cesse du point où nous serons placés. Mais c'est en bornant notre ambition à découvrir peu à peu quelques-unes des parties de cette circonférence que nous pouvons espérer d'en déterminer les limites dans la suite des temps et acquérir ainsi sur le point central des notions de plus en plus approchées de la vérité. Abordons le problème de la vie par ses côtés accessibles. Procédons du connu à l'inconnu, et ne supposons rien à l'avance.

Si nous observons les animaux dans tous les moments de leur existence, un premier phénomène nous frappe par son universalité, phénomène nécessaire et qui fait l'animal ce qu'il est dans l'ordre de la création : c'est que tous les matériaux de son organisation existent en dehors de lui. L'être organisé est lié étroitement avec les corps inorganiques; c'est par eux qu'il entretient sa vie, c'est par eux qu'il existe. Nous pouvons concevoir un monde physique sans êtres vivants; il est impossible de se figurer les êtres vivants isolés du monde physique. En effet, l'idée de vie suppose implicitement un réservoir où ces êtres puisent les matériaux nécessaires à toute existence matérielle. Au lieu donc de placer au seuil de la science cette question : Qu'est-ce que la vie dans son essence? question aussi insoluble en physiologie que celle de la substance en métaphysique, cherchons d'abord à résoudre celle-ci : Comment les animaux vivent-ils, et quelles sont les conditions de leur existence?

La physique et la chimie nous donnent sur les corps des notions dont on aurait mauvaise grâce à nier la certitude? car, s'il en était ainsi, il faudrait douter de toute science et désespérer de jamais rien connaître. Si donc le premier but que doit se proposer la physiologie consiste dans l'étude des relations que l'animal vivant entretient avec les choses naturelles, il en résulte que les sciences physiques et chimiques doivent être considérées par le physiologiste comme ses auxiliaires les plus puissants, comme ses instruments les plus parfaits, puisque c'est par elles que nous connaissons les propriétés, et par conséquent le mode d'action des corps extérieurs. A diverses reprises, la physiologie a cherché, et aujourd'hui encore elle cherche à repousser ces sciences de son domaine. En cela elle se montre d'une grande inconséquence. Tout ce que nous savons d'une manière positive, ne le devons-nous pas aux secours qu'elles lui fournissent? Retranchez de la physiologie l'optique, l'acoustique, la phonation, les phénomènes chimiques de la digestion, de la respiration, des sécrétions, la mécanique des mouvements digestifs, respiratoires, locomoteurs, circulatoires, l'étude physique des courants nerveux; que reste-t-il? un inconnu qui revient sans cesse, qui n'explique rien, qui, aveu continuel de notre ignorance, loin de décourager et de retenir l'observateur, doit l'exciter au contraire et l'engager avec plus d'ardeur dans les seules voies qu'il lui soit donné de parcourir.

La physiologie a beau s'en défendre, ce qu'elle connaît, elle ne le sait qu'à l'aide de la méthode que les autres sciences emploient dans l'étude de la nature. Qu'il observe les modifications passagères qui surviennent dans les animaux ou qu'il dirige ses investigations sur les phénomènes de composition et de décomposition qui s'opèrent en eux, le physiologiste est tour à tour physicien, mécanicien, chimiste. Ce qui abuse la physiologie, c'est qu'elle mélange les questions. Ne sachant pas ou ne voulant pas avouer son ignorance sur les faits psychologiques, elle s'engage avec une sorte de prédilection dans le vague domaine des hypothèses. Que la physiologie entre franchement dans sa véritable voie. Loin de se rétrécir, le champ de l'observation s'agrandit au contraire à l'infini, les limites qu'on lui trace au hasard disparaissent, ce qui est vrai aujourd'hui l'est encore demain, et la physiologie progresse sans cesse, ce qui est l'essence de toute science constituée.

Dirai-je que trente ans de recherches entreprises dans cet esprit ont plus fait pour la science que deux siècles de discussions stériles? Rappellerai-je les découvertes nombreuses dont la physiologie s'est enrichie depuis cette époque et dont elle s'enrichit tous les jours? Chacun le sait, cette vie nouvelle, ce mouvement qui travaille aujourd'hui toutes les écoles de l'Europe n'est que la conséquence de l'impulsion féconde communiquée par les sciences physiques. Il faudrait être aveugle pour ne pas le reconnaître.

En vain quelques voix s'élèvent encore qui invoquent la tradition et l'autorité, et cherchent à défendre la science contre ce qu'elles appellent des entraînements irréfléchis. L'école de l'observation et de l'expérience ne s'en laisse pas imposer par les formes du langage, quelque séduisantes qu'elles soient. Pour elle, l'éloquence des mots n'est rien devant l'éloquence des phénomènes. Quand elle fait un pas en avant, elle sait d'où elle vient et où elle va, et elle ne reconnaît d'autre logique dans les sciences que la logique irrésistible des faits.

Une école célèbre proclamait hier encore, par une bouche éloquente, que « l'homme n'est portion de rien, » que les milieux à l'aide desquels il entretient sa vie, ne sont que « des conditions de sa conservation ou de son bonheur, et non des éléments constitutifs de son être, » enfin, que « ses rapports avec l'univers touchent à des questions trop ardues pour qu'on ne doive pas les éviter. « Il n'est plus nécessaire aujourd'hui de réfuter une doctrine en contradiction flagrante avec l'esprit de la science moderne et avec ses progrès.

IV

Division du sujet.

La physiologie de l'homme comprend l'étude des phénomènes biologiques qui s'accomplissent en lui, depuis le moment de sa naissance jusqu'à celui de sa mort. Tout ce qui, dans l'homme, concourt à sa conservation propre et à celle de son espèce est du domaine de la physiologie. En d'autres termes, c'est à l'ensemble des divers phénomènes, dont le double but se résume dans la conservation de l'individu et la propagation de l'espèce, que doit s'appliquer l'expression de *vie;* et la physiologie est la science de la vie.

L'organisme est le théâtre d'un grand nombre d'actions, que le physiologiste isole par la pensée, pour les circonscrire et les étudier au moyen de l'analyse, quoiqu'elles soient indissolublement liées les unes aux autres comme les organes qui les exécutent.

C'est ainsi qu'en envisageant ces actes dans leurs résultats, il les groupe tout d'abord en deux sections principales : l'une comprend tous les actes qui entretiennent et caractérisent la vie individuelle ; l'autre, tous ceux qui assurent la perpétuité de l'espèce. Le physiologiste ne s'arrête pas là. Chacune de ces deux grandes sections comprend des actions complexes dont l'accomplissement exige le concours simultané ou successif d'un grand nombre d'organes ou de systèmes d'organes, et les actions partielles qui concourent à la résultante finale sont isolément examinées par lui comme autant de sujets d'étude ou de *fonctions.*

Les phénomènes de la *vie individuelle,* en effet, peuvent être envisagés sous deux points de vue principaux. Les uns consistent dans la formation et la transformation incessante des parties dont le corps de l'homme est composé; les autres sont relatifs aux rapports que l'homme entretient avec les choses extérieures, rapports de convenance ou de disconvenance qui préparent les premiers.

Ainsi, d'une part, les *fonctions nutritives,* auxquelles Bichat a donné le nom significatif de *fonctions de la vie organique* ou *végétative,* et qui comprennent la *digestion,* l'*absorption,* la *circulation,* la *respiration,* les *sécrétions,* la *nutrition proprement dite;*

D'autre part, les *fonctions de relation,* ou *de la vie animale,* c'est-à-dire les *sensations,* qui comprennent la *vue,* l'*ouïe,* l'*odorat,* le *goût,* le *toucher;* les *mouvements,* qui comprennent, au point de vue dynamique, la *locomotion* et ses modes variés, la *voix* et les expressions du *langage mimique,* et, au point de vue statique, la *station* et les diverses *attitudes.* Aux fonctions de relation ajoutez encore l'*innervation,* c'est-à-dire l'ensemble des phénomènes de l'action nerveuse, envisagée en elle-même et dans ses rapports avec la plupart des autres fonctions de l'économie, tant animales que végétatives.

Les fonctions relatives à la vie de l'espèce, ou *fonctions de génération,* exigent dans l'espèce humaine le concours des deux sexes. Elles peuvent être également partagées en un certain nombre de subdivisions, telles que l'*ovulation*, la *copulation*, la *fécondation*, la *gestation*, la *lactation*, etc.

Si nous comparons entre elles les fonctions de la vie individuelle et les fonctions relatives à la vie de l'espèce, ou fonctions de génération, nous remarquerons que cette division n'est pas seulement justifiée par la fin différente vers laquelle tendent ces fonctions, mais elle l'est encore, alors que nous les envisageons en elles-mêmes et dans leurs caractères spéciaux. L'exercice des unes est permanent et continu, depuis l'instant où l'homme existe jusqu'à celui où il cesse d'exister : elles commencent et finissent avec lui. Les autres, au contraire, sont temporaires, limitées; elles apparaissent et disparaissent à certaines époques; elles peuvent manquer, sans compromettre la vie de l'individu. Les premières trouvent, à tous les moments de la vie, leur raison d'être dans l'existence même des organes ; les secondes ne se manifestent en eux que dans un stade déterminé, qui correspond à leur évolution complète, et pendant lequel leur activité se développe, se ralentit et s'éteint.

En faisant abstraction pour un instant des liens qui réunissent ces deux ordres de fonctions dans le même organisme, nous pouvons donc considérer cette division comme une division physiologique naturelle.

Quant aux divisions secondaires que l'analyse physiologique a introduites dans l'étude des phénomènes de la vie, elles sont beaucoup moins rigoureuses. Les fonctions dites nutritives ne sont pas, en effet, nettement distinctes des fonctions de relation. Les forces qui font passer le bol alimentaire de la bouche dans le pharynx et l'œsophage, celles qui favorisent dans l'estomac le mélange des aliments avec les sucs digestifs déposés à sa surface, celles qui déterminent par l'ampliation de la cavité thoracique un vide que l'air atmosphérique remplit aussitôt, etc. ; ces différentes forces, dis-je, sont sous l'empire du système musculaire : ce sont des phénomènes de mouvement. L'étude des fonctions de relation, qui renferme celle des mouvements, ne comprend donc pas tous ceux qui s'accomplissent dans l'organisme. En vain on dira que, parmi les mouvements, ceux qui sont en rapport avec la vie végétative sont soustraits à l'influence de la volonté, tandis que, dans les fonctions de relation, la volonté les commande. Si cela est vrai d'une manière générale, que d'exceptions ! Les muscles du thorax, de l'abdomen et du cou, que nous pouvons à tout instant mouvoir dans des directions et avec une intensité subordonnées à notre caprice ou à nos besoins, n'agissent-ils pas sans cesse dans les phénomènes mécaniques de la respiration, et pendant la veille et pendant le sommeil, sans que nous en ayons conscience ? L'acte de la défécation, classé dans les fonctions nutritives, n'est-il pas, à moins de circonstances anormales, effectué par la contraction volontaire des muscles abdominaux et du diaphragme ? Dans l'acte si compliqué de l'accouchement, ne voyons-nous pas un grand nombre de muscles tour à tour volontaires et involontaires ?

BÉCLARD, 5e édition. 2

Si, négligeant les caractères tirés de l'intervention ou de la non-intervention de la volonté, nous cherchons à séparer, d'après le but vers lequel ils tendent, les phénomènes du mouvement nutritif des phénomènes de mouvement de la vie animale, il est évident, d'après les exemples que je viens d'indiquer, que la limite est tout aussi difficile à poser.

A mesure qu'on pénètre plus avant dans l'examen des fonctions nutritives, l'enchaînement qui retient et unit entre eux les différents actes de la nutrition est de plus en plus intime, et les subdivisions proposées pour en saisir tous les détails deviennent de moins en moins tranchées. Les phénomènes de la digestion ne se terminent pas dans le tube digestif. Les substances alimentaires introduites dans l'économie à l'aide de l'absorption n'ont pas, au moment où elles pénètrent dans les vaisseaux, subi toutes les transformations successives qu'elles doivent parcourir. Les changements commencés dans le tube digestif se continuent d'une manière évidente dans le système des vaisseaux de l'absorption. Le sang, régénéré par l'arrivée de ces produits nouveaux, n'est-il pas à son tour profondément modifié au moment de son passage au travers du poumon, et de nouveau transformé au sein du système capillaire, dans les glandes et dans la trame de tous les tissus ?

Les phénomènes essentiels de la digestion, c'est-à-dire la transformation des aliments en matériaux assimilables, ne peuvent donc pas être rigoureusement localisés.

Depuis les expériences de Barry, et depuis les redoutables accidents déterminés par l'introduction de l'air dans les veines béantes, qui ignore que le sang, comme l'air atmosphérique, est attiré sans cesse dans le vide déterminé par l'ampliation de la poitrine ? Les agents musculaires qui opèrent l'agrandissement de la cavité thoracique concourent ainsi à un double but : ils sont liés à la respiration et à la circulation.

Les phénomènes chimiques de la respiration s'arrêtent-ils dans le poumon ? Non. Pour étudier d'une manière complète les transformations du sang, ne faut-il pas franchir toute l'étendue du système circulatoire, afin d'observer dans les vaisseaux capillaires généraux la contre-partie des phénomènes dont les capillaires pulmonaires ne nous offrent que la première phase ? Les phénomènes des sécrétions ne s'exercent pas non plus en entier au contact du tissu glandulaire, etc., etc.

Il ne faut donc pas, en physiologie descriptive, s'abuser sur la valeur des mots, ni jamais oublier que les phénomènes de la vie, liés entre eux par des rapports nécessaires, ne peuvent être groupés et classés en fonctions distinctes que d'une manière approximative. S'il est utile, nécessaire même, pour pénétrer le mécanisme compliqué de l'organisation, de rassembler sous un certain nombre de chapitres les nombreux phénomènes qu'elle présente à l'observation, il ne l'est pas moins d'étudier dans leur ensemble, et dans leurs rapports réciproques, tous ces actes qui ne sont isolés que dans nos livres. La physiologie de nos jours est bien pénétrée de l'importance de ces rapports, et c'est un de ses mérites.

LIVRE I

CHAPITRE I

DIGESTION

§ 1.

Définition. — Division. — La digestion est cette fonction à l'aide de laquelle l'économie répare ses pertes incessantes. La digestion prépare, au moyen des aliments, les matériaux de réparation dont l'absorption s'empare pour les porter dans le torrent de la circulation. La nutrition consistant dans la série des transformations successives qu'éprouvent les substances nutritives depuis le moment de leur entrée dans l'organisme jusqu'à celui de leur sortie par la voie des sécrétions et des exhalations, la digestion peut être considérée comme le premier temps de la nutrition.

Tandis que les végétaux vont chercher, à l'aide d'organes extérieurs (racines, feuilles), dans la terre ou dans l'air, les éléments de leurs tissus, l'homme et les animaux ne trouvent point au dehors, comme les plantes, leurs aliments tout préparés. Avant de pénétrer dans les voies de l'absorption, la matière alimentaire doit être dissoute et métamorphosée ; à cet effet, elle est reçue dans une cavité qu'ils portent en eux, c'est la cavité digestive. Dans l'homme et les animaux supérieurs, la cavité digestive est représentée par un long canal ou tube digestif. L'aliment, introduit dans la bouche, parcourt successivement les diverses portions de ce conduit, se trouve soumis, chemin faisant, à l'influence de liquides variés qui le fluidifient, le transforment et le rendent propre à être absorbé. Les parties non modifiées de l'aliment teintes par la bile, et auxquelles viennent se joindre quelques produits excrémentiels de la muqueuse intestinale, sont rejetées au dehors sous le nom de *matières fécales.*

Les phénomènes de la digestion sont de deux ordres. Les uns ont pour but de faire cheminer l'aliment dans toute l'étendue du tube digestif, de présenter ses diverses parties aux sucs digestifs et aux divers points de la surface absorbante de l'intestin, et, enfin, d'expulser le résidu non digéré ; ce sont des phénomènes de mouvement ; ils constituent la partie mécanique de la digestion. Les autres ont pour but de modifier et de métamorphoser l'aliment pour le rendre absorbable, en un mot, de le digérer ; ils constituent la partie essentielle de la digestion, ou la partie chimique.

Les divers actes de la digestion peuvent donc être groupés sous ces deux chefs : *phénomènes mécaniques* et *phénomènes chimiques* de la digestion. Mais, avant d'entrer dans leur étude, nous devons d'abord examiner les *aliments* en eux-mêmes, afin de mieux saisir la nature des altérations qu'ils éprouveront dans le sein des organes digestifs. Nous devons aussi consacrer quelques mot à deux sensations particulières qui précèdent l'ingestion des aliments, et qui en assurent le retour régulier : nous voulons parler de la *faim* et de la *soif*.

SECTION I

Faim et soif.

§ 2.

Faim. — La faim se fait sentir, en général, à des intervalles réguliers, qui coïncident avec la vacuité de l'estomac et l'absorption des produits digérés. Le besoin des aliments concorde avec la fin du travail digestif précédent. Cette sensation, d'abord assez agréable, ne tarde pas à devenir douloureuse quand elle n'est point satisfaite. Une foule de conditions peuvent influer sur le moment où elle se produit, et aussi sur son intensité. L'habitude a, sur le retour périodique de cette sensation, une influence que chacun connaît.

On peut dire cependant, d'une manière générale, que le renouvellement du besoin des aliments est en rapport avec l'activité ou la rapidité du mouvement nutritif. Les enfants le ressentent plus fréquemment que les adultes, les convalescents plus que les gens bien portants. Les enfants et les convalescents n'ont pas seulement à réparer leurs pertes, il faut encore qu'ils augmentent en poids : l'un pour croître, l'autre pour regagner ce qu'il a perdu. L'exercice développe le sentiment de la faim, et la vie sédentaire le diminue, parce que l'un accélère le travail de la nutrition, et que l'autre l'entrave. La sensation de la faim, qui se renouvelle en moyenne, chez l'homme, deux ou trois fois dans les vingt-quatre heures, est plus impérieuse dans les animaux, qui ont une circulation plus active, une température plus élevée que la sienne, dont la nutrition, en un mot, fonctionne plus rapidement : les oiseaux, qui ne peuvent supporter un jeûne de vingt-quatre heures, sont dans ce cas. Ceux, au contraire, dont la circulation est lente, dont la chaleur n'est que peu ou point supérieure à celle du milieu ambiant, et dont les sécrétions sont rares, ne ressentent que de loin en loin la sensation de la faim : tels sont les reptiles, qui peuvent rester des mois sans prendre aucune nourriture. La sangsue emploie près d'une année à digérer le sang dont elle s'est remplie.

La température ambiante a une influence analogue sur le besoin des aliments : une température basse excite l'appétit, et une température élevée le rend languissant. Quand la température est très-basse, l'homme doit lutter, en effet, par la quantité des aliments contre le froid extérieur : les aliments produisent de la chaleur dans leurs métamorphoses successives. (Voy. *Chaleur animale*, chap. v.)

§ 3.

De la sensation de la faim et de son siége.— La sensation de la *faim* est de l'ordre des sensations internes ou des *besoins*. Le sentiment de la faim, ou le besoin des aliments, est intimement lié avec l'ensemble des phénomènes de la nutrition. Aussi le besoin des aliments est-il une impulsion instinctive, bien plutôt qu'une véritable sensation. Il ne faut point nous étonner, dès lors, si tous les efforts qui ont été faits pour localiser le siége de la sensation de la faim sont restés jusqu'ici infructueux. Il est vrai que, lorsque la faim n'a pas été satisfaite à son heure, nous éprouvons une sensation vague et indéfinissable dans la région épigastrique, laquelle se change souvent en une véritable douleur. Mais où est le siége précis de cette sensation? est-il dans l'estomac? et, s'il est dans l'estomac, est-il dû aux frottements de la membrane muqueuse ou à une constriction douloureuse des fibres musculaires de la tunique charnue? Le fait est tout à fait incertain; car, s'il en était ainsi, la distension de l'estomac devrait calmer instantanément la sensation de la faim, et il est constant que le sentiment douloureux persiste encore quelque temps après l'ingestion des aliments. Le sentiment de douleur locale dont nous parlons n'est d'ailleurs qu'un phénomène accessoire dans la sensation de la faim. Lorsque la privation des aliments se prolonge, le sentiment de douleur dans la région épigastrique disparaît : peut-on dire que la sensation de la faim n'existe plus? Mais cette sensation, au contraire, devient tellement dominante alors, que toutes les autres s'anéantissent devant elle, et qu'elle se transforme à la longue en un véritable délire furieux.

C'est parce que beaucoup de physiologistes comparent, à tort, les sensations de la faim avec celles des organes des sens, que l'on a cherché à fixer son siége organique, ainsi que le nerf chargé de transmettre à l'encéphale ses impressions locales. Destinés à nous mettre en rapport avec les corps extérieurs et à nous en faire connaître les qualités physiques, les organes des sens ne pourraient disparaître ou être séparés du système nerveux, sans que les sensations qu'ils nous donnent ne disparussent en même temps. Au contraire, le besoin des aliments persiste encore, alors même que l'estomac est séparé des centres nerveux par la section des nerfs pneumogastriques, ainsi que le prouvent les expériences de M. Sédillot sur les chiens. On a dit, il est vrai, que les animaux dont les pneumogastriques sont coupés ne continuent à manger que pour satisfaire le sens du goût. Les expériences de M. Longet répondent à cette objection. Des animaux auxquels il avait coupé à la fois les pneumogastriques et les nerfs du goût ont continué à se nourrir.

Placera-t-on le siége de la sensation de la faim dans le nerf grand sympathique, resté intact dans ces expériences? Mais tout concourt à prouver que le grand sympathique, en rapport surtout avec les phénomènes de nutrition, ne transmet point aux centres nerveux, dans l'état physiologique, les impressions des organes dans lesquels il répand ses filets.

La sensation de la faim est une sensation de besoin attachée au sentiment instinctif de la conservation, dont le siége réel doit être placé dans le système nerveux central, au même titre que la sensation du besoin de respirer. C'est, en effet, en agissant sur les centres nerveux, que certains agents ont le pouvoir d'amortir ou d'anéantir cette sensation ; tels sont, par exemple, le tabac et l'opium. Les maladies du système nerveux central causent souvent des sensations trompeuses de faim, alors que l'estomac ne se trouve pas dans l'état de vacuité ; d'un autre côté, il est des aliénés chez lesquels la lésion profonde du système nerveux anéantit la sensation de la faim, au point qu'ils jeûnent avec opiniâtreté. Le début de presque toutes les maladies est caractérisé par une diminution notable, et quelquefois par l'absence totale de la sensation de la faim (anorexie). Dans ce dernier cas encore, cette sensation est gouvernée par le sentiment de la conservation.

§ 4.

Soif. — Toutes les causes qui diminuent la proportion des parties liquides de l'économie éveillent la sensation de la soif. La chaleur ambiante, qui favorise l'évaporation cutanée et pulmonaire, augmente la soif ; les exercices violents, qui activent la sécrétion de la sueur, ont le même résultat. La soif est vive dans le flux des hydropisies, elle est vive aussi dans les évacuations exagérées de la polyurie et du diabète sucré, ainsi que dans les hémorragies abondantes.

L'anxiété de la soif non satisfaite devient extrêmement douloureuse. Les malheureux naufragés ont toujours plus souffert de la soif que de la faim. Lorsque la privation des aliments est compliquée de celle des boissons, la mort est bien plus rapide.

L'ingestion de substances salines dans l'estomac développe le sentiment de la soif, parce qu'ayant besoin, pour être dissoutes, d'une certaine proportion d'eau, elles determinent un afflux de liquide dans le tube digestif, au travers des membranes intestinales, et diminuent ainsi les proportions de l'eau du sang. Les substances qui irritent l'estomac, telles que le poivre et les diverses épices, y déterminent également un afflux de liquide et mettent le sang dans les mêmes conditions.

La sensation de la soif est liée à un certain état du sang caractérisé par la diminution de sa portion aqueuse. On calme la soif en faisant parvenir de l'eau dans le sang, même par d'autres voies que par les voies digestives. On lit dans l'*Histoire des voyages et découvertes dans le Nord*, par Forster : « Un vaisseau allant de la Jamaïque en Angleterre souffrit « tellement d'une tempête, qu'il fut sur le point de couler à fond. L'é « quipage eut aussitôt recours à la chaloupe... Bientôt ils furent vive-

« ment pressés par la *soif*. Le capitaine leur conseilla de ne point boire
« d'eau de mer, parce que l'effet pouvait en être extrêmement nuisible.
« Il les invita à suivre plutôt son exemple, et sur-le-champ il se plongea
« tout habillé dans la mer, ce qu'il fit constamment ; et chaque fois qu'il
« sortait de l'eau, lui et ceux qui suivaient son exemple trouvaient que
« *leur soif était apaisée* pour longtemps. Plusieurs personnes se moquè-
« rent de lui et de ceux qui suivaient ses conseils ; mais elles devinrent
« si faibles, qu'elles périrent bientôt... Quant au capitaine et à ceux
« qui, comme lui, se plongeaient plusieurs fois par jour dans la mer,
« ils conservèrent leur vie dix-neuf jours, au bout desquels ils furent
« recueillis par un vaisseau qui faisait voile de ce côté. » (T. Iᵉʳ, p. 341,
1788.)

§ 5.

De la sensation de la soif et de son siége. — La *soif* est une sensation interne, analogue à celle de la faim, et tout aussi obscure dans sa
cause prochaine. Lorsque la proportion de l'eau du sang est diminuée
et la soif vive, les sécrétions s'amoindrissent, et les membranes muqueuses, ordinairement lubrifiées par le mucus, tendent à se dessécher.
Or, la sensibilité des membranes muqueuses est très-obscure, pour ne
pas dire nulle, sur tous les points du système muqueux autres que
ceux placés à l'entrée des voies digestives. C'est donc en ce point
(bouche, gorge, pharynx) que nous rapportons la sensation de la soif,
parce que là nous avons la conscience de leur état de desséchement.
Ajoutons que le courant d'air de l'inspiration et de l'expiration contribue encore, en favorisant l'évaporation, à rendre en ce point les
membranes plus sèches. Le desséchement des membranes muqueuses
n'est, toutefois, qu'un phénomène secondaire qui tient à l'état du sang.
La sensation de la soif, liée à ce desséchement et à cette irritation locale, a vraisemblablement sa source dans la notion irréfléchie et instinctive de l'état du sang, c'est-à-dire dans les centres nerveux.

Les expériences faites sur les animaux ne sont pas de nature à nous
fournir, sur ce point, des éclaircissements suffisants. Les chiens sur
lesquels on coupe les nerfs du pharynx, tels que les glosso-pharyngiens
et les pneumogastriques à la région cervicale, continuent à boire après
leur repas ; ce qui tendrait à prouver, en effet, que la soif a une autre
source que la sensation de sécheresse du pharynx. Mais M. Bérard fait
remarquer avec raison que ces expériences ne sont pas décisives, parce
qu'après la section du pneumogastrique à la région cervicale, il reste
encore dans le pharynx des filets pharyngiens du pneumogastrique.

SECTION II
Aliments.

§ 6.

Substances alimentaires. — L'homme fait usage, dans son alimentation, de substances animales et végétales. Mais la viande, les végétaux et les fruits que nous mangeons, l'eau, le vin, les liqueurs alcooliques et aromatiques que nous buvons, renferment, outre leurs principes organiques, des matières telles que du chlorure de sodium ou sel marin, du phosphate de chaux, et quelques autres sels. Les substances alimentaires contiennent encore, et dans des combinaisons diverses, du soufre, du phosphore, du fer, etc. L'homme fait donc usage aussi, mais dans de petites proportions, d'aliments minéraux. Les matières minérales que l'homme consomme ainsi avec ses aliments et ses boissons sont destinées, tout comme les matériaux organiques proprement dits, au renouvellement des parties solides et liquides de l'organisme, car les tissus et les humeurs contiennent ces divers composés minéraux. Parmi les substances tirées du règne minéral, le sel joue un grand rôle dans la préparation des aliments, parce qu'en favorisant la sécrétion des sucs digestifs, en réveillant le sentiment de la soif, et en excitant à l'introduction des boissons, il est un adjuvant utile de la digestion et de l'absorption. Les animaux supérieurs ont, ainsi que l'homme, un goût prononcé pour le sel, et ils le mangent avec avidité.

Les substances minérales jouent, dans les phénomènes de la digestion, un rôle important, mais à elles seules elles sont incapables d'entretenir la vie. Les peuplades qui, pour tromper le sentiment de la faim, introduisent de la terre dans leur estomac, ou qui, pour flatter la sensation du goût, consomment des argiles aromatiques, n'en retirent point d'avantage sous le rapport de la nutrition, lorsque ces matières ne renferment pas en même temps quelques principes organiques. Si les substances organiques suffisent, au contraire, à elles seules à l'entretien de la vie, c'est qu'elles renferment naturellement en elles une certaine proportion de matières minérales. En un mot, pour qu'un aliment soit *complet*, il faut qu'il contienne tous les éléments qui font partie de nos tissus.

§ 7.

Solubilité des substances alimentaires. — Les substances organiques elles-mêmes ne sont pas toutes propres à la nutrition. Il est une condition indispensable qu'elles doivent remplir : il faut qu'elles soient *solubles* dans les sucs digestifs. Il est des parties animales tout à fait insolubles dans ces liquides : telles sont les substances cornées, les poils, les ongles, les écailles; ces substances sont rejetées telles qu'elles ont été avalées. Les végétaux présentent également un grand nombre de parties insolubles dans les liquides du tube digestif : telles sont la partie ligneuse du végétal, les enveloppes des graines, les résines, etc. Dans les excréments de l'homme qui a fait usage d'une alimentation végétale, on constate, à l'aide de la loupe ou du microscope, une quantité considérable de petites parcelles alimentaires non altérées. Chez les herbivores, dont la nourriture végétale n'est pas, comme la nôtre, préalablement divisée par la préparation culinaire et par la cuisson, les débris végétaux composent presque entièrement le résidu de la digestion, et on peut les distinguer facilement à l'œil nu.

Un certain nombre de graines, protégées par une enveloppe résistante, traversent, sans être altérées, les organes digestifs de l'oiseau, et sont rejetées par lui avec ses excréments, c'est-à-dire au milieu des conditions les plus favorables à leur développement ultérieur. C'est ainsi, bien plutôt que par l'action des vents, qu'on peut se rendre compte de ces migrations, souvent si lointaines, des végétaux.

§ 8.

Aliments d'origine animale. — Les aliments d'origine animale dont l'homme fait le plus fréquemment usage sont : les viandes proprement dites ou de boucherie, telles que la viande de bœuf, de mouton, de veau et de porc; la volaille, telle que le poulet, le pigeon, le dindon, le canard et l'oie; le gibier, tel que le faisan, la perdrix, la bécasse, le chevreuil, le lièvre et le lapin; les poissons de mer et les poissons d'eau douce; les mollusques et les crustacés, tels que l'huître, la moule, l'écrevisse et le homard; quelques substances très-composées, telles que le lait et les œufs; d'autres d'une composition plus simple, telles que le beurre, la graisse, le sucre, le miel, etc.

Les *viandes comestibles* diffèrent très-peu entre elles quant à leur composition, et très-peu aussi de la chair humaine. La chair du poisson, qui n'a pas la couleur de la viande de boucherie, offre néanmoins la même composition : elle est seulement un peu plus aqueuse.

Les viandes sont essentiellement constituées par l'assemblage de fibres et de fibrilles musculaires, réunies entre elles par des lamelles de tissu conjonctif contenant une proportion plus ou moins considérable de cellules adipeuses. La viande est parcourue par des vaisseaux et des nerfs, et humectée par un liquide albumineux et légèrement salin.

L'analyse suivante, due à Berzélius, donne une idée de la proportion de ces divers principes.

ANALYSE DE LA CHAIR DE BŒUF.	BERZÉLIUS.
Eau..	77,17
Fibre charnue (fibrine)........................	15,80
Tissu réductible en gélatine (tissu conjonctif intermusculaire).....	1,90
Albumine......................................	2,20
Substances solubles dans l'eau et qui ne se coagulent point par l'ébullition, comme l'albumine (créatine, créatinine, acide inosique, acide lactique et sels solubles)....................	1,05
Substances solubles dans l'alcool..............	1,80
Sels insolubles................................	0,08
	100,00

Ajoutons à cette analyse une proportion variable de graisse, interposée entre les principaux faisceaux musculaires et jusqu'autour des éléments les plus déliés des muscles. Quand on fait bouillir la viande dans l'eau, la graisse, en vertu de sa légèreté, vient se rassembler en partie à la surface du liquide; mais, pour extraire complétement la graisse des muscles, au milieu desquels une grande partie reste emprisonnée, il faut traiter la viande par les dissolvants de la graisse (alcool chaud et éther).

Les *œufs* des diverses espèces animales dont l'homme fait usage dans son alimentation sont essentiellement constitués par deux ordres de substances, de composition et de propriétés différentes : des matières azotées et des matières grasses, auxquelles il faut joindre une assez grande proportion d'eau et quelques principes salins.

Les matières azotées des œufs comprennent l'albumine ou blanc de l'œuf, la vitelline, matière azotée qui existe dans le jaune, la matière colorante du jaune et les membranes du blanc et du jaune. Les matières grasses consistent principalement en oléine, en margarine et en cholestérine.

Le blanc de l'œuf (albumine) constitue les deux tiers du poids de l'œuf. Cette matière est contenue dans un réseau membraneux transparent extrêmement fin, qui donne à la masse un aspect gélatiniforme. Pour dissoudre le blanc de l'œuf dans l'eau, il faut briser le réseau des membranes à l'aide du battage. Le blanc de l'œuf contient de 12 à 14 pour 100 d'albumine solide; le reste est constitué par de l'eau et des sels.

Le jaune constitue le tiers de l'œuf, il est formé par les matières grasses signalées plus haut, tenues en émulsion par la vitelline. Il contient aussi une petite proportion d'eau et des sels.

Le *lait* des mammifères et celui de la femme contiennent de 80 à 90 parties d'eau pour 100, une substance azotée (la caséine), une substance grasse (le beurre), une matière sucrée particulière (le sucre de lait), et des sels divers (Voy. § 421).

§ 9.

Aliments d'origine végétale. — Les aliments d'origine végétale les plus répandus sont : la farine des céréales, telles que le froment, le seigle, l'orge, le riz, le maïs, le sarrasin; quelques autres farines extraites de plantes diverses, telle que la fécule de pomme de terre, l'arrow-root, le tapioca, le sagou, la farine de châtaignes; les légumes, tels que les haricots, les pois, les lentilles, les fèves et les pommes de terre; les herbes potagères, telles que le chou, le chou-fleur, la carotte, le navet, la laitue, l'asperge, l'artichaut, le céleri; les herbes proprement dites, telles que l'oseille, la chicorée et les épinards; les fruits charnus, pulpeux, à noyaux, etc.; enfin des matières plus ou moins abondamment répandues dans diverses parties des végétaux, telles que l'huile, le sucre, la gomme, etc.

La farine des céréales renferme un grand nombre de principes. On y trouve une certaine proportion d'eau, des principes organiques azotés, tels que du gluten (celui-ci forme la majeure partie des principes azotés), de l'albumine, de la caséine; des substances organiques non azotées, telles que de la fécule, de la cellulose, de la dextrine et de la glycose; des matières grasses, des sels minéraux.

Les *blés durs* sont plus riches en gluten et en autres matières azotées que les *blés tendres*. Le tableau suivant, dressé d'après les analyses de M. Payen, représente la composition *moyenne* des blés de provenances diverses.

100 GRAMMES DE BLÉ RENFERMENT :

Eau...............................	15 gr,00
Matières azotées (gluten, etc.)......	13 ,25
Amidon ou fécule..................	60 ,68
Dextrine et glycose...............	5 ,48
Cellulose.........................	2 ,66
Matières grasses..................	1 ,68
Sels..............................	1 ,25
	100 gr,00

Le *seigle,* l'*orge* et l'*avoine* renferment sensiblement les mêmes proportions de matières azotées que le blé. Le *maïs* se distingue par la proportion des matières grasses (le maïs contient environ 5 pour 100 de matières grasses).

Parmi les substances alimentaires tirées des céréales, le *riz* est la plus pauvre, soit en matières azotées, soit en matières grasses (analyses de MM. Braconnot et Payen).

100 GRAMMES DE RIZ CONTIENNENT :

Eau...............................	5 gr,00
Matières azotées..................	6 ,44
Fécule...........................	85 ,10
Dextrine et matières analogues.....	0 ,90
Cellulose.........................	1 ,05
Matières grasses.	0 ,76
Sels..............................	0 ,75
	100 gr,00

Le *pain,* qui forme la base de la nourriture chez les peuples de l'Occident, est fabriqué avec la farine des céréales. Tantôt la farine du blé entre seule dans sa fabrication, tantôt on y ajoute de la farine de seigle et d'orge, et même de la farine d'avoine et de sarrasin. On a proposé, dans les années de disette, d'y introduire de la fécule de pomme de terre. Par ce procédé on augmente la quantité du rendement; mais l'augmentation porte spécialement sur un des principes de la farine (fécule), et l'élément le plus essentiel (gluten) se trouve diminué dans ses proportions relatives.

Pour fabriquer le pain, on ajoute à la farine environ 50 pour 100 de son poids d'eau, et on forme ainsi une pâte dans laquelle on introduit le levain ou la levûre (1/4 de kilogramme pour 100 kilogrammes de pâte), afin de déterminer la fermentation. Celle-ci a pour effet de transformer une portion de la fécule de la farine en dextrine et en glycose; la glycose elle-même donne naissance, par une fermentation plus avancée, à une petite proportion d'alcool et d'acide carbonique. Ce gaz, emprisonné dans la pâte, la distend et la fait *lever*. Quand ce travail est suffisamment avancé, on place les pâtons dans un four dont la température a été élevée à 250 degrés centigrades au moins. La surface, saisie et solidifiée par caramélisation (formation de la croûte), empêche l'intérieur de se dessécher trop.

Le *couscoussou*, dont on fait un grand usage en Algérie, n'est que du blé dur concassé et desséché après décortication. Le couscoussou, comprenant la totalité des éléments du grain, est un aliment plus complet que le riz et surtout que les fécules.

Les *pommes de terre* se distinguent des céréales par la faible proportion des matières azotées, lesquelles ne représentent guère que la vingtième partie de la fécule.

100 GRAMMES DE POMMES DE TERRE CONTIENNENT :

Eau..............................	74 gr,00
Matières azotées.................	1 ,60
Fécule...........................	20 ,00
Dextrine et glycose..............	1 ,09
Cellulose........................	1 ,64
Matières grasses.................	0 ,11
Sels.............................	1 ,56
	100 gr,00

Les *fèves*, les *pois,* les *haricots* et les *lentilles,* qu'on désigne souvent sous le nom générique de *légumineux,* constituent des aliments plus riches encore que les céréales en matières azotées.

100 GRAMMES DE	EAU hygroscopique.	MATIÈRES azotées.	FÉCULE dextrine et glycose.	CELLULOSE.	MATIÈRES grasses.	SELS.
Fèves contiennent	16,0	24,4	51,5	3,0	1,5	3,6
Haricots —	9,9	25,5	55,7	2,9	2,8	3,2
Pois —	9,8	23,8	58,7	3,5	?,1	2,1
Lentilles —	11,5	25,2	56,0	2,4	2,6	2,3

Les *légumes herbacés,* ou légumes à feuilles et à racines comestibles, renferment, au milieu de la cellulose qui forme la charpente de leurs tissus, des sucs dans lesquels existent en dissolution des matières dextrinées, des sucres, et aussi des principes azotés en proportions variables.

Les *fruits charnus* ou *sucrés* constituent, en général, des aliments peu nutritifs. Leur charpente celluleuse contient des principes sucrés. Les matières azotées sont ici rudimentaires; on y trouve souvent des principes acides de nature variée.

§ 10.

Composition des aliments. — Toutes les substances que nous venons d'énumérer, à l'exception toutefois du beurre, de la graisse, de l'huile, du miel et du sucre, offrent une composition complexe. Prendrons-nous tour à tour chacune de ces substances, pour l'envisager dans ses rapports avec les phénomènes de la digestion? Mais l'analyse de leurs transformations dans le tube digestif nous entraînerait à des répétitions continuelles. Les substances alimentaires présentent des principes communs, sur lesquels les sucs digestifs agiront d'une façon identique. Ainsi, la viande de boucherie renferme, par exemple, de la fibrine, de l'albumine, de la gélatine, de la graisse, etc. La volaille, le gibier, le poisson, renferment également ces principes. Le lait et les œufs renferment de l'albumine, de la caséine, de la graisse, etc. La farine renferme du gluten, de la fécule, des matières grasses, etc. Énumérons donc les *principes immédiats* en lesquels sont réductibles les aliments animaux et végétaux; et lorsque, dans la partie consacrée aux phénomènes chimiques de la digestion, nous aurons fait connaître l'action des sucs digestifs sur chacun de ces principes, il sera facile de constituer l'histoire complète de la digestion de l'un quelconque des aliments.

Les *principes immédiats* tirés des animaux ou des végétaux peuvent être divisés en deux groupes, qui diffèrent essentiellement l'un de l'autre sous le rapport de la composition, et aussi eu égard au rôle qu'ils remplissent dans les phénomènes de la nutrition. Les uns renferment de l'azote, les autres n'en contiennent point. Les premiers sont des composés quaternaires : ils sont constitués par du carbone, de l'hydrogène, de l'oxygène et de l'azote. Les autres sont des composés ternaires : ils renferment seulement du carbone, de l'hydrogène et de l'oxygène. Les principes immédiats *azotés* et les principes immédiats *non azotés* existent dans les aliments d'origine animale et dans les aliments d'origine végétale; mais les principes azotés dominent dans les animaux, et les principes non azotés sont bien plus abondants que les autres dans les végétaux.

§ 11.

Principes azotés. — On donne souvent aux principes immédiats azotés d'origine animale le nom de *matières azotées neutres*, ou de *matières albuminoïdes*, parce que la composition chimique de toutes ces substances se rapproche sensiblement de celle de l'albumine.

Principes immédiats azotés d'origine animale. — 1° L'*albumine* existe presque à l'état de pureté dans le blanc de l'œuf ; on la rencontre aussi dans la substance nerveuse ; elle fait partie du sérum du sang, du chyle et de la lymphe ; on la trouve par conséquent dans presque tous les tissus de l'animal, imprégnés qu'ils sont par le sérum.

L'albumine est à l'état de dissolution dans les liquides animaux. La chaleur la coagule entre 60 et 70 degrés centigrades. Quand on chauffe le sérum du sang ou même le sang dans sa totalité, il se prend en masse par la coagulation de l'albumine qu'il contient. La présence des alcalis peut retarder beaucoup la coagulation de l'albumine.

L'albumine peut être précipitée de ses dissolutions aqueuses par la chaleur, par l'alcool, par les acides énergiques (en particulier l'acide azotique), par le tannin et par quelques sels métalliques. Les acides peu énergiques, tels que l'acide lactique et l'acide acétique, ne la précipitent point.

2° La *fibrine* forme la base des muscles et la partie spontanément coagulable du sang. La fibrine, en se solidifiant quand le sang est extrait de ses vaisseaux, emprisonne les globules du sang dans son réseau et détermine la formation du caillot.

La fibrine, débarrassée des globules du sang ou de la matière colorante des muscles, se présente à l'état de filaments solides, élastiques, blanchâtres. La fibrine a sensiblement les mêmes propriétés que l'albumine coagulée.

La fibrine étant un peu plus riche en oxygène que l'albumine, on peut l'envisager comme un premier degré d'oxydation de celle-ci. La fibrine a une grande affinité pour l'oxygène : elle décompose instantanément l'eau oxygénée.

La fibrine des muscles se distingue de celle du sang par la facilité avec laquelle elle se gonfle dans l'eau acidulée.

3° La *caséine* est la matière azotée du lait ; elle y est à l'état de dissolution. La caséine ne se coagule point par la chaleur, mais elle se coagule sous l'influence des acides peu énergiques (acide lactique, acide acétique). Ce double caractère la distingue nettement de l'albumine.

4° La *gélatine* et la *chondrine* peuvent être considérées comme des dérivés des matières albuminoïdes. Elles diffèrent des précédentes par un écart assez grand dans la proportion des éléments qui les composent. Cela tient peut-être à leur mode de préparation ; ce sont, en effet, des extraits obtenus à l'aide de l'eau et de la chaleur.

La *gélatine* est le produit de l'ébullition prolongée du tissu conjonctif, des tendons, des ligaments, des membranes fibreuses, du derme cutané, du derme muqueux, des membranes séreuses, de la partie organique des os. Il suffit de 2 parties de gélatine dissoutes dans 100 parties d'eau pour que celle-ci se prenne en *gelée* par le refroidissement.

Le tannin et les sels de platine précipitent abondamment la gélatine de ses dissolutions.

La *chondrine*, ou gelée de cartilage, est le produit de l'ébullition prolongée des cartilages. Il faut 5 ou 6 parties de chondrine sur 100 parties d'eau pour qu'elle se prenne en gelée. La chondrine paraît plus rapprochée de l'albumine que la gélatine; elle précipite par les acides minéraux qui ne précipitent point la gélatine.

Avant leur ossification, les os (c'est-à-dire les cartilages qui les précèdent) sont réductibles en chondrine. Après l'ossification, la base organique de l'os a changé de nature; elle n'est plus réductible en chondrine, mais en gélatine.

5° Divers *extraits*, obtenus à l'aide de l'ébullition de la viande dans l'eau, forment, indépendamment de la gélatine et de la chondrine, la partie essentielle du bouillon (Voy. § 13).

Principes immédiats azotés d'origine végétale. — 1° La *fibrine végétale*, ou *gluten*, existe dans un grand nombre de graines, et en particulier dans les graines des céréales. Cette substance joue un rôle important dans les propriétés nutritives des diverses farines. On considère, en général, que la propriété nutritive d'une farine croît en raison directe du chiffre du gluten (Voy. § 9). La fibrine végétale existe aussi dans toutes les parties tendres des plantes. Lorsqu'un suc végétal est abandonné à lui-même, le précipité qui s'y dépose *spontanément* est de la *fibrine*. 2° L'*albumine végétale* existe dans les graines émulsives, et aussi dans le suc des végétaux. L'albumine végétale, soluble dans l'eau, ne se coagule pas spontanément comme la fibrine; mais, comme l'albumine animale, elle se coagule lorsqu'on expose le suc végétal à la chaleur. 3° La *caséine végétale*, nommée aussi *légumine*, parce qu'elle existe abondamment dans les pois, fèves, lentilles, haricots, etc., est soluble dans l'eau comme l'albumine; elle en diffère en ce qu'elle ne se coagule pas par la chaleur; mais, comme la caséine animale, elle se coagule par les acides faibles.

§ 12.

Principes non azotés. — Les principes immédiats non azotés d'*origine animale* sont : 1° la *graisse*, abondamment répandue non-seulement sous la peau et dans les replis des épiploons, mais encore au niveau des articulations dans le sens de la flexion, dans le système nerveux dont elle est l'un des éléments constitutifs, dans les cavités médullaires, dans le tissu spongieux des os et dans le tissu conjonctif de presque toutes les régions du corps; 2° le *beurre*, qui existe dans le lait de la femme et dans celui des animaux; 3° le *sucre animal*, qu'on rencontre dans le lait (sucre de lait), dans le foie et dans le sang; 4° le *miel*, production sucrée des abeilles.

Les principes immédiats non azotés d'*origine végétale* sont : 1° l'*amidon*, ou la *fécule*, matière abondamment répandue dans les végétaux, et formant en majeure partie la substance de la pomme de terre, la graine des céréales, et celle des légumineuses, telles que pois, haricots, lentilles, fèves, etc. (Voy. § 9) ; 2° la *dextrine*, transformation de la fécule, qui d'insoluble est devenue soluble, sans changement dans sa constitution chimique : on la trouve dans toutes les parties où existe la fécule, à une certaine période du développement de la plante ou de la fermentation du grain ; 3° le *sucre*, qui existe sous divers états dans la plante, états qui correspondent au sucre de canne et au sucre de raisin ou glycose : on trouve le sucre dans presque tous les fruits, dans la racine et la tige d'un grand nombre de végétaux; 4° la *gomme* et divers *mucilages :* la première découle des arbres, ordinairement d'une manière spontanée ; les mucilages se développent autour de certaines graines sous l'apparence d'une masse visqueuse et filante, qui a la plus grande analogie avec les gommes; 5° la *pectine*, ou principe gélatineux des fruits : on l'obtient, sous forme de gelée, en faisant bouillir le jus de ces fruits dans des conditions particulières; 6° l'*huile*, qui existe dans beaucoup de graines et dans quelques tubercules.

Les principes non azotés, qu'ils soient d'origine animale ou d'origine végétale, peuvent être classés en deux groupes. Le premier groupe renferme l'amidon et ce qu'on peut considérer comme les dérivés de l'amidon, c'est-à-dire la dextrine, les sucres de diverses natures (sucre de canne, glycose, sucre animal, miel), la gomme, la pectine. Le second groupe renferme les matières grasses (graisses animales et végétales, beurre, huile).

L'*amidon* ou la *fécule* est le principe alimentaire le plus important du règne végétal. L'amidon forme la majeure partie du pain; il entre dans la composition de tous les aliments végétaux, dont il constitue l'élément nutritif le plus abondant (Voy. § 9).

La fécule est constituée par de petits grains placés sur la limite des objets visibles à l'œil nu (0^{mm}, 1 de diamètre). Ces grains, de forme ovoïde, sont composés de couches concentriques emboîtées ; ils sont renfermés dans la trame celluleuse de la plante, de la même manière que les vésicules adipeuses sont contenues dans les vacuoles du tissu conjonctif.

La fécule est insoluble dans l'eau ; mais lorsqu'on la fait bouillir avec ce liquide, les grains se désagrègent, la fécule se gonfle, retient une certaine proportion d'eau et forme une sorte de gelée ou de colle connue sous le nom d'*empois*.

La dissolution aqueuse d'iode colore l'amidon en bleu. L'iode est un réactif d'une extrême sensibilité pour reconnaître des traces d'amidon.

L'amidon se transforme aisément en une matière gommeuse, la *dextrine*, qui a la même composition, mais qui n'a plus les mêmes propriétés. L'amidon était insoluble, la dextrine est soluble. Cette transformation peut s'opérer de diverses manières : soit en chauffant la fécule à feu nu sur des plaques de tôle, soit en la traitant par les acides étendus, soit en la soumettant à l'action fermentescible de la diastase ou de l'orge germée. Sous les mêmes influences, la dextrine elle-même se modifie, et elle ne représente en quelque sorte qu'une phase transitoire de la transformation de l'amidon en sucre. Le sucre d'amidon, ou la glycose, diffère de l'amidon par la fixation d'une certaine quantité d'oxygène et d'hydrogène dans les proportions de l'eau.

Les divers *sucres* que nous avons énumérés se rencontrent dans un grand nombre de plantes. Tantôt le sucre se présente à l'état de *sucre de canne*, c'est-à-dire de sucre cristallisable en beaux cristaux (sucre candi) : on peut l'extraire à cet état de la canne, de la betterave, du maïs, du palmier, de l'érable, du melon, des châtaignes, des dattes, des cocos, etc. ; tantôt le sucre n'a qu'une cristallisation mamelonnée : on le désigne généralement alors sous le nom de *glycose*. Ce sucre, qu'on rencontre dans le raisin, dans les fruits et les tiges de beaucoup de végétaux, diffère du sucre de canne par son pouvoir saccharifiant, qui est moindre, et aussi par sa composition (il contient un atome d'eau de composition en plus). Le sucre animal doit être rangé dans cette dernière classe.

La dissolution de sucre de canne, essayée au saccharimètre, dévie le plan de polarisation de la lumière vers la droite. La glycose, au contraire, le dévie vers la gauche. La glycose réduit la liqueur bleue de Trommer ; c'est-à-dire qu'en plaçant une dissolution de glycose dans une liqueur composée d'un mélange de sulfate de cuivre, de tartrate de potasse et de potasse, la glycose a la propriété de décolorer la liqueur, en précipitant de l'oxydule rouge de cuivre. C'est là un caractère précieux en physiologie. Cette propriété permet, en effet, quand on procède avec les précautions convenables, de reconnaître des traces de sucre dans les liquides animaux qui en contiennent.

Le sucre de canne se transforme très-facilement en glycose. Il suffit pour cela de faire bouillir une dissolution de sucre de canne, à laquelle on a ajouté une faible proportion d'un acide minéral. L'ébullition prolongée peut conduire, à elle seule, au même résultat. La même transformation a lieu dans les phénomènes de la digestion. Sous quelque forme, en effet, que le sucre soit introduit dans l'économie, c'est toujours à l'état de glycose que les voies digestives le livrent à l'absorption.

Les *gommes* ont exactement la composition de la fécule, et elles sont solubles dans l'eau comme la dextrine. Elles diffèrent, au point de vue chimique, de la fécule et de la dextrine en ce que, chauffées avec de l'acide azotique, elles donnent de l'acide mucique et non de l'acide oxalique, comme la fécule et la dextrine. Le *sucre de lait* se comporte à cet égard exactement comme les gommes.

Dans la trame celluleuse des fruits verts et dans beaucoup de racines, on trouve une substance particulière désignée sous le nom de *pectose*, analogue à la fécule par son insolubilité. La pectose se transforme facilement en une substance soluble (*pectine*), à l'aide de l'eau acidulée et de la chaleur. Pendant que le fruit mûrit, la pectose se transforme en

pectine sous l'influence des acides naturels du fruit : voilà surtout pourquoi les fruits mûrs sont d'une plus facile digestion que les fruits verts.

Les *matières grasses* d'origine animale sont généralement solides à la
température ordinaire; mais elles sont liquides à la température animale, et c'est à cet état qu'elles se présentent dans l'estomac des animaux à sang chaud. Les *huiles végétales* sont généralement liquides à la
température ordinaire : telles sont les huiles d'olive, de noix, d'œillette,
de colza, d'arachide, etc. Il n'y a guère que l'huile de palme qui soit
solide, et encore suffit-il d'une légère élévation de température pour la
liquéfier.

Les matières grasses se préparent, soit par expression, soit par l'ébullition des substances dans lesquelles elles sont en quelque sorte infil-
trées; en vertu de leur légèreté spécifique, elles se rassemblent alors à
la surface du liquide. Quand, dans un but d'analyse chimique, on veut
extraire la matière grasse d'une substance qui n'en renferme que de faibles proportions, on la tient pendant un certain temps en digestion
avec de l'éther. L'éther est le dissolvant par excellence des corps gras.
La graisse dissoute dans l'éther est mise facilement à nu par l'évaporation de l'éther.

La plupart des graisses sont formées par la réunion de plusieurs principes immédiats. Ceux qu'on y rencontre le plus généralement sont :
la *stéarine,* l'*oléine* et la *margarine.* Les recherches de M. Chevreul ont
montré qu'on pouvait considérer ces principes comme autant d'acides
organiques (*acide stéarique, acide oléique, acide margarique*) unis à une
base commune nommée *glycérine.* La stéarine, l'oléine et la margarine
sont donc de véritables sels organiques insolubles, ou plutôt *non miscibles* à l'eau.

Les matières grasses liquides et les huiles sont susceptibles d'être
émulsionnées, c'est-à-dire qu'on peut, en les agitant dans l'eau avec certaines substances visqueuses (mucilages, liquides albumineux) les diviser en particules d'une finesse extrême, qui restent plus ou moins longtemps en suspension dans la masse liquide.

Les matières grasses sont également susceptibles d'être *saponifiées,*
c'est-à-dire que, quand on les traite par des lessives de soude ou de potasse, la base organique (glycérine) est mise en liberté, et les acides s'u-
nissent à l'alcali pour former des stéarates, des oléates et des margarates de soude ou de potasse. Les stéarates, les oléates et les margarates
de soude ou de potasse constituent des *savons.* Les corps gras qui étaient
insolubles sont devenus solubles, car les savons de potasse et de soude
sont solubles dans l'eau, ainsi que la glycérine, devenue libre.

Les diverses matières grasses diffèrent les unes des autres par la présence additionnelle de quelques autres principes qui leur donnent leur
caractère spécial. C'est ainsi que le *beurre,* par exemple, indépendamment de la margarine et de l'oléine, renferme encore de la caprine, de
la caproïne, de la butyrine. Ces derniers principes sont, de même que

les premiers, constitués par la réunion d'acides gras (acides caprique, caproïque, butyrique) avec une base organique, etc.

§ 13.

Boissons. — Quelle que soit la nourriture solide dont l'homme fasse usage, il est évident qu'il introduit avec cette nourriture une grande quantité d'eau dans son estomac. Le pain, la viande cuite ou crue, les légumes frais ou accommodés, les fruits, contiennent, eu égard à leur poids, une quantité d'eau variable, mais qui l'emporte néanmoins sur le poids de la substance supposée complétement desséchée. Cette quantité d'eau n'est généralement pas suffisante cependant pour réparer les pertes liquides de l'économie, et on doit y joindre l'usage des boissons. L'homme, d'ailleurs, ne consomme pas seulement des fruits et des végétaux verts, comme quelques animaux qui ne boivent point; ses aliments sont communément moins riches en eau.

Les boissons dont l'homme fait usage sont ou de l'eau, ou du vin, ou de l'eau et du vin mélangés, ou de la bière, ou du cidre, ou diverses autres boissons fermentées. Il fait encore usage parfois de boissons aromatiques, telles que du thé, du café ou du chocolat.

Les *eaux* dont l'homme fait usage sont des eaux de rivière, de source, de puits, de citerne, de pluie. Une bonne eau doit être fraîche, limpide, sans odeur, sans saveur, dissoudre le savon et bien cuire les légumes secs. Les eaux de source et de rivière sont généralement préférables aux eaux de pluie et de citerne, à cause des proportions variables de matières minérales et de gaz (air et acide carbonique) qu'elles contiennent. L'existence dans l'eau d'une certaine proportion de substances salines (chlorure de sodium, etc.) contribue donc à la rendre plus saine. Cette proportion peut s'élever de 25 à 50 grammes [1] pour 100 litres d'eau, sans que l'eau cesse pour cela d'être potable. Quand la proportion des sels, et surtout celle du sulfate de chaux, est trop élevée, les eaux sont dites alors *crues, séléniteuses* ou *gypseuses :* elles ont une saveur désagréable, elles dissolvent mal le savon (il se forme un savon à base de chaux insoluble), et elles cuisent mal les légumes secs (haricots, lentilles, pois), parce que le sel se dépose sur la surface des pellicules des grains et forme une incrustation qui s'oppose à leur hydratation et à leur ramollissement.

Le *vin,* ou le jus fermenté du raisin, est de toutes les boissons alcooliques la plus importante, en France tout au moins. Le vin contient un grand nombre de principes dont les proportions sont très-variables, suivant la provenance, la culture, l'exposition, la température de l'année de récolte, et aussi suivant le degré de fermentation, et par conséquent

[1] Il y a dans l'eau de Seine 25 grammes de matières salines pour 100 litres. Il y a dans l'eau de la Marne et dans l'eau des sources d'Arcueil 50 grammes de matières salines pour 100 litres d'eau. Le carbonate de chaux forme la majeure partie des principes salins dans l'eau de la Marne. Le sulfate de chaux domine dans les eaux d'Arcueil.

suivant le procédé de fabrication. Le sucre contenu dans le raisin, ou la glycose (Voy. § 12), se transforme par la fermentation en alcool, qui reste dans le vin, et en acide carbonique, qui se dégage en tout ou en partie.

Les vins de Bordeaux, de Bourgogne et de Champagne contiennent de 8 à 15 pour 100 d'alcool (les vins d'Espagne et de Portugal en contiennent jusqu'à 25 pour 100). Il y a, en outre, dans le vin, une grande quantité d'eau, plusieurs matières azotées, des huiles essentielles, des matières colorantes, des matières grasses et des sels.

Les vins rouges diffèrent des blancs par la matière colorante, par une plus forte proportion de tannin et par une proportion plus faible de substances azotées. Les vins mousseux diffèrent des autres, parce qu'on retient dans leur intérieur le gaz acide carbonique, en les mettant en bouteilles avant la fin de la fermentation, ou bien en ajoutant dans le vin, au moment de la mise en bouteilles, un sirop de sucre, destiné à prolonger la fermentation.

La *bière* est la boisson la plus répandue en Angleterre, en Allemagne et dans les diverses contrées du Nord, qui ne produisent pas de vin.

La bière est une boisson fermentée dont la base est l'orge germée. La fermentation du grain, déterminée par un ferment (que la germination a développé dans le grain), favorisée par l'addition de l'eau et par la chaleur, donne naissance à de l'alcool par la transformation de l'amidon en glycose et par la métamorphose de la glycose. On ajoute à ce mélange une décoction de houblon, destinée à donner à la bière la saveur à la fois amère et aromatique qui la caractérise. Au moment de la fermentation de la glycose, il s'est en outre formé de l'acide carbonique : une partie du gaz acide carbonique s'est échappée, une petite proportion est restée dans la liqueur. Quand la bière est mise en bouteilles avant que la fermentation ait complètement cessé, on obtient des bières chargées de gaz ou bières mousseuses.

La bière renferme donc une grande quantité d'eau, une faible proportion d'alcool, de matières azotées, de principes amers et aromatiques et de sels, une notable proportion de dextrine, de glycose et de substances congénères.

Le *cidre*, boisson habituelle des habitants du nord-ouest de la France, est le produit de la fermentation du jus de la pomme ou de la poire.

Les cidres varient suivant la nature des fruits, leur maturité, la durée de la fermentation, et suivant qu'on ajoute ou non de l'eau au jus de pomme obtenu par expression.

Le cidre contient une grande quantité d'eau, une proportion d'alcool généralement plus élevée que la bière, des matières azotées, de la dextrine, de la glycose, une ou plusieurs huiles essentielles spéciales, des matières grasses, des sels. On peut fabriquer des cidres mousseux ou non mousseux.

Le *café* est l'infusion (après torréfaction et pulvérisation) de la graine du fruit du caféier : 100 grammes de poudre de café traités par un litre d'eau bouillante abandonnent à l'état de dissolution environ 20 ou 25 grammes de matières. Ces 20 ou 25 grammes contiennent environ 10 grammes de principes azotés (caféine, légumine, etc.); le reste est constitué par des matières grasses, des produits dextrinés indéterminés, des substances minérales, une huile essentielle aromatique. Associé au lait, le café constitue un aliment très-nutritif. En effet, 1/2 litre de lait et 1/2 litre d'infusion de café renferment 49 grammes de matières azotées (5 pour le café, 44 pour le lait, environ quatre fois plus qu'une égale quantité de bouillon).

Le thé [1], en usage en Chine et au Japon depuis un temps immémorial, a été introduit en Europe vers 1650 par la Compagnie des Indes. Le thé est un arbuste de la famille des aurantiacées, dont les Chinois récoltent les feuilles qu'ils font dessécher. En Angleterre seulement, on consomme annuellement plus de 25 millions de kilogrammes de thé. En France, la consommation ne s'élève pas à un quart de million de kilogrammes. Pour l'infusion, on emploie environ 20 grammes de thé pour 1 litre d'eau. Ces 20 grammes abandonnent à l'eau bouillante, sous forme de produits solubles, environ 5 grammes de matières. Ces 5 grammes contiennent des principes azotés (théine, etc.), des matières dextrinées, du tannin, une matière colorante, une huile essentielle, des sels, etc.

Par leur arome agréable, le café et le thé agissent comme condiments en stimulant l'appétit; ils occasionnent d'ailleurs une consommation de sucre.

Le *chocolat* a pour base l'amande torréfiée et pulvérisée du fruit du cacaoyer, à laquelle on incorpore, pendant le broiement, une certaine quantité de sucre. L'amande du cacaoyer est très-riche en matières grasses (beurre de cacao); elle en contient près de 50 pour 100 de son poids. Le cacao contient en outre 20 pour 100 de matières azotées, un principe aromatique, de la fécule, de la dextrine, de l'eau et des sels. Consommé à l'état solide, ou cuit et mélangé avec le lait, le chocolat constitue un aliment très-riche en principes nutritifs.

Le *bouillon* de viande est composé de toutes les parties que l'eau bouillante enlève à la viande. Le bouillon de bœuf, mélangé avec du pain ou des pâtes diverses, c'est-à-dire des féculents, est en France l'un des aliments les plus répandus. Un kilogramme de bouillon renferme moyennement 28 grammes de matières dissoutes, sans compter les matières grasses qui surnagent (à l'état liquide, quand le bouillon est chaud ; à l'état solide, quand il est froid). Sur les 28 grammes de matières dissoutes, 10 proviennent du sel employé, 6 proviennent des légumes, 12 proviennent de la viande. Les principes azotés que la viande abandonne à l'eau par une cuisson prolongée sont : la gélatine, la créatine,

[1] La coutume de faire infuser dans l'eau les feuilles d'une plante aromatique paraît n'avoir eu, en Chine, d'autre objet, dans le principe, que de masquer le mauvais goût des eaux.

la créatinine, l'acide inosique, la zoomidine. La fibrine insoluble se durcit par la cuisson, s'imprègne des matières gélatineuses et graisseuses, et constitue le *bouilli*. L'albumine, solidifiée par la chaleur, se rassemble sous forme d'écume à la partie supérieure du liquide. L'albumine profondément contenue dans le morceau de bœuf s'y coagule mollement et reste inhérente au bouilli.

En résumé, toutes les boissons, l'eau elle-même est dans ce cas, renferment en dissolution ou en suspension des matériaux solides. L'eau contient, en effet, un certain nombre de sels (chlorures, carbonates et sulfates), et les autres boissons renferment, indépendamment des sels, des substances azotées et non azotées ; de sorte que les boissons sont aussi de véritables aliments. La distinction entre les aliments solides et les aliments liquides n'a d'importance réelle qu'au point de vue des phénomènes mécaniques de la digestion, et en particulier des actes de la préhension et de la déglutition ; sous tous les autres rapports elle est inutile, car il n'y a qu'une différence du plus au moins. Le lait, par exemple, ne constitue-t-il pas un aliment bien plus réparateur, au point de vue de la digestion, qu'une salade de laitue ?

§ 14.

Régime animal. — Régime végétal. — L'homme qui ferait un usage exclusif du régime animal pourrait-il entretenir convenablement sa vie ? Nous pouvons répondre oui, car les faits le prouvent surabondamment. Il n'y a d'ailleurs aucune difficulté à concevoir qu'un homme qui vit de la chair et du sang des animaux (la nature de l'aliment et celle de l'individu qui le consomme étant identiques) trouve, dans son alimentation, les matériaux de renouvellement de ses tissus. En serait-il de même s'il faisait un usage exclusif du régime végétal ? Les faits répondent également par l'affirmative. Mais il faut remarquer cependant que les personnes qui se sont astreintes au régime végétal pendant un certain temps, ou pendant toute leur vie, comme Haller en rapporte des exemples, se sont fait remarquer par le peu de développement de l'énergie musculaire. Voici un fait qui confirme pleinement la remarque de Haller. Les ouvriers employés aux forges du Tarn ont été pendant longtemps nourris avec des denrées végétales. On observait alors que chaque ouvrier perdait en moyenne, pour cause de fatigue ou de maladie, quinze journées de travail par an. En 1833, M. Talabot, député de la Haute-Vienne, prit la direction des forges. La viande devint la partie importante du régime des forgerons. Leur santé s'est tellement améliorée depuis, qu'ils ne perdent plus, en moyenne, que trois journées de travail par an. La nourriture animale a fait gagner douze journées de travail par homme.

Les hommes peuvent donc entretenir leur vie, soit à l'aide du régime animal, soit à l'aide du régime végétal. Il est vrai que ce régime exclusif, dont s'accommodent quelques organisations, est loin de convenir à toutes; mais enfin il est rigoureusement possible. N'oublions pas que le régime végétal comprend, ainsi que le régime animal, des principes immédiats azotés et des principes immédiats non azotés, et qu'il n'y a, entre ces deux régimes, au point de vue de la composition, que des différences de proportions. C'est pour cette raison que l'homme a pu modifier, non-seulement son propre régime, mais encore celui de certaines espèces animales; qu'il a nourri des herbivores avec de la viande, et des carnivores avec des végétaux. Le cochon, qui vit de glands, supporte le régime de la viande, et le chien peut être nourri presque entièrement de pain.

La quantité de principes azotés contenue dans les végétaux étant peu considérable, les animaux qui suivent le régime végétal suppléent à la faible proportion des matériaux azotés par la masse de nourriture ingérée. Les herbivores, tels que le cheval et le bœuf, consomment par jour une quantité de nourriture solide et liquide qui correspond, en moyenne, au dixième ou au douzième du poids du corps. Le chien et le chat, qui sont carnivores, ne mangent par jour, en moyenne, pour s'entretenir à l'état de santé, qu'une quantité de viande équivalente au trentième de leur poids. C'est pour cette raison encore que le tube digestif des herbivores l'emporte, pour la capacité, sur celui des carnivores.

L'homme est omnivore : il peut vivre de tous les régimes; mais celui qui lui convient le mieux est celui dans lequel il associe le régime de la viande à celui des végétaux. Son système dentaire, qui renferme à la fois les canines du carnivore et les molaires de l'herbivore ; son tube digestif, qui tient le milieu, pour la longueur, entre celui du chien et celui du bœuf, le prouvent non moins clairement que ses habitudes dans tous les temps et dans tous les lieux.

§ 15.

Nécessité d'un régime à la fois azoté et non azoté. — L'homme peut vivre de la chair des animaux ou des diverses parties des végétaux, mais à la condition que ces deux régimes comprennent à la fois des principes immédiats *azotés* et des principes immédiats *non azotés*. L'emploi exclusif de ces principes est impropre à l'entretien de la vie.

Pour ce qui concerne l'administration des principes non azotés, les expériences de M. Magendie sont formelles. Des chiens nourris soit avec du sucre, soit avec de l'huile d'olive, avec de la gomme, avec du beurre, ont succombé dans une période moyenne de trente jours. Les expériences de MM. Tiedmann et Gmelin ne sont pas moins concluantes. Des oies nourries avec du sucre, avec de la gomme et avec de l'amidon, succombent du seizième au quarante-cinquième jour.

Les principes immédiats azotés, administrés seuls, entraînent les mêmes résultats. Une oie nourrie par MM. Tiedmann et Gmelin avec du blanc d'œuf (albumine) cuit et haché périt le quarante-sixième jour.

Des chiens nourris soit avec de la fibrine, soit avec de l'albumine, soit avec de la gélatine, soit avec ces trois substances réunies, succombent également. Dans le dernier cas, ils ont vécu, il est vrai, plus de trois mois, mais ils ont fini néanmoins par mourir. Seul, le gluten, ou fibrine végétale, a paru pouvoir entretenir la vie des animaux. Mais des recherches ultérieures ont appris que le gluten, tel qu'on le prépare, en malaxant la farine sous un filet d'eau, est loin d'être de la fibrine végétale pure au point de vue chimique. Ce gluten contient encore de la caséine et des matières grasses.

Lorsqu'une substance alimentaire contient à la fois des principes azotés et des principes non azotés, peut-elle servir à entretenir la vie si elle est administrée *seule* aux animaux? Oui, lorsque la proportion des principes azotés est suffisante par rapport à celle des principes non azotés. Ainsi, le pain, la viande, donnés seuls, peuvent suffire à l'entretien de la vie. Les os nourrissent le chien. Les pois, les lentilles et les haricots, donnés seuls, suffisent à entretenir la vie des animaux : ils contiennent, en effet, une proportion élevée de principes azotés. Le riz [1] entretient aussi la vie des animaux, mais ils paraissent se porter moins bien. Les pommes de terre, données seules, n'entretiennent point la vie des lapins : les pommes de terre contiennent environ deux fois moins d'azote que le riz. Les carottes, les épinards, les choux, qui contiennent dix ou douze fois moins d'azote que le riz, sont dans le même cas, et l'on ne nourrit les lapins avec ces substances qu'à la condition d'y ajouter du grain ou du son. D'ailleurs, dans toutes les expériences tentées à ce sujet, on a remarqué que les animaux ont plus ou moins souffert de ces régimes exclusifs.

La variété des substances alimentaires contribue aussi, indépendamment de leur composition propre, à l'entretien de la santé. Le besoin de la variété dans l'alimentation est analogue, chez l'homme, au sentiment instinctif de la faim et de la soif. En général, le sucre flatte le goût; mais, pour peu que l'administration des boissons sucrées se prolonge, elles sont bientôt désagréables. L'usage longtemps soutenu d'une même nourriture, quelle qu'elle soit, devient promptement insupportable.

§ 16.

Aliments plastiques. — Aliments de combustion ou hydrocarbonés. — Ce qui est important dans la considération des substances alimentaires, c'est bien moins de savoir si ce sont des substances animales ou des substances végétales, que de savoir si ce sont des principes *azotés* ou des principes *non azotés*. La réunion de ces principes est indispensable à la constitution de l'aliment, de quelque part qu'il provienne.

---

[1] Le riz est la céréale la moins riche en matières azotées (Voy. § 9) ; aussi les populations qui en font un usage presque exclusif en consomment d'*énormes quantités*, ou bien elles le mélangent avec des karis au poisson.

Remarquons d'ailleurs que, dans toutes les substances dont l'homme se nourrit, ces deux principes se trouvent toujours associés, et que ce n'est que par l'intervention de l'art que nous les séparons. Ainsi, dans l'œuf, le blanc est constitué par de l'albumine à peu près pure, mais le jaune contient une grande quantité de matière grasse (substance non azotée). Dans le pain ou la farine, nous trouvons du gluten, substance azotée, et de l'amidon, substance non azotée. Dans la chair, indépendamment de la fibrine et de l'albumine, qui contiennent de l'azote, il y a aussi des matières grasses qui infiltrent le tissu conjonctif intermusculaire, etc., etc.

Il faut que les aliments contiennent des principes immédiats *azotés,* parce que nos tissus contiennent de l'*azote,* et que les phénomènes d'assimilation, en vertu desquels nos organes se nourrissent et se renouvellent, ne peuvent s'accomplir qu'aux dépens des aliments. Les plantes, il est vrai, peuvent emprunter à l'air les éléments de leurs organes, mais l'homme et les animaux vivent d'une manière bien différente. L'homme, qui respire l'air atmosphérique, ne lui emprunte ni carbone ni azote. Il ne lui emprunte pas de carbone, car la quantité d'acide carbonique qu'il expire est toujours de beaucoup supérieure à celle qui est contenue dans l'air ambiant. Il ne lui emprunte pas non plus d'azote, car, dans les conditions ordinaires, l'air expiré par lui en contient aussi un léger excès. L'azote nécessaire à la réparation de ses tissus, l'homme le puise donc nécessairement dans les aliments.

L'expérience prouve, d'un autre côté, que les principes immédiats *azotés* ne suffisent pas à eux seuls pour entretenir la vie : nous devons en conclure que les principes *non azotés* jouent aussi un rôle spécial dans l'organisme, et qu'ils ont leur destination particulière. Tandis que les premiers (principes azotés) paraissent destinés à la rénovation des tissus, dont ils rappellent la composition, les autres (principes non azotés), réductibles, par une véritable combustion, en acide carbonique et en eau, à l'aide de l'oxygène introduit dans l'organisme par la respiration, constituent plus spécialement les matériaux de la chaleur animale. De là le nom d'*aliments plastiques* donné aux principes immédiats azotés, et celui d'*aliments de combustion* ou *respiratoires* donné aux principes immédiats non azotés. Nous reviendrons plus tard sur cette distinction, et ce n'est pas le lieu d'insister en ce moment sur ce point. Mais disons tout de suite qu'il ne faut pas attacher à cette division un sens trop absolu, car si les aliments dits *plastiques* ne subissent pas une combustion aussi complète que les autres, il n'en est pas moins vrai qu'ils n'apparaissent dans les produits d'excrétion qu'après avoir, eux aussi, subi une *oxydation,* c'est-à-dire une combustion plus ou moins avancée. Ajoutons encore que les *aliments plastiques* paraissent être plus immédiatement nécessaires à l'entretien de la vie que les *aliments respiratoires,* parce qu'il existe, dans l'économie, un produit accumulé qui peut fournir pendant un certain temps les éléments de la combustion, lorsque les aliments hydrocarbonés font défaut dans l'aliment. Ce produit, c'est la graisse.

Les expériences rapportées plus haut montrent aussi que l'administration exclusive des aliments plastiques ou azotés soutient plus longtemps l'animal que l'administration exclusive des autres. Les substances azotées sont des substances *quaternaires* [1] ; elles peuvent, dans une certaine mesure et par une transformation chimique d'une partie de leur masse, donner naissance à une certaine proportion de substance *hydrocarbonée* ou *ternaire* [2], lorsque celle-ci fait défaut dans les aliments ; tandis que le contraire n'est pas possible, c'est-à-dire qu'une substance non azotée ne peut engendrer une substance azotée.

§ 17.

Définition physiologique de l'aliment. — Il résulte de tout ce qui précède qu'un *aliment* est une substance qui, introduite dans l'appareil digestif, doit fournir les éléments de réparation de nos tissus et les matériaux de la chaleur animale.

Proust est le premier qui ait posé sur son véritable terrain la question qui nous occupe. Il fait remarquer avec raison qu'à une certaine période de la vie, le lait est la nourriture exclusive de l'homme et des mammifères. Le lait est donc pour lui le type de l'aliment. Il contient deux ordres de substances organiques : de la caséine et un peu d'albumine (matières azotées), du beurre et du sucre (matières non azotées). Tout aliment doit donc réunir ces deux principes. Nous ferons remarquer encore que l'œuf des animaux ovipares est constitué par des principes azotés (albumine et vitelline) et par des principes non azotés (graisse du jaune). Or, c'est aux dépens de ces substances que vont se développer successivement le tissu conjonctif, les vaisseaux, les os, les muscles, les cartilages, les plumes et les poils du nouvel être ; et, pendant que ces phénomènes s'accomplissent, l'œuf respire au travers de son enveloppe calcaire. L'œuf contient donc en lui-même les éléments de ses tissus et les matériaux combustibles de la respiration.

Envisageant la question à un point de vue plus circonscrit, nous pouvons donner de l'aliment une définition moins générale. Toute substance alimentaire, pour s'introduire dans l'organisme, y pénètre par la voie du sang, soit directement par la veine porte, soit indirectement par les chylifères et la veine sous-clavière. L'aliment doit, par conséquent, faire partie *constituante* du sang lui-même pendant un temps plus ou moins long. Nous dirons donc : *toute substance identique à l'un des principes du sang, ou capable d'être transformée par la digestion en l'un de ces principes, est un aliment* [3].

---

[1] Carbone, hydrogène, oxygène, azote.

[2] Carbone, hydrogène, oxygène.

[3] Le sang renferme de l'*eau*, des *sels*, des *matières azotées* (globules, fibrine, albumine, principes extractifs), des *matières non azotées* (matières grasses et sucre).

§ 18.

Préparation des aliments. — L'homme consomme rarement les aliments que lui fournissent le règne animal et le règne végétal sans les soumettre par avance à un certain nombre de préparations. L'art culinaire, art hygiénique, est destiné, dans le sens le plus général du mot, à favoriser le travail de la digestion. Il consiste essentiellement à associer entre elles les substances alimentaires, et il transforme ainsi des aliments incomplets en aliments plus complets. C'est ainsi que la fécule, les pommes de terre et la plupart des légumes, substances peu riches en azote, sont mélangés avec du bouillon, avec des jus de viande ou avec du lait, qui leur donnent des propriétés plus nutritives. Les divers condiments que l'homme ajoute à ses aliments, tels que le poivre, le sel, la moutarde, etc., les boissons excitantes dont il fait usage et les divers assaisonnements acides (cornichons, citrons, vinaigre, etc.) agissent dans l'estomac de manière à favoriser la sécrétion du suc gastrique, ou à venir en aide à l'action du suc gastrique lui-même.

SECTION III

Phénomènes mécaniques de la digestion.

§ 19.

Préhension des aliments solides. — L'homme porte les aliments à sa bouche au moyen du membre supérieur. Les diverses pièces dont se compose ce membre sont disposées de telle sorte, que leur mouvement de flexion dirige naturellement la main vers la bouche. Dans la plupart des cas, la tête s'incline légèrement sur la colonne vertébrale et se dirige vers l'aliment.

Lorsque l'aliment est disproportionné par son volume avec la cavité dans laquelle il doit être introduit, nous le divisons soit à l'aide de la main, soit à l'aide de moyens mécaniques appropriés. Quelquefois les dents interviennent à cet effet : la substance, saisie et pressée entre les mâchoires, est tirée en sens contraire par le membre supérieur, dans le but d'opérer cette division préliminaire. L'homme peut aussi saisir directement ses aliments avec la bouche ; mais ses dents verticales et la saillie du nez et du menton rendent ce mode de préhension, si commun chez les animaux, assez difficile pour lui ; aussi n'y a-t-il recours que dans le cas où le libre usage de ses membres lui fait défaut.

§ 20.

Préhension des aliments liquides. — Ce mode de préhension est plus compliqué, et la plupart du temps la pression atmosphérique intervient.

L'enfant qui tète saisit avec ses lèvres le mamelon de sa nourrice, puis il opère le vide dans l'intérieur de la cavité buccale, et la pression atmosphérique qui s'exerce à la surface de la mamelle chasse le lait dans la bouche. La bouche de l'enfant joue donc le rôle d'une pompe aspirante. La bouche, en effet, représente le corps de pompe, et il y a dans la bouche un organe mobile, la langue, qui la remplit alors entièrement, et qui, agissant à la manière d'un piston, par des mouvements d'avant en arrière, complète le jeu de pompe ou de ventouse. Pour que le vide puisse s'établir dans la bouche, il est évident qu'elle doit être parfaitement close en arrière. Le voile du palais, appliqué sur la base de la langue, interrompt toutes communications entre la bouche et le pharynx; aussi le passage de l'air continue librement par le nez, pendant la succion. La respiration ne cesse, pour un instant, que lorsqu'il y a dans la bouche une quantité de liquide suffisante. L'enfant en opère alors la déglutition; après quoi, le voile du palais intercepte de nouveau la communication entre la bouche et le pharynx, et la succion recommence.

L'homme se sert le plus souvent, pour introduire les liquides dans la bouche, de vases appropriés à cet usage. Quand il boit à l'aide d'un verre ou d'une tasse, l'introduction s'opère par un mécanisme tout à fait semblable au précédent, à la condition que ses lèvres soient complétement baignées par le liquide. En vertu de la pression atmosphérique, le liquide pénètre dans le vide que lui préparent incessamment la langue et les parois contractiles de la bouche. C'est encore en vertu de la pression atmosphérique extérieure et du vide préalablement formé dans la cavité buccale que le liquide pénètre dans la bouche d'un homme qui boit couché sur le bord d'un ruisseau, et les lèvres immergées dans l'eau. Les chevaux, les bœufs boivent exactement de même : l'ouverture de leur bouche baigne complétement dans l'eau, ou du moins les commissures qui ne baignent pas sont *complétement* fermées.

Lorsque l'homme boit à l'aide d'un verre, et que les lèvres ne sont pas *exactement* baignées, on entend un bruit ou gargouillement qui indique qu'il y a de l'air attiré avec le liquide dans l'intérieur de la cavité buccale. Le même phénomène se produit aussi lorsque le contenu du vase est insuffisant pour baigner les lèvres. Il se produit encore lorsque nous cherchons à introduire dans la bouche, à l'aide de la cuiller, un liquide chaud : de là le bruit qu'on fait presque toujours en mangeant le potage. Dans tous ces cas, le mécanisme de l'introduction des boissons diffère de celui de la succion. Il ne se forme plus de vide dans la bouche, car il y a inspiration, c'est-à-dire courant d'air vers les poumons; par conséquent, la cavité buccale n'est plus fermée, en arrière, par le voile du palais. Le vide n'existant plus dans la bouche, la pression atmosphérique n'intervient pas ici. Dans les conditions actuelles, les liquides sont *humés*, c'est-à-dire qu'ils sont entraînés dans la bouche à l'aide d'un courant d'air (déterminé par un mouvement d'inspiration), dont la vitesse est accrue à l'ouverture de la bouche par le rapprochement des lèvres. Le liquide n'est pas immédiatement porté dans le pharynx, car le courant d'air l'entraînerait aussi dans le larynx; en vertu de son poids, il se rassemble dans les parties déclives de la bouche. Des mouvements de déglutition le font passer successivement dans le pharynx, lorsque la quantité accumulée dans la bouche est suffisante. On conçoit néanmoins que, dans l'action de humer, il arrive quelquefois qu'une certaine portion du liquide pénètre anormalement dans l'intérieur du larynx, où elle donne lieu à de la suffocation et à des efforts de toux.

Il est enfin des cas où les liquides sont directement *versés* dans la bouche. Toutes les fois que la bouche, largement ouverte, reçoit la cuiller, le contenu de celle-ci y est simplement versé. La même chose a lieu encore lorsque, la bouche grande ouverte, nous recevons le liquide d'une bouteille ou d'un verre, lorsque, en un mot, nous buvons, comme l'on dit, *à la régalade*. Dans ce dernier cas, pas plus que dans les autres modes de préhension, le liquide ne pénètre d'emblée dans le pharynx, comme on pourrait le croire. Le voile du palais s'applique alors contre la base de la langue, et ferme en arrière la cavité de la bouche. Cette cavité, ainsi fermée, se remplit d'abord, et le liquide ne parvient dans le pharynx que par un nouvel ordre de mouvements, par des mouvements de déglutition.

§ 21.

Mastication. — Les aliments introduits dans l'intérieur de la cavité buccale sont soumis à l'action des mâchoires et des dents. La mastication a pour but de diviser les aliments solides, afin qu'ils puissent être attaqués plus facilement par les liquides du tube digestif, non-seulement dans l'intérieur de la bouche, mais dans toutes les parties de l'intestin. La viande et les matières azotées sont plus facilement digérées dans l'estomac, lorsqu'elles ont été préalablement soumises à la mastication. Les digestions artificielles, faites à l'aide du suc gastrique et en dehors du corps de l'animal, ont démontré que le travail de dissolution ou de digestion des substances animales marche plus vite, lorsqu'elles sont divisées en fragments très-petits.

C'est surtout pour les aliments tirés du règne végétal que la mastication est indispensable. La plupart des matières nutritives que contiennent les végétaux sont renfermées dans des enveloppes, en général réfractaires aux liquides digestifs. Ces enveloppes doivent être brisées par les dents, pour livrer passage à la matière alimentaire. Les animaux qui vivent de végétaux (de grains et de fourrages par exemple) mâchent plus longtemps leurs aliments que les carnivores, dont l'appareil masticateur puissant est disposé surtout pour saisir et déchirer la proie. Les vieux chevaux, dont les dents sont usées, seraient menacés de périr par insuffisance d'alimentation, si l'on n'avait soin de diviser le fourrage et de broyer le grain.

La cuisson, à laquelle l'homme soumet la plupart du temps les aliments végétaux, contribue pour sa part à rendre le travail de la mastication plus efficace, car elle ramollit ou fait éclater les enveloppes insolubles des diverses fécules. Mais elle a besoin néanmoins d'être secondée par le travail de la mastication, et il n'est pas rare de rencontrer encore entiers des pois, des lentilles et des haricots dans les matières fécales des vieillards qui ont perdu leurs dents.

La régularité des fonctions digestives dépend, plus souvent qu'on ne le pense, d'une mastication complète. Les personnes qui ont des digestions difficiles en connaissent bien l'importance.

La mastication a encore un autre but chez l'homme, c'est de préparer l'aliment à la déglutition. Il est des animaux qui avalent leur proie tout entière; l'homme, au contraire, ne peut faire passer l'aliment dans son gosier qu'à la condition de le diviser en un certain nombre de fragments, proportionnés, par leur volume, aux voies qu'ils doivent parcourir.

La mastication est opérée par les dents; les dents, supportées par les mâchoires, se meuvent avec elles : les mâchoires sont mises en mouvement par des muscles. Les joues, les lèvres, la voûte palatine et la langue jouent aussi un rôle important, et concourent, chacune à leur manière, au résultat.

§ 22.

Rôle des dents. — Les dents sont constituées par des masses dures, résistantes, destinées à diviser et à broyer les substances alimentaires, sans que les chocs et les pressions qui en résultent soient douloureusement ressentis par l'individu. Ce n'est pas à dire cependant que les dents soient insensibles. Elles ont, au contraire, la propriété de sentir, même avec une certaine délicatesse, le degré de température des substances introduites dans la bouche. Les dents sont pourvues à cet effet, dans leur cavité intérieure, d'une pulpe celluleuse qui reçoit ses nerfs sensitifs de la branche maxillaire inférieure du nerf de la cinquième paire. Les dents sentent également bien le degré de solidité des matières sur lesquelles elles agissent, et proportionnent ainsi l'énergie de l'action musculaire aux résistances qu'elles ont à vaincre.

Si la pression des dents de l'arcade maxillaire supérieure contre celles de l'arcade maxillaire inférieure, ou contre la substance solide sur laquelle elles agissent, n'est pas douloureusement ressentie, cela tient à leur mode d'articulation. La dent, pressée perpendiculairement contre l'alvéole, n'a aucune tendance à céder dans cette direction, car elle forme une sorte de pyramide, dont la base évasée est au dehors, et qui ne peut point s'enfoncer dans une cavité plus petite qu'elle. La dent ne pourrait céder et comprimer douloureusement la pulpe nerveuse qu'à la condition de faire éclater l'alvéole. On ne doit donc pas s'étonner si la mastication est douloureuse sur les dents qui *branlent.* Dans ce dernier cas, la dent n'est plus rigoureusement embrassée par le bord alvéolaire : lorsqu'elle est pressée contre le maxillaire, elle cède, s'enfonce, et comprime douloureusement la pulpe nerveuse.

La partie libre de la dent, ou la *couronne*, est enveloppée de toute part par une substance protectrice ou émail. Cette substance, extrêmement résistante, protége les dents contre l'usure, que le jeu des mâchoires les unes contre les autres tend à amener à la longue. L'émail est cependant, en général, impuissant à lutter contre les causes qui tendent à le détruire. A un certain âge, la surface triturante des dents est presque toujours plus ou moins privée de sa couche émaillée.

Sur beaucoup de dents de mammifères, l'émail ne se borne pas à recouvrir l'ivoire de la couronne ; l'émail forme en quelque sorte des replis intérieurs dans l'épaisseur de l'ivoire, de manière que, si l'on pratique des coupes horizontales sur les dents de cette espèce, la section divise à la fois des lames d'ivoire et des lames d'émail. Les dents qui présentent cette disposition sont désignées sous le nom de dents *composées,* par opposition aux dents de l'homme et aux dents analogues aux siennes, et qu'on nomme dents *simples.* On observe des dents composées chez la plupart des animaux herbivores, chez lesquels le broiement est à peu près le seul mode de division des aliments. Cette disposition rend évidemment l'usure des dents plus lente, puisque les replis de l'émail entrent *de champ* dans l'épaisseur de la couronne. Malgré cette disposition protectrice, l'usure de la couronne des dents n'en est pas moins un fait naturel chez les ruminants et les solipèdes. Il est vrai que la racine continue à croître et se porte au dehors, pour suppléer en partie la couronne détruite. C'est pour cette raison que l'inspection des dents fournit sur l'âge approximatif de ces animaux des renseignements assez précis.

La forme des dents est appropriée à leurs usages. Les *incisives* n'ont point, à proprement parler, de surface de mastication. Ce sont des lames qui coupent, en se rencontrant, à la manière des ciseaux. Les *canines* n'ont point chez l'homme d'usage bien caractérisé, car elles dépassent à peine le niveau des autres dents. Elles jouent cependant un rôle dans la mastication des substances élastiques (tendons, ligaments), très-réfractaires à l'action des mâchoires, en perforant et en dissociant ces substances. On se sert encore des dents canines pour briser des corps résistants. La dent canine étant pointue, la pression qu'elle exerce est énergique, parce qu'elle est concentrée en un point, au lieu d'être répartie sur une surface, comme pour les molaires. Les *molaires* présentent de véritables surfaces de mastication ; ce sont elles, à proprement parler, qui *mâchent* les aliments.

§ 23.

Mouvement des mâchoires. — Les dents sont mises en mouvement par les mâchoires, avec lesquelles elles sont solidement articulées. Chez l'homme, la mâchoire supérieure fait corps avec les os de la tête, et ne peut être mue qu'avec la tête elle-même. La mâchoire inférieure, au contraire, s'éloigne ou se rapproche de la mâchoire supérieure à l'aide d'une articulation mobile. La cavité articulaire, qui reçoit le condyle du maxillaire inférieur, est creusée sur l'os temporal, derrière la racine transverse de l'apophyse zygomatique. Cette cavité, plus grande que le condyle articulaire du maxillaire qu'elle reçoit, permet à ce condyle de se déplacer dans les divers mouvements de la mâchoire. La *direction* des condyles du maxillaire inférieur est intimement liée avec la nature des mouvements que cet os peut exécuter. Chez l'homme, ces condyles ne sont dirigés ni horizontalement, comme chez les carnassiers, ni dans le sens antéro-postérieur, comme chez les rongeurs; ils ne sont point non plus constitués par des surfaces à peu près planes, comme chez les ruminants ; chez l'homme, la direction et la forme des condyles tiennent de toutes celles dont nous venons de parler : l'homme est donc à la fois herbivore et carnivore, non-seulement par ses dents, mais encore par ses mâchoires (Voy. § 58).

Le condyle articulaire de la mâchoire inférieure de l'homme est oblique de dehors en dedans et d'avant en arrière : cette obliquité est telle, qu'elle est bien plus voisine de la direction transversale que de la direction antéro-postérieure.

La mâchoire inférieure, par son élévation et son abaissement, détermine les divers changements qui surviennent pendant la mastication dans les dimensions verticales de la bouche. La mâchoire supérieure, fixée à la tête, est immobile. Mais il est aisé de se convaincre, en observant attentivement une personne qui mange, qu'à chaque mouvement d'abaissement de la mâchoire inférieure correspond, du côté de la tête, un mouvement de flexion en arrière sur le cou, de manière que le maxillaire supérieur est entraîné en haut, avec la tête tout entière, par un mouvement qui s'exécute dans l'articulation de la tête avec la colonne vertébrale. Ce mouvement de totalité de la tête, qu'on peut supprimer à volonté, ne concourt d'ailleurs que pour une faible part dans l'écartement des mâchoires, presque entièrement déterminé par l'abaissement du maxillaire inférieur. Le maxillaire inférieur peut encore exécuter d'autres mouvements que ceux d'abaissement et d'élévation : il peut être porté à droite ou à gauche, il peut être attiré en avant et ramené en arrière. Les dents molaires n'exercent, en effet, leur action triturante qu'à la condition de *frotter* leurs surfaces de mastication les unes contre les autres.

Les mouvements de l'os maxillaire inférieur présentent plusieurs particularités assez remarquables. Lorsque la mâchoire inférieure s'abaisse, le centre du mouvement n'est point, comme on serait tenté de le supposer, dans l'articulation temporo-maxillaire. Il est aisé de s'assurer sur soi-même, en plaçant son doigt en avant du conduit auditif externe, que le condyle articulaire du maxillaire inférieur abandonne la cavité glénoïde et se porte en *avant*, à mesure que le menton s'abaisse en se portant en arrière. Le centre du mouvement n'est donc point dans l'articulation. Le mouvement a lieu autour d'un axe *fictif*, qui traverserait les deux branches montantes du maxillaire inférieur au niveau du trou dentaire inférieur (Voy. fig. 1, C). Autour de cet axe comme centre, la partie supérieure de la branche montante du maxillaire décrit un arc de cercle en se dirigeant en avant, tandis que la partie du maxillaire sous-jacente à l'axe fictif dont nous parlons exécute un arc de cercle en sens contraire. La distance comprise entre l'axe du mouvement et les dents incisives l'emportant de beaucoup sur la distance de cet axe au condyle articulaire, il en résulte que l'arc de cercle décrit par les

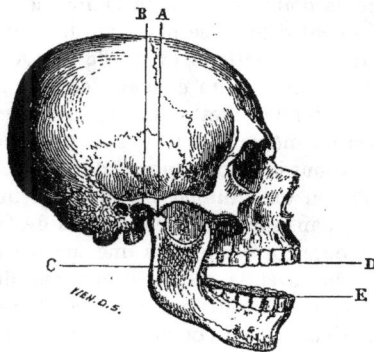

Fig. 1.

A, condyle articulaire de l'os maxillaire inférieur.
B, cavité glénoïde. Le condyle l'abandonne dans le mouvement d'abaissement de la mâchoire.
C, point du maxillaire inférieur correspondant à l'axe fictif du mouvement.
D, E, arcades dentaires supérieure et inférieure.

dents incisives est plus grand que celui qu'exécute le condyle articulaire. Aussi, pour un écartement de 3 centimètres entre les incisives D, E, la course du condyle en avant (c'est-à-dire de B en A) est de 1/2 centimètre environ.

On a souvent cherché pourquoi le centre du mouvement de la mâchoire inférieure, transporté hors de l'articulation, correspond précisément au niveau du trou dentaire par lequel s'engagent les vaisseaux et les nerfs dentaires inférieurs. M. P. Bérard a fourni à cet égard une explication basée sur la connaissance anatomique des parties, que l'expérience sur le cadavre justifie pleinement. On sait qu'indépendamment de la capsule d'articulation, qui retient assez lâchement le condyle articulaire du maxillaire inférieur dans la cavité glénoïde du temporal, d'autres ligaments accessoires, placés dans le voisinage, contribuent à la solidité de l'articulation. Tels sont les ligaments stylo-maxillaire et sphéno-maxillaire. Or, le ligament sphéno-maxillaire, qui s'insère en haut à l'épine du sphénoïde, vient se terminer en bas, en s'élargissant à la lèvre épineuse du trou dentaire inférieur. Lorsque la mâchoire inférieure est tirée par en bas par ses muscles abaisseurs, le ligament sphéno-maxillaire inextensible transporte le centre fixe du mouvement au niveau de son insertion au trou dentaire, et dès lors le condyle articulaire de la mâchoire se meut en avant, à mesure que la mâchoire s'abaisse. La laxité de la capsule de l'articulation temporo-maxillaire, qui permet au condyle des mouvements assez étendus, et aussi la contraction du muscle ptérygoïdien externe, qui entraîne en avant le condyle, concourent également à ce résultat.

Le condyle articulaire, en se déplaçant en avant, dans les mouvements d'abaissement de la mâchoire, sort de la cavité glénoïde proprement dite, et se place au-dessous de la racine transverse de l'apophyse zygomatique (Voy. fig. 1, A). Au lieu de correspondre à une surface articulaire concave, comme l'est la cavité glénoïde, le condyle vient donc se mettre en rapport avec une surface convexe, comme il l'est lui-même. Les accidents de luxation seraient dès lors imminents dans tous les mouvements de la mâchoire, s'il n'existait dans l'articulation un *ménisque* ou cartilage inter-articulaire, tellement disposé que, dans tous les mouvements de la mâchoire, le condyle se trouve toujours correspondre à une surface concave, alors même qu'il est en rapport avec la racine transverse de l'apophyse zygomatique. A cet effet, le ménisque est *biconcave*. Dans l'état de repos de la mâchoire inférieure, il est couché obliquement entre la partie antérieure du condyle articulaire et la partie postérieure de la racine transverse de l'apophyse zygomatique. Lorsque la mâchoire s'abaisse, le condyle articulaire se porte en avant, et en même temps qu'il roule sur la surface concave du ménisque qui le regarde, ce ménisque lui-même glisse, par sa face concave opposée, sur la racine de l'apophyse zygomatique. Le ménisque inter-articulaire accompagne par conséquent le condyle articulaire dans tous les moments de son déplacement, et lui présente toujours une surface concave de réception. Le mouvement du ménisque inter-articulaire est d'ailleurs associé à celui du condyle par le muscle ptérygoïdien externe, qui non-seulement s'insère sur le col du condyle, mais aussi sur le ménisque lui-même. Ce muscle entraîne donc à la fois en avant et le condyle et le ménisque.

§ 24.

Des muscles qui meuvent les mâchoires. — Les muscles *abaisseurs* de la mâchoire inférieure sont placés à la région sus-hyoïdienne. Ce sont : le *ventre antérieur du digastrique*, le *génio-hyoïdien*, le *mylo-hyoïdien.* Le ventre antérieur du digastrique s'insère d'une part à l'os hyoïde, de l'autre au maxillaire inférieur dans la fossette digastrique, au-dessous des apophyses géni. Le génio-hyoïdien s'insère d'une part au bord supérieur de l'os hyoïde, et de l'autre aux tubercules inférieurs des apophyses géni. Le mylo-hyoïdien s'insère d'une part au corps de l'os hyoïde, et de l'autre à la ligne mylo-hyoïdienne du maxillaire inférieur.

Dans les mouvements d'abaissement peu prononcés de la mâchoire, l'os hyoïde, sur lequel les muscles abaisseurs de la mâchoire prennent leur point fixe, est simplement fixé par les muscles sous-hyoïdiens. Quand l'abaissement est porté très-loin, l'os hyoïde est attiré en bas d'une manière très-manifeste par le raccourcissement des muscles sous-hyoïdiens, c'est-à-dire du *sterno-hyoïdien*, du *sterno-thyroïdien* et de l'*omoplato-hyoïdien*.

Le muscle *ptérygoïdien externe* (Voy. fig. 3, p. 53) agit aussi dans les mouvements d'abaissement de la mâchoire inférieure, ainsi que nous l'avons dit, en tirant en avant le condyle articulaire et le cartilage inter-articulaire.

Quant aux puissances qui agissent sur la tête pour la faire fléchir légèrement en arrière sur le cou, en même temps que la mâchoire inférieure s'abaisse, il est probable que ce léger mouvement n'est pas produit par les muscles de la région postérieure du cou, tels que le splénius, les complexus, les grands et petits droits postérieurs de la tête. Ce mouvement est produit très-vraisemblablement par le *ventre postérieur* [1] *du muscle digastrique*, qui prend en ce moment son point fixe, comme les muscles abaisseurs de la mâchoire inférieure, sur l'os hyoïde. On objectera que le muscle digastrique est un muscle bien faible, en comparaison des muscles extenseurs de la tête ; on dira aussi qu'il s'insère à peine à 1 centimètre en arrière de la ligne qui passe par le centre des condyles de l'occipital, ou, en d'autres termes, que le bras de levier par lequel il peut agir sur la tête pour la mouvoir dans l'articulation occipito-atloïdienne est très-court. Mais cette objection perd beaucoup de sa valeur, quand on réfléchit que la tête est sensiblement en équilibre sur la colonne vertébrale, et qu'il suffit d'une force même très-faible pour la fléchir en avant ou en arrière.

Le ventre antérieur du muscle digastrique est, par excellence, le muscle abaisseur de la mâchoire inférieure ; il est placé le plus favorablement à cet effet, c'est-à-dire le plus loin du centre du mouvement ; il agit presque seul dans les mouvements peu prononcés d'abaissement, comme le sont la plupart des mouvements de la mastication. Il est permis de penser que l'autre partie du muscle, c'est-à-dire son ventre postérieur, conspire également au même but, c'est-à-dire à l'ouverture de la bouche. C'est en effet dans les mouvements modérés de la mastication que le mouvement de la tête en arrière est le plus prononcé.

Les muscles *élévateurs* de la mâchoire sont beaucoup plus puissants que les abaisseurs. Les abaisseurs n'ont qu'une faible résistance à vaincre pour entraîner par en bas la mâchoire, qui, abandonnée à son propre poids, a une tendance naturelle à s'écarter de la mâchoire supérieure. Les élévateurs, au contraire, doivent non-seulement élever la mâchoire, mais encore l'appliquer avec force contre la mâchoire supérieure, et vaincre des résistances souvent considérables. Les muscles élévateurs de la mâchoire inférieure sont : le *temporal*, le *masséter*, le *ptérygoïdien interne*.

Le temporal (fig. 2, A, p. 52) s'insère en haut dans toute l'étendue de la fosse temporale, et en bas à l'apophyse coronoïde du maxillaire infé-

[1] Le ventre postérieur du membre digastrique s'insère d'une part à l'os hyoïde, et de l'autre dans la rainure digastrique de l'apophyse mastoïde.

rieur. — Le masséter (fig. 2, B, C) s'insère en haut au bord inférieur et à la face interne de l'apophyse zygomatique, ainsi qu'au bord infé-rieur de l'os de la pommette, et en bas à la face externe du maxillaire inférieur, depuis l'an-gle jusqu'à la partie moyenne de la branche horizontale de cet os. — Le ptérygoïdien interne (Voy. fig. 3, p. 53) s'insère en haut dans la fosse ptérygoïde, et en bas à la face interne du maxillaire inférieur, dans le voi-sinage de l'angle de cet os.

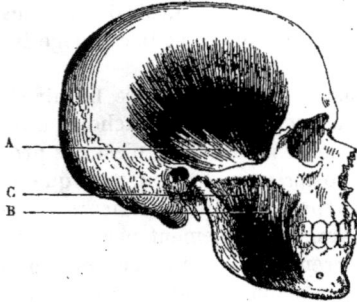

Fig. 2.

A, muscle temporal.
B, muscle masséter (portion superficielle).
C, portion profonde du masséter.

Dans les efforts de la mastica-tion, ces muscles, ainsi qu'il est facile de le voir, agissent la plu-part du temps assez loin de la résistance qu'ils doivent vaincre. Lorsque des corps *résistants* sont placés entre les incisives, par exemple, le bras de levier de la *résistance* est re-présenté par la distance qui sépararait deux verticales menées l'une par les incisives, l'autre par le *point d'appui* [1], c'est-à-dire par l'articulation temporo-maxillaire. Ce bras de levier a une assez grande longueur. Le bras de levier de la *puissance*, compris entre le point d'application de la force (insertion des muscles élévateurs sur l'os maxillaire inférieur) et le *point d'appui*, ne mesure que la distance qui sépararait deux verticales abaissées, l'une à 2 centimètres environ en avant de l'angle de la mâ-choire inférieure, et l'autre par l'articulation temporo-maxillaire. Le bras de la puissance est par conséquent moins grand que celui de la résistance. C'est là une disposition assez défavorable sous le rapport mécanique. La puissance considérable des muscles élévateurs de la mâ-choire inférieure en atténue les effets. Lorsque nous voulons briser en-tre nos dents des corps solides, nous les introduisons aussi loin que possible entre les dents molaires, afin de diminuer le bras de la résis-tance et augmenter ainsi les effets de la force.

Les muscles élévateurs de la mâchoire inférieure, le temporal, le masséter et le ptérygoïdien interne, sont des muscles épais, qui, eu égard à leur longueur, comprennent un grand nombre de fibres char-nues [2]. Leur contraction est assez énergique pour que nous puissions, à

[1] Nous venons de dire que le *centre des mouvements* de la mâchoire inférieure était reporté autour d'un axe fictif qui traverserait vers leur partie moyenne les portions mon-tantes de l'os maxillaire inférieur. Mais le *point d'appui* du levier, représenté par l'os maxillaire inférieur, n'en est pas moins toujours au point où le condyle s'appuie sur la surface résistante de l'os temporal; seulement, *ce point d'appui est à chaque instant variable*, à cause du mouvement en avant des condyles.

[2] La *force* des muscles est subordonnée au *nombre* des fibres musculaires, chacune d'elles ayant sa force propre, qui est une partie de la force totale.

l'aide des mâchoires serrées les unes contre les autres, soulever des corps pesants, et briser des substances extrêmement résistantes. Certains hommes présentent parfois, sous ce rapport, une puissance extraordinaire.

Indépendamment des mouvements d'élévation et des mouvements d'abaissement, la mâchoire inférieure exécute encore des mouvements *latéraux*, des mouvements d'*arrière en avant* et d'*avant en arrière*.

Les mouvements *latéraux* de la mâchoire inférieure, chez l'homme, sont assez bornés. Le maxillaire inférieur n'est pas, comme chez quelques animaux herbivores, porté tout d'une pièce à droite et à gauche. L'articulation temporo-maxillaire de l'homme ne permet pas au condyle d'un côté de se porter en dedans, tandis que le condyle du côté opposé se porterait en dehors. La forme de la cavité glénoïde s'oppose à ce mode de déplacement. Voici comment ce mouvement s'exécute. Lorsque l'arcade dentaire inférieure se porte d'un côté, le condyle du côté opposé est tiré en avant par la contraction de son muscle ptérygoïdien externe (fig. 3, B). Le condyle du côté où se porte la mâchoire est à peu près immobile dans sa cavité articulaire. Dans ce mouvement de latéralité de la

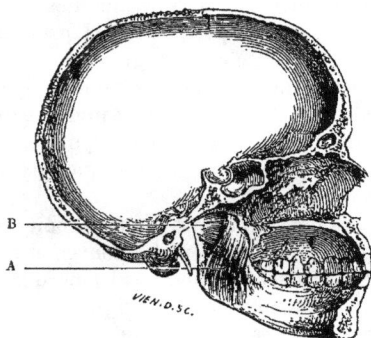

Fig. 3.

A, muscle ptérygoïdien interne.
B, muscle ptérygoïdien externe.

mâchoire, l'os maxillaire inférieur décrit par conséquent un arc de cercle autour de l'un des condyles, comme centre. Ajoutons que le condyle autour duquel s'opère le mouvement de révolution est très-légèrement porté en dehors. Les muscles ptérygoïdiens externes sont les agents par excellence des mouvements de latéralité, et ils agissent alternativement dans les mouvements à droite et à gauche [1]. Le muscle ptérygoïdien interne, vu la direction oblique de ses fibres (fig. 3, A), agit aussi, mais plus faiblement, dans le mouvement de latéralité, en se contractant du même côté que le ptérygoïdien externe.

Dans le mouvement *en avant* de la mâchoire inférieure, l'arcade dentaire inférieure, placée normalement un peu en arrière de la supérieure, se met de niveau avec elle, ou peut même la dépasser en avant. La contraction simultanée des deux muscles ptérygoïdiens externes détermine ce mouvement. La contraction simultanée des deux ptérygoïdiens internes y contribue également. La mâchoire, préalablement

[1] Le muscle *ptérygoïdien externe* s'insère d'une part sur la face externe de l'aile externe de l'apophyse ptérygoïde et sur la partie inférieure de la face latérale du sphénoïde, et d'autre part à la partie antérieure du col du condyle du maxillaire inférieur et au fibro-cartilage inter-articulaire de l'articulation temporo-maxillaire.

portée en avant, est replacée dans sa position naturelle, et par conséquent ramenée *en arrière* par la cessation d'action des puissances musculaires qui l'avaient portée en avant, et aussi par les fibres postérieures des muscles temporaux et par la couche profonde des muscles masséters (Voy. fig. 2, p. 52).

Les divers mouvements de la mâchoire, déterminés par le jeu des muscles, sont subordonnés, par l'intermédiaire des agents musculaires, à l'influence des nerfs. Les muscles temporaux, les masséters, les ptérygoïdiens internes et externes, le muscle digastrique (le ventre antérieur), le muscle mylo-hyoïdien, sont animés par le nerf maxillaire inférieur. Les recherches anatomiques et les vivisections ont prouvé que la partie du nerf maxillaire inférieur qui va se répandre dans les muscles correspond à la racine non ganglionnaire, ou racine *motrice* du nerf de la cinquième paire ou trijumeau ; c'est pour cette raison que la racine non ganglionnaire du nerf de la cinquième paire, ainsi que la portion correspondante du nerf maxillaire inférieur qui se rend aux muscles, est quelquefois désignée sous le nom de *nerf masticateur*.

Le muscle génio-hyoïdien reçoit ses filets nerveux du nerf hypoglosse, qui est aussi un nerf de mouvement. C'est aussi un nerf de mouvement, le nerf de la septième paire ou nerf facial, qui anime le ventre postérieur du muscle digastrique. Enfin, les muscles sous-hyoïdiens reçoivent leurs rameaux nerveux du plexus cervical.

§ 25.

Rôle des joues, des lèvres et de la langue. — Les muscles des *lèvres* et des *joues*, qui comprennent une grande partie des muscles de la face, agissent en même temps que les mâchoires dans les divers mouvements de la mastication, et replacent sans cesse sous les arcades dentaires les parcelles alimentaires que la pression des dents fait déborder dans la gouttière demi-circulaire qu'elles circonscrivent. Les lèvres agissent aussi, nous l'avons vu, dans les divers modes de préhension des aliments solides et liquides. Les lèvres sont pourvues à cet effet d'un muscle orbiculaire destiné à fermer l'ouverture de la bouche, et de muscles insérés comme des rayons sur les divers points de la circonférence de l'ouverture buccale, et qui agrandissent cette ouverture. Ces divers muscles, en agissant simultanément, ou tour à tour, peuvent aussi donner à l'ouverture de la bouche les formes les plus variées.

La *langue*, qui sert à l'articulation des sons, à la préhension des aliments et aux actes mécaniques de la déglutition, ne reste pas inactive dans les mouvements de la mastication : elle en est en quelque sorte le régulateur. C'est elle qui place les aliments sous les arcades dentaires, qui va les chercher dans les diverses parties de la bouche et les ramène à chaque instant sous les mâchoires ; c'est elle qui rassemble les parcelles alimentaires éparses en une petite masse disposée à la déglutition. Elle écrase aussi contre la voûte palatine les substances d'une faible consistance, préalablement ramollies par la salive.

Les mouvements de la langue sont des plus variés, et en rapport avec les muscles nombreux qui entrent dans sa composition. Indépendamment des muscles *génio-glosses*, *hyo-glosses* et *stylo-glosses*, qui ont des points d'insertion fixe aux os et qui forment une grande partie de ses fibres longitudinales et transversales, la langue a encore des *fibres propres* dirigées longitudinalement, transversalement et obliquement, qui prennent leur point d'insertion fixe soit au derme muqueux, soit au plan fibro-cartilagineux médian, placé perpendiculairement dans la partie centrale de la langue. A l'aide de ces muscles diversement dirigés, et qui parcourent toute l'étendue de la langue ou seulement des fractions de la langue, celle-ci peut être portée en avant, en arrière, en haut, en bas, sur les côtés ; elle peut éprouver, dans les diamètres verticaux, longitudinaux, horizontaux, des changements considérables, soit de totalité, soit partiels. La langue, liée à l'os hyoïde par le muscle hyo-glosse, peut aussi être entraînée dans sa totalité, et d'une petite quantité, par les mouvements de cet os.

Les mouvements des muscles des lèvres et des joues sont sous la dépendance du nerf de la septième paire, ou nerf facial, par l'intermédiaire des rameaux sous-orbitaires, buccaux et mentonniers. La membrane muqueuse qui tapisse la face interne des lèvres et des joues reçoit ses filets sensitifs de la cinquième paire de nerfs, ou trijumeaux, par l'intermédiaire de la branche maxillaire supérieure (lèvre supérieure) et de la branche maxillaire inférieure (joues et lèvre inférieure). La paralysie du mouvement des lèvres et des joues n'entrave pas d'une manière absolue la mastication, mais elle la rend plus difficile. La paralysie du sentiment, ou l'abolition de la sensibilité de ces mêmes parties, entraîne des effets analogues. L'aliment n'étant plus senti par les joues, celles-ci remplissent mal leurs fonctions et se présentent parfois sous les dents, quand celles-ci s'appliquent les unes contre les autres.

Les mouvements de la langue sont sous l'influence du nerf hypoglosse, lequel épuise ses filets nerveux dans les fibres musculaires de cet organe. La section de ce nerf entraîne la perte des mouvements de la langue. La sensibilité de la langue, en rapport, dans sa portion libre, avec le nerf lingual, branche de la cinquième paire, joue aussi son rôle dans la mastication. La langue, qui va chercher dans toutes les parties de la bouche les parcelles alimentaires pour les placer sous les surfaces triturantes des dents, doit *sentir* ces parcelles pour les diriger convenablement et assurer ainsi l'accomplissement régulier de la fonction. Sa sensibilité la préserve également contre la rencontre des arcades dentaires.

§ 26.

Déglutition. — Les aliments, divisés par les dents et humectés par

la salive, passent de la bouche dans le pharynx, du pharynx dans l'œsophage et de l'œsophage dans l'estomac. C'est à la succession des actes
musculaires qui ont pour but le transport de l'aliment de la bouche
dans l'estomac qu'on donne le nom de déglutition.

La déglutition peut s'exercer sur les solides et sur les liquides. Les
aliments solides sont d'ailleurs, la plupart du temps, réduits en une
pâte demi-liquide, susceptible de se mouler sur le canal à parcourir.
Par les mouvements de déglutition, on peut encore faire parvenir de
petites quantités d'air dans l'œsophage et jusque dans l'estomac. La
salive, mélangée aux aliments et avalée avec eux, l'eau et les boissons
diverses dont nous faisons usage, et la plupart des aliments, contiennent aussi de petites proportions d'air ou d'autres gaz.

Les divers mouvements en vertu desquels l'aliment est avalé s'en-
chaînent et se succèdent avec une grande rapidité. Afin de les mieux
saisir, il n'est pas inutile d'introduire dans leur étude quelques divisions
artificielles. Dans un premier temps, l'aliment *parcourt la cavité de la
bouche* et s'avance jusqu'à ses limites postérieures, c'est-à-dire jusqu'à
l'isthme du gosier, borné en bas par la base de la langue, et sur les
côtés par les piliers antérieurs du voile du palais. Dans un second
temps, l'aliment, à sa sortie de la bouche, *parcourt le pharynx,* qui
s'avance au-devant de lui pour le recevoir. Dans un troisième temps,
l'aliment *parcourt l'œsophage* jusqu'à l'estomac.

Le premier temps de la déglutition est seul soumis à l'influence de la
volonté. Les deux autres temps sont involontaires, et le bol alimentaire
chemine sous ce rapport dans le pharynx et dans l'œsophage, comme
il chemine dans toutes les parties du tube digestif. L'aliment, une fois
parvenu à l'isthme du gosier, est saisi par le pharynx par une sorte de
mouvement convulsif ou spasmodique, et l'aliment traverse cette cavité presque instantanément. Il résulte de cette instantanéité que le
conduit toujours béant du pharynx (conduit commun à l'appareil de la
digestion et à l'appareil respiratoire) se trouve libre entre chaque
effort de déglutition et peut livrer passage à l'air inspiré. Dans l'œsophage, le mouvement de l'aliment, involontaire aussi, est beaucoup
plus lent que dans le pharynx.

Premier temps. — L'aliment, divisé par les dents et insalivé, est ramené des divers points de la cavité de la bouche, à l'aide de la langue,
des lèvres et des joues sur la face dorsale de la langue. Alors la bouche
se ferme, et la langue s'applique successivement de sa pointe vers sa
base sur la voûte palatine, contre laquelle elle presse le bol alimentaire.
Pour employer une expression vulgaire, la langue fait *gros dos* d'avant
en arrière, et le bol alimentaire se trouve ainsi chassé de proche en
proche jusqu'à l'isthme du gosier.

Pour que le premier temps de la déglutition s'accomplisse régulièrement, il faut nécessairement que la langue, qui en est l'organe essentiel, ne soit pas paralysée. Il faut aussi qu'elle existe, car on a vu

l'absence congénitale de la langue. Dans ces divers cas, il devient souvent nécessaire de pousser le bol alimentaire avec le doigt jusqu'à l'isthme du gosier, où les mouvements involontaires du pharynx s'en emparent. Il faut aussi que la voûte palatine, contre laquelle presse la langue, ne présente point de solution de continuité, car alors les aliments passeraient dans les fosses nasales. Lorsqu'il existe une perforation de la voûte palatine, on remédie à ce grave inconvénient par l'application d'un obturateur.

Dans le premier temps de la déglutition, l'aliment est donc pressé entre la face dorsale de la langue et la voûte palatine. Mais la voûte palatine n'est osseuse que dans la partie antérieure de la bouche ; elle est membraneuse en arrière et constituée par le voile du palais ; or, cette portion membraneuse de la voûte palatine ne peut offrir à la langue, qui s'applique contre elle, une résistance suffisante qu'à la condition d'être tendue par les muscles *péristaphylins externes,* et en même temps tirée par en bas par la contraction des muscles placés dans l'épaisseur des piliers antérieurs du voile du palais, ou *glosso-staphylins.* Les muscles glosso-staphylins se réunissent supérieurement sur le voile du palais, en se fixant sur la membrane fibreuse qui forme la charpente du voile du palais. En bas, ils se perdent sur les côtés de la langue, au milieu des fibres des muscles stylo-glosses.

L'aliment est parvenu à l'isthme du gosier, mais il n'est pas encore dans le pharynx. Il survient alors dans le plancher charnu de la bouche sous-jacent à la langue, principalement constitué par les *mylo-hyoïdiens,* une contraction énergique, qui, agissant à la manière d'une sangle, applique avec plus d'énergie la base de la langue contre la voûte du palais, et détermine le départ du bol alimentaire, ou son entrée dans le pharynx. Ce mouvement, parfaitement décrit par M. Bérard, est des plus manifestes, et facile à sentir sur soi-même. Il faut ajouter que, quand la contraction du plancher inférieur de la bouche survient pour faire passer le bol alimentaire dans le pharynx, les mouvements de celui-ci ont lieu d'une manière simultanée : il s'élève et il accommode son canal au passage de l'aliment.

Deuxième temps. — L'aliment parcourt le pharynx avec une grande rapidité. Préalablement élevé par les muscles qui s'insèrent autour de lui, le pharynx représente, au moment où il reçoit l'aliment, un canal très-court, dont tous les orifices, autres que celui de l'œsophage par en bas, sont fermés. Aussitôt que l'aliment est parvenu dans ce canal par la contraction de la base de la langue et du plancher inférieur de la bouche, les forces musculaires qui avaient élevé le pharynx cessent d'agir, celui-ci reprend sa position et ses dimensions verticales. Le bol alimentaire, en quelque sorte saisi par la partie inférieure du pharynx, venue au-devant de lui, se trouve ainsi à l'entrée de l'œsophage lorsque le pharynx retombe, et le second temps de la déglutition est terminé.

Quel est le mécanisme de l'élévation du pharynx pendant le second temps de la déglutition? Comment les orifices du larynx et des fosses nasales, que le bol alimentaire doit éviter, se trouvent-ils fermés sur son passage? Examinons ces deux points.

Le pharynx n'est pas *élevé*, dans l'acception rigoureuse du mot; car ce canal, fixé par en haut à l'apophyse basilaire, n'est pas susceptible d'être déplacé dans sa totalité. Quand on dit que le pharynx s'*élève*, cela veut dire que son extrémité inférieure, mobile, est soulevée, et qu'elle tend à se rapprocher de son extrémité supérieure, immobile. On pourrait dire tout aussi justement qu'il se raccourcit dans le sens de sa longueur.

Le pharynx, intimement lié aux cartilages du larynx et à l'os hyoïde par ses muscles constricteurs inférieurs et constricteurs moyens, se trouve soulevé par l'action des muscles qui entraînent par en haut l'os hyoïde et le larynx: Le mouvement des cartilages du larynx est facile à apprécier, en plaçant le doigt sur le bord saillant du cartilage thyroïde (pomme d'Adam). Ce mouvement étant l'indice du soulèvement de l'extrémité inférieure du pharynx, il est aisé de constater sur soi-même que ce soulèvement est très-prononcé dans les mouvements de déglutition.

Les mouvements du pharynx sont facilités en arrière, sur la partie antérieure de la colonne cervicale, par un tissu conjonctif filamenteux très-lâche, dépourvu de tissu adipeux. La peau du cou, sous laquelle glissent en avant l'os hyoïde et les cartilages du larynx, est doublée par un tissu conjonctif de même nature.

Le pharynx, avons-nous dit, est principalement élevé par les muscles qui élèvent l'os hyoïde et le cartilage thyroïde. Ces muscles sont les *digastriques* (ventre antérieur), les *génio-hyoïdiens*, les *mylo-hyoïdiens* [1], les *stylo-hyoïdiens* [2], les *thyro-hyoïdiens* [3]. Les muscles *stylo-pharyngiens* [4] agissent aussi directement sur le pharynx dans ce but. Les muscles intrinsèques du pharynx (*constricteurs*), en prenant leur point d'insertion fixe sur le raphé médian postérieur et en tendant à ramener leurs fibres obliques à la direction horizontale, contribuent aussi au raccourcissement du conduit.

L'ouverture du larynx (Voy. fig. 5, *g*, p. 60), toujours béante dans le pharynx pour le passage de l'air, se trouve fermée au moment du pas-

---

[1] Les muscles *digastriques* (ventre antérieur), les génio-hyoïdiens et les mylo-hyoïdiens, ainsi que nous l'avons vu, sont *abaisseurs* de la mâchoire inférieure quand ils prennent leur point fixe sur l'os hyoïde. Ils sont *élévateurs* de l'os hyoïde, au contraire, quand ils prennent leur *point fixe* sur la mâchoire inférieure.

[2] Le muscle *stylo-hyoïdien* s'insère d'une part à la partie postérieure de l'apophyse styloïde du temporal, et de l'autre au corps de l'os hyoïde.

[3] Le muscle *thyro-hyoïdien* s'insère d'une part sur la portion externe et sur la grande corne de l'os hyoïde, et d'autre part à la ligne oblique du cartilage thyroïde.

[4] Le muscle *stylo-pharyngien* s'insère d'une part à la base de l'apophyse styloïde du temporal, et de l'autre il s'épanouit sur la paroi musculaire du pharynx, entre les constricteurs moyen et inférieur et la membrane muqueuse du pharynx.

sage du bol alimentaire. L'agent de cette occlusion est l'épiglotte. Au moment où le pharynx est soulevé pour la déglutition, le larynx, soulevé aussi, est porté en même temps en avant. L'épiglotte rencontre la base de la langue, gonflée en ce moment, et cette lame cartilagineuse se renverse en arrière sur l'ouverture supérieure du larynx par un véritable mouvement de bascule.

L'ouverture des voies respiratoires ne se trouve pas seulement garantie par l'épiglotte, il y a en même temps dans l'intérieur même du larynx, comme l'expérience sur les animaux l'a démontré, occlusion des lèvres de la *glotte*. Cette occlusion des lèvres de la glotte, coïncidant avec les mouvements de déglutition, est une barrière, la plupart du temps inutile ; car ni les aliments ni les boissons ne pénètrent ordinairement dans les parties supérieures du larynx [1]. Lorsque par hasard cette introduction anormale a lieu, l'occlusion momentanée des lèvres de la glotte empêche le bol alimentaire de pénétrer plus loin, et il est expulsé par des efforts de toux.

M. Magendie, ayant enlevé l'épiglotte à des chiens, a remarqué que le bol alimentaire ne pénètre que rarement par déglutition dans les voies aériennes. Le fait se conçoit aisément, attendu que le larynx, dans les mouvements de la déglutition, s'engage profondément sous la base de la langue, qui, de son côté, se projette en arrière. De cette manière, l'ouverture des voies aériennes se trouve alors protégée assez efficacement. Cette protection n'est cependant tout à fait efficace qu'autant que l'épiglotte vient la compléter. Chez les chiens privés d'épiglotte, s'il est vrai que les aliments solides ne s'engagent qu'exceptionnellement dans les voies respiratoires, il n'en est pas de même des boissons, qui y pénètrent alors assez facilement.

L'ouverture des voies aériennes est donc triplement protégée contre l'introduction des aliments. La base gonflée de la langue (sous laquelle vient se cacher l'ouverture supérieure du larynx dans son mouvement en haut et en avant), forme une espèce de plan incliné qui éloigne le bol alimentaire du trajet respiratoire. L'épiglotte agit comme obturateur par excellence du larynx. La glotte enfin vient suppléer l'épiglotte, quand celle-ci se soulève dans des actes intempestifs de respiration ou de phonation.

Le voile du palais (fig. 5, *c*) joue à l'ouverture postérieure des fosses nasales (fig. 4,) le même rôle que l'épiglotte à l'ouverture supérieure du larynx. C'est lui qui oppose un obstacle au retour des aliments par l'ouverture postérieure des cavités nasales. Ce n'est point toutefois par un mécanisme analogue à celui de l'épiglotte qu'il atteint ce but, c'est-à-dire qu'il ne s'applique point directement sur les ouvertures postérieures des fosses nasales ; ses insertions ne lui permettent pas de se

[1] Il est question ici de cette portion du larynx comprise entre les cordes vocales et l'ouverture supérieure du larynx, bordée par les replis aryténo-épiglottiques. C'est cette portion du larynx qu'on désigne souvent sous le nom de vestibule sus-glottique.

renverser ainsi. Il remplit son rôle en se tendant à peu près horizontalement, tandis que la paroi postérieure du pharynx s'avance vers lui et
l'embrasse. De cette manière, le pharynx se trouve séparé en deux par-

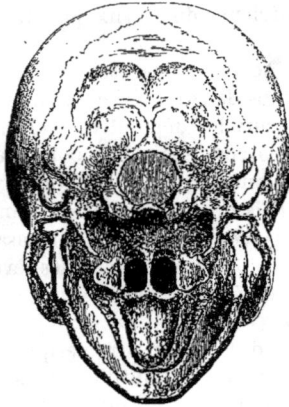

Fig. 4, représentant la cavité buccale osseuse et l'o-
rifice postérieur des fosses nasales.

a,a, le pharynx ouvert par sa partie postérieure.
b, ouvertures postérieures des fosses nasales.
c, voile du palais vu par sa face postérieure.
d, la luette.
e, les amygdales.
f, la base de la langue.

g, ouverture supérieure du larynx surmontée de l'épiglotte relevée.
h, portion de l'œsophage correspondant à la paroi postérieure du larynx.
l, l'œsophage ouvert.
m la trachée-artère, située en avant de l'œsophage.

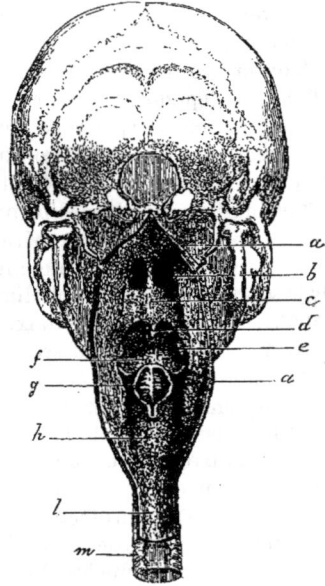

Fig. 5.

ties, qui ne communiquent point entre elles. L'une, sus-jacente au voile
du palais, correspond aux fosses nasales (portion nasale du pharynx
ou sous-basilaire); l'autre, sous-jacente au voile du palais, ou portion
buccale, se termine par en bas à l'œsophage. Cette dernière partie du
pharynx est seule parcourue par les aliments.

Le rôle que joue le voile du palais comme obturateur des fosses nasales en arrière est mis en évidence par la paralysie du voile du palais.
Cette paralysie entraîne le reflux par le nez des aliments et des boissons au moment de la déglutition.

Les mouvements du voile du palais, pendant le deuxième temps de
la déglutition, peuvent être observés en partie sur soi-même, à l'aide
d'une glace. Comme il faut, pour voir au fond de la bouche, déprimer
la langue avec son doigt, les conditions de la déglutition sont un peu
changées; on peut acquérir ainsi, il est vrai, quelques notions assez
satisfaisantes, mais elles ne sont ni complètes ni rigoureusement exactes.
Le rapprochement de la paroi postérieure du pharynx ne peut, d'ailleurs, pas être observé ainsi. Des observations plus rigoureuses et qui
ne laissent rien à désirer, ont été faites sous ce rapport par MM. Bidder

et Kobelt. Sur un jeune homme de vingt-deux ans, qui avait perdu l'os maxillaire supérieur d'un côté, ainsi que l'os jugal, et dont on pouvait voir le voile du palais par sa face supérieure, M. Bidder a constaté qu'à chaque mouvement de déglutition, le voile du palais, incliné naturellement par en bas, se rapprochait du plan horizontal. On pouvait voir aussi chez ce jeune homme la paroi postérieure du pharynx s'avancer à la rencontre du voile du palais. M. Kobelt a bien vu également ce mouvement de la paroi postérieure du pharynx chez un soldat qui avait reçu au cou un profond coup de sabre.

Dans le mouvement d'occlusion en vertu duquel le voile du palais et le pharynx forment ainsi un plancher musculo-membraneux, pour empêcher l'aliment de pénétrer dans la partie nasale du pharynx et de là dans les fosses nasales, il faut remarquer encore le rôle que jouent les muscles contenus dans les piliers postérieurs du voile du palais, ou muscles *pharyngo-staphylins* [1]. Les mouvements de ces muscles, sur lesquels Dzondi a fixé l'attention des physiologistes, sont des plus remarquables. En même temps que le voile du palais se tend, les deux muscles pharyngo-staphylins, en se contractant, marchent à la rencontre l'un de l'autre, de manière à diminuer tellement l'espace qui existe entre eux, qu'il disparaît presque. C'est ce qu'il est facile de constater dans un miroir. Ces muscles, par conséquent, contribuent puissamment, pour leur part, à séparer la partie nasale du pharynx de sa partie buccale. La paroi postérieure du pharynx, qui s'avance en avant pour concourir à cette occlusion, n'a plus, pour la compléter, qu'à s'appliquer contre l'espace resté libre entre les deux piliers postérieurs [2].

Le voile du palais exécute les mouvements dont nous venons de parler à l'aide des muscles membraneux qui entrent dans sa composition. Son mouvement d'élévation est déterminé par la contraction du *péristaphylin interne* [3]; le *péristaphylin externe* [4] entraîne par sa contraction la tension du voile du palais, à l'aide de son tendon réfléchi sur le crochet de l'aile interne de l'apophyse ptérygoïde. Quant à la luette, dont

---

[1] Les muscles *pharyngo-staphylins* se fixent par en haut sur la membrane fibreuse qui forme la charpente du voile du palais. Leurs fibres se portent en bas sur les côtés du pharynx, sur lequel elles s'épanouissent; on peut les suivre jusqu'au bord postérieur du cartilage thyroïde.

[2] Le bol alimentaire passe donc, dans l'acte de la déglutition, dans l'espace compris entre les deux *piliers antérieurs* (isthme du gosier); mais il ne passe point entre les deux *piliers postérieurs*. Ceux-ci font partie à la fois du voile du palais et du pharynx, et ils contribuent à la formation du plancher musculo-membraneux *sous* lequel glisse l'aliment pour descendre dans le pharynx.

[3] Le muscle *péristaphylin interne* s'insère en haut à la face inférieure du rocher, près de la trompe d'Eustache; en bas ses fibres deviennent horizontales et se perdent sur la membrane fibreuse du voile du palais.

[4] Le muscle *péristaphylin externe* s'insère en haut à la fossette scaphoïde de l'aileron interne de l'apophyse ptérygoïde et à la grande aile du sphénoïde; en bas il se réfléchit sur le crochet de l'aile interne de l'apophyse ptérygoïde. Devenu horizontal, il se perd sur la membrane fibreuse du voile du palais.

le rôle est sans doute de compléter l'occlusion entre la partie nasale et la partie buccale du pharynx, en venant s'interposer dans l'angle de rencontre des deux piliers postérieurs contractés, quant à la luette, dis-je, ses mouvements d'élévation et de raccourcissement sont sous la dépendance du muscle *palato-staphylin* [1].

Les mouvements par lesquels le pharynx rapproche sa partie postérieure contre le voile du palais sont déterminés par la contraction des muscles qui diminuent l'aire de ce conduit, c'est-à-dire les *constricteurs* [2]. A cet effet, les constricteurs prennent leurs points d'insertion fixe en avant : le supérieur sur les apophyses ptérygoïdes, le moyen à l'os hyoïde, et l'inférieur au cartilage thyroïde.

Le voile du palais reçoit ses nerfs de sensibilité du maxillaire supérieur, branche de la cinquième paire. Le péristaphylin externe reçoit son filet moteur de la branche motrice de la cinquième paire, par l'intermédiaire du maxillaire inférieur. Les autres muscles du voile du palais reçoivent les leurs du ganglion sphéno-palatin et du plexus pharyngien.

La membrane muqueuse du pharynx et les muscles du pharynx reçoivent leurs filets sensitifs et leurs filets moteurs du nerf glosso-pharyngien et du nerf pneumo-gastrique.

Troisième temps. — Le bol alimentaire, arrivé au commencement de l'œsophage, chemine dans ce conduit comme il cheminera dans les autres parties du tube digestif, en vertu du mouvement péristaltique. Le mouvement du bol alimentaire dans l'œsophage est favorisé par l'épaisseur de la tunique musculeuse de ce conduit. L'œsophage est remarquable aussi par l'épaisseur de l'épithélium (épithélium pavimenteux stratifié) qui revêt sa membrane muqueuse : ce conduit se trouve ainsi protégé contre la température souvent élevée des boissons, ou contre les aspérités des aliments incomplétement divisés par les dents. La pesanteur contribue à précipiter la marche du bol alimentaire dans l'œsophage, mais elle n'agit que très-accessoirement : c'est ce que prouvent et l'exemple des animaux, qui broutent la tête beaucoup plus basse que l'estomac, et celui des bateleurs, qui mangent et boivent la tête en bas. Les mouvements inspiratoires exercent sur la déglutition œsophagienne une influence accélératrice analogue à celle qu'ils exercent sur la circulation des gros troncs veineux de la poitrine. M. Gou-

[1] Le muscle *palato-staphylin* est une petite bandelette musculaire placée près de la ligne moyenne et étendue de l'épine nasale, postérieure à la base de la luette.

[2] Les *constricteurs* du pharynx sont au nombre de trois. Le *constricteur supérieur* s'insère à l'aileron interne de l'apophyse ptérygoïde, à l'aponévrose buccinato-pharyngienne, et à la partie la plus reculée de la ligne mylo-hyoïdienne, en arrière, les deux parties du muscle se réunissent sur un raphé médian. Le *constricteur moyen* s'insère aux grandes et petites cornes de l'os hyoïde ; en arrière, les deux parties du muscle se réunissent sur le raphé médian. Le *constricteur inférieur* s'insère à la ligne oblique du cartilage thyroïde, à la surface qui est en arrière de cette ligne, et sur les côtés du cartilage cricoïde ; en arrière, les deux parties du muscle se réunissent sur le raphé médian.

beaux adapte un tube à l'œsophage d'un cheval, et il injecte par ce tube une grande quantité d'eau, de manière que le tube en reste rempli ; les choses étant en cet état, on observe qu'à chaque mouvement d'inspiration le liquide s'abaisse dans le tube dans la direction de l'estomac.

Les mouvements de l'œsophage sont sous l'influence des nerfs pneumogastriques. Lorsque, par la section de ces nerfs, on a paralysé l'œsophage, celui-ci se distend énormément à mesure que les aliments pénètrent, sous l'influence de la déglutition et sous l'effort mécanique des dernières portions avalées.

§ 27.

Rôle de la salive dans la déglutition. — La salive joue un rôle important dans les phénomènes mécaniques de la déglutition. Lorsque la salive fait défaut dans la bouche, les mouvements de déglutition deviennent pénibles, et il y faut suppléer par l'introduction des boissons. L'aliment ne rencontre pas seulement dans l'intérieur de la cavité buccale des glandes salivaires nombreuses, mais tous les points de son parcours contiennent des follicules simples ou composés, qui sécrètent abondamment pour faciliter son glissement. Parmi les follicules composés, les amygdales, situées derrière l'isthme du gosier, sont remarquables par leur volume.

M. Bernard a fait, relativement au rôle mécanique de la salive, des expériences curieuses. Il pratique une plaie à l'œsophage d'un cheval, vers sa partie inférieure, et lui donne une ration d'avoine. L'animal mange l'avoine, malgré l'opération : tous les quarts de minute, les bols alimentaires se succèdent et se présentent à la plaie, puis il coupe les deux conduits parotidiens, et détourne ainsi la salive parotidienne, qui ne s'écoule plus dans la bouche. La déglutition devient alors plus difficile et plus lente : les bols ne se succèdent plus qu'à des intervalles de plus en plus éloignés, et la déglutition finit peu à peu par se suspendre.

M. Bernard, qui a examiné séparément la salive fournie par les diverses glandes de la bouche, pense que la salive parotidienne et celle des glandules labiales et molaires, en raison de leur *fluidité*, sont principalement en rapport avec la mastication, c'est-à-dire avec l'imbibition de l'aliment au moment où il est broyé par les mâchoires ; tandis que la salive des glandes sous-maxillaires, sub-linguales, et des glandules palatines, en raison de sa *viscosité*, rassemble (englue en quelque sorte) les parcelles de l'aliment sous forme de bol alimentaire, et entoure ce bol d'une couche adhérente et liquide en même temps, qui favorise son passage dans les voies de la déglutition. La salive des diverses glandes salivaires agit d'ailleurs aussi d'une manière différente dans les phénomènes chimiques de la digestion (Voy. §§ 38 et 39).

§ 28.

Accumulation des aliments dans l'estomac. — Les diverses parties du tube digestif, traversées jusqu'ici par l'aliment, n'étaient en quelque sorte que des lieux de passage. L'aliment doit, au contraire, faire un assez long séjour dans l'estomac, pour y subir l'action des sucs digestifs [1]. Le pylore ne donne point passage aux aliments à mesure qu'ils arrivent par le cardia. Les aliments s'accumulent dans l'estomac comme dans un réservoir dont l'orifice de sortie serait fermé. Lorsque le repas est terminé, l'orifice cardiaque lui-même se ferme sur la masse alimentaire comme l'orifice pylorique. S'il en eût été autrement, la pression du diaphragme et des muscles abdominaux, dans les exercices un peu violents et dans les efforts de toux, de rire, de défécation, etc., eût fait refluer la masse alimentaire du côté de l'œsophage. L'estomac d'un chien vivant, celui d'un cheval, peuvent être pressés entre les mains après le repas, sans rien laisser sortir par leurs ouvertures. Lorsque la digestion est laborieuse et que l'aliment, incomplétement attaqué par les sucs digestifs, donne naissance, par sa décomposition, à un dégagement de gaz, l'orifice cardiaque s'ouvre souvent pour leur donner issue au dehors. Il arrive parfois que, malgré la compression énergique des muscles de l'abdomen, l'estomac, comprimé, ne peut pas vaincre la résistance que l'orifice cardiaque oppose à la sortie des gaz, et il en résulte des douleurs d'estomac assez vives. L'orifice cardiaque s'ouvre aussi dans les mouvements du vomissement.

L'estomac se dilate pour recevoir les aliments, car il est notablement revenu sur lui-même pendant l'état de vacuité. On peut constater le fait sur l'animal vivant. Sous l'influence de l'insufflation ou de l'introduction d'un liquide dans l'intérieur de l'estomac vivant, il acquiert des dimensions très-supérieures à celles qu'il possédait dans son état de vacuité. L'estomac, en se dilatant, glisse entre les feuillets du grand épiploon et de l'épiploon gastro-hépatique. Il change aussi de forme et de direction ; sa face antérieure tend à devenir supérieure et s'applique contre le diaphragme, et sa grande courbure s'avance en avant contre les parois abdominales.

L'estomac rempli d'aliments, occupant dans l'abdomen un volume plus considérable que l'estomac vide, distend la cavité abdominale proportionnellement à la quantité des aliments ingérés. La cavité abdominale distendue réagit en comprimant les organes contenus dans son intérieur et même ceux qui sont placés au-dessus du diaphragme ; de là le sentiment de gêne de la respiration qu'on éprouve après un repas copieux, et aussi le besoin d'uriner ou d'aller à la garde-robe, qui surviennent après ou même pendant le repas, lorsque la vessie ou l'intestin sont remplis de leurs produits d'excrétion.

[1] L'eau, qui n'a pas besoin d'être digérée pour être absorbée, traverse l'estomac sans s'y arrêter, quand elle est prise *à jeun*. Au bout d'une demi-minute, elle se présente à l'ouverture d'une fistule située au haut de l'intestin grêle d'un homme *à jeun*, et au bout de six minutes, on la trouve dans le cœcum d'un cheval *à jeun*.

§ 29.

Mouvements de l'estomac. — Pendant que les aliments sont contenus dans l'estomac, celui-ci ne reste pas inactif, et il agit par ses *mouvements,* pour faciliter le travail de la digestion stomacale, en présentant les diverses parties de la masse alimentaire à l'action du suc gastrique. Lorsqu'on a paralysé l'estomac des animaux par la section des nerfs pneumogastriques, la masse alimentaire n'est plus mélangée avec le suc gastrique par les mouvements de l'estomac. La partie de cette masse qui est en contact avec la muqueuse gastrique est encore attaquée, mais ses parties centrales ne le sont que très-incomplétement.

Il est des animaux qui ont la tunique musculaire de l'estomac très-épaisse ; cet estomac triture les aliments et remplit l'office de la mastication, qui fait à peu près défaut chez eux : tels sont les oiseaux, dont le bec ne fait que saisir la graine, tandis que le gésier la broie lorsqu'elle est ramollie par le suc gastrique. Les mouvements de l'estomac de l'homme sont bien moins énergiques, et ils ne sont pas capables de briser les substances que la mastication n'a pas entamées.

On peut constater directement les mouvements de l'estomac. Si l'on met à découvert cet organe sur l'animal vivant, sur le chien ou sur le chat, par exemple, on observe un mouvement vermiculaire qui dure quelquefois pendant huit ou dix minutes. Lorsque ces mouvements ne se montrent pas spontanément, on peut les exciter à l'aide du galvanisme ou des excitants chimiques et mécaniques. Il est beaucoup plus facile de constater les mouvements de l'estomac lorsqu'il est rempli par les aliments que lorsqu'il est vide. Dans le premier cas, la contraction musculaire trouve en quelque sorte un point d'appui sur la masse alimentaire ; dans le second cas, au contraire, les fibres musculaires de l'estomac, revenues sur elles-mêmes, ne se contractent plus que d'une manière peu sensible.

Les mouvements de l'estomac ont été mis en évidence, d'une manière indirecte, par un procédé assez ingénieux. M. Reclam fait jeûner des chiens ; puis, quand ils sont affamés, il leur fait avaler du lait. Le lait se coagule dans l'estomac. Il ouvre alors le chien, retire la masse coagulée, et il constate les sillons imprimés à la surface de cette masse par les contractions de l'estomac. Pour compléter sa démonstration et pour montrer le rôle que jouent les mouvements de l'estomac dans les phénomènes de la digestion, M. Reclam a fait une série de digestions artificielles dans des étuves à 37 degrés centigrades. Or, il résulte de ces expériences que la dissolution des matières placées dans le suc gastrique a été plus rapide dans les flacons qui ont été soumis en même temps à une *agitation permanente.*

Les mouvements de l'estomac de l'homme ont été observés directement sur des individus atteints de *fistules gastriques.* Des tiges de baleine, des thermomètres, introduits par la fistule dans l'intérieur de l'estomac, ont été serrés, comprimés et entraînés dans des sens divers. Ces mouvements sont surtout remarquables dans la région pylorique de l'estomac. Dans ces derniers temps, nous avons souvent pratiqué des fistules gastriques aux chiens, suivant la méthode de M. Blondlot, et nous avons pu constater la pression douce que les parois de l'estomac exercent sur le doigt introduit par cette voie dans la cavité stomacale.

Il y a dans l'estomac de l'homme des fibres musculaires longitudinales dirigées dans le sens du grand axe de l'estomac; ces fibres agissent en rapprochant les deux orifices. Il y a aussi des fibres circulaires, et, sur le grand cul-de-sac, des fibres en anses ou circulaires incomplètes; ces fibres, perpendiculaires au grand axe de l'estomac, agissent en comprimant la masse alimentaire suivant l'axe de cet organe. Les fibres circulaires paraissent agir avec une certaine énergie vers la partie moyenne de l'estomac, et semblent en quelque sorte partager celui-ci en deux parties. On a quelquefois observé les vestiges de cette contraction sur des individus qui avaient succombé à une mort violente, au milieu du travail de la digestion.

Les mouvements de l'estomac n'ont pas lieu d'ensemble, c'est-à-dire sur tous les points en même temps; mais, comme dans l'intestin, ils s'effectuent de place en place par de véritables mouvements péristaltiques; la masse alimentaire se trouve de cette manière promenée successivement dans toutes les parties de l'estomac.

M. Schultz a étudié le rhythme de ces mouvements sur les chevaux, les lapins, les chiens et les chats. Chez les herbivores, les aliments sont soumis dans l'estomac à un mouvement de révolution; chez les carnivores, il n'y a qu'un mouvement de va-et-vient de gauche à droite et de droite à gauche. M. Beaumont a étudié le rhythme des mouvements de l'estomac chez un homme atteint de fistule gastrique : la masse alimentaire était mue à peu près comme chez les herbivores. La partie de cette masse placée vers la grande courbure se porte à droite vers le pylore, tandis que la partie de la masse qui avoisine la petite courbure se porte à gauche vers le cardia. Il y a donc un mouvement péristaltique continu du côté de la grande courbure, et un mouvement antipéristaltique du côté de la petite. Ce mouvement est lent. Il fallait de une à trois minutes pour que les aliments parcourussent une révolution complète [1].

Les contractions de l'estomac sont sous l'influence des nerfs pneumogastriques. La section de ces nerfs paralyse l'estomac; et, après la section, l'excitation du bout du nerf pneumogastrique qui se rend à l'estomac provoque encore les contractions de cet organe.

---

[1] On trouve dans les voies digestives de quelques animaux des pelotes de poils, ou *égagropiles*, qui mettent aussi en évidence les mouvements de révolution de l'estomac. Ces poils, introduits dans le tube digestif par déglutition chez les animaux qui se *lèchent*, sont roulés et pelotonnés par les mouvements de l'estomac, et agglutinés entre eux par les liquides visqueux du tube digestif.

Sur des lapins auxquels on vient de couper les nerfs pneumogastriques, l'irritation *locale* de l'estomac est encore suivie de mouvements vermiculaires lents : doit-on en conclure, avec quelques physiologistes, que les mouvements de l'estomac sont sous l'influence des nerfs grands sympathiques, qui envoient dans l'estomac quelques-uns de leurs filets? Mais de ce que l'estomac se contracte encore sous l'influence d'irritants *locaux*, lorsque les nerfs pneumogastriques sont coupés, cela ne prouve point que ces nerfs ne sont pas les agents incitateurs du mouvement; car, ainsi que nous le verrons plus tard, les parties contractiles séparées du système nerveux par la section de leurs nerfs conservent encore la possibilité de se contracter sous l'influence d'excitants *locaux*. Si le grand sympathique était le nerf moteur de l'estomac, l'irritation mécanique, chimique ou galvanique de ce nerf devrait être suivie de la contraction de l'estomac. Or, dans un tableau publié par M. Valentin, nous voyons que l'irritation du nerf grand sympathique, pratiquée sur des chevaux, des moutons, des chats et des lapins, a amené des contractions dans des organes divers, tandis que l'estomac figure partout avec un point d'interrogation.

§ 30.

Vomissement. — L'estomac, nous venons de le voir, éprouve pendant la digestion des mouvements *lents* et *continus*. Il ne peut agir, et il n'agit en effet que d'une manière accessoire dans les contractions *violentes* et *spasmodiques*, en vertu desquelles le contenu de l'estomac est rejeté au dehors dans l'acte du vomissement. Les agents principaux de cet acte sont les muscles abdominaux et le diaphragme.

Dans les phénomènes réguliers de l'inspiration, lorsque le diaphragme s'abaisse du côté de l'abdomen, les muscles des parois abdominales cèdent sous la pression des organes pressés en bas et en avant; ils ne se contractent que dans le temps de l'expiration, et en même temps que le diaphragme reprend sa voussure. Mais lorsque, sous l'influence d'une cause perturbatrice dont le système nerveux est le point de départ, la contraction du diaphragme et celle des muscles abdominaux sont simultanées, les organes contenus dans l'abdomen se trouvent subitement comprimés en deux sens opposés. L'estomac, rempli d'aliments, a dès lors de la tendance à expulser par ses orifices les matières qu'il contient. L'orifice pylorique reste fermé et ne leur permet pas de s'engager de ce côté. L'orifice cardiaque, au contraire, s'ouvre en ce moment, et les matières alimentaires s'échappent par son ouverture.

Le mécanisme de l'ouverture de l'œsophage au moment du vomissement a été mis hors de doute par les expériences de P.-A. Béclard, mon père, et par celles de Legallois. L'ouverture de l'orifice cardiaque est déterminée par une contraction spasmodique des fibres longitudinales de l'œsophage, concordant avec celle des muscles abdominaux et du diaphragme. La contraction des fibres longitudinales de l'œsophage agit en sens opposé des fibres circulaires, diminue la longueur de ce conduit et tend à vaincre en même temps la constriction de l'orifice cardiaque. P.-A. Béclard et Legallois, ayant en effet pratiqué sur des chiens la section de l'œsophage près de l'estomac et excité les spasmes du vomissement par des moyens appropriés, ont vu qu'à chaque effort de vomissement l'œsophage se raccourcissait et remontait vers le pharynx.

L'action simultanée des muscles abdominaux et du diaphragme est, disons-nous, la cause principale de l'expulsion des matières contenues dans l'estomac. Une expérience bien connue de Magendie le démontre clairement. Cet expérimentateur enlève l'estomac d'un chien et le remplace par une vessie de cochon remplie d'eau, dont l'orifice communique librement avec le bout inférieur de l'œsophage; il referme les parois abdominales par une suture, et détermine les efforts du vomissement en injectant de l'émétique dans les veines. Or, cet estomac artificiel se vide presque complétement sous l'influence du vomissement.

Des expériences nombreuses ont été faites dans le but d'apprécier la part proportionnelle suivant laquelle la contraction du diaphragme, ou celle des muscles abdominaux, concourt au résultat final.

On a paralysé le diaphragme par la section des nerfs phréniques. Les muscles abdominaux agissaient alors seuls dans les efforts du vomissement. Le vomissement fut moins énergique : ce qui se comprend aisément. On sait d'ailleurs que chez les animaux qui manquent de diaphragme, les oiseaux, par exemple, la contraction des muscles abdominaux suffit pour produire le vomissement.

On a cherché aussi à isoler l'action du diaphragme, et, à cet effet, on a coupé les muscles abdominaux (mais on a conservé alors les bandes aponévrotiques de la partie antérieure de l'abdomen, ou bien on a maintenu l'estomac sous les côtes, afin que l'estomac, pressé par le diaphragme, trouvât un point d'appui); le vomissement provoqué a eu lieu encore, mais plus faiblement.

Ainsi donc, la contraction des muscles abdominaux en première ligne, et la contraction du diaphragme en seconde ligne, sont les principaux agents mécaniques du vomissement. Lorsqu'on suspend à la fois l'action du diaphragme par la section des nerfs phréniques et l'action des muscles abdominaux par l'ouverture de l'abdomen, le vomissement n'est plus possible.

Il ne résulte pas de là cependant que l'estomac soit inactif dans le vomissement. Indépendamment de ce que l'orifice cardiaque doit être disposé de manière à rendre efficace la pression contractile des parois abdominales et du diaphragme, le corps de l'estomac concourt aussi à l'accomplissement de cet acte. Les contractions *lentes* de l'estomac appliquent les parois de cet organe sur les matières contenues dans son intérieur, de manière que ces matières ne fuient pas d'un point à un autre de sa cavité quand les forces musculaires abdominales agissent. Les contractions de l'estomac ont pour résultat, dans le vomissement, de rendre l'évacuation plus complète.

Dans les mouvements du vomissement, les matières expulsées sont évacuées par la bouche. Le voile du palais, horizontalement tendu et appliqué contre la paroi postérieure du pharynx, comme dans le deuxième temps de la déglutition, s'oppose au passage des matières dans les fosses nasales. Toutefois dans les efforts très-brusques des muscles abdominaux et du diaphragme, cette barrière est parfois forcée, et les matières, violemment expulsées, sortent aussi par les fosses nasales.

Les mouvements du vomissement entraînent souvent la contraction d'un bien plus grand nombre de muscles. L'évacuation des matières contenues dans l'estomac est déterminée, il est vrai, par les muscles abdominaux, le diaphragme, l'estomac, les fibres longitudinales de l'œsophage ; mais l'acte du vomissement se complique la plupart du temps du phénomène de l'*effort*, dans lequel des puissances musculaires nombreuses et aussi les organes de la respiration se trouvent mis en jeu (Voy. § 240).

Le vomissement, qui associe d'une manière simultanée la contraction de tant de muscles, a sa source ou sa cause ailleurs que dans l'estomac. En effet, l'introduction de l'émétique dans l'intérieur du système circulatoire détermine le vomissement ; et, lorsque cette substance est introduite directement dans l'estomac, elle n'agit que lorsque l'absorption l'a fait pénétrer dans le sang, et qu'elle se trouve ainsi en relation avec le système nerveux. La fumée de tabac, le balancement de l'escarpolette, le mouvement du navire ou de la voiture, le passage d'un calcul par les voies biliaires ou urinaires, déterminent également le vomissement. C'est par leur action sur le système nerveux (moelle allongée) que ces diverses causes entraînent les contractions spasmodiques du vomissement.

L'estomac et l'œsophage ne jouant, dans les phénomènes du vomissement, qu'un rôle accessoire, on concevra aisément que la section des nerfs pneumogastriques, qui leur communiquent le mouvement, n'entraîne point la suppression du vomissement. La contraction du diaphragme et des muscles abdominaux suffit, dans ce cas, pour le déterminer. L'ouverture du cardia est, d'ailleurs, facilement franchie par les matières expulsées, cette ouverture étant alors paralysée ainsi que l'œsophage.

§ 31.

Régurgitation. — La régurgitation, par laquelle sont ramenées au dehors les matières liquides ou solides de l'estomac, a beaucoup d'analogie avec la rumination chez les animaux : c'est un vomissement presque sans efforts. Quand l'estomac est surchargé d'aliments et surtout de boissons, ce phénomène est fréquent. La volonté, chez certaines personnes, a beaucoup d'influence sur la régurgitation : il leur suffit de faire une forte inspiration, de retenir l'air dans la poitrine et de contracter les muscles abdominaux, pour faire revenir dans la bouche une partie du contenu de l'estomac. M. Gosse, et plus récemment M. Brown-Séquard, ont utilisé ce moyen pour faire des recherches sur les phénomènes chimiques de la digestion. C'est encore par régurgitation, plutôt que par vomissement proprement dit, que les matières ingérées sont rejetées par la bouche, lorsque le tube intestinal ne peut leur donner passage par en bas (volvulus, hernie étranglée, etc.).

§ 32.

Éructation. — Lorsque des gaz se sont développés dans l'estomac, ils y excitent une sensation pénible. La contraction de l'estomac suffit quelquefois pour les expulser ; mais, en général, cette contraction doit être aidée par celle des muscles abdominaux et du diaphragme. Par leur pesanteur spécifique, ils tendent à gagner les parties les plus élevées de l'organe ; aussi leur expulsion est plus facile dans la station verticale ou assise que dans le décubitus horizontal. Lorsque, pendant la nuit, des gaz se sont développés dans l'estomac, il suffit souvent de se mettre sur son séant pour faciliter leur expulsion, et éprouver ainsi un grand soulagement. Les gaz de l'estomac déterminent la plupart du temps, au moment de leur expulsion, un bruit rauque occasionné par la vibration de l'extrémité supérieure de l'œsophage, au point où il se termine dans le canal béant du pharynx. L'œsophage résonne alors à la manière d'une anche membraneuse. Les gaz entraînent souvent avec eux des vapeurs légèrement acides et d'une odeur désagréable, dues au travail de la digestion.

§ 33.

Mouvement de l'intestin grêle. — Lorsque les phénomènes de la digestion stomacale sont terminés, l'orifice pylorique de l'estomac s'ouvre pour laisser passer la masse alimentaire. Celle-ci s'introduit, par portions fractionnées, dans le duodénum. La masse alimentaire parcourt le duodénum, où elle se mélange avec la bile et le suc pancréatique ; elle passe ensuite dans le jéjunum, puis dans l'iléum, et arrive arrive enfin à la valvule de Bauhin, qui sépare l'intestin grêle du gros intestin.

Le mouvement de progression de la bouillie alimentaire est déterminé par les contractions péristaltiques de l'intestin. Ces contractions sont opérées par les deux couches de fibres musculaires de l'intestin, les fibres longitudinales et les fibres circulaires. La portion d'intestin dans laquelle va s'engager la masse alimentaire vient en quelque sorte au-devant d'elle par la contraction des fibres longitudinales, et la portion d'intestin qui est derrière le bol alimentaire chasse celui-ci en avant par la contraction de ses fibres circulaires, et ainsi de suite. Lorsque l'intestin renferme en même temps des gaz, le mouvement de progression est accompagné d'un bruit de gargouillement bien connu.

Les mouvements de l'intestin sont facilement aperçus sur les animaux *récemment tués*, et aussi sur l'homme qui vient d'être décapité.

Dans ces conditions, il suffit d'ouvrir l'abdomen pour voir l'intestin se mouvoir, sous l'influence seule de l'air atmosphérique, d'un mouvement vermiculaire assez vif. Ce mouvement vermiculaire se propage aux diverses parties de l'intestin avec une certaine rapidité.

Les mouvements que le contact de l'air détermine sur l'intestin de l'animal qui vient d'être mis à mort, et qui s'étendent en peu d'instants à toute la masse intestinale, ne s'opèrent pas de la même manière sur l'animal *vivant*. Leur rapidité s'accommoderait mal avec la lenteur du travail digestif et de l'absorption. Lorsqu'on observe l'intestin de l'animal *vivant*, ce mouvement désordonné et universel n'a pas lieu. La contraction spontanée s'opère par places et dans des limites peu étendues, là surtout où l'intestin est rempli par les aliments. Lorsque les intestins de l'homme sont mis à découvert dans des opérations chirurgicales, on n'aperçoit aussi que des contractions locales. On constate le même phénomène lorsqu'on excite directement l'intestin de l'animal vivant, à l'aide des excitants mécaniques et galvaniques. La contraction est locale, lente à se produire et lente à disparaître.

Les mouvements de l'intestin grêle, comme ceux du pharynx, de l'œsophage et de l'estomac, sont des mouvements involontaires. L'aliment agit sur la muqueuse intestinale de l'animal vivant, à la manière d'un excitant mécanique. L'impression produite sur la membrane muqueuse par l'aliment n'étant pas perçue, et le mouvement qui correspond à l'impression et qui lui succède n'étant pas soumis à l'influence de la volonté, cet ordre de phénomènes nerveux appartient à ce qu'on appelle l'*action réflexe* (Voy. § 344).

Les mouvements de l'intestin sont placés sous l'influence du nerf grand sympathique. L'excitation mécanique, chimique et galvanique des ganglions semi-lunaires, du plexus solaire, et des nerfs splanchniques (parties du grand sympathique), détermine dans l'intestin grêle les contractions lentes qui lui appartiennent. Quant au nerf grand sympathique lui-même, il tire son influence de ses connexions avec l'axe cérébro-spinal, et quand on détruit ces connexions, on détruit aussi son influence. De là la paresse des intestins, et souvent leur paralysie, dans les maladies de la moelle, et aussi dans les maladies de l'encéphale.

§ 34.

Mouvements du gros intestin. — Les matières alimentaires qui n'ont point été absorbées dans l'intestin grêle passent de la dernière portion de cet intestin, ou iléum, dans la première partie du gros intestin, ou cœcum : du cœcum elles remontent à droite dans le colon ascendant, s'engagent dans le colon transverse, descendent à gauche par le colon descendant, traversent l'S iliaque, puis le rectum, et sont enfin rejetées au dehors.

En passant de l'intestin grêle dans le cœcum, les matières franchissent la valvule de Bauhin. Cette valvule bivalve est placée de champ, à l'extrémité de l'intestin grêle. Les substances, poussées par la contraction des fibres circulaires de l'intestin grêle, pressent sur cette valvule dans la direction même de l'axe du canal, et passent facilement dans le cœcum.

L'iléum s'ouvre *latéralement* dans le cœcum : le cœcum n'est donc pas placé bout à bout avec l'intestin grêle, mais à angle droit avec lui. Il en résulte que les contractions du cœcum font effort dans une autre direction que l'intestin grêle : ces contractions font progresser les matières dans la direction du colon ; elles n'ont aucune tendance à les faire rétrograder vers l'intestin grêle. Les deux lèvres de la valvule de Bauhin (lèvre supérieure, lèvre inférieure) ne sont pas de simples replis muqueux, elles contiennent un plan musculaire dans leur intérieur. Leur contraction s'oppose aussi au retour vers l'intestin grêle des matières engagées dans le gros intestin. Une autre disposition contribue encore à rendre ce retour plus difficile. Les deux valves se recouvrent un peu l'une l'autre, lorsque l'ouverture valvulaire se ferme. C'est en vertu de cette disposition que, sur le cadavre, où la contractilité du plan charnu de la valvule est anéantie, on peut néanmoins remplir d'eau le cœcum, sans que le liquide pénètre dans l'intestin grêle. On peut même, après l'avoir détaché du corps, l'insuffler et le dessécher ainsi : les deux valves s'appliquant l'une contre l'autre, sous la pression de l'air insufflé, ferment le cœcum en ce point, et s'opposent à la sortie de l'air.

Après avoir franchi les colons ascendant, transverse et descendant, les matières arrivent à l'S iliaque du colon, dont la forme singulière paraît être en rapport avec le ralentissement des matières fécales.

Les matières parvenant sans cesse à l'extrémité du tube digestif et n'étant expulsées qu'à des intervalles plus ou moins éloignés, il s'ensuit qu'elles s'accumulent et séjournent un temps plus ou moins prolongé dans les parties inférieures de l'intestin. C'est dans la portion du rectum sus-jacente au releveur de l'anus que cette accumulation a lieu. Il y a, en général, en ce point, une dilatation du rectum. Cette dilatation peut être poussée au point de déterminer des accidents de compression sur les organes contenus dans le bassin. Les matières accumulées dans la partie supérieure du rectum se massent de proche en proche jusqu'à l'S iliaque du colon. Chaque fois que l'on va à la selle, il n'y a guère (à moins qu'il n'y ait diarrhée) que les matières sous-jacentes à l'S iliaque qui soient expulsées. Aussi a-t-on dit avec assez de vraisemblance que l'S iliaque est le *régulateur* de la défécation.

Lorsqu'on ouvre un animal vivant, on aperçoit manifestement les mouvements du gros intestin. On peut, d'ailleurs, les provoquer, comme ceux de l'intestin grêle, au moyen de l'excitation directe. Ces mouvements sont moins énergiques que ceux de l'intestin grêle, mais ils ont les mêmes caractères : ils sont lents et se manifestent par places ; c'est sur le colon ascendant qu'ils sont le plus marqués.

Les mouvements du gros intestin sont soumis à l'influence du nerf grand sympathique. Les premières portions sont animées par le plexus solaire, les dernières portions reçoivent leurs nerfs du plexus mésentérique inférieur. La partie inférieure du rectum est soumise à l'influence d'un plexus nerveux mixte, le plexus hypogastrique, lequel renferme à la fois des filets du grand sympathique et des filets cérébraux-spinaux. Dans l'état normal, les impressions ne sont pas perçues par le gros intestin, et ses mouvements sont involontaires dans toutes les parties qui ne reçoivent que les filets du grand sympathique. La partie inférieure du rectum, au contraire, jouit d'une certaine sensibilité en rapport avec le besoin de la défécation. La contraction du sphincter est soumise à la volonté.

§ 35.

Défécation. — La défécation est l'acte par lequel le résidu de la digestion est expulsé au dehors. Cet acte se reproduit à des intervalles variables, souvent réguliers ; ordinairement une fois par jour, quelquefois toutes les douze heures, ou seulement tous les deux, trois, quatre ou cinq jours.

L'acte de la défécation est précédé d'une sensation particulière, dite sensation du besoin d'aller à la garde-robe, caractérisée par un sentiment de pesanteur dans la région anale. Cette sensation a son point de départ dans la sensibilité obscure de la membrane muqueuse qui tapisse la partie inférieure du rectum. Il n'est pas rare, en effet, que des excitations portées sur l'extrémité inférieure du rectum déterminent ce besoin, quoiqu'en réalité il n'y ait point de matières fécales dans l'intestin. Il suffit d'introduire le doigt dans l'anus ou d'y faire pénétrer des corps étrangers, pour exciter ce besoin. Dans la dyssenterie, dans le flux diarrhéique du choléra, il suffit du contact de quelques parcelles solides ou même d'une petite quantité de liquide, pour que la sensibilité exagérée du rectum détermine des efforts de défécation.

La rétention des matières fécales, dans l'intervalle des garde-robes, est déterminée par deux muscles placés à l'extrémité inférieure du tube intestinal. Ce sont les *sphincters interne* et *externe.*

On désigne sous le nom de *sphincter interne* la portion des fibres circulaires de la tunique musculaire intestinale renforcée au-dessus du sphincter externe. Le sphincter interne n'appartient pas, par sa constitution, à la classe des muscles volontaires (c'est un muscle à fibres *lisses*) ; mais il joue néanmoins un rôle dans la rétention des matières fécales : la partie renflée du rectum, dans lequel celles-ci s'accumulent, étant sus-jacente à ce muscle. Le *sphincter externe* est un anneau musculaire très-épais qui entoure l'anus et qui monte le long du rectum, dans une étendue de 2 centimètres environ. Ce muscle, qui peut se contracter sous l'influence de la volonté, n'est jamais dans un état de relâchement complet. Il est, même pendant le sommeil, dans un état de tension permanente et modérée, que partagent d'ailleurs tous les muscles. Cette tension, à laquelle on a quelquefois donné le nom de *force tonique*, résulte de la liaison des muscles avec le système nerveux. Elle se manifeste, dans les muscles orbiculaires livrés à eux-mêmes, par l'occlusion des orifices qu'ils circonscrivent. Si cet état de tension permanente est moins évident dans les muscles qui ont des points d'insertion fixe aux os, il est facile de le mettre en évidence en coupant les fibres musculaires en travers : celles-ci se rétractent alors à l'instant de chaque côté de la section, et mettent cette propriété hors de doute. La paralysie des sphincters, qui anéantit la force dont nous parlons, amène l'incontinence des matières fécales : c'est ce qui arrive souvent dans les maladies de la moelle.

Les puissances musculaires qui déterminent la défécation ont donc d'abord à vaincre la résistance des sphincters. Cette résistance, au reste, n'est pas grande, et de faibles efforts peuvent la surmonter. Mais la consistance des matières, et le volume considérable qu'acquiert parfois la masse fécale dans l'ampoule rectale, nécessitent la plupart du temps des contractions musculaires plus énergiques.

Les *muscles abdominaux* et le *diaphragme* agissent, dans la défécation, de la même manière que dans l'acte du vomissement. Ces muscles compriment de proche en proche les organes abdominaux et tendent à expulser au dehors, par les ouvertures naturelles, les matières qu'ils contiennent. Lorsque l'estomac est rempli d'aliments, la contraction de l'orifice cardiaque lutte en ce moment contre la sortie des aliments par la bouche. La vessie, pressée aussi dans les efforts de la défécation, trouve généralement dans son sphincter une barrière suffisante ; parfois cependant cette barrière est franchie, et l'urine est expulsée en même temps. Les vésicules séminales comprimées laissent souvent aussi s'écouler au dehors, par l'urèthre, le liquide qui les remplit.

Il y a toutefois, dans le rôle que jouent les muscles abdominaux et le diaphragme dans la défécation, une certaine différence avec celui qu'ils remplissent dans le vomissement. Dans la défécation, leur contraction est *lente, volontaire, graduée ;* dans le vomissement elle n'est que *passagère*, elle a lieu par secousses *brusques* et *involontaires*.

Le *releveur de l'anus* [1] se contracte énergiquement dans l'acte de la défécation. Ce muscle, complété par l'*ischio-coccygien*, ferme par en bas la cavité de l'abdomen, comme le diaphragme la ferme par en haut. A l'état de relâchement, le releveur de l'anus présente une voussure dont la concavité regarde par en haut et la convexité par en bas. Dans les mouvements de la défécation, il agit en se contractant, c'est-à-dire en se rapprochant de la direction horizontale et en effaçant sa concavité.

---

[1] Le muscle *releveur de l'anus* s'insère à la partie postérieure de la symphyse pubienne et au détroit supérieur du bassin par l'intermédiaire de l'aponévrose pelvienne. Complété par le muscle *ischio-coccygien* (qui s'insère à l'épine sciatique et sur les côtés du coccyx), il forme une cloison musculaire traversée par l'urèthre et le rectum, et aussi par le vagin chez la femme.

Il s'élève du côté du diaphragme en même temps que celui-ci s'abaisse vers lui, et que les parois abdominales antérieures rentrent du côté de la colonne vertébrale. L'abdomen représente dans son ensemble une poche contractile qui presse sur les organes contenus dans son intérieur, à la fois par en haut, par en bas et en avant. Le muscle releveur de l'anus vient, par conséquent, puissamment en aide aux muscles abdominaux et au diaphragme.

Le muscle releveur de l'anus a encore une autre action ; il élève le rectum en haut, et le fait en quelque sorte glisser de bas en haut sur la masse fécale, qui se trouve mise ainsi à découvert. Les contractions abdominales chassent en même temps cette masse au dehors, et une contraction du sphincter externe divise ce qui a passé.

Le rectum présente, dans toute son étendue, une couche musculaire, relativement épaisse quand on la compare à celle des autres parties de l'intestin. Cette couche musculaire agit, dans l'acte de la défécation, avec une certaine énergie, et par ses fibres circulaires et par ses fibres longitudinales. Ces dernières contribuent, conjointement avec le releveur de l'anus, à raccourcir le rectum (ou plutôt à élever par en haut son extrémité inférieure mobile avec les parties molles), le long de la masse fécale, et à transmettre ainsi celle-ci au dehors. Il est facile de constater les mouvements propres du rectum sur l'animal récemment tué. Il suffit, pour cela, d'exciter directement cet organe, ou d'appliquer l'excitant aux nerfs qui s'y distribuent. Les contractions du rectum sont capables, à elles seules, d'expulser les matières qu'il contient, en dehors même de l'influence des contractions abdominales. Tous ceux qui ont pratiqué des vivisections savent que le rectum peut se vider spontanément des matières fécales qu'il contient, alors même que l'abdomen de l'animal vivant est *ouvert*.

L'énergie avec laquelle agissent les diverses puissances musculaires qui concourent à l'acte de la défécation est proportionnée aux résistances à vaincre, et ces résistances, nous l'avons déjà dit, sont relatives surtout au volume et à la consistance des matières fécales. Lorsque celles-ci sont peu résistantes, les contractions du rectum et celles du releveur de l'anus suffisent presque à elles seules ; les muscles de l'abdomen et le diaphragme n'agissent que faiblement. Dans le cas contraire, ces muscles se contractent violemment, et les phénomènes de l'*effort* surviennent (Voy. § 240).

Lorsque le besoin d'aller à la garde-robe est impérieux et qu'il ne doit pas être satisfait, les sphincters ont à lutter contre la contraction des fibres musculaires supérieures du rectum, contre celle des releveurs et des autres muscles de la cavité abdominale, contractions qui, à la longue, finissent par se manifester alors d'une manière involontaire. Dans ces conditions, nous contractons d'une manière exagérée les sphincters externes, nous refoulons ainsi par en haut la masse fécale, et nous sommes affranchis pour un instant de ce besoin ; mais il reparaît bientôt avec une nouvelle énergie, et il arrive un moment où le pouvoir rétentif du sphincter est vaincu. Le moindre effort ou un accès de toux sont souvent accompagnés, dans ces circonstances, de la sortie involontaire des matières.

Des vents accompagnent souvent la défécation. Le mécanisme de leur expulsion est exactement le même que celui des matières solides et liquides. Lorsqu'ils sortent seuls, la contraction musculaire qui détermine leur sortie est tantôt modérée, tantôt assez intense. Dans ce dernier cas, ils produisent le plus souvent un bruit analogue à celui de l'éructation. Ce bruit est déterminé par les vibrations de l'ouverture anale, qui représente en ce moment une anche membraneuse (Voyez § 255). Il n'est pas rare que l'intestin distendu par des vents les laisse échapper malgré la volonté. Cet effet a lieu le plus souvent chez les individus dont le resserrement du sphincter est gêné par des bourrelets hémorrhoïdaux.

§ 36.

Rôle mécanique des gaz intestinaux. — Les intestins, ainsi qu'il est aisé de s'en assurer en ouvrant l'abdomen d'un animal vivant, n'ont pas leurs parois appliquées les unes contre les autres. Ils offrent une cavité intérieure, et cette cavité, dans les points où elle n'est pas remplie par les aliments, est maintenue par des gaz. Ce sont ces gaz qui s'échappent parfois par les extrémités supérieures ou inférieures du tube digestif. Les gaz intestinaux, dont le développement est lié aux phénomènes chimiques de la digestion, existent dans toute l'étendue de l'intestin grêle et du gros intestin : ils y jouent évidemment un rôle mécanique. Le paquet intestinal qui les contient ressemble à une sorte de *coussin d'air*, qui contribue, indépendamment des mésentères ou des replis péritonéaux, à maintenir dans leur position et à soutenir dans les divers mouvements du tronc les organes de l'abdomen. A leur aide, il n'y a rien, ou du moins à peu près rien, de changé dans la position respective des organes abdominaux, que le tube digestif contienne des aliments ou qu'il n'en contienne point ; car les intestins, qui remplissent les vides, ont, dans ces deux cas, à peu près le même volume. A l'aide de ces gaz, les pressions déterminées sur un point de l'abdomen sont transmises de toutes parts, et se répartissent également dans tous les autres points. C'est ainsi que la contraction des parois abdominales, celle du diaphragme, celle du releveur de l'anus, dans les phénomènes du vomissement ou de la défécation, agissent par transmission de pression sur des organes qu'ils ne touchent point, et sans en comprimer douloureusement aucun.

Les gaz intestinaux agissent par leur élasticité, pour amortir, dans les organes de l'abdomen, les ébranlements de la course et du saut. Ces gaz favorisent aussi la progression du bol alimentaire dans l'intestin, en maintenant béant le canal dans le calibre intérieur duquel celui-ci s'engage successivement.

SECTION IV.

Phénomènes chimiques de la digestion.

§ 37.

Rôle des sucs digestifs. — Les actions chimiques qui s'accomplissent dans le tube digestif ont pour but final l'absorption des substances alimentaires. Leur résultat est donc la *dissolution* de ces substances. Lorsque les aliments sont *insolubles*, les sucs digestifs les transforment en une série de produits solubles ; à cet état, ils peuvent traverser la muqueuse intestinale et entrer dans le cercle fermé de la circulation. Lorsque les matières alimentaires sont *solubles*, les sucs digestifs n'interviennent souvent que pour dissoudre purement et simplement ces matières ; quand ils agissent chimiquement sur elles, c'est toujours à l'état de produits solubles qu'ils les livrent à l'absorption.

Les boissons viennent puissamment en aide aux sucs digestifs. L'eau que nous buvons agit comme dissolvant sur un grand nombre de substances. Les boissons alcooliques, les boissons fermentées de diverse nature, les boissons acides, les boissons alcalines, contribuent aussi pour leur part à la dissolution des matières alimentaires ; elles peuvent agir aussi sur les aliments par une véritable action chimique, analogue à celle qu'exercent les sucs digestifs eux-mêmes.

Les divers départements du tube digestif agissent d'une manière différente sur les aliments, et leur impriment des modifications spéciales. Il ne faut pas croire cependant que l'action des diverses parties de l'intestin soit locale et isolée. Les métamorphoses déterminées par les divers sucs digestifs commencent au point où ces sucs sont sécrétés, là où ils se trouvent d'abord en contact avec les aliments ; mais les sucs digestifs qui imbibent l'aliment l'accompagnent dans son trajet intestinal, et la plupart du temps l'action se continue et s'achève plus loin, dans d'autres parties de l'intestin.

Les changements en vertu desquels les aliments sont transformés en produits solubles ont été étudiés avec persévérance depuis quarante ans. Les expériences sur la digestion, faites au siècle dernier par l'abbé Spallanzani, ont été complétées et fécondées de nos jours ; et, grâce aux progrès de la chimie organique, la lumière s'est faite sur beaucoup de points restés obscurs. Malgré tous ces travaux, le problème chimique de la digestion n'est cependant pas encore résolu d'une manière définitive dans toutes ses parties. Ce qui contribue à rendre la solution de ce problème très-compliquée, c'est que les aliments attaqués par les sucs digestifs se transforment en des *produits* qui exercent peut-être, à leur tour, une action chimique sur les parties non encore modifiées de l'aliment. On conçoit qu'il est dès lors assez difficile de démêler ce qui appartient à l'action directe des sucs digestifs, et ce qui ne leur appartient pas en propre.

Les sucs digestifs qui métamorphosent et dissolvent les aliments sont : la *salive*, le *suc gastrique*, le *suc pancréatique*, la *bile*, et le *suc intestinal.*

ARTICLE I.

ACTION DE LA SALIVE.

§ 38.

Salive. — Le liquide qui humecte la cavité buccale est fourni par des glandes nombreuses. Indépendamment des glandes parotides, sous-maxillaires et sublinguales, il y a encore, dans presque toutes les parties de la bouche, d'autres glandes moins volumineuses, qui appartiennent, comme les précédentes, à la classe des glandes en grappes : telles sont les glandes molaires ou glandes des joues, les glandes des lèvres, celles de la face inférieure de la langue, celles du voile du palais, etc. Il y a enfin des follicules destinés plus spécialement à la sécrétion du mucus. Le liquide fourni par toutes ces glandes, et qu'on désigne sous le nom de *salive*, provient donc de sources nombreuses et diverses. Ces liquides de provenances diverses n'ont pas tout à fait la même composition ni les mêmes propriétés [1].

Certaines conditions influent d'une manière notable sur la sécrétion de la salive. La présence des aliments dans la bouche (surtout celle des aliments qui contiennent peu de liquide) augmente la sécrétion de la salive. Cette sécrétion est augmentée aussi par les substances excitantes, par la fumée du tabac, par le chatouillement de la luette, par la stimulation de la langue au moyen du vinaigre. Le travail de la dentition et l'usage des mercuriaux ont les mêmes effets. Dans les maladies fébriles, la sécrétion de la salive est presque toujours diminuée, d'où sécheresse de la bouche et désir des boissons. Les émotions vives produisent des résultats analogues.

Lorsqu'on introduit des aliments dans l'estomac d'un chien, par une *fistule gastrique*, la quantité de salive qui coule dans la bouche augmente. C'est probablement par la même raison que l'irritation morbide de l'estomac est quelquefois accompagnée d'une salivation abondante.

L'*excrétion* de la salive contenue dans les voies de la sécrétion est augmentée par le mouvement des mâchoires pendant la mastication ; elle peut être accélérée aussi par la vue ou le seul souvenir des aliments.

Lorsqu'on veut se procurer de la salive pour en étudier les propriétés physiques ou chimiques, on peut pratiquer des fistules salivaires sur les animaux, ou utiliser celles que des accidents ou des maladies ont dé-

---

[1] On peut, à l'exemple de M. Duvernoy, diviser les diverses glandes salivaires en deux groupes. Le premier groupe (groupe *antérieur*) comprend les sous-maxillaires et les sublinguales, qui versent le produit de leur sécrétion sur le plancher inférieur de la bouche, près des dents incisives inférieures et sur les côtés du frein de la langue. Le second groupe (groupe *postérieur*) comprend les parotides et les molaires, qui versent le produit de leur sécrétion au niveau des dents molaires supérieures.

terminées sur l'homme. Chez le chien, par exemple, on peut mettre à nu le canal de la glande parotide (canal de Sténon) sur le muscle mas-séter (fig. 6); on pratique la section du canal au point S, et l'on introduit dans le bout du canal qui tient à la glande une canule en argent, à l'ex-trémité de laquelle on fixe une petite bourse en caout-chouc, destinée à recevoir le produit de la sécrétion. Lors-qu'on veut établir une fistule sur le canal excréteur de la glande sous-maxillaire (canal de Wharton), on pratique la section du canal de Wharton au point R (fig. 6), et l'on y introduit et l'on y fixe un petit appareil analogue au pré-cédent.

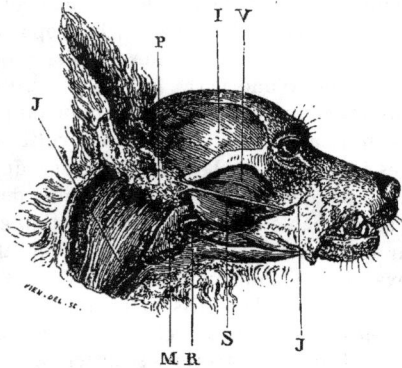

Fig. 6.

GLANDES PAROTIDE ET SOUS-MAXILLAIRE DU CHIEN, AVEC LEURS CANAUX EXCRÉTEURS.

P, glande parotide.   V, muscle masséter.
M, glande sous-maxillaire. I, muscle temporal.
S, conduit de Sténon.   JJ, veine jugulaire.
R, conduit de Wharton.

Sur les grands animaux, et en particulier sur les herbi-vores (qui ont le système des glandes salivaires plus développé que les carnivores), l'établissement de ces fistules est beaucoup plus facile que sur le chien. Sur le bœuf, M. Colin est parvenu à pratiquer des fistules de ce genre à l'une des principales branches des canaux excréteurs de la glande sublinguale [1].

Dernièrement, MM. Ordenstein et Eckhard ont recueilli la salive paro-tidienne de l'homme, sans recourir à l'établissement des fistules. A cet effet, ils introduisent par la bouche et dans la fine ouverture du canal de Sténon une canule d'argent, de 1 millimètre de diamètre, en ayant soin de ne pas l'engager trop avant, ni de la laisser séjourner trop longtemps, pour ne point amener une irritation qui pourrait dégénérer en inflammation et se propager jusqu'à la glande parotide.

Les fistules salivaires, établies artificiellement sur les animaux, per-mettant de recueillir séparément le produit des diverses glandes, on a pu en faire isolément l'analyse et étudier ainsi certaines particularités de la sécrétion, jusque-là plutôt soupçonnées que démontrées. M. Colin a constaté que le sens de la mastication a, sur la quantité de la salive parotidienne sécrétée en un temps donné, une influence décisive. La quantité de salive parotidienne qui s'écoule dans le réservoir artificiel

---

[1] La glande sublinguale possède, dans les ruminants, indépendamment des conduits de Rivinus, un canal supplémentaire, qui vient s'ouvrir au même niveau que le canal de Wharton. C'est ce canal supplémentaire qu'on désigne dans l'homme sous le nom de canal de Bartholin.

adapté au canal de Sténon peut être, du côté de la mastication, double
ou triple de celle qui s'écoule dans le même temps de l'autre côté.
Lorsque le sens de la mastication change (et cela a lieu environ tous les
quarts d'heure sur le cheval), la proportion inverse s'établit. Évidemment le mouvement des muscles n'est pas la cause de cette énorme augmentation. D'une part, la glande parotide est placée au-dessus des
muscles et ne peut être que fort incomplétement comprimée par l'action musculaire, et, d'autre part, cette action devrait s'exercer à peu
près également sur la parotide située du côté opposé à la mastication,
car le jeu des mâchoires se fait sentir des deux côtés en même temps.
Il est probable que cette augmentation est due à l'impression produite
par les aliments sur la muqueuse buccale, et réfléchie par action reflexe sur la glande du même côté (Voy. § 172).

Lorsqu'après l'établissement des fistules salivaires, on recueille *séparément* les produits sécrétés par chaque glande en particulier, on constate : 1° que les parotides sécrètent abondamment pendant le repas, et
qu'elles sécrètent très-peu pendant les intervalles des repas [1] (si ce n'est
chez les ruminants pendant la rumination); 2° que la sécrétion parotidienne fournit à elle seule, pendant la mastication, une quantité de salive qui l'emporte sur le produit de toutes les autres glandes réunies ;
3° que la sécrétion parotidienne est *aqueuse* et *très-fluide ;* 4° que la sécrétion des glandes sous-maxillaires et sublinguales n'est jamais aussi
abondante que celle des parotides, qu'elle est moins diminuée pendant
l'abstinence, et qu'elle fournit presque entièrement (conjointement avec
les autres glandules de la bouche) cette portion de la salive déglutie
entre les repas, à des intervalles plus ou moins réguliers ; 5° que le
produit de sécrétion des glandes sous-maxillaires et sublinguales est
visqueux et *filant.*

La *quantité* de salive qui s'écoule dans la bouche, dans l'intervalle des
repas, est donc moins considérable que pendant le repas. On a souvent
cherché à évaluer la quantité de salive sécrétée dans les vingt-quatre
heures. Les évaluations autrefois proposées reposaient sur des bases in-
certaines et tout à fait insuffisantes [2]. M. Colin a proposé une méthode
d'évaluation plus rigoureuse. Il pratique la section de l'œsophage à la
partie moyenne du cou d'un cheval; cette opération n'empêche pas le
cheval de manger comme à son ordinaire. Il recueille alors, au fur et à

---

[1] Sur un homme *à jeun*, la quantité de salive qui s'écoule dans la bouche par le canal
de Sténon (sans excitation de la muqueuse jugale ou de la langue) varie entre 1 gramme
et 4 grammes à l'heure (Ordenstein).

[2] Ainsi, en dosant la proportion de salive fournie, en un temps donné, par des fistules
parotidiennes *accidentelles*, on ne tenait compte, d'une part, que d'une portion de la salive, et en second lieu, l'influence de la période du repas et de la période d'abstinence
était négligée.

En recueillant la salive mixte qui s'écoulait dans un vase au-dessus duquel l'observateur se tenait pendant une heure, la bouche grande ouverte, on se plaçait aussi dans des
conditions tout à fait exceptionnelles, et l'influence du repas était passée sous silence.

mesure qu'ils se présentent, les bols alimentaires amenés à la plaie par les mouvements de déglutition. Le poids des aliments a été pris d'avance ; on pèse ensuite l'ensemble des bols alimentaires sortis par la plaie œsophagienne : l'augmentation de poids représente la quantité de salive dont ils se sont imprégnés. On trouve ainsi qu'un cheval, pendant qu'il mange, sécrète en moyenne, *par toutes les glandes salivaires*, 5 kilogrammes de salive par heure. Or, un cheval broie sa nourriture pendant six heures sur vingt-quatre, ce qui fait environ 30 kilogrammes de salive pour la période des repas. On peut, d'autre part (en recueillant la salive à la section de l'œsophage), estimer à environ 100 grammes de salive par heure la quantité de salive déglutie pendant l'intervalle des repas. Or, en multipliant 100 grammes par dix-huit heures d'abstinence, on obtient un total de 2 kilogrammes. Le cheval sécrète donc, en l'espace de vingt-quatre heures, la quantité énorme de 32 kilogrammes de salive. Cette quantité est plus considérable encore chez le bœuf. Il est vrai, et cela n'est pas utile à remarquer, que la salive, ainsi que la plupart des sucs nutritifs de la digestion (sauf une partie de la bile), que la salive, dis-je, n'est point expulsée au dehors comme produit de sécrétion éliminatoire, mais qu'elle rentre dans le sang, d'où elle est sortie, par les voies de l'absorption intestinale, avec les produits de la digestion.

Si l'on cherche à appliquer à l'homme les résultats obtenus sur le cheval et le bœuf, il faut tenir compte de plusieurs conditions importantes. Le poids des glandes salivaires (parotides, sous-maxillaires, sublinguales) du cheval est en moyenne de 500 grammes, tandis que le poids des mêmes glandes salivaires de l'homme n'est guère que de 65 grammes [1]. L'homme ne broie en moyenne ses aliments que pendant une durée de deux heures sur vingt-quatre. Or, en admettant que le pouvoir sécréteur de l'appareil salivaire soit proportionnel au poids des glandes, on en pourrait conclure que, si le cheval sécrète 5 kilogrammes de salive par heure pendant la mastication, l'homme sécréterait pendant le même temps 650 grammes de salive; soit, pour deux heures de mastication, 1,3. Pendant les vingt-deux heures de repos de l'appareil masticateur, il y aurait, en établissant la même proportion, 13 grammes de salive de sécrétés à l'heure, ce qui constituerait un supplément de 286 grammes. En résumé, on arriverait ainsi à un total de $1^k,5$ à $1^k,6$ de salive sécrétée en l'espace de vingt-quatre heures. Il faut remarquer toutefois que cette appréciation comparative n'est qu'une simple supposition qui n'est pas suffisamment établie. Ajoutons que, la nature de l'aliment (suivant qu'il est sec ou humide) ayant une

---

[1] *Sur le cheval.* Poids des deux parotides = 412 grammes. Poids des deux sous-maxillaires = 89 grammes. Poids des deux sublinguales = 25 grammes. Total, 526 grammes (Colin).

Sur l'homme. Poids des deux parotides = 40 grammes. Poids des deux sous-maxillaires = 20 grammes. Poids des deux sublinguales = 5 grammes. Total, 65 grammes.

influence marquée sur la proportion de salive sécrétée, on ne peut rigoureusement comparer un animal herbivore qui consomme des fourrages secs, à l'homme qui fait généralement usage dans son alimentation d'une nourriture mixte, plus imprégnée de liquide. Il est probable cependant que la quantité de salive sécrétée par l'homme en vingt-quatre heures est plus considérable qu'on ne serait tenté de le supposer, et qu'elle s'élève environ à 1 kilogramme.

Propriétés chimiques de la salive. — Lorsque, par le cathétérisme du canal de Sténon chez l'homme, ou par l'établissement de fistules salivaires sur les animaux, on s'est procuré le produit de la sécrétion salivaire, on n'a ainsi que la salive parotidienne, ou la salive sous-maxillaire, ou la salive sublinguale, suivant la nature de la fistule ; on n'a qu'une *partie* de la salive, et non la salive *complète*, telle qu'elle agit sur les aliments dans les phénomènes de la digestion. Pour se procurer la *salive complète*, il faut réunir dans un vase les liquides expulsés par la bouche ; on peut d'ailleurs favoriser la sécrétion par la fumée de tabac ou par la titillation de la luette.

La salive complète ou mixte est un liquide transparent ou légèrement opalin, visqueux, inodore, d'une pesanteur spécifique de 1004 à 1009. La salive est *alcaline*. On la trouve quelquefois neutre ou même faiblement acide le matin ; mais celle qui s'écoule dans la bouche, au moment du repas, est toujours alcaline. La salive doit son alcalinité au phosphate de soude tribasique.

La salive contient une très-grande quantité d'eau. Lorsqu'on chauffe la salive et qu'on chasse par évaporation l'eau qu'elle contient, il reste environ 1 partie de résidu solide. Lorsqu'on a filtré la salive avant de l'évaporer, la quantité des matériaux solides qu'elle laisse après l'évaporation est plus faible encore ; elle ne s'élève guère qu'à la moitié. Des lamelles d'épithélium et du mucus ont été alors retenus sur le filtre.

La salive, indépendamment de l'eau, contient donc du mucus et des cellules d'épithélium. Lorsque la salive est abandonnée à elle-même pendant douze ou vingt-quatre heures, le mucus et les lamelles d'épithélium forment au fond du vase un dépôt plus ou moins abondant. Elle contient encore un certain nombre de sels. Lorsqu'on a évaporé la salive à siccité, le résidu solide contient 98 pour 100 de matériaux salins. Les sels de la salive sont : les chlorures de sodium et de potassium, le phosphate de soude tribasique, les phosphates de chaux et de magnésie, les carbonates de soude, de potasse et de chaux ; de faibles proportions de lactates alcalins, des traces de sulfocyanure de potassium et de sodium [1], d'oxyde de fer et de matières grasses. On a aussi trouvé quel-

---

[1] La présence des sulfocyanures dans la salive, en quantité extrêmement faible, annoncée à diverses reprises, et tout dernièrement encore par M. Harley, paraît tenir à un travail chimique qui se passe dans la salive de la bouche. Les sulfocyanures se rencontrent plus spécialement dans la salive des fumeurs (Bernard). Les sulfocyanures n'ont pas encore été signalés dans la salive prise dans les canaux excréteurs des glandes salivaires.

quefois dans la salive des traces d'ammoniaque, soit libre, soit combinée. Mais l'ammoniaque n'est qu'un produit de la décomposition ou de la putréfaction des parcelles alimentaires qui ont séjourné entre les dents.

La salive contient une matière organique azotée, qui offre un grand intérêt au point de vue physiologique. Cette matière, dissoute dans la salive, constitue l'une des parties du résidu solide de la salive évaporée. Désignée autrefois sous le nom de *ptyaline*, et plus récemment sous le nom de *diastase salivaire*, cette matière mérite de nous arrêter un instant.

Voici comment Berzelius préparait la *ptyaline*. Après avoir évaporé la salive, il traitait par l'alcool la masse obtenue, la neutralisait ensuite par l'acide acétique, puis traitait de nouveau par l'alcool, pour séparer les acétates. Il dissolvait ensuite la masse dans l'eau, la filtrait pour la débarrasser du mucus, et évaporait la liqueur filtrée.

La substance ainsi obtenue n'est pas un produit chimiquement pur. Indépendamment de ce qu'elle contient encore quelques matières salines, elle retient aussi, en petite proportion, d'autres principes azotés, ainsi que l'ont montré MM. Simon et Lassaigne.

La matière désignée par M. Mialhe, sous le nom de *diastase salivaire*, n'est que la *ptyaline* de Berzelius, préparée par un autre procédé. La diastase salivaire s'obtient en précipitant la matière organique de la salive par l'alcool. Le précipité est ensuite étendu, et desséché à la température de 40 à 50 degrés centigrades, puis conservé dans des flacons bien bouchés. Cette matière ne doit pas être non plus considérée comme un produit chimique bien défini; elle contient, en effet, toutes les parties organiques que l'alcool précipite de la salive. Mais le mode de préparation de M. Mialhe a cet avantage sur l'ancien procédé, que la matière obtenue ainsi par une seule opération chimique et par une évaporation douce, entre 40 et 50 degrés centigrades, n'est point altérée dans sa nature ni dans ses propriétés. Cette substance complexe présente cette propriété remarquable, que, dissoute dans l'eau, elle produit sur les substances alimentaires des effets chimiques analogues à ceux de la salive elle-même [1]. Elle est donc la partie *active* de la salive. La *ptyaline*, telle qu'on la préparait autrefois, n'agit point sur les substances alimentaires comme la diastase salivaire, très-probablement parce que les divers traitements à l'aide desquels on l'obtient, et *notamment les traitements à chaud*, détruisent son pouvoir. On sait, en effet, que la température de l'ébullition, ou même une température de 70 à 80 degrés centigrades, anéantit la puissance des *ferments azotés;* or, la diastase salivaire agit à la manière d'un ferment [2].

[1] 1 gramme en poids de *diastase salivaire* solide dissoute dans l'eau peut transformer en sucre environ 2 000 grammes de fécule (Mialhe). Cette action à dose infiniment petite est tout à fait assimilable aux phénomènes de fermentation ou aux actions catalytiques.

[2] MM. Frerichs et Stadler ont signalé dans l'extrait alcoolique de la salive, chez l'homme

MM. Bidder et Schmidt ont trouvé dans la salive des glandes sous-maxillaires, qui est filante et visqueuse, une matière azotée précipitable par l'alcool (*mucine. Diastase* de Mialhe). Cette matière varie dans ses proportions, suivant l'époque de la salivation. Elle est plus abondante au commencement du réveil de la sécrétion (au début du repas) et beaucoup moins à la fin. Les matériaux salins de la salive ne se comportent pas ainsi, et leurs proportions restent sensiblement les mêmes dans tous les moments de la salivation.

Il est probable que la salive fournie par les glandes sublinguales a une composition analogue à la salive des glandes sous-maxillaires. Comme celle-ci, et plus qu'elle, elle est visqueuse et filante, et elle est versée dans la même partie de la bouche.

La salive parotidienne diffère de la salive fournie par les glandes sous-maxillaires; elle est limpide, aqueuse, et ne renferme pas de matière organique azotée précipitable par l'alcool. Elle ne contient que 1/2 pour 100 de matériaux solides, lorsqu'on la fait évaporer [1].

Le tableau suivant offre en regard les proportions relatives des principaux éléments de la salive complète ou mixte de l'homme sain. L'une de ces analyses est déjà ancienne, elle est due à Berzelius; l'autre, plus récente, a été faite par M. Frerichs.

POUR 1000 PARTIES DE SALIVE.	SALIVE DE L'HOMME. (Berzelius.)	SALIVE DE L'HOMME. (Frerichs.)
Eau	992,9	994,1
Matière organique (ptyaline, diastase salivaire ou mucine)...	2,9	1,4
Mucus et épithélium.................................	1,4	2,1
Matières grasses....................................	»	0,1
Lactates alcalins....................................	0,9	»
Sulfocyanure de potassium...........................	»	0,1
Sels divers...	1,0	2,2

En ce qui concerne l'acte même de la sécrétion salivaire, de même que dans toute sécrétion, il faut tenir compte : 1° du sang qui arrive à la glande et qui fournit les matériaux de la salive ; 2° de l'action ner-

la présence de la *leucine*. MM. Pettenkofer et Béchamp ont signalé dans la salive de l'homme sain la présence de l'urée (0,035 pour 100). M. Viederhold signale dans la salive la présence de très-faibles proportions d'acide urique, uni à la soude et à la potasse sous forme d'urates. Suivant lui, ces urates proviennent des poumons et sont un produit d'excrétion de l'organe respiratoire. En serait-il de même de la faible proportion d'urée?

[1] Composition moyenne de la salive parotidienne, d'après M. Schmidt :

Eau................................	99,53	
Matériaux organiques...............	0,14	100,00
Sels...............................	0,33	

veuse; 3° de l'action du tissu glandulaire lui-même, action évidemment spécifique et encore peu connue. C'est au tissu glandulaire sans doute qu'il faut attribuer ce qu'on pourrait appeler l'action élective des glandes salivaires. On sait, en effet, qu'après leur administration certaines substances, telles que l'iodure de potassium, le brome, le mercure, apparaissent dans la salive, tandis que le ferro cyanure de potassium ne s'y rencontre pas, etc. (Voyez pour les développements les §§ 170 et 172).

§ 39.

Action de la salive sur les aliments. — La salive agit comme dissolvant sur les substances solubles. Au moment où les aliments se trouvent divisés par la mastication, les chlorures, les phosphates et les sulfates alcalins, lesquels sont solubles dans l'eau, le sont également dans la salive.

La salive agit sur les aliments *féculents*, et les transforme en *dextrine* d'abord et en *glycose* ensuite. Leuchs est le premier qui ait mis cette propriété de la salive en lumière, et M. Mialhe l'a vulgarisée parmi nous. Cette transformation est d'autant plus rapide, que les enveloppes qui entourent les grains microscopiques de la fécule ont été plus exactement détruites par la coction ou par le broyage. Chez les grands animaux, qui prennent la fécule sous forme de fourrage et de grains, les dents sont chargées de ce soin. Quant à l'homme, il ne consomme guère la fécule qu'à l'état de cuisson; c'est elle qui forme la majeure partie de la substance du pain.

La fécule ou amidon (Voy. § 12) est la substance alimentaire la plus répandue dans le règne végétal; elle est insoluble, tandis que la dextrine et la glycose sont solubles. La fécule, en se transformant en dextrine et en glycose, peut se dissoudre par conséquent dans les liquides du tube digestif.

La transformation de la fécule en glycose, ou fermentation sucrée, s'opère dans nos laboratoires ou dans certaines opérations industrielles par l'action de la *diastase* (substance active de l'orge germé) et de la chaleur : de là le nom de diastase donné à la substance active de la salive.

On peut mettre en évidence cette propriété de la salive humaine, en faisant agir cette humeur sur l'*empois de fécule* (fécule cuite) et en chauffant légèrement. La salive peut être filtrée ou non filtrée, le résultat est sensiblement le même. Si on élève trop la température, la transformation de la fécule en glycose ou en sucre est ralentie. Une température de 40 degrés centigrades est la plus favorable.

On peut aussi démontrer l'action saccharifiante de la salive en mâchant dans sa bouche soit de l'empois d'amidon, soit du pain azyme, soit du pain ordinaire, et en jetant sur un filtre le produit insalivé. La fécule, il est vrai, n'est pas transformée en sucre *en totalité*, mais il est facile de reconnaitre la présence du sucre dans le liquide qui a traversé le filtre, lorsqu'on traite ce liquide par la liqueur cupro-potassique. Il suffit que la matière féculente ait séjourné dans la bouche pendant une minute pour que la transformation en sucre soit nettement-établie.

On peut encore mettre cette propriété de la salive en évidence en broyant de l'amidon *cru* dans un mortier avec de la salive ; de cette manière on brise les grains de fécule et on favorise la réaction. Mais, dans ce dernier cas, la formation de dextrine et de glycose est plus lente.

La salive, nous l'avons vu, est un liquide composé du produit de plusieurs glandes. La salive parotidienne *seule* n'a pas le pouvoir de transformer l'empois d'amidon en sucre, ou du moins elle ne fait apparaître des traces de sucre qu'à la longue, comme la plupart des autres liquides animaux. Lassaigne a depuis longtemps constaté ce fait sur le cheval ; M. Bernard, beaucoup d'autres observateurs et nous-même l'avons constaté plus d'une fois sur les chiens. M. C. Lent vient tout dernièrement de constater le même fait sur le lapin.

En ce qui concerne l'action de la salive sous-maxillaire, on peut dire que cette salive se distingue assez nettement de la précédente. Mais il faut établir ici une distinction entre les animaux qui font naturellement usage d'une nourriture animale et ceux qui ne consomment que des végétaux, c'est-à-dire entre ceux qui consomment des aliments non féculents et ceux dans le régime desquels les fécules entrent en grande proportion, c'est-à-dire entre les *carnivores* et les *herbivores*.

Les assertions de MM. Bidder et Schmidt sur l'action saccharifiante de la salive sous-maxillaire du chien (carnivore) ont été, depuis quelques années, contestées par M. Bernard et par la plupart des observateurs qui se sont procuré cette salive à l'aide de fistules [1].

En ce qui regarde les animaux herbivores, il est certain que la salive sous-maxillaire jouit du pouvoir de transformer l'amidon en sucre. Voici, entre autres, des expériences qui le démontrent clairement. M. C. Lent constate d'abord que des lapins sains qui ont consommé de la fécule ont du sucre dans l'estomac. Puis il extirpe à huit lapins les deux parotides et les deux sous-maxillaires, et il leur donne pendant longtemps, comme unique nourriture, de la fécule crue ou cuite. Dans le contenu acide de l'estomac, il ne trouve point de sucre, mais de la fécule. A sept autres lapins, M. Lent excise seulement les deux glandes sous-maxillaires, et il les nourrit exclusivement, pendant plusieurs jours, avec de la fécule : dans l'estomac de ces animaux, on ne trouve pas non plus de sucre. Il est inutile d'ajouter que, chez tous les lapins, on trouve beaucoup de

---

[1] M. Eckard a remarqué, comme M. Bernard, que la salive sous-maxillaire du chien se présente sous deux aspects différents, suivant qu'on la recueille par le canal excréteur de la glande pendant l'excitation du nerf grand sympathique, ou pendant l'excitation du nerf trijumeau. La salive obtenue pendant l'excitation du grand sympathique contient des corps jaunes analogues au *sarcode*, ayant de $0^{mm},02$ à $0^{mm},04$ et formant un tiers de la masse totale de la salive. La salive obtenue pendant l'excitation du trijumeau a une densité moitié moindre et ne contient que des corpuscules extrêmement fins, à peine mesurables. Au reste, aucune de ces deux salives (toutes les deux alcalines) ne transforme l'amidon en sucre.

sucre dans l'intestin grêle, car il n'est ici question que de l'action de la salive, et non de l'action des liquides que l'aliment rencontre dans l'intestin.

Il est probable que la salive des glandes sublinguales, qui fait partie du système antérieur des glandes salivaires, jouit, chez les herbivores, du même pouvoir que la salive sous-maxillaire [1].

La salive de l'homme, prise dans la bouche, jouit manifestement du pouvoir saccharifiant; il est donc vraisemblable que ce pouvoir appartient surtout au liquide des glandes salivaires autres que les parotides. La salive prise dans la bouche contient d'ailleurs, outre le produit complexe des glandes salivaires proprement dites, celui des autres glandules répandues dans la cavité buccale. Il est probable dès lors que ces dernières concourent à fournir à la salive le ferment azoté en vertu duquel la transformation s'opère [2].

D'autres liquides animaux possèdent aussi, quoique à un bien plus faible degré, le pouvoir de transformer en dextrine et en sucre les substances amidonnées. Ainsi, du sang, du jus de viande, une macération de cervelle, de fragments de reins, de foie, en un mot, tous les liquides contenant des produits albuminoïdes ou azotés en voie de décomposition, et pouvant agir ainsi à la manière des ferments, sont capables de déterminer la transformation de l'empois d'amidon et d'y faire apparaître de la dextrine et des traces de sucre. Que prouvent ces faits? Ils prouvent que la fécule a une grande tendance à se transformer en dextrine et en sucre; mais ils ne prouvent pas que la salive ne jouisse sous ce rapport d'une aptitude spéciale. En effet, l'action des diverses substances dont nous venons de parler est incomparablement moins active et moins complète que celle de la salive, et surtout beaucoup plus lente. Dans les derniers phénomènes dont nous venons de parler, la putréfaction paraît jouer le principal rôle et entraîner des modifications lentes dans la masse amidonnée. Il n'en est pas de même de l'action de la salive, ni en général dans les phénomènes de la digestion : les procédés de la putréfaction paraissent être ici tout à fait exclus.

La modification imprimée par la salive aux aliments féculents ne se manifeste pas instantanément *sur toute la masse*. Bien que la réaction commence tout de suite sur l'amidon cuit [3], il est certain qu'il faut un

---

[1] Les glandes parotidiennes, qui sécrètent abondamment au moment de la mastication, paraissent donc avoir principalement pour but de ramollir l'aliment et de *favoriser la déglutition*. Les glandes sous-maxillaires et sublinguales paraissent plus spécialement en rapport avec les *métamorphoses chimiques* de la matière alimentaire.

[2] Quelques expériences de M. Budge prouvent que le *mucus* de la bouche jouit du pouvoir saccharifiant aussi bien que le liquide obtenu par les fistules des glandes sous-maxillaires. Ajoutons cependant que, dans toutes les expériences, la salive *mixte* est celle qui jouit du pouvoir saccharifiant le plus prononcé.

[3] Voici un procédé d'expérience que j'emprunte à M. de Vintschgau (Voyez *Bibliographie de la digestion*), et qui démontre clairement l'action rapide de la salive sur l'amidon cuit et *fractionné*. Prenez de l'empois d'amidon bien cuit et en pâte très-liquide,

certain temps pour que des quantités notables de sucre apparaissent dans
un certain poids d'amidon traité à une température douce par un poids
égal de salive, et il faut un assez long temps pour amener à l'état de
sucre la totalité ou même seulement la moitié de l'empois d'amidon mélangé avec la salive. Or, l'aliment ne séjourne guère qu'une fraction de
minute dans la bouche; on doit donc supposer que l'action ne s'exerce
pas] seulement *localement* sur les aliments féculents introduits dans la
cavité buccale, mais qu'elle se continue plus bas, à l'aide de la salive
qui infiltre l'aliment avalé, et aussi à l'aide de la salive avalée à la suite
du repas. Les expériences sur les animaux qui font leur principale nourriture d'aliments féculents (animaux herbivores) ont démontré qu'au
moment où le bol alimentaire traverse l'œsophage, il n'y a que d'assez
faibles quantités de sucre formé ; nous sommes donc conduit à penser
que la salive exerce son action sur les aliments ailleurs que dans la
bouche.

On a élevé des doutes sur le pouvoir qu'aurait la salive de continuer
son action dans l'estomac sur les féculents avec lesquels elle arrive mélangée. On a dit que l'état *alcalin* de la salive était indispensable à son
action saccharifiante. Or, dans l'estomac, le suc gastrique *acide* neutrali-
sant d'abord, puis acidifiant bientôt la masse avalée, arrête, dit-on, l'action de la salive. S'il est vrai que les acides énergiques, tels que les acides
minéraux, entravent l'action de la diastase sur les fécules, ainsi que l'a
fait voir M. Fremy, il n'en est pas de même quand il s'agit d'acides moins
énergiques, tels que l'acide organique du suc gastrique (acide lactique).
On peut neutraliser l'alcalinité de la salive, on peut même la rendre
acide à l'aide de l'acide acétique ou de l'acide lactique ; elle n'a pas pour
cela perdu la propriété de transformer l'empois d'amidon en sucre :
l'action est seulement ralentie. L'expérience avait été faite autrefois par
Schwann, elle a été répétée depuis par M. Jacubowitsch, par M. Frerichs, et chacun peut la reproduire facilement. M. Ebstein a dernièrement publié un mémoire sur ce point spécial de physiologie, et il prouve,
par de nombreuses expériences, que la salive mêlée au suc gastrique
acide n'a pas perdu son pouvoir sur l'amidon. Il s'est servi, dans ses
expériences, du suc gastrique du veau pour acidifier la salive; il l'a également acidifiée à l'aide des acides faibles (acides lactique et acétique).

L'aliment devant séjourner plusieurs heures dans l'estomac, l'action
de la salive, quoique ralentie en ce point, n'en doit pas moins être efficace, et incomparablement plus importante que dans la bouche, où l'a-
liment ne fait que passer [1]. Remarquons à cet égard que les animaux

préalablement bleui par l'iode ; versez cette liqueur bleue goutte à goutte dans une masse
de salive à 37°, la couleur bleue disparaît sur-le-champ.

[1] Voici un fait qui confirme pleinement notre remarque. Les *Archives de physiologie* de
Vierordt (1854) renferment l'histoire d'une femme atteinte de fistule gastrique, observée
par M. Grünewaldt. Quand cette femme avait été alimentée par des féculents et qu'on retirait la masse avalée au moment de son arrivée dans l'estomac, on n'y constatait que

ruminants, qui font leur nourriture principale d'aliments féculents, introduisent une grande quantité de salive dans leur estomac multiple par l'action deux fois répétée de la mastication et de la déglutition.

Les matières grasses, telles que les *graisses*, l'*huile*, le *beurre*, ne sont point modifiées par la salive. Elles parviennent inaltérées dans l'estomac, où nous les verrons séjourner aussi sans altération.

Le *sucre de canne* est dissous, mais non transformé en glycose par la salive (Frerichs, Hoppe). Cette transformation s'accomplit dans l'intestin.

Les *aliments azotés* ne sont point attaqués non plus par la salive. On peut constater le fait en plaçant ces substances avec de la salive et dans des conditions convenables de température. Les petites parcelles de viande qui restent entre les dents après le repas ne sont pas dissoutes par la salive. Lorsqu'on n'entretient pas la propreté de la bouche, elles se ramollissent à la longue, placées qu'elles sont dans un milieu humide et dans un courant d'air, mais *par putréfaction*, et elles communiquent à l'haleine une odeur ammoniacale.

Le rôle de la salive, dans les phénomènes chimiques de la digestion, est donc borné à son action dissolvante, à l'aide de l'eau qu'elle contient, et à son action spéciale sur les aliments féculents par son ferment. Chez les animaux carnassiers, qui ne font qu'exceptionnellement usage d'aliments féculents, les fonctions de la salive paraissent être exclusivement relatives à ses usages mécaniques de mastication et de déglutition. C'est pour cette raison qu'on peut alimenter d'une manière suffisante des chiens auxquels on a pratiqué des fistules stomacales artificielles, en introduisant les aliments par ces fistules et en supprimant ainsi à peu près le rôle des glandes salivaires dans la digestion; je dis *à peu près*, parce que les mouvements de déglutition introduisent toujours une certaine quantité de salive dans l'estomac.

Chez l'homme en particulier, on a vu quelquefois l'action de la salive supprimée dans les phénomènes de la digestion. Nous avons observé, il y a quelques années, dans la maison de santé de M. E. Blanche, un aliéné qui s'obstinait à ne rien vouloir avaler, et qu'on fut obligé de nourrir à l'aide de la sonde œsophagienne pendant plus d'un an. Ce malade n'avalait pas sa salive. Plusieurs fois par jour on était obligé de lui vider la bouche, distendue par les produits de la sécrétion salivaire. On l'alimentait en lui injectant deux fois par jour dans l'estomac, à l'aide d'une sonde, des aliments *azotés*, des aliments *gras*, des aliments *sucrés* et des aliments *féculents*. On avait soin de joindre à ces derniers, au moment de l'injection, une petite proportion de diastase végétale. L'état de santé de cet aliéné était parfait, il avait même augmenté de poids, sous l'influence de cette alimentation forcée. Depuis, ce malade s'est résigné à prendre de lui-même ses aliments.

de faibles proportions de sucre. Quand, au contraire, on retirait cette masse au bout d'un quart d'heure ou d'une demi-heure de séjour dans l'estomac, la proportion de sucre formé était beaucoup plus considérable.

Au reste, nous le verrons plus loin, la salive n'agit pas seule sur les matières féculentes. Les produits de sécrétion qui se rencontrent au commencement de l'intestin grêle exercent une action puissante sur ces substances. Lorsque la digestion salivaire fait défaut, on conçoit dès lors qu'elle puisse être suppléée par la digestion intestinale [1].

ARTICLE II.

ACTION DU SUC GASTRIQUE (DIGESTION STOMACALE).

§ 40.

Suc gastrique. — Le liquide qui doit agir sur les aliments pendant leur séjour dans l'estomac porte le nom de *suc gastrique*. Ce liquide n'afflue dans l'estomac que lorsque celui-ci est rempli par les matériaux de la digestion. Dans l'intervalle des repas, les parois stomacales sont simplement humectées par le mucus qui lubrifie toutes les membranes muqueuses. Les aliments, parvenus dans l'estomac, excitent la sécrétion du suc gastrique par leur seule présence et à la manière des excitants. Tous les corps étrangers introduits dans l'estomac, toutes les substances irritantes appliquées sur la membrane muqueuse stomacale, ont le même pouvoir. Lorsqu'on voulait autrefois se procurer du suc gastrique pour l'étudier, on faisait avaler des éponges sèches aux animaux, ou bien on faisait pénétrer dans l'estomac du poivre grossièrement concassé, ou même des cailloux. Sous l'influence de ces substances diverses, le suc gastrique affluait dans l'estomac, et on l'en retirait, soit en mettant à mort l'animal, soit en ramenant les éponges au dehors à l'aide de ficelles qu'on y avait préalablement fixées.

De nos jours, on se procure du suc gastrique en allant le puiser directement dans l'estomac par des *fistules gastriques*. Ces fistules, devenues en quelque sorte classiques depuis les expériences de M. Blondlot, ont rendu, on peut le dire, à la physiologie de la digestion un service signalé. On établit ces fistules sur les chiens avec la plus grande facilité. Il suffit pour cela de faire une incision à la région épigastrique, d'attirer au dehors l'estomac, de l'ouvrir, et de fixer les bords de l'incision sur les lèvres de la plaie à l'aide de quelques points de suture. Au bout de quelques jours, l'inflammation adhésive applique l'ouverture de l'estomac sur l'ouverture abdominale; la communication au dehors devient permanente, et la fistule est établie; il ne reste plus qu'à introduire et à maintenir une canule dans l'ouverture : cette canule est destinée à recevoir un bouchon.

[1] Plusieurs expérimentateurs ont enlevé quelques-unes des glandes salivaires aux animaux. (M. Colson a extirpé les glandes sous-maxillaires, 1861). D'autres ont enlevé à la fois les glandes sous-maxillaires et les parotides (Budge, 1842 ; Lent, 1858). Les animaux ont continué à vivre ; ils n'ont pas maigri et n'ont pas paru en souffrir. Répétons encore que d'autres sucs que les sucs salivaires agissent dans le parcours intestinal sur les matières amylacées, et cela d'une manière plus complète et bien plus prolongée.

Un procédé préférable à celui que nous venons de décrire consiste à introduire *de prime abord* la canule dans l'incision, aussitôt que les parois stomacales ont été fixées sur les bords de la plaie abdominale. L'introduction *tardive* de la canule est en effet assez difficile, et elle exige souvent une opération nouvelle. Quand la canule est placée dans l'incision, on la fixe en place en pratiquant des ligatures convenables à la plaie abdominale, au-dessus et au-dessous d'elle.

La canule employée est représentée figure 7 (A, page suiv.); elle offre deux rebords, dont l'un est engagé dans l'estomac et dont l'autre reste au dehors. La plaie stomacale et la plaie abdominale sont en quelque sorte maintenues l'une contre l'autre, comme les deux boutonnières d'une chemise, par un bouton à double tête. Quand la cicatrisation s'est opérée et que le trajet fistuleux est établi, la canule ne peut plus ni sortir au dehors ni rentrer dans l'estomac. La canule A est elle-même formée de deux pièces (fig. 7, *a* et *b*), qui entrent l'une dans l'autre par un pas de vis. Après l'opération, les bords de la fistule se tuméfient et tendent souvent à recouvrir les bords de la canule. A l'aide du tournevis C (fig. 7), dont la mortaise peut se fixer sur une petite tige qui occupe l'intérieur de la portion de canule *a*, on augmente ou on diminue la longueur de la canule, et on la proportionne ainsi, soit au gonflement des parties, soit à l'épaisseur des parois abdominales. Les chiens pourvus de fistule gastrique peuvent être conservés des mois entiers et même des années, sans paraître en souffrir. On a soin de fermer l'ouverture de la canule avec un bouchon, de manière que le suc gastrique ne s'écoule pas au dehors dans l'intervalle des expériences, et que cet écoulement n'épuise pas l'animal.

Le petit appareil B (fig. 7) est formé d'une poche en caoutchouc fixée sur un tube de verre pourvu d'un bouchon; il est destiné à recueillir le suc gastrique. A cet effet, le bouchon de l'appareil B est introduit et fixé dans la canule à la place du bouchon ordinaire.

La figure 8 (page suiv.) représente un chien à fistule gastrique pourvue de sa canule.

Dans quelques cas rares, des lésions pathologiques ont déterminé sur l'homme des fistules de ce genre. On a pu se procurer ainsi, par la fistule, du suc gastrique humain, et étudier quelques-uns des phénomènes chimiques de la digestion de l'homme [1].

---

[1] Il existe dans les annales de la science un certain nombre de faits de ce genre. Voici les principaux : 1° *Remarques sur une femme qui a une fistule à l'estomac* (Circaud, *Journal de physique*, t. LIII); 2° *Zwei Krankengeschichten*, Vienne, 1803 (Helm : il s'agit aussi d'une femme); 3° *Experiments and observations on the gastric juice*, etc., 1833 (Beaumont : il s'agit d'un homme); le même homme, c'est-à-dire le Canadien Saint-Martin, a fourni plus récemment (1858) à M. Smith l'occasion de nouvelles recherches consignées dans le premier volume du *Journal de physiologie* de M. Brown-Séquard; 4° femme observée par M. de Grünewaldt et par MM. Bidder et Schmidt, dans *die Verdauungssäfte und der Stoffwechsel*, 1852, et dans les *Archiv für physiologische Heilkunde* de Vierordt, t. XIII, 1854.

A l'aide des fistules gastriques, on peut se procurer du suc gastrique
à volonté. Il suffit pour cela de fixer dans la canule du chien à jeun le
petit appareil B (fig. 7), et de donner à ce chien de la viande crue bien

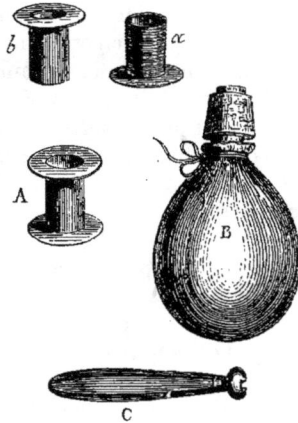

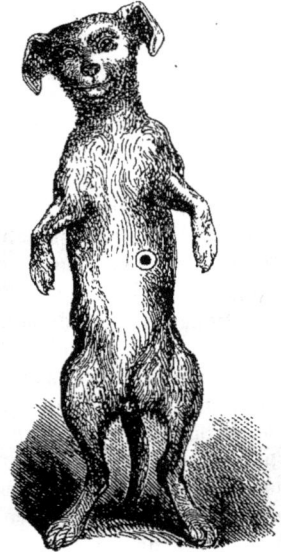

Fig. 7.   Fig. 8.

dégraissée et coupée en morceaux volumineux. Aussitôt que la viande
est arrivée dans l'estomac, le suc gastrique afflue et se rend dans la petite bourse de caoutchouc, qui ne tarde pas à se remplir. La digestion,
c'est-à-dire la dissolution de la viande, est assez lente pour que le suc
gastrique recueilli dans les premiers moments de l'expérience soit sensiblement pur. Si on voulait l'avoir tout à fait pur pour l'analyse chimique, il faudrait introduire dans l'estomac, par la fistule, soit de petites
éponges fixées à des ficelles, soit du poivre en grains.

Les fistules stomacales permettent encore d'introduire dans l'estomac
des aliments de nature variée, de les retirer à des moments déterminés,
et d'étudier ainsi les transformations successives qu'éprouvent les substances alimentaires pendant leur séjour dans l'estomac.

De même que les liquides de la cavité buccale, les liquides de l'estomac ne viennent pas d'une source unique. Il existe dans l'épaisseur de
la membrane muqueuse de l'estomac une multitude de glandes en tube
(glandes de Lieberkühn), analogues à celles qu'on rencontre dans toutes les membranes muqueuses. Dans l'estomac, les glandes en tube ne
sont pas aussi élémentaires que dans les autres portions de l'intestin,
et l'on constate, de plus, que ces glandes peuvent se partager en deux

groupes distincts. Les unes sont destinées à la sécrétion du suc gastrique; les autres servent à la sécrétion du mucus, sécrétion caractéristique des membranes muqueuses. Les premières peuvent être désignées sous le nom de *glandes du suc gastrique*, les secondes sous le nom de *glandes à mucus*.

Les *glandes du suc gastrique* (A, B, fig. 9) existent dans toute l'étendue de la membrane muqueuse stomacale (homme et carnassiers), à l'exception de la portion pylorique de l'estomac [1]. Elles sont simples, A, ou composées, B (fig. 9). A leur embouchure dans l'estomac, elles sont recouvertes d'un épithélium, qui disparaît bientôt quand on pénètre dans leur intérieur, comme on peut le voir sur la figure 9. L'épithélium est remplacé par une masse de cellules (d'environ $0^{mm},01$ de diamètre) qui remplissent le calibre entier des tubes glanduleux, et que la glande écoule du côté de la surface libre de la membrane de l'estomac, avec le liquide qui leur sert de véhicule. Ces éléments vésiculeux contiennent la partie organique active du suc gastrique.

Les *glandes à mucus* (fig. 9, C) se rencontrent dans toutes les

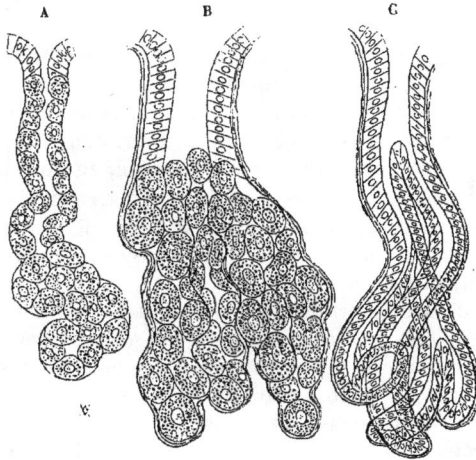

Fig. 9. — A. Glande à suc gastrique, simple. — B. Glande à suc gastrique, composée. — C. Glande à mucus de l'estomac.

parties de l'estomac. Dans la portion pylorique, elles existent seules. Elles diffèrent des précédentes en ce que le revêtement épithélial qui recouvre leurs parois à l'intérieur peut être poursuivi jusqu'aux culs-

[1] On a dit et répété que la membrane muqueuse de la portion pylorique de l'estomac était la portion en rapport avec la sécrétion du suc gastrique. On a comparé la portion pylorique de l'estomac avec le dernier estomac des ruminants, et le grand cul-de-sac de l'estomac avec les premiers estomacs des herbivores; dès lors on a considéré la partie droite de l'estomac comme le véritable lieu de la digestion, et la partie gauche comme une sorte de réservoir ou de lieu de dépôt. Les faits ne confirment pas cette supposition.

de-sac terminaux. Ces glandes ne contiennent point les grandes cellules dont nous venons de parler précédemment; on n'y trouve qu'un liquide, avec quelques globules muqueux rares et de petite dimension [1].

Dans l'état de vacuité, la membrane muqueuse de l'estomac est d'une couleur grisâtre. Au moment où les aliments s'accumulent dans le réservoir gastrique, cette membrane devient rose, par une modification de circulation qui détermine l'abord d'une plus grande quantité de sang, destinée à fournir les matériaux de la sécrétion du suc gastrique. Cet abord du sang explique l'élévation de température de l'estomac, observée par M. Smith sur le Canadien à fistule. Dans l'état de vacuité, la température de l'estomac était de 36°,7 à 37°,2; pendant la digestion stomacale, sa température était de 37°,8 à 38°,3.

La quantité de suc gastrique sécrétée en l'espace de vingt-quatre heures ne peut être appréciée que d'une manière approximative. Nous avons dit précédemment que la sécrétion du suc gastrique est suspendue quand l'estomac est dans l'état de vacuité, et qu'elle ne se manifeste que pendant le séjour des aliments ou sous l'influence des matières excitantes de nature diverse. Quand les aliments sont dans l'estomac, comme ils y séjournent plusieurs heures et jusqu'à dissolution plus ou moins complète, le suc gastrique sécrété peut bien être recueilli en partie par la fistule ; mais une autre partie imbibe et gonfle l'aliment, passe avec l'aliment dans l'intestin grêle ou pénètre avec l'aliment dissous dans les voies de l'absorption. On peut se faire une idée plus exacte peut-être de cette quantité, en introduisant dans l'estomac des matières excitantes et *insolubles*, et en recueillant le liquide qui s'écoule par la fistule pendant un laps de temps déterminé. Un chien qui pesait 18 kilogrammes nous a donné en moyenne environ 72 grammes de suc gastrique à l'heure.

La quantité de suc gastrique sécrétée dans l'espèce humaine a été évaluée à plus de 500 grammes à l'heure par MM. Bidder et Schmidt, sur une femme atteinte de fistule gastrique. En tenant compte du poids, ce sont à peu près les mêmes proportions que pour les chiens. Il ne serait pas rigoureux sans doute de conclure de là que la quantité de suc gastrique sécrétée est la même pendant toute la durée du séjour des aliments dans l'estomac, parce qu'il est possible et même probable que cette quantité diminue à mesure que le travail de dissolution des aliments est plus avancé et à mesure que les portions dissoutes s'engagent du côté de l'intestin grêle. Mais il n'en résulte pas moins que la quantité de suc gastrique sécrétée est plus considérable qu'on ne serait tenté de le supposer au premier abord, surtout si l'on veut bien se rappeler que, dans l'état ordinaire, l'estomac ne reste jamais longtemps absolument vide, le besoin des aliments coïncidant avec la fin du travail digestif précédent.

[1] M. Goll (de Zurich) a montré, par une série de digestions artificielles, que la portion de membrane muqueuse voisine du cardia jouit d'un pouvoir digestif très-supérieur à toutes les autres portions de l'estomac.

Le suc gastrique, de même que la salive (il ne faut point l'oublier), n'est pas un liquide excrémentitiel destiné comme l'urine à l'élimination, mais il rentre au fur et à mesure par absorption dans la masse du sang d'où il est sorti.

Le suc gastrique est un liquide incolore, limpide, d'une odeur faible, rappelant celle de l'animal d'où il provient, d'une saveur légèrement salée. Sa densité est peu différente de celle de l'eau : elle est de 1005 chez l'homme. Essayé au papier de tournesol, le suc gastrique est constamment *acide*. Cette acidité a été constatée chez tous les mammifères, chez les oiseaux, chez les reptiles (grenouilles et crapauds), chez les poissons. Le suc gastrique contient environ 99 parties d'eau sur 100 ; il contient en outre de petites proportions de *sels*, un *acide libre* et une *substance organique particulière*.

Les sels du suc gastrique sont principalement constitués par des chlorures alcalins et terreux ; on y rencontre aussi du phosphate de chaux, du carbonate de chaux, des traces de sels de fer.

L'acide libre du sucre gastrique est d'une grande importance dans les phénomènes chimiques de la digestion. Cet acide est l'acide *lactique*. M. Chevreul l'a indiqué le premier et M. Lehmann a mis le fait hors de doute. C'est grâce à son acidité que le suc gastrique peut se conserver assez longtemps dans des flacons bien bouchés, sans s'altérer.

Pendant longtemps les chimistes, à l'exemple de Prout, ont pensé que l'acidité du suc gastrique était due à l'*acide chlorhydrique ;* mais cela tenait au procédé opératoire. Les chlorures, et en particulier le chlorure de calcium, sont décomposés à l'aide de l'acide lactique, à chaud ; de là le déplacement du chlore, la formation de l'acide chlorhydrique et son apparition dans les produits de la *distillation* du suc gastrique. MM. Bernard et Barreswili ont démontré aussi qu'il n'y a point d'acide chlorhydrique *libre* dans le suc gastrique. En effet, lorsqu'une dissolution de chaux renferme seulement 1/1000 d'acide chlorhydrique, l'acide oxalique n'y détermine aucun précipité ; or, le suc gastrique filtré donne, à l'aide de l'acide oxalique, un précipité d'oxalate de chaux. D'un autre côté, l'acide chlorhydrique (de même que les acides sulfurique et azotique), très-dilué, transforme par l'*ébullition* l'amidon en dextrine et en sucre ; le suc gastrique, *bouilli* avec l'amidon, ne produit jamais cette transformation [1].

---

[1] MM. Bidder et Schmidt, dans leur travail sur les sucs digestifs (*die Verdaungssäfte*, etc., 1852), admettent dans le suc gastrique la présence de l'acide lactique et de l'acide chlorhydrique. Mais l'existence de l'acide chlorhydrique *libre* ne nous paraît pas appuyée sur des preuves convaincantes.

Plus récemment (1858), M. Smith (qu'il ne faut pas confondre avec M. Schmidt, associé aux travaux de M. Bidder) a examiné au point de vue chimique le suc gastrique du Canadien Saint-Martin. Il fait remarquer que l'acide du suc gastrique disparaît à une haute température, c'est-à-dire au début de la carbonisation de la matière ; que, traité par le peroxyde de manganèse, le suc gastrique ne donne pas trace de chlore ; enfin, que si l'on traite le suc gastrique par le chlorure de calcium et qu'on ajoute ensuite un peu

M. Blondlot, dans un travail expérimental sur la digestion, auquel
nous aurons occasion de puiser plus d'une fois, a émis sur ce point une
doctrine inacceptable. Il pense que c'est à l'aide d'un phosphate acide
de chaux que le suc gastrique rougit le papier de tournesol. Suivant lui,
il n'y a point d'acide libre dans le suc gastrique, parce que ce liquide
ne fait point effervescence quand on y projette du carbonate de chaux.
Mais cela tient uniquement à l'état de dilution du suc gastrique; car, si
l'on concentre ce liquide par évaporation, l'effervescence ne tarde pas à
se produire quand on y ajoute du carbonate de chaux.

L'acide libre du suc gastrique est donc l'acide lactique. Il est vrai que
l'on trouve quelquefois dans l'estomac, *pendant la digestion*, de l'acide
acétique; on y a trouvé aussi, exceptionnellement, de l'acide butyrique;
mais ces acides proviennent des transformations des substances alimentaires (substances amylacées et substances grasses). L'acide lactique lui-
même peut être augmenté dans ses proportions par les métamorphoses
des matières alimentaires, et c'est de cette manière, sans doute, que le
sucre (qui donne facilement naissance à cet acide) favorise l'action des
sucs digestifs. Pour fixer la constitution *normale* du suc gastrique, il importe donc de recueillir ce suc sur l'animal *à jeun,* en stimulant la sécrétion à l'aide de matières excitantes et *insolubles* (du poivre en grains,
par exemple, qu'on introduit directement dans l'estomac par la fistule).

Indépendamment de l'eau, des sels et de l'acide lactique, le suc gastrique renferme encore, avons-nous dit, une substance *organique*. Cette
substance joue un rôle capital dans les phénomènes de la digestion stomacale. Elle a été indiquée pour la première fois par Schwann, et bien
décrite par M. Wasmann. On donne à cette matière le nom de *pepsine;*
on lui a donné aussi les noms de *chymosine* et de *gastérase.*

La pepsine est une matière azotée qui a beaucoup d'analogie avec les
matières albuminoïdes et qui agit à la manière d'un ferment. La pepsine
offre avec l'albumine certains caractères de ressemblance. Elle est soluble dans l'eau, insoluble dans l'alcool, qui la précipite de ses dissolutions; elle précipite par le tannin et par l'acétate de plomb. Lorsqu'on
précipite la pepsine par l'alcool, le précipité se redissout dans l'eau,
ce qui n'a pas lieu pour l'albumine. La dissolution aqueuse de pepsine
n'est point *troublée* par l'ébullition. Les dissolutions d'albumine, au
contraire, comme chacun sait, sont *troublées* quand on les chauffe, parce
que l'albumine se coagule. Il n'en est pas moins remarquable que la
pepsine, tout en ne se coagulant point par la chaleur, perd cependant
toutes ses propriétés lorsqu'elle a été chauffée entre 70 et 80 degrés centigrades. Ajoutons encore que la pepsine n'exerce son action qu'autant
qu'elle est unie à un *acide libre.* Lorsqu'en effet on a saturé l'acide libre

d'acide oxalique, il survient sur-le-champ un précipité d'oxalate de chaux, lequel précipité n'apparaît pas lorsqu'on ajoute quelques gouttes d'acide chlorhydrique à la liqueur,
etc., d'où il conclut que l'acide du suc gastrique est un acide organique et que cet acide
est l'acide lactique.

de suc gastrique, celui-ci a perdu ses propriétés : il est devenu impropre à opérer des digestions artificielles.

La pepsine a été préparée par M. Wasmann de la manière suivante ;
la membrane d'un estomac de cochon est plongée dans l'eau distillée
pendant plusieurs jours ; puis on retire cette membrane, et ce qui a été
dissous dans l'eau est précipité par l'acétate de plomb. Le précipité
blanc, floconneux, qui contient la pepsine, est mise en suspension dans
l'eau et décomposé par un courant d'hydrogène sulfuré. Il se forme du
sulfure de plomb insoluble, et la pepsine se trouve dissoute dans la liqueur ; l'albumine reste coagulée. On sépare par filtration le sulfure de
plomb et l'albumine coagulée : on précipite enfin la pepsine de la dissolution aqueuse par l'alcool, et on la dessèche [1].

Le procédé de M. Payen est préférable. Il prépare la pepsine (qu'il
avait autrefois désignée sous le nom de *gastérase*), non pas avec la membrane de l'estomac, mais avec le suc gastrique lui-même. Il se procure
du suc gastrique de chien et traite ce suc par l'alcool, qui précipite la
pepsine, et avec la pepsine de petites proportions d'albumine et de mucus. Le précipité est traité par l'eau, qui ne dissout que la pepsine. La
dissolution de pepsine est de nouveau précipitée par l'alcool : on la
fait dessécher à une température de 40 degrés centigrades, et on la
réduit en poudre (2).

La pepsine préparée par ce procédé n'est peut-être pas encore une
matière simple. Quoi qu'il en soit, cette substance organique a le pouvoir, lorsqu'on la dissout dans l'eau et qu'on ajoute à cette eau quelques gouttes d'acide, de reproduire le suc gastrique lui-même avec ses
propriétés.

M. Beale (de Londres) prépare la pepsine, qu'il livre au commerce,
d'une manière plus simple encore. Il étend et fixe la membrane stomacale fraîche du cochon, la surface muqueuse à découvert. Après l'avoir
lavée à grande eau, il la gratte, en pressant doucement avec un couteau
à papier, le contenu des glandes stomacales s'écoule, on le recueille,
on l'étend sur une lame de verre, on le dessèche au bain-marie, et on
le réduit enfin en poudre.

Le tableau suivant indique les proportions relatives de l'eau et des
matières solides (organiques et minérales) du suc gastrique. Il faut remarquer que, sous la dénomination de matières organiques, se trouve
comprise non-seulement la pepsine, mais encore cette substance mal
définie connue sous le nom de *mucus*, et aussi une petite proportion
d'albumine. La *pepsine*, préparée suivant le procédé de M. Payen, n'é-
quivaut guère qu'à 1 ou 2 millièmes du poids du suc gastrique.

---

[1] Suivant M. Wasmann, il suffit d'ajouter à une liqueur acidulée 1/5000 de pepsine
desséchée pour déterminer les métamorphoses de la digestion.

(2) La pepsine, qu'on trouve aujourd'hui dans toutes les pharmacies, est préparée de la
même manière : soit à l'aide du suc gastrique des chiens pourvus de fistules gastriques,
soit à l'aide du suc gastrique du veau recueilli dans les abattoirs.

100 GRAMMES DONNENT	SUC GASTRIQUE		
	DU CHEVAL. (Tiedmann et Gmelin.)	DU CHIEN. (Frerichs.)	HUMAIN (Femme). (Schmidt.)
	gr.	gr.	gr.
Eau..........................	98,10	98,85	99,44
Matières organiques..............	1,05	0,72	0,32
Sels...........................	0,55	0,43	0,24

§ 41.

Rôle du suc gastrique. — L'essence de la digestion, nous l'avons dit plusieurs fois déjà, est de transformer les aliments en substances solubles qui puissent être introduites par absorption dans les voies fermées de la circulation. Aussi reconnaîtrons-nous qu'une matière est digérée par le suc gastrique quand, de soluble qu'elle était, elle s'est dissoute dans les liquides de l'estomac. Il est vrai que ce n'est pas une dissolution pure et simple. Les matières alimentaires sur lesquelles agit le suc gastrique éprouvent des modifications moléculaires particulières pour passer de l'état solide à l'état liquide, tout en conservant sensiblement leur constitution chimique. La partie active du suc gastrique, qui détermine ce mouvement moléculaire, agit ici à la manière d'un ferment, par action de contact ou par action *catalytique*. Quand on opère, en effet, des digestions artificielles à l'aide du suc gastrique, la quantité de pepsine employée se retrouve entière dans les liquides au sein desquels on a déterminé la transformation des aliments solides en produits liquides. Il n'y a donc point eu *combinaison* de la pepsine avec les produits formés.

Ceci posé, on peut dire d'une manière générale que la propriété du suc gastrique est de dissoudre les *matières albuminoïdes* et de les transformer en une substance propre à être absorbée. Tel est le rôle principal du suc gastrique ; mais l'estomac est encore le théâtre d'autres transformations accessoires. Ces transformations, qui ne paraissent point être aussi directement sous l'influence du suc gastrique, s'opèrent au sein de la masse alimentaire elle-même, pendant les trois ou quatre heures que les aliments séjournent en moyenne dans l'estomac.

§ 42.

Digestions artificielles. — L'expérience a appris que l'action du suc gastrique sur les substances alimentaires s'exerce aussi bien *en dehors du corps* que dans l'intérieur même de l'estomac, à la condition que la température soit la même que celle de l'animal. La possibilité d'exécuter artificiellement la digestion stomacale dans des vases placés dans des étuves ou des bains-marie a prodigieusement multiplié les recherches sur ce point de physiologie.

Pour procéder à une *digestion artificielle*, il suffit de recueillir du suc gastrique sur un animal pourvu d'une fistule gastrique, de mettre dans le vase qui contient le suc gastrique la substance qu'on veut faire digérer, et de placer ce vase dans une étuve ou un bain-marie chauffé à 37 ou 40 degrés centigrades. Il faut, autant que possible, que la température ne s'élève pas au-dessus de 50 degrés. A la température de 70 à 80 degrés, le suc gastrique (nous l'avons dit) perd toutes ses propriétés [1].

On peut aussi utiliser pour cet objet le liquide extrait, dans les abattoirs, de la caillette (quatrième estomac) des veaux; ce liquide, désigné sous le nom de *présure*, contient le suc gastrique souvent mélangé avec les boissons, et renferme la pepsine.

On peut encore faire de toutes pièces un suc gastrique artificiel. Il suffit pour cela d'ajouter quelques centigrammes de pepsine à de l'eau contenant 1 ou 2 millièmes d'acide chlorhydrique.

On peut aussi faire macérer dans l'eau, pendant vingt-quatre heures, un fragment de membrane de l'estomac d'un animal carnivore ou un morceau de la caillette (quatrième estomac des ruminants); ces membranes retiennent en effet de la pepsine qu'elles abandonnent à l'eau; on filtre cette eau, et il ne reste plus qu'à l'acidifier légèrement [2]. On peut aciduler l'eau, non-seulement avec l'acide chlorhydrique, mais encore avec l'acide lactique, l'acide sulfurique, l'acide azotique, l'acide phosphorique. Seulement il faudra faire varier les proportions, suivant qu'on emploiera tel ou tel de ces acides. Ainsi, par exemple, l'acide sulfurique et l'acide phosphorique agissent en quantités plus faibles que l'acide chlorhydrique et que l'acide lactique. Il faut dire aussi que ces divers acides ont de l'influence sur la *coloration* du produit de la digestion artificielle : la dissolution finale sera jaunâtre avec l'acide azotique ; elle sera brune avec l'acide sulfurique et l'acide phosphorique [3].

Les digestions artificielles sont aussi complètes lorsque le contact de l'air est empêché que lorsqu'elles ont lieu à l'air libre, ce qui prouve encore que l'air n'intervient point par ses éléments dans la réaction.

L'eau simplement acidulée ne peut pas constituer à elle seule un suc gastrique artificiel. S'il en était ainsi, le rôle de la pepsine serait nul. L'eau acidulée avec 1 ou 2 millièmes d'acide chlorhydrique n'a la

[1] Spallanzani a exécuté, le premier, des digestions artificielles. Il plaçait *sous son aisselle* de petits tubes contenant du suc gastrique et de petits morceaux de chair.

[2] Le principe actif du suc gastrique est le même chez les herbivores et les carnivores.

[3] Le suc gastrique préparé à l'aide de la membrane stomacale des animaux endormis du sommeil d'hiver n'a pas le pouvoir digestif (Valentin). Disons ici par anticipation que l'*infusum* du tissu du pancréas, des glandes salivaires, ou de la muqueuse de l'intestin grêle n'agit pas non plus sur l'amidon. Il n'y a donc pas dans l'intimité des glandes, chez les animaux plongés dans le sommeil hybernal, la matière qui donne au suc digestif ses propriétés.

propriété de gonfler et de dissoudre qu'une seule matière albuminoïde. Cette matière, c'est la fibrine du sang, lorsqu'elle n'a pas été soumise à la coction ; et encore cette dissolution ne s'effectue qu'après un long temps. La viande (fibrine) cuite, l'albumine coagulée, le gluten, peuvent bien être ramollis et divisés, mais ils ne sont point dissous par l'eau acidulée.

Ce n'est donc pas à l'acide libre qu'il contient que le suc gastrique emprunte ses propriétés [1]. Comme, d'un autre côté, la pepsine perd son pouvoir dissolvant lorsqu'on sature l'acidité du suc gastrique par un alcali, on ne peut pas non plus attribuer exclusivement à la pepsine la propriété digestive. Force est de reconnaître que c'est dans l'action *simultanée* de ces deux agents qu'elle réside. En d'autres termes, le ferment gastrique, ou pepsine, n'exerce son action que dans un milieu acide.

<h3 style="text-align:center">§ 43.</h3>

Action du suc gastrique sur les divers principes alimentaires. — Les digestions artificielles qui se rapprochent le plus de la *digestion naturelle* sont sans contredit celles que l'on a opérées à l'aide du suc gastrique lui-même. Mais l'expérience a montré que le suc gastrique artificiel, préparé à l'aide de la pepsine et de l'eau acidulée, a sensiblement les mêmes propriétés [2]. Nous pouvons donc indifféremment puiser à ces deux sources d'expérimentation.

Dans les digestions artificielles, on a remarqué que les substances divisées en *petits fragments* sont bien plus tôt dissoutes que les autres. L'utilité de la mastication et des mouvements de l'estomac est ici bien évidente.

Si l'on soumet de la *fibrine*, ou de l'*albumine coagulée*, ou du *caséum solide*, à l'action d'une digestion artificielle, on constate, si les proportions du suc gastrique sont suffisantes, qu'au bout de quelques heures chacune de ces substances a disparu dans la liqueur, c'est-à-dire qu'elle s'est dissoute. Le produit de la dissolution est analogue dans ces différents cas.

La *caséine* (caséum) pure et liquide, débarrassée du sucre et du beurre

---

[1] Ce qui prouve manifestement que ce n'est point seulement à l'acide libre qu'il renferme que le suc gastrique emprunte ses propriétés, c'est que, quand on l'a fait bouillir, il ne peut plus servir à rien. La pepsine (en sa qualité de ferment) a perdu toute action. Le liquide est pourtant toujours acide.

[2] Le suc gastrique préparé artificiellement à l'aide de la pepsine et de l'*acide chlorhydrique* est même plus actif que le suc gastrique extrait de l'estomac de l'animal vivant (Kœlliker et Müller, *Annales de la Société physico-médicale de Wurtzbourg*, 1854).

Les expériences de M. Hünefeld et celles de M. Meissner prouvent aussi que, lorsqu'on prépare le suc gastrique en employant le liquide de macération des membranes de l'estomac (du cochon, du lapin ou du veau), on lui donne une plus grande puissance digestive en l'acidifiant avec l'acide chlorhydrique qu'en l'acidifiant à l'aide de l'acide lactique. Un suc gastrique qui renferme 0,1 ou 0,2 pour 100 d'acide chlorhydrique a la même action qu'un suc gastrique artificiel qui renferme 1 ou 2 pour 100 d'acide lactique.

auxquels elle est unie dans le lait, ne se coagule point sous l'influence du suc gastrique ; mais la *caséine liquide*, unie au beurre et au sucre, se coagule très-rapidement. Voilà pourquoi le *lait* se coagule sous l'influence du suc gastrique. A cette coagulation de la caséine succède peu à peu une désagrégation, et, en définitive, au bout de quelques heures, une dissolution complète. Le produit final n'est plus coagulable par les acides ni par la chaleur.

L'*albumine liquide*, mise en contact avec le suc gastrique, ne se coagule pas. Si l'on attend cinq ou six heures, on trouve que, sous l'influence du suc gastrique, l'albumine liquide a subi, comme les autres matières albuminoïdes, une transformation isomérique. Ainsi, elle ne se coagule plus sous l'influence des acides, ni par la chaleur.

Si l'on ajoute à de l'*albumine liquide* ou du beurre ou du sucre, l'albumine commence par se coaguler sous l'influence du suc gastrique, et le coagulum se dissout peu à peu. Cette coagulation est surtout très-rapide quand on ajoute une quantité de sucre et de beurre analogue à celle qui existe dans le lait. On fait ainsi une sorte de lait artificiel.

Lorsqu'on met de la *gélatine* [1] (gelée de viande ou gelée d'os) en contact avec le suc gastrique, elle ne tarde pas à être dissoute, et elle forme un liquide brun clair. Ce n'est pas non plus une dissolution pure et simple, car le produit de la dissolution, concentré par évaporation, a perdu la propriété de se prendre de nouveau en gelée par le refroidissement. Quant aux propriétés chimiques de la gélatine, elles ne paraissent pas modifiées.

Le *gluten cru* ou *cuit*, mis en digestion avec le suc gastrique, se dissout comme les substances précédentes. Fraîchement extrait de la farine de froment, le *gluten cuit* est tout à fait insoluble dans les acides

---

[1] Le pouvoir nutritif de la gélatine a été contesté, et même formellement nié, par un certain nombre de physiologistes. La gélatine ne peut pas entretenir la vie des animaux lorsqu'on leur donne cette substance *isolément*. En cela, elle ne se distingue point des autres matières azotées qui, données seules, ne peuvent pas nourrir non plus (Voy. § 15). La gélatine, *associée* à d'autres aliments, jouit-elle, comme les autres substances azotées, du pouvoir nutritif ? Des animaux ont été soumis à des expériences nombreuses et continuées pendant longtemps ; l'homme s'est pris lui-même (M. Donné en particulier) comme sujet d'expérience ; or, il résulte de tous ces faits que la *gélatine du commerce*, associée à d'autres aliments, non-seulement ne concourt point à la nutrition, mais encore qu'elle agit à la manière d'une substance purgative, et qu'elle est plutôt nuisible qu'utile.

Mais tel n'est point l'effet réel de la gélatine que nous prenons quotidiennement en assez grande quantité avec le bouillon, avec la viande, avec les os, avec la partie soluble des tendons, des ligaments, de la peau, du tissu conjonctif. Ces substances nourrissent à la manière des autres substances azotées. Si la *gélatine du commerce* (ou colle-forte), obtenue à l'aide de la vapeur surchauffée, ou par les acides, à l'aide d'os puants et fétides (comme il est aisé de le voir dans les fabriques), si cette gélatine, dis-je, ne nourrit point, et si elle agit plutôt comme médicament que comme aliment, en passant presque entièrement par les urines et dans les fèces, c'est qu'elle est profondément altérée dans sa nature. La gélatine obtenue par la coction des pieds de veau (tendons), par celle des os frais et aussi par la dissolution des diverses variétés du tissu conjonctif, est une substance réellement nutritive ; les expériences de M. Bernard sont positives à cet égard.

étendus, même quand on l'abandonne pendant plusieurs jours à une température de 37 degrés. Le *gluten cru* paraît se dissoudre dans les acides étendus; mais quand on examine à l'aide du microscope cette dissolution apparente, on reconnaît que le gluten est seulement divisé en particules et on constate qu'il n'y a eu là qu'une dissociation et non une véritable dissolution. Les acides étendus ne peuvent donc remplacer le suc gastrique, pas plus pour les substances azotées provenant des végétaux que pour les substances azotées animales [1].

L'*albumine végétale* (pois, haricots, lentilles, fèves) *crue* est soluble dans l'eau. A cet état, le suc gastrique détermine un précipité dans cette dissolution, aussi bien dans les digestions naturelles que dans les digestions artificielles. Les dissolutions d'albumine végétale sont également précipitées par les acides *étendus*. Pour que le précipité ne se forme pas, il faut que le liquide contienne au moins 1/70 d'acide.

L'albumine végétale se coagule par la chaleur, et c'est sous cette forme que nous la consommons généralement avec nos aliments. Coagulée par la chaleur, l'albumine végétale ne se dissout pas dans les acides étendus. Le suc gastrique (naturel ou artificiel) peut seul en amener la dissolution à l'aide d'une température de 37 degrés.

De tout ceci il résulte que la *fibrine*, le *gluten*, l'*albumine solide*, l'*albumine liquide* et la *caséine* sont dissous et métamorphosés par le suc gastrique en une substance analogue. Ce produit final a la même *composition chimique* que les matières albuminoïdes d'où il procède, ainsi qu'il résulte des analyses de M. Lehmann. De même que les matières albuminoïdes, cette substance forme encore de l'acide xanthoprotéique lorsqu'on la chauffe avec l'acide azotique; elle précipite encore par le tan-

---

[1] Les expériences de M. Cnoop Koopmans (Voy. *Bibliographie de la digestion*), auxquelles nous empruntons ce qui est relatif à la digestion du *gluten*, nous apprennent que le degré d'acidité du suc gastrique le plus favorable à la digestion du gluten n'est pas celui qui est le mieux approprié à la digestion des substances albuminoïdes animales. L'auteur place simultanément dans des vases différents une même quantité de gluten *cru*, et une même quantité d'albumine *cuite*, et dans plusieurs séries d'expériences il modifie le degré d'acidité du suc gastrique. Quand l'acidité du suc gastrique est grande, l'albumine est complétement dissoute, le gluten *cru* l'est à peine. Quand l'acidité du suc gastrique est faible, le gluten est complétement dissous, l'albumine l'est beaucoup moins. Pour le gluten *cru*, le degré d'acidité du suc gastrique nécessaire pour la dissolution oscille entre 1/2000 et 1/400. Pour l'albumine cuite, il oscille entre 1/275 et 1/60.

Le gluten *cuit* n'est pas assujetti aussi directement, pour sa dissolution, à un certain degré d'acidité du suc gastrique.

L'auteur fait remarquer que le suc gastrique des herbivores est moins acide que le suc gastrique des carnivores (le suc gastrique du chien contient 3,05 pour 1000 d'acide; le suc gastrique du mouton n'en contient que 1,23 pour 1000, d'après M. Grunewaldt). MM. Bidder et Schmidt avaient déjà observé que l'albumine se dissout plus vite dans le suc gastrique des carnivores que dans celui des herbivores.

M. Cnoop Koopmans tire de ses expériences cette conclusion que, chez l'homme, le gluten (surtout le gluten *cru*) peut être digéré par un suc gastrique très-peu acide, et que, par conséquent, quand l'estomac remplit mal ses fonctions et ne peut plus digérer les autres substances albuminoïdes, on peut avoir recours au gluten cru.

nin et par le sublimé corrosif. Elle diffère de l'albumine proprement dite en ce qu'elle ne donne pas de précipité par les acides et ne se coagule point par la chaleur.

C'est au produit de la digestion des matières albuminoïdes que M. Lehmann donne le nom de *peptone*, et M. Mialhe celui d'*albuminose*. En somme, la *peptone* a une grande ressemblance avec l'albumine. On sait, depuis les travaux de M. Vœhler, qu'il suffit de chauffer l'albumine dans la marmite de Papin pour qu'elle perde la propriété de se coaguler par la chaleur; et cependant, sous cette nouvelle forme, elle a tout à fait la même composition que l'albumine primitive. D'un autre côté, on sait aussi que l'albumine forme avec les acides étendus des composés solubles peu connus.

Pour M. Mulder, qui a longuement étudié ce sujet, voici quelles sont les réactions caractéristiques de la peptone : 1° la non-coagulation par la chaleur ; 2° la non-précipitation par l'alcool ; 3° la non-précipitation par l'acide azotique ; 4° la non-précipitation par le carbonate d'ammoniaque, par l'acétate neutre de plomb, par le sulfate de soude. Les traces de précipitation que fournissent souvent l'acétate de plomb, l'alcool et le carbonate d'ammoniaque doivent être mises sur le compte des *matières inorganiques* mélangées.

La peptone est précipitée par l'eau chlorée en excès et par l'acide tannique, elle rougit par le réactif de Millon, et elle devient orange par l'acide azotique et l'ammoniaque (ces deux dernières réactions ne sont pas constantes).

Le produit liquide de la digestion des matières albuminoïdes, c'est-à-dire la *peptone*, ne paraît pas être tout à fait identique, suivant qu'elle procède de l'albumine, de la fibrine, de la caséine, de la gélatine. MM. G. J. Mulder, Brücke, G. Meissner, A. Im. Thurm, L. Corvisart, Büttner, ont signalé des faits curieux ; mais ce sujet est encore entouré d'une certaine obscurité.

D'après M. Meissner, il existe, dans les produits de la digestion des matières albuminoïdes, plusieurs corps analogues, mais non identiques, qu'il désigne sous les noms de *peptone, parapeptone, métapeptone*. Les expériences de M. Meissner ont porté sur les métamorphoses digestives de l'albumine, de la caséine, de la fibrine musculaire (syntonine), et de la fibrine extraite du sang par le battage (ces dernières en collaboration avec M. Büttner).

Supposons, par exemple, qu'on mette en digestion de petits fragments d'albumine coagulée dans un suc gastrique naturel ou artificiel, la digestion sera terminée quand les fragments seront dissous. On filtre la liqueur pour se débarrasser des parties qui auraient résisté à la dissolution.

Lorsqu'on *neutralise* la liqueur acide qui a filtré, cette neutralisation fait naître un précipité abondant de flocons blancs. On filtre de nouveau pour séparer le précipité. Ce qui reste sur le filtre, c'est-à-dire le précipité, est ce que M. Meissner désigne sous le nom de *parapeptone*.

La liqueur qui a traversé le filtre contient encore deux matières dissoutes. Dans le principe, l'auteur envisageait ce filatrum comme la *peptone* de M. Lehmann ; plus tard, il a reconnu que cette liqueur contient en outre, mais en très-petite proportion, une autre matière qu'il nomme *métapeptone*.

La métapeptone est un peu moins soluble que la peptone ; c'est elle qui se précipite par les acides et se redissout par un excès d'acide [1].

Le suc gastrique est donc le dissolvant par excellence des matières albuminoïdes; mais il n'est pas le seul. Le suc pancréatique et le suc intestinal, nous le verrons, agissent aussi sur ces matières. C'est ici le cas de faire remarquer que M. Busch avait déjà observé que sur un homme atteint d'une fistule à la partie supérieure de l'intestin grêle, on voyait souvent apparaître des fragments de viande, de blanc d'œuf, etc., qui n'avaient pas été complétement dissous par le suc gastrique.

Les substances organiques autres que les substances albuminoïdes ne sont point attaquées, ni par conséquent dissoutes, par le suc gastrique. Les *corps gras*, les *huiles*, restent tout à fait inaltérés lorsqu'on les mélange avec lui. Dans les digestions artificielles de viande, on voit la graisse de la viande se rassembler à la surface du liquide sous la forme d'une couche huileuse : la graisse a été simplement fluidifiée par la température du bain-marie.

L'*amidon* n'est point attaqué par le suc gastrique. Par un séjour *prolongé* dans le suc gastrique, à la température de 35 à 40 degrés, il apparaît, il est vrai, des traces de sucre, mais il se forme en même temps de l'alcool, de l'acide acétique, de l'acide carbonique. La plupart des liquides de l'économie, autres que le suc gastrique, peuvent produire cet effet, quand on les maintient *longtemps* en présence de l'amidon ; ce n'est point là une action propre au suc gastrique.

Les expériences faites sur lui-même par M. Brown-Séquard, expé-

[1] On pourrait penser que la parapeptone n'est qu'un reste d'albumine non complétement digérée, ou, pour mieux dire, un premier degré de la peptone. M. Meissner fait observer que dans toute digestion la parapeptone apparaît à côté de la peptone, aussitôt que le corps albuminoïde commence à se dissoudre, et que la proportion s'accroît avec la quantité de matière dissoute et dans un rapport déterminé. La parapeptone est au maximum, après la digestion, quand la dissolution de la matière albuminoïde est achevée. Soumise seule à l'influence du suc gastrique, la parapeptone ne change pas et ne se transforme pas en peptone proprement dite.

La quantité de parapeptone par rapport à la peptone est :: 1 : 2 (dans ce calcul, la petite proportion de métapeptone n'est pas séparée de la peptone) ou, pour être plus exact, l'albumine desséchée d'un œuf pesant 2gr,82, la quantité de parapeptone obtenue est de 1 gramme, et la quantité de peptone (et de métapeptone) est de 1gr,82.

La peptone ne s'oppose point à la réduction de l'oxydule de cuivre par le sucre, comme M. Longet l'a annoncé. C'est la parapeptone (de même que l'ammoniaque) qui maintient l'oxydule de cuivre réduit en dissolution, quand on mélange une liqueur faiblement sucrée avec le produit d'une digestion d'albumine, pour procéder à l'épreuve cupro-potassique. La véritable peptone ne gêne en rien cette réaction.

riences qui ont consisté à avaler à jeun une substance riche en fécule (arrow-root), que l'expérimentateur rejetait ensuite par vomissement au bout d'une demi-heure de séjour dans l'estomac ; ces expériences, dis-je, ne prouvent pas que le suc gastrique ait le pouvoir de transformer l'amidon en sucre. Bien que l'expérimentateur eût l'attention de ne point avaler de salive pendant la durée de l'expérience, il est évident que l'aliment n'arrivait dans l'estomac qu'imprégné d'une certaine proportion de salive avalée avec l'aliment, et les diverses expériences que nous avons rapportées précédemment prouvent que l'action de la salive n'est point anéantie par la présence du suc gastrique.

M. Lent (*Laboratoire de Physiologie* de Greifswald, sous là direction de M. Budge, 1858) extirpe à huit lapins les glandes parotides et les glandes sous-maxillaires, et les alimente avec de la fécule crue ou cuite. Examinée aux diverses périodes du travail digestif, la bouillie stomacale ne contient jamais de sucre. (Le sucre ne se montre que plus bas dans l'intestin grêle.) L'expérimentateur arrive aux mêmes résultats en injectant, après douze heures de jeûne, et après la ligature de l'œsophage, de l'amidon cuit dans le canal œsophagien au-dessous de la ligature. Au reste, MM. Bernard, Frerichs, Jacubowitsch, Bidder et Schmidt s'étaient déjà livrés à des expériences du même genre et étaient arrivés aux mêmes résultats.

Le *sucre* n'est point attaqué par le suc gastrique d'une manière spéciale. Lorsqu'il est longtemps maintenu en contact avec ce liquide, il se forme de l'acide acétique et de l'acide lactique. Mais la même réaction se montre lorsque, au lieu de suc gastrique, on emploie des matières albuminoïdes quelconques. Aussi la formation de l'acide acétique et de l'acide lactique aux dépens du sucre peut se montrer sur tous les points de l'intestin.

Le sucre de *canne* se transforme en sucre de raisin ou *glycose*, dans les phénomènes de la digestion, et c'est sous cet état qu'il est absorbé. Mais cette transformation commence à peine dans l'estomac, et elle s'accomplit surtout le long de l'intestin grêle.

La *gomme* et la *pectine* ne sont point attaquées par le suc gastrique.

Quant aux substances *inorganiques*, toutes celles qui sont solubles dan l'eau, telles que les chlorures, les phosphates et les sulfates alcalins, le sont aussi dans le suc gastrique ; elles rencontrent d'ailleurs, la plupart du temps, des boissons aqueuses dans l'estomac. Le phosphate de magnésie, les sels de chaux et les sels de fer, etc., peu ou point solubles dans l'eau, le deviennent en partie dans le suc gastrique, grâce à l'acidité de ce liquide.

Nous ne pouvons quitter les digestions artificielles sans faire remarquer que les digestions faites en dehors de l'estomac diffèrent de la digestion stomacale proprement dite, en ce sens que la dissolution de matières albuminoïdes est toujours *plus prompte* dans l'estomac que dans nos flacons. M. Blondlot a fait plusieurs séries d'expériences sous ce rapport. Il introduisait en même temps une même substance dans l'estomac d'un chien (chien à fistule gastrique), et en même temps il plaçait un même poids de cette substance dans du suc gastrique contenu dans un flacon. Quand la digestion stomacale était achevée, la digestion artificielle ne l'était point encore. Il fallait, en général, un espace de temps double. Là où il fallait deux ou trois heures pour la digestion stomacale, il en fallait en moyenne quatre ou six pour la digestion artificielle [1]. Cette différence tient à deux causes : d'abord aux mouvements de l'estomac, qui favorisent le mélange de la pâte alimentaire avec le suc gastrique, et accélèrent ainsi la réaction (Voy. § 29) ; elle tient aussi à ce que la sécrétion du suc gastrique est *successive*. Les mouvements de l'estomac promènent les diverses portions de la masse alimentaire sur la surface sécrétante, au fur et à mesure de la sécrétion. Le suc gastrique agit dès lors, à tout moment, avec toute son énergie initiale, sur chaque partie de la masse alimentaire.

§ 44.

Digestion stomacale naturelle. — Nous sommes en mesure d'analyser actuellement ce qui se passe dans l'estomac d'un animal qui digère.

Si l'on ouvre l'estomac d'un animal aux diverses périodes de la digestion pour en examiner le contenu, on trouve dans son intérieur une pâte ou bouillie, nommée *chyme*, dont la nature est très-complexe, pour peu que l'animal ait fait usage d'aliments divers. Cette pâte est plus ou moins liquide, suivant que l'animal a pris ou n'a point pris de boisson, et suivant que le travail digestif est très-avancé, ou qu'il l'est peu. Supposons que l'animal ait fait usage d'une alimentation mixte ; qu'il ait mangé, par exemple, du lait, du pain et de la viande, des pommes de terre et des légumes : que trouverons-nous dans son estomac ?

Nous y trouverons d'abord une grande quantité d'*amidon*, non encore transformé, et dont la transformation n'aura lieu que plus loin (c'est-à-dire dans l'intestin). Nous trouverons de la *dextrine* et du *sucre* provenant de l'action qu'a exercée la salive sur une certaine quantité d'amidon. L'action commencée dans la bouche se continue encore dans l'estomac à l'aide de la salive avalée (Voy. § 39). Nous trouverons dans l'estomac des parties non modifiées par la salive, non modifiées par le suc gastrique, et qui ne le seront que plus loin ; telle est la *graisse*, qu'il sera facile de distinguer avec ses caractères. Nous y trouverons les *matières albuminoïdes*, représentées ici par la fibrine, la caséine et le gluten, à divers états de dissolution ; et si l'examen a lieu vers la fin de la digestion stomacale, c'est-à-dire au bout de trois ou quatre heures, ces matières seront disparues en partie, parce qu'elles auront été écoulées vers

[1] Dans les expériences dont nous parlons, la dose d'aliments introduite dans l'estomac était une dose *expérimentale*, c'est-à-dire une faible dose. Dans l'état ordinaire, c'est-à-dire quand un chien vient de faire un repas copieux, la digestion stomacale *naturelle* a besoin d'un plus long temps pour s'accomplir entièrement.

l'intestin ou absorbées. Nous trouverons encore dans l'estomac, et y tenant une assez grande place, tout ce qui n'a point été attaqué par la salive, tout ce qui ne l'est point par le suc gastrique, et ne le sera pas non plus dans les autres parties du tube digestif, c'est-à-dire toutes les parties réfractaires à la digestion (telles que cellulose, fibre végétale, grains de fécule non broyés, fragments de tendons, etc.). Nous trouverons encore dans l'estomac le suc gastrique et l'acide lactique, qui en est un des agents actifs. D'un autre côté, l'amidon du pain et des pommes de terre, déjà transformé en sucre, pourra parfois donner lieu à la formation d'une petite proportion d'acide lactique, surtout lorsque le séjour des aliments dans l'estomac se prolonge au delà de sa durée normale, comme cela arrive souvent. L'acide acétique se rencontre encore parfois dans les produits de la digestion stomacale de l'homme. Il ne faut pas oublier que l'homme fait usage de vin ou de liqueurs alcooliques dans son alimentation, et que l'acide acétique se développe facilement aux dépens de l'alcool, en présence des matières organiques. On rencontre cet acide en quantités notables dans les produits du vomissement, après les excès alcooliques.

Dans les boissons dont l'homme fait usage (vin, cidre, poiré, bière), il y a de l'eau, de l'alcool, des matières salines et des matières organiques. Les matières salines dissoutes sont absorbées avec l'eau dans l'estomac où l'intestin. L'alcool fournit un peu d'acide acétique, mais il est en grande partie absorbé en nature. Lorsque de grandes quantités d'alcool ont été ingérées dans le tube digestif, une portion est exhalée en vapeur par les voies respiratoires ou en nature par les reins. Quant aux matières organiques azotées dissoutes dans les boissons, on ne sait si ces matières sont véritablement modifiées par les sucs digestifs, ou absorbées en nature. On en peut dire à peu près autant du bouillon. Indépendamment de l'albumine cuite, tenue en suspension, et de la gélatine dissoute, il y a, en effet, dans le bouillon des *matières extractives* azotées en dissolution (créatine, créatinine, acide inosique), des sels, et une grande quantité d'eau.

La digestion des substances albuminoïdes est plus prompte dans l'estomac que dans nos vases, avons-nous dit ; mais ce n'est pas là la seule différence que la digestion *naturelle* présente, quand on la compare à la digestion *artificielle*. Dans un flacon où s'opère une digestion artificielle, la matière albuminoïde qui vient d'être dissoute se trouve encore, pendant les cinq ou six heures de la décomposition, en présence du suc gastrique, comme la matière qui n'est pas encore attaquée. Or, il est très-possible que l'action fermentescible du suc gastrique continue à agir sur la matière déjà dissoute, et entraîne dans sa composition des modifications qui ne s'accomplissent point dans l'estomac. Dans le corps vivant, l'action du suc gastrique a lieu au contact d'une surface absorbante, qui peut s'emparer au fur et à mesure du produit liquide formé ou tout au moins l'écouler dans l'intestin, c'est-à-dire dans un

lieu où l'influence du suc gastrique se trouve modifiée par la présence
d'autres liquides digestifs.

§ 45.

Digestibilité des aliments. — Le médecin est souvent consulté sur
la question de savoir quels sont les aliments de facile digestion et quels
sont ceux qui présentent, au contraire, une certaine résistance à l'action
des sucs digestifs. Dirons-nous que la digestibilité d'un aliment doit
être appréciée par le temps qu'un aliment reste dans l'estomac? Mais il
est des aliments qui séjournent peu dans l'estomac, et qui pénètrent
dans l'intestin avant d'avoir été digérés. Il en est d'autres, au contraire,
qui séjournent longtemps dans l'estomac, et qui y sont finalement digérés. En doit-on conclure que les premiers sont facilement digestibles,
parce qu'ils restent peu de temps dans l'estomac, et que les seconds
sont difficilement digestibles, parce qu'ils y séjournent plus longtemps?
Évidemment non. Ce n'est donc pas là qu'il faut chercher le degré de
digestibilité des aliments. Un aliment est plus digestible qu'un autre
quand il cède ses parties chymifiables plus promptement qu'un autre,
quel que soit, du reste, le lieu où s'opère la dissolution, que ce soit
dans l'estomac ou dans l'intestin. La question a été assez bien étudiée
par M. Beaumont sur l'homme, et par M. Blondlot, dans plusieurs séries d'expériences sur les animaux, en ce qui concerne la digestion des
substances dont la dissolution s'opère dans l'estomac. Elle laisse encore
beaucoup à désirer pour ce qui concerne la digestion des substances alimentaires spécialement digérées dans les autres parties du tube digestif.

Les aliments qui franchissent facilement l'estomac et n'y sont point
digérés seront plus ou moins complétement attaqués par la digestion
intestinale ; de ce nombre sont la plupart des matières végétales de l'a-
limentation. M. Lallemand a remarqué, sur des individus atteints d'a-
nus contre nature, que les aliments végétaux (légumes) se présentaient
toujours à la plaie plus tôt que la viande et les substances animales. Si
l'on donne dans un même repas à un animal de la viande et des végétaux, l'estomac retient la première, et laisse passer les seconds, dont il
n'a que peu de substances nutritives à extraire. Voilà pourquoi M. Lallemand range les légumes parmi les aliments *légers,* et les substances
animales parmi les aliments *lourds.* C'est là une image toute matérielle,
et indépendante des phénomènes de la digestion et de l'absorption.
Cela n'apprend rien sur le degré de digestibilité de l'aliment, car il importe peu que cet aliment se trouve dans telle ou telle partie du tube
digestif. Mais ce fait apprend que les substances sur lesquelles le suc
gastrique doit agir séjournent ordinairement plus longtemps que les
autres dans l'estomac. On sait aussi que les boissons, qui n'ont pas besoin de l'action préparatoire du suc gastrique et qui peuvent être absorbées sur toute l'étendue du tube digestif, traversent promptement l'estomac.

Les végétaux sont généralement d'une digestibilité moindre que les matières animales ; ce sont eux, en effet, qui fournissent la plus grande partie des substances réfractaires, telles que la fibre végétale, ou cellulose, les enveloppes des raisins, des lentilles, des pois, des fèves, des haricots, des pommes et des poires. La plupart des légumes, lorsqu'ils n'ont point été hachés ou très-divisés par les mâchoires, se présentent avec leur forme à l'anus contre nature ; leur trame fibreuse (cellulose) en maintient en quelque sorte le squelette. Les *truffes* et les *champignons* peuvent être notés au nombre des végétaux les plus indigestes.

Il est des matières qui, tout en n'étant point attaquées par l'estomac, ne paraissent pas cependant en être expulsées aussi vite que les précédentes. Ces matières, par leur séjour dans l'estomac, entravent les phénomènes de la digestion, et peuvent à juste titre être considérées comme des aliments indigestes, lorsqu'elles sont prises en grande quantité. Telle est la graisse des animaux, le beurre, l'huile, la matière huileuse des noix, des amandes, des noisettes, des olives. Les matières grasses, d'ailleurs, alors même qu'elles ont passé dans l'intestin, sont d'une digestion difficile, et elles n'y sont absorbées que très-lentement (Voy. §§ 48 et 76). Pour peu que leur quantité dépasse une certaine proportion, on les retrouve en nature dans les fèces.

Quant à ce qui concerne la digestibilité des substances albuminoïdes, voici le résumé des recherches tentées à cet égard par M. Blondlot sur des chiens à fistule gastrique. La *fibrine* a été digérée dans l'estomac en une heure et demie [1], le *gluten* cuit en deux heures, la *caséine solide* en trois heures et demie, l'*albumine coagulée* en six heures, les *tissus fibreux*, tels que tendons et ligaments, en dix heures. Le *mucus* s'est toujours montré réfractaire à l'action digestive, quelles que fussent sa source et sa forme.

Il ne faut pas oublier que le volume des fragments alimentaires avalés, et par conséquent la mastication, influent sur la digestibilité des aliments. M. Weber introduit par exemple dans l'estomac d'un chien, par une fistule, 10 grammes de viande de bœuf, *en un seul morceau ;* au bout de quinze heures le morceau n'avait pas encore complétement disparu par dissolution : une même quantité de viande hachée administrée au même chien était depuis longtemps dissoute. La chair des jeunes animaux est beaucoup plus rapidement dissoute que la chair des animaux âgés.

M. Beaumont a observé sur son Canadien que les substances albuminoïdes (lorsqu'elles font partie des aliments composés) sont digérées ainsi qu'il suit : les viandes bouillies et frites de veau, de bœuf, de mouton et de porc, en quatre heures ; ces mêmes viandes, rôties, en trois heures et demie ; la viande des volailles noires, en trois heures et demie ; celle des volailles blanches, en trois heures. La chair du poisson était digérée moyennement en deux heures et demie.

---

[1] M. Blondlot, il ne faut pas l'oublier, introduisait les aliments dans l'estomac, *à faible dose.*

Les expériences faites par M. Beaumont sur la digestibilité des *féculents*, tels que pain, pâtisserie, fécule cuite, pommes de terre, ne peuvent fournir des renseignements positifs, attendu que ces aliments franchissent l'estomac avant d'être digérés, leur digestion s'opérant en grande partie dans l'intestin.

§ 46.

Durée de la digestion stomacale. — La digestion stomacale de l'homme s'opère donc sur les substances attaquées par le suc gastrique en l'espace de trois, quatre ou cinq heures, quand la quantité de nourriture digérée est modérée. Quand la masse de nourriture consommée remplit complétement l'estomac, la durée totale de la digestion stomacale est souvent du double (ainsi qu'on le remarque sur les animaux). Il y a d'ailleurs, à cet égard, des différences individuelles nombreuses [1]. Les hommes livrés aux travaux de cabinet, ou astreints par leurs occupations à une vie sédentaire, ont en général les fonctions digestives languissantes, et les aliments restent souvent de six à huit heures dans l'estomac ; ils y déterminent pendant tout le temps de leur séjour un sentiment de pesanteur, dont la disparition coïncide avec la fin du travail de la digestion stomacale. L'exercice favorise le travail de la digestion stomacale ; mais il faut qu'il soit modéré. Les efforts violents, quand l'estomac est rempli d'aliments, déterminent souvent l'indigestion. Le travail de la digestion s'accomplit plus vite pendant la veille que pendant le sommeil.

ARTICLE III.

ACTION DU SUC PANCRÉATIQUE, ACTION DE LA BILE, ACTION DU SUC INTESTINAL (DIGESTION DANS L'INTESTIN GRÊLE).

§ 47.

Suc pancréatique. — Par sa constitution anatomique, le pancréas est une glande analogue aux glandes salivaires. Le pancréas présente toutefois ce caractère particulier, que ses conduits d'excrétion sont entourés de toutes parts par le tissu de la glande jusqu'à l'intestin, où ils vont s'ouvrir. Le suc pancréatique est versé dans la portion verticale, ou deuxième portion du duodénum, par deux canaux distincts (fig. 10). L'orifice du conduit inférieur est commun avec celui du canal cholédoque ; le suc pancréatique et la bile se trouvent mélangés en ce point, au moment même de leur arrivée. Le conduit supérieur, qui a généralement un volume beaucoup moins considérable, s'ouvre isolément dans l'intestin, à 1 ou 2 centimètres au-dessus du précédent, et laisse écouler

---

[1] M. Braune a observé un homme affecté d'un anus contre nature situé à 24 centimètres au-dessus de la valvule de Bauhin. Après un repas composé de soupe et de viande, on voyait sortir les premiers vestiges de l'aliment vers la *troisième* heure et les derniers vers la *cinquième* ou la *sixième* heure.

dans l'intestin le suc pancréatique à l'état de pureté. Sur le chien, le canal pancréatique s'ouvre également dans l'intestin par deux branches,
dont l'une est *isolée*. Sur le bœuf, sur le cheval, il y a également deux
canaux excréteurs du pancréas.

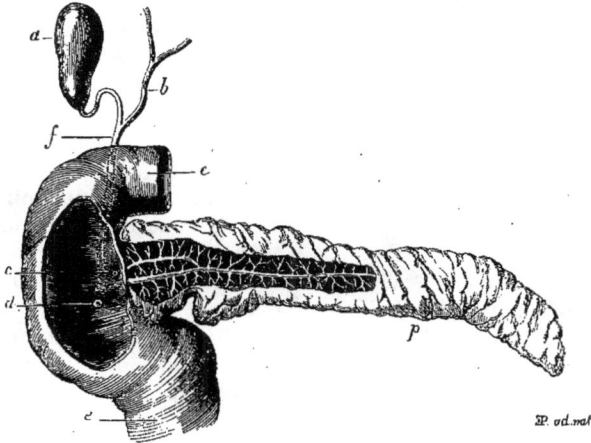

Fig. 10.

a, vésicule biliaire.
b, canal hépatique.
c, ouverture dans l'intestin de la branche libre du conduit pancréatique.
d, ouverture dans l'intestin du canal cholédoque uni à l'autre branche du conduit pancréatique.
ee, duodénum.
f, canal cholédoque.
p, pancréas.

Chez le lapin, il n'y a, à proprement parler, qu'un seul canal pancréatique. La branche du canal pancréatique commune avec le canal
cholédoque est tellement atrophiée, qu'elle est la plupart du temps imperméable.

Autrefois, pour se procurer le suc pancréatique, on ouvrait l'intestin,
on introduisait une sonde ou un tuyau de plume dans l'orifice du canal
pancréatique, et on recueillait de petites proportions de liquide. Mais
les désordres qu'il fallait faire subir à l'animal et l'impossibilité d'examiner le liquide pancréatique tel qu'il s'écoule pendant la digestion
normale ont fait rejeter ce procédé.

Aujourd'hui, on se procure le suc pancréatique en établissant, suivant la méthode de M. Bernard, une *fistule pancréatique* sur l'animal. A
cet effet, on fait une incision à l'abdomen du côté droit, on cherche le
duodénum, puis on saisit la branche *isolée* du canal pancréatique au moment où elle va pénétrer à travers les tuniques de l'intestin, on la coupe
en travers, on l'attire légèrement au dehors et on la fixe sur une petite
canule d'argent, à l'extrémité de laquelle est attachée une bourse en
caoutchouc ; puis on pratique un point de suture sur la plaie de l'abdo-

men, en ayant soin de laisser en dehors la bourse de caoutchouc. Il est
bon de pratiquer cette opération sur un chien qui a mangé depuis trois
ou quatre heures ; le liquide qui va s'écouler dans le petit réservoir de
caoutchouc représente ainsi celui qui se serait écoulé dans l'intestin
pendant la *période digestive*. Il ne faut non plus recueillir que le liquide
qui s'écoule pendant les premières vingt-quatre heures. Passé ce temps,
il arrive souvent que le liquide qui s'écoule dans le réservoir, et qui s'é-
coulera les jours suivants, devient aqueux et coule avec beaucoup plus
d'abondance ; mais il a perdu ses propriétés caractéristiques. Cette
abondance tardive de la sécrétion est un signe que le pancréas s'irrite et
s'enflamme. C'est faute d'avoir fait cette distinction, et pour avoir opéré
sur un suc pancréatique altéré par les phénomènes inflammatoires qui
succèdent à l'opération, que des résultats contradictoires ont été
observés.

M. Bernard a étudié ce suc sur les chiens, les chevaux, les lapins et
les pigeons. Depuis, MM. Weinmann, Bidder et Schmidt, Kröger, Corvisart, Brinton, Skrebitzki, Schiff, l'ont étudié sur le chien ; M. Frerichs,
sur l'âne ; M. Colin, sur le bœuf, le cheval, le cochon et le mouton ;
MM. Keferstein et Hallawachs, sur le bœuf, le chien et le cochon ;
M. Meissner, sur le bœuf, le chien, le chat et le cochon.

La sécrétion du suc pancréatique n'est pas absolument suspendue sur
les animaux, pendant l'intervalle des digestions, mais elle est tellement
ralentie alors, qu'il s'en écoule à peine quelques gouttes quand on établit ces fistules sur des animaux à jeun. Quand on pratique une fistule sur
un chien de taille moyenne en pleine digestion, on peut recueillir environ 20 ou 30 grammes de suc pancréatique dans les quatre ou cinq
heures qui suivent l'opération. Le pancréas fournit, par conséquent,
environ 5 ou 6 grammes de suc pancréatique à l'heure pendant la période digestive. A mesure qu'on s'éloigne de ce moment, la sécrétion
diminue et devient bientôt à peu près nulle. Ces oscillations de la sécrétion se reproduisent à chaque repas. Pour les bien étudier, M. Bernard
ne s'est pas contenté d'établir des fistules pancréatiques, mais il a pratiqué des fistules duodénales sur la portion du duodénum dans laquelle
vient s'ouvrir le canal excréteur du pancréas. Dans une expérience sur
un bélier, M. Colin a recueilli 20 grammes de suc pancréatique à
l'heure. Au bout de trois heures, la sécrétion s'est ralentie ; elle n'é-
tait plus que de 3 à 4 grammes. Sur un porc, la sécrétion fournissait
de 5 à 8 grammes de liquide par heure. Au bout de la huitième heure,
il ne s'en écoulait plus que 1 ou 2 grammes. Les expériences que
M. Kröger a faites sur le chien montrent pareillement que la quantité
de la sécrétion est liée à la période digestive.

Dans de récentes expériences entreprises sous la direction de
M. Bidder, M. Skrebitzki recueille et dose le liquide qui s'écoule par
la fistule pancréatique pendant les premières vingt-quatre heures qui
succèdent à l'établissement de la fistule. Un chien pesant 16 kilogrammes

a fourni 83 grammes de liquide en vingt-quatre heures ; un chien de 13 kilogrammes a fourni 48 grammes de liquide en vingt-quatre heures ; ce qui représente, pour 1 kilogramme de chien, de 3 à 5 grammes de suc pancréatique en vingt-quatre heures [1]. Dans les jours qui suivent, la quantité de liquide augmente beaucoup, mais le liquide n'est plus normal.

Il n'est pas facile de fixer approximativement la quantité de suc pancréatique qui s'écoule chez l'homme dans l'intestin, pendant la période digestive. Si nous supposons que la sécrétion de la glande pancréatique est proportionnelle au poids de la glande, comme le pancréas du mouton pèse en moyenne 05 ou 60 grammes, et celui de l'homme à peu près 80 grammes, le pancréas du mouton donnant 20 grammes de liquide à l'heure pendant la période d'excitation digestive, le pancréas de l'homme en devrait fournir dans le même temps environ 30 grammes. Mais le mouton est un animal herbivore [2], et il est probable que chez l'homme la quantité de suc pancréatique sécrétée est moindre. Le pancréas du chien pèse en moyenne 40 grammes (chien de 15 kilogr.) et donne par heure de 5 à 6 grammes de liquide. En comparant l'homme à un animal carnivore, le pancréas humain fournirait donc seulement 10 grammes de liquide à l'heure dans la période de sécrétion. Ajoutons que la *nature* de l'aliment a peut-être aussi sur la sécrétion pancréatique l'influence qu'elle exerce sur d'autres sécrétions du tube digestif.

Si nous supposons, comme M. Skrebitzki, que la sécrétion pancréatique de l'homme est analogue à celle du chien et qu'elle est proportionnelle au poids du corps, il résulterait de son calcul que, si un kilogramme de chien fournit en vingt-quatre heures 4 grammes de suc pancréatique, un homme de 65 kilogrammes (poids moyen) sécréterait dans le même temps 260 grammes de suc pancréatique.

Le suc pancréatique de la *digestion* est un liquide incolore, filant et analogue pour la consistance à du sirop. Lorsqu'on chauffe ce liquide, il prend en masse et se coagule, comme si l'on avait affaire à une dissolution d'albumine. Le suc pancréatique altéré n'est pas coagulable.

La partie essentielle du suc pancréatique est une substance analogue aux matières albuminoïdes. C'est cette matière qui se coagule par la chaleur. Les acides énergiques la coagulent aussi, et déterminent en conséquence un précipité. Tels sont les acides azotique, sulfurique et chlorhydrique. Les acides faibles (acide acétique, acide lactique) et les acides étendus ne la coagulent pas. L'alcool coagule et précipite aussi cette matière, qui diffère de l'albumine en ce que le précipité est de

---

[1] Quand on se propose de *doser* exactement le liquide pancréatique, il faut avoir soin, au moment où l'on établit la fistule sur la branche isolée du canal pancréatique, de jeter une ligature sur la branche du canal de Wirsung unie au canal cholédoque.

[2] Le suc pancréatique jouant un rôle essentiel dans la digestion des féculents (Voyez § 49), la sécrétion de ce suc est vraisemblablement plus active chez les herbivores que chez les carnivores.

nouveau soluble dans l'eau, ce qui n'a pas lieu pour l'albumine, laquelle est insoluble lorsqu'elle a été coagulée par l'alcool [1].

Le suc pancréatique offre une réaction *alcaline*. Ce suc s'altère avec une très-grande facilité. On ne peut le conserver plusieurs jours qu'à la condition de le maintenir à une basse température : à + 5° ou + 10°, par exemple. Il suffit de l'exposer quelque temps à une température de très-peu supérieure à celle de l'animal pour qu'il perde ses propriétés.

Le suc pancréatique, indépendamment de la matière organique spéciale dont nous venons de parler, renferme une grande quantité d'eau, des sels divers, tels que des chlorures et des phosphates de soude et de potasse, des carbonates et des sulfates alcalins, des carbonates et des phosphates terreux. Il renferme aussi des traces de matières grasses. MM. Tiedmann et Gmelin ont donné une analyse qui exprime les rapports comparés de ces divers éléments. Quoique le suc pancréatique n'ait pas été recueilli par eux suivant le procédé de M. Bernard, qui n'était pas encore connu alors, cependant, comme ce liquide se *coagulait* à la chaleur, nous pouvons le considérer comme le véritable suc pancréatique de la digestion. L'une des analyses données par MM. Bidder et Schmidt s'applique aussi au suc pancréatique *normal*. Voici ces deux analyses :

SUC PANCRÉATIQUE DU CHIEN. (Tiedmann et Gmelin.)		SUC PANCRÉATIQUE DU CHIEN. (Bidder et Schmidt.)	
Eau	91,72		
Matière organique analogue à l'albumine (et sels insolubles)	3,55	Eau	90,08
Matière soluble dans l'alcool (et sels solubles dans l'alcool)	8,86	Matières organiques	9,04
Matière soluble dans l'eau (et sels solubles dans l'eau)	1,53	Sels	0,84

La seconde analyse, donnée par MM. Bidder et Schmidt, et celle de M. Frerichs, se distinguent des deux précédentes par la faible proportion des matières organiques. Il est plus que probable qu'elles ont porté sur un suc pancréatique altéré.

[1] La matière active de la salive et du suc gastrique, précipitée par l'alcool, est également de nouveau soluble dans l'eau (Voy. §§ 38 et 40).

SUC PANCRÉATIQUE DU CHIEN. (Bidder et Schmidt.)		SUC PANCRÉATIQUE DE L'ANE. (Frerichs.)	
Eau.......................	98,04	Eau.......................	98,64
Matières organiques.	1,27	Matières organiques	0,05
Sels.......................	0,69	Sels.......................	1,01

§ 48.

Action du suc pancréatique sur les corps gras. — Les expériences
de M. Bernard ont nettement établi que le suc pancréatique a la propriété d'*émulsionner* les corps gras. Les corps gras, qui ne sont miscibles
ni à l'eau, ni à la salive, ni au suc gastrique, se trouvent transformés par
le suc pancréatique en une émulsion, c'est-à-dire qu'ils sont divisés en
particules d'une finesse extrême, lesquelles n'apparaissent au microscope que comme une fine poussière ou comme des nébulosités indis-
tinctes. Les corps gras, une fois émulsionnés, se trouvent par là même
préparés à l'absorption, comme nous l'établirons plus loin.

Lorsque du beurre ou des graisses animales, ramollis et liquéfiés par
une température analogue à celle du corps des animaux (37 degrés cent.),
sont agités avec du suc pancréatique, l'émulsion s'opère à l'instant. On
obtient pour résultat un liquide fluide analogue à un lait de poule. Si
l'on agite dans un flacon de l'huile d'olive avec du suc pancréatique, le
même phénomène se produit. Lorsqu'on laisse le flacon où on a opéré
ces divers mélanges dans un bain-marie à 37 degrés, le mélange finit, il
est vrai, par se dissocier en partie, mais il se maintient pendant un
temps plus considérable que celui qui est nécessaire à l'absorption.

Sur le lapin, le canal pancréatique *unique* s'ouvre à 25 ou 30 centimètres au-dessous du canal cholédoque; or, on remarque, quand on fait
prendre de l'huile à un lapin, que la partie de l'intestin placée au-dessous du point où vient s'ouvrir le canal pancréatique est remplie de matières grasses émulsionnées, tandis que l'émulsion est moins évidente
dans la partie de l'intestin qui précède le canal pancréatique. Les chylifères qui naissent de l'intestin, *au-dessous* du canal pancréatique, sont
aussi plus manifestement remplis de graisse émulsionnée que les chylifères placés *au-dessus.*

M. Eisenmann a rassemblé et publié, dans les *Annales de médecine* de
Prague, sept observations de maladies du pancréas, à la suite desquelles l'ouverture des corps a montré une destruction plus ou moins
complète de la glande. Or, dans toutes ces observations, la maladie était
surtout caractérisée par un *amaigrissement* considérable. L'examen des
selles montra dans les fèces une grande quantité de matières grasses de
l'alimentation.

M. Bernard détruit le pancréas chez les chiens, en injectant par le canal pancréatique des matières grasses liquides dans l'intérieur de la glande [1]. Or, chez les chiens dont le pancréas est ainsi détruit, l'amaigrissement fait des progrès rapides, et les matières grasses de l'alimentation se trouvent en partie non altérées dans les matières fécales.

Lorsqu'on lie sur les animaux les deux conduits pancréatiques et qu'on leur administre ensuite des matières grasses, une grande partie de la graisse parcourt le tube digestif sans être absorbée [2]. On peut la retrouver en nature, soit dans le tube digestif lui-même, soit dans les matières fécales.

Au reste, cette expérience n'a pas toute la valeur qu'on pourrait être tenté de lui attribuer. En effet, sur l'animal bien portant, pour peu que la quantité des matières grasses ingérées soit considérable, il s'en faut que toute la masse émulsionnée pénètre dans les vaisseaux chylifères. L'excès des matières grasses données dans la nourriture se retrouve dans les excréments. Cela tient à ce que ces matières présentent une certaine résistance à l'absorption. Pendant le temps que mettent les aliments à parcourir le tube digestif, il n'y a d'absorbées qu'une quantité bornée de matières grasses [3].

M. Berthé a démontré, par une série d'expériences faites sur lui-même, que les diverses matières grasses de l'alimentation ne sont pas absorbées dans les mêmes proportions, alors même qu'elles sont administrées en même quantité. Les huiles végétales, telles que l'huile d'amandes et l'huile d'olive, sont moins facilement absorbables que les graisses animales, le beurre et les huiles de poisson. Les expériences de M. Berthé ont également démontré que la proportion des matières grasses, mise par les sucs digestifs dans les conditions de l'absorption, n'est pas considérable. Sa nourriture de chaque jour contenait 60 grammes de matières grasses. Or, ces 60 grammes de matières grasses n'étaient jamais complétement absorbés. On en retrouvait dans les fèces environ 8 ou 10 grammes, pendant la première semaine de l'expérience; lorsque celle-ci était conduite plus longtemps, on retrouvait, au bout d'un mois, de 30 à 40 grammes de matières grasses non absorbées dans les selles.

On a dit que l'action du suc pancréatique sur les matières grasses ne se bornait pas à les émulsionner, mais que ce suc agissait encore chimiquement sur les graisses pour les transformer en savons à l'aide de son alcali. Cette manière de voir a été suggérée par la difficulté où l'on était d'expliquer le passage de l'huile et de la graisse en nature au

[1] L'injection des matières grasses dans la substance du pancréas est suivie d'une induration de la glande. Il semble qu'il se forme là une masse savonneuse à l'aide de l'alcali du suc pancréatique. Cette induration de la glande est suivie par la résorption du pancréas, qui s'effectue en quelques semaines.

[2] Il est vrai que, dans cette expérience, on supprime en même temps l'arrivée de la bile dans l'intestin. Or, la bile a certainement aussi une action émulsive sur les matières grasses (Voy. § 51).

[3] Voyez, pour l'absorption des matières grasses, § 76.

travers des membranes ; la formation de savons solubles [1] paraissait indispensable à l'absorption. Il n'en est rien. D'ailleurs, on n'a jamais vu ces prétendus savons ni dans le tube digestif, ni dans les chylifères, où on retrouve facilement les matières grasses de l'alimentation en nature. Il faudrait, pour que la saponification dont on parle fût possible, que la réaction des liquides de l'intestin grêle fût toujours alcaline ; or, malgré l'alcalinité du suc pancréatique et celle de la bile, non-seulement l'acidité du suc gastrique entraîné dans l'intestin grêle avec le chyme sature cette alcalinité, qui est très-faible, mais la réaction acide due au suc gastrique est encore prédominante dans la plus grande partie de l'intestin grêle.

Le suc pancréatique, mis en digestion *pendant longtemps* avec des matières grasses, en dehors du corps de l'animal, amène, il est vrai, une saponification partielle ; mais cette saponification *n'a lieu qu'à la longue*, et il suffit d'ailleurs d'ajouter un peu d'acide au suc pancréatique, ou simplement de saturer son alcalinité pour qu'elle ne se produise pas.

L'action émulsive du suc pancréatique sur les matières grasses est un fait d'expérience facile à reproduire. Cette action n'a pas été niée, et elle ne pouvait pas l'être. Mais un certain nombre d'expérimentateurs ont contesté le rôle qu'aurait le suc pancréatique de placer les matières grasses dans les conditions de l'absorption. Les expérimentateurs dont je parle n'ont pas toujours prouvé ce qu'ils ont avancé ; mais il résulte de leurs expériences que le suc pancréatique n'est pas le seul qui émulsionne les graisses, ni le seul qui en favorise l'absorption [2]. M. Frerichs lie le conduit pancréatique du chat ; au bout de quatre heures, il donne à l'animal de la graisse, et il trouve les chylifères remplis d'un liquide *blanc* (caractéristique de l'absorption de la graisse). Dans d'autres expériences, après avoir posé une ligature sur le duodénum, au-dessous de l'orifice des canaux biliaires et pancréatiques, il injecte des matières grasses dans l'intestin, et les chylifères contiennent bientôt après un *liquide blanc*. On peut objecter, il est vrai, aux expériences de M. Frerichs, ou bien qu'il n'avait lié que l'un des conduits pancréatiques, ou bien que l'intestin contenait encore du suc pancréatique au moment de l'injection des matières grasses. Ce dernier reproche ne peut pas être

[1] Une matière grasse est une espèce de sel non miscible à l'eau, constitué par l'acide oléique, l'acide margarique ou l'acide stéarique, unis à une base commune désignée sous le nom de *glycérine*. Dans la saponification à l'aide des alcalis, la glycérine est mise en liberté et les acides s'unissent à l'alcali pour former des savons, c'est-à-dire des margarates, des oléates ou des stéarates alcalins, *solubles* dans l'eau. La glycérine, devenue libre, est également *soluble* dans l'eau.

[2] M. Bernard, dont les travaux ont éclairé d'une vive lumière l'histoire du suc pancréatique, est loin d'avoir l'idée exclusive que quelques-uns de ses contradicteurs lui prêtent. Il n'a jamais soutenu que d'autres liquides que le suc pancréatique ne pussent émulsionner les graisses et en favoriser l'absorption. La propriété émulsive ne constitue pas, d'ailleurs, le rôle unique du suc pancréatique, car il agit aussi sur les fécules et il concourt à la digestion des matières albuminoïdes.

fait aux dernières expériences de M. Lenz. Après avoir lié l'intestin au-dessous de l'orifice des canaux biliaires et pancréatiques, l'expérimentateur laisse jeûner l'animal *quatre jours;* il porte alors directement de la graisse dans l'intestin, et au bout de quelque temps il trouve les chylifères correspondants remplis d'un *liquide blanc.* M. Lenz croit pouvoir conclure de là que le suc pancréatique est inutile à l'absorption des matières grasses. Cette conclusion ne ressort pas de l'expérience : celle-ci prouve seulement que d'autres liquides intestinaux jouissent de la propriété émulsive, et rien autre chose. M. Donders et M. Herbst ont également fait observer que les chylifères du lapin, qui naissent de la portion d'intestin située *au-dessus* du canal pancréatique, contiennent un liquide *lactescent,* ce qu'on savait déjà. Mais il est incontestable que le liquide qui circule dans les chylifères qui se détachent de l'intestin au-dessous de l'orifice du canal pancréatique est *plus blanc* que dans les chylifères placés au-dessus. MM. Bidder et Schmidt ont constaté que chez les chiens auxquels on a pratiqué une fistule biliaire, et chez lesquels, par conséquent, la bile ne coule plus dans l'intestin, la proportion des matières grasses absorbées par l'intestin diminue très-notablement, comme on peut s'en assurer en pesant la quantité des matières grasses ingérées et la proportion des matières grasses expulsées avec les selles, et en comparant ce qui se passe dans ces conditions expérimentales avec ce qui a lieu chez un animal sain. Ceci prouve que la bile a une action analogue à celle du suc pancréatique, mais non pas que le suc pancréatique ne la possède point. Nous ferons les mêmes observations en ce qui concerne les expériences de M. Colin et celles de M. Bérard. Le chyle de la digestion, recueilli au cou par une fistule au canal thoracique, renferme une certaine proportion de graisse, variable suivant l'alimentation (§ 63). S'il est vrai qu'on trouve encore de la graisse dans le chyle recueilli sur un animal à fistule thoracique, dont le suc pancréatique est en même temps dérivé au dehors par l'établissement d'une fistule pancréatique, il est vrai, aussi, que la quantité de graisse qui passe par absorption dans le système chylifère d'un animal à fistule pancréatique est bien moins considérable que quand le suc pancréatique coule librement dans l'intestin : toutes les fois, bien entendu, que la comparaison porte sur des animaux soumis à une alimentation identique, quant à la proportion des matières grasses.

En résumé, le suc pancréatique émulsionne les matières grasses et favorise leur absorption. Il n'est pas le seul qui jouisse de ce pouvoir, car il le partage avec la bile et le suc intestinal. Mais on peut conclure des faits connus jusqu'à ce jour, que le suc pancréatique est, parmi les divers liquides portés à la surface de l'intestin, celui dans lequel cette propriété paraît être le plus active.

La propriété émulsive du suc pancréatique a été observée par M. Bernard, en 1846. Ses expériences ont été publiées en 1848. Quatorze ans auparavant (1834), M. Eberle avait dit, que le suc pancréatique transformait les graisses en une sorte d'émulsion, et paraissait destiné à en favoriser l'absorption ; mais cette doctrine, qui reposait d'ailleurs sur quelques expériences, était tombée dans l'oubli, quand les travaux de M. Bernard sont venus de nouveau fixer l'attention des physiologistes sur ce problème intéressant.

§ 49.

Action du suc pancréatique sur les aliments féculents. — Les aliments féculents, nous l'avons vu, sont transformés par la salive en dextrine d'abord, puis en glycose. D'insolubles qu'ils étaient, ils sont devenus solubles. Mais cette action, commencée dans la bouche et continuée dans l'estomac (voy. § 39), ne s'est exercée que sur une portion des féculents. La transformation reprend une activité nouvelle dans l'intestin grêle. Au moment où la bouillie alimentaire passe de l'estomac dans l'intestin, il y a une grande quantité de fécule (surtout chez les herbivores, dont elle constitue la principale alimentation) qui n'a pas encore été modifiée. Le suc pancréatique agit sur elle à la manière de la salive.

MM. Sandras et Bouchardat ont démontré le fait à l'aide du suc pancréatique de l'oie. Ils ont montré aussi que des fragments de pancréas, mis en digestion avec l'amidon, jouissaient à un haut degré du pouvoir de le transformer en dextrine et en glycose. M. Lenz a tiré, de recherches plus récentes, la conclusion que le suc pancréatique transformait l'amidon en sucre avec une grande rapidité.

Si, à l'exemple de M. Donders, on pratique à un chien une fistule à l'origine de l'intestin grêle, et qu'on nourrisse ce chien avec du pain (le pain contient une grande quantité de fécule), on voit sortir par la fistule une matière qui contient encore beaucoup de fécule. Au contraire, un chien sans fistule, nourri avec du pain, ne présente pas de traces de fécule dans ses excréments. La transformation de la fécule en glycose a donc lieu en grande partie dans l'intestin.

§ 49 bis.

Action du suc pancréatique sur les matières albuminoïdes. — Le suc pancréatique exerce aussi, dans l'intestin, une action dissolvante sur les aliments albuminoïdes.

De même qu'on peut préparer un suc gastrique artificiel, en faisant infuser dans l'eau les membranes de l'estomac et en acidifiant la liqueur, de même, on peut préparer un suc pancréatique artificiel, en préparant une infusion du tissu du pancréas. D'un autre côté, on peut se procurer du suc pancréatique à l'aide des fistules pancréatiques. Les expériences déjà nombreuses qui ont été faites concernant la digestion pancréatique des matières albuminoïdes l'ont été tantôt avec l'un de ces liquides, tantôt avec l'autre, et il importe de les distinguer.

A une époque déjà éloignée (1836), MM. Purkinje et Pappenheim avaient remarqué que l'infusion acidulée du tissu du pancréas constituait un dissolvant assez puissant des matières albuminoïdes. Ces expériences ont été reprises depuis quelques années par MM. L. Corvisart, W. Keferstein et Hallwachs, Brinton, Meissner Krebitzki ; nous pouvons aujourd'hui résumer ces divers travaux[1].

M. Corvisart ayant annoncé que le suc pancréatique jouissait du pouvoir de digérer les matières albuminoïdes, MM. Keferstein et Hallwachs s'élevèrent contre ces résultats. Leur procédé d'expérience consistait à faire macérer le tissu du pancréas dans l'eau par une température de 30 à 40 degrés, et pendant deux heures, puis à filtrer la liqueur.

Ils opérèrent ainsi sur le pancréas du bœuf, du chien, du cochon. Des fragments d'albumine placés pendant douze heures dans ce liquide ne furent pas modifiés ou n'accusèrent qu'un commencement de décomposition. Ils employèrent aussi le suc pancréatique lui-même. Ce suc alcalin avait été pris au moment de la digestion, sur un animal (chien) auquel on avait établi *depuis huit jours* une fistule pancréatique, et qui était parfaitement rétabli. Au bout de cinq heures, et par une température de 40 degrés, de l'albumine solidifiée placée dans ce liquide n'avait point été modifiée.

Aux expériences de MM. Keferstein et Hallwachs on peut objecter : 1° que leur infusion de pancréas n'a pas été faite dans les conditions convenables; en effet, pour que le pancréas mis en infusion dans l'eau cède à celle-ci son principe actif (ce qu'on pourrait appeler la *pancréatine*), il faut que l'animal soit sacrifié en pleine digestion, c'est-à-dire environ quatre heures après un repas copieux; 2° que le suc pancréatique n'a plus, au bout de huit jours de fistule, ses propriétés physiologiques (voyez § 47).

M. Brinton, en faisant agir le liquide provenant de l'infusion du pancréas sur l'albumine coagulée, a confirmé les résultats annoncés par M. Corvisart, avec ces deux réserves : 1° que la dissolution opérée par le suc pancréatique est beaucoup plus lente que celle qu'on obtient à l'aide du suc gastrique ; 2° que cette dissolution est liée à un travail de décomposition. Il constate de plus que des infusions pratiquées avec d'autres tissus placés dans les mêmes conditions de température n'exercent pas une action dissolvante analogue.

M. Meissner, qui a étudié cette question avec beaucoup de soin et pratiqué un grand nombre d'expériences, soit à l'aide du suc pancréatique obtenu par fistule, pratiquée sur un animal en digestion, soit à l'aide d'infusions de pancréas de cochon, de chat, de chien et de bœuf, a constaté que le suc pancréatique a bien réellement la propriété de digérer les matières albuminoïdes et de les transformer en peptones. Mais il a, surtout, appelé l'attention sur une condition qui paraît avoir une grande influence sur les résultats, et qui explique les contradictions qui se sont produites.

[1] A l'époque où parurent les premières éditions du présent ouvrage, il n'était guère possible de se prononcer sur ces résultats, alors peu nombreux et vivement contestés.

Déjà M. Brinton avait fait cette remarque, savoir, que l'action de l'infusion de pancréas sur les matières albuminoïdes est plus marquée au bout de quelques jours que quand on l'emploie tout de suite. Or, au bout de quelques jours, la liqueur qui était alcaline devient généralement acide. M. Meissner a constaté que le suc pancréatique naturel et alcalin a peu d'action. Toutes les fois que la matière albuminoïde mise en digestion dans l'infusion de pancréas ne se digérait point, mais tournait à la décomposition putride, le liquide était alcalin. Il suffit d'acidifier très-légèrement le suc pancréatique ou l'infusion de pancréas pour leur donner le pouvoir de digérer les matières albuminoïdes. Au reste, ainsi que l'ajoute M. Meissner lui-même, la nécessité de cette faible acidité ne détruit en rien la réalité des observations faites sur le pouvoir digestif du suc pancréatique; au contraire, elle augmente leur valeur, puisque, en effet, sur l'animal vivant, c'est dans le haut de l'intestin que coule le suc pancréatique, et que dans ce point la réaction acide (déterminée par la bouillie stomacale imprégnée de suc gastrique) domine.

Le produit de la dissolution de l'albumine par le suc pancréatique ne paraît pas renfermer de parapeptone. La parapeptone fournie par la digestion gastrique se transforme, sous l'influence du suc pancréatique, en peptone proprement dite [1].

§ 50.

Bile. — La bile s'écoule par le canal cholédoque dans la deuxième portion du duodénum. Cette humeur joue dans l'économie un double rôle : elle est une humeur excrémentitielle, comme le sont l'urine et la sueur, et elle est évacuée par l'anus avec les résidus non absorbés de la digestion, qu'elle colore en brun. Elle concourt, d'une autre part, aux phénomènes chimiques de la digestion. Nous ne l'envisagerons ici que sous ce dernier rapport [2].

[1] D'après des expériences plus récentes de M. Corvisart et de M. Schiff, il résulterait que l'*infusum* du tissu du pancréas n'exerce son action dissolvante sur les substances albuminoïdes qu'autant que le pancréas serait ce qu'ils appellent *chargé* par les produits de la digestion stomacale. C'est le produit de la digestion des substances albuminoïdes, c'est-à-dire la *peptone*, qui, absorbé et porté dans le sang, fournirait au pancréas les éléments *actifs* de sa sécrétion. Des animaux alimentés exclusivement avec des matières grasses ou amylacées, et qu'on sacrifie en pleine digestion, n'ont pas le pancréas chargé, c'est-à-dire que l'infusum de la glande n'exerce pas d'action digestive sur les matières albuminoïdes.

Suivant M. Schiff, il faut, en outre, que la peptone absorbée dans l'estomac traverse la rate pour y acquérir les propriétés propres à donner au suc pancréatique le pouvoir digérant. Des animaux auxquels on a lié les vaisseaux spléniques, bien qu'ils aient été alimentés avec de la viande, n'ont pas le pancréas *chargé*. Voilà, suivant M. Schiff, pourquoi les animaux *dératés* ont besoin d'une plus grande quantité d'aliments que les animaux sains. L'estomac seul fonctionnerait comme digesteur d'albuminoïdes, le pancréas n'agirait plus sur ce groupe alimentaire.

[2] Voyez, pour les détails relatifs à la sécrétion biliaire, § 184 et suivants.

La bile est un liquide légèrement alcalin, brun-verdâtre, d'une saveur à la fois douce et amère. L'analyse de la bile a été faite bien des fois. MM. Berzelius, Gmelin, Mulder, Demarçay, Liebig, ont publié des analyses qui diffèrent beaucoup les unes des autres. Aujourd'hui la plupart des chimistes ont adopté les idées de M. Strecker sur la composition de la bile. Nous nous rattacherons aussi aux travaux de M. Strecker. C'est la bile contenue dans la vésicule biliaire du bœuf qui a servi à la plupart des analyses.

Indépendamment de l'eau et des sels qu'elle renferme, ainsi que la plupart des liquides organiques, la bile peut être considérée comme constituée essentiellement par deux acides organiques azotés, unis à la soude et à la potasse, et formant ainsi deux sels organiques. Ces deux acides organiques sont l'*acide cholique* et l'*acide choléique*; ils diffèrent l'un de l'autre en ce que l'acide cholique ne contient point de soufre, tandis que l'acide choléique est sulfuré. On a désigné quelquefois le premier sous le nom d'*acide bilique non sulfuré*, et le second sous le nom d'*acide bilique sulfuré*.

L'acide cholique peut être obtenu cristallisé en aiguilles. Cet acide est peu soluble dans l'eau et dans l'éther; il est soluble dans l'alcool.

L'acide choléique n'a pas été obtenu à l'état cristallin. Son acidité est moins prononcée que celle de l'acide cholique. Il est soluble dans l'eau.

Les cholates et les choléates alcalins de la bile sont solubles dans l'eau; ils ont une saveur à la fois sucrée et amère. L'acétate de plomb et le nitrate d'argent précipitent les cholates. Les choléates ne sont point précipités par ces réactifs.

Indépendamment des cholates et choléates alcalins, la bile contient *trois matières colorantes* azotées : 1° une brune (cholépyrrhine); 2° une verte (biliverdine); 3° une jaune (bilifulvine). Ces principes colorants isolés sont insolubles dans l'eau. Ils se trouvent dissous dans la bile à l'aide du choléate de soude.

Il y a dans la bile des matières grasses neutres : cholestérine, oléine, margarine. Il y a aussi dans la bile du mucus.

Parmi les sels minéraux que contient la bile, le chlorure de sodium est le plus abondant. Il y a des phosphates et des carbonates alcalins, de très-petites proportions de phosphates terreux, et des traces de sels de fer et de silice.

La proportion de l'eau contenue dans la bile du bœuf est environ de 90 pour 100. Il reste par conséquent 10 pour 100 de matériaux solides, quand on la fait évaporer.

M. Strecker a procédé à la détermination des éléments constituants de la bile par des procédés très-simples. Il évapore lentement cette humeur et traite le produit évaporé par l'eau, par l'alcool, par l'éther, par l'acétate de plomb. Il exclut tout traitement par les acides et les alcalis, qui dédoublent et transforment les éléments constituants de la bile[1].

La bile de l'homme contenue dans la vésicule biliaire est un peu plus riche en matériaux solides, mais elle présente la même composition que celle du bœuf. Voici l'analyse de la bile humaine, faite par M. Frerichs sur un homme mort d'accident, et par M. Gorup-Besanez sur deux suppliciés.

ANALYSES RAPPORTÉES A 100 PARTIES.	FRERICHS. Bile prise dans la vésicule.	GORUP-BESANEZ. Bile prise dans la vésicule de deux suppliciés.	
		1er supplicié.	2e supplicié.
Eau..........................	86,0	89,7	82,1
Cholate et choléate de soude.........	9,10	5,2	10,6
Cholestérine......................	0,20	3,1	4,0
Margarine et oléine.................	0,92		
Mucus et matières colorantes........	2,95	1,4	2,2
Sels.............................	0,77	0,6	1,1
	100,00	100,0	100,0

§ 51.

Rôle de la bile dans la digestion. — La bile est versée dans le duodénum, c'est-à-dire dans une partie de l'intestin où les phénomènes de la digestion s'accomplissent encore avec toute leur activité ; de plus, la bile est versée, chez l'homme et chez beaucoup d'animaux, par un canal qui lui est commun avec le suc pancréatique ; il est donc présumable déjà que cette humeur n'est pas seulement un liquide excrémentitiel, mais qu'elle joue un rôle dans les phénomènes de la digestion. Si la bile

---

[1] Voici, d'après M. Strecker, la signification qu'il faut donner aux matières autrefois considérées comme les principes constituants de la bile.

La *taurine* est un produit de l'art. Elle se forme aux dépens de l'acide choléique, quand on fait bouillir la bile avec des dissolutions alcalines, ou quand on la traite par l'acide chlorhydrique. La taurine est sulfurée comme l'acide choléique d'où elle procède. Elle cristallise facilement, est soluble dans l'eau bouillante et insoluble dans l'alcool.

La *biline* de Berzelius et de Mulder est un mélange de cholates et de choléates alcalins.

L'acide *cholalique*, l'acide *choloïdique*, la *dyslysine* sont des produits de l'action prolongée de la potasse caustique sur l'acide cholique. Dans les mêmes conditions, il se produit aussi du *glycocolle*.

L'acide *fellinique* de Berzelius n'est que l'acide choloïdique. La matière désignée sous le nom de *résine biliaire* est la même substance unie aux matières grasses et aux principes colorants de la bile.

Le *picromel* est aussi un produit artificiel. C'est du glycocolle mélangé de matières grasses.

On a aussi signalé dans la bile la présence de la *leucine* et de la *tyrosine*. Ces deux principes, qu'on a retrouvés aussi dans le sang des veines sus-hépatiques, dans les muscles, dans la rate, etc., sont peut-être des produits de décomposition des matières albuminoïdes sous l'influence des alcalis.

était simplement un liquide d'excrétion, on ne comprendrait pas pourquoi elle n'est pas versée dans les dernières portions de l'intestin, dans le colon transverse, par exemple, qui se trouve placé à peu près au même niveau que le duodénum.

La bile sécrétée par le foie s'écoule par le canal hépatique, elle passe de là dans le canal cholédoque, qui la transmet dans l'intestin, où elle s'écoule goutte à goutte, d'une manière continue. Mais une portion de la sécrétion, au lieu de suivre son trajet descendant par l'intestin, remonte par le canal cystique, et vient s'emmagasiner dans la vésicule biliaire, qui se remplit (Voy. § 184).

Au moment de la digestion, la bile accumulée dans la vésicule s'écoule dans le duodénum. Si l'on ouvre un animal à jeun, on trouve la vésicule biliaire distendue. S'il a fait un repas depuis une heure ou deux, on trouve la vésicule presque vide, quoique les aliments soient encore dans l'estomac. On a observé le même phénomène (c'est-à-dire la vacuité de la vésicule) sur des hommes morts pendant le travail de la digestion stomacale. M. Dalton a dernièrement (1858) constaté, sur un chien [1] auquel il avait pratiqué une fistule duodénale au niveau de l'orifice du canal cholédoque, que la bile s'écoule tout d'un coup en grande quantité, aussitôt que les aliments sont parvenus dans l'estomac. Cet écoulement continue encore pendant les heures qui suivent, mais trèslentement. Lorsque les aliments passent de l'estomac dans le duodénum, ils trouvent donc la bile déjà parvenue dans l'intestin ; et, avec la bile, aussi du suc pancréatique. Une partie de ce suc y arrive, d'ailleurs, par un orifice commun avec celui de la bile. La paroi interne de l'intestin se trouve dès lors imprégnée par avance, sur le passage de la bouillie alimentaire, par une couche liquide, visqueuse et adhérente, formée par la bile et le suc pancréatique. Il est probable que cette imbibition préalable des parois intestinales par la bile et le suc pancréatique n'est pas inutile à l'absorption (Voy. §§ 75 et 76). L'écoulement de la bile dans l'intestin commence avec la réplétion de l'estomac par les aliments. Cette réplétion exerce une pression sur les organes contenus dans l'abdomen, par conséquent sur la vésicule, et la bile s'écoule dans l'intestin. Les parois contractiles du canal cholédoque concourent à la progression. La vésicule biliaire est pourvue aussi d'une tunique contractile qui peut favoriser l'excrétion, surtout quand la vésicule est fortement remplie.

On a remarqué, depuis bien longtemps déjà, que la bile se mélange avec les corps gras ; ce n'est pas d'aujourd'hui que la bile de bœuf sert de dissolvant aux *dégraisseurs*. La bile ne paraît agir sur les corps gras que par une action de *mélange*, et non pas par action chimique. M. Lenz a mis des corps gras neutres en présence de la bile et n'a pas constaté de dédoublement chimique. La faible alcalinité de la bile extraite du corps

---

[1] Sur cinq chiens auxquels M. Dalton a cherché à établir des fistules duodénales, deux seulement ont survécu.

de l'animal n'a donc pas la propriété de saponifier les corps gras d'une manière sensible. A plus forte raison, la saponification n'a-t-elle pas lieu dans l'intestin grêle, où, nous l'avons déjà dit, l'acidité du suc gastrique entraîné avec la masse alimentaire est presque toujours prédominante. Il est probable, dès lors, que dans les phénomènes de la digestion la bile concourt avec le suc pancréatique à mettre les corps gras en suspension, c'est-à-dire à les *émulsionner*.

Les matières grasses doivent être émulsionnées pour pénétrer dans les vaisseaux chylifères (Voy. § 76). La présence des corps gras dans les vaisseaux chylifères peut donc être regardée comme une preuve que ces corps ont été préalablement préparés à l'absorption, soit par le suc pancréatique, soit par la bile. Or, M. Lenz a fait plusieurs expériences qui démontrent que, si l'on supprime l'écoulement du suc pancréatique dans l'intestin, en y laissant parvenir la bile, on trouve encore dans les vaisseaux chylifères de l'intestin du *chyle blanc*, c'est-à-dire des matières grasses.

Si l'on supprime l'arrivée de la bile dans l'intestin par la ligature du canal cholédoque, on constate qu'il y a eu néanmoins du chyle blanc d'absorbé : il y a donc eu des substances grasses émulsionnées. Le pancréas a continué, en effet, à verser son liquide dans l'intestin. L'animal, d'ailleurs, succombe très-promptement aux phénomènes de la résorption biliaire, à moins que le canal ne se rétablisse.

Lorsqu'on établit une fistule biliaire, c'est-à-dire lorsque, au lieu de laisser couler librement la bile dans l'intestin, on la force à couler au dehors par une plaie extérieure, l'animal n'est plus exposé aux phénomènes de la résorption biliaire. Il peut prolonger sa vie pendant des mois, bien que la bile soit supprimée pour la digestion. Les expériences de MM. Bidder et Schmidt, et celles de M. Lenz, montrent que, sur les animaux à fistule biliaire, la quantité des matières grasses absorbées dans l'intestin diminue de près de moitié, et que c'est surtout à cette cause qu'il faut attribuer l'épuisement et la mort des animaux auxquels on a pratiqué cette opération. M. Schellbach, qui a fait des expériences confirmatives des précédentes, a montré que les chiens à fistule biliaire ont besoin d'une plus grande quantité d'aliments pour réparer leurs pertes. La graisse ne pouvant plus être absorbée par eux qu'en proportions limitées, il faut, dans leur régime, augmenter la proportion des aliments féculents sur lesquels peut continuer à agir le suc pancréatique. De cette manière, d'après l'expérimentateur dont nous parlons, on peut prolonger beaucoup la vie de l'animal.

La suppression de la bile *comme liquide de digestion* n'entraîne, par conséquent, des désordres ni aussi manifestes ni aussi rapides que la suppression du suc pancréatique. On le conçoit aisément : le suc pancréatique n'émulsionne pas seulement les corps gras, mais il agit encore avec beaucoup de puissance sur les aliments féculents, et aussi sur les aliments albuminoïdes.

La bile jouit donc, concurremment avec le suc pancréatique, quoiqu'à un plus faible degré, du pouvoir d'émulsionner les corps gras.

La bile n'agit pas à l'instar du suc pancréatique, pour opérer la transformation des *matières amylacées* en glycose. Lorsqu'on place, pendant vingt-quatre heures, dans une température de 30 à 40 degrés centigrades, un flacon contenant un mélange de bile et d'empois d'amidon, au bout d'un si long temps, il n'y a que des traces *douteuses* de dextrine.

Si l'on mélange de la bile avec de la *glycose*, et qu'on place ce mélange dans une température convenable, il se forme de l'acide lactique. Mais la formation d'acide lactique n'a rien de spécial ici. Nous avons vu qu'il s'en formait dans l'estomac, et cette formation peut avoir lieu aux dépens du sucre, dans toute l'étendue de l'intestin, sous l'influence des liquides organiques et de la température animale.

Quand on place la bile fraîche en digestion avec de l'*albumine coagulée*, on n'observe pas la moindre dissolution au bout de plusieurs jours. M. Gorup-Besanez a dernièrement avancé que la *caséine* pouvait être dissoute par la bile, et M. Platner avait cru remarquer aussi que la bile avait une action faiblement dissolvante sur le groupe tout entier des substances albuminoïdes; l'expérience n'a point confirmé cette manière de voir. Les substances albuminoïdes s'altèrent à la longue dans la bile, mais leur décomposition spontanée n'y est pas plus rapide que dans l'eau distillée [1].

Les chiens pourvus de fistule biliaire digèrent aussi bien la viande que les chiens sans fistule. Ainsi, lorsqu'on donne à des chiens une ration normale de viande, on constate que tous les principes albuminoïdes de la viande ont disparu dans les matières fécales; on n'y retrouve qu'une portion des matières grasses de l'alimentation. A l'aide des chiens à fistule biliaire, on a constaté pareillement que la bile pouvait être envisagée comme étrangère à la digestion des aliments féculents. Ainsi, par exemple, lorsqu'on nourrit un animal de ce genre avec du pain pendant huit jours, et qu'on essaye les matières fécales de cet animal à l'aide de l'iode, on n'y trouve pas plus d'amidon que sur un animal sain [2] (Voy., pour plus de détails sur la bile, les §§ 184, 185, 186).

---

[1] Lorsqu'on extrait la bouillie alimentaire de l'estomac d'un animal en pleine digestion de viande, et qu'on traite cette bouillie alimentaire *acide* à l'aide de la bile qui est *alcaline*, il survient généralement un précipité abondant. Le précipité est déterminé par la neutralisation réciproque du suc gastrique qui est acide et de la bile qui est alcaline. Ce précipité est complexe : il consiste en parapeptone, et il contient en outre quelques-uns des éléments de la bile, tenus normalement en dissolution dans ce liquide, en vertu de son alcalinité.

[2] M. Hoffmann a appelé l'attention des physiologistes sur la propriété que possède la bile d'arrêter la putréfaction des matières qui cheminent dans l'intestin; sur les animaux à fistule biliaire, MM. Bidder et Schmidt ont noté que les matières fécales avaient une odeur cadavérique repoussante, quand ils étaient nourris de substances animales.

MM. Scherer et Frerichs pensent que, sous l'influence de la bile, la peptone se transforme de nouveau en albumine coagulable par la chaleur, de telle sorte que les matières

§ 52.

Suc intestinal. — Dans toute l'étendue de l'intestin, depuis le pylore jusqu'à l'anus, la membrane muqueuse sécrète une humeur ou mucus, qui agit aussi sur les substances alimentaires. A l'arrivée des matières alimentaires dans le gros intestin, la plus grande partie des portions assimilables de l'alimentation ont été liquéfiées et absorbées ; l'action du suc intestinal est donc à peu près bornée à l'intestin grêle. Les glandes de Lieberkühn, ou glandes tubuleuses simples, qui se trouvent répandues par myriades dans l'épaisseur de la membrane muqueuse, les follicules ou glandes en bourse, qu'on y rencontre aussi en quantité considérable, et surtout les glandes plus composées ou glandes de Brunner, qui forment au-dessous de la muqueuse du duodénum une sorte de tunique glandulaire non interrompue, telles sont les glandes qui sécrètent le suc intestinal. On a parlé aussi d'une *perspiration* de liquides à l'état de vapeur, qui aurait lieu, indépendamment des glandes, au travers de la muqueuse intestinale et aux dépens du sang qui circule dans les vaisseaux de l'intestin. Cette perspiration, qui existe à la surface de la peau, n'a pas lieu dans l'intestin, car la surface intestinale est toujours en contact, soit avec des substances liquides, soit avec des gaz *saturés* d'humidité (Voy. *Évaporation cutanée*, § 155 et suiv.).

Attirez, au dehors de l'abdomen d'un animal vivant, une anse intestinale ; ouvrez cet intestin, et excitez la surface muqueuse à l'aide d'un acide faible, tel que le vinaigre par exemple, et vous verrez sourdre à l'instant le suc intestinal.

Dans le but de se procurer le suc intestinal en quantité suffisante pour en examiner les propriétés, MM. Leuret et Lassaigne faisaient avaler à des animaux plusieurs éponges entourées d'un linge fin ; ils mettaient à mort les animaux, recueillaient les éponges trouvées dans l'intestin grêle, les débarrassaient de leur enveloppe et exprimaient le liquide qui les imbibait. Cette méthode laisse beaucoup à désirer, car les éponges parvenues dans l'intestin peuvent contenir de la salive, du suc gastrique, de la bile, du suc pancréatique et du suc intestinal. M. Frerichs a procédé d'une manière plus rigoureuse. Il attire au dehors une anse intestinale de chat, refoule avec soin son contenu par en haut et par en bas, à l'aide d'une pression douce, dans un espace de 10 à 20 centimètres ; pose une ligature au-dessus et au-dessous de l'espace ainsi préparé, et replace ensuite l'intestin dans l'abdomen. Au bout de quatre à six heures, l'animal est tué, et on recueille le liquide qui a été sécrété dans l'anse intestinale comprise entre les ligatures.

M. Colin a suivi à peu près le même procédé que M. Frerichs. Au lieu

azotées (fibrine, albumine coagulée, caséine, gluten, légumine) de l'alimentation se trouveraient, en résumé, livrées à l'absorption sous forme d'albumine analogue à celle du sang. Ce fait mériterait d'être étudié ; il est, d'ailleurs, en harmonie avec nos analyses du sang de la veine porte (v. § 66 et § 192.

de poser des ligatures sur l'intestin, il comprime sur le cheval deux points d'une anse intestinale, distants l'un de l'autre d'environ 2 mètres, à l'aide d'un petit appareil à vis, dont les plaques comprimantes sont doublées de velours. Au bout d'une demi-heure, il retire l'anse d'intestin qui avait été replacée dans le ventre de l'animal, et il en extrait par une ponction le liquide qui s'y est amassé.

MM. Bidder et Schmidt se sont procuré du suc intestinal, en établissant sur des chiens des fistules intestinales vers la portion moyenne de l'intestin grêle. Sur d'autres chiens, la fistule n'était pratiquée à l'intestin qu'après la ligature préalable des conduits biliaires et pancréatiques, afin d'obtenir le liquide aussi pur que possible.

Le suc intestinal est un liquide limpide, transparent, *alcalin*. Sa solution filtrée est incoagulable par la chaleur. L'alcool et la plupart des sels métalliques y déterminent un précipité abondant.

Ce liquide contient, indépendamment du mucus et d'une matière organique non définie, de l'eau, des sels et des matières grasses. Voici l'analyse qu'en a donnée M. Frerichs, celle que M. Lassaigne a faite sur le liquide recueilli par M. Colin, et celle de MM. Bidder et Schmidt.

SUC INTESTINAL DE CHAT. (Frerichs.)		SUC INTESTINAL DE CHEVAL. (Colin et Lassaigne.)		SUC INTESTINAL DE CHIEN. (Bidder et Schmidt.)	
Eau...............	97,6				
Matières organiques solubles........	0,5	Eau...	98,1	Eau...............	98,0
Mucus et matières organiques insolubles...........	0,9	Matières organiques...........	0,45	Matières organiques.	0,5
Matières grasses...	0,2	Sels.............	1,45	Sels...........	1,5
Sels.............	0,8				
	100,0		100,00		100,0

§ 53.

Action du suc intestinal. — Quelques auteurs ont contesté au suc intestinal toute action digestive; d'autres, guidés par l'analogie et non par l'expérience qui a fait longtemps défaut, lui ont attribué le pouvoir de compléter l'action du suc gastrique sur la masse alimentaire. Tels sont MM. Leuret et Lassaigne, Tiedmann et Gmelin, Eberle, etc. L'action du suc intestinal sur les substances alimentaires n'a été expérimentalement étudiée que dans ces dernières années, et encore nous ne possédons sur l'action isolée de ce liquide qu'un petit nombre d'expériences. Telles sont celles de MM. Frerichs, Zander, Bidder et Schmidt, Colin, W. Busch.

Lorsqu'après avoir extrait du suc intestinal de l'intestin d'un animal vivant on le met en digestion avec de l'empois d'amidon, on observe une métamorphose en dextrine et en glycose, analogue, pour la *rapidité*, avec celle qu'amènent la salive et le suc pancréatique. Ainsi, au bout de dix minutes, la masse amidonnée est devenue liquide, et elle réduit abondamment la liqueur cupro-potassique. Au bout d'une demi-heure, la transformation est complète (comme on s'en assure par l'iode) si la proportion d'amidon est petite par rapport à celle du suc intestinal. Au bout de cinq à six heures, tout le sucre formé (glycose) peut être trans-formé, par une métamorphose plus avancée, en acide lactique. (Bidder et Schmidt.) Le suc intestinal jouit de la propriété de diviser et d'émul-sionner les graisses. Lorsqu'on mélange de l'huile d'olive à ce suc, l'émulsion persiste longtemps, et les liquides ne se séparent qu'à la longue et incomplétement. M. Frerichs et M. Lenz lient l'intestin au-dessous de l'orifice du canal biliaire et des canaux pancréatiques, et ils injectent du lait ou de l'huile d'olive dans la partie sous-jacente de l'intestin. Au bout de quelque temps, ils constatent la présence d'un chyle blanc (émulsion contenant les matières grasses) dans la partie correspondante de l'intestin. M. Colin est arrivé à peu près aux mêmes résultats. Voici ce qu'il dit à cet égard : « Lorsqu'on agite vive-ment dans un tube 5 ou 6 parties de suc intestinal avec 1 partie d'huile d'olive, celle-ci se transforme en une écume blanchâtre, homogène. Enfin, lorsqu'on injecte dans une anse intestinale fermée (d'après le procédé indiqué plus haut) une certaine quantité d'huile, on re-trouve au bout d'une heure cette substance réduite en flocons blan-châtres, homogènes, et qui résultent évidemment d'une émulsion déjà fort avancée. »

MM. Zander, Bidder et Schmidt ont aussi étudié le rôle du suc intes-tinal sur les substances albuminoïdes de l'alimentation. Les animaux car-nivores (chiens, chats) ont été utilisés à ce genre de recherches. Mais s'il est possible de se procurer chez des animaux de petite taille des quantités de suc intestinal, suffisantes pour le faire réagir, dans un tube fermé, sur de l'amidon ou sur de l'huile, on n'en obtient par la fistule intestinale (qui ne comprend naturellement qu'un département très-restreint de l'intestin) que des proportions insuffisantes pour faire di-gérer de la viande ou de l'albumine coagulée, insuffisantes surtout pour estimer le pouvoir digestif de ce liquide. Les expérimentateurs ont donc procédé autrement. Ils lient, sur l'animal vivant, l'intestin au-dessous des canaux biliaires et pancréatiques; puis la substance alimentaire (albu-mine coagulée par la chaleur, ou viande cuite bien dégraissée) est placée dans de petits sacs de toile, et directement introduite dans l'intestin grêle. La plaie intestinale et la plaie abdominale sont recousues, et l'a-nimal abandonné à lui-même. Au bout de cinq à six heures, on met l'a-nimal à mort et on recherche dans l'intestin les petits sacs de toile. On retrouve généralement ces sacs dans le gros intestin. En ouvrant les sacs avec précaution, on constate déjà à la première vue un changement no-table : l'albumine est ramollie, la viande dissociée. Si l'on pèse la matière contenue dans les sacs, on s'assure qu'elle a diminué environ d'un tiers, c'est-à-dire que le tiers ou le quart au moins de la matière alimentaire a été liquéfié par le suc intestinal et a traversé les parois du sac pour être livré à l'absorption intestinale.

M. W. Busch a dernièrement observé une femme qui, à la suite d'un coup de corne dans le ventre, avait conservé une fistule à l'intestin grêle, un peu au-dessous du duodénum.

Le contenu de l'estomac et du duodénum, coloré par la bile, s'écoulait au dehors ; rien ne s'engageait dans le bout inférieur de l'intestin ; la maigreur était extrême. On lui introduisit alors dans le bout inférieur de l'intestin ce qui s'écoulait par la fistule, et à dater de ce moment l'état général de la malade devint satisfaisant.

M. Busch a répété chez la malade dont il est ici question les expériences que M. Zander avait instituées chez des chiens et des chats ; c'est-à-dire que des substances alimentaires variées ont été dosées, renfermées dans de petits sacs de toile, introduites dans l'intestin grêle, puis recueillies dans les selles. La perte de matière était calculée après dessiccation. Les petits sacs mettaient environ sept heures à parcourir la portion d'intestin comprise entre la fistule et l'anus. L'albumine cuite, la viande, étaient évidemment ramollies, dissociées, et avaient perdu une partie de leur poids. L'amidon a paru perdre plus en poids que les matières albuminoïdes (l'amidon placé dans les sacs était de l'empois desséché). La perte de l'amidon, qui était une fois de 38 pour 100, s'éleva une autre fois à 63,5 pour 100. Il suffisait de plonger dans l'eau les petits sacs de toile qui avaient servi à l'expérience, pour donner à cette eau le pouvoir de réduire la liqueur cupro-potassique, réaction caractéristique, comme on sait, de la présence de la glycose.

L'expérimentateur a encore remarqué que, quand il introduisait du beurre dans le bout inférieur de l'intestin, la majeure partie ressortait par l'anus. La bile et le suc pancréatique s'écoulaient par l'orifice supérieur de la fistule et ne pouvaient arriver dans le segment inférieur de l'intestin. On peut conclure de ce fait que le suc intestinal ne jouit qu'à un faible degré du pouvoir d'émulsionner les corps gras et d'en favoriser l'absorption.

En ce qui concerne les substances albuminoïdes, les expériences de M. Bernard ont démontré que le suc intestinal ne jouit pas du pouvoir dissolvant au même degré que le suc gastrique. Ainsi, quand on introduit par une plaie de l'intestin grêle des fragments de viande crue ou cuite, le suc intestinal digère faiblement les premiers et beaucoup mieux les seconds. Dans les phénomènes réguliers de la digestion, chez les animaux carnivores qui prennent une alimentation non soumise à la coction, le suc gastrique acide a donc pour office de *dissocier* les fibres de la viande, c'est-à-dire de dissoudre la matière gélatiniforme qui forme la base du tissu conjonctif (tissu cellulaire), et de commencer la dissolution de la substance musculaire (fibrine), que le suc pancréatique et le suc intestinal achèvent. Le suc gastrique prépare également les matières grasses à la digestion, en dissolvant leurs enveloppes cellulaires, lesquelles paraissent résister longtemps à l'action des liquides de l'intestin.

En résumé, le suc intestinal concourt à la digestion des aliments féculents ainsi qu'à celle des aliments albuminoïdes, et il jouit, mais plus faiblement que la bile et le suc pancréatique, du pouvoir d'émulsionner les corps gras.

§ 54.

Action simultanée de la bile, du suc pancréatique et du suc intestinal. — Digestion dans l'intestin grêle. — Nous avons étudié successivement l'action isolée de chacun de ces liquides. Mais les conditions dans lesquelles nous nous sommes placé sont tout à fait artificielles et purement expérimentales. Dans le fait, ces trois liquides agissent simultanément sur des aliments déjà infiltrés de salive et de suc gastrique. Le problème est donc très-complexe [1].

Ce que nous savons sous ce rapport, nous pouvons le puiser à deux sources : 1° l'examen des matières alimentaires recueillies à des hauteurs diverses de l'intestin grêle, après l'ouverture de l'animal, à des moments divers de la digestion ; 2° l'action du liquide mixte versé dans l'intestin pendant la digestion. On se procure ce liquide mixte, en recueillant sur un animal en digestion le contenu de la partie supérieure de l'intestin grêle, et en jetant le tout sur un filtre ; le liquide jaunâtre qui a traversé le filtre contient de la bile, du suc pancréatique, du suc intestinal, et aussi du suc gastrique.

La bouillie alimentaire ou le chyme contenu dans l'estomac passe, au bout de quelques heures, dans l'intestin grêle et par portions successives. Le chyme qui entre dans l'intestin grêle (déjà dépouillé par l'absorption d'une partie des principes albuminoïdes liquéfiés et du sucre formé) contient : des matières albuminoïdes dissoutes, et non encore absorbées [2] ; du sucre formé aux dépens des matières féculentes, et non encore absorbé ; des matières féculentes non encore altérées ; les matières grasses intactes ; de faibles proportions d'acide lactique, quelquefois de l'acide acétique ; enfin, les substances réfractaires à la digestion.

La bouillie alimentaire était grisâtre dans l'estomac ; elle se colore en

---

[1] Nous disions dans la deuxième édition de cet ouvrage : « Les résultats expérimentaux relatifs à l'action *simultanée* de la bile, du suc pancréatique et du suc intestinal, sont à peu près nuls, et c'est une recherche qui est encore à faire ; recherche d'autant plus intéressante que, nous le répétons, ces divers sucs agissent à l'état de mélange tout le long de l'intestin grêle. » Depuis cette époque, M. Bernard a examiné l'action du liquide *mixte* de l'intestin sur les mammifères, les oiseaux et les poissons.

[2] Lorsqu'on faisait prendre par la bouche, à la femme observée par M. Busch (§ 53), de l'albumine crue (blanc d'œuf), il s'en écoulait environ un tiers par l'orifice supérieur de la fistule intestinale ; les deux autres tiers avaient été absorbés.

jaune dans l'intestin grêle, à cause de la bile; plus loin elle devient ver-
dâtre, et sa couleur devient de plus en plus foncée, à mesure qu'elle
s'avance vers le gros intestin.

Malgré l'alcalinité de la bile, celle du suc pancréatique et celle du suc
intestinal, l'acidité du suc gastrique entraîné dans l'intestin avec les aliments prédomine dans la plus grande partie de l'intestin grêle. Ce n'est
guère qu'à la fin de cet intestin qu'on rencontre la réaction alcaline.
Ce fait repose sur un grand nombre d'expériences. Cela est vrai surtout
chez les animaux qui font usage de viande ou d'une nourriture mixte.
Chez les herbivores, la réaction du liquide contenu dans l'intestin grêle
est généralement alcaline, très-probablement à cause de la prédominance d'action et de sécrétion des sucs digestifs de l'intestin.

La réaction acide de l'intestin grêle n'est pas, d'ailleurs, exclusivement déterminée par le suc gastrique. Elle l'est aussi par l'acide lactique et l'acide acétique, qui se forment aux dépens des matières sucrées.
Cette acidité est, par conséquent, en rapport avec les mutations des
substances alimentaires. L'acide lactique et l'acide acétique, que nous
avons vus apparaître dans l'estomac, se forment bien plus abondamment dans l'intestin, et cela se conçoit, puisqu'ils correspondent à une
période plus avancée de la métamorphose des aliments féculents et sucrés. Il ne faut pas croire cependant, comme quelques auteurs l'ont dit,
que la totalité de la glycose passe à l'état d'acide lactique avant de pénétrer dans les voies de l'absorption. Si cette transformation commence
dans l'intestin, elle y est en somme rudimentaire, et nous verrons que
la plus grande partie de la glycose formée pénètre en nature dans les
voies de l'absorption (Voy. § 64).

On rencontre encore quelquefois, mais plus rarement, l'acide butyrique parmi les produits de la digestion intestinale. Il est probable que
cet acide prend naissance, comme les précédents, aux dépens du sucre
introduit en nature, ou de la glycose provenant des métamorphoses des
aliments féculents. On sait que la fermentation prolongée du sucre au
contact des matières azotées donne naissance d'abord à de l'acide lactique et ensuite à de l'acide butyrique, par un dégagement d'hydrogène
et d'acide carbonique [1]. M. Frerichs nourrit des chiens exclusivement
avec des pommes de terre et du pain (nourriture principalement amylacée), et il constate la présence de l'acide butyrique dans le contenu
de l'intestin grêle.

Il n'est pas impossible pourtant qu'il se développe parfois de l'acide
butyrique aux dépens des matières grasses.

Le sucre que l'homme prend en *nature* est généralement à l'état de
sucre de canne (qu'il provienne de la canne à sucre ou de la betterave).
La glycose ne se trouve guère toute formée que dans les fruits, dans
les graines de quelques céréales, et dans les boissons fermentées. Le

---

[1] Ces deux gaz existent parmi les produits de l'intestin (Voyez § 57).

sucre de canne, avant d'être absorbé dans l'intestin, se transforme en glycose ; cette transformation s'opère surtout dans l'intestin grêle. Si, à l'exemple de M. Frerichs, on met du sucre de canne en présence du suc gastrique pendant trente-six heures, on n'obtient que des traces de glycose. On peut faire, comme M. Lehmann, la même expérience à l'aide de la salive : le sucre de canne n'est point modifié. D'un autre côté, lorsque M. Becker, dans des expériences nombreuses, fait prendre à un animal du sucre de canne, rarement il constate la présence de la glycose dans l'estomac : la glycose est, au contraire, très-abondante dans l'intestin grêle. On peut donc conclure que l'intestin grêle est le lieu ordinaire de cette transformation. Si l'acide lactique, métamorphose ultérieure de la glycose, se montre parfois dans l'estomac, il faut en rattacher la présence, non au sucre de canne, mais plutôt à la glycose déjà formée aux dépens de la partie amylacée de l'aliment par l'action de la salive.

La gomme et la pectine, analogues par leur constitution chimique avec les matières amylacées, sont-elles transformées en glycose par la digestion intestinale, ou sont-elles absorbées en nature ? on l'ignore. On sait seulement que la salive et le suc gastrique n'exercent point sur elles d'action chimique [1].

Lorsqu'à l'exemple de M. Bernard, on recueille le liquide contenu dans la partie supérieure de l'intestin grêle, on constate que ce liquide mixte, composé de bile, de suc pancréatique et de suc intestinal, possède toutes les propriétés digestives réunies. Ce liquide digère les matières albuminoïdes et les matières féculentes, et émulsionne les matières grasses. Cela n'a rien de surprenant, si l'on veut bien se rappeler le rôle qu'exerce chacun des sucs digestifs pris isolément.

En résumé, les phénomènes chimiques de la digestion dans l'intestin grêle consistent dans l'émulsion des matières grasses, dans la métamorphose des aliments féculents en dextrine et en glycose, dans la dissolution des matières albuminoïdes non encore dissoutes par le suc gastrique, dans la transformation du sucre de canne en glycose, dans la formation de petites proportions d'acide lactique et d'acide acétique aux dépens d'une partie de la glycose déjà formée, dans la formation accidentelle de l'acide butyrique.

On a souvent désigné sous le nom de *chyle* la bouillie alimentaire engagée dans l'intestin grêle ; il est aisé de voir, d'après ce que nous venons de dire, que cette masse est très-composée. Elle ne diffère de la bouillie stomacale ou du *chyme* que par la disparition de certaines parties déjà absorbées, et par l'addition de la bile, du suc pancréatique et du suc intestinal.

Si l'on ne devait donner le nom de *chyle* qu'à cette portion du produit de la digestion qui s'engagera par la voie des *chylifères*, il est certain

---

[1] Lorsqu'on faisait avaler de la gomme à la femme observée par M. Busch (§ 53), cette substance s'écoulait *inaltérée* par l'orifice supérieur de la fistule, presque en totalité.

que les progrès de la science ont singulièrement restreint la signification du mot *chyle*. Autrefois on pensait que la somme totale des produits
absorbés de la digestion passait par la voie des chylifères. Mais il est
constant qu'il n'y a qu'une partie des produits digérés qui passe par cet
ordre de vaisseaux ; une autre partie passe par les veines (Voy. §§ 66 et 75).

La bouillie alimentaire parvenue dans l'intestin se colore ordinairement en jaune, à cause de la bile. Lorsque la quantité des matières
grasses ingérées, est très-abondante, l'émulsion qu'elles forment avec
les liquides de l'intestin grêle domine et donne à la masse entière un aspect blanc et crémeux. Cette bouillie blanche ressemble au liquide qui
circule dans les chylifères ; mais elle contient tous les autres produits
de la digestion et aussi les substances réfractaires à la digestion, le tout
masqué par l'émulsion.

ARTICLE I.

PHÉNOMÈNES CHIMIQUES DE LA DIGESTION DANS LE GROS INTESTIN.

§ 55.

Digestion cœcale. — Les aliments, après avoir traversé l'intestin grêle
et abandonné à l'absorption la majeure partie de leurs produits, s'engagent dans le gros intestin. La fluidité de la masse alimentaire avait diminué le long de l'intestin grêle, elle diminue encore dans son trajet le
long du gros intestin. Le résidu de la digestion se présente en dernier lieu à l'anus, sous la forme d'une pâte de consistance butyreuse ; à
la condition, toutefois, que la sécrétion intestinale n'ait pas été anormalement augmentée par une cause pathologique, ou par un purgatif.

La bouillie alimentaire, en passant de l'intestin grêle dans le gros intestin par la valvule de Bauhin, arrive dans le cœcum. Est-il vrai que
les aliments, avant de continuer leur trajet ultérieur, soient soumis, pendant leur court séjour dans cette cavité, à une sorte de digestion supplémentaire ?

Le contenu du cœcum, examiné sur un animal carnivore qu'on vient
de mettre à mort, est quelquefois acide. L'acidité est due tantôt à l'a-
cide lactique, tantôt à l'acide acétique. On a tiré de ce fait la conclusion
que le cœcum, à l'instar de l'estomac, sécrète un liquide acide, et que
les parties albuminoïdes d'une digestion difficile, telles que les tendons,
les ligaments et la portion organique des os, pouvaient encore abandonner en ce point quelques principes nutritifs à la digestion.

Rien ne prouve que le cœcum *sécrète* un liquide acide ; il est bien plus
probable, au contraire, que l'acide lactique et l'acide acétique, qu'on y
rencontre, viennent de plus haut ou bien ont pris naissance aux dépens
des aliments eux-mêmes, comme c'est souvent le cas, le long de l'intestin grêle. Ensuite nous ferons remarquer que le cœcum est bien plus
développé chez les animaux herbivores que chez les animaux carnivores ;
et il semble qu'il devrait en être autrement si le cœcum était, comme

l'estomac, une cavité supplémentaire destinée à la transformation des substances albuminoïdes. D'ailleurs, le contenu du cœcum des herbivores (cheval et ruminants), loin d'être acide, est toujours *alcalin*. Le cœcum, pas plus que les autres parties de l'intestin, ne donne donc naissance à un suc acide, et il semble, au contraire, que le séjour des aliments dans le cœcum développé des herbivores est plutôt en rapport avec la digestion des féculents.

Dans les phénomènes normaux de la digestion, quand la masse alimentaire a traversé l'estomac et l'intestin grêle, et qu'elle arrive dans le gros intestin, les sucs digestifs ont épuisé leur action, c'est-à-dire que les parties de l'aliment capables d'être modifiées par les liquides de la digestion ont été, non-seulement dissoutes, mais pour la plus grande partie absorbées. De sorte que le rôle du gros intestin, dans la digestion, peut être considéré comme à peu près nul. Mais si l'on introduit artificiellement dans le gros intestin des substances alimentaires, on peut constater que le suc intestinal, qui afflue à la surface du gros intestin, jouit d'un pouvoir analogue à celui qui humecte l'intestin grêle. M. Steinhauser a fait sur une femme affectée de fistule au *colon ascendant* une série d'expériences qui le démontrent clairement. Lorsqu'il introduisait dans le gros intestin, par la fistule, un œuf dur réduit en pulpe, il retrouvait dans les matières fécales à peu près toutes les matières grasses du jaune; mais une partie de l'albumine avait disparu. Ces expériences ne doivent pas être perdues de vue par le médecin ; elles lui enseignent que, quand il y a un obstacle absolu à l'introduction des aliments par les parties supérieures du tube digestif, il peut prolonger la vie du malade, en introduisant par l'anus des liquides contenant en dissolution des substances albuminoïdes, et probablement aussi des matières féculentes (Voy. § 53).

§ 56.

Excréments. — C'est dans le cœcum que la masse non absorbée commence à prendre l'odeur caractéristique des matières fécales. M. Valentin retire du cœcum d'un animal une bouillie à peu près sans odeur, il la laisse exposée au contact de l'air : l'odeur fécale apparaît bientôt, et elle devient de plus en plus prononcée. L'odeur des matières fécales est repoussante chez les animaux qui vivent d'aliments animaux ; elle n'a rien de bien désagréable chez les herbivores. Les principes de la bile et le mucus intestinal, évacués avec les produits non digérés, communiquent aux matières fécales un *fumet* particulier, qui diffère suivant les espèces animales dont elles proviennent.

Les excréments contiennent : 1° du mucus intestinal et quelques principes de la bile ; 2° le résidu non digéré et non absorbé de l'alimentation ; c'est-à-dire les partie végétales insolubles, grains, noyaux, pepins, fibres végétales ; une partie des tissus fibreux animaux, ligaments, tendons, tissus élastiques ; la portion non dissoute par le suc gastrique des

sels terreux des os; l'amidon non digéré; l'excès des substances grasses;
l'excès des substances albuminoïdes elles-mêmes, lorsque la quantité
d'aliments ingérée est disproportionnée avec les besoins de la réparation (Voy. § 186).

§ 57.

Des gaz de l'intestin. — Lorsqu'on ouvre un animal vivant, que ce
soit pendant le travail de la digestion ou dans l'état de jeûne, on trouve
l'intérieur des intestins rempli par des gaz. Aussitôt que la section abdominale a eu lieu, le paquet intestinal s'échappe au dehors, et il fuit
sous les doigts qui cherchent à le faire rentrer. Ces phénomènes sont
dus à la réplétion gazeuse. On trouve des gaz dans toute l'étendue du
tube digestif, depuis le pylore jusqu'à l'anus. On en trouve aussi, mais
en très-petite quantité, dans l'estomac.

Dans l'état physiologique, ces gaz proviennent des réactions chimiques
qui s'accomplissent dans le tube digestif pendant les phénomènes de la
digestion. Dans quelques cas pathologiques, il survient parfois, même en
l'absence des aliments, un développement rapide de gaz accompagné
d'un ballonnement plus ou moins considérable du ventre. Dans ce cas,
on est indécis de savoir s'il faut attribuer l'accumulation gazeuse au passage des gaz du sang [1] au travers des tuniques des vaisseaux qui circulent dans la membrane muqueuse intestinale, ou bien s'il faut la rapporter à la décomposition des humeurs sécrétées dans l'intestin.

L'estomac, quand il n'est point distendu par les aliments, est bien
loin d'être rempli de gaz, comme le tube intestinal lui-même. On ne
trouve dans l'estomac qu'une proportion de gaz si faible qu'on n'en
peut faire que rarement l'analyse. Lorsqu'on ouvre sous l'eau un estomac de supplicié, on ne recueille en général que quelques bulles gazeuses, principalement constituées par de l'oxygène et de l'azote; on
y trouve aussi de l'acide carbonique. Il est probable que l'oxygène et
l'azote proviennent de l'air atmosphérique, et qu'ils ont été introduits
dans l'estomac par déglutition, soit avec la salive, soit avec le bol alimentaire. Quant à l'acide carbonique, il vient, soit du sang, soit des
réactions digestives de l'estomac. M. Planer, qui a récemment publié
un grand travail sur les gaz intestinaux, recueillis sur les animaux vivants aux diverses périodes de la digestion, fait observer que les proportions de l'acide carbonique sont toujours dans l'estomac en raison
inverse des proportions de l'oxygène. En d'autres termes, l'acide carbonique prend la place de l'oxygène qui disparaît.

La très-faible proportion de gaz introduite dans l'estomac avec les
substances alimentaires ne gêne point les mouvements de ce viscère;
mais quand ils se développent abondamment par suite d'une mauvaise
digestion, ces mouvements deviennent douloureux et le besoin de les
rendre est impérieux.

---

[1] Le sang contient, à l'état de dissolution, de l'oxygène, de l'acide carbonique et de
l'azote.

Dans l'intestin grêle et dans le gros intestin on ne trouve pas d'oxygène; mais l'acide carbonique et l'hydrogène dominent. On y trouve encore de l'azote et de l'hydrogène carboné; on a aussi rencontré de l'hydrogène sulfuré dans la dernière portion du gros intestin. Les gaz rendus par l'anus présentent cette composition complexe.

Il est assez difficile, dans l'état actuel de la science, de déterminer d'une manière précise l'origine de tous ces gaz. On peut dire cependant que durant la digestion dans l'intestin grêle il se développe principalement de l'acide carbonique et de l'hydrogène. L'alimentation animale et l'alimentation végétale donnent également naissance à ces deux gaz. Toutefois la production de l'hydrogène est relativement plus abondante à la suite du régime végétal.

L'origine de l'hydrogène carboné qui ne se montre que dans le gros intestin est fort obscure. D'après les recherches de M. Planer, ce gaz n'apparaît que quand la masse fécale est restée très-longtemps dans l'intestin.

Quant à l'hydrogène sulfuré qui n'existe pareillement qu'en très-faibles proportions, dans le gros intestin, il est probable qu'il provient de la décomposition des sulfates en présence des matières organiques.

Le premier tableau contient l'analyse des gaz de l'estomac et de l'intestin de l'homme, recueillis sur le cadavre.

Le second tableau contient l'analyse des gaz, recueillis par M. Planer sur des chiens qu'il mettait à mort cinq heures après le dernier repas.

SUR 100 PARTIES (en volume).	ESTOMAC. (Chevreul et Magendie.)	INTESTIN GRÊLE. (Chevreul et Magendie.)	GROS INTESTIN. (Chevreul et Magendie.)	GAZ rendus par l'anus. (Marchand.)
Azote............	71,45	20,08	51,03	11,0
Oxygène.........	11,00	»	»	»
Acide carbonique..	14,00	24,39	43,50	44,5
Hydrogène.......	3,55	»	»	25,8
Hydrogène carboné	»	55,53	5,47	15,5
Hydrogène sulfuré.	»	»	»	1,0

ANALYSES DE PLANER.				
	SUR 100 PARTIES (en volume)	CHIEN nourri pendant 6 jours avec DE LA VIANDE.	CHIEN nourri pendant 8 jours avec DU PAIN.	CHIEN nourri pendant 5 jours avec DES LÉGUMES CUITS.
ESTOMAC.	Oxygène......... Azote........... Acide carbonique.	6,12 68,68 25,20		
INTESTIN GRÊLE.	Acide carbonique. Hydrogène...... Azote..........	40,10 13,86 45,52	38,78 6,33 54,22	47,34 48,69 3,97
GROS INTESTIN.	Acide carbonique. Hydrogène...... Azote.......... Hydrogène sulfuré.	74,19 1,41 23,00 0,77		65,13 28,97 5,90 point d'hydrog. sulfuré.

§ 58.

De la digestion dans la série animale. — A l'exception des animaux placés sur les limites du règne animal, et dans lesquels toutes les fonctions de nutrition, confondues ensemble, consistent, à la surface du corps, dans un simple échange entre les choses du dehors et celles du dedans (tels sont les *infusoires* et les *spongiaires*) ; à cette exception près, dis-je, tous les animaux possèdent une cavité intérieure, dans laquelle sont reçues et élaborées les matières nutritives. L'appareil de la digestion présente les dispositions les plus diverses ; mais l'essence de cette fonction reste toujours la même. Des sucs variés sont versés à la surface de ces cavités ; les aliments y séjournent un temps plus ou moins long, se *dissolvent* dans les sucs digestifs, et pénètrent enfin, par des voies diverses, dans l'épaisseur même des tissus qu'ils doivent nourrir.

Mammifères. — La digestion des mammifères offre avec celle de l'homme la plus grande analogie. Les principales différences portent sur le régime. Les animaux de cette classe, en effet, sont herbivores ou carnivores.

Les herbivores se distinguent par la longueur du tube digestif, et quelques-uns par la multiplicité des renflements de ce canal ; les carnivores ont, au contraire, un tube digestif relativement assez court. Le mode d'alimentation introduit aussi dans le nombre et la forme des dents, dans la forme et les mouvements du maxillaire inférieur, des différences liées au squelette, et qui constituent par là même des caractères zoologiques précieux. Les carnivores, par exemple, ont les condyles du maxillaire inférieur dirigés en travers (Voyez fig. 13, *c, c'; — c*, l'un des condyles vu de profil ; — c′, l'un des condyles vu de face) ; l'articulation, entourée de ligaments solides, ne permet guère que des mouvements d'élévation et d'abaissement. Dans les rongeurs, chez qui les mouvements de la mâchoire consistent principalement en un glissement antéro-postérieur, destiné à limer et à user les corps solides, les condyles ont leur grand diamètre dans le sens de la longueur de la tête (Voy. fig. 12, b, b′). Dans les herbivores, les condyles présentent des surfaces d'articulation assez étendues, et en même temps la cavité qui les reçoit est plus ou moins plane, de manière à permettre à la fois des mouvements d'avant en arrière et des mouvements latéraux étendus (Voy. fig. 11, a, a′).

Fig. 11.
Maxillaire inférieur
de
L'HIPPOPOTAME
(herbivore).

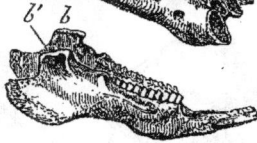

Fig. 12.
Maxillaire inférieur
DU CABIAÏ
(rongeur).

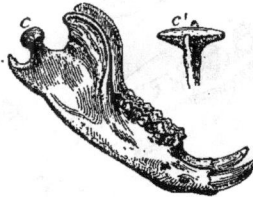

Fig. 13.
Maxillaire inférieur
de
L'OURS BLANC
(carnassier).

Les dents incisives, canines et molaires réunies n'existent pas seulement chez l'homme : on les rencontre encore dans les quadrumanes (fig. 14) [1], dans les carnassiers (fig. 15), dans les ruminants sans cornes et dans le plus grand nombre des pachydermes (fig. 16). Dans les ruminants et les pachydermes, il y a une assez grande interruption entre la série des molaires et les autres dents; c'est cet intervalle qu'on désigne sous le nom de barres (fig. 16, 17, 18). De plus, les ruminants n'ont point d'incisives à la mâchoire supérieure (fig. 17, 18). Les ruminants à cornes manquent de canines (fig. 17). Les rongeurs n'ont que des molaires et des canines allongées occupant en avant la place des incisives (fig. 19). Les pachydermes n'ont pas tous des dents canines comme le cheval. Quelques-uns d'entre eux n'ont que des molaires et des incisives, séparées par une barre : tel est le rhinocéros (fig. 21). Dans d'autres pachydermes, les dents canines proprement dites sont remplacées à chaque mâchoire par des défenses recourbées : tel est le babiroussa (fig. 20). Les dents molaires, véritables dents de la mastication, sont les dents qui manquent les dernières chez les animaux. L'éléphant ne possède avec les dents molaires que les défenses de l'os maxillaire supérieur. Il y a aussi

[1] Dans les quadrumanes et les carnassiers, la série des dents incisives, canines et molaires n'est point interrompue. Les dents qui manquent sur les figures 14 et 15 sont des dents tombées, qu'il faut remplacer par la pensée.

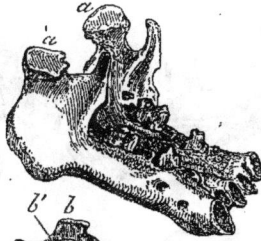

des mammifères sans dents : tels sont les fourmiliers (fig. 22), les pan-
golins, les échidnés, les baleines, dont les os maxillaires sont garnis par
des lames cornées, désignées sous le nom de fanons. Ce sont les fanons

Fig. 14.
SINGE
(quadru-
mane).

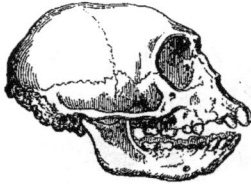

Fig. 17.
BOEUF
(ruminant
à cornes).

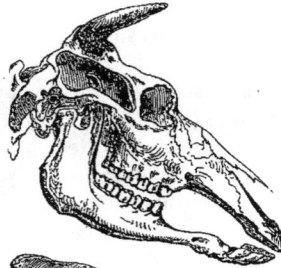

Fig. 15.
CHIEN
(carnassier
digiti-
grade).

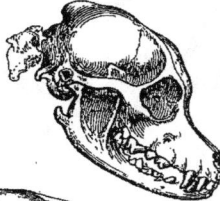

Fig. 18.
CHAMEAU
(ruminant
sans
cornes).

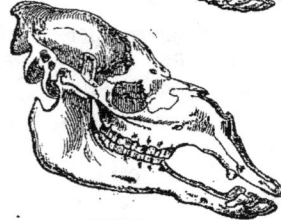

Fig. 16.
CHEVAL
(pachy-
derme
solipède).

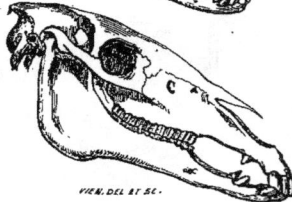

Fig. 19.
MARMOTTE
(rongeur).

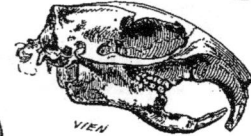

qui fournissent la substance connue dans le commerce sous le nom de
baleine.

L'appareil salivaire des mammifères est généralement composé
comme celui de l'homme. On y distingue des glandes parotides, maxillaires et sublinguales. Les glandules de la muqueuse et des joues prennent, chez la plupart des ruminants, un développement assez considérable et constituent des glandes molaires supérieures et inférieures.
L'appareil salivaire, pris dans son ensemble, est plus développé chez
les animaux qui font principalement usage d'aliments végétaux (herbivores), que chez les animaux qui vivent de chair (carnivores). Cette
disposition est en rapport avec les phénomènes chimiques de l'insalivation (Voy. § 39).

Le tube intestinal des ruminants n'est pas seulement remarquable par
ses dimensions : l'estomac de ces animaux est multiple, c'est-à-dire
composé de plusieurs cavités qui communiquent les unes avec les autres. La division de l'estomac existe déjà en vestiges chez quelques herbivores non ruminants : le cheval, par exemple, possède un estomac

non séparé à l'extérieur, il est vrai, mais dont la membrane muqueuse est assez différente à gauche et à droite, et dont l'une des parties est très-musculeuse, tandis que l'autre l'est moins; le cochon et le sanglier ont près du cardia des diverticules plus ou moins développés, et l'estomac de l'aï présente quatre réservoirs, dont le dernier est pourvu de lames analogues à celles de la caillette.

Fig 20.
BABIROUSSA
(pachyderme).

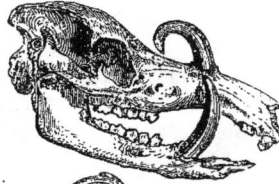

L'estomac des ruminants se compose de quatre parties : la *panse* ou *rumen*, le *bonnet* ou *réseau*, le *feuillet* et la *caillette* (fig. 23). La panse est la plus grande de ces cavités ; elle est garnie d'un épithélium épais. Dans quelques animaux, le chameau en particulier, la panse présente des groupes de cellules qui paraissent destinées à servir de réservoir aux boissons ; les aliments solides qui pénètrent dans la panse de ces animaux s'engagent moins facilement dans ces cellules que les liqui-

Fig. 21.
RHINOCÉROS
(pachyderme).

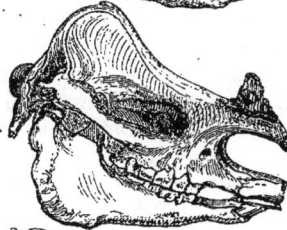

Fig. 22.
FOURMILIER
(édenté).

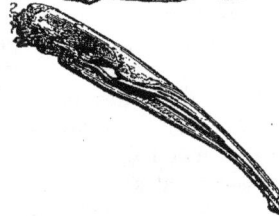

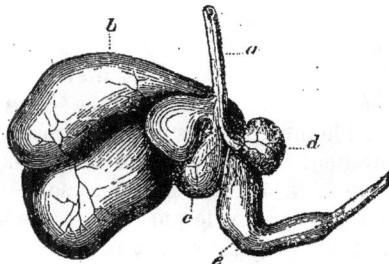

des, l'entrée de ces cellules étant plus étroite que leur fond. Il est probable aussi que l'épithélium épais qui recouvre la membrane muqueuse contribue à rendre l'absorption des liquides très-lente en ce point. Le bonnet, qui vient après la panse, est beaucoup plus petit. Le feuillet, ainsi que son nom l'indique, présente des lames plus ou moins développées, suivant les animaux : entre ces lames se rassemble la bouillie alimentaire. La caillette, ou dernier estomac, constitue l'estomac véritable de la digestion : c'est lui qui sécrète le suc gastrique ; il correspond à l'estomac de l'homme.

Fig. 23.

ESTOMAC DE MOUTON (ruminant.)

a, œsophage.
b, panse ou rumen.
c, bonnet ou réseau.
d, feuillet.
e, caillette.

Les mammifères ont tous un foie et un pancréas analogues au foie et au pancréas de l'homme, et les produits de la sécrétion sont versés, comme chez lui, dans le duodénum. La bile est tantôt directement versée dans l'intestin à mesure qu'elle est sécrétée par le foie, tantôt, comme chez l'homme, elle n'y est versée qu'après avoir séjourné dans un réservoir ou vésicule biliaire. La vésicule biliaire existe chez tous les carnassiers, chez le bœuf, le mouton, chez la plupart des oiseaux, des reptiles et des poissons. Elle manque chez le cheval, l'âne, le cerf, le chameau, le chevreuil, l'autruche, le pigeon, le perroquet, etc.

Chez les mammifères, l'aliment est saisi directement avec la bouche. Il n'y a guère que les singes et les écureuils qui le prennent quelquefois à l'aide du membre supérieur. Tantôt la préhension se fait immédiatement, à l'aide des dents, comme chez les carnivores, tantôt elle s'opère par des lèvres mobiles et charnues ; le cheval se distingue surtout sous ce rapport. Les ruminants ont des lèvres courtes et peu mobiles, qui n'aident guère à la préhension ; ils saisissent surtout l'aliment entre les incisives inférieures et le bourrelet fibreux dont est garni le maxillaire supérieur : telles sont la chèvre et la brebis. Le bœuf est dans le même cas ; mais il s'aide en outre, à cet effet, de sa langue, qui est très-protractile, pour entourer la touffe d'herbe qu'il broute et l'attirer près de sa bouche.

La déglutition des mammifères ne diffère point de celle de l'homme. L'épiglotte se renverse sur l'ouverture des voies aériennes au moment du passage de l'aliment, et le voile du palais s'oppose à son retour par les fosses nasales. Le voile du palais du cheval présente cette particularité, qu'il est assez long pour embrasser la base de l'épiglotte et fermer ainsi complétement la communication de la bouche avec le pharynx dans l'intervalle de la déglutition. Au moment du passage de l'aliment, il se relève et arrive naturellement au contact de la partie postérieure du pharynx. Sa longueur est telle, que la paroi postérieure du pharynx n'a pas, comme chez l'homme, à s'avancer en avant pour s'appliquer contre le bord postérieur du voile du palais. Toutefois, le voile du palais n'est pas simplement soulevé par le bol alimentaire au moment de la déglutition, ainsi qu'on l'a prétendu ; il est *activement tendu*, comme chez l'homme, par ses muscles tenseurs. Cette tension active est nécessaire pour faire opposition au bol alimentaire placé à la face supérieure de la langue, activement soulevée en ce moment, et faire passer ainsi le bol dans le pharynx. Le voile du palais du dromadaire n'est guère plus long que celui du bœuf, mais il présente une particularité remarquable : c'est un appendice flottant, parsemé de glandules, ou sorte de luette, susceptible de se gonfler à certaines époques (celles du rut, en particulier) et d'être repoussé par l'animal jusqu'aux commissures de la bouche.

La digestion stomacale des ruminants[1] présente un phénomène re-

---

[1] Les animaux ruminants sont : le bœuf, le mouton, la chèvre, l'antilope ou gazelle, la

marquable. L'aliment ne passe pas successivement dans les divers estomacs de l'animal, et de là dans l'intestin, mais il est ramené dans la
bouche par *rumination*, pour y être soumis à une nouvelle mastication et
à une nouvelle insalivation. Voici comment s'opère cet acte singulier :
lorsque les aliments sont avalés une première fois, les parties grossières
de l'aliment se rendent dans les deux premiers estomacs, panse et bonnet, lesquels communiquent avec l'œsophage ; les portions liquides ou
les portions très-diffluentes de l'alimentation suivent aussi cette voie,
mais une partie d'entre elles continue son trajet et s'engage aussi par
l'ouverture qui fait communiquer la gouttière œsophagienne avec le
feuillet et la caillette. Les aliments renfermés dans la panse et le bonnet
sont ensuite ramenés au dehors par la contraction simultanée de ces
deux premiers estomacs. Cette contraction chasse le contenu vers l'o-
rifice inférieur de l'œsophage, qui se relâche en même temps et offre
une dilatation que le bol alimentaire remplit. A ce moment, le bol alimentaire, refoulé activement par en haut, ferme par la pression la communication de l'œsophage avec le feuillet et la caillette ; après quoi
l'œsophage se contracte de bas en haut, et toute la portion engagée dans
le tube œsophagien remonte vers la bouche par les mouvements péristaltiques de ce conduit. La contraction des muscles abdominaux concourt puissamment à la rumination, en venant en aide aux mouvements
de la panse et du bonnet au moment du départ ascensionnel de l'aliment. La rumination s'annonce en effet par un mouvement du flanc de
l'animal, et on peut la rendre impossible en paralysant les muscles abdominaux par la section de la moelle au-dessus des nerfs qui animent
ces muscles. Lorsque l'aliment a été mâché une seconde fois, il redescend par l'œsophage et il passe, non pas, comme on l'a cru longtemps,
exclusivement dans les deux derniers estomacs, mais il suit la même
route qu'auparavant : il se rend encore en partie dans la panse et le
bonnet ; il est vrai qu'étant plus liquide que la première fois, une certaine portion suit la gouttière œsophagienne sans l'abandonner et s'engage immédiatement par l'ouverture qui fait communiquer l'œsophage
avec le feuillet et la caillette. Au reste, les quatre estomacs communiquant les uns avec les autres, les aliments finissent en résumé par parvenir dans la caillette, où ils sont soumis à la digestion stomacale proprement dite.

La rumination offre une grande analogie avec le vomissement ; elle
s'exécute par un mécanisme semblable, et ce sont les mêmes muscles
qui entrent en jeu pour la produire. Elle en diffère surtout en ce que le
vomissement est un acte involontaire, irrégulier et convulsif, tandis
que dans la rumination l'aliment est ramené à la bouche par petites masses, successivement, régulièrement, sans efforts.

Les liquides pris par les animaux ruminants suivent la même voie que

girafe, l'axis, le chevreuil, le daim, le renne, l'élan, le cerf, le chevrotin, le lama, le
chameau.

les aliments *ruminés*, c'est-à-dire qu'une grande partie s'engage dans la première ouverture qui se présente et est versée dans la panse et le bonnet, tandis qu'une autre partie est portée directement dans le feuillet et la caillette par la gouttière œsophagienne. Les liquides portés dans la panse et le bonnet s'échappent, d'ailleurs, secondairement vers le feuillet et vers la caillette.

Dans les animaux carnivores qui vivent exclusivement de chair, une partie essentielle des phénomènes digestifs s'accomplit dans l'estomac, c'est-à-dire dans une cavité qui fournit un suc destiné à la dissolution des aliments albuminoïdes. Chez les carnassiers, la digestion stomacale a une importance capitale, et les aliments séjournent bien plus longtemps dans l'estomac du chien que dans celui du cheval, par exemple. Quand on donne à un chien affamé 1 ou 2 kilogrammes de viande, il n'est pas rare de retrouver encore dans l'estomac une portion de la masse alimentaire, quand on l'ouvre au bout de six ou huit heures. Les aliments séjournent, au contraire, beaucoup moins dans l'estomac des herbivores à estomac simple (cheval et autres solipèdes) ; ils n'y séjournent guère qu'une demi-heure, une heure ou deux heures au maximum. Les modifications que doit éprouver l'aliment dans l'estomac ne portent ici que sur une faible partie de sa masse (gluten et matières albuminoïdes des fourrages) ; et, d'autre part, la quantité des aliments consommés par l'animal à chaque repas l'emporte beaucoup sur la capacité de son estomac (l'estomac du cheval n'a qu'une capacité de 15 à 20 litres) ; il s'ensuit qu'une partie des aliments s'échappe dans l'intestin, à mesure qu'une nouvelle portion arrive dans l'estomac. M. Colin, dans d'ingénieuses expériences, a montré que, si le cheval ne digère qu'incomplétement la chair, cela ne tient point à ce que le suc gastrique des herbivores n'a pas les mêmes propriétés que celui des carnivores, mais à ce que l'aliment ne fait qu'un court séjour dans leur estomac. De la chair divisée en petites masses, administrée à des chevaux et recueillie dans les intestins ou dans les fèces, n'avait guère perdu que le quart ou le cinquième de son poids. Lorsqu'au contraire on retenait l'aliment à l'aide d'un fil dans l'estomac d'un cheval à fistule stomacale, il finissait par se dissoudre entièrement au bout d'un temps à peu près égal à celui qui est nécessaire à la digestion d'un carnivore.

Les aliments séjournent beaucoup plus longtemps dans l'estomac spacieux des ruminants que dans l'estomac des solipèdes. La capacité de la panse est telle, en effet, qu'on y trouve souvent de 50 à 100 kilogrammes de fourrages. Mais il ne faut pas oublier que la panse et le bonnet ne sont, en quelque sorte, que des réservoirs de dépôt contenant les herbes et le fourrage à peine brisés par une première mastication, et que la véritable digestion gastrique ne s'accomplit que dans la caillette, le seul des quatre estomacs qui sécrète un suc acide. Quand les aliments deux fois soumis à la mastication arrivent à cet estomac, ils y arrivent à l'état de bouillie, et ils n'y font sans doute qu'un assez court séjour avant de s'échapper vers l'intestin, car la capacité de la caillette est infiniment moindre que celle de la panse, qui lui renvoie indirectement son contenu.

Oiseaux. — Les oiseaux ont un régime très-varié, suivant les espèces. Les uns vivent exclusivement de graines, les autres y joignent des insectes ou des poissons; d'autres sont exclusivement carnivores : tels sont les oiseaux de proie, qui se nourrissent d'oiseaux vivants ou de chair morte. Les oiseaux n'ont pas de dents; leurs maxillaires sont garnis d'enveloppes cornées, servant plutôt à saisir qu'à diviser l'aliment. La mastication, qui fait défaut, est suppléée chez eux par les mouvements d'un estomac très-musculeux, ou gésier.

La salive des oiseaux est sécrétée par des amas de follicules arrondis situés sous la langue; elle est généralement épaisse et gluante. Les oiseaux ont un foie volumineux et un pancréas, qui versent leurs produits dans la première portion de l'intestin grêle. Les canaux pancréatiques sont souvent multiples.

Les oiseaux ont un tube digestif, dont la capacité est proportionnée à la nature du régime. Les granivores l'ont plus long que les carnivores. Le tube digestif des oiseaux présente ordinairement trois

Fig. 24.

TUBE DIGESTIF D'OISEAU.

a, œsophage.	*l*, gros intestin.
b, jabot.	*m, m′*, uretères.
c, ventricule succenturié.	*n*, oviducte.
d, gésier.	*o*, cloaque.
f, duodénum.	*p*, foie.
g, pancréas.	*r*, vésicule biliaire.
h, intestin grêle.	*s, s*, cœcums.

estomacs espacés qui acquièrent, chez les granivores, tout leur développement. Le premier de ces estomacs est un renflement membraneux plus ou moins développé, qui porte le nom de *jabot* (fig. 24, *b*); il manque chez un grand nombre de carnivores. Le *ventricule succenturié* (*c*), le second de ces estomacs, est peu développé, mais il a une grande importance au point de vue de la digestion; ses parois sont remplies de follicules glanduleux, qui sécrètent un suc analogue au suc gastrique.

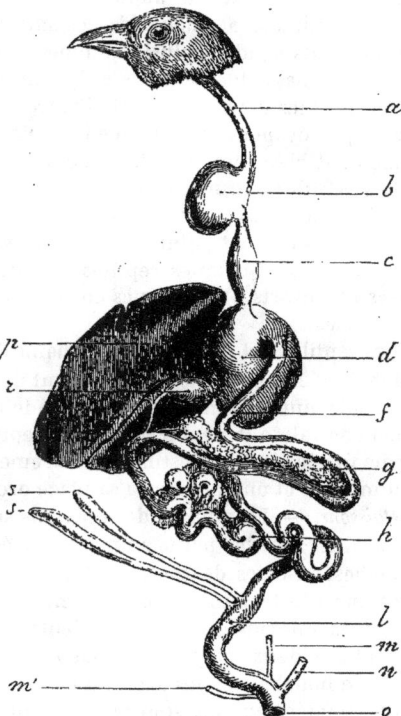

Ce ventricule est plus grand chez les oiseaux qui manquent de jabot. Le troisième estomac enfin, ou le *gésier* (*d*), est garni d'une tunique musculaire, extrêmement épaisse et puissante chez les granivores.

Reptiles. — Les fonctions digestives sont très-actives chez les mammifères et les oiseaux dits animaux à sang chaud, elles le sont très-peu chez les animaux à sang froid; ces animaux peuvent supporter le jeûne des aliments pendant plusieurs mois. D'un autre côté, leurs sécrétions rares, leur basse température et les enveloppes écailleuses et à peu près imperméables dont la plupart d'entre eux sont recouverts rendent les pertes par évaporation cutanée très-faibles chez eux; aussi peuvent-ils également bien supporter le jeûne des boissons.

Les reptiles ont une bouche largement fendue; ils ont généralement des dents aux mâchoires et souvent aussi à la voûte palatine. Les dents des reptiles ne sont point des dents *alvéolaires*, elles sont généralement *soudées* aux os. Quelques reptiles manquent de dents et ont les maxillaires recouverts d'enveloppes cornées, comme les oiseaux : telles sont les tortues.

Les reptiles ont en général une chaîne de glandes salivaires autour des mâchoires. Les serpents venimeux ont de plus, de chaque côté de la tête et sous le muscle temporal, une glande qui écoule son produit dans le canal central de la dent à venin. Les reptiles ont un estomac simple, de forme variée, et des intestins ordinairement courts. Ils possèdent un foie volumineux et un pancréas à sa place ordinaire.

Poissons. — La plupart des poissons sont des animaux très-voraces, qui avalent tous les petits animaux placés à leur portée, tels que vers, mouches, insectes de toute espèce, mollusques, poissons, etc.; quelques-uns d'entre eux avalent en même temps des aliments végétaux. Quelques poissons manquent de dents, mais la plupart en ont non-seulement aux deux mâchoires, mais encore sur la langue et jusque dans l'arrière-bouche, sur les arcs branchiaux et sur les os pharyngiens. Ces dents, soudées aux os, sont destinées plutôt à retenir la proie qu'à une véritable mastication. Les poissons n'ont pas de glandes salivaires : ils ont un estomac simple, un intestin court. Leur foie est grand et mou. Le pancréas est remplacé par des prolongements infundibuliformes, ou cœcums groupés autour du pylore.

Invertébrés. — Les invertébrés présentent de très-grandes différences dans les organes de la digestion. Chez les insectes, cet appareil offre un grand développement, surtout chez ceux d'entre eux qui sont herbivores. On trouve chez eux l'œsophage dilaté sous forme de jabot (fig. 25, *b*); un premier estomac ou *gésier* très-musculeux, souvent garni de pièces cornées; un deuxième estomac ou *ventricule chylifique*, pourvu de follicules nombreux. Chez les crustacés, on rencontre souvent un seul estomac armé de dents puissantes. Les insectes et les crustacés n'ont point de véritable foie, mais des tubes longs et déliés, parfois accolés ensemble, et s'ouvrant, dans l'intestin au-dessous de l'estomac

(fig. 25, *e*). Les insectes ne prennent souvent que des aliments liquides;
ils *sucent* les sucs des plantes ou les sucs
animaux; ils sont, à cet effet, pourvus de
suçoirs ou trompes, garnies intérieurement
de petits appendices ou lancettes. Ceux qui
prennent des aliments solides ont des *mandibules* pour diviser les aliments, et au-dessous de ces mandibules, des mâchoires
plus ou moins modifiées et compliquées.
Les crustacés ont aussi des mandibules et
des mâchoires; chez quelques-uns d'entre
eux les pattes antérieures, rapprochées de
la bouche et accommodées à la préhension
et à la division des aliments, ont reçu le
nom de *pattes-mâchoires*.

Les mollusques ont souvent un appareil
digestif très-développé, avec glandes salivaires et foie volumineux. En général,
l'extrémité du tube intestinal, au lieu d'ê-
tre terminale ou sub-terminale, s'ouvre
chez eux dans des points peu éloignés de
la bouche. Quelques mollusques, en particulier les céphalopodes, ont des organes
masticateurs ou mandibules.

L'appareil digestif des rayonnés est
assez variable, mais, en général, il n'y a
qu'un seul orifice pour l'entrée et la sortie
des aliments. Cet appareil représente, en
conséquence, une sorte de cœcum, qui
garde quelque temps les aliments, et les
rejette ensuite au dehors.

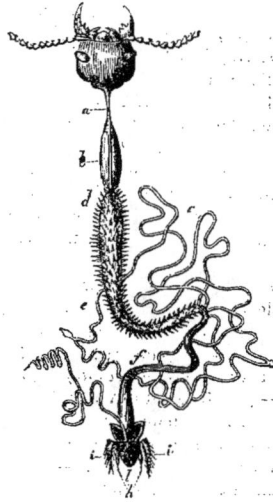

Fig. 25.

INTESTIN D'INSECTE.

a, œsophage.
b, jabot.
d, jusqu'à l'intestin *f*, on trouve :
1° le *gésier*, 2° le *ventricule chylifique* correspondant à l'estomac et
au duodénum des vertébrés.
e, e, appendices sous forme de tubes,
s'ouvrant dans l'intestin, regardés
par les uns comme des cœcums
biliaires ou organes hépatiques,
par d'autres comme des organes de
sécrétion urinaire. (Ces tubes sont
désignés généralement sous le
nom de *vaisseaux de Malpighi*.
f, intestin.

Indications bibliographiques.

(Par ordre alphabétique.)

— ARTMANN, Die Lehre von den Nahrungsmitteln, ihrer Verfälschung und Conservirung
(*Traité des aliments, de leurs falsifications et de leur conservation*); *Prague*, 1859.
J. BASSLINGER, Pepsin; seine physiologischen Erscheinungen und therapeutischen
Wirkungen, *etc.* (*De la pepsine, de son action physiologique et thérapeutique*); *Wien*, 1858.
— L. BEALE, On the preparation of digestive powder from the pig's (*cochon*) stomach,
dans Archives of medicine (*de Beale*); I, 1860. — BEAUMONT, Experiments and observations
on the gastric juice and the physiology of digestion; *Boston*, 1834. — BÉCOURT, Recherches sur le pancréas, ses fonctions, ses altérations; *thèse, Strasb.*, 1830. — BÉGIN, article
VOMISSEMENT *dans* le Dictionn. des sciences médic. en 60 vol., t. LVIII; 1822. — BÉ-
RARD et COLIN, Digestion et absorption des matières grasses sans le concours du suc pancréatique, *dans* Gazette médicale de Paris, n° 17; 1857. — LES MÊMES, De l'extirpation du
pancréas, *dans* Gazette médicale, n° 30; 1857. — BÉRARD, Quand on a intercepté les voies

pancréatiques connues, reste-t-il quelques parties accessoires capables de suppléer les premières? *dans* Gazette médicale, *n°* 32, 1857. — C. BERNARD, Du suc gastrique et de son rôle dans la nutrition; *thèse, Paris,* 1843. — C. BERNARD et BARRESWIL, Analyse du suc gastrique, *dans* Comptes rendus de l'Acad. des sciences, 1844. — BERNARD, Sur le rôle de la salive, *dans* Archiv. génér. de médec., 1847, 4ᵉ série, t. XIII. — LE MÊME, Du suc pancréatique et de son rôle dans les phénomènes de la digestion, *dans* Arch. génér. de méd., 1849, 4ᵉ série, t. XIX. — LE MÊME, Recherches d'anatomie et de physiologie sur les glandes salivaires chez l'homme et les animaux vertébrés, *dans* Comptes rendus de l'Académie des sciences, 1852. — LE MÊME, Cours de physiologie professé au Collége de France, t. II, 1856. (*Ce volume est consacré à la salive et au suc pancréatique.*) — LE MÊME, Influence de l'alcool et de l'éther sur les sécrétions du tube digestif, du pancréas et du foie, *dans* Gazette médicale, *n°* 19, 1856. — LE MÊME, Leçons sur les effets des substances toxiques et médicamenteuses; *Paris,* 1857. — LE MÊME, Leçons sur les propriétés physiologiques et les altérations pathologiques des liquides de l'organisme; 2 vol., *Paris,* 1859. — BASSOW, Des fistules gastriques artificielles sur les chiens, *dans* Bulletin de la Société des naturalistes de Moscou, t. XVI, 1842. — BIDDER, Neue Beobachtungen ueber die Bewegungen des weichen Gaumens (*Nouvelles observations sur les mouvements du voile du palais*); *Dorpat,* 1838. — BIDDER et SCHMIDT, Die Verdauungssäfte und der Stoffwechsel (*Les sucs digestifs et les métamorphoses organiques*); *Mittau et Leipzig,* 1852. — VAN BIERVLIET, Action de la salive parotidienne de l'homme sur les aliments amylacés, *dans* Bulletin de l'Académie royale de Belgique, *n°* 10, 1861. — BLONDLOT, Traité analytique de la digestion; *Nancy,* 1843. — LE MÊME, Essai sur les fonctions du foie et de ses annexes; *Nancy,* 1846. — LE MÊME, Du principe acide du suc gastrique; *Nancy,* 1851. — LE MÊME, De l'inutilité de la bile dans la digestion; *Nancy,* 1851. — LE MÊME, Recherches sur la digestion des matières amylacées; *Nancy,* 1853. — LE MÊME, Recherches sur la digestion des matières grasses; *thèse, Faculté des sciences, n°* 183; *Paris,* 1855. — LE MÊME, De la manière d'agir du suc gastrique, *dans* Gazette médicale, *n°* 19, 1857. — LE MÊME, Sur quelques perfectionnements à apporter dans l'établissement des fistules gastriques, *dans* Journ. de physiol. *de Brown-Séquard,* t. 1, p. 89, 1858. — LE MÊME, Nouvelles recherches sur la digestion et sur le principe acide du suc gastrique, *dans* Journal de physiol. *de Brown-Séquard,* t. 1, p. 308, 1858. — BOUCHARDAT et SANDRAS, Recherches sur la digestion, *dans l'*Annuaire de thérapeutique, 1843. — LES MÊMES, Recherches sur la digestion, *dans* Supplément à l'Annuaire de thérapeutique, 1846. — Is. BOURDON, Mémoire sur le vomissement; *Paris,* 1819. — BRINTON, Observations on the action of the pancreatic juice on albumen, *dans* Dublin Quarterly journal of medical science, *août* 1859. — BUDGE, Die Lehre vom Erbrechen (*Traité du vomissement*); *Bonn,* 1840. — W. BOSCH, Beitrag zur Physiologie der Verdauungsorgane (*Contribution à la physiologie de la digestion*), *dans* Archiv für pathologische Anatomie und Physiologie, t. XIV, 1858.

CAMBAY, Sur le mérycisme et la digestibilité des aliments; *thèse, Paris,* 1830. — CHEVILLOT, Recherches sur les gaz de l'estomac et des intestins de l'homme; *thèse, Paris,* 1833. — CHOSSAT, Recherches expérimentales sur les effets du régime du sucre, *dans* Comptes rendus de l'Acad. des sciences de Paris, *octobre* 1843. — CLAESSEN, Die Krankheiten des Pancreas (*Les maladies du pancréas*); *Cologne,* 1842. — COLIN, Recherches expérimentales sur la salive des solipèdes et sur celle des ruminants, *dans* Comptes rendus de l'Acad. des sciences, 1852, t. XXXIV, p. 327 et 681. — LE MÊME, De la digestion et de l'absorption des matières grasses sans le concours du suc pancréatique, *dans le* journal l'Union médicale, *n°* 80, 1856. — A. COMBE, The physiology of digestion, 10ᵉ édit. *Edinburgh,* 1860. — L. CORVISART, Études sur les aliments et les nutriments; *Paris,* 1854. — LE MÊME, Sur une fonction peu connue du pancréas; *Paris,* 1857; *et dans* Gazette hebdomad. de méd. et de chir., *n°ˢ* 15, 16, 21; 1857. — LE MÊME, De la sécrétion du suc gastrique sous l'influence des aliments, des boissons, des médicaments; *Paris,* 1857. — LE MÊME, Réponse aux objections de Keferstein, *dans* Nachrichten von Universität zu Göttingen, *n°* 6, 1859. — LE MÊME, Contributions à l'étude des fonctions du pancréas, *dans* l'Union médicale, *n°* 87, 1859; *et dans* Comptes rendus de l'Acad. des sciences, II, 1859. — LE MÊME, De la fonction digestive du pancréas sur les aliments azotés, *dans* Gazette hebdomad. de méd., *n*ᵒˢ 30, 32, 84, 36; 1860. — Le même, Réponse aux expériences de Gh. Brinton, *dans* Journal de physiologie, III, 1860. — Le même, Influence de la digestion gastrique sur l'activité fonctionnelle du pancréas, *dans* l'Union médicale ; *n*ᵒ 77, 1861.

Dalton, Ueber die Constitution und Physiologie der Galle (*Composition et physiologie de la bile*), *dans* American Journal, *octobre* 1857, *en extrait dans* Schmidt's Jahrbücher, t. CI, 1858. — Deschamps (d'Avallon), Sur la chymosine, *dans* Journal de pharmacie, 1840, p. 416. — Donders, Die Nahrungstoffe (*Des substances alimentaires*); traduit du hollandais en allemand par Bergrath; *Crefeld*, 1853. — Le même, Ueber Sogenannte Speichelkörperchen (*Sur ce qu'on nomme les corpuscules salivaires*), *dans* Untersuchungen zur Naturlehre des Menschen und der Thiere, *de J.* Moleschott, t. II, p. 100, 1857. — Dzondi, Die Funktionen des weichen Gaumens (*Les fonctions du voile du palais*); *Halle*, 1831.

Eberle, Physiologie der Verdauung (*Physiologie de la digestion*); *Würzburg*, 1834. — G. Ebstein, De mutationibus microscopicis cocti crudique amyli fluido oris tractati; *dissert.*, *Berlin*, 1859. — Eckard, Ueber die Unterschiede des Trigeminus und Sympathicus Speichels der Glandulæ submaxillaris beim Hunde (*De la différence de la salive sous-maxillaire du chien, suivant qu'elle est excrétée sous l'influence du nerf trijumeau ou sous l'influence du grand sympathique*), *dans* Beiträge zur Anatomie und Physiologie, *du même*, II, p. 205, 1859.

Frerichs, *article* Verdauung (*Digestion*), *dans* Wagner's Handwörterbuch, 1851. — O. Funke, Ueber die Function des Pancreas (*Article critique sur les travaux récents relatifs à la physiologie du pancréas*), *dans* Schmidt's Jahrbücher, t. XCII, 1858.

R. de Graaf, Traité du suc pancréatique, *dans* Hist. anatom. de la génération, *trad. franç.*; *Bâle*, 1699. — Grunewaldt, Succi gastrici humani indoles, ope fistulæ stomacalis indagata; *dissert.*; *Dorpat*, 1853.

Hare, A view of the structure, functions and disorders of the stomach; *London*, 1821. — G. C. Haubner, Ueber die Magenverdauung der Wiederkäuer nach Versuchen (*Expériences sur la digestion stomacale des ruminants*); *Anclam*, 1837. — Heiling, Ueber das Wiederkauen bei Menschen (*De la rumination chez l'homme*); *Nuremberg*, 1823. — Hubenet, De succo gastrico; *Dorpat*, 1850. — Hunefeld, De albuminis succo gastrico factitio solubilitate ; *dissert.; Greifswald*, 1859.

Jacubowitsch, De salivâ ; *dissert.; Dorpat*, 1848.

Keferstein et Hallwachs, Ueber die Einwirkung des pancreatischen Saftes auf Eiweiss (*De l'action du suc pancréatique sur l'albumine*), *dans* Nachrichten von der Universität zu Göttingen, *n*ᵒ 14; 1858. — Koebner, Disquisitiones de sacchari cannæ in tractu cibario mutationibus; *dissert.; Breslau*, 1859. — Krögen, De succo pancreatico ; *dissert.*, *Dorpat*, 1854.

Lassaigne, Recherches sur les quantités des fluides salivaires et muqueux que les aliments absorbent pendant la mastication et l'insalivation chez le cheval et le mouton, *dans* Journal de chim. médic., 1845, 3ᵉ série, t. I. — Leared, De l'action du suc pancréatique sur la graisse, *dans* Gazette médicale, *n*ᵒ 46, 1859. — Legallois et P.-A. Béclard, Expériences sur le vomissement, *dans* OEuvres *de Legallois*, t. II, p. 93 ; 1830. — C. Lent, De succi gastrici facultate ad amylum permutandum ; *dissert.; Greifswald*, 1858. — Lenz, De adipis concoctione et absorptione; *Mittau*, 1850. — Leuchs, Ueber die Verzuckerung des Stärkmehls durch Speichel (*De la transformation de l'amidon en sucre par la salive*), *dans* Kastner's Archiv für die gesammte Naturlehre, t. XXII, p. 106, 1831. — Leuret et Lassaigne, Recherches physiologiques et chimiques pour servir à l'histoire de la digestion ; *Paris*, 1825. — Longet, Recherches relatives à l'action du suc gastrique sur les matières albuminoïdes, *dans* Annales des sciences naturelles, 4ᵉ série, t. III, 1855. — Le même, Recherches sur les fonctions de l'épiglotte, et sur les agents de l'occlusion de la glotte, dans la déglutition, le vomissement et la rumination, *dans* Archiv. génér. de médecine, 1841.

J. Magawly, De ratione quâ nonnulli sales organici et anorganici in tractu intestinali mutantur ; *dissert.; Dorpat*, 1856. — Magendie, Sur l'usage de l'épiglotte dans la déglutition ; *Paris*, 1813. — Le même, Mémoire sur le vomissement; *Paris*, 1813. — Magendie, Rayer et Payen, Étude comparative de la salive parotidienne et de la salive mixte du cheval, *dans* Comptes rendus de l'Acad. des sciences, 1845. — Maingault, Mémoire sur le vomissement ; *Paris*, 1813. — W. Marcet, Die Bestandtheile der menschlichen Fæces (*Composition des matières fécales de l'homme*), *dans* Medical Times and Gazette, 1858. — Montègre, Expériences sur la digestion dans l'homme ; *Paris*, 1814. — G. Meissner, Ueber die Verdauung der Eiweisskörper (*De la digestion des matières albuminoïdes*), *dans* Amtlichen Bericht ueber die 34e Versammlung Deutscher Naturforscher in Carlsruhe, p. 226, 1859. — Le même, Untersuchungen ueber die Verdauung der Eiweisskörper (*Recherches sur la digestion des matières albuminoïdes*), *dans* Zeitschrift für rationelle Medicin *de Henle*, 1859. — Le même, Untersuchungen über die Verdauung der Eiweisskörper (*Recherches sur la digestion des substances albuminoïdes*), *dans* Zeitschrift für rationelle Medicin, X, 1860; en société avec *Büttner*, même recueil, t. XII, 1861 ; t. XIV, 1862. — Mialhe, Sur la digestion et l'assimilation des matières albuminoïdes ; — Sur la digestion et l'assimilation des matières amyloïdes et sucrées; *dans* Gazette médicale, 1816. — Le même, Chimie appliquée à la physiologie ; *Paris*, 1856. — Mitscherlich, Ueber den Speichel des Menschen (*Sur la salive de l'homme*), *dans* Poggendorf's Ann. der Phys. und Chemie, 1833, t. XXVII, p. 328. — Moleschott, Physiologie des Stoffwechsel (*Physiologie des métamorphoses organiques dans les phénomènes de la nutrition*) ; *Erlangen*, 1851. — Le même, Physiologie der Nahrungsmittel (*Physiologie des aliments*) ; 2e éd., *Giessen*, 1859. — Moyse, Études historiques et critiques sur les fonctions et les maladies du pancréas ; *thèse, Paris*, 1852. — G. J. Mulder, Die Peptone, *dans* Archiv für die Hollandischen Beiträge zur Natur und Heilkunde, II, 1858. — Le même, Untersuchungen Ueber die Galle (*Recherches sur la bile*), *Frankfurt*, 1847.

H. Nasse, Commentatio de bile quotidie a cane secretâ ; *Marburg*, 1851. — Le même, Ueber die Veränderungen des Starkmehls durch die Galle (*Sur les métamorphoses de l'amidon sous l'influence de la bile*), *dans* Archiv für Wissenschaftliche Heilkunde, IV, 1859.

Ordenstein, Ueber den Parotidenspeichel des Menschen (*De la salive parotidienne de l'homme*), *dans* Beiträge zur Anat. und Physiol. *de Eckard*, II, 1859.

Pappenheim, Zur Kenntniss der Verdauung im gesunden und kranken Zustande (*De la digestion dans l'état sain et dans l'état pathologique*) ; *Breslau*, 1839. — Payen, Sur la gastérase, *dans* Comptes rendus de l'Acad. des sciences, 1843, p. 654. — Piédagnel, Mémoire sur le vomissement, *dans le* Journal de physiologie *de Magendie*; 1821, p. 261. — Planer, Die Gase des Verdauungsschlauches und ihre Beziehungen zum Blute (*Les gaz du tube digestif; leurs rapports avec le sang*), *dans* Wiener Sitzungsberichte, t. XLII, 1860.

E. Reich, Die Nahrungs und Genussmittelkunde, etc. (*Des aliments et de l'alimentation, etc.*); *Göttingen*, 1860. — Reichel, De usu epiglottidis ; *Berlin*, 1816. — Rinse Cnoop Koopmans, Bydrage tot de Kennis der spysvertering van de plantaardige Eiwitachtige ligchamen (*Des métamorphoses digestives des principes albuminoïdes tirés des végétaux*), *dans* Nederland Lancet, t. V, p. 385, 1856.

Savigny, Observations sur les effets de la faim et de la soif ; *thèse, Paris, no* 44, 1828. — E. Schaefer, Analyse der Galle eines hingerichteten Verbrechers (*Analyse de la bile d'un supplicié*), *dans* Wiener Zeitschrift, II, 1859. — M. Schiff, Ueber die Rolle des pancreatischen Saftes und der Galle bei Aufnahme der Fette (*Rôle du suc pancréatique et de la bile dans l'absorption des graisses*), *dans* Untersuch. zur Naturlehre des Menschen und der Thiere, *de J. Moleschott*, t. II, p. 345; 1857. — Le même, Mittheilungen zur Physiologie des Pancreas der Milz und des Magens (*Communications sur la physiologie du pancréas, de la rate et de l'estomac*), *dans* Archiv für Heilkunde *de Vierordt*, III, 1861. — Schröder, Succi gastrici humani vis digestiva; *dissert.; Dorpat*, 1853. — C.-H. Schultz, De alimentorum concoctione experimenta nova ; *Berlin*, 1834. — Schwann, Ueber das Wesen des Verdauungsprocess (*De l'essence de la fonction digestive*), *dans* Müller's Archiv, 1836. — Schwartz, De vomitu et motu intestinorum ; *Lugd. Batav.*, 1745. — Van Setten, De salivâ ejusque vi et utilitate; *dissert.; Groningue*, 1837. — F. G. Smith, Expériences sur la digestion, *dans* Journ. de physiol. *de Brown-Séquard*, t. I,

1858. — F. G. Smith et Brown-Séquard, Transformation de l'amidon en glycose dans l'estomac, *dans* Journ. de physiol. *de Brown-Séquard*, t. I, 1858. — Skrebitski, De succi pancreatici ad adipes et albuminates vi atque effectu ; *dissert.* ; *Dorpat*, 1859. — Spallanzani, Expériences sur la digestion ; *Genève*, 1783, *trad. par Sennebier*. — Staedeler, Ueber die Wirkung des menschlichen Speichels, *dans* Chemisches Centralblatt, 1858. — Steinhausen, Experimenta nonnulla de sensibilitate et functionibus intestini crassi ; *Leipzig*; 1841. — Stevens, De alimentorum concoctione ; *Édimbourg*, 1777.

Im Thurm, Physiologisch-chemische Studien ueber Leim und Leim-bildner (*Études de physiologie chimique sur la gélatine et les tissus gélatigènes*), *dans* Untersuchungen zur Naturlehre des Menschen, *de J. Moleschott*, V, 1859. — Tiedmann et Gmelin, Recherches expérimentales sur la digestion, *trad. franç. de Jourdan* ; 2 vol., *Paris*, 1827. — Tilanus, De salivâ et muco ; *dissert.; Amsterdam*, 1849. — W. Turner, Sur les propriétés chimiques du suc pancréatique de l'homme, *dans* Journal de physiologie, 1861.

Vintschgau, Intorno al tempo in cui avviene il cangiamento della fecola in destrina e zucchero per l'azione della saliva, *dans* Atti dell' Instituto veneto, 3e série, t. IV, 1859.

Wassmann, De digestione nonnulla ; *Berlin*, 1839. — G. Weber, Nonnulla de digestibilitate carnis ; *dissert.; Greifswald*, 1857. — Werner, Experimenta circa modum quo chymus in chylum mutatur ; *Tubingen*, 1800. — Wiederhold, Die Ausscheidung fester Stoffe durch die Lungen (*Sécrétion de matériaux fixes par les poumons. — Urotes que l'on trouve dans la salive*), *dans le journal* Deutsche Klinik, n° 18, 1858. — G. Witte, Meletemata de sacchari, manniti, glycyrrhyzini in organismo mutationibus ; *dissert.; Dorpat*, 1856. — Wright, The physiology and pathology of saliva, *dans le journal* The Lancet, 1842, t. I, p. 786.

Zengerle, Physiologie der Verdauung, Blutbildung, Anbildung und Rückbildung, so wie Entwickelung der thierischen Warme in menschlichen Organismus (*Physiologie de la digestion, de la formation du sang, de la métamorphose des tissus, du développement de la chaleur, dans l'organisme humain*) ; *Freiburg*, 1857.

CHAPITRE II

ABSORPTION.

§ 59.

Définition. — Division. — L'absorption introduit dans le torrent circulatoire le produit dissous de la digestion. Mais l'absorption ne s'exerce pas seulement à la surface muqueuse du tube digestif. L'absorption s'opère sur les diverses matières, liquides ou gazeuses, placées au contact des *surfaces* vivantes. L'enveloppe tégumentaire externe, la membrane muqueuse des voies aériennes, celle des voies urinaires, les réservoirs des glandes, leurs canaux excréteurs, qu'ils s'ouvrent sur le tégument interne ou sur l'externe; enfin, les cavités closes (membranes séreuses splanchniques, capsules synoviales des articulations, bourses synoviales des tendons, etc.), toutes ces parties sont le siége de l'absorption.

Il s'opère aussi, dans l'épaisseur même des tissus, une absorption interstitielle ou de nutrition.

L'absorption s'opère encore, en dehors de l'état physiologique, sur des liquides ou des gaz *anormalement* épanchés, soit dans les cavités naturelles, soit dans des cavités accidentelles. On donne souvent le nom de *résorption* à ces absorptions éventuelles.

Les végétaux manquent d'organes de digestion, et trouvent, tout préparés au dehors, les éléments liquides ou gazeux de leur nutrition. L'absorption est pour eux le premier acte de la nutrition. L'absorption est donc un phénomène physiologique plus général que la digestion elle-même, et commun à tous les êtres organisés. L'absorption n'a pas, comme la plupart des autres fonctions, d'appareil particulier qui lui corresponde ; elle appartient à toutes les parties vivantes. La pénétration du dehors au dedans des substances liquides ou gazeuses est le premier terme de l'échange incessant établi entre les corps organisés et les milieux qui les environnent, et l'une des conditions fondamentales du mouvement vital.

Chez l'homme et chez les animaux supérieurs, une substance est définitivement absorbée quand, placée au contact d'une partie vivante, elle a passé dans les vaisseaux sanguins ou dans les vaisseaux chylifères, ou dans les vaisseaux lymphatiques. Que le phénomène ait lieu aux surfaces tégumentaires externe ou interne, ou qu'il s'accomplisse dans l'intimité des tissus, ce passage d'une substance, de l'extérieur à l'intérieur des vaisseaux, constitue l'essence de l'absorption. Comme, d'une autre part, le système lymphatique (chylifères et lymphatiques proprement dits) verse son contenu dans le sang, le sang est le rendez-vous commun de toutes les substances absorbées.

La respiration fait pénétrer de l'air dans le torrent sanguin, au travers des membranes de l'organe respiratoire, poumons, branchies ou trachées. L'acte principal de la respiration est, par conséquent, un phénomène d'absorption dans toute la rigueur du mot. Mais comme cet acte se lie à une série d'autres phénomènes concomitants, qui ont leur siége dans l'appareil respiratoire, nous nous en occuperons, suivant l'usage, au chapitre spécial de la respiration.

Nous passerons successivement en revue les diverses absorptions, en commençant par l'absorption digestive. Nous étudierons ensuite le phénomène de l'absorption considéré en lui-même, et nous en chercherons les lois.

ARTICLE I.

ABSORPTION INTESTINALE.

§ 60.

Lieu de l'absorption digestive. — Le produit liquide de la digestion est absorbé dans le tube digestif. Ce produit ne traversant les membranes qu'à l'état de dissolution, l'absorption ne s'opère pas également sur tous les points de l'étendue du tube digestif, les divers sucs qui ont pour effet cette dissolution agissant successivement, et dans les divers départements de l'intestin.

Dans la bouche et dans l'œsophage où les aliments ne séjournent qu'un temps relativement très-court, l'absorption ne fait guère pénétrer dans le sang que de petites proportions d'eau et de sels solubles. Dans l'estomac, où la masse alimentaire séjourne plusieurs heures, l'absorption s'opère sur l'eau, sur les sels solubles dans le suc gastrique, sur les matières albuminoïdes digérées, sur le sucre déjà formé aux dépens des matières amylacées.

Dans l'intestin grêle, l'absorption s'exerce également sur l'eau et les sels dissous, sur les matières albuminoïdes liquéfiées, et qui n'ont point été absorbées par l'estomac, sur le sucre non absorbé par l'estomac, et sur celui qui se forme aux dépens des matières amylacées, par la digestion intestinale. L'absorption s'exerce, en outre, dans l'intestin grêle sur les matières grasses. Enfin, elle s'opère encore sur des produits secondaires qui se sont formés, chemin faisant, aux dépens des matières déjà dissoutes (acide lactique, acide acétique).

Le résidu alimentaire, qui arrive dans le gros intestin, a été dépouillé, dans son trajet le long de l'intestin grêle, de presque tous les matériaux absorbables. Cependant il s'opère encore en ce point une absorption limitée, sur les produits variés de la digestion qui ont échappé à l'action absorbante de l'intestin grêle.

L'absorption digestive se fait donc sur toute l'étendue du tube digestif, depuis le cardia jusqu'à l'anus. Il est vrai de dire cependant qu'elle acquiert tout son développement dans l'intestin grêle. Certains animaux ont l'estomac garni d'un épithélium très-épais, qui oppose un obstacle plus ou moins efficace à l'absorption stomacale. Le cheval est dans ce cas ; son estomac absorbe peu et très-lentement, ainsi qu'il résulte des expériences de MM. Bouley, Colin, Sperino et autres [1]. Il est

[1] Voici quelques-unes des expériences de MM. Bouley et Colin. Lorsqu'on injecte par une plaie œsophagienne, dans l'estomac d'un cheval à jeun, 30 grammes d'extrait alcoolique de noix vomique, ou 3 ou 4 grammes de sulfate de strychnine, l'animal meurt au bout d'un quart d'heure, au milieu des convulsions caractéristiques de l'empoisonnement par la strychnine. Si l'on injecte, au contraire, la même dose de poison dans l'estomac d'un cheval dont le pylore a été préalablement fermé par une ligature, l'animal n'éprouve point les phénomènes de l'empoisonnement, la dissolution toxique reste dans l'estomac, où on la retrouve au bout de vingt-quatre heures, en mettant à mort l'animal. La solution toxique prise dans cet estomac, administrée à des chiens, ou injectée dans les veines caves d'un cheval, détermine l'empoisonnement. Si, sur un cheval dont le pylore a été lié, on injecte la dose précitée de poison dans l'estomac par une plaie œsophagienne, et qu'au bout de vingt-quatre heures on retire la ligature du pylore, l'animal meurt empoisonné au bout d'un quart d'heure à vingt minutes, c'est-à-dire quand le poison a passé dans l'intestin grêle, où il est absorbé. La section des deux nerfs pneumogastriques, qui paralyse la tunique musculaire de l'estomac et qui s'oppose à l'expulsion du liquide toxique du côté de l'intestin grêle, a sensiblement les mêmes effets que la ligature du pylore. Au bout de quatre heures on retrouve la solution toxique dans l'estomac, et cette solution fait également périr les animaux auxquels on l'administre.

L'estomac du chien, du chat, du porc et du lapin paraît absorber à peu près aussi bien que l'intestin lui-même. Lorsqu'on injecte dans l'estomac de ces animaux une dose déterminée d'un liquide toxique, on remarque en effet que la mort est à peu près aussi prompte, probable que le peu de perméabilité de l'estomac à l'absorption se rencontre aussi chez d'autres animaux, et particulièrement dans les deux premiers estomacs des ruminants. C'est ainsi, très-probablement, que les liquides engagés dans les diverticulums à cellules de la panse du chameau peuvent y séjourner un temps assez considérable et n'y être absorbés qu'à la longue. Il est vraisemblable que, chez l'homme, la membrane muqueuse de l'estomac se laisse moins facilement traverser par les liquides que la muqueuse de l'intestin grêle. Il faut remarquer que c'est dans l'intestin grêle seulement qu'on rencontre les petits organes si admirablement disposés pour l'absorption : je veux parler des *villosités*. Les villosités, véritables *racines* animales molles et vasculaires, renferment un faisceau de vaisseaux qui n'est séparé des liquides à absorber que par une membrane muqueuse extrêmement fine, membrane qui n'a guère que quelques centièmes de millimètre d'épaisseur.

En outre, il faut remarquer encore que la surface de la muqueuse intestinale est énorme : les villosités et les valvules conniventes augmentent considérablement cette surface; on peut estimer que l'intestin grêle supposé développé correspond environ au double de l'enveloppe cutanée.

Après l'intestin grêle, vient le gros intestin. Bien que l'absorption soit moins active ici, que dans le duodénum, le jéjunum et l'iléum, certains faits prouvent que l'absorption, au moins chez beaucoup d'animaux, est cependant plus active dans le gros intestin que dans l'estomac. Le curare introduit dans l'estomac de quelques animaux y est absorbé si lentement que les portions qui existent à un moment donné dans le sang de l'animal ne suffisent pas pour déterminer des accidents d'empoisonnement. Lorsqu'au contraire le poison est porté directement dans le rectum, les mêmes animaux succombent rapidement. La belladone et l'opium administrés en lavement chez l'homme agissent plus rapidement et avec une plus grande intensité que par l'estomac. Le gros intestin est donc une voie précieuse pour l'introduction des substances médicamenteuses.

§ 61.

Voies de l'absorption digestive. — Avant la découverte des vaisseaux chylifères, on a cru pendant longtemps que les veines intestinales seules absorbaient les produits de la digestion. Plus tard, quand Aselli eut découvert les vaisseaux chylifères (1622), on leur attribua cette fonction, à l'exclusion des veines. Mais l'expérience a prouvé que l'absorption s'opère à la fois par les veines et par les lymphatiques de l'intestin ou chylifères.

Les matériaux absorbés de la digestion sont portés dans le sang par deux ordres de vaisseaux : par les veines intestinales et par les vaisseaux chylifères. Les veines intestinales, concourant à la formation de

que le pylore soit lié ou qu'il ne le soit pas, que les nerfs pneumogastriques soient intacts ou qu'ils soient coupés.

la veine porte, conduisent les liquides de la digestion, d'abord dans le foie, puis dans la veine cave inférieure. Les vaisseaux chylifères versent, par l'intermédiaire du canal thoracique, le liquide qu'ils charrient dans la veine cave supérieure, au confluent de la veine jugulaire interne. Le produit liquide de la digestion est donc versé dans le sang veineux; il se dirige ensuite, avec le sang, vers les cavités droites du cœur, et traverse les poumons avant d'être envoyé dans les organes et d'être utilisé pour la nutrition.

Si l'on ouvre un chien *en pleine digestion*, c'est-à-dire trois ou quatre heures environ après un repas copieux, on voit se dessiner dans l'épaisseur du mésentère une foule de tractus blancs, qui ne sont que les vaisseaux chylifères gonflés d'un liquide émulsif blanc. Cette apparence leur a fait donner quelquefois le nom de vaisseaux *lactés*. Le canal thoracique est aussi rempli d'un liquide analogue. Si, au contraire, on ouvre un chien *à jeun* depuis plusieurs jours, les lymphatiques de l'intestin ne peuvent plus être distingués qu'avec une grande difficulté, parce qu'ils contiennent un liquide transparent, analogue à celui qui circule dans toutes les autres parties du système lymphatique. La digestion introduit donc *quelque chose* dans les vaisseaux lymphatiques de l'intestin, et c'est à ce quelque chose qu'ils doivent leur apparence lactée.

Ouvrons encore un chien en pleine digestion, et examinons le sang qui revient de l'intestin par les branches intestinales de la veine porte. Ici, la couleur ne nous apprendra rien; mais si nous pratiquons l'analyse quantitative de ce sang, nous constaterons que sa composition n'est pas la même que celle du sang qui circule dans les autres parties du système veineux, et qu'elle n'est pas la même que chez l'animal à jeun. La digestion y a fait passer par absorption certains principes.

Les produits absorbés de la digestion entrant dans l'organisme par les veines intestinales et par les vaisseaux chylifères, les questions suivantes se présentent naturellement : Sous quelle forme sont absorbés les produits de la digestion? Quels sont ceux de ces principes qui passent par les chylifères? Quels sont ceux qui s'engagent par les veines? Voyons d'abord quelle est la nature du liquide qui circule dans les vaisseaux chylifères, et en quoi il diffère de la lymphe.

§ 62.

De la lymphe. — Le liquide qui circule dans les vaisseaux lymphatiques généraux, et celui qui circule dans les vaisseaux chylifères de l'animal *tout à fait à jeun*, peuvent être considérés comme identiques. On trouve cette humeur dans toutes les parties du corps où il y a des vaisseaux lymphatiques; mais pour s'en procurer des quantités notables sur les animaux de petite taille, tels que les chiens, on va généralement la puiser dans le canal thoracique. Il ne faut pas oublier que, quand on va chercher ce liquide dans le canal thoracique, il est indispensable de faire jeuner les animaux pendant vingt-quatre ou quarante-huit heures, pour se mettre en garde contre la présence des éléments du chyle apportés par la digestion.

Sur les grands animaux on se procure facilement de la lymphe dans des vaisseaux lymphatiques de plus petit calibre. Ainsi, les lymphatiques du cou sur le cheval peuvent fournir des proportions considérables de liquide. Ici, d'ailleurs, on n'a pas besoin de faire jeûner l'animal, et on peut recueillir de la lymphe normale en tout temps.

Sur les chiens de grande taille on peut aussi se procurer la lymphe sur les lymphatiques du cou [1].

MM. Marchand et Colberg ont fait l'analyse de la lymphe qui s'écoulait d'une blessure existant sur le dos du pied de l'homme; mais leur analyse diffère tellement de toutes les autres, qu'il est plus que probable qu'ils n'ont point examiné le liquide qui circule normalement dans les lymphatiques. Nous en dirons autant d'une analyse faite par M. Quevenne. Cette analyse a porté sur la lymphe recueillie dans l'aine par M. C. Desjardins, sur les vaisseaux lymphatiques variqueux d'une femme. Évidemment, il s'agit aussi d'une lymphe pathologique.

M. Scherer a recueilli récemment (1857) 13 grammes de lymphe humaine sur un vaisseau lymphatique variqueux du cordon spermatique, et dont la composition peut être considérée comme normale, si on la compare avec la lymphe des animaux. Ce liquide était jaunâtre, légèrement alcalin, spontanément coagulable.

Pour se procurer la lymphe du canal thoracique, on peut recourir à deux procédés. Le premier, qui est le plus simple, consiste à étrangler un chien ou à l'assommer par un coup violent porté derrière la tête. On l'étend immédiatement sur une table, on lui ouvre rapidement la poitrine, et on lie en masse l'aorte, l'œsophage, le canal thoracique, et tous les gros vaisseaux à la partie supérieure de la poitrine, et aussi haut que possible, après quoi on casse et on renverse les côtes du côté gauche. En haut de la poitrine, le canal thoracique est placé à gauche de l'œsophage et derrière l'aorte ; on le dégage des parties qui l'entourent, on l'incise, et on recueille le liquide dans une petite capsule. Pour aider à son écoulement, on peut exercer une pression douce sur l'abdomen.

Un autre procédé, plus délicat, consiste à mettre le canal thoracique à nu à la partie inférieure du cou, dans le point où il se jette dans le golfe des veines jugulaires [2]. On peut faire l'expérience sur l'animal vivant. Mais, comme la recherche du canal thoracique en ce point est

---

[1] M. Krause et M. Schwanda conseillent d'endormir le chien pendant quatre ou cinq heures consécutives, à l'aide d'une injection de teinture d'opium pratiquée dans la veine saphène de l'animal. Quand l'animal est endormi, on recherche un lymphatique au cou, on y introduit une fine canule d'argent, et l'on recueille, pendant ce temps, le liquide qui s'écoule.

[2] Chez la plupart des animaux, le canal thoracique se jette au point de réunion des deux jugulaires, à l'endroit où celles-ci s'abouchent dans la veine cave.

assez laborieuse, il est plus simple d'assommer l'animal, pour n'avoir pas à lutter contre ses efforts.

Sur les grands animaux (chevaux, bœufs), le canal thoracique, beaucoup plus volumineux que chez le chien, se prête mieux à l'expérience, et il est beaucoup plus facile de le mettre à découvert sur l'animal vivant (Voy. § 63).

La lymphe est un liquide transparent, légèrement jaunâtre. Examinée au microscope, la lymphe présente des globules ; mais leur quantité est infiniment moindre que celle des globules dans le sang. Ces globules sont *sphériques* et lisses, tandis que les globules du sang ont la forme de *disques* aplatis. Les globules de la lymphe sont d'un jaune pâle.

La lymphe extraite du corps de l'animal ne tarde pas à se coaguler spontanément ; elle doit cette propriété à la fibrine qu'elle contient [1]. En se coagulant, la fibrine de la lymphe, à l'instar de la fibrine du sang, emprisonne les globules dans ses mailles.

Voici quelques-unes des analyses qui ont été faites sur la lymphe.

	LEURET et LASSAIGNE. — (Cheval.)	CHEVREUL — (Cheval.)	REES — (Ane.)	SCHERER — (Homme.)	
Eau............	925	926	965	Eau..............	957,60
Fibrine et globules	5	4	1	Fibrine et globules	0,37
Albumine.......	57	61	13	Albumine et matières extractiv.	34,72
Matières extractives et sels.....	15	19	21	Sels..............	7,31
Matières grasses..	»	»	traces.		

Ce qu'il y a de remarquable dans ces analyses, c'est le chiffre peu élevé des globules de la lymphe. Le caillot desséché, qui comprend à la fois les globules et la fibrine, ne donne, pour 1,000 grammes de liquide, qu'un résidu de 1, 3, 4 grammes, tandis que dans le sang il y a, tant en fibrine qu'en globules, environ 130 grammes pour 1,000 grammes de sang. Comme la lymphe est à peu près aussi coagulable que le sang, et que dans le sang il n'y a, en moyenne, que 3 grammes de fibrine pour 127 grammes de globules, on voit quelle faible quantité il reste pour représenter le chiffre des globules de la lymphe.

Le caillot de la lymphe, il est vrai, ne retient pas exactement tous les globules, et une partie d'entre eux restent en suspension dans le sérum.

[1] M. Virchow a remarqué que la lymphe ne se coagule pas lorsqu'on la laisse séjourner dans les vaisseaux lymphatiques. M. Teichmann a fait récemment la même observation. Voici l'expérience de M. Teichmann. Sur un cheval qui vient d'être mis à mort, on applique plusieurs ligatures, à quelques centimètres les unes des autres, sur le canal thoracique ; puis on attend plusieurs jours. Si on ouvre alors quelques-uns des segments du canal thoracique, on trouve que la lymphe est restée à l'état liquide. Au contact de l'air la coagulation s'effectue. Dans les segments non ouverts la lymphe persiste à rester à l'état liquide.

Dans les analyses, ces globules, non emprisonnés dans le caillot, sont conséquemment notés avec les matériaux solides du sérum, mais leur quantité est si faible, que cette cause d'erreur peut être négligée.

La lymphe prend naissance dans le sein même des organes. Comme il n'y a point d'ouvertures aux extrémités originelles des lymphatiques, le liquide qu'ils contiennent ne peut s'y introduire qu'au travers des parois vasculaires. Comme il n'y a aucune communication directe entre les vaisseaux capillaires sanguins et le réseau initial des lymphatiques, il en résulte que les globules qu'on aperçoit dans la lymphe se forment dans l'intérieur du système lymphatique; de même que les globules du sang se forment dans le système sanguin lui-même.

§ 63.

Du chyle. — On donne le nom de chyle au liquide qui circule dans les vaisseaux lymphatiques de l'intestin au moment de l'absorption digestive.

L'absorption ne fait pas pénétrer en un instant, dans la circulation, les matériaux de la digestion : il faut quatre, six, huit heures, et plus peut-être, pour que l'absorption soit complétement terminée; il y a donc, longtemps encore après que l'animal a pris des aliments, du chyle dans les vaisseaux lymphatiques de l'intestin. Le besoin des aliments et l'introduction d'une nouvelle ration alimentaire, coïncidant avec la terminaison du travail de la digestion et de l'absorption précédentes, il est vrai de dire encore que les dernières traces de chyle ont à peine disparu des vaisseaux lymphatiques de l'intestin, quand le nouveau travail d'absorption commence.

Nous ferons encore observer que, si l'on peut se procurer de la *lymphe pure*, il est beaucoup plus difficile de se procurer ce qu'on pourrait appeler du *chyle pur*. En effet, pour obtenir une quantité notable de chyle, soit pour en faire l'analyse, soit pour en étudier les propriétés physiologiques, on est obligé de l'extraire du canal thoracique. Or, il est facile de s'apercevoir que, dans les conditions même les plus avantageuses (c'est-à-dire en sacrifiant les animaux dans le moment où l'absorption digestive est dans toute son intensité), on est loin d'avoir du chyle pur, puisque le chyle parvenu dans le canal thoracique se trouve mélangé à la lymphe qui revient de toutes les parties du corps.

Le chyle le plus pur qu'on puisse se procurer est celui qu'on obtient en ouvrant les chylifères *sur l'intestin* lui-même, au moment où ces vaisseaux sortent des tuniques qui le composent. Mais, si l'on peut se procurer ainsi assez de chyle *pur* pour en faire l'objet d'études microscopiques, on ne peut guère s'en procurer des quantités suffisantes pour l'analyse chimique.

D'un autre côté, c'est en vain qu'on chercherait à se procurer du chyle dans l'intérieur de l'intestin grêle lui-même. Il est vrai que ses éléments y existent, mais ils se trouvent mélangés, en ce point, avec tous les autres produits de la digestion. Le chyle à l'état de pureté n'existe donc que dans les vaisseaux chylifères, ce qui ne veut pas dire que la matière du chyle se forme dans les vaisseaux chylifères, car ceux-ci se bornent à le recevoir par absorption à la surface intestinale.

Pour se procurer des quantités notables de chyle, on est donc obligé de le puiser dans le canal thoracique. A cet effet, on peut procéder comme nous l'avons indiqué précédemment (§ 62).

M. Colin, qui a fait à cet égard un grand nombre de vivisections, est parvenu non-seulement à extraire le chyle du canal thoracique au cou sur l'animal vivant, mais il a pu, par une dissection attentive (sur le cheval et sur le bœuf), isoler le canal, y introduire et y fixer à demeure une canule, qui déverse au dehors, dans un réservoir convenablement disposé, le liquide qui circule dans ce canal. En un mot, il établit des fistules au canal thoracique, et il recueille pendant des journées entières le liquide qui circule dans l'arbre lymphatique. M. Colin a pu se procurer ainsi des quantités considérables de liquide, et étudier en outre les différences qu'apportent dans la qualité et la quantité de ce liquide la période de jeûne et la période digestive.

L'abondance de l'écoulement par la fistule en un temps donné dépend de conditions accessoires dont il faut tenir compte, entre autres de la disposition plus ou moins heureuse de l'appareil adapté à la fistule, ainsi que le remarque judicieusement M. Colin, et aussi de la différence qui peut survenir par suite des anastomoses du canal thoracique principal (ou des divisions du canal thoracique principal) avec le grand vaisseau lymphatique droit, anastomoses assez fréquentes et plus ou moins nombreuses. Cependant on peut, à l'aide des fistules dont nous parlons, se faire une idée approximative de la quantité de liquide que le canal thoracique déverse en vingt-quatre heures dans la masse du sang.

Sur un cheval, la quantité de liquide qui s'écoulait par la fistule était de 600 à 1,200 grammes par heure; ce cheval, observé pendant douze heures, donna ainsi 11 kilogrammes de liquide. Sur une vache, dont le canal thoracique s'ouvrait manifestement par une seule branche dans le système veineux, la quantité du liquide qui s'écoulait par la fistule fut de 3 à 6 kilogrammes par heure et s'éleva en vingt-quatre heures à 95 kilogrammes (95 litres environ). Cette énorme quantité de liquide est bien propre, ainsi que le fait remarquer M. Colin, à nous donner une idée de l'importance du rôle que joue dans l'économie le système des vaisseaux lymphatiques; elle nous montre que le sang est dans un état de mutation perpétuelle, et qu'il se renouvelle incessamment et rapidement aux dépens des matériaux charriés par les lymphatiques de l'intestin, et aux dépens des matériaux puisés dans le sein des organes par les lymphatiques généraux.

L'écoulement du liquide par les fistules est continu, mais les proportions écoulées dans un même laps de temps sont sensiblement moindres quand l'animal est à jeun que quand il est en digestion. On remarque

aussi que le liquide devient lactescent, quand la digestion est dans toute
son activité.

Le chyle des animaux carnivores, celui des herbivores et celui de
l'homme est un liquide blanc, opaque, analogue à du lait.

Il est vrai que le chyle pris dans le canal thoracique, *suivant les procédés ordinaires,* offre souvent une teinte rosée; il est vrai que le chyle et
la lymphe rougissent à l'air, que le chyle et la lymphe, agités dans une
atmosphère d'oxygène, rougissent plus fortement; mais cela tient à une
très-petite proportion de sang qui reflue du côté du canal thoracique,
au moment où on le ponctionne dans le voisinage de son embouchure
veineuse. Lorsque le chyle et la lymphe sont extraits par une fistule disposée de manière que tout reflux du sang soit impossible dans l'intérieur de ce canal, ces liquides n'offrent plus la teinte rosée et ne rougissent point à l'air ni au contact de l'oxygène.

Le liquide extrait du canal thoracique, soit par une vivisection, soit
par une fistule, ne tarde pas à se coaguler, comme le sang; le caillot
formé comprend d'abord toute la masse du liquide (comme pour le
sang), puis peu à peu le caillot se resserre, exprime le sérum, et la partie solide flotte dans le liquide qui l'entoure. La coagulation s'effectue
aussi bien dans le chyle de l'animal en pleine digestion que dans le liquide extrait du canal thoracique de l'animal à jeun.

Le chyle blanc pris *sur les lymphatiques de l'intestin* de l'animal en
pleine digestion est moins coagulable que celui du canal thoracique,
mais il se coagule néanmoins. Cette propriété du chyle intestinal, niée
par quelques auteurs, a été mise hors de doute par les recherches de
M. Colin.

Lorsqu'on a extrait le chyle sur les chylifères de l'intestin, et qu'on
l'examine au microscope, on constate qu'il est constitué par un liquide
transparent, au milieu duquel sont suspendus, en quantité considérable, des globules. Ces globules sont *sphériques, obscurs sur les bords* et de
dimensions très-variables. Les uns, constitués par des particules d'une
petitesse extrême, ne peuvent être mesurés et ressemblent à une fine
poussière. Les autres résultent de l'accolement de ces particules élémentaires; on en rencontre de toutes les dimensions, depuis $0^{mm},006$
jusqu'à $0^{mm},01$. Les plus gros, beaucoup moins nombreux que les autres, deviennent plus abondants quand on examine le chyle dans le
canal thoracique. Les globules composés du chyle sont granuleux, c'est-
à-dire qu'on aperçoit distinctement en eux les éléments du groupement
desquels ils résultent.

Les granules élémentaires et les globules composés du chyle sont essentiellement formés par la graisse; car si on les traite par l'éther sous
le microscope, ils disparaissent et on ne trouve plus sur la plaque du
microscope, après l'évaporation de l'éther, que des îlots irréguliers de
matière grasse. Dans les globules du chyle, comme dans les globules du
lait, la matière grasse est renfermée dans une enveloppe de nature al-

buminoïde. Dans le chyle du canal thoracique, on trouve moins de ces particules, extrêmement fines, qui forment la masse presque entière du chyle initial; on n'y trouve guère que des globules composés. C'est donc principalement à l'état de globules composés que les globules propres du chyle sont versés dans le torrent de la circulation sanguine.

Dans le chyle, on trouve aussi les globules de la lymphe, dont nous avons parlé. Ces globules diffèrent des précédents en ce qu'ils ont des dimensions sensiblement constantes, en ce qu'ils sont *lisses et légèrement colorés* en jaune (Voy. § 62).

Le chyle se distingue donc surtout, par son opacité et sa lactescence, de la lymphe, qui est jaune pâle et transparente.

Pour que le chyle présente les caractères que nous venons de signaler, il faut que l'animal, carnivore ou herbivore, ait fait usage d'une alimentation *naturelle*. Dans la viande, dans les os, dans le lait, dans les fourrages, dans le son, dans l'avoine, dans les graines de toute sorte, il y a toujours, en effet, des proportions plus ou moins considérables de matières grasses. Mais si l'on place l'animal dans des conditions *exceptionnelles*, si, par exemple, on lui donne des substances alimentaires privées à dessein de leurs matières grasses (telles que de l'albumine et de la fibrine pure), le liquide qui circule dans les chylifères de l'intestin au moment de l'absorption n'est point *lactescent*. Ce liquide est transparent et offre alors une grande analogie avec la lymphe. Les chylifères, ne contenant plus de matières grasses, ne charrient vers le canal thoracique que des éléments albumineux et fibrineux. Les chylifères se trouvent alors dans des conditions analogues à celles des vaisseaux lymphatiques proprement dits, lesquels se chargent dans les organes d'un liquide transparent. Si, au contraire, on donne à un animal un aliment très-riche en graisse, ou exclusivement de l'huile ou du beurre, le liquide qui circule dans les lymphatiques de l'intestin présente tout à fait l'opacité et la blancheur du lait.

Tous les mammifères ont un chyle *blanc* dans les chylifères intestinaux pendant la digestion, parce qu'ils font usage d'aliments qui contiennent des matières grasses. La teinte opaque de ce liquide est d'autant plus prononcée, que les matières alimentaires sont plus riches en substances grasses; aussi, le liquide qui circule dans les chylifères des carnivores est généralement plus blanc que le chyle des herbivores, dont l'aliment contient en général moins de graisse. De même, le chyle des herbivores est bien plus lactescent après l'administration de l'avoine qu'après celle de l'herbe et de la paille.

Il existe beaucoup d'analyses du chyle; mais, comme ces analyses n'ont été faites que sur le liquide extrait du canal thoracique, les résultats obtenus sont complexes et portent à la fois sur le chyle et sur la lymphe. Telles qu'elles sont, ces analyses, comparées à celles de la lymphe, peuvent cependant nous éclairer sur les différences qu'apporte à la lymphe du canal thoracique le chyle qui provient de l'intestin.

Voici plusieurs de ces analyses. Les auteurs ne disent pas toujours à quelle période de la digestion ont été sacrifiés les animaux. Il est plus que probable que les variations de composition dépendent de l'époque de la digestion et de la nature de l'alimentation.

	SIMON.	REES.	REES.
	(Cheval.)	(Ane.)	(Homme.)
Eau..........................	928,0	902	904
Fibrine.....................	0,8	3	traces.
Albumine...................	46,0	35	70
Matières grasses............	10,0	36	9
Matières extractives et sels [1]..	14,0	24	14

Le chyle dont M. Rees a fait l'analyse avait été pris dans le canal thoracique d'un homme mort par suspension quelques heures après le repas [2].

En résumé, si l'on compare les analyses de la lymphe et celle du chyle, on constate que ce qui différencie essentiellement ces deux liquides l'un de l'autre au point de vue chimique, ce sont les matières grasses. L'aspect extérieur (teinte laiteuse) et l'inspection microscopique l'établissent pareillement.

Le chyle pris dans les lymphatiques de l'intestin contient toujours une assez forte proportion d'albumine. Pour s'en convaincre, il suffit de faire chauffer dans une petite capsule du chyle extrait des lymphatiques qui circulent sur les parois mêmes de l'intestin. A une température de $+ 70°$ ou $+ 75°$, ce liquide s'épaissit et se prend en masse, comme une dissolution d'albumine. Il faut ajouter, au reste, que le même phénomène se produit quand on chauffe le liquide extrait du canal thoracique, ou quand on chauffe le sang. En un mot, tous les liquides qui contiennent d'assez fortes proportions d'albumine présentent cette propriété.

[1] Parmi les matières extractives nous signalerons le sucre (ou glycose). Quand on s'est procuré du chyle sur un animal herbivore ou sur un animal nourri avec des féculents, et qu'après l'avoir défibriné on le fait chauffer avec la liqueur cupro-potassique, le précipité rouge d'oxydule de cuivre (caractéristique de la présence du sucre) prend naissance.

[2] Dans les analyses du chyle, comme d'ailleurs dans celle de la lymphe, on désigne sous le nom de *fibrine* le caillot desséché. Or, ce caillot contient à la fois de la fibrine, des globules de la lymphe et des *globules propres* du chyle. On débarrasse le caillot des globules propres du chyle, c'est-à-dire de la graisse, en le traitant par l'alcool et par l'éther, qui s'en emparent en les dissolvant. Le résidu évaporé de la dissolution alcoolique et éthérée donne une partie des matières grasses. Un grand nombre de globules propres du chyle restent en suspension dans le sérum. Comme le sérum est également évaporé et traité après évaporation par l'alcool et par l'éther, les globules propres du chyle restés en *suspension* sont aussi notés parmi les matières grasses.

§ 64.

Sous quelle forme sont absorbés les produits de la digestion. — Nous avons précédemment établi que les aliments féculents, qui constituent la majeure partie du régime des herbivores et une partie importante du régime de l'homme, sont transformés en dextrine, puis en glycose ou sucre de raisin. Mais la glycose elle-même, en présence des liquides organiques et de la température du corps des animaux, donne naissance à de l'acide lactique. Cette transformation de la glycose en acide lactique précède-t-elle nécessairement l'absorption? Non. M. Becker a démontré, dans trois séries d'expériences instituées sur plus de quatre-vingts lapins, que de la glycose introduite dans une anse intestinale ou ingérée dans l'estomac, à l'aide d'une sonde œsophagienne, est absorbée *en nature*, car on trouve constamment du sucre dans le sang de l'animal deux, trois ou quatre heures après l'expérience. Le même fait se produit quand on donne à l'animal une nourriture amylacée abondante.

Les féculents sont donc absorbés en grande partie à l'état de glycose. Quant à la petite portion de sucre transformée dans l'intestin en acide lactique, elle est absorbée à cet état. MM. Lehmann et Rees ont noté la présence des lactates dans les voies de l'absorption.

Les aliments groupés sous la désignation générale de matières albuminoïdes (fibrine, caséine, albumine liquide, albumine coagulée) sont absorbés à l'état de peptone (albuminose). Mais, en présence du sang, la peptone, qui ne diffère pas sensiblement de l'albumine sous le rapport de la composition, se transforme promptement en albumine. Une portion de peptone, peut-être celle qui provient de la dissolution de la fibrine, se reconstitue promptement aussi à l'état de fibrine. Proust et Nasse avaient déjà montré autrefois que le régime animal augmentait l'élément spontanément coagulable du sang. M. Lehmann a constaté sur lui-même qu'au moment de l'absorption d'un repas de substances albuminoïdes, l'albumine du sang s'était élevée de 12 grammes pour 1,000 grammes de sang, et la fibrine de 3 grammes pour la même quantité de sang.

Les matières grasses neutres, c'est-à-dire les graisses, l'huile, le beurre, contenus dans les aliments, sont absorbées en nature, sans avoir été modifiées. Elles sont émulsionnées par les sucs digestifs, mais non transformées chimiquement. On retrouve les corps gras neutres en nature, non-seulement dans les voies de l'absorption (chylifères et canal thoracique), comme l'ont démontré MM. Bouchardat et Sandras, mais encore dans le sang de l'animal pendant la période de la digestion, comme nous l'avons constaté nous-même sur un grand nombre de chiens sacrifiés pendant la période digestive.

§ 65.

Produits de la digestion absorbés par les chylifères. — Nous avons déjà fait pressentir que les matières grasses neutres de la digestion s'introduisent dans le sang par la voie des chylifères. Nous ajouterons que les chylifères sont très-vraisemblablement la seule voie de leur absorption. Les analyses citées plus haut (§ 63) prouvent que, sur les animaux tués pendant la digestion, on trouve dans le chyle 9, 10, 36 parties de graisse sur 1000. Mais si, au lieu de donner aux animaux une nourriture mixte, on leur donne à peu près exclusivement des matières grasses, les proportions de graisse du chyle s'élèvent bien plus haut. MM. Sandras et Bouchardat font prendre à des animaux de l'huile d'amande douce; ils recueillent le chyle, et peuvent en extraire de 100 à 140 pour 1000 d'huile d'amande intacte.

Les matières grasses peuvent-elles entrer dans les voies circulatoires par la veine porte? L'analyse du sang de la veine porte a quelquefois accusé, il est vrai, une légère augmentation dans la proportion des matières grasses. Ainsi, M. Simon trouve sur un cheval, pour 1000 parties de sang, 2,29 de matières grasses dans le sang de la veine jugulaire, et 3,18 dans le sang de la veine porte; sur un autre 1,46 dans le sang de la jugulaire et 1,85 dans le sang de la veine porte. Il y aurait donc dans le sang de la veine porte 0,89 ou 0,39 de matières en plus que dans la masse générale du sang. Mais ce sont là, il faut l'avouer, des différences trop faibles pour que nous puissions en tirer des conclusions quelconques.

Nous avons examiné le sang de la veine jugulaire et le sang de la veine porte d'un cheval soumis au régime du foin et de la paille. Le sang, après avoir été desséché à 100 degrés, a été réduit en poudre. Les résidus ont macéré pendant quinze jours dans l'éther. Au bout de ce temps, le sang de la veine jugulaire avait perdu 3,39 sur 1000 de résidu sec; celui de la veine porte avait perdu 3,18 sur 1000 de résidu sec. Les pertes représentent les matières grasses dissoutes par l'éther. Il résulte de cette analyse une petite différence en sens contraire de celle de M. Simon. Ces différences, je le répète, sont dans les limites d'erreurs possibles dans les méthodes d'analyse où l'on pèse les matières après *desséchement*.

L'analyse du sang de la veine porte ne prouve donc point, comme on l'a répété, que les matières grasses neutres soient absorbées par elle; car il n'est pas démontré que le sang de la veine porte contienne plus de matières grasses que la masse générale du sang. Il est prouvé, au contraire, que le chyle diffère du liquide qui circule dans le canal thoracique de l'animal à jeun par l'addition (sur 1000 parties) de 9, de 10, de 36, de 100 et même de 140 parties de graisse semblable à celle qui a été ingérée.

Les matières grasses sont absorbées à l'état d'émulsion : émulsion déterminée par les liquides de l'intestin, et en particulier par le suc pancréatique. Leur absorption commence dans le duodénum, et elle se prolonge tout le long de l'intestin grêle. Le gros intestin s'empare aussi parfois d'une petite proportion de matières grasses émulsionnées. M. Bouisson, ayant injecté par l'anus, chez les animaux, des liquides riches en matières grasses (lait, bouillon), a constaté la présence d'un liquide opaque et lactescent dans les chylifères du gros intestin ; et nous avons établi plus haut, d'après les expériences de MM. Frerichs, Lenz, Colin, etc., que le *suc intestinal* jouissait à un certain degré de la propriété émulsive (Voy. § 53).

Mais les matières grasses ne sont pas les seules substances absorbées par les chylifères. Les produits liquides de la digestion des substances albuminoïdes, l'eau et les sels de l'alimentation, miscibles à cette émulsion, et en constituant pour ainsi dire le menstrue, s'engagent aussi dans les vaisseaux chylifères.

Les analyses du chyle, que nous avons reproduites plus haut, montrent que ce liquide est assez riche en albumine. Le chyle pris dans les chylifères de l'intestin est toujours coagulable *par la chaleur ;* et M. Bouisson a remarqué que le chyle des animaux qui ont fait un usage exclusif de fibrine ou d'albumine est non-seulement citrin et transparent, mais encore plus coagulable que tout autre. Les féculents, transformés en sucre ou glycose, s'engagent aussi en partie dans les vaisseaux chylifères. La présence du sucre dans le chyle des chiens qui ont été nourris avec du pain ou des pommes de terre, la présence du sucre dans le chyle des animaux herbivores pendant la période digestive, est un fait bien démontré. Nous l'avons nous-même plus d'une fois constaté. Le goût sucré que présente parfois le chyle le démontre, même sans qu'il soit besoin de recourir à l'analyse. D'autres observateurs ont en outre noté la présence de l'acide lactique dans le chyle (MM. Lehmann, Rees), et nous savons que l'acide lactique n'est qu'une métamorphose plus avancée des matières amylacées et sucrées.

§ 66.

Produits de la digestion absorbés par les veines. — De même que les vaisseaux chylifères, les veines absorbent les produits albuminoïdes de la digestion, les sucres résultant de la digestion des féculents, l'eau, les sels et les boissons. Elles se distinguent des chylifères en ce qu'elles n'absorbent pas sensiblement les matières grasses. Établissons sur des faits ces diverses propositions.

Relativement à l'absorption des produits albuminoïdes par les veines, nous avons fait une série d'expériences, dont les résultats sont consignés dans les *Archives générales de médecine* pour l'année 1848. Ces expériences montrent que, dans la période digestive, le sang de la veine porte [1] présente une augmentation notable, quelquefois considérable,

---

[1] Les expériences dont il est ici question ont porté sur le sang extrait de *l'une* des branches de la veine porte, la veine grande mésaraïque, formée par la réunion de toutes les veines de l'intestin grêle et par celles de la première partie du gros intestin. Là seulement, en effet, on peut trouver dans son état de pureté le sang *de la digestion.* Dans

dans les proportions de l'*albumine*. Sur le cheval, où nous avons pu doser à part la *fibrine*, celle-ci se trouvait aussi un peu augmentée dans les mêmes conditions. M. Schmidt est arrivé depuis à des résultats analogues.

Quant à ce qui concerne le sucre, les expériences de MM. Bouchardat et Sandras, celles de M. Bernard, celles de M. Lehmann, etc., etc., prouvent que le sang de la veine porte d'un animal qui digère du sucre ou de la fécule contient de la glycose. Il suffit, pour mettre ce fait hors de doute, de faire une saignée à la veine porte d'un animal en pleine digestion d'un repas de pommes de terre, de laisser coaguler le sang et d'essayer le sérum, après l'avoir débarrassé de son albumine (Voy. § 117) à l'aide de la liqueur bleue de Trommer. La réduction de la liqueur bleue est toujours des plus manifestes, et révèle dans le sérum la présence du sucre.

L'eau et les boissons, chacun le sait, sont absorbées avec une assez grande rapidité. Pour peu que la quantité ingérée soit un peu considérable, le besoin d'uriner se fait promptement sentir. Dans les phénomènes réguliers de la digestion, l'eau sert de dissolvant aux produits divers de la digestion : l'eau et les boissons suivent donc la voie des chylifères et la voie des veines.

M. Bouisson a trouvé, une demi-heure après l'ingestion d'une grande quantité d'eau dans l'estomac d'un animal, le contenu du canal thoracique clair et très-liquide. Nous avons constaté que, si l'on analyse comparativement le sang veineux général (sang de la veine jugulaire) et le sang de la veine porte sur un animal *qui a copieusement bu*, on trouve des différences notables dans les proportions de l'eau de ces deux sangs. Dans une de nos expériences, le sang pris dans la veine jugulaire contenait, par exemple, 796 d'eau pour 1000, et le sang de la veine porte du même animal en contenait 851 pour 1000 parties de sang. Une autre fois, le sang de la veine jugulaire contenait 770 parties d'eau, et le sang de la veine porte 823.

En résumé, nous dirons : tous les produits de la digestion sont représentés dans le *chyle ;* les veines de l'intestin donnent aussi passage à ces divers produits, *moins* les substances grasses. Le mélange qui entre dans les vaisseaux chylifères diffère donc du mélange qui entre dans les veines par la présence des matières grasses. Nous chercherons plus loin à nous rendre compte de cette singulière particularité.

Le canal thoracique et le système de la veine porte étant les voies d'absorption des produits de la digestion, on conçoit aisément que l'oblitération de l'un ou de l'autre de ces canaux doit entraîner les plus graves désordres. On a plus d'une fois opéré la ligature du canal thoracique chez les animaux pour en examiner les résultats. Ces animaux ont généralement succombé au bout d'un temps variable, qui n'excède

le *tronc commun* de la veine porte, le sang se trouverait mélangé avec celui qui provient de la rate.

pas huit à dix jours. La plupart de ces expériences ont porté sur des chiens. Or, les chiens à l'inanition absolue vivent ordinairement plus longtemps. La rapidité de la mort doit donc être rattachée bien moins à la suppression de l'entrée des matières de la digestion par la voie des chylifères qu'aux suites de l'opération ou qu'à la suspension de la circulation lymphatique. Quelquefois l'animal continue à vivre en parfaite santé ; mais, dans ces cas, le canal thoracique était double, ou bien les anastomoses si communes du canal thoracique avec les branches lymphatiques qui vont s'ouvrir à droite dans les veines avaient rétabli le cours du chyle et de la lymphe.

Quant à la ligature de la veine porte, elle entraîne aussi la mort des animaux. Mais comme le sang de la veine porte conduit au foie les éléments de la sécrétion biliaire, le phénomène est également complexe ; il y a une sorte d'infection générale, par rétention dans le sang des éléments excrémentitiels de la bile [1].

§ 67.

Des autres substances absorbées à la surface de l'intestin. — Indépendamment des produits de la digestion, d'autres substances solubles peuvent être introduites dans le sang par l'absorption intestinale ; tels sont, par exemple, les médicaments et les poisons.

On peut constater la présence de la plupart de ces substances dans les veines, plus rarement dans les vaisseaux chylifères, ce qui tient très-probablement à ce qu'elles n'y ont pas été aussi souvent recherchées, et à ce que les procédés de recherche n'étaient pas suffisamment rigoureux.

MM. Tiedmann et Gmelin introduisent dans l'intestin des chiens et des chevaux du ferrocyanure de potassium, du sulfate de potasse, de l'acétate neutre de plomb, du sulfate de fer : ils retrouvent facilement ces diverses substances dans les branches intestinales de la veine porte. MM. Westrumb, Panizza, Krammer répètent les mêmes expériences et arrivent aux mêmes résultats. De plus, ces derniers constatent la présence de l'iodure de potassium et du ferrocyanure de potassium dans le canal thoracique. MM. Magendie et Ségalas attirent au dehors une anse d'intestin ; ils lient la veine et l'artère qui s'y rendent, laissent intact un faisceau de vaisseaux lymphatiques et injectent un poison (un sel dissous de strychnine) dans cette anse d'intestin. Au bout d'une heure, les phénomènes d'empoisonnement ne sont pas encore survenus.

---

[1] Il serait intéressant d'examiner l'influence de la ligature, non pas du tronc de la veine porte, mais de la branche mésaraïque seule. On supprimerait ainsi l'arrivée des produits de la digestion, et on laisserait parvenir au foie le sang de la branche splénique. Cette expérience éclairerait en même temps l'histoire de la sécrétion biliaire. Il est possible, en effet, que les matériaux de cette sécrétion proviennent de la branche splénique et non de la branche intestinale. Nous avons infructueusement tenté cette expérience sur deux chiens ; les deux animaux ont succombé dans les vingt-quatre heures aux suites de l'opération.

Ils délient alors l'artère et la veine : l'empoisonnement survient en six minutes. M. Chatin administre de l'acide arsénieux et de l'émétique à des chiens ; il en constate la présence dans le sang, et non dans le canal thoracique. L'absorption par les veines paraît donc plus facile, ou tout au moins semble s'exercer *plus rapidement* par les veines. C'est pour cette raison, sans doute, qu'à un moment donné, les proportions de matières absorbées que renferme le sang des vaisseaux de l'intestin sont assez considérables pour qu'on puisse mettre ces matières en évidence à l'aide des réactifs.

En somme, les sels métalliques passent rapidement dans le sang par la voie des veines.

Nous ferons les mêmes remarques relativement aux matières colorantes dissoutes, telles que l'indigo, la cochenille, le tournesol, la gomme-gutte, le safran, etc., lesquelles n'ont été signalées dans les chylifères que quand la proportion introduite dans l'intestin était considérable, tandis, au contraire, qu'on les retrouve facilement dans le sang des veines. De même les matières odorantes, telles que le musc, le camphre, l'alcool, ne communiquent point sensiblement leur odeur au chyle, tandis que cette odeur est très-apparente dans le sang des veines intestinales.

ARTICLE II.

DE L'ABSORPTION CUTANÉE ET PULMONAIRE, DE L'ABSORPTION DANS LES CAVITÉS CLOSES, DANS LES RÉSERVOIRS DES GLANDES, SUR LES SURFACES ACCIDENTELLES. — VOIES DE CES ABSORPTIONS.

§ 68.

Absorption cutanée. — La peau est revêtue d'une couche épidermique protectrice, qui s'oppose, mais incomplétement, à l'évaporation qui tend à se faire sans cesse aux surfaces du corps humain parcouru et pénétré par des liquides à une température de $+ 37°$. Cette couche s'oppose aussi, dans une certaine mesure, à l'absorption. Cependant les substances liquides et gazeuses peuvent traverser cette couche et pénétrer dans l'économie.

Lorsque le corps est plongé dans un milieu liquide, dans un bain, par exemple, l'eau imbibe et ramollit d'abord l'épiderme, puis elle passe par absorption dans les vaisseaux qui circulent dans les couches superficielles du derme, et de là dans le torrent de la circulation. Il y a donc d'abord *imbibition*, puis absorption. Dans l'intestin et sur les membranes muqueuses, qui sont *molles* et toujours *humectées* de liquide, l'absorption est plus immédiate et aussi plus rapide ; il n'y a, pour ainsi dire, point d'imbibition préalable.

On peut établir le fait de l'absorption de l'eau dans les bains, au moyen de pesées rigoureuses faites avant et après l'immersion. De nombreuses dissidences se sont produites, il est vrai, à cet égard. Les uns ont affirmé qu'on augmentait de poids dans le bain, les autres ont dit que le poids du corps ne varie point; les autres, enfin, que loin d'augmenter, le corps diminuait de poids. Toutes ces observations sont exactes. Le problème, en effet, n'est pas aussi simple qu'il le paraît, et il se complique d'une question de *température* et de l'*évaporation habituelle* qui se fait d'une manière continue par la surface pulmonaire. Lorsque la température du bain est supérieure à celle du corps, celui-ci, nous le verrons plus loin, lutte contre l'élévation de température par la sécrétion de la sueur; la sortie du liquide du dedans au dehors devient prédominante, et le corps perd. Lorsque la température du bain est inférieure à celle du corps, l'absorption cutanée l'emporte sur l'évaporation pulmonaire et le corps gagne en poids, l'eau du bain s'introduit dans l'économie; c'est ce qui a lieu dans le bain ordinaire ou bain tiède. Enfin, lorsque le bain est à peu près à la température du corps, il y a balance : le corps n'augmente ni ne perd en poids [1].

La peau se laisse donc pénétrer par l'eau; cela est incontestable et incontesté. Mais lorsque l'eau renferme des substances en dissolution, telles par exemple que des substances salines, ces matières pénètrent-elles avec l'eau elle-même dans les voies de l'absorption. Disons d'abord que la peau, de même que toutes les membranes animales (et plus même que les autres membranes animales, eu égard à l'épaisseur de la couche épidermique) est bien plus facilement traversée par l'eau que par les sels dissous [2]. En tenant compte des innombrables expériences qui ont été faites sur ce point de physiologie, on peut dire que la peau n'admet les matières tenues en dissolution dans l'eau qu'avec une extrême lenteur et dans des proportions *extrêmement faibles*.

S'il était possible de donner aux bains la durée qu'on peut donner aux expériences tentées sur les animaux, nul doute que le ramollissement de l'épiderme pourrait être porté au point de permettre plus facilement aux matières médicamenteuses de pénétrer par l'absorption dans le réseau vasculaire dermique. Pour faire apparaître dans l'urine d'un cheval du ferrocyanure de potassium (substance extrêmement sensible

[1] Le point de balance ou d'équilibre dont nous parlons est à 32 ou 33 degrés centigrades, c'est-à-dire de 4 ou 5 degrés au-dessous de la température du corps. Il ne faut pas oublier que, dans l'air, le corps perd *sans cesse* en poids, non-seulement par l'évaporation cutanée, mais aussi par l'évaporation pulmonaire. Or, quand nous sortons du bain avec un poids *exactement* semblable à celui de l'entrée, on ne peut pas dire qu'il n'y a point eu d'eau absorbée; au contraire, on peut affirmer qu'il y a eu une quantité d'eau absorbée correspondante à celle que nous avons perdue pendant le même temps par la voie de l'évaporation pulmonaire. Voilà très-vraisemblablement pourquoi le point d'équilibre est un peu au-dessous de la température du corps. Ainsi, dans un bain à 32 ou 33 degrés, quoique le poids du corps ne change point, il y a eu néanmoins une certaine quantité d'eau absorbée. (Voy., pour plus de développements, § 155 et suivants.)

[2] Les filtres composés avec des matières végétales, avec du sable, du papier, etc., présentent une propriété analogue, quoique moins prononcée. Lorsqu'on filtre une dissolution, les premières portions qui passent par filtration sont souvent moins concentrées que celles qui restent sur le filtre.

aux réactifs), dont on arrose la peau de la région dorso-lombaire, il faut continuer l'irrigation pendant cinq ou six heures de suite.

L'application des emplâtres ou des pommades dans lesquels sont incorporées des substances médicamenteuses ne peut pas être comparée à ce qui a lieu dans dans les bains. Ici le contact a une très-longue durée, et la plupart du temps l'excipient agit par irritation sur la peau, ramollit à la longue l'épiderme, ou même exerce sur lui une action chimique qui altère ses propriétés protectrices.

On facilite singulièrement l'absorption cutanée en exerçant des frictions avec les pommades ou les liquides médicamenteux. M. Lebkuchner frictionne la peau du ventre d'un lapin avec de l'acétate de plomb : l'animal meurt empoisonné. Il plonge le tissu cellulaire sous-cutané de ce lapin dans l'hydrogène sulfuré : ce tissu devient noir et accuse ainsi la présence du plomb par la formation du sulfure de plomb. Le même observateur constate aussi la présence du plomb dans le sang.

A l'aide des frictions on peut faire pénétrer l'huile de croton tiglium par absorption au travers de la peau intacte, et purger ainsi les malades. Les frictions à l'aide de la pommade stibiée excitent des vomissements. Les frictions et les applications laudanisées prolongées peuvent amener des accidents toxiques, etc.

Il est indispensable de tenir compte, dans les phénomènes de l'absorption cutanée, de l'état dans lequel se trouve la peau. Lorsqu'elle est recouverte de son épiderme, comme l'épiderme est formé d'une couche épithéliale *invasculaire*, l'absorption est alors très-lente, et elle doit être précédée de l'imbibition et du ramollissement de l'épiderme. Quand la substance attaque l'épiderme, ou quand la peau est privée de son épiderme et que le derme est à nu, les parties superficielles du derme étant parcourues par un réseau vasculaire sanguin et lymphatique d'une grande richesse, l'absorption est incomparablement plus énergique et plus prompte. Des substances solides, réduites en poudre et solubles, qui, placées à la surface de l'épiderme sec, ne seraient point absorbées, le sont au contraire très-rapidement quand on les dépose sur le derme dénudé, à la surface duquel le plasma exhalé hors du réseau vasculaire entretient une humidité qui dissout la substance soluble.

La peau absorbe aussi les gaz, et il se fait ainsi à la surface cutanée une respiration rudimentaire (Voy. § 155). Si l'on plonge des animaux dans un milieu gazeux délétère, en leur maintenant la tête en dehors de l'appareil, ils ne tardent pas à succomber. L'expérience a été souvent répétée à l'aide du gaz hydrogène sulfuré. M. Lebkuchner, ayant fait périr un lapin de cette manière, a constaté que le tissu sous-cutané de l'animal passait au noir quand on le traitait par un sel de plomb.

La thérapeutique a déjà utilisé la propriété absorbante de la peau pour les gaz. Peut-être pourrait-elle en tirer un plus grand parti.

§ 69.

Absorption pulmonaire. — L'expérience de tous les jours nous montre que le poumon, dont la fonction essentielle est d'absorber l'air atmosphérique, absorbe aussi les différents gaz délétères au milieu desquels l'homme se trouve parfois plongé. La respiration introduit également dans l'économie des vapeurs de toute espèce : vapeurs d'éther, de chloroforme, d'alcool, et beaucoup d'autres substances volatiles. La possibilité d'introduire ainsi dans le sang, par la voie pulmonaire, une foule de vapeurs, a donné naissance à une méthode spéciale d'administration des médicaments, dite méthode des fumigations, et on a construit à cet effet des appareils particuliers. N'oublions pas que la substance organique, peu connue, des miasmes marécageux, et que le principe inconnu d'une foule de maladies épidémiques et contagieuses s'introduisent probablement dans l'économie par cette voie.

La membrane muqueuse pulmonaire absorbe aussi les liquides avec une grande énergie. Chez l'homme, il est rare que les liquides pénètrent dans les poumons par la trachée ; quand ils s'y engagent par hasard, il y a d'abord un moment de suffocation, mais l'absorption ne tarde pas à débarrasser les voies aériennes de ce que les efforts de toux n'ont point expulsé au dehors. Chez les animaux, on peut impunément injecter dans les poumons de très-grandes quantités d'eau. Il y a d'abord un peu d'angoisse, mais elle disparaît promptement. Nous avons souvent injecté 30, 40, 80 grammes de liquide dans la trachée des chiens et des lapins, et l'on peut impunément introduire 10 et 20 litres d'eau dans les poumons d'un cheval. Il faut injecter d'un seul coup environ 40 litres de liquide pour le faire périr d'asphyxie.

Des substances diverses, dissoutes dans l'eau, passent promptement dans le sang par la muqueuse pulmonaire, muqueuse d'une extrême ténuité aux extrémités des bronches. Lorsqu'on injecte 15 ou 20 grammes d'une dissolution de cyanure de potassium (contenant 4 grammes de sel pour 30 grammes d'eau) dans les poumons d'un lapin, on retrouve le sel dans le sang de la jugulaire, au bout de quatre ou cinq minutes. Quand on injecte dans la trachée d'un cheval 12 grammes d'extrait alcoolique de noix vomique, les phénomènes d'empoisonnement surviennent bientôt, et l'animal expire au bout de cinq ou six minutes.

Quand on cherche à faire pénétrer *par absorption* dans le sang des animaux une substance saline dissoute, dans un but d'expérience, il n'y a guère de voie plus prompte ni plus sûre que la voie pulmonaire.

La rapidité des phénomènes observés indique manifestement que les veines sont ici la principale voie d'absorption.

§ 70.

Absorption dans les cavités closes, dans les réservoirs des glandes, sur les surfaces accidentelles, etc. — Voies de ces absorptions. — Les cavités closes, telles que la cavité des plèvres, celle du péricarde, celle du péritoine, celle de la tunique vaginale, celle de l'arachnoïde, les synoviales articulaires, les bourses synoviales des tendons, les bourses sous-cutanées, sont le siége d'une exhalation et d'une résorption normales. Ces diverses cavités sont aussi quelquefois le siége d'épanchements plus ou moins considérables. Les épanchements de la cavité des plèvres, en particulier, sont remarquables par leur fréquence. La résorption de ces divers épanchements est généralement très-lente. Dans un certain nombre de circonstances (les causes qui leur ont donné naissance persistant, ou bien l'exhalation remplaçant sans cesse le liquide entraîné par l'absorption), il faut recourir à une opération pour en débarrasser le malade. Il n'en est pas de même chez les animaux *bien portants :* les liquides injectés dans les cavités séreuses disparaissent assez promptement. On peut aussi faire passer par cette voie dans le sang des matières salines dissoutes.

Lorsqu'on place dans la cavité du péritoine une substance organique solide, celle-ci éprouve une série de transformations, en vertu desquelles elle est successivement ramollie, dissoute, puis résorbée. M. Michaëlis, de Prague, qui a dernièrement étudié ce phénomène en s'aidant de l'analyse chimique, combat l'assimilation qu'on a voulu établir entre la digestion proprement dite et le mode de cette résorption. Des fragments de viande de veau, introduits dans la cavité péritonéale des animaux, perdent d'abord par résorption leurs parties liquides, et ne forment bientôt plus qu'un noyau. Suivant lui, ce noyau se décompose ensuite lentement par une métamorphose analogue à celle qui s'accomplit dans les matières azotées, *en dehors du contact de l'air ;* il en résulte un savon soluble dans le sérum, et résorbé sous cette forme à mesure qu'il se produit [1]. Quoi qu'il en soit, c'est sur ce phénomène de résorption qu'est basé le principe chirurgical de lier les artères au moyen d'un tissu animal susceptible d'être résorbé.

Les liquides injectés dans les membranes séreuses sont assez rapidement absorbés. Une dissolution de cyanure de potassium injectée dans le péritoine ou dans les plèvres d'un chien apparaît généralement au bout de dix minutes dans les urines. On peut remarquer que les sels de strychnine introduits dans les membranes séreuses (lesquelles ne sont recouvertes que d'un épithélium pavimenteux *simple*) déterminent plus rapidement la mort que quand on les introduit dans l'intestin.

Les liquides contenus dans les réservoirs des glandes, en contact par

[1] La substance organique contenant de l'azote, il se forme de l'ammoniaque par suite de sa décomposition, tandis que les éléments oxygène, hydrogène, carbone, se constituent à l'état de graisse. L'ammoniaque se combine à la graisse naissante et forme un savon. Il se passerait dans le sein de l'organisme, c'est-à-dire en dehors du contact de l'air, dans un milieu humide et à l'aide d'une température modérément élevée, ce qui arrive aux substances animales enfouies au sein de la terre, qui, sous l'influence d'une chaleur humide, *se saponifient.*

conséquent avec les surfaces muqueuses, se trouvent dans les conditions de l'absorption. Mais les revêtements de ces réservoirs consistent ordinairement en un épithélium stratifié, qui se laisse moins facilement traverser par les liquides que l'épithélium à cylindre de l'intestin. Cependant il s'opère constamment une légère absorption dans les réservoirs des glandes. La bile qui séjourne dans la vésicule biliaire est plus foncée et plus visqueuse que celle qui s'écoule directement dans l'intestin, l'urine du matin est plus chargée en couleur et en principes solides que l'urine de la journée, etc. L'absorption dans les voies glandulaires devient bien manifeste, et peut même devenir redoutable lorsqu'un obstacle s'oppose à l'issue au dehors du produit de la sécrétion.

Une tumeur placée sur le trajet d'un canal d'excrétion, ou bien un calcul engagé dans l'orifice de ces conduits, détermine souvent la résorption des éléments de l'urine, ou celle des éléments de la bile. On voit survenir alors, dans le premier cas, une sorte d'imprégnation urineuse générale, caractérisée par le goût de l'urine, par les sueurs urineuses, etc., et, dans le second cas, une teinte jaunâtre de la peau, de la conjonctive, et du tissu cellulaire sous-cutané ; on voit aussi apparaître alors les matières colorantes de la bile dans les autres produits de sécrétions, et en particulier dans l'urine.

L'absorption s'opère encore sur les surfaces accidentelles. La peau, dépouillée de son épiderme, absorbe avec une grande activité les matières déposées à sa surface ; elle se trouve alors dans des conditions analogues à celles d'une membrane muqueuse très-absorbante. On choisit souvent cette voie d'absorption pour faire pénétrer dans l'économie des substances énergiques et qui agissent à très-faible dose, les sels de strychnine et de morphine en particulier. On enlève préalablement l'épiderme à l'aide d'un petit vésicatoire, puis on dépose et on fixe la substance sur le derme dénudé, à l'aide d'un emplâtre agglutinatif. On peut, par cette voie, empoisonner les animaux avec une assez grande rapidité.

Des substances dissoutes, ou solubles dans les liquides organiques, déposées à la surface d'une plaie ou d'un ulcère, ou portées plus profondément dans l'épaisseur même des tissus, sont aussi absorbées. La rapidité de l'absorption dépend de la vascularité plus ou moins grande des parties.

Toutes les substances qui agissent comme poison ont besoin, pour exercer leur action, d'être portées par le sang vers les centres nerveux : il faut donc qu'elles soient absorbées pour devenir toxiques. Ce n'est jamais par action locale sur les nerfs de la partie où on les applique que ces substances font périr les animaux. Si l'on sépare, sur un animal, un membre du tronc, en ne laissant ce membre communiquer avec le tronc que par une veine et une artère (la veine et l'artère crurales, par exemple), l'introduction d'un poison dans l'épaisseur de ce membre fait périr l'animal, tout comme s'il n'avait pas subi de mutilation préalable. Si on ne laisse communiquer le membre avec le tronc qu'à l'aide des nerfs qui s'y rendent (le nerf sciatique, par exemple), on a beau plonger ce membre dans une dissolution fortement toxique, l'animal n'éprouve aucun accident d'empoisonnement. Enfin, si le membre communique avec le tronc seulement par une veine et une artère, et qu'on applique une ligature sur ces deux vaisseaux, on aura beau plonger le membre dans la dissolution toxique, l'animal n'éprouvera rien : l'empoisonnement se manifestera rapidement, au contraire, aussitôt qu'on enlèvera les deux ligatures.

Quelles sont les voies par lesquelles s'opèrent les diverses absorptions que nous venons de passer en revue? Sont-ce les vaisseaux lymphatiques, sont-ce les vaisseaux veineux? La plupart des expériences qui ont été faites, et notamment celles que nous venons d'exposer, tendent, il est vrai, à faire supposer que ces absorptions ont lieu principalement par les veines. Mais il faut distinguer. Lorsqu'on cherche, par expérience, à solliciter l'absorption, on met généralement en contact avec les surfaces vivantes, ou de l'eau, ou des dissolutions diverses plus ou moins étendues : les vaisseaux se trouvent entourés dès lors d'une atmosphère liquide abondante, qui n'existe point dans l'état normal. De ce que les veines absorbent principalement ces liquides, il n'en faudrait pas conclure rigoureusement que l'absorption intime des humeurs animales se fait aussi de même, presque uniquement, par les veines.

M. Meder ouvre l'abdomen à des lapins, lie à la fois l'aorte abdominale au-dessous de l'origine des artères rénales, et la veine cave inférieure qui ramène le sang veineux du train de derrière de l'animal, puis il dépose sur la peau de la cuisse du ferrocyanure de potassium en poudre. Ce sel apparaît dans l'urine de l'animal (c'est-à-dire qu'il a été absorbé, porté dans le torrent de la circulation, et sécrété par les reins) au bout de 2 ou 3 heures en moyenne (minimum 1 heure, maximum 6 heures) : or, quand les vaisseaux sanguins ne sont pas liés, le sel apparaît dans l'urine au bout de 16 minutes.

Ces expériences montrent que le réseau lymphatique constitué par des vaisseaux d'un très-petit calibre et dont le volume n'augmente pas sensiblement jusqu'au canal thoracique, n'absorbe et ne transmet qu'avec une assez grande lenteur les substances déposées dans le sein des tissus. Mais il faut remarquer qu'une fois l'absorption commencée, celle-ci se continue. Or, dans l'économie vivante, la chaîne des exhalations et des absorptions interstitielles est une chaîne sans fin : dans l'état physiologique on peut dire que l'expérience n'est jamais à son *commencement*.

Pour se faire une juste idée du rôle comparé des veines et des lymphatiques dans l'absorption, ce qu'il importe surtout d'apprécier, c'est la vitesse comparée du cours des liquides dans ces deux départements du système vasculaire (Voy. § 82 et § 107). Il faudrait aussi connaître dans chaque organe le rapport de capacité de la carrière lymphatique et de la carrière veineuse (c'est-à-dire le volume additionné des colonnes lymphatiques, comparé au volume additionné des colonnes sanguines), mais ce dernier élément fait complétement défaut.

§ 71.

Absorption interstitielle ou de nutrition. — Il s'opère incessamment dans l'économie une double absorption de nutrition : 1° absorption interstitielle par laquelle les éléments liquides du sang, déjà plus ou moins modifiés par le travail chimique qui s'accomplit dans les vaisseaux, arrivent au contact des tissus et sont en quelque sorte, attirés dans les éléments anatomiques de ces tissus; 2° une résorption interstitielle par laquelle les matériaux qui ont rempli leur rôle biologique rentrent dans le sang, pour être éliminés par la voie des sécrétions.

Lorsque le mouvement de réparation et le mouvement de résorption se maintiennent dans un complet équilibre, les phénomènes d'absorption qui s'accomplissent dans la trame des tissus se dérobent à l'observation; mais ils deviennent manifestes quand le dernier l'emporte sur le premier, ou bien encore quand les tissus augmentés temporairement dans leur volume sont progressivement ramenés à leur état normal. Dans l'état d'inanition ou d'alimentation insuffisante, la résorption du tissu adipeux est des plus manifestes : les saillies musculaires se dessinent sous la peau; celle-ci se ride, les yeux et les joues se cavent, etc. Dans les mêmes conditions, le système musculaire diminue considérablement de volume. Dans le système osseux, on observe pendant presque toute la durée de la vie des phénomènes de résorption lente. C'est par un travail de résorption que le canal médullaire des os longs et les cellules à vastes dimensions des os courts se creusent dans le cartilage d'ossification à mesure qu'il s'ossifie; c'est par un travail de résorption que le canal médullaire et que les sinus des os de la face et du crâne s'accroissent par les progrès de l'âge; c'est par résorption que les os pressés par des tumeurs s'excavent à leur surface, que la virole du cal disparaît, et que la continuité du canal médullaire, d'abord oblitérée, se rétablit quelques mois après la consolidation des fractures, etc. Les corps de Wolf disparaissent pendant les premières périodes de la vie fœtale, le thymus s'atrophie peu à peu, et disparaît également par résorption pendant les premières années qui suivent la naissance. La résorption est aussi une des terminaisons heureuses de l'hépatisation pulmonaire, des engorgements glandulaires du testicule, de la mamelle, etc.

Quelle est la voie de ces absorptions diverses? L'expérience apprend peu de chose sur ce point. Il est difficile, par conséquent, d'affirmer d'une manière absolue que les lymphatiques sont la principale voie de ces absorptions, quoiqu'il y ait à cet égard un certain nombre de probabilités. Le liquide qui remplit les vaisseaux lymphatiques généraux diffère peu du liquide qui imbibe tous les organes, de celui qui est répandu dans les mailles du tissu cellulaire, de celui qui humecte les membranes séreuses. Ces divers liquides, ainsi que la lymphe, diffèrent du plasma du sang par une proportion un peu moins considérable d'albumine. L'analogie qui existe entre le liquide interstitiel qui imbibe tous les organes et la lymphe elle-même tend à faire supposer que les vaisseaux lymphatiques se chargent de ce liquide et le portent vers le canal thoracique. Ce qui est remarquable, c'est que la proportion de fibrine renfermée dans la lymphe est sensiblement la même que dans le sang. Nous verrons plus loin que la fibrine est au moins aussi abondante dans le sang veineux que dans le sang artériel. La proportion de fibrine paraît donc liée à la constitution plastique des divers liquides de nutrition, et celle-ci est sensiblement la même dans tous.

Les absorptions interstitielles jouent un grand rôle en pathologie. Un grand nombre de produits morbides, solides ou liquides, déposés dans le sein des tissus, disparaissent par résorption. Lorsque ces épanchements interstitiels sont considérables et que leur résorption est rapide, les veines ne restent pas étrangères à ce travail. Il y a d'ailleurs des organes dans lesquels l'anatomie n'est pas parvenue à démontrer l'existence des vaisseaux lymphatiques, et où les épanchements disparaissent cependant par résorption : tel est l'encéphale, par exemple. D'autres faits démontrent la part que prend à la résorption le système lymphatique (telles sont les suites d'une piqûre anatomique, l'absorption du virus syphilitique, etc.), bien qu'alors les phénomènes d'inflammation qui l'accompagnent soient assez difficiles à expliquer.

ARTICLE III.

MÉCANISME DE L'ABSORPTION.

§ 72.

L'absorption ne s'opère que sur les substances dissoutes. — Le système chylifère, le système lymphatique et le système sanguin représentent des appareils dont les réseaux terminaux sont clos de toutes parts [1]. Les substances qui s'introduisent dans leur intérieur ne le peuvent qu'à la condition d'être *dissoutes*. A cet état seulement, elles peuvent traverser les tuniques des vaisseaux [2].

M. Herbst, M. OEsterlen et M. Crocq ont reproduit dernièrement l'ancienne opinion des physiologistes, en annonçant que des corps solides très-divisés pouvaient passer par absorption dans l'intérieur des vaisseaux.

Suivant M. Crocq, dont les recherches sont les plus récentes, les corps finement pulvérisés pourraient entrer dans le sang par l'intestin, par la

[1] La théorie des prétendues *bouches absorbantes* placées aux origines des vaisseaux absorbants, et qui agiraient à la manière de sangsues intelligentes douées de la faculté de *choisir* ce qui doit entrer dans le sang, cette théorie est un pur roman, démenti et par l'anatomie et par les phénomènes de l'empoisonnement.

[2] Les gaz, nous l'avons déjà dit, et nous y reviendrons au chapitre de la respiration, traversent facilement aussi les membranes animales.

peau, par la surface des sacs séreux, par la muqueuse pulmonaire, à la condition que les surfaces tégumentaires, muqueuses ou séreuses, se- raient dépouillées de leur épiderme.

Il est vrai qu'en faisant avaler à des animaux du charbon pulvérisé, on a aperçu parfois au microscope, dans le sang des veines intestinales, de petits *fragments* de charbon qui s'y étaient introduits. Mais le volume relativement considérable de ces fragments ne permet pas d'admettre qu'ils ont traversé des membranes dont, à l'aide de nos instruments grossissants les plus perfectionnés, nous n'avons jamais pu distinguer les pores organiques. Dans les cas dont nous parlons, les fragments an- guleux ont *chevauché* par lésion mécanique successive au travers des parois des vaisseaux, à la manière des aiguilles avalées, qui traversent souvent tous les tissus et viennent se faire jour sous la peau. Ajoutons que, dans les expériences de M. Crocq, le *mouvement* et les *frictions* fa- vorisaient puissamment cette introduction. Chez les mineurs, qui vivent au sein de la poussière de charbon de terre et dont les poumons pren- nent une teinte noire, la houille engorge les extrémités radiculaires des bronches, mais elle n'est point absorbée. Si l'on trouve parfois des fragments de charbon dans les ganglions lymphatiques, situés dans le médiastin sur le trajet des lymphatiques du poumon, il est permis d'af- firmer que ces fragments ont déchiré mécaniquement les parois des lymphatiques pulmonaires [1].

[1] MM. Moleschott et Marfels (1855 et 1857), dans une longue série d'expériences sur les grenouilles, ont aussi cherché à démontrer que les corps solides de petit volume (les globules du sang, par exemple) peuvent traverser les voies de l'absorption. M. Moleschott injecte dans l'estomac des grenouilles du sang de bœuf défibriné, et en examinant le sang de la grenouille, le jour ou le lendemain de l'injection, il aurait constaté dans ce liquide l'existence des globules du sang de bœuf, lesquels diffèrent des globules du sang de la grenouille et par le volume et par la forme. Ces résultats ont paru d'autant plus invrai- semblables que, sur aucun animal et dans aucun de ses tissus, on n'a jamais vu les glo- bules du sang sortir des canaux fermés de la circulation.

Les recherches que M. Hollander a plus récemment entreprises sous la direction de M. Bidder n'ont pas confirmé les résultats annoncés par M. Moleschott. M. Hollander s'est servi, comme M. Moleschott, du sang de bœuf défibriné. Dans une première série de recherches, il injecte du sang de bœuf défibriné, *directement*, *dans les vaisseaux* de la grenouille. Dans ces conditions, l'observateur peut encore reconnaître les globules du sang de bœuf dans les vaisseaux de la grenouille, six, douze, vingt-quatre heures après l'in- jection. Après quarante-huit heures, il n'en existe plus. Quand on injecte dans l'estomac des grenouilles du sang de bœuf défibriné, on trouve encore, pendant plusieurs heures, du sang dans l'estomac et dans l'intestin de la grenouille, avec ses caractères distinctifs. Au bout de dix-huit heures on ne trouve plus rien. La résorption du sang (période diges- tive complète) est donc terminée, en moyenne, au bout de dix-huit heures. Or, en exa- minant dans ces conditions le sang pris sur les grenouilles pendant toute cette période de dix-huit heures, jamais M. Hollander n'a pu y constater l'existence des globules du sang de bœuf, soit que les grenouilles n'eussent été soumises qu'à une seule injection sto- macale, soit qu'elles l'eussent été à plusieurs injections successives. On trouvait, il est vrai, disséminés dans le sang des grenouilles, quelques globules non ovalaires qui ont de l'analogie avec les globules du sang des mammifères, mais on les rencontre aussi bien chez les grenouilles saines que chez les grenouilles en expérience. M. Hollander a répété

Les expériences les plus délicates ont démontré que les matières insolubles les plus finement pulvérisées ne sont point absorbées. Les expériences les plus décisives ont été faites à l'aide d'un corps absolument insoluble et d'une finesse impalpable, le noir de fumée.

Des substances minérales, quoique insolubles dans l'eau, peuvent être absorbées lorsqu'elles sont mises en contact avec les parties vivantes; mais il faut pour cela qu'elles éprouvent, de la part des liquides organiques, une transformation chimique qui les métamorphose en produits solubles.

Les membranes animales constituent les filtres les plus fins que nous puissions imaginer. Si l'on prend, par exemple, du sang humain défibriné par le battage et qu'on le jette sur un filtre en papier de laboratoire, une grande partie des globules du sang traverseront les pores de ce filtre; si, au contraire, on se sert d'une membrane animale, il ne passe pas un seul globule de sang au travers de la membrane.

Nous avons plusieurs fois insisté sur la nécessité de la transformation des aliments insolubles en produits solubles (et en particulier sur la métamorphose de la fécule en glycose), pour qu'ils puissent entrer dans les voies de l'absorption. Voici une expérience facile à répéter, et qui montre bien la nécessité de cette transformation. Fermez deux tubes par des fragments de membranes animales. Placez dans ces deux tubes une dissolution d'albumine d'une densité analogue à celle du sang, ou le sérum du sang lui-même. Placez l'un de ces tubes dans un vase contenant de l'eau amidonnée, placez l'autre dans un vase contenant de l'eau amidonnée additionnée de diastase, et maintenez les deux appareils à une température de 40 degrés centigrades. Au bout de quelques heures, le niveau du liquide des deux tubes se sera élevé par suite des phénomènes d'osmose qui se sont prononcés du côté de la dissolution albumineuse (Voy. § 74). Mais ce que nous voulons faire remarquer ici, c'est que, si l'on examine chimiquement les solutions albumineuses contenues dans chacun des tubes, on trouve qu'il a passé de la glycose dans celui de ces tubes qui était placé dans le vase contenant de l'amidon et de la diastase, tandis qu'il n'a passé que de l'eau dans l'autre tube : on n'y trouve pas un atome de fécule.

§ 73.

Imbibition. — Lorsqu'une membrane desséchée est mise dans l'eau, elle se gonfle et augmente de poids : elle a par conséquent de la tendance à s'*imbiber* de liquide.

---

ces expériences à l'aide du sang de veau et du sang de mouton défibriné ; il est arrivé aux mêmes résultats.

M. Donders, à l'exemple de M. Hollander, a injecté du sang de mouton défibriné dans l'estomac des grenouilles, des chiens et des lapins, et à aucun moment de la digestion il n'a pu constater la présence du sang de mouton dans le sang ou dans le chyle de l'animal en expérience.

L'imbibition varie d'énergie suivant les liquides. De tous les liquides, l'eau est celui qui entre le plus facilement dans les tissus. Lorsqu'à l'exemple de MM. Ludwig et Cloetta, on plonge un fragment de membrane animale dans une dissolution saline, la membrane se charge d'un liquide où l'eau prédomine, c'est-à-dire d'une solution moins concentrée que la dissolution elle-même. De même, quand on filtre une dissolution à l'aide d'une membrane animale, la portion filtrée est moins chargée de sels que celle qui reste sur le filtre.

La pression facilite beaucoup l'imbibition; elle peut même la déterminer quand le liquide a peu de tendance à mouiller les membranes. L'imbibition varie encore suivant la nature du tissu organique, la température et la durée du contact.

Le phénomène d'imbibition précède, ainsi que nous l'avons vu, l'absorption par la peau, dont l'épiderme, en rapport avec l'air atmosphérique, est plus ou moins sec. Les autres tissus étant constamment baignés de liquides dans l'état de vie, leur imbibition est en quelque sorte permanente.

L'imbibition des parties solides de l'organisme a des limites, et il ne faudrait pas comparer le corps d'un animal à une éponge. S'il en était ainsi, les liquides divers de l'économie, traversant de proche en proche les tissus environnants, arriveraient promptement au mélange. Il se passe, il est vrai, quelque chose de semblable chez les animaux inférieurs, dont la substance pulpeuse n'est point traversée par un système circulatoire distinct, et dont le fluide nourricier imbibe toute l'épaisseur; mais dans les animaux à circulation et chez l'homme, il n'en est plus de même. Le *système circulatoire* joue, sous ce rapport, un rôle important, que M. Bérard a très-nettement exposé. Dans toute partie organisée, dans toute membrane, il y a une multitude innombrable de vaisseaux capillaires, sanguins ou lymphatiques. Or, le liquide contenu dans un réservoir naturel imbibe, il est vrai, les tuniques de ce réservoir, mais les courants sanguins et lymphatiques entraînent ce liquide d'imbibition à mesure que l'imbibition a lieu. Ainsi, l'urine, par exemple, contenue dans la vessie, n'a point de tendance à entrer par imbibition dans la cavité péritonéale, non plus que le liquide de la cavité péritonéale à pénétrer dans l'intérieur de la vessie. C'est pour la même raison que le produit liquide de la digestion intestinale passe par absorption dans les vaisseaux qui circulent dans l'épaisseur de la membrane muqueuse de l'intestin, et qu'il ne traverse point de part en part l'intestin, comme cela a lieu chez les animaux qui n'ont point de vaisseaux. C'est pour la même raison que le liquide contenu dans une cavité séreuse ne passe point par imbibition dans le tissu cellulaire sousjacent, et qu'une humeur enkystée ne se répand pas au dehors de sa membrane d'enveloppe, entourée de vaisseaux. Voilà aussi pourquoi, sur le cadavre, le courant sanguin étant suspendu, les liquides contenus dans leurs réservoirs transsudent au travers des tuniques de ces réservoirs.

L'imbibition prépare l'absorption. Quant à l'absorption proprement dite, elle consiste essentiellement dans le passage au travers des tuniques des vaisseaux, des liquides placés à leur surface extérieure. Mais comment se fait-il que le sang contenu dans les vaisseaux, à un état de *tension* permanente, déterminée par les contractions du cœur et entretenue par l'élasticité des parois artérielles, comment se fait-il, dis-je, que le système sanguin, toujours *bandé*, admette des liquides dans son intérieur? Ici intervient une force nouvelle. Cette force particulière, c'est celle que Bernoulli et Fischer avaient entrevue, et que M. Dutrochet a le premier décrite, sous le nom d'endosmose. Elle mérite de nous arrêter un instant.

§ 74.

Endosmose. — Exosmose. — Osmose. — Diffusion. — Mettez dans un tube de verre renflé à son extrémité inférieure B (fig. 26) une disso-

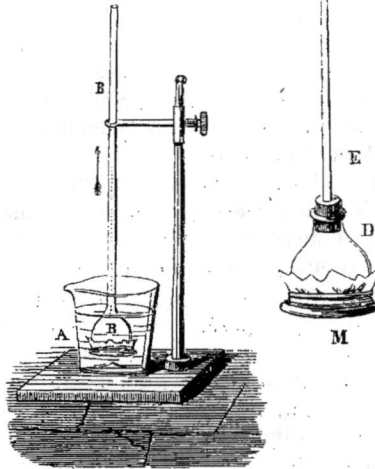

Fig. 26.

A, vase rempli d'eau distillée.
BB, tube contenant une dissolution d'albumine, de sucre, de gomme, de sel, etc., et fermé par une membrane animale.
D, autre endosmomètre, fermé par une membrane M, et sur lequel on fixe, après l'avoir rempli, le tube d'ascension E, à l'aide d'un bouchon de caoutchouc.

lution de sucre, de sel, de gomme, d'albumine, etc.; fermez ce tube par une membrane animale; plongez l'extrémité du tube ainsi fermé dans un vase A, qui contient de l'eau pure, de manière que le niveau de l'eau du vase et que le niveau du liquide contenu dans le tube se correspondent. Bientôt le liquide contenu dans le tube B s'élèvera, malgré les lois de la pesanteur, et son ascension persistera pendant plusieurs jours. La solution du tube B attire donc l'eau du vase A. D'un autre côté, une petite portion de la solution contenue dans le tube est passée dans le vase. Il y a donc deux courants : un courant de l'eau vers la solution, et un courant de la solution vers l'eau. De ces deux courants, l'un a prédominé dans l'expérience, c'est celui qui s'est fait vers la solution, dans la direction de la flèche (fig. 26). Dans le principe on a donné au courant prédominant le nom d'*endosmose*, et au courant plus faible celui d'*exosmose*. Nous allons revenir dans un instant sur ces expressions et sur la valeur qu'il faut leur attribuer.

On a cru pendant quelque temps que le phénomène dont nous parlons était déterminé par la densité des liquides en présence; on pensait

que le courant d'endosmose était d'autant plus énergique que la différence de densité des liquides en présence était plus considérable, et
qu'il avait lieu du liquide le moins dense vers le liquide le plus dense.
Il est vrai qu'en employant des solutions concentrées de sucre, de sel,
de gomme et d'albumine, l'endosmose de l'eau vers ces diverses solutions est bien plus rapide qu'avec des solutions peu concentrées. Mais
employez des solutions de sucre, de sel, de gomme et d'albumine, *de
même densité*, et opposez simultanément chacune de ces solutions à de
l'eau distillée : le phénomène ne marchera pas également, et l'endosmose variera d'intensité suivant la solution employée. La solution d'albumine attirera l'eau avec une grande énergie, la solution de sel, au
contraire, assez faiblement.

On ne tarda pas non plus à s'apercevoir qu'en mettant en expérience
de l'alcool et de l'eau, le courant prédominant se prononçait vers
l'alcool, quoique la densité de l'alcool soit moins élevée que celle de
l'eau.

Nous nous sommes convaincu, par un grand nombre d'expériences
qui ont porté sur des liquides divers, que cette exception de l'alcool
est loin d'être la seule, et que l'eau se dirige par endosmose à peu près
vers autant de liquides moins denses qu'elle que vers des liquides plus
denses.

On a encore invoqué une action électrique. L'électricité est en physique ce qu'est le système nerveux en physiologie ; on est assez disposé
à mettre sur son compte tout ce qu'on ignore.

On a voulu aussi expliquer le phénomène par une action propre des
membranes. Il y a des liquides qui mouillent facilement les membranes,
et d'autres qui les mouillent difficilement. L'eau est dans le premier
cas, l'alcool dans le second. On a pensé que la résistance inégale que
présentaient les membranes à être mouillées pouvait bien être la cause
du phénomène. Mais l'alcool, l'éther et l'huile mouillent difficilement
les membranes, et cependant ces liquides, séparés par des membranes,
s'endosmosent entre eux. Il y a plus, l'alcool traverse moins facilement
les membranes que l'huile (il faut une *pression* plus élevée pour faire
transsuder l'alcool au travers d'une membrane que pour faire transsuder l'huile) ; c'est pourtant l'alcool qui marche vers l'huile. Cette explication ne comprend donc, comme celle des densités, que des cas particuliers. La cause générale du phénomène est autre. Les membranes, il
est vrai, par leur perméabilité plus ou moins grande et par leur degré
d'épaisseur, peuvent accélérer ou retarder le phénomène, et en le retardant elles peuvent paraître le modifier, mais elles n'exercent qu'une
action secondaire. La cause du phénomène ne réside point en elles,
mais dans les liquides en contact. Ceci a besoin de quelques mots
d'explication.

Lorsque deux liquides de composition différente, mais susceptibles
de se *mélanger*, sont placés librement au contact l'un de l'autre (soit

par exemple de l'eau et de l'alcool qui, en vertu de leur densité différente, peuvent être superposés l'un à l'autre), et abandonnés dans un
lieu parfaitement tranquille, ils se pénètrent l'un l'autre au bout d'un
temps plus ou moins long. Cette pénétration, qui aboutit définitivement
au mélange, se fait en vertu d'une propriété que les physiciens désignent sous le nom de *diffusion*. M. Graham, qui s'est beaucoup occupé
de ce phénomène, a montré, dans de nombreuses séries de recherches,
que la rapidité avec laquelle il s'effectue dépend de la nature des liquides
placés en présence ou de la nature des substances que ces liquides tiennent en dissolution lorsqu'il s'agit de matières solides dissoutes dans
l'eau. Il y a des substances solubles qui se diffusent facilement et rapidement, il en est d'autres qui résistent plus ou moins longtemps à la
diffusion. M. Graham a été conduit ainsi à diviser les substances so-
ubles en deux groupes principaux. Le premier renferme les substances
qui se diffusent aisément, ce sont les *cristalloïdes*, telles que le sucre et
les sels solubles; le second renferme les substances plus ou moins re-
belles à la diffusion, telles que l'albumine, la gomme, etc., en un mot
le groupe des substances dites *colloïdes*. La diffusion des substances solubles ou des substances liquides s'opère non-seulement au contact,
mais alors même qu'on sépare ces liquides par des cloisons poreuses
telles que membranes animales et végétales, substances colloïdes étendues en couches minces ou membranes artificielles (gélatine, collo-
dion, etc.), lames minces d'ardoise ou d'argile cuite, etc. Seulement,
lorsqu'on interpose ainsi un écran perméable entre les liquides en contact,
un nouveau phénomène se révèle qui vient compliquer la diffusion; ce
phénomène est celui que Dutrochet a désigné sous le nom d'endosmose.
C'est-à-dire que la tendance au mélange se manifeste par un courant
prédominant qui s'accuse dans un sens toujours le même lorsqu'on place
en présence des liquides déterminés. Ce courant prédominant indique
l'intervention d'une force nouvelle qu'il convient de désigner sous le
nom d'*Osmose*. Quant au courant contraire, le courant dit d'exosmose,
il n'est manifestement qu'un phénomène de diffusion. La diffusion a bien
lieu aussi dans l'autre sens (dans le sens de l'endosmose), mais, de plus,
elle se trouve de ce côté renforcée par la *force osmotique*. Les expressions
d'*endosmose* et d'*exosmose* correspondent à une certaine période de l'évolution scientifique, et n'ont plus aujourd'hui de raison d'être. La tendance au mélange que manifestent les liquides miscibles l'un à l'autre,
cette tendance n'est autre que ce qu'on appelle la diffusion. L'interposition d'une membrane entre le liquide miscible ne porte point obstacle
au mélange, mais elle permet de constater une force nouvelle qui n'est
autre que l'osmose.

De ce qui précède il résulte manifestement que la première condition
pour que l'osmose se manifeste, c'est que les liquides en présence puissent se *mélanger*. Ainsi, par exemple, entre l'eau et l'huile il n'y a point
d'osmose. Deux liquides capables de se mélanger et séparés par un corps

très-finement poreux, tel qu'une membrane, une lame mince d'ardoise ou d'argile cuite, présentent constamment le phénomène de l'osmose. Si les deux liquides, ou l'un d'eux, ou leur mélange, agissent chimique- ment sur la membrane en la décomposant, ou sur la lame inorganique, l'osmose n'a plus lieu, ou bien elle se complique d'un phénomène d'é- quilibre, soumis aux lois de la pesanteur ; une membrane qui se détruit, en effet, n'offre plus assez de résistance pour maintenir sur chacune de ses faces des pressions inégales, et l'équilibre s'établit.

Lorsque deux liquides miscibles l'un à l'autre se trouvent *librement* en présence, la pesanteur qui maintient invariablement l'équilibre ne permet pas de constater le rôle de chacun d'eux dans le phénomène : l'interposition d'une membrane entre ces deux liquides met en évidence la part de l'un et de l'autre. C'est cette part inégale qui détermine la direction du courant. Toutes les fois, donc, que deux liquides peuvent se mélanger en tout ou en partie et qu'on interpose entre eux une mem- brane organique, le mélange se fait suivant les lois de l'osmose. L'os- mose est terminée lorsque les liquides mis en présence sont arrivés au mélange.

Il y a osmose de l'eau vers tous les liquides, c'est-à-dire que, si on la sépare, par une membrane, d'un liquide avec lequel elle puisse se mé- langer, le courant prédominant se fait toujours de l'eau vers le liquide mis en expérience.

Des expériences, en grand nombre, nous ont appris que, dans les phénomènes d'osmose, les liquides qui ont la chaleur spécifique la plus élevée marchent vers ceux qui l'ont plus petite[1]. Ceci nous explique

---

[1] Le courant de l'osmose se fait de l'alcool vers l'éther. La chaleur spécifique de l'al- cool est de 0,644 (Favre et Sibermann); la chaleur spécifique de l'éther est 0,503. Le courant de l'alcool vers l'éther sera d'autant plus énergique que la densité de l'alcool sera plus considérable. Ainsi, la densité, bien loin de jouer le rôle qu'on lui a attribué, pro- duit ici un effet précisément opposé. On le conçoit aisément : la densité de l'alcool aug- mente d'autant plus qu'il est moins anhydre; or, l'eau augmente immédiatement le chiffre de sa chaleur spécifique.

Ce qui est vrai pour l'alcool l'est aussi pour l'éther : le courant osmotique de l'alcool vers l'éther est d'autant plus énergique que la densité de l'éther est moindre.

Le courant est au maximum quand on emploie de l'alcool *non rectifié* et de l'éther *absolu*. Il est modéré quand on emploie de l'alcool *absolu* et de l'éther *absolu*. Il est à peu près nul quand on met en présence de l'alcool *absolu* et de l'éther *non rectifié*, parce qu'alors la chaleur spécifique de l'éther est sensiblement égale à celle de l'alcool absolu. On peut même renverser le courant, en ajoutant à l'éther le dixième d'eau qu'il peut dissoudre, et en mettant cet éther ainsi préparé en expérience avec l'alcool. Dans ce dernier cas, la chaleur spécifique de l'éther l'emporte sur celle de l'alcool, ainsi qu'il résulte des chiffres donnés par M. Despretz.

Il y a courant de l'esprit de bois vers l'alcool. La chaleur spécifique de l'esprit de bois est 0,671, celle de l'alcool est 0,644.

Il y a courant de l'éther acétique vers l'essence de térébenthine. La chaleur spécifique de l'éther acétique est 0,484, celle de l'essence de térébenthine est 0,467.

Il y a courant de l'éther sulfurique (ch. spéc., 0,503) vers l'éther acétique (ch. spéc., 0,484).

pourquoi l'eau, qui, de tous les liquides, a la chaleur spécifique la plus
élevée, s'osmose vers tous les liquides, et aussi pourquoi l'*hydratation*.

Il y a courant de l'alcool (ch. spéc., 0,644) vers l'essence de térébenthine (ch. spéc., 0,467).
Il y a courant de l'esprit de bois (ch. spéc., 0,671) vers l'huile·d'olive (ch. spéc., 0,309).
Il y a courant de l'alcool (ch. spéc., 0,644) vers l'huile d'olive (ch. spéc., 0,309).
Il y a courant de l'éther (ch. spéc., 0,503) vers l'huile d'olive (ch. spéc., 309).
Il y a courant de l'essence de térébenthine (ch. spéc., 0,647) vers l'huile d'olive (ch.
spéc., 0,309).
Il y a courant de l'esprit de bois (ch. spéc., 0,671) vers l'essence de térébenthine (ch.
spéc., 0,467).
Il y a courant de l'éther sulfurique (ch. spéc., 0,503) vers l'essence de térébenthine
(ch. spéc., 0,467), etc., etc.

Il importe, on le conçoit, que les divers liquides mis en expérience soient *purs*. La présence de l'eau dans l'un des liquides change le chiffre de la chaleur spécifique, et par conséquent modifie complétement·les résultats. La pureté des substances est d'autant plus
nécessaire que les chiffres des chaleurs spécifiques des deux liquides mis en expérience
sont moins différents l'un de l'autre. Quand l'écart entre les chaleurs spécifiques est grand,
cette condition est moins rigoureuse.

La *direction* du courant osmotique est donc imprimée par la différence des chaleurs
spécifiques. L'*intensité* du courant est-elle proportionnelle à cette différence ? Oui, pour
les liquides qui se mélangent en toutes proportions ; non, pour ceux qui ne se mélangent
qu'en partie. Pour exprimer le fait en d'autres termes, l'intensité du courant de l'osmose
dépend de deux conditions : et de la différence des chaleurs spécifiques des liquides, et
de leur miscibilité.

Cela est facile à comprendre. Supposons, en effet, deux liquides dont les chaleurs spécifiques sont très-différentes l'une de l'autre, l'alcool, par exemple (0,644), et l'huile
d'olive (0,309). En vertu de cette différence, l'osmose de l'alcool et de l'huile devrait être
intense ; mais l'alcool et l'huile ne sont pas miscibles en toutes proportions (l'alcool ne
dissout qu'une proportion d'huile déterminée) ; le courant osmotique, dont le dernier
terme est le mélange des liquides, sera donc bien plus modéré que si le mélange entre
les deux liquides pouvait être complet. Au lieu d'alcool, prenons l'eau pour exemple. La
différence de chaleur spécifique de l'eau et de l'huile est la plus grande possible : elle est
de 1 pour l'eau et de 0,309 pour l'huile. Il devrait donc y avoir un courant très-énergique
de l'eau vers l'huile ; mais ces deux liquides ne pouvant se mélanger en aucune proportion, le courant de l'osmose est réduit au minimum, c'est-à-dire à 0. Au contraire, le courant de l'osmose s'élèvera au maximum, si au lieu d'eau et d'alcool, c'est l'éther que
nous mettons en expérience avec l'huile d'olive. L'écart entre la chaleur spécifique de
l'éther et celle de l'huile d'olive est en effet assez considérable, et, de plus, ces deux
liquides se mélangent parfaitement.— Autre exemple : l'essence de térébenthine et l'éther
se mélangent parfaitement ensemble, mais leurs chaleurs·spécifiques sont peu différentes
l'une de l'autre : l'intensité du courant sera moyenne.

Les mouvements d'osmose peuvent être, au point de vue physico-chimique, considérés
comme des phénomènes moléculaires de chaleur latente. La force avec laquelle ils se produisent est lente, successive, mais elle a une énergie considérable. M. Dutrochet évalue
qu'elle peut faire équilibre à plusieurs atmosphères.

M. Jolly a publié, sur les phénomènes de l'osmose, des expériences très-intéressantes ;
mais il s'est placé dans des conditions toutes spéciales. Il met dans des tubes fermés par
une membrane différents sels à l'*état solide*, puis, plongeant ces tubes dans un vase rempli
d'eau distillée, il remarque que l'eau du vase passe vers le sel et monte dans le tube, et
il note que la hauteur d'ascension du liquide dans le tube varie dans un même espace de
temps, suivant le sel mis en expérience : il y a sous ce rapport des différences assez considérables. M. Jolly désigne, sous le nom d'*équivalent endosmotique*, le rapport qui existe
entre le poids initial du sel employé et le poids de la dissolution saline contenue dans le
tube après l'expérience. Plus il est entré d'eau dans le tube, et plus l'équivalent endos-

des liquides détermine ou change la direction du courant. Il résulte de ce fait la possibilité de faire varier la direction du courant à volonté. En motique du sel employé est élevé. Ainsi, l'équivalent endosmotique du sel marin serait 4, celui du sulfate de cuivre, 9,5, celui du sulfate de soude, 12, etc.

Exemple : Soit un tube qui, garni de sa membrane, pèse 30 grammes. On y introduit 2^{gr},5 de sel marin, puis on le plonge dans l'eau distillée. Lorsque l'ascension du liquide dans le tube est terminée, on trouve que ce même tube pèse 40 grammes. Le poids initial du contenu du tube était 2,5 : le poids du contenu après l'expérience est de 10 gram.

Par conséquent, $\dfrac{10^{gr}}{2,5}$ = l'équivalent endosmotique du sel marin = 4.

L'expérience pratiquée à la manière de M. Jolly est complexe. Le phénomène se complique, en effet, du degré de solubilité des sels en expérience ; or, ce degré de solubilité, comme on sait, est extrêmement variable. Le sel non encore dissous reste au fond du tube, par son poids, et se trouve en contact avec la membrane, jusqu'à ce qu'il soit entré une quantité d'eau suffisante pour la dissolution. La solubilité du sulfate de cuivre est plus grande que celle du sel marin, la solubilité du sulfate de soude est plus grande encore ; leur affinité pour l'eau l'emporte sur celle du sel marin, et cette propriété introduit dans les expériences un élément nouveau, qui se traduit par un renforcement de courant.

Les chaleurs spécifiques du sel marin, du sulfate de cuivre et du sulfate de soude sont peu différentes entre elles. Aussi, lorsqu'on dégage le phénomène de l'osmose du phénomène de solubilité, on trouve que le courant de l'eau vers une *solution étendue* et *également titrée* de sel marin, de sulfate de cuivre, de sulfate de soude, est sensiblement égal.

MM. Ludwig et Cloetta ont également fait voir que les équivalents endosmotiques de M. Jolly ne sont pas des chiffres constants, et qu'ils varient avec la *concentration* des liqueurs.

M. Vierordt a, plus récemment, opposé aux équivalents de M. Jolly les mêmes objections, et les expériences qu'il a faites à ce sujet, nous les avons nous-même répétées bien des fois avec des liquides différents. M. Vierordt prend, par exemple, 100 centimètres cubes d'une solution saline à divers états de concentration ; il place successivement ces diverses solutions dans un endosmomètre, qu'il plonge pendant le même temps, et à la même température, dans 100 centimètres cubes d'eau distillée. Or, quand la solution de l'endosmomètre contenait 4 grammes de sel marin, cette solution avait gagné au bout de cinq heures 3^{cc},45 d'eau distillée ; quand la solution contenait 30 grammes de sel marin, elle gagnait dans le même temps 5^{cc},5 d'eau.

MM. Eckard, Hoffmann, Harzer ont également prouvé que les équivalents osmotiques varient avec la température, et suivant qu'on emploie au début de l'expérience des membranes sèches ou des membranes gonflées d'eau.

La condition première pour étudier l'osmose et pour chercher à en découvrir les lois, c'est de l'isoler, autant que possible, de tout ce qui n'est pas elle. Or, suivant nous, la meilleure, je dirai même la seule méthode possible pour arriver à déterminer la théorie physico-chimique de l'osmose, c'est d'employer, non des corps solides, ni même des corps dissous, mais des corps à l'état liquide en vertu de leur *constitution* propre ; tels sont l'alcool, l'esprit de bois, l'essence de térébenthine, l'huile, l'éther, etc. Lorsqu'on emploie à cette détermination des sels solides, le sel non encore dissous reste au fond du tube par son poids : il se trouve en contact avec la membrane jusqu'à ce qu'il soit entré une quantité d'eau suffisante pour la dissolution. Plusieurs forces se trouvent en jeu pendant la durée de l'expérience.

Nous ferons les mêmes remarques en ce qui concerne l'influence variée des diaphragmes interposés entre les liquides. Les membranes sèches et les membranes fraîches ne se comportent pas de même ; il intervient ici un phénomène d'imbibition qui trouble d'autant plus le résultat que le pouvoir osmotique des deux liquides en présence est moins prononcé. On sait, en effet, et nous avons appelé l'attention sur ce point, qu'une membrane plongée dans une dissolution saline attire dans son sein plus d'eau que de sel, c'est-à-dire effet, l'eau ayant de beaucoup la chaleur spécifique la plus élevée, on conçoit qu'il est toujours possible d'obtenir avec l'eau et un liquide quelconque, miscible avec elle, un mélange dont la chaleur spécifique l'emporte sur celle de tout autre liquide, pris à l'état de pureté.

§ 75.

De l'osmose dans les phénomènes d'absorption. — L'eau ingérée en nature est très-rapidement absorbée : cela ressort naturellement de tout ce qui précède. Il est vrai encore que les boissons aqueuses que nous prenons pendant le repas, en *diluant* les substances dissoutes par les sucs digestifs, favorisent puissamment l'absorption. Il est certain encore que l'eau que nous perdons incessamment par les diverses voies d'excrétion, par l'urine, par l'évaporation cutanée et pulmonaire, en diminuant l'eau du sang et des autres liquides de l'économie, en les concentrant, pour ainsi dire, met continuellement celle-ci dans des conditions favorables à l'absorption. L'évaporation cutanée et pulmonaire joue, relativement à l'absorption des animaux, un rôle analogue à celui que remplit dans les végétaux l'évaporation qui a lieu à la surface des feuilles et des parties tendres ; et on sait, par les expériences de Hales, que la force avec laquelle l'évaporation fait pénétrer les liquides dans les tissus des plantes est considérable.

On a cherché à établir que le sérum du sang ou que le sérum de la

un liquide moins concentré. Pour démêler ce qui appartient à l'osmose de ce qui ne lui appartient point en propre, il est donc nécessaire d'exclure les *dissolutions* qui ne sont, en résumé, qu'un *mélange* de deux corps différents (l'eau et la substance dissoute). Il faut, en outre, avoir recours à un même diaphragme dans toutes les expériences, par conséquent, à des membranes *sèches*, afin de ne point faire intervenir l'eau, alors que l'expérience porte sur d'autres liquides. Le diaphragme employé, doit être, dans les expériences comparatives, emprunté à *une même membrane*, car l'inégalité d'épaisseur des diaphragmes, en ralentissant ou en accélérant le phénomène, peut donner lieu à des illusions, etc. M. Harzer a attiré l'attention sur ce point, et montré comment, en faisant varier cette épaisseur, on fait aussi varier ce que M. Jolly a désigné sous le nom d'équivalents endosmotiques. Il faut, en un mot, se placer toujours dans les mêmes conditions pour faire des expériences comparables.

Pour nous résumer en quelques mots, nous dirons : l'osmose est une propriété physico-chimique de la matière, en vertu de laquelle les liquides miscibles tendent au mélange au travers des membranes, avec prédominance d'un courant sur l'autre. La direction et l'intensité de ce courant sont déterminées, toutes choses égales d'ailleurs, par les différences de chaleur spécifique. Il est vrai, et cela n'est pas inutile à remarquer, que, l'eau ayant parmi tous les corps la chaleur spécifique la plus élevée, la *dilution* d'une substance par l'eau ou sa *concentration* par la soustraction de l'eau coïncide avec l'élévation ou l'abaissement de la chaleur spécifique du mélange ; par conséquent, il est vrai que les liquides dilués par l'eau marchent vers les liquides moins étendus, tout au moins quand ces liquides ont la même composition chimique. Comme la dilution par l'eau a aussi la propriété de diminuer la densité d'un certain nombre de liquides, on peut dire encore, mais seulement d'une manière très-générale, que les liquides les moins denses marchent vers ceux qui sont plus denses. Mais il y a, je le répète, de nombreuses exceptions, et ce n'est là qu'un cas particulier, tandis que tous les phénomènes de l'osmose obéissent à une loi commune.

lymphe intestinale étaient plus denses que les substances liquides absorbées, et que le courant prédominant (d'où l'absorption) s'établissait ainsi de la substance à absorber vers les liquides organiques. M. Mülder affirme qu'il en est toujours ainsi, et M. Frerichs croit même l'avoir prouvé expérimentalement. Suivant lui, la partie liquide et absorbable du chyle intestinal aurait une densité de 1024 seulement, la densité du sang étant de 1050 à 1060. Mais il est bien difficile d'affirmer, par l'ouverture d'un animal, que la matière liquide trouvée dans son estomac ou son intestin doit s'engager dans les voies veineuses et chylifères à l'état où on la trouve ; la nature de l'alimentation et la quantité des boissons suffisent, d'ailleurs, pour faire varier singulièrement la pesanteur spécifique des liquides contenus alors dans l'intestin. M. de Becker injecte dans l'intestin des lapins des solutions de sucre de densités variables, et il remarque que les dissolutions concentrées passent dans le sang tout aussi bien que les dissolutions plus étendues.

Nous avons souvent constaté que les dissolutions de sucre ou de sel se dirigent par osmose vers une dissolution d'albumine [1], alors que ces diverses solutions marquent le même degré à l'aréomètre. Le courant prédominant s'établit encore, dans une certaine limite, des dissolutions sucrées et salines vers la dissolution albumineuse, lors même qu'elles sont plus denses que la dissolution d'albumine. Des dissolutions sucrées ou salines, bien qu'ayant la même densité ou même une densité un peu plus considérable que celle du sérum du sang, peuvent donc encore passer dans les vaisseaux en vertu de l'osmose.

L'albumine constitue, sous le rapport de l'absorption, un liquide bien remarquable [2].

Il y a peu de substances qui attirent l'eau vers elles avec autant d'énergie. L'albumine appartient au groupe des substances colloïdes de M. Graham. Ces substances diffusent difficilement, et le mélange se fait surtout aux dépens des liquides aqueux situés de l'autre côté de la membrane. Cette difficulté que présentent les substances colloïdes à traverser les membranes protége efficacement l'organisme contre une perte incessante des matières albuminoïdes contenues dans les humeurs animales. Mais en même temps, il faut le dire, elle constitue un obstacle à l'absorption de ces mêmes substances par les voies digestives ; voilà pourquoi M. Mülder et M. Frerichs, dont nous parlions plus haut, ont pensé que la partie liquide et absorbable des aliments appartenant au groupe des substances albuminoïdes doit, pour être absorbé, présenter une densité inférieure à la densité du sérum du sang qui circule dans les vaisseaux de l'intestin. Au reste, les expériences récentes de

[1] Le sérum du sang est un liquide albumineux.
[2] Elle tient ses propriétés de sa constitution physico-chimique. La chaleur spécifique d'une dissolution d'albumine, ainsi qu'il est facile de s'en assurer par la méthode des mélanges, est toujours moins considérable que celle d'une dissolution de sucre ou d'une dissolution de sel marin de même densité.

M. Knapp ont montré que l'absorption intestinale des peptones (produits de la digestion des substances albuminoïdes) est très-lente : dans la digestion normale, elle dure sans doute plusieurs heures.

D'un autre côté, M. Funke a prouvé par expérience que la transformation des substances albuminoïdes en peptone a pour effet d'en favoriser l'absorption. Lorsqu'on place en expérience dans un appareil d'osmose, d'un côté une dissolution de peptone et de l'autre une dissolution d'albumine de même densité, le courant se prononce de la peptone vers l'albumine; pour 10 parties de peptone qui passent dans un sens, il ne passe dans l'autre sens qu'une partie d'albumine.

Autre remarque. Lorsqu'on commence une expérience d'osmose, la différence entre les deux liquides est en ce moment au maximum : aussi le phénomène marche-t-il rapidement, surtout pendant les premières heures. Il se ralentit dans les heures suivantes, parce que le mélange qui s'établit efface peu à peu les différences. Or, dans l'absorption animale, les phénomènes de l'osmose sont à tous les moments dans les conditions d'une expérience *commençante*. En effet, la circulation entraînant sans cesse les produits liquides que l'osmose vient de faire pénétrer dans l'intérieur des vaisseaux, il en résulte que le sang, en contact médiat avec le liquide à absorber, se trouve ramené à chaque instant successif, dans l'état où il était au moment où l'absorption a commencé.

Les phénomènes d'osmose qui s'accomplissent sur l'animal vivant ont une grande analogie avec ceux qui s'opèrent dans l'appareil suivant (fig. 27). Soit B un vase d'une certaine capacité, contenant une

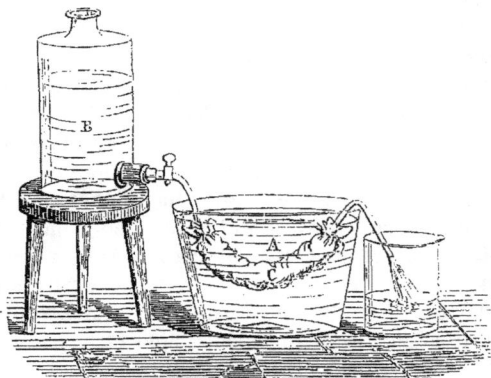

Fig. 27.

dissolution d'albumine. Lorsqu'on fait écouler cette dissolution par l'anse de baudruche C, l'eau contenue dans le vase A passe par osmose vers la dissolution albumineuse, au travers des parois de l'anse membraneuse. L'osmose est plus rapide dans ces conditions que si l'expérience avait lieu (pour des surfaces de membranes égales et pour des liquides de même nature) dans l'appareil ordinaire d'endosmose représenté figure 26. Le liquide qui coule dans l'anse membraneuse de la figure 27 présente en effet, à chaque moment, une composition qui est sensiblement la même qu'au commencement de l'expérience.

Les trois principaux produits de la digestion, on se le rappelle, sont : le sucre (glycose), l'albumine (peptone), et les matières grasses (Voy. §§ 39, 43, 48). Le sucre est facilement absorbé, quand sa solution est inférieure ou égale en densité à celle du sérum du sang. Il peut l'être encore dans une certaine mesure, quand sa densité est supérieure. Lorsqu'il est pris à l'état solide en grandes quantités, son absorption n'a lieu que lorsqu'il a été dissous et étendu dans une certaine mesure par les diverses sécrétions de l'estomac et de l'intestin.

Quant à la peptone (albuminose ou matières albuminoïdes dissoutes) elle pénètre dans le sang soit à un état de dilution supérieur à celui de l'albumine du sérum du sang, soit à concentration égale, peut-être même à densité supérieure. Cela paraît du moins résulter des expériences de M. Funke [1].

Le pouvoir d'absorption pour toutes les substances placées dans le tube digestif est d'ailleurs limité, et, lorsque la quantité des matières alimentaires surpasse celle qui peut être dissoute et mise dans les conditions de l'osmose, l'excédant est évacué avec les fèces, où on le retrouve. Cela est vrai pour le sucre comme pour toutes les autres substances, y compris les matières albuminoïdes.

§ 76.

Absorption des matières grasses. — Les matières grasses (huile, beurre, graisses de toute espèce) ne sont point saponifiées dans le tube digestif (Voy. § 40); elles sont absorbées en nature. Les matières grasses sont liquéfiées par la température du corps, divisées et suspendues dans les liquides de la digestion, sous forme d'émulsion. Ces matières ne sont *miscibles* ni avec le sérum du sang ni avec la lymphe; l'osmose est donc absolument étrangère à leur introduction dans les vaisseaux.

La difficulté de concevoir l'absorption des matières grasses a fait revivre l'idée ancienne qu'il existe des ouvertures qui feraient communiquer le chylifère central des villosités intestinales avec la surface de l'intestin.

---

[1] Outre les expériences dont nous avons parlé, M. Funke en a fait aussi quelques autres (plutôt relatives à l'imbibition qu'à l'osmose) touchant la *filtration* des dissolutions d'albumine non digérée et des dissolutions d'albumine digérée ou peptone. Il prend une dissolution d'albumine et une dissolution de peptone de même densité; ces deux dissolutions sont placées chacune sur un filtre, à la même pression et à la même température. Or, pendant que 0^{gr},90 de la dissolution d'albumine traversent le filtre, il filtre dans le même temps 1^{gr},89 de peptone.

Mais la doctrine des prétendues ouvertures microscopiques de l'épithélium intestinal, bien que professée par M. Brücke et partagée par MM. Kölliker, Donders, etc., n'est qu'une illusion. Cette opinion repose surtout sur l'apparence que prennent les cellules de la couche épithéliale des villosités au moment de l'absorption digestive chez des animaux auxquels on a injecté de l'huile dans les intestins. Il résulte des recherches, entreprises depuis quelques années par MM. de Wittich, Brettauer, Steinach, Lambl, Balogh, Wiegandt, etc. que sur l'animal à jeun, avec les plus forts grossissements possibles, il est complètement impossible de distinguer les ouvertures dont seraient perforées les cellules épithéliales. Des *stries* apparaissent, il est vrai, dans l'épaisseur du parenchyme des villosités chez les animaux en pleine digestion, mais ce sont les substances grasses qui donnent lieu à cette apparence, sans doute parce que ces substances, non miscibles à l'eau, ne prennent pas la même voie que les matières dissoutes dans l'eau. Tandis que les matières dissoutes dans l'eau se disséminent dans toute la masse du tissu de la villosité, les matières grasses forment, au contraire, comme des filets liquides isolés qui tranchent sur l'uniformité du tissu spongieux de la villosité par la manière dont ces filets réfractent la lumière.

Si l'intestin ne présente pas d'ouvertures, si d'autre part l'osmose paraît être complétement étrangère à l'introduction des substances grasses dans le sang, comment conçoit-on qu'elles puissent s'y introduire?

Les végétaux, dans lesquels les phénomènes de l'osmose s'accomplissent avec toute leur énergie, n'absorbent point l'huile dont on arrose leurs racines. Les matières grasses qu'on trouve dans leurs tissus se forment dans leur intérieur. Les animaux peuvent bien aussi former des matières grasses aux dépens des féculents, ainsi que nous le verrons ; mais, en outre, ils absorbent manifestement ces matières en nature dans leur tube digestif. Les plantes ont leurs racines projetées au dehors ; rien n'y peut pénétrer que par osmose ou par l'aspiration déterminée par l'évaporation des feuilles. Les animaux, au contraire, ont leurs vaisseaux absorbants (chylifères et veines) compris dans un canal à parois *musculaires*. Ce canal, en comprimant la masse alimentaire pour la faire cheminer dans son intérieur, tend à exprimer en même temps les produits liquides de la digestion et à les faire pénétrer dans les vaisseaux par *compression*. Lorsqu'on ouvre un animal en pleine digestion et qu'on examine avec soin les mouvements de l'intestin, on s'aperçoit que les contractions spontanées qui s'y manifestent n'ont pas lieu seulement d'une manière successive et de proche en proche ; on constate que des segments d'intestin plus ou moins étendus se trouvent compris entre deux contractions simultanées. Or, les parties liquides renfermées dans une anse intestinale ainsi contractée, ne pouvant fuir ni par en haut ni par en bas, se trouvent pressées contre les parois muqueuses de l'intestin avec une force proportionnée à la contraction musculaire.

La muqueuse intestinale présente de petits prolongements analogues aux filaments du velours, ce sont les villosités. Ces villosités (fig. 28) sont parcourues à leur centre par un vaisseau chylifère *e*, terminé en cul de sac, quelquefois renflé en ampoule. Il y a aussi un réseau sanguin très-abondant, qui circule dans l'épaisseur de la substance même de la villosité, et qui entoure, par conséquent, le vaisseau chylifère.

Les matières liquides de la digestion, pressées contre les parois du tube digestif par les contractions de la tunique musculaire de l'intestin, s'introduisent par *imbibition* et par *pression* dans la substance molle et spongieuse des villosités intestinales. La graisse *émulsionnée*, suspendue au milieu des autres produits liquides de la digestion, s'introduit avec eux dans l'épaisseur de la villosité.

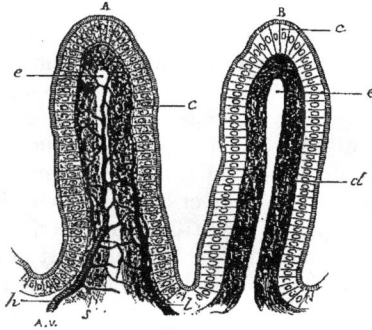

Fig. 28.

A, villosité intestinale, avec son vaisseau chylifère central et son réseau sanguin.
B, villosité intestinale, dont le réseau sanguin n'est pas figuré.
cc, épithélium.
d, substance spongieuse de la villosité.
ce, chylifère central.
h, artère de la villosité.
l, veine de la villosité.
s, réseau capillaire.

Or, tandis que la *tension* permanente à laquelle est soumis le sang dans ses vaisseaux (voy. § 94) ne permet pas à la contraction musculaire de l'intestin de faire pénétrer par *pression* les liquides de la digestion dans les vaisseaux sanguins, le vaisseau chylifère de la villosité n'offre, au contraire, presque aucune résistance à ce passage. Les liquides qu'il contient ne sont soumis qu'à une très-faible tension, et les produits digestifs pénètrent aussi facilement dans la cavité du lymphatique central que dans la trame de la villosité elle-même.

Il en résulte que tous les liquides de la digestion sont représentés dans les vaisseaux *chylifères*, y compris les matières grasses; tandis que les veines ne se chargent que par *osmose*, et ne reçoivent point les matières grasses, réfractaires à l'osmose.

Les liquides de la digestion qui entrent dans la villosité et qui vont gagner son centre pour se porter dans le chylifère central baignent et traversent d'abord les mailles du réseau sanguin périphérique et s'y débarrassent, par *osmose*, d'une grande partie des substances sucrées et des substances albuminoïdes.

L'absorption par les chylifères se fait donc par un procédé différent de l'absorption veineuse; les vaisseaux chylifères reçoivent indistinctement tous les produits de la digestion que les veines laissent parvenir jusqu'au centre des villosités. Il en résulte encore que les matières albuminoïdes, dont la dilution doit sans doute être supérieure à celle de l'albumine du sérum du sang pour entrer dans les capillaires sanguins par osmose, il en résulte, dis-je, que ces matières peuvent pénétrer par les chylifères, alors même que cette condition n'est pas remplie.

On ne manquera pas d'objecter à cette manière de voir que les matières grasses ont une assez grande difficulté à traverser les tissus organiques, et que la contraction musculaire de l'intestin n'est pas assez énergique pour vaincre cette résistance.

Nous avons tenté à cet égard quelques expériences qui nous paraissent démonstratives. Il est certain d'abord que l'osmose ne s'exerce point entre l'huile et les liquides, avec lesquels elle ne se mélange point. De l'huile et des émulsions diverses placées dans un vase ne passent point à travers la membrane d'un endosmomètre qui contient une solution albumineuse. Mais il en est autrement quand la pression intervient.

M. Liebig a constaté qu'il fallait une pression équivalente à 76 centimètres de mercure pour faire transsuder l'huile d'olive à travers une vessie de bœuf. S'il faut une pression aussi forte pour faire *transsuder* l'huile à la surface de la membrane, il est certain qu'une pression beaucoup moindre suffit amplement pour déterminer le passage, surtout quand, au lieu d'une vessie qui comprend quatre membranes (séreuse, fibreuse, musculeuse, muqueuse), on emploie seulement la *muqueuse* desséchée. En plaçant de l'huile dans un endosmomètre recourbé (fig. 29), dont on charge la branche ascendante M avec 20 ou 30 centimètres de mercure, le mercure s'abaisse peu à peu dans l'appareil, et l'huile contenue en E traverse la membrane avec une *vitesse* analogue à celle due au courant ascensionnel que détermine, par exemple, l'endosmose de l'eau vers l'alcool, placé dans un appareil d'endosmose de même dimension.

Les *émulsions* traversent plus facilement les membranes que l'huile en nature. Si l'on met dans l'endosmomètre recourbé une émulsion d'huile d'amandes douces [1], il ne faut qu'une pression de 8 ou 10 centimètres de mercure pour déterminer le passage de l'émulsion au travers d'une lame de baudruche (intestin de mouton dédoublé).

L'expérience est surtout facile à produire à l'aide d'un jaune d'œuf dissous dans l'eau. Le jaune de l'œuf est composé par une émulsion plus parfaite encore que celle des pharmacies. Il consiste en une dissolution de vitelline (substance albuminoïde), tenant en suspension une huile neutre colorée en jaune rougeâtre. En plaçant dans l'endosmo-

---

[1] L'émulsion doit être faite avec le plus grand soin. Quand la *division* de l'huile n'est pas poussée assez loin, l'huile et l'eau se séparent promptement, et il ne passe que de l'eau au travers de la membrane.

Voici l'émulsion qui m'a donné les résultats les plus satisfaisants :

Amandes douces......................	25	grammes.
Eau................................	125	—
Gomme adragante....................	10	—
Huile d'amandes.....................	20	—

mètre un jaune d'œuf, additionné au mortier de deux ou trois fois son poids d'eau, il suffit d'une pression de 6 centimètres de mercure pour opérer la transsudation. L'eau entraîne avec elle, au travers des pores de la membrane, les parties les plus *finement* divisées de l'huile. On facilite beaucoup le phénomène en plongeant l'appareil dans un bain-marie maintenu à une température de 30 à 40 degrés centigrades.

M. Donders et M. Jeannel ont montré plus récemment, par expérience, que si l'on emprisonne de l'huile dans l'anse intestinale d'un animal vivant, entre deux ligatures, le volume du liquide diminue très-lentement; si, au contraire, l'huile a été préalablement émulsionnée avec le suc pancréatique, ou de toute autre manière, elle disparaît bien plus rapidement.

Sur l'animal, les contractions intestinales peuvent vaincre facilement une résistance analogue à une pression de quelques centimètres de mercure, d'autant mieux que la membrane qui revêt les villosités *n'a qu'une épaisseur de quelques centièmes de millimètre*. Le passage des liquides gras émulsionnés au travers des membranes est facilité d'ailleurs par le mode de sécrétion du suc pancréatique et de la bile. Ces sucs, destinés en partie à l'émulsion des corps gras, sont versés dans l'intestin avant la sortie de la masse alimentaire de l'estomac (§ 50). Quand les aliments se présentent dans l'intestin grêle, ils trouvent les parois humectées et *pénétrées* par les sucs émulsifs.

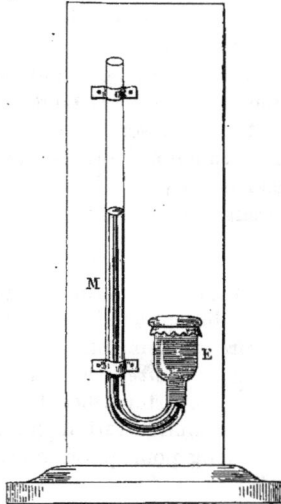

Fig. 29.

De toutes les matières de la digestion, les substances grasses son celles dont l'absorption est la plus limitée.

§ 77.

Mécanisme des absorptions générales. — Les absorptions qui ont lieu à la peau, aux membranes muqueuses pulmonaires, dans les réservoirs et dans les cavités closes, l'absorption interstitielle ou de nutrition et les diverses résorptions, sont soumises aussi aux lois de l'imbibition et de l'osmose.

Les lymphatiques généraux reçoivent dans leur intérieur un liquide analogue à celui qui humecte les tissus au milieu desquels ils circulent. L'imbibition est probablement le mode principal suivant lequel les liquides pénètrent le réseau initial des lymphatiques. Dans les parties où les lymphatiques sont situés au milieu des muscles, ceux-ci, en se contractant, en s'appliquant avec une certaine énergie contre les loges aponévrotiques inextensibles qui les contiennent, compriment tout ce qui les entoure et peuvent favoriser, par *pression*, l'imbibition des lymphatiques.

Quant aux absorptions générales qui ont lieu par le réseau capillaire sanguin, l'imbibition aidée de la pression musculaire ne peut suffire à les déterminer. Le liquide qui circule dans les vaisseaux sanguins fait constamment effort contre leurs parois (Voy. § 93); il a une tendance continuelle à sortir de ses canaux. L'imbibition des parois des capillaires sanguins porte au dehors les liquides extérieurs, elle a peu de tendance à y faire pénétrer les liquides extérieurs. Les échanges s'opèrent principalement ici suivant les lois de la force osmotique.

§ 78.

Caractère essentiel de l'absorption. — Vitesse de l'absorption. — Que l'absorption s'opère par imbibition simple, ou par imbibition et par pression, ou par osmose, son caractère essentiel est d'être partout *lente* et *successive*. Les capillaires sanguins et lymphatiques ne présentant point d'ouvertures béantes, les liquides de l'absorption n'y pénètrent que par une filtration qui nécessite toujours un temps généralement assez long pour qu'*une certaine quantité* de liquide s'introduise dans le sang.

Le caractère de *lenteur* imprimé à l'absorption par la nature des voies de l'absorption nous explique comment une partie des substances alimentaires est souvent rejetée par l'anus, sans avoir été dépouillée de toutes ses parties absorbables, alors que la quantité de ces substances dépasse une certaine proportion.

La *lenteur* de l'absorption se lie d'une autre part à une condition essentielle de la nutrition. L'absorption étant lente et successive, il en résulte que les matières introduites dans le sang par l'absorption ne changent la constitution normale de ce liquide que dans des limites déterminées.

Il faut plusieurs heures aux produits d'une digestion pour pénétrer dans le sang; l'absorption de ces produits n'est pas encore terminée, que les premières portions absorbées ont déjà subi dans le sang les métamorphoses de la nutrition. De cette manière le sang ne contient jamais, à un moment donné, qu'une certaine proportion de ces produits. Cette proportion ne peut pas être dépassée, et elle est assujettie à une limite à peu près fixe.

Lorsqu'on modifie les conditions normales de l'absorption en introduisant brusquement dans le sang, par une injection, une substance analogue à celle qu'y introduit successivement et peu à peu le travail de l'absorption digestive, qu'arrive-t-il? Il arrive que le sang, qui ne s'accommode que de changements limités, se débarrasse par les sécrétions, et notamment par les urines, de tout ce qui excède cette limite.

D'où il appert encore qu'on se flatterait en vain de nourrir un animal en lui injectant dans les veines les produits d'une digestion artificielle. Il faudrait, pour se placer dans les conditions convenables, lui faire un tel nombre d'injections successives, que le procédé deviendrait inapplicable [1]. Ce qui serait préférable, ce serait de placer ces produits *digérés* en contact avec des surfaces absorbantes restées saines; et encore on ne serait pas tout à fait ainsi dans les conditions vraies de l'absorption digestive.

Nous le répétons, ce n'est pas tout qu'une substance soit digérée, il faut encore qu'elle pénètre dans le sang par absorption, c'est-à-dire avec lenteur, d'une manière successive, et dans des proportions qui sont commandées par l'état du sang lui-même. Ce fait a une assez haute importance dans l'histoire de l'absorption pour que nous nous y arrêtions un instant.

M. de Bernard injecte dans les jugulaires de quatre chiens un liquide contenant en dissolution 5 grammes d'albumine; sur deux chiens, il injecte une solution contenant 10 grammes de sucre de canne ; sur un chien, il injecte une solution contenant 10 grammes de glycose. L'albumine et le sucre apparaissent promptement dans l'urine.

M. Becker, qui a sacrifié *cent* lapins, et qui a examiné avec le plus grand soin leur sang et leur urine, à tous les moments de l'alimentation par le sucre (glycose en nature, ou féculents), va nous fournir à cet égard les renseignements les plus circonstanciés. Il injecte de la glycose dans les veines d'un lapin, et il la retrouve, comme M. Bernard, au bout d'une demi-heure ou d'une heure, dans l'urine sécrétée pendant ce temps dans la vessie. Mais il y a plus. Alors même que le sucre est placé dans une anse intestinale, ou injecté dans l'estomac par une sonde œsophagienne, et qu'il est, par conséquent, absorbé par les voies naturelles de l'absorption, il apparaît aussi très-souvent dans l'urine, quelques heures après l'expérience. D'où il résulte que, bien que le sucre soit le produit de la digestion des matières amylacées (dont le lapin fait sa principale nourriture), encore ne suffit-il pas que ce produit *définitif* soit mis en présence des voies de l'absorption pour qu'il remplisse régulièrement son rôle dans la nutrition. La transformation des matières amylacées en sucre doit être *successive*, de manière que la glycose ne se présente aux voies de l'absorption qu'au fur et à mesure de sa production. Quand la glycose est offerte exclusivement *et en nature,* l'absorption en fait pénétrer dans le sang, dans un moment donné, des proportions supérieures à celles que le sang peut détruire dans le même temps par les métamorphoses de nutrition; dès lors, une portion s'échappe par la voie des sécrétions, et n'est point utilisée pour la nutrition.

Du reste, la présence du sucre dans l'urine des animaux, après l'in-

---

[1] Sur l'homme, d'ailleurs, l'injection par les veines ne devra jamais être tentée, parce que, indépendamment de ce qu'on n'arriverait pas au résultat qu'on se propose, on pourrait encore déterminer des accidents redoutables.

jection du sucre dans le sang, ou après une alimentation exclusivement sucrée, est subordonnée au moment de l'observation. Au bout de trois, quatre, cinq ou six heures, le sucre a disparu dans les urines.

L'absorption, nous l'avons vu, est loin de s'opérer sur tous les points avec une vitesse uniforme. Le temps qu'il faut à une substance dissoute placée au contact d'une surface vivante pour entrer dans les vaisseaux dépend de l'épaisseur plus ou moins grande des tissus que la substance doit traverser, de la perméabilité des tissus ou des membranes, du degré de miscibilité de la substance dissoute avec les liquides animaux, et aussi, on le conçoit, de la vascularisation plus ou moins grande de la membrane ou du tissu. L'absorption s'effectue en peu de temps, au travers des parois des vaisseaux qui circulent aux extrémités des bronches, lesquels ne sont séparés de la surface que par une membrane muqueuse d'une extrême ténuité. Il en est de même pour le derme dénudé et pour les plaies intradermiques. Dans ces divers points, le réseau vasculaire est extrêmement abondant. L'absorption est beaucoup moins rapide sur la muqueuse intestinale, et surtout à la surface de la peau recouverte d'une couche ·épidermique épaisse.

Les différences grandes que l'on remarque dans la vitesse de l'absorption par les diverses surfaces de l'organisme doivent être principalement rapportées à la couche épithéliale ou épidermique qui les recouvre. Lorsque l'épithélium a été détruit ou enlevé, les diverses surfaces présentent une uniformité à peu près complète en ce qui concerne leur pouvoir absorbant. Cette couche de cellules épithéliales exerce une action complexe : ou bien elle agit par son épaisseur et constitue, ainsi que cela a lieu pour l'épithélium stratifié qui compose l'épiderme cutané, une barrière presque infranchissable ; ou bien, il semble qu'il exerce une sorte d'action élective, se laissant facilement traverser par certaines substances et difficilement par certaines autres. Dans ce dernier cas intervient certainement une action chimico-physique entre la matière qui remplit les cellules épithéliales et la substance au contact. C'est pour cette raison que certaines matières, telles que le curare, les virus charbonneux, morveux et rabique, paraissent ne point pénétrer dans le sang par la voie intestinale[1]. Il suffit que l'épithélium soit enlevé pour que l'absorption de ces substances ait lieu à peu près de même que lorsqu'on les introduit dans le sein des tissus.

Les phénomènes d'empoisonnement peuvent servir à apprécier le moment où débute l'absorption. Or, on voit souvent ces phénomènes survenir sur le chien (quand le poison est déposé sur les surfaces les plus absorbantes) au bout de trois, de deux minutes, d'une minute, ou même de trente secondes. Il faut néanmoins tenir compte ici d'une condition qui a pu tromper plus d'une fois les expérimentateurs, en ce qui

[1] L'absorption du curare par la voie intestinale des animaux (estomac et intestin grêle) est trop lente, pour que la quantité introduite dans le sang, à un moment donné, soit capable de déterminer des accidents notables.

concerne la vitesse comparée de l'absorption sur diverses surfaces. Toutes les expériences comparatives de ce genre doivent être faites avec *une même substance*. Il est évident, en effet, que toutes les fois que la matière toxique employée est capable d'agir *à doses très-faibles*, cette substance peut paraître avoir été absorbée plus vite que les autres, parce que la moindre quantité introduite produit des effets manifestes, de manière que l'empoisonnement survient aussitôt que les premières portions absorbées ont commencé à circuler avec le sang[1]. On conçoit que des substances moins énergiques ne révèlent leur présence que plus tard, alors qu'une certaine proportion a été introduite dans le sang, lors même que leur absorption aurait été aussi rapide et même plus rapide que dans le cas précédent. Nous ferons les mêmes remarques en ce qui concerne les substances non toxiques, mais dont la constatation chimique *à doses infiniment petites* est la plus facile. Ces substances peuvent paraître avoir pénétré plus rapidement dans le sang que d'autres qu'il est moins aisé de déceler à faibles doses.

§ 79.

Conditions qui ont de l'influence sur l'absorption. — Nous avons montré comment la pression déterminée par les muscles, en favorisant ou même en déterminant l'imbibition, pouvait concourir au phénomène de l'absorption. Il est facile de concevoir comment la pression extérieure, ou la *compression*, comme on l'appelle, vient en aide à l'absorption. La thérapeutique chirurgicale en fait un fréquent usage comme adjuvant des résorptions; et, pour être un moyen lent, ce n'en est pas moins un moyen puissant.

Par contre, on peut, par des diminutions de pression, entraver ou même suspendre l'imbibition et l'absorption. La ventouse, appliquée sur une plaie, s'oppose plus ou moins efficacement à la pénétration du poison ou du venin déposé à sa surface. Les expériences de Fodéra, de Westrumb, de Kupfer, de Barry l'ont clairement démontré sur les animaux. Avant de pratiquer la cautérisation d'une morsure venimeuse, il n'est donc pas inutile d'y appliquer tout d'abord une ventouse, pour en faire sortir les liquides qui imbibent la plaie, et attirer au dehors, sinon tout le venin, au moins une partie du venin.

Les pertes de sang, en diminuant la proportion des parties liquides de l'économie, mettent celles-ci dans des conditions très-favorables à l'absorption. D'un autre côté, plus le corps approche de son point de saturation, plus les liquides éprouvent de difficulté pour pénétrer dans son intérieur. Si l'on injecte un liquide dans les plèvres d'un animal, après lui avoir fait une forte saignée, ce liquide disparaît plus vite que sur l'animal sain. Si, au contraire, on injecte préalablement une grande quantité d'eau dans les veines d'un chien, le liquide injecté ensuite dans

---

[1] Tel est le cas de l'acide cyanhydrique (vulgairement acide prussique).

les plèvres est absorbé beaucoup plus lentement. Si le liquide injecté dans les plèvres est un poison, le degré de rapidité des accidents d'empoisonnement peut servir à mesurer la différence.

Il faut tenir compte aussi de la composition du sang de l'homme ou de l'animal. Sur un homme, par exemple, qui a été soumis à de copieuses évacuations à la suite de purgatifs, la proportion des matières albuminoïdes est temporairement augmentée relativement à celle de l'eau du sang; l'absorption doit donc avoir chez lui une énergie plus grande, en vertu de la puissance osmotique de l'albumine. On conçoit pareillement que l'injection préalable de l'eau dans le système circulatoire des animaux vivants ait un effet opposé, non pas seulement en vertu de l'augmentation de tension dans le système des vaisseaux, mais aussi en vertu de l'hydratation du sang qui diminue certainement son pouvoir osmotique.

Toutes les causes débilitantes augmentent la tendance à l'absorption. L'abstinence, qui dépouille incessamment et peu à peu l'économie des parties liquides de l'organisme par les sécrétions et l'évaporation cutanée et pulmonaire; l'alimentation insuffisante, qui agit dans le même sens, favorisent le travail de l'absorption intérieure, et mettent l'économie dans des conditions fâcheuses, en la prédisposant aussi à l'absorption des effluves marécageux et à celle des virus contagieux.

Il est évident que les matières absorbées ne peuvent manifester leurs effets qu'autant que la circulation s'effectue. Dans les dernières périodes des maladies graves, et notamment dans la période algide du choléra où la circulation est gravement atteinte, et même plus ou moins suspendue du côté des surfaces, l'action des substances déposées soit à la surface gastro-intestinale, soit même sur le derme dénudé, ne se manifeste que lentement ou peut passer inaperçue.

ARTICLE IV.

CIRCULATION DU CHYLE ET DE LA LYMPHE.

§ 80.

Principale cause de la circulation lymphatique. — Contractilité des vaisseaux. — Les vaisseaux chylifères, remplis du produit de l'absorption, cheminent dans l'épaisseur du mésentère, traversent les renflements gangliformes, dits ganglions lymphatiques, et viennent s'aboucher dans le canal thoracique, rendez-vous commun de la plupart des autres lymphatiques du corps. Le canal thoracique lui-même va se jeter dans la veine sous-clavière gauche. Quant aux vaisseaux lymphatiques du bras droit, de la moitié droite de la poitrine et de la moitié droite du cou et de la tête, ils se réunissent séparément pour former un canal (nommé grand vaisseau lymphatique droit), qui va s'ouvrir dans la veine sous-clavière droite.

Le liquide contenu dans le système lymphatique, chyle ou lymphe, circule dans ce système, en vertu de conditions qui ne sont pas tout à fait celles de la circulation sanguine. Dans les reptiles, il est vrai, il y a de distance en distance des renflements contractiles, situés sur le trajet des vaisseaux lymphatiques; ces poches contractiles, auxquelles on a donné le nom de *cœurs lymphatiques*, établissent entre le cours de la lymphe et celui du sang une certaine analogie. Mais, chez l'homme et chez les mammifères, ces agents d'impulsion font défaut, et la circulation de la lymphe et du chyle est soumise (aux origines du système tout au moins) à peu près exclusivement à la contraction des tuniques des vaisseaux lymphatiques.

La contractilité des vaisseaux lymphatiques n'est pas difficile à mettre en évidence par expérience. Il nous est souvent arrivé de déterminer le resserrement du canal thoracique en y appliquant les deux pôles d'un appareil d'induction. Le resserrement de ce canal, déterminé à l'aide des irritants chimiques, n'est pas aussi probant, attendu que l'alcool et la potasse exercent une action analogue sur les tissus organiques après la mort. Au reste, il n'est pas nécessaire de recourir à l'excitation galvanique pour constater la contractilité des vaisseaux lymphatiques; il suffit d'observer l'influence de l'air sur ces vaisseaux. Quand on ouvre un animal au moment où il est en pleine digestion, on aperçoit les chylifères remplis d'un chyle blanc, à travers les parois transparentes des mésentères. Puis, l'air agissant comme excitant sur les tuniques des vaisseaux, le liquide fuit de place en place dans la direction du canal thoracique, et les vaisseaux, rétractés sur eux-mêmes, deviennent assez difficiles à apercevoir. Le rétrécissement peut être porté très-loin. Les vaisseaux chylifères du cheval, par exemple, qui sont gros comme une plume d'oie, quand ils sont remplis de liquide, deviennent alors presque invisibles et gros comme un fil délié.

Les vaisseaux lymphatiques, en se contractant, pressent sur le liquide contenu dans leur intérieur, mais cette contraction aurait une égale tendance à faire progresser le liquide en avant et en arrière du point contracté, s'il n'y avait dans l'intérieur de ces vaisseaux une disposition organique qui détermine la *direction* du courant. Cette disposition organique consiste dans la présence des valvules. Les valvules, de forme semi-lunaire, sont la plupart disposées par paires, et assez larges pour fermer complétement la lumière des vaisseaux. Les valvules des vaisseaux lymphatiques sont très-nombreuses. Il est des points où il y en a de 2 millimètres en 2 millimètres. Dans le canal thoracique, on les rencontre, en général, de centimètre en centimètre.

Les valvules agissent à la manière de soupapes qui peuvent s'incliner et s'appliquer contre les parois des vaisseaux dans la direction du canal thoracique. Les valvules laissent ainsi passer l'ondée liquide; elles se redressent ensuite dans l'intérieur du vaisseau et en interceptent la lumière, de manière à s'opposer au reflux, en sens opposé, au moment de la contraction. De cette manière, les contractions successives des vaisseaux lymphatiques dirigent le chyle et la lymphe de ses branches vers le tronc thoracique.

On se ferait des valvules lymphatiques une très-fausse idée, si on les comparait à de simples lamelles tendues horizontalement, comme les soupapes d'un corps de pompe. Dans nos machines, en effet, l'occlusion du conduit est subordonnée à un *arrêt* contre lequel la soupape rigide vient s'appuyer, et qui l'empêche de se renverser. Dans les vaisseaux il n'y a pas d'arrêts, et les membranes ne sont point des corps rigides. Si les valvules étaient de simples lamelles flottantes, la colonne liquide en retour ne redresserait pas seulement les valvules, mais elle les renverserait en sens opposé, et elles deviendraient tout à fait inutiles. Les

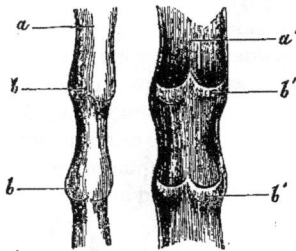

Fig. 30.

a, vaisseau lymphatique intact.
b,b, renflements correspondant aux valvules.
a', vaisseau lymphatique ouvert suivant sa longueur, laissant voir la surface intérieure du vaisseau.
b',b', valvules.

valvules (Voy. fig. 30) sont de petites membranes semi-circulaires, fixées lâchement contre la paroi du vaisseau par tous les points de leur demi-circonférence : leur *bord droit* seul est libre. Elles forment donc des espèces de *goussets*, dont l'orifice est tourné du côté du canal thoracique. Au moment de la contraction des parois des vaisseaux, la colonne liquide en retour s'engage dans l'intérieur de ces goussets, et comme ils sont lâches et disposés par paires, la partie de leur surface externe qui avoisine leur bord libre vient s'appliquer contre celle du côté opposé : la lumière du vaisseau se trouve hermétiquement fermée, et d'autant plus hermétiquement que la colonne liquide est plus énergiquement pressée par la contraction des tuniques vasculaires. Dans quelques points, la lumière du vaisseau lymphatique est fermée par une seule valvule ; dans ce cas, la partie libre du gousset unique vient s'appliquer, quand il est rempli de liquide, contre la paroi opposée du vaisseau.

§ 81.

Causes accessoires de la circulation du chyle et de la lymphe. — La circulation du chyle et de la lymphe est favorisée par quelques autres conditions anatomiques et physiologiques.

Il est aisé de constater que la capacité intérieure du canal thoracique est bien moins considérable que la somme des capacités intérieures de tous les lymphatiques qui viennent s'y terminer. Or, comme le chyle et la lymphe marchent des branches vers le tronc thoracique, c'est-à-dire d'un espace plus large vers un espace moins large, la circulation trouve dans cette disposition une cause *accélératrice*. C'est un principe de mécanique usuelle, en effet, que la vitesse des liquides en circulation dans des tuyaux ou dans des canaux s'accélère dans les points rétrécis.

Les mouvements de la locomotion (contraction des muscles des membres) concourent à la progression de la lymphe dans les vaisseaux lymphatiques des membres. La contraction des muscles abdominaux exerce la même influence sur la progression du chyle, par transmission de pression. La contraction musculaire tend, comme la contraction propre des vaisseaux lymphatiques, à faire progresser la lymphe et le chyle dans le sens déterminé par les valvules. Quand on pratique une ouverture à l'un des vaisseaux lymphatiques du cou sur le cheval, on remarque que l'écoulement de la lymphe est augmenté par les mouvements des muscles du cou.

Les phénomènes mécaniques de la respiration agissent de deux manières pour favoriser le cours du chyle et de la lymphe dans le canal thoracique. Le vide déterminé, pendant l'inspiration, au moment où la cavité thoracique augmente de capacité, est comblé, non-seulement par l'air atmosphérique qui se précipite dans le poumon, mais aussi par tous les liquides qui ont un accès naturel vers la poitrine. Le liquide contenu dans la partie abdominale du canal thoracique, et de proche en proche dans les voies lymphatiques les plus voisines, se trouve donc attiré vers la partie *thoracique* du canal pendant l'inspiration. — D'un autre côté, l'expiration agit dans le même sens, car elle tend, par le retour élastique des parois abdominales, à faire passer le liquide du canal thoracique de la portion abdominale dans la portion pectorale. En outre, la portion pectorale du canal thoracique qui vient d'être dilatée par le vide de l'inspiration revient en ce moment sur elle-même, en vertu de l'élasticité de ses parois. Aussi, quand on recueille au cou le liquide du canal thoracique sur l'animal vivant, on constate qu'au moment de l'expiration, le liquide sort en jet. En d'autres termes, l'écoulement est continu, mais on observe une série de saccades qui correspondent aux mouvements d'expiration.

Une cause du mouvement du chyle et de la lymphe dans les vaisseaux, moins efficace, mais tout aussi incontestable que la précédente, est ce qu'on a appelé *vis à tergo* ou *momentum à tergo*. Le liquide qui s'introduit dans les origines des chylifères et des lymphatiques (Voy. §§ 76 et 77) chasse de proche en proche, devant lui, le liquide antérieurement introduit dans l'intérieur des vaisseaux, et concourt avec les forces précédentes à sa progression vers le canal thoracique.

§ 82.

Vitesse de la circulation lymphatique. — L'absence d'un organe central d'impulsion pour présider au cours du chyle et de la lymphe fait que les vaisseaux lymphatiques ne sont pas toujours distendus, ni soumis à une tension toujours la même : aussi, la quantité de liquide qui circule dans leur intérieur est très-variable. Tantôt on les trouve gonflés

de liquide, tantôt ils sont revenus sur eux-mêmes et se dérobent pres
que à l'observation.

M. Weiss est parvenu à introduire dans un des troncs lymphatiques
du cou, chez le cheval, un appareil analogue à l'hémodynamomètre
(Voy. § 94; fig. 32, 33 et 34). Mesurée, à l'aide de cet instrument, la tension de la lymphe dans les vaisseaux s'est montrée très-faible. Cette
tension est équivalente à une colonne de 10 à 20 millimètres d'une dissolution de carbonate de soude, d'une densité de 1080, c'est-à-dire à
une colonne de 1 ou 2 millimètres de mercure.

C'est vraisemblablement à l'absence d'un organe d'impulsion dans le
système chylifère que le canal thoracique doit de décrire un assez long
trajet pour venir s'ouvrir dans la veine sous-clavière, au confluent de la
veine jugulaire interne, dont le courant descendant entraîne avec lui
l'ondée chylifère et lymphatique. Remarquez aussi que le canal thoracique vient s'ouvrir dans les veines sur lesquelles l'action inspiratoire de
la poitrine agit avec énergie.

La manière d'apprécier la vitesse du cours de la lymphe ne peut être
que très-approximative, car une foule de causes peuvent la modifier,
généralement ou localement. Ce moyen d'appréciation consiste à ouvrir
le canal thoracique d'un animal, à recueillir le liquide qui s'écoule, et
à noter combien de temps une quantité donnée a mis à couler. Cruikshank avait évalué cette vitesse à 1 décimètre par seconde. Cette évaluation est trop considérable.

La quantité de liquide recueillie par M. Colin, par la fistule thoracique d'une vache, étant en moyenne de 4 litres (§ 63) en l'espace d'une
heure, et le diamètre de la canule par laquelle avait lieu l'écoulement
étant de 8 millimètres, on arrive par le calcul à ce résultat, que pendant ce laps de temps (une heure), il a passé par la canule une colonne
liquide de 62^m,25 de longueur, c'est-à-dire par conséquent une colonne
de 2 centimètres et demi par seconde : on pourrait conclure de là que
la vitesse avec laquelle se meuvent le chyle et la lymphe est égale à une
distance de 2 centimètres et demi franchie par seconde. Mais il ne faut
pas oublier qu'on ne peut se faire ainsi qu'une idée approximative de la
vitesse du cours du liquide qui circule dans *l'un des points* du système
chylifère, c'est-à-dire *dans le canal thoracique*. Ce cours doit être moins
rapide dans les branches du système, et d'autant moins rapide qu'on
se rapproche davantage de ses origines, attendu (nous l'avons dit) que
le liquide se meut dans un espace de plus en plus rétréci, au fur et
à mesure qu'on se rapproche du canal thoracique.

M. Weiss a cherché aussi à apprécier directement la vitesse du cours
de la lymphe à l'aide d'un appareil analogue à l'hémodromomètre (Voy.
§ 107). Il résulte de ses expériences entreprises sur le cheval, que la
lymphe circule dans les grands lymphatiques du cou avec une vitesse
moyenne de 25 centimètres par minute, c'est-à-dire un peu moins de
un demi-centimètre par seconde. On peut conclure de ces divers résul-

tats d'expériences que le cours de la lymphe n'est pas le même dans tous les points du système. Ainsi que nous le faisions pressentir, ce cours est moins rapide dans les branches que dans le tronc commun, c'est-à-dire dans le canal thoracique.

§ 83.

Circulation dans les ganglions lymphatiques. — Les vaisseaux chylifères et lymphatiques de l'homme et des mammifères n'ont avec les veines d'autre communication que dans les veines sous-clavières et jugulaires, où ils versent en définitive leur contenu. Sur leur trajet, les vaisseaux chylifères et lymphatiques traversent des renflements ou ganglions, constitués par une trame celluleuse qui contient de nombreux vaisseaux sanguins. On a cru pendant longtemps qu'il y avait dans l'épaisseur de ces ganglions une communication directe entre les vaisseaux sanguins et les vaisseaux lymphatiques. Mais les recherches récentes et multipliées de l'anatomie microscopique ont établi que ces communications n'existent pas. Les ganglions lymphatiques résultent essentiellement d'une charpente celluleuse aréolaire. Ces aréoles sont pour les vaisseaux lymphatiques ce que sont les aréoles de la rate pour les vaisseaux sanguins. Les vaisseaux lymphatiques *afférents*, après un trajet assez compliqué dans l'intérieur du ganglion, communiquent avec les cavités aréolaires, et de celles-ci naissent les lymphatiques *efférents*. Les cavités aréolaires occupent la portion corticale du ganglion et sont remplies d'un liquide analogue à celui qui circule dans les vaisseaux lymphatiques. Les vaisseaux lymphatiques afférents et efférents forment au centre du ganglion un lacis assez compliqué, mélangé au réseau capillaire sanguin, continu, d'un côté avec les artères, et de l'autre avec les veines.

Dans tous les points où circulent des vaisseaux sanguins, ces vaisseaux laissent échapper dans les tissus, au travers de leurs parois, la partie liquide du sang ou plasma : le même phénomène a lieu, sans doute aussi, dans les vaisseaux sanguins des ganglions. Le sang cède donc quelque chose à la lymphe dans l'intérieur des ganglions, et probablement la lymphe elle-même exerce sur le sang des modifications particulières. Mais la science est, sous ce rapport, dans une ignorance absolue.

La circulation des diverses parties du système lymphatique est très-variable. Cette irrégularité est liée à l'absence d'organe central d'impulsion et aux conditions accessoires qui agissent inégalement sur les divers points du système. Au nombre des causes qui peuvent amener le ralentissement du cours de la lymphe et du chyle, les ganglions tiennent sans doute le premier rang. Les inflexions nombreuses des vaisseaux lymphatiques dans les ganglions et les réservoirs multiloculaires que ceux-ci renferment sont, en effet, des causes d'autant plus efficaces de ralentissement, que la vitesse du cours du chyle et de la lymphe est moindre.

§ 84.

Absorption dans la série animale. — L'absorption a lieu dans toute
la série animale. Chez les animaux inférieurs, qui n'ont point de tube
digestif (spongiaires, infusoires), elle s'exécute sur tous les points de la
surface. Ces animaux reçoivent les matériaux de leur nutrition à peu
près comme les plantes. Les substances extérieures pénètrent les parties avec lesquelles elles se trouvent en contact, et se répandent ensuite,
de proche en proche, par imbibition et par endosmose.

Vertébrés. — Dans les vertébrés, l'absorption digestive se fait, comme
chez l'homme, par deux ordres de canaux, les canaux veineux et les
canaux chylifères. Les absorptions intérieures ont aussi, chez les vertébrés, une double voie pour faire rentrer les substances absorbées dans
le torrent circulatoire. Les vaisseaux lymphatiques existent, en effet,
chez les mammifères, chez les oiseaux, chez les reptiles et chez les poissons. Le système des vaisseaux lymphatiques présente même, chez un
certain nombre de reptiles (la grenouille, par exemple), une structure
plus compliquée que dans les animaux à sang chaud. Il y a, sur le trajet de ces vaisseaux, des renflements pourvus de fibres musculaires,
qu'on nomme *cœurs lymphatiques*, et dont les contractions contribuent
puissamment au cours des liquides. Ajoutons encore que, dans les reptiles et dans les poissons, les vaisseaux lymphatiques sont plus volumineux que dans les mammifères et les oiseaux. Les lymphatiques des reptiles et des poissons manquent en général de ganglions ; les valvules y
sont aussi bien moins nombreuses, et chez quelques-uns d'entre eux
elles paraissent manquer complétement.

Les vaisseaux chylifères et les vaisseaux lymphatiques des oiseaux
forment par leur réunion deux canaux thoraciques, lesquels s'ouvrent,
de chaque côté de la base du cou, dans les veines jugulaires. Dans les
reptiles et dans les poissons, les vaisseaux chylifères et lymphatiques
aboutissent dans le système veineux par des communications multiples
et plus ou moins nombreuses. Les communications les plus ordinaires
et les plus volumineuses ont lieu dans les veines qui avoisinent le cœur.

Dans les grands mammifères, les vaisseaux chylifères se réunissent
avec les vaisseaux lymphatiques en un canal thoracique unique, comme
chez l'homme. Souvent, cependant, le canal thoracique est double, et
la division subsiste jusqu'au moment de son embouchure dans le golfe
des jugulaires; l'une des divisions se porte à gauche et l'autre à droite
pour se réunir avec les lymphatiques du membre droit et du côté droit
du cou et de la tête. D'autres fois, quoique double dans sa portion thoracique et au commencement de sa portion cervicale, les deux branches
se réunissent au moment de s'aboucher dans le système veineux. Ces
dispositions sont intéressantes à connaître pour le physiologiste qui veut
en faire la ligature sur l'animal vivant.

Dans les mammifères, les ganglions lymphatiques sont nombreux, et il est très-probable que chez eux, pas plus que chez l'homme, il n'y a en ces points de communication directe entre les vaisseaux lymphatiques et les vaisseaux sanguins.

Invertébrés. — Sauf quelques exceptions, les invertébrés n'ont ni vaisseaux chylifères, ni vaisseaux lymphatiques. Dans les invertébrés pourvus d'un système circulatoire complet, avec veines et artères distinctes, tels que les mollusques, par exemple, il est très-probable que les veines qui circulent le long des parois intestinales charrient le produit de la digestion du côté des organes respiratoires. Dans les arachnides, les crustacés, les insectes et les annélides, dont le système circulatoire est moins complet, le produit de la digestion traverse les tuniques de l'intestin, et se rend de là dans les interstices des organes et dans les canaux circulatoires rudimentaires.

Dans les rayonnés ou zoophytes, le produit liquide de la digestion, après avoir traversé les parois du tube digestif, ne rencontre point de véritables vaisseaux ; il se répand, en conséquence, de proche en proche, dans l'épaisseur des organes. Il n'y a point, chez ces animaux, de distinction à établir entre le sang et le produit absorbé de la digestion ; ou plutôt ce produit constitue le sang lui-même. Les produits de la digestion traversent donc les parois de la cavité digestive et pénètrent directement dans la trame des tissus. Les acalèphes, qui appartiennent à cet embranchement, et qui ont la forme de champignons, présentent une disposition assez remarquable. La cavité digestive offre une foule de prolongements qui constituent un lacis compliqué, dans toute l'épaisseur de l'ombelle. Les produits de la digestion s'engagent dans ces diverticules intestinaux, et leur dispersion se trouve ainsi facilitée.

Indications bibliographiques.

(Ordre alphabétique.)

A. ADRIAN, Ueber Diffusions-Geschwindigkeiten und Diffusionsequivalente bei getrokneten Membranen (*Des vitesses de diffusion et des équivalents de diffusion, à l'aide des membranes sèches*), *dans* Beiträge zur Anatomie und Physiologie *de Eckhard*, 1859. — AUBERT, Experimental Untersuchungen über die Frage ob die Mittelsalze auf endosmotischen Wege abführen (*Recherche expérimentale sur cette question, à savoir si les purgatifs agissent par endosmose*), *dans* Zeitschrift für rationelle Medicin, 2e série, t. II, 1852. — ASELLI (Gaspard), De lactibus seu lacteis venis, etc.; *Basileæ*, 1628.
BARRY, Experimental researches on the influence of atmospheric pressure upon the progression of the blood in the veins, upon that function called absorption and upon the prevention of the symptoms caused by the bites of rabid or venenous animals, 1826. (*Les idées de l'auteur se trouvent reproduites sous ce titre :* Mémoire sur l'absorption *dans les* Annal. des sc. natur., 1re série, t. VIII, 1826). — Th. BARTHOLIN, De lacteis thoracicis in homine, brutisque, etc.; *Hafniæ*, 1652. — LE MÊME, De lacteis venis, etc. (*sous forme de lettre adressée à Horstius*); *Hafniæ*, 1655. — J. BÉCLARD, Recherches expérimentales sur les fonctions de la veine porte, *dans* Arch. gén. de méd., 1848. — LE MÊME, Recherches expérimentales sur les conditions physiques de l'endosmose des liquides et des gaz, *dans* Comptes rendus de l'Acad. des sciences, 1851, *et dans* Gaz. des hôpit., 1851. — BEHR, De ratione qua venæ et vasa lymphatica resorbeant ; *dissert., Zurich*, 1842. — LE MÊME, Ueber das Ausschliessungsvermögen der Lymphgefässe bei Resorption, *dans* Zeitschrift für rationelle Medicin, t. I, 1844. — BERNARD, Sur les effets des substances

toxiques, *Leçons profess. au Coll. de France, Paris*, 1857. — LE MÊME, Sur l'absorption, *dans* l'Union médicale, t. III, 1849. — BIDDER, Versuche zur Bestimmung der Chylusmenge die durch den Ductus thoracicus dem Blute zugeführt wird (*Recherches sur l'estimation de la proportion de chyle versé dans le sang par le canal thoracique*), *dans* Müller's Archiv, 1845. — BISCHOFF, Ueber die Resorption der Narcotischen Gifte durch Lymphgefässe (*Résorption des poisons narcotiques par les vaisseaux lymphatiques*), *dans* Zeitsch. für rationelle Medicin, t. IV et t. V, 1846. — BOUILLAUD, De l'oblitération des veines et de son influence sur la formation des hydropisies, *dans* Arch. génér. de médec., t. II, 1823; t. V, 1824. — BOUISSON, Études sur le chyle : de la coloration du chyle par la garance, *dans* Gazette médicale, 1844. — H. BOULEY, Recherches sur l'influence que la section des nerfs pneumogastriques exerce sur l'absorption stomacale, *dans* Bull. de l'Acad. de méd. de Paris, t. XVII, 1852. — BRESCHET, Le système lymphatique; *thèse de concours, Paris*, 1836. — BRETTAUER et STEINACH, Untersuchungen über das Cylinderepithelium der Darmzotten und seine Beziehung zur Fettresorption (*Recherches sur l'épithélium à cylindre des villosités intestinales, et de son rôle dans l'absorption de la graisse*), *dans* Sitzungsbericht v. d. k. k. Acad. der Wissenschaften zu Wien, t. XXIII, 1857. — BRUCH, Beiträge zur Anatomie und Physiologie der Dünndarmschleimhaut (*Contribution à l'anatomie et à la physiologie de la membrane muqueuse de l'intestin grêle*), *dans* Zeitschrift für wissenschaftliche Zoologie *de Siebold et Kölliker*, t. IV, 1852. — BRÜCKE, De diffusione humorum per septa mortua et viva; *dissert.*, Berlin, 1841. — LE MÊME, Beiträge zur Lehre von der Diffusion tropfbarflüssiger Körper durch poröse Scheidewände (*Contribution à l'étude de la diffusion des corps liquides au travers des cloisons poreuses*), *dans* Poggendorf's Annalen, t. LVIII, 1843. — LE MÊME, Ueber die Chylusgefässe und die Fortbewegung der Chylus (*Des vaisseaux chylifères et de la circulation du chyle*), *dans* Sitzungsbericht der Akad. der Wissenschaften, t. X, *Vienne*, 1853. — LE MÊME, Ueber die Aufnahme des Milchsaftes (*Sur l'absorption du chyle*), *dans* Wien-Medicin. Wochenschrift, 1851. — BRYAN, On the physiology of the lacteal system, *dans* the Lancet, t. I, 1845. — BUCKHEIM, Beiträge zur Lehre von der Endosmose (*Contribution à la théorie de l'endosmose*), *dans* Archiv für physiologische Heilkunde *de Vierordt*, 1853.

CHATIN, Sur les fonctions des vaisseaux chylifères et des veines, *dans* Comptes rendus de l'Acad. des sciences, t. XVIII, 1844. — CHAUSSIER, Précis d'expériences faites sur les animaux avec le gaz hydrogène sulfuré, *dans* Nouv. Biblioth. médic., t. I, 1826. — CLOETTA, Diffusions Versuche durch Membranen mit zwei Salzen (*Recherches sur la diffusion de deux sels à travers des membranes*); Zurich, 1851. — COLIN, *article* ABSORPTION, *dans* Traité de physiologie des animaux domestiques, t. II, 1856. — COLLARD (de Martigny), Recherches expérimentales et critiques pour servir à l'histoire de l'absorption, *dans* Nouv. Biblioth. médic., t. III, 1827. — COMITÉ DE PHILADELPHIE, Experiments on absorption by a Committee of the Acad. of med. of Philadelphia, *dans* London medical and physical Journal, 1832. — COOPER WILLIS, The rapid absorption of poisons ; *Lancet*, 1858. — CROCQ, Sur la pénétration des particules solides à travers le tissu de l'économie animale, *dans* Bullet. de l'Acad. de Bruxelles, 1858. — CRUIKSHANK, Anatomie des vaisseaux absorbants du corps humain, *traduit* de l'anglais par *Petit-Radel ; Paris,* 1787.

DANGERFIELD, On cutaneous absorption ; *diss. inaug., Philadelphie*, 1805. — DANGER et FLANDIN, De la localisation des poisons, *dans* Revue scientif. et industr., 1841. — DELAFOND et GRUBY, Résultats de recherches faites sur l'anatomie et les fonctions des villosités intestinales, l'absorption, etc., *dans* Comptes rendus de l'Acad. des sciences de Paris, t. XVI, 1843. — DELORE, De l'absorption des médicaments par la peau saine, *dans* Comptes rendus de l'Acad. des sciences, 1863. — DESCHAMPS, Sur la question de l'absorption des médicaments par la peau saine, *dans* Comptes rendus de l'Acad. des sciences, II, 1863. — DESJARDINS, GUBLER et QUEVENNE, Sur un cas de dilatation variqueuse du réseau lymphatique superficiel, avec écoulement spontané, et analyse du liquide, *dans* Gaz. médic. de Paris, 1854. — DILL, Observations on cutaneous absorption with experiments, *dans* Transact. of the medico-chirurg. Society of Edinburgh, t. II, 1826. — DONDERS, *article* AUFSAUGUNG (Absorption), *dans sa* Physiologie des Menschen, 1er *fascicule*,

1856. — Le même, Ueber die Aufsaugung von Fett im Darmkanal (*De l'absorption de la graisse dans le canal intestinal*), *dans* Untersuch. zur Naturlehre des Menschen und der Thiere *de Moleschott*, t. II, 1857. — Duriau, Recherches expérimentales sur l'absorption par le tégument externe, *dans* Archiv. gén. de médecine, 1856. — Dutrochet, De l'agent immédiat du mouvement vital (endosmose) ; *Paris*, 1826. — Le même, Nouvelles recherches sur l'endosmose et l'exosmose ; *Paris*, 1828. (Les *mémoires de M. Dutrochet* ont été réimprimés en 1837 dans l'ouvrage, en 2 volumes, *intitulé :* Mémoires pour servir à l'étude des végétaux et des animaux ; *Paris*, 1837).

Eberhardt, Versuche über den Uebergang fester Stoffe von Darm und Haut aus in die Säftemasse des Körpers (*Recherches sur le passage des substances solides de l'intestin et de la peau dans les liquides du corps*) ; *Zurich*, 1847. — Eckhard, Ueber Diffusionsgeschwindigkeit durch thierische Membranen (*Sur la vitesse de diffusion à travers les membranes animales*), *dans* Beiträge zur Anat. und Physiologie, 1859. — Emmert, Einige Bemerkungen über die Wirkungsart der Gifte (*Quelques remarques sur le mode d'action des poisons*), *dans* Meckel's Archiv für die Physiologie, t. I, 1815. — Emmert et Höring, Ueber die Veränderungen welche einige Stoffe in den Körper sowohl hervorbringen als erleiden wen sie in die Bauchhöle lebender Thiere gebracht werden (*Sur les changements que subissent certaines substances introduites dans la cavité abdominale des animaux vivants*), *dans* Meckel's Archiv. für Physiol., t. IV, 1818.

Fenwich, An experimental inquiry into the functions of the lacteals and lymphatic, *dans* the Lancet, t. I, 1845. — Fischer, Ueber die Wiederherstellung eines Metalls durch ein anderes, und über die Eigenschaft der thierischen Blasenflüssigkeiten durch sich indurch zu lassen und sie in einigen Fällen anzuheben (*De la substitution d'unm étal à un autre métal, et sur la propriété que possèdent les membranes animales de se laisser traverser par les liquides, et, dans quelques cas, de les soulever*), *dans* Gilbert's Annalen der Physik, t. LXXII, 1822. — Flandrin, Expériences sur l'absorption des vaisseaux lymphatiques dans les animaux, *dans* Journ. de méd., chir. et pharm., t. LXXXV, 1790 ; t. LXXXVII, 1791 ; t. XC et XCII, 1792. — Fodera, Recherches expérimentales sur l'absorption et l'exhalation, *dans* Arch. gén. de méd.; *Paris*, 1824. — Fohmann, Anatomiche Untersuchungen über die Verbindung der Saugadern mit den Venen (*Recherches anatomiques sur les connexions des lymphatiques avec les veines*) ; *Heidelberg*, 1821. — Le même, Saugadersystem der Wirbelthiere (*Système lymphatique des vertébrés*) ; *Heidelberg*, 1827. — Le même, Mémoire sur les communications des vaisseaux lymphatiques avec les veines ; *Liége*, 1832. — Franchini, Ricerche fisiologiche intorno all' assorbimento ; *Bologne*, 1823 ; *et dans* Annali universali di medicina, 1824. — O. Funke, Ueber das endosmotische Verhalten der Peptone (*Pouvoir endosmotique de la peptone*), *dans* Archiv für pathol. Anatomie und Physiologie, t. XIII, 1801.

Graham, On osmotic force, *dans* Philosoph. Transact., 1854. — Gunning, Ueber Quellung (*Sur la diffusion*), *dans* Aantekeningen van det verhandelde in de sectie voor natuuren geneeskunde van het Utrechtsche genootschap van wetenschapen ; *Utrecht*, 1859.

Haase, De vasis cutis et intestinorum absorbentibus ; *Leipzig*, 1786. — Harzen, Beiträge zur Lehre von der Endosmose, *dans* Archiv für physiologische Heilkunde, t. XV, 1856. — Hébert, Sur l'absorption par la peau ; *thèse, Paris*, 1861. — Heidenhain, Die Absorptionswege des Fettes (*Des voies de l'absorption de la graisse*), *dans* Untersuch. zur Naturlehre des Menschen u. d. Thiere, t. IV, 1858. — Henle, Symbolæ ad anatomiam villorum intestinalium in primis eorum epithelii et vasorum lacteorum ; *Berlin*, 1837. — Herbst, Das Lymphgefässsystem und seine Verrichtung (*Le système lymphatique et sa fonction*) ; *Göttingen*, 1844. — Hewson, An account of the lymphatic system in birds, *dans* Philosophical Transactions, t. LVII, 1768. — Le même, Experimental inquiries, containing a description of the lymphatic system, etc.; *London*, 1774. — W. His, Ueber die Wurzeln der Lymphgefässe, und über die Theorien der Lymphbildung (*Des racines des vaisseaux lymphatiques et des théories sur la formation de la lymphe*), *dans* Zeitschrift für wissensch. Zoologie, t. XII, 1862. — C. E. Hoffmann, Ueber die Aufnahme von Quecksilber und die Fette in den Kreislauf (*De l'absorption du mercure et de la graisse dans le torrent circulatoire*); *Würzburg*, 1854. — Le même, Ueber das endosmotiche Equivalent des Glaubersalzes; *dissert.*, *Giessen*, 1858. — Le même, Bestimmung des endosmotischen Equivalents mehrerer chemischen Verbindungen (*Détermination de l'équivalent endosmotique de plusieurs composés chimiques*), *dans* Beiträge zur Anatomie und Physiologie *de Eckhard*, t. II, 1858. — Hollander, Quæstiones de corpusculorum solidorum e tractu intestinali in vasa sanguifera transitu; *dissert.*, *Dorpat*, 1856. — Hollard, Coup d'œil sur l'état de nos connaissances à l'égard du siége et de la nature de l'absorption, *dans* Journal des progrès des institut. et des sciences médic., t. VII, 1828. — Homolle, Expériences sur l'absorption par le tégument externe, *dans* l'Union médicale, t. VII, 1853.

Jackel, Dissertatio de absorptione venosâ; *Berlin*, 1819. — Jeannel, Recherches sur l'absorption des huiles grasses émulsionnées, *dans* Comptes rendus de l'Acad. des sciences, t. XLVIII, 1858. — Jerichau, Ueber das Zusammenströmen flüssiger Körper welche durch poröse Lamellen getrennt sind (*Sur les courants réciproques des liquides séparés par des lamelles poreuses*), *dans* Poggendorf's Annalen der Physik und Chemie, t. XXXIV, 1835. — Ph. Jolly, Experimental Untersuchungen über Endosmose (*Recherches expérimentales sur l'endosmose*), *dans* Zeitschrift für rationelle Medicin, t. VII, 1849.

Knapp, De l'absorption de l'albumine dans l'intestin grêle, *dans* Gaz. hebdomad. de méd. et de chir., t. IV, 1858. — Köhler, Ueber den Unterschied in der Aufsaugung zwischen hungernden und gefütterten Thieren (*Différences de l'absorption chez les animaux à jeun et chez les animaux en digestion*), *dissert.; Marburg*, 1858. — Kölliker, Einige Bemerkungen über die Resorption des Fettes in Darm (*Quelques remarques sur l'absorption de la graisse dans l'intestin*), *dans* Verhandlungen der phys.-medic. Gesellschaft in Würzburg, t. VII, 1856. — H. de Kramer, Ricerche per discoprire nel sangue, nell' urina, ed in varie altre secrezioni animali le combinazioni minerali administrate per bocce, *dans* Memorie dell' Instituto Lombardo; *Milan*, 1843. — Krause, Zur Physiologie der Lymphe, *dans* Zeitschrift für ration. Medic., t. VII, 1855. — Kurschner, *article* Aufsaugung (*Absorption*), *dans* Wagner's Handwörterbuch der Physiologie, t. 1er, 1843.

Lambl, Ueber die Epithelialzellen der Darmschleimhaut als Schutzorgane und den Mechanismus der Resorption (*Les cellules de l'épithélium intestinal envisagées sous le rapport du mécanisme de l'absorption, et comme organes de protection*), *dans* Wiener medicinische Wochenschrift, n° 24, 1859. — Lane, *article* Lymphatic and lacteal system, *dans* Todd's Cyclopædia of anatomy and physiology, t. III, 1847. — Lauth, Essai sur les vaisseaux lymphatiques; *Strasbourg*, 1823. — Lawrence et Coates, Account of some further experiments to determine the absorbing power of the veins and lymphatics, *dans* Philadelphia Journal, 1823. — Lebkuchner, Dissertatio utrum per viventium adhuc animalium membranas atque vasorum parietes materiæ ponderabiles illis applicatæ permeare queant necne; *Tubingen*, 1819 (*et sous ce titre:* Sur la perméabilité des tissus vivants, *dans* Arch. gén. de méd., 1re série, t. VII, 1825.) — Ledoux, Dissertation sur l'absorption; *thèse, Paris*, 1803. — Lhermite, Recherches sur l'endosmose, *dans* Comptes rendus de l'Acad. des sciences, t. XXXIX, 1854. — Liebig, Recherches sur quelques-unes des causes du mouvement des liquides dans l'organisme animal, *dans* Annales de chimie et de physique, 3e série, t. XXV, 1849. — Lippi, Illustrazioni fisiologiche e patologiche del sistema linfatico; *Florence*, 1825. — Ludwig, Ueber die endosmotischen Equivalente und die endosmotische Theorie (*Sur l'équivalent endosmotique et la théorie de l'endosmose*), *dans* Zeitschrift für rationelle Medicin, t. VIII, 1849.

Madden, An experimental inquiry into the physiology of cutaneous absorption, *dans* Medico-chirurg. Review, t. XXIX, 1838. — Magendie, Mémoire sur les organes de l'absorption chez les mammifères; *Paris*, 1809. — Le même, Mémoire sur le mécanisme de l'absorption, *dans* Journ. de physiol., t. I, 1821. — Marchand et Colberg, Ueber die Zusammensetzung der menschlichen Lymphe (*De la composition de la lymphe humaine*), *dans* Müller's Archiv, 1838. — Mascagni, Vasorum lymphaticorum historia et iconographia; *Génes*, 1787. — Matteucci et Cima, Mémoire sur l'endosmose, *dans* Ann. de chimie et de physique, 3e série, t. XIII, 1845. — Mayer, Ueber das Einsaugungsvermögen der Venen des grossen und des kleinen Kreislaufssystems (*Sur le pouvoir absorbant des veines du grand et du petit cercle circulatoire*), *dans* Meckel's Archiv, t. III, 1817. — Le même. Sur la faculté absorbante des veines, *en extrait dans* Biblioth. univers. des sciences, belles-lettres et arts de Genève; sciences et arts, t. VII, 1818. — J. F. Meckel, Experimenta nova et observationes de finibus venarum ac vasorum lymphaticorum; *Berlin*, 1771. — Meder, Aorta abdominali subligata vasa lymphatica non resorbere experimentis demonstratur; *dissert.*, *Greifswald*, 1858. — Moleschott et Marfels, Der Uebergang kleiner festen Theilchen aus dem Darmkanal in den Milchsaft und das Blut (*De l'entrée dans le chyle et dans le sang des corps solides de petite dimension par la voie intestinale*), dans Wien. med. Wochenschrift, n° 52, 1854. — Moleschott, Erneuerter Beweis für das Eindringen von festen Körperchen, etc. (*Nouvelle preuve de l'absorption des particules solides, etc.*), dans Untersuch. z. Naturlehre des Menschen, etc., t. II, 1857. — A. Monro, De venis lymphaticis valvulosis et de earum in primis origine; *Berlin*, 1761. — Morin, Nouvelles expériences sur la perméabilité des vases poreux et des membranes sèches par les substances nutritives, *dans* Mém. de la Soc. de phys. et d'hist. natur. de Genève, t. XIII, 1854. — K. Müller, Physiologia systematis vasorum absorbentium : *dissert.*, *Leipzig*, 1793. — J. Müller, Ueber die Lympherzen der Schildkröten, *dans* Mém. de l'Acad. de Berlin, 1839.

Nasse, Ueber Lymphe, *dans* Zeitschrift für Physiologie de Treviranus, t. V, 1832. — Le même, *article* Lymph, *dans* Wagner's Handwörterbuch der Physiologie, t. II, 1844. — Le même, *article* Chylus, *dans* Wagner's Handwörterbuch der Physiologie, 1851. — Le même, Zur Physiologie der Lymphe, *dans* Zeitschrift für ration. Medic., t. VII, 1855. — Noll, Ueber den Lymphstrom in den Lymphgefässen, etc. (*Du cours de la lymphe dans les vaisseaux lymphatiques*), dans Zeitschrift für rationelle Medicin, t. IX, 1850.

OEsterlen, Uebergang des regulinischen Quecksilbers in die Blutmasse und die Organe (*passage du mercure métallique dans la masse du sang et dans les organes*), dans Archiv für physiologische Heilkunde de Vierordt, t. II, 1843. — Olechnowicz, Experimenta quædam de endosmosi; *dissert.*, *Dorpat*, 1851. — Oudet, De l'absorption considérée sous les rapports physiologique, pathologique et thérapeutique; *thèse*, *Paris*, 1813. Panizza, Sopra il sistema linfatico dei rettili; *Pavie*, 1833. — Le même, Dello assorbimento venoso; *Milan*, 1842. — L. Parisot, Recherches expérimentales sur l'absorption par le tégument externe, *dans* Comptes rendus de l'Acad. des sciences, II, 1863. — Pecquet, Experimenta nova anatomica quibus incognitum hactenus chyli receptaculum et ab eo per thoracem in ramos usque subclavios vasa lactea deteguntur; *Parisiis*, 1651. — Pellerin, Quelques réflexions sur les organes qui servent à l'absorption; *thèse*, *Paris*, 1818. — Poulet, L'eau et les substances dissoutes sont-elles absorbées par la peau, *dans* Comptes rendus de l'Acad. des sciences, 1856.

G. Rainey, On the cause of endosmose and exosmose, *dans* Philosophical Magazine, t. XXXIX, 1846. — Rambaud, Essai physiologique sur la part des vaisseaux chylifères et des veines mésaraïques dans l'absorption des aliments et des boissons; *thèse*, *Strasbourg*, 1827. — Von Recklinghausen, Versuche über das Eindringen unlöslicher Substanzen durch die unverletzte Oberhaut (*Recherches sur l'entrée des substances insolubles au travers de l'épiderme intact*), dans Archiv für patholog. Anatomie und Physiologie, t. XVI, 1858. — Le même, Zur Fettresorption (*De la résorption de la graisse*), dans Archiv für patholog. Anat. und Physiol., t. XXVI, 1862. — Rees, On chyle and lymph, *dans* London medical Gazette, t. I, 1840. — Robin, Sur le système lymphatique des raies et des squales, *dans* Journ. l'Institut., t. XIX, 1845. — Robinson, On the mecanism of absorption, *dans* London medical Gazette, t. XXXII, 1834. — Rosen, De existentia vasorum absorbentium in intestinis; *Upsal*, 1751. — Rossi, Cenni sulla comunicazione dei vasi linfatici colle vene; *Parme*, 1835. — O. Rudbeck, Exercitatio anatomica nova exhibens ductus hepaticos aquosos et vasa glandularum serosa; *Westeras*, 1663.

Sappey, Injection, préparation et conservation des vaisseaux lymphatiques; *thèse*, *Paris*, 1843. — F. de Sarzana, Ricerche fisiologiche intorno all' assorbimento; *Bologne*, 1824. — Savary, Essai sur l'absorption, examinée dans les diverses classes de corps; *thèse*, *Paris*, 1805. — Savory, Sur la rapidité relative de l'absorption par l'estomac et par le rectum, *dans* Gazette médicale, 1864. — Scherer, Chemische Untersuchungen menschlicher Lymphe (*Recherches chimiques sur la lymphe de l'homme*), dans Verhandlungen der physicalisch-medicinischen Gesellschaft in Würzburg, t. VII, 1857. — Schlup-

FER, Dissertatio sistens experimenta de effectu liquidorum medicamentosorum ad vias aeriferas applicatorum in corpus animale; *Tubingen*, 1816. — C. SCHMIDT, Ueber die chemische Constitution und den Bildungsprocess der Lymphe und des Chylus (*De la composition chimique et de la formation de la lymphe et du chyle*), *dans* Bulletins de Saint-Pétersbourg, t. III, 1861. — SCHREGER, De irritabilitate vasorum lymphaticorum; *Leipzig*, 1789. — SCHWANDA, Ueber die Quantität der in bestimmten Zeiten und unter verschiedenen Umstanden abgesonderten Lymphe (*Sur la quantité de lymphe fournie en temps donné et dans diverses conditions*), *dans* Wiener medicinischer Wochenschrift, n°s 15 et 16, 1858. — SCHWEIGER-SEIDEL, Ueber den Uebergang körperlicher Bestandtheile aus dem Blute in die Lymphgefässe (*Du passage des parties constitutives du sang dans les vaisseaux lymphatiques*), *dans* Studien des physiol. Institut. zu Breslau, publiés par *Heidenhain*, 1861. — SÉGALAS, Note sur l'absorption intestinale, *dans* Journ. de Physiol. *de Magendie*, t. II, 1822. — A. SEGUIN, Mémoire sur les vaisseaux absorbants, *dans* Ann. de chimie, t. XC et XCII, 1814. — SEILER et FICINUS, Versuch über das Einsaugungsvermögen der Venen (*Essai sur le pouvoir absorbant des veines*), *dans* Zeitschrift für Natur und Heilkunde, t. II, 1821. — P. F. SERBYS, De l'absorption par le tégument externe; *thèse, Paris*, 1862.

TIEDMANN et GMELIN, Recherches sur la route que prennent diverses substances pour passer de l'estomac et de l'intestin dans le sang, *traduct. franç. de Heller ; Paris*, 1821. — THOMSON, Nouvelles expériences relatives à l'absorption cutanée, *dans* Arch. gén. de médecine, 1862. — W. TOMSA, Beiträge zur Lymphbildung (*Contribution à l'étude de la formation de la lymphe*) *dans* Wiener Sitzungsberichte, XLVI, 1862.

VIERORDT, Bericht über die bisherigen, die Endosmose betreffenden, Untersuchungen (*Revue sur les recherches faites jusqu'à ce jour sur l'endosmose*), *dans* Zeitschrift für rationelle Medicin, t. VII, 1849.

WALTER, Mémoire sur la résorption, *dans* Mémoires de l'Académie royale des sciences de Berlin, 1786-87. — E. H. WEBER, Ueber Mechanismus der Einsaugung des Speisesaftes beim Menschen und einigen Thieren (*Sur le mécanisme de l'absorption du chyle chez l'homme et chez quelques animaux*), *dans* Müller's Archiv, 1847. — W. WEISS, Experimentelle Untersuchungen über den Lymphstrom (*Recherches expérimentales sur le cours de la lymphe*), *dans* Arch. für patholog. Anat. und Physiologie, t. XXII, 1861. — WERNER et FELLER, Vasorum lacteorum atque lymphaticorum anatomico-physiologica descriptio; 1784. — WESTRUMB, Physiologische Untersuchungen über die Einsaugungskraft der Venen (*Recherches expérimentales sur la puissance absorbante des veines*); *Hanovre*, 1825. — LE MÊME, Untersuchungen über die Einsaugungskraft der Haut (*Recherches sur la puissance absorbante de la peau*), *dans* Meckel's Arch. für Anat. und Physiol., 1827. — WILLEMIN, Recherches expérimentales sur l'absorption par le tégument externe, *dans* Arch. gén. de médecine, 1863 et 1864. — WITTINGSHAUSEN, Endosmotische Versuche über die Wirkung der Galle bei der Absorption der Fette (*Expériences d'endosmose sur le rôle de la bile dans l'absorption de la graisse*); *dissert., Dorpat*, 1851.

W. ZUELZER, Ueber die Absorption durch die äussere Haut (*De l'absorption par le tégument externe*), *dans* Wiener medizinal Halle, 1864.

CHAPITRE III

CIRCULATION.

§ 85.

Définition. — Division. — La circulation de l'homme et des mammifères consiste dans le mouvement incessant du sang dans l'intérieur d'un système de canaux ramifiés. Par ses contractions le cœur chasse le sang dans les artères. Celles-ci le distribuent dans tous les organes, et il revient par les veines vers son point de départ, en vertu de son impulsion première, et en vertu des forces accessoires qui exercent leur action, soit sur l'ensemble du système, soit sur divers points du trajet circulatoire. Le sang, dirigé vers les organes par les artères, ne se répand point librement dans la trame des tissus, car les artères sont continues avec les veines, par l'intermédiaire du réseau capillaire. Les canaux dans lesquels se meut le sang constituent donc un système fermé. On désigne souvent la circulation sous le nom de *cercle* circulatoire, pour exprimer la *continuité* du système.

Le cercle circulatoire n'est ouvert qu'aux points où viennent s'aboucher dans son intérieur le canal thoracique et le grand vaisseau lymphatique droit, c'est-à-dire au niveau des veines sous-clavières gauches et droites. Mais comme le système lymphatique lui-même commence à ses origines par un réseau *fermé*, il en résulte que l'ensemble de tous les vaisseaux du corps, en y comprenant les vaisseaux lymphatiques, constitue un réservoir *continu* et *fermé*.

Il résulte de là que les globules du sang, que les globules du chyle et les globules de la lymphe, qui ne peuvent traverser les parois du système circulatoire, se forment, dans l'intérieur même des vaisseaux, aux dépens des liquides absorbés. D'une autre part, les globules, une fois formés, ne sortent plus des vaisseaux ; les parties liquides traversent seules les parois vasculaires.

La circulation dans les vaisseaux chylifères et lymphatiques a été exposée dans le chapitre précédent. A un point de vue général, il est vrai que le système lymphatique ne fait qu'un avec le système sanguin ; mais les conditions du mouvement du sang ne sont pas les mêmes que celles du mouvement du chyle ou de la lymphe : il y a avantage à séparer leur étude.

Le cœur de l'homme, celui des mammifères et celui des oiseaux, est séparé en deux par une cloison complète, qui le partage en cœur gauche et en cœur droit ; il est, en quelque sorte, formé de deux cœurs adossés : l'un placé sur le trajet du sang veineux, l'autre placé sur le trajet du sang artériel. L'un reçoit et lance du sang veineux, l'autre reçoit et lance du sang artériel. En rapportant les mouvements du sang au cœur, on peut dire qu'il y a deux circulations, ou deux cercles circulatoires simultanés ; de là le nom d'*animaux à double circulation*, donné à l'homme et aux animaux supérieurs. De ces deux cercles, l'un commence au cœur gauche, traverse les organes, et revient au cœur droit ; l'autre commence au cœur droit, traverse les poumons, et revient au cœur gauche. Le premier cercle est plus étendu que le second ; on lui donne le nom de *grande circulation*, ou *circulation générale*. On donne au second le nom de *petite circulation*, ou *circulation pulmonaire*.

Les deux cercles de la circulation communiquent l'un avec l'autre, par l'intermédiaire du cœur. Le sang, pris en un point quelconque du système circulatoire, traverse dans une révolution complète, et pour revenir à son point de départ, une fois le poumon et une fois les organes généraux, tandis qu'il traverse deux fois le cœur.

Le sang que le cœur envoie dans les artères chemine du cœur vers la périphérie ; la direction du courant est centrifuge ; la direction du courant est centripète, au contraire, dans les veines. Le sang artériel diffère du sang veineux, non-seulement par la direction de son cours, mais encore par ses caractères physiques et chimiques ; ces caractères, liés aux phénomènes de respiration et de nutrition, seront examinés plus loin. Il nous suffit, pour le moment, de remarquer que le sang qui va du cœur aux organes par les artères est rouge *vermeil*, tandis que le sang qui revient des organes au cœur par les veines est rouge *brun*.

C'est dans le poumon que le sang brun est revivifié et qu'il redevient vermeil. Aussi, les artères qui portent le sang du cœur aux poumons sont remplies par le sang brun, tandis que les veines qui le ramènent du poumon au cœur contiennent du sang vermeil. Ainsi, dans la grande circulation, les artères contiennent le sang vermeil, et les veines le sang brun ; dans la petite circulation, les artères contiennent le sang brun, et les veines le sang vermeil.

La structure anatomique des vaisseaux est en rapport avec les fonctions mécaniques de la circulation, et nullement avec les phénomènes chimiques de la respiration. Les artères pulmonaires, quoique remplies de sang brun, ont la constitution des artères ou canaux centrifuges ; les veines pulmonaires, quoique remplies de sang vermeil, ont la constitution des veines ou canaux centripètes.

Nous examinerons successivement les phénomènes de la circulation dans le cœur, dans les artères, dans les capillaires et dans les veines, et nous ajouterons quelques remarques sur les phénomènes généraux de la circulation.

ARTICLE I.

ACTION DU CŒUR. — CIRCULATION DANS LE CŒUR.

§ 86.

Systole et diastole. — Le cœur est un organe musculaire, ou une sorte de muscle creux, placé au centre de l'appareil circulatoire, qui, par ses contractions répétées, pousse à chaque instant le sang dans l'arbre artériel. Le cœur agit à la manière d'une pompe foulante, mais d'une pompe foulante dont le piston est remplacé par la contraction des parois. Les parois actives du cœur, revenant sur elles-mêmes de proche en proche, chassent devant elles le liquide qui les remplit, avec une perfection que nos appareils à parois rigides peuvent imiter par l'artifice d'un piston, mais qu'ils n'égalent point.

Lorsque le cœur, en se contractant, a chassé devant lui l'ondée liquide, dans un sens déterminé par son mode de contraction et par des soupapes ou valvules, il survient un intervalle de repos. Le cœur reprend ses dimensions par le relâchement de ses fibres musculaires.

Le moment de la contraction du cœur a reçu le nom de *systole*. Le moment de repos ou de relâchement a reçu celui de *diastole*. La systole, correspondant à la contraction musculaire, est un état actif. La diastole, au contraire, est un état passif; elle correspond au repos de la fibre musculaire.

C'est à tort qu'on a comparé le cœur à une pompe à la fois *foulante et aspirante*. Il faudrait, pour que le cœur exerçât sur le sang veineux une action aspiratrice au moment où il reprend ses dimensions premières, c'est-à-dire au moment de la diastole, il faudrait, dis-je, qu'il y eût une tendance au vide dans les cavités du cœur. Cette tendance au vide, que le sang viendrait remplir en s'y précipitant, ne pourrait être déterminée que par une force *active* de dilatation. Lorsque l'air pénètre dans l'intérieur d'un soufflet par aspiration, il ne le fait qu'en vertu d'une dilatation active; et l'air ne pénètre pareillement dans la poitrine, au moment de l'inspiration, qu'en vertu de la dilatation *active* des parois thoraciques, déterminée par les muscles inspirateurs. Dans le cœur, nous ne voyons rien de semblable. Un muscle creux, qui, en se contractant, diminue sa cavité intérieure, ne peut pas en même temps augmenter cette cavité par ses contractions.

La respiration, il est vrai, nous le verrons plus loin, exerce une notable influence sur la circulation. La dilatation active de la poitrine détermine une tendance au vide non-seulement dans les poumons, mais dans tous les organes contenus dans la cage thoracique, et conséquemment dans les cavités du cœur. Mais cette aspiration, phénomène accessoire de la circulation, est tout à fait étrangère aux *mouvements musculaires* du cœur, et n'a rien de commun avec la systole et la diastole; elle agit dans les mouvements actifs de l'inspiration, c'est-à-dire 15 ou 18 fois par minute, et non pas dans les 70 ou 80 contractions du cœur, qui ont lieu pendant le même temps.

Chez l'homme et chez les animaux à double circulation, le cœur n'est pas seulement partagé en deux parties par une cloison verticale; chaque partie du cœur, droite et gauche, est encore divisée horizontalement en deux cavités qui communiquent l'une avec l'autre. La cavité supérieure ou oreillette communique largement avec la cavité inférieure ou ventricule, tant à gauche qu'à droite.

Lorsque le cœur se contracte, ses quatre cavités (deux oreillettes et deux ventricules) n'entrent pas simultanément en jeu. Les deux oreillettes se contractent ensemble; les deux ventricules se contractent ensemble après les oreillettes. De même, les deux oreillettes se dilatent ensemble; les deux ventricules se dilatent ensemble. La contraction du cœur est successive; elle a lieu des oreillettes vers les ventricules; aussi, la systole auriculaire et la systole ventriculaire n'ont pas lieu en même temps. Pendant la systole des oreillettes, les ventricules sont à l'état de diastole, et pendant la systole des ventricules, les oreillettes sont en diastole.

Si l'on ouvre un animal vivant, il est facile de constater ces divers points. On observe, de plus, que les oreillettes et les ventricules se durcissent sous la main qui les touche, et diminuent de capacité, au moment de leur contraction. Comme la dilatation des oreillettes alterne avec la contraction des ventricules et réciproquement, il s'ensuit que le cœur n'est jamais contracté simultanément dans toutes ses parties. Le raccourcissement général de l'organe, au moment de la contraction des oreillettes, est assez limité. Son plus grand raccourcissement coïncide avec la contraction des ventricules, qui l'emportent par leurs dimensions sur les oreillettes.

Le raccourcissement des cavités du cœur porte sur tous les diamètres : la réduction de volume a lieu d'avant en arrière, d'un côté à l'autre, et de la pointe à la base. La réduction de volume se voit très-bien chez les grenouilles; on la voit moins bien chez les mammifères. Chez quelques animaux, le raccourcissement suivant la verticale est moins prononcé que le raccourcissement sur l'horizontale, ce qui a fait penser faussement à quelques observateurs que le cœur s'allonge pendant la systole ventriculaire. Sur le lapin, le raccourcissement vertical est des plus prononcés : il est aisé de se convaincre qu'il coïncide avec la systole ventriculaire.

Lorsqu'on observe les contractions du cœur sur une grenouille, la demi-transparence des parois permet de distinguer le sang dans l'intérieur de ses cavités. Or, on remarque que la teinte rouge produite par le sang qui avait rempli le ventricule au moment de la diastole disparaît pendant la systole. Il est donc probable que la contraction du cœur pousse au dehors, sinon la totalité, tout au moins la presque totalité du sang qui le remplit. Il est vrai qu'au bout de peu de temps, cette teinte ne disparaît plus complétement, et qu'on aperçoit au centre des cavités du cœur un point rouge persistant à chaque contraction. Mais, pour examiner les contractions du cœur sur l'animal vivant, on est obligé d'ouvrir la poitrine, et de placer cet organe dans des conditions anormales qui, en mettant le cœur au contact de l'air, troublent plus ou moins promptement le rhythme normal des contractions. Le trouble porte surtout sur l'*énergie* des mouvements, laquelle diminue peu à peu, ainsi qu'on le remarque. Il est difficile de savoir si, sur l'animal *sain*, les contractions ventriculaires chassent devant elles la totalité du liquide qu'elles contiennent [1].

[1] Il est permis de penser que, si les ventricules ne se vident pas *complétement* à chaque systole ventriculaire, les portions de sang qui restent dans le cœur à la fin de la systole sont à peu près insignifiantes. M. Hamernik pense qu'à chaque systole ventriculaire, les ventricules ne se vident pas complétement, et que le mouvement circulatoire général y gagne en régularité, le moteur musculaire (fibres charnues du cœur), n'allant pas jusqu'à ses dernières limites de contraction. M. Hamernik ajoute même que, sur les animaux qui respirent par des poumons et qui ont des côtes (mammifères, oiseaux), l'ouverture de la poitrine, loin de gêner le mouvement de contraction du cœur, donne au contraire au

§ 87.

Déplacements ou mouvements de totalité du cœur. — Lorsqu'on met la main sur la poitrine d'un homme ou d'un animal, dans la région du cœur, on sent un choc ou battement désigné sous le nom de *pulsation* du cœur. Lorsqu'on examine attentivement, sur une personne maigre, l'espace qui sépare la cinquième de la sixième côte gauche, on aperçoit très-souvent à l'œil un soulèvement régulier de l'espace intercostal, qui n'est que l'indice de ce battement. Sur une personne atteinte de palpitations, ce soulèvement est encore plus prononcé.

A quoi est dû le choc ou battement du cœur contre les parois de la poitrine? Évidemment, il ne peut être produit que par un déplacement de la partie libre du cœur, alternativement projetée en avant et ramenée en arrière. La cavité pectorale, étant complétement remplie par les organes qu'elle renferme, ne permet pas au cœur, il est vrai, de se mouvoir, ainsi qu'on l'a dit quelquefois, à la manière d'un battant de cloche. Mais le cœur, couché sur les poumons qui représentent en quelque sorte deux coussins à air, peut éprouver des changements de forme et de position qu'explique la compressibilité du poumon.

La cause qui, en amenant le déplacement du cœur, détermine le choc, a été très-diversement interprétée.

Et d'abord, à quel moment de la contraction du cœur correspond ce choc? Les uns pensent que ce soulèvement correspond à la diastole des ventricules, et qu'il est déterminé, au moment de la systole auriculaire, par la projection du flot liquide dans les ventricules relâchés; les autres, et ce sont les plus nombreux, pensent qu'il se produit pendant la systole ventriculaire, c'est-à-dire au moment de la contraction des ventricules.

La systole ventriculaire suit de si près la systole auriculaire, qu'il n'est pas aussi facile qu'on pourrait le croire de décider la question par expérience. Pour examiner le fait, il faut ouvrir la poitrine d'un animal du *côté droit*, diviser le péricarde, et observer attentivement les contractions du cœur, en appliquant en même temps la main sur les côtes précordiales conservées intactes. Mais les contractions du cœur perdent, par l'ouverture de la poitrine, la plus grande partie de leur énergie, et sa projection en avant est singulièrement amoindrie. Ajoutez à cela que l'ouverture de la poitrine nécessite l'établissement d'une respiration artificielle, ce qui complique encore l'observation. Nous avons répété plus d'une fois des expériences de ce genre, et nous pensons, avec Harvey, que la projection en avant de la partie libre du cœur est *simultanée* avec la contraction (systole) des ventricules.

Les observations faites sur l'homme nous paraissent avoir ici une valeur que n'ont point celles qu'on a tentées sur les animaux : d'une part, parce que l'homme lui-même en est le sujet, et d'autre part, parce que,

cœur, qui n'est plus retenu par la résistance élastique des poumons, le pouvoir de se contracter plus complétement, *dans les premiers moments* qui succèdent à l'ouverture de la poitrine.

portant sur des cas pathologiques qui représentent en quelque sorte des expériences toutes préparées, elles échappent aux complications qui surviennent dans la circulation à la suite des désordres qu'il faut faire subir aux animaux pour mettre le cœur à découvert.

Le vicomte de Montgomery, jeune seigneur de la cour de Charles Ier, roi d'Angleterre, reçut, dans son enfance, une blessure grave qui lui enleva plusieurs côtes. Le malade recouvra la santé, mais le cœur resta pour ainsi dire à nu, dans une loge membraneuse. Le jeune Montgomery portait une plaque métallique sur la poitrine, en manière de cuirasse, et avait environ dix-neuf ans, quand Harvey l'examina. Harvey constata qu'au moment de la systole ventriculaire, le cœur se portait brusquement en avant, après quoi il rentrait en quelque sorte au fond de sa loge.

M. Groux, de Hambourg, qui a récemment parcouru une grande partie de l'Europe pour se soumettre à l'examen des physiologistes, offre une fistule congénitale du sternum, qui représente un sillon longitudinal, et qui, n'étant recouverte que par la peau, a, au moment de l'inspiration, une largeur de 4 à 5 centimètres. L'examen que nous avons fait de M. Groux nous a paru confirmer pleinement la doctrine Harveyenne de la circulation. Les oreillettes (en particulier l'oreillette droite) forment en effet, au travers des parties molles, une tumeur dont l'*affaissement maximum* coïncide avec le choc du cœur contre les parois pectorales, avec le pouls artériel et, par conséquent, avec la systole ventriculaire.

M. Bamberger a observé, en 1856, un homme qui, une demi-heure auparavant, s'était enfoncé dans la poitrine un couteau au-dessous de la pointe du cœur. A l'aide du doigt introduit dans la plaie, l'observateur sentait à chaque systole ventriculaire la pointe libre du cœur qui venait presser son doigt. Pendant la diastole, la pointe du cœur se retirait en arrière et n'était plus sentie.

Le phénomène de la pulsation du cœur, ou choc précordial, est donc isochrone avec la contraction des ventricules. Du moins, c'est ainsi que la plupart des expérimentateurs interprètent les sensations fournies par le toucher. Mais la contraction des oreillettes et celle des ventricules se succèdent à un intervalle de temps à peu près inappréciable (nous verrons plus loin que cet intervalle n'est guère que de 1 dixième de seconde) à la vue et même au toucher. D'un autre côté, M. Beau affirmant que le choc précordial est déterminé par la poussée de l'ondée sanguine dans les ventricules au moment de la contraction des oreillettes, quelques doutes pouvaient encore rester dans les esprits. Mais aujourd'hui que les mouvements du cœur, si rapides et si complexes, peuvent être enregistrés à l'aide d'appareils sur lesquels le cœur écrit lui-même pour ainsi dire sa propre histoire, on ne peut plus arguer de la difficulté de l'observation, et la doctrine de M. Beau ne peut plus être défendue [1].

[1] Dans cette doctrine, qu'il serait superflu de développer ici, car nous exposons l'état de la science et non l'histoire de ses erreurs, il fallait faire plusieurs suppositions tout à fait

Quelques essais assez imparfaits, et basés sur le principe de la cardio-puncture, ont d'abord été tentés en Allemagne et aussi en Amérique (notamment par M. Upham, de Boston). Plus récemment, MM. Chauveau et Marey, partant d'un autre principe, ont imaginé et construit un appareil des plus ingénieux. A l'aide de cet appareil, que leurs auteurs désignent sous le nom de *Cardiographe*, on obtient des indications continues à l'aide d'un cylindre, mû d'un mouvement uniforme par un système d'horlogerie, et on apprécie avec une rigueur mathématique l'ordre de succession des mouvements du cœur, leur énergie, leur durée, leur relation avec les phénomènes concomitants du choc précordial, de la pulsation artérielle, etc.

Soient A et B (voy. fig. 31) deux ampoules élastiques fixées aux deux extrémités d'un tube flexible, et remplies d'air ainsi que le tube inter-

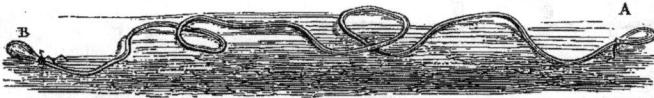

Fig. 31.

A et B, deux ampoules élastiques (caoutchouc) situées aux deux extrémités d'un tube flexible ; le tout est clos et plein d'air.

médiaire. Tout changement de pression opéré sur l'une des ampoules se transmettra à l'autre ampoule, en vertu de l'élasticité du gaz contenu dans le système fermé. Tel est le principe de l'instrument [1]. Supposez maintenant que l'une des ampoules soit introduite, par un procédé convenable, dans une des cavités du cœur, l'ampoule restée au dehors accusera tous les changements de pression qui surviendront dans la masse sanguine au milieu de laquelle plonge l'ampoule d'épreuve. Or les changements de pression du sang contenu dans les cavités du cœur ne sont que la traduction des mouvements des parois des cavités cardiaques. Maintenant, annexez à l'ampoule restée au dehors un système de transmission qui, non-seulement enregistre tous ces mouvements, mais encore qui les rende beaucoup plus apparents en les amplifiant, et vous aurez l'idée générale de l'instrument imaginé par MM. Chauveau et Marey. Cet instrument est représenté figure 32.

A l'aide du cardiographe, on constate beaucoup de choses. Pour le moment il s'agit d'interroger l'instrument en ce qui regarde la relation qui peut exister entre tel ou tel mouvement du cœur et le choc pré-

inadmissibles ; il fallait supposer, entre autres singularités bizarres, que les valvules auriculo-ventriculaires étaient fermées en tout temps, sauf le moment précis qui correspond à la contraction des oreillettes ; tandis que c'est précisément le contraire qui est la vérité. Non-seulement les valvules auriculo-ventriculaires ne sont pas toujours fermées (quel serait l'agent de leur fermeture ?) mais elles sont au contraire toujours ouvertes, sauf le moment qui correspond à la contraction des ventricules, moment où elles se redressent et se ferment sous la pression du sang fortement comprimé.

L'idée première de cette transmission de pression à distance est due à M. le Dr Buisson.

cordial, en un mot, il s'agit de savoir à quel moment de la révolution du cœur correspond ce choc. Voici comment on procède :

Une ampoule est introduite dans une des cavités ventriculaires du cheval (la cavité ventriculaire droite est plus accessible, parce qu'on peut y parvenir par une grosse veine du cou, la veine jugulaire), cette

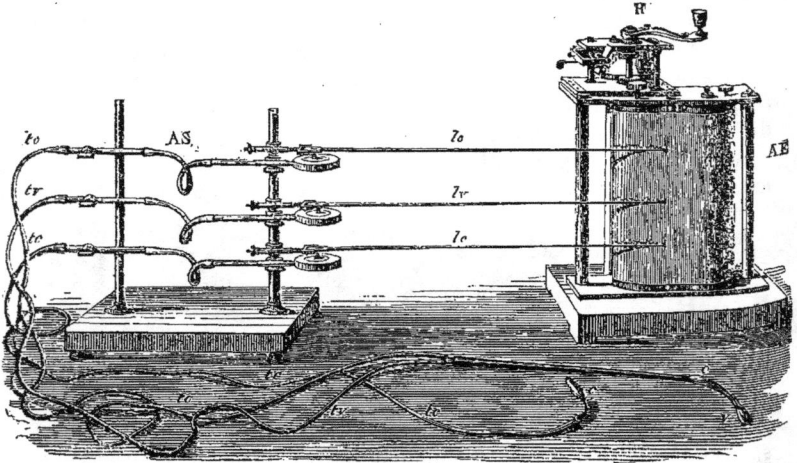

Fig. 32.

CARDIOGRAPHE DE MM. CHAUVEAU ET MAREY. (1/5 de la grandeur réelle.)

AE, appareil enregistreur. — L'appareil enregistreur AE, se compose de deux cylindres (un seul se voit sur la figure; il masque celui qui est derrière). Ces deux cylindres sont mus d'un mouvement uniforme par un appareil d'horlogerie H. Quand l'appareil est en marche, une bande de papier se déroule de l'un des cylindres et s'enroule sur l'autre. A mesure que la bande s'enroule sur le second cylindre, les leviers de l'appareil sphygmographique y impriment leur trace.
AS, appareil sphygmographique, c'est-à-dire appareil qui reçoit, transmet et amplifie le mouvement. L'ampoule c reçoit le choc pécordial; l'ampoule v reçoit la pression sanguine déterminée par la contraction d'un ventricule; l'ampoule o (rendue indépendante de l'ampoule v par un artifice de construction), reçoit la pression sanguine de l'oreillette. Les tubes tc, tv, to, transmettent les pressions correspondantes à leurs ampoules, vers d'autres ampoules construites sous forme de tambour. La membrane élastique qui recouvre ces tambours aplatis met en mouvement, lorsqu'elle se soulève, les leviers enregistreurs, à l'aide d'une petite tige verticale. Cette petite tige agit sur les leviers à une très-courte distance de leur articulation, c'est-à-dire sur un très-court bras de levier, de manière que le mouvement des grands bras de levier lc, lv, lo, qui se dirigent du côté des cylindres enregistreurs, est considérablement amplifié.

ampoule (voy. fig. 32, v) est indépendante, par un artifice de construction, de l'ampoule o qui plonge dans l'oreillette du même côté. Ces deux ampoules v et o transmettent leurs mouvements aux leviers lv et lo.

Une autre ampoule (voy. fig. 32, c) est introduite dans l'épaisseur de la paroi pectorale, dans l'intervalle intercostal qui correspond au choc du cœur, entre les deux plans des muscles intercostaux externe et interne. Cette ampoule transmet son mouvement au levier lc.

Les trois leviers enregistreurs sont animés de mouvements; ils reçoivent leur impulsion chacun d'une source particulière, et on obtient sur le cylindre enregistreur AE trois tracés : le tracé ventriculaire, le tracé auriculaire, le tracé précordial. L'un des leviers écrit les mouvements du ventricule, un autre écrit les mouvements de l'oreillette, le troisième donne le tracé du choc du cœur. Or, en consultant ces tracés, obtenus simultanément, on constate qu'il y a entre la contraction ventriculaire et le choc précordial un *synchronisme parfait :* donc, la pulsation dépend de la systole ventriculaire et non de celle de l'oreillette. D'un autre côté, on peut voir sur le tracé de l'oreillette que la contraction auriculaire *précède* le choc précordial, de même qu'elle précède la contraction du ventricule.

Si le choc ou battement du cœur contre les parois de la poitrine est lié à la contraction des ventricules, il est naturel de penser que c'est cette contraction elle-même qui détermine le mouvement du cœur. La contraction ou systole ventriculaire projette, en effet, l'ondée sanguine dans les courbures de l'aorte et de l'artère pulmonaire, c'est-à-dire dans des canaux élastiques. Ceux-ci tendent à se redresser comme un ressort, et ce mouvement de redressement se manifeste à l'extrémité du ressort représentée par la partie libre du cœur. On a objecté à cette explication, qui a été donnée par Sénac, que, sur les autres points du trajet circulatoire, les courbures des artères ne se redressent point au moment de la poussée du sang, mais qu'elles ont, au contraire, de la tendance à s'exagérer. L'objection est très-juste pour les artères dont la courbure est comprise entre deux points *fixes*. Mais ici les conditions sont autres. Le cœur, appendu aux gros vaisseaux, est *libre* du côté de sa pointe. Le phénomène mécanique en vertu duquel le cœur est soulevé au moment où le sang s'engage dans les courbures aortiques est tout à fait analogue à celui qui se produit dans le petit appareil suivant. Supposons un tube de caoutchouc fixé horizontalement à l'extrémité inférieure d'un corps de pompe muni d'un piston. Si le tube de caoutchouc est d'une certaine longueur, son extrémité obéit à la pesanteur, elle s'incline par en bas, en se coudant. A l'aide du piston, faites sortir le liquide par le tube de caoutchouc, celui-ci tend à se redresser. Il efface sa courbure, se redresse et devient rectiligne, si la pression est suffisante. Dans le battement du cœur, les artères aorte et pulmonaire représentent notre tube de caoutchouc, et le cœur le corps de pompe. Il est vrai que c'est le cœur qui est libre, et non les artères; mais cela ne change rien au phénomène envisagé en lui-même (en mécanique, l'action et la réaction sont égales), et le mouvement se produit là où il peut se produire.

M. O'Brian et M. Gutbrod ont émis, relativement au choc du cœur contre les parois thoraciques, une doctrine dernièrement rééditée par M. Fatou et par M. Hiffelsheim, et qui nous paraît inacceptable. M. Hiffelsheim a résumé cette théorie en une formule assez originale : *le cœur bat parce qu'il recule.*

Chacun sait qu'au moment de l'explosion des armes à feu, la pression qui s'exerce dans la chambre de combustion de l'arme n'étant pas exactement équilibrée dans le sens du départ de la balle ou du boulet, le fusil ou le canon éprouvent un mouvement en sens opposé, dit mouvement de *recul*. Chacun sait que le petit instrument de physique appelé *tourniquet hydraulique* se dirige en sens opposé de l'écoulement du liquide, parce que la pression fait défaut aux orifices de sortie, tandis qu'elle s'exerce sur la portion de paroi opposée à l'orifice de sortie.

Au moment où la systole ventriculaire fait pénétrer le sang dans l'aorte et l'artère pulmonaire, le cœur doit être projeté, suivant les expérimentateurs dont nous parlons, en sens contraire de la direction des orifices aortiques, et la projection a lieu suivant une ligne oblique représentant la diagonale du parallélogramme des forces (les côtés inégaux de ce parallélogramme représenteraient la force du ventricule gauche et la force du ventricule droit, forces inégales, comme nous le verrons).

M. Hiffelsheim opère sur des poches de caoutchouc *distendues* de liquide et suspendues : la poche est repoussée en sens opposé de l'écoulement du liquide, aussitôt que l'orifice d'écoulement est ouvert. Le phénomène du tourniquet hydraulique se produit ici, ainsi qu'il était aisé de le prévoir.

Mais dans l'appareil circulatoire les choses ne se passent pas de la même manière. Dans cet appareil l'orifice d'écoulement n'est jamais libre. Il existe dans le système artériel, et par conséquent dans l'aorte, une *tension permanente*, tension équivalente à une colonne de 15 centimètres de mercure (voy. § 94). Cette tension existe *à tous les moments*, aussi bien pendant l'état de repos du cœur que pendant la contraction des ventricules. Lorsque cette contraction arrive et que le sang pressé par elle abaisse les valvules sigmoïdes et s'introduit dans l'aorte, la cavité du ventricule communique avec la cavité artérielle, et la pression statique augmente aussitôt dans les artères dans la même mesure que dans le cœur.

Tandis que le cœur s'applique avec force contre les parois de la poitrine, au moment de la systole des ventricules, et détermine le choc précordial, il éprouve encore un déplacement de masse, en vertu duquel il s'abaisse légèrement. M. Bamberger a noté ce léger mouvement d'abaissement sur son blessé, et M. Frickhöffer a également remarqué ce mouvement sur un enfant dont le thorax était mal conformé. MM. Bamberger et Kölliker, ainsi que M. Donders, ont pareillement constaté ce mouvement sur des lapins dont ils avaient dénudé les espaces intercostaux, et chez lesquels on pouvait observer directement le cœur par la transparence de la plèvre restée intacte. Ils avaient d'ailleurs eu soin d'endormir ces animaux à l'aide de la teinture d'opium, et ils avaient ralenti à dessein les mouvements de la respiration et le chiffre des battements du cœur par l'administration du chloroforme, pour la facilité de l'observation.

Ce léger mouvement du cœur, par en bas, au moment de la systole ventriculaire, est évidemment déterminé par l'allongement élastique des gros vaisseaux au moment où la tension sanguine augmente dans leur intérieur.

C'est, sans doute, ce léger mouvement d'abaissement du cœur, au moment de la systole ventriculaire, qui a fait croire à quelques observateurs (entre autres MM. Pennock et Moore) que le cœur s'allongeait au moment de la contraction des ventricules. Des expériences précises ont démontré que la contraction des ventricules est accompagnée, ainsi que nous l'avons dit, par le raccourcissement de tous leurs diamètres.

§ 88.

Mouvement de torsion du cœur autour de son axe longitudinal. — Tandis que le cœur est projeté en avant à chaque systole ventriculaire, non-seulement il s'abaisse légèrement par en bas, mais encore, et en même temps, il exécute un léger mouvement de torsion autour de son axe longitudinal. Ce mouvement de torsion devient de moins en moins visible, à mesure que les mouvements du cœur perdent leur énergie. Pour le saisir dans toute son étendue, il faut l'examiner après l'ouverture de la poitrine. Dans ces conditions, on constate que le ventricule gauche devient *plus visible* à chaque systole ventriculaire. Au moment de la contraction des ventricules, le cœur tourne donc légèrement sur son axe, de gauche à droite. Pendant la diastole ventriculaire, le cœur reprend sa position première; par conséquent, le mouvement de torsion s'exécute en sens contraire.

Ce mouvement de torsion peut être mieux observé encore sur des animaux auxquels on a enlevé les parties molles qui garnissent les espaces intercostaux et chez lesquels on examine le cœur au travers de la transparence de la plèvre pariétale restée intacte. Ce mouvement a été pareillement constaté par plusieurs physiologistes sur des enfants mal conformés, dont la vie s'est prolongée quelques heures après la naissance, bien qu'ils eussent le cœur à nu hors de la poitrine.

C'est sans doute au mouvement de torsion du cœur autour de son axe longitudinal, qu'il faut rattacher la disposition striée en travers que présentent parfois les exsudations de la péricardite.

Le mouvement de torsion du cœur sur son axe est simultané avec la projection du cœur en avant. Ce mouvement de torsion est dû à la contraction ventriculaire elle-même. Les fibres charnues du cœur, groupées autour des orifices auriculo-ventriculaires et aortiques, prennent, au moment de la contraction, leur point fixe sur les zones fibreuses qui garnissent, à la manière d'anneaux, ces ouvertures. Or, les plans charnus communs aux deux ventricules sont obliquement étendus sur les faces du cœur. Les antérieurs partent des anneaux auriculo-ventriculaires et aortiques, et descendent de droite à gauche; les postérieurs partent des mêmes anneaux (en arrière) et descendent de gauche à droite. Tous ces plans, en prenant leur point fixe aux anneaux auriculo-ventriculaires et aortiques, agissent de concert, au moment de la contraction, pour faire tourner le cœur de gauche à droite. La torsion du cœur ne s'étend pas à la totalité du cœur : les oreillettes n'y prennent point part. La torsion commence à la base des ventricules, où elle est sensiblement nulle : c'est à la pointe qu'elle est le plus prononcée.

La torsion du cœur est accompagnée d'un léger redressement de la pointe du cœur en avant. Ce redressement de la pointe, qui reconnaît la même cause que la torsion, c'est-à-dire la contraction propre des ventricules, ne doit pas être confondu avec la projection en avant de la masse du cœur contre les parois de la poitrine. La projection d'où résulte le *battement* du cœur tient à une autre cause que nous avons précédemment indiquée. Dans le *battement* du cœur, ce n'est pas seulement la pointe du cœur qui frappe les parois thoraciques, mais c'est le tiers inférieur de la face antérieure du cœur, ainsi qu'on peut le constater sur l'animal vivant. Le redressement de la pointe du cœur, dont il est ici question, est très-circonscrit ; il persiste quelque temps (comme d'ailleurs, les contractions du cœur elles-mêmes) sur un cœur arraché de la poitrine d'un animal et placé à plat sur une table.

§ 89.

Rhythme des contractions du cœur, ou durée de la diastole et de la systole des oreillettes et des ventricules. — Le sang qui arrive au cœur est lancé dans les artères par la contraction successive des oreillettes et celle des ventricules. Les deux oreillettes se contractent ensemble, les deux ventricules se contractent ensemble. Le synchronisme des mouvements des deux oreillettes, ainsi que celui des mouvements des deux ventricules, est parfait. Le cardiographe le démontre, ainsi qu'on devait s'y attendre. Le cardiographe montre également, ce qu'on savait déjà [1], que la contraction du ventricule gauche est plus énergique que la contraction du ventricule droit.

Lorsqu'on examine le cœur de l'animal vivant, il semble que la contraction des ventricules suit *immédiatement* la contraction des oreillettes. A l'aide du cardiographe on constate (notion que la vue et le toucher étaient impuissants à nous fournir) que sur le cheval il s'écoule environ 1/10 de seconde entre ces deux mouvements. Chez l'homme, dont le cœur bat plus vite que chez le cheval, il est probable que cet intervalle est plus petit encore.

La durée de la contraction des oreillettes est presque instantanée (1/10 de seconde environ). La contraction des ventricules n'est pas seulement plus énergique que celle des oreillettes, elle est aussi beaucoup plus longue, car elle a une durée équivalente au quart de la durée totale d'une révolution du cœur. Le choc précordial a sensiblement la même durée que la contraction ventriculaire.

Après la contraction des ventricules survient le repos du cœur. Pen-

[1] Voyez § 94, la même démonstration obtenue par l'étude des différences de tension du sang dans l'aorte et dans l'artère pulmonaire.

dant cet intervalle le cœur tout entier est dans le repos. Les oreillettes, avaient déjà commencé à recevoir le sang pendant la systole des ventricules ; aussitôt que cette dernière a cessé, le cœur tout entier reçoit librement du sang et dans les ventricules et dans les oreillettes. Lorsque le cœur est rempli d'une certaine quantité de sang, le repos de l'organe fait place à l'action ; les oreillettes se contractent et le flot liquide qu'elles chassent dans les ventricules *distend* ceux-ci, car le flot est poussé par une contraction musculaire. La distension ventriculaire se trouve, en vertu de la force active des oreillettes, poussée à ses dernières limites. Alors survient immédiatement la contraction ventriculaire, et ainsi de suite.

Une contraction complète du cœur comprend la durée pendant laquelle chaque section du cœur (section auriculaire et section ventriculaire) a été une fois à l'état de systole et une fois à l'état de diastole. La durée d'une contraction complète du cœur ou d'une révolution du cœur peut être estimée par les battements du cœur contre les parois thoraciques, ces battements se reproduisant régulièrement à chaque systole ventriculaire.

On répète dans beaucoup d'ouvrages de médecine, qu'une révolution complète du cœur ayant une durée représentée par exemple par 3 unités, la contraction des oreillettes peut être évaluée à 1, la contraction des ventricules à 1, et l'intervalle de repos également à 1 ; en sorte que le rhythme des mouvements du cœur pourrait être approximativement comparé à une mesure à trois temps. Ceci est tout à fait inexact. Les expériences cardiographiques prouvent que ces divers temps sont au contraire très-inégaux en durée. En comparant, eu égard à leur durée relative, les mouvements du cœur de l'homme aux mouvements du cœur du cheval, voici comment on peut établir la durée respective de ces trois périodes : en divisant en 10 unités de temps une révolution du cœur, la contraction des oreillettes durerait 1, la contraction des ventricules 4, le repos de l'organe 5 [1].

§ 90.

Marche du sang dans les cavités du cœur. — Le cœur, placé au centre du système fermé de la circulation, communiquant, d'une part, avec les artères, et, d'autre part, avec les veines, aurait, en se contractant, une tendance à peu près égale à chasser le sang, aussi bien du côté des veines que du côté des artères, s'il n'y avait dans l'intérieur du cœur un appareil valvulaire. Cet appareil valvulaire, ou système de soupapes membraneuses, *détermine la direction du courant.*

L'appareil valvulaire est aussi complet que possible pour les ventricules. La valvule tricuspide intercepte, en effet, à un certain moment,

[1] En supposant que le cœur batte 80 fois par minute, chez l'homme, une révolution du cœur dure 0s,7. Dans une révolution du cœur qui dure 7 dixièmes de seconde, la durée de la contraction de l'oreillette serait de 7 centièmes de seconde, la durée de la contraction du ventricule de 28 centièmes, la durée du repos de 35 centièmes de seconde.

toute communication entre le ventricule droit et l'oreillette droite ; et la valvule mitrale joue exactement le même rôle dans le cœur gauche. Les valvules sigmoïdes, placées aux orifices artériels des deux ventricules, peuvent aussi, dans un autre moment, interrompre la continuité du ventricule gauche avec l'aorte et du ventricule droit avec l'artère pulmonaire.

L'appareil valvulaire des oreillettes est moins complet : leur communication avec les ventricules peut être suspendue par les valvules auriculo-ventriculaires (valvules tricuspide et mitrale) ; mais l'orifice des veines dans les oreillettes n'est point pourvu de valvules analogues à celles des orifices artériels des ventricules. La valvule d'Eustache et la valvule coronaire ne ferment qu'incomplétement les veines caves et coronaires, et les veines pulmonaires sont dépourvues de valvules. Mais, en analysant la marche du sang dans le cœur, il est facile de se convaincre que les soupapes complètes dont sont pourvus les ventricules *suffisent* à déterminer la direction du courant. C'est ce que les développements dans lesquels nous allons entrer feront aisément comprendre.

Le sang afflue dans l'intérieur de l'oreillette droite par la voie des veines caves supérieure et inférieure, et par la voie des veines coronaires. Il afflue dans l'oreillette gauche par la voie des veines pulmonaires (Voy. fig. 33). Cet afflux a lieu en vertu des lois qui président au cours du sang dans l'arbre veineux (Voy. § 104). L'afflux du sang dans les oreillettes commence aussitôt après que leur contraction a cessé : il commence, par conséquent, au moment de la systole ventriculaire ; il continue encore après la systole ventriculaire et pendant l'intervalle de repos du cœur. Lorsque les oreillettes sont remplies par le sang, les parois de ces cavités réagissent, et la systole auriculaire survient ; le sang, pressé par l'oreillette contractée, tend à s'échapper par les diverses ouvertures qu'elle présente. Du côté des orifices auriculo-ventriculaires,

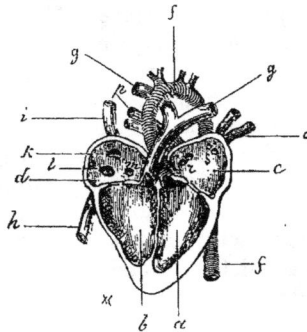

Fig. 33.

cœur (la paroi antérieure est enlevée).

a, ventricule gauche.
b, ventricule droit.
c, oreillette gauche.
d, oreillette droite.
f, artère aorte.
gg, artère pulmonaire.
h, veine cave inférieure.
i, veine cave supérieure.
k, orifice de la veine cave supérieure.
l, orifice de la veine cave inférieure.
m, orifice de la veine coronaire.
o, veines pulmon. gauches.
p, veines pulmon. droites.
r, orifices des veines pulmonaires droites.
s, orifices des veines pulmonaires gauches.

le sang ne trouve point d'obstacle : il abaisse vers les parois ventriculaires les valvules auriculo-ventriculaires, et s'introduit librement dans les ventricules, en ce moment à l'état de repos. Le sang trouve, au contraire, des obstacles de plusieurs sortes, qui empêchent son reflux par les orifices veineux des oreillettes : en premier lieu, le mode de contraction de l'oreillette elle-même. La contraction de l'oreillette, en effet, n'est pas uniforme et ne s'opère pas en même temps dans toute la masse. Elle est en quelque sorte successive, péristaltique ou vermiculaire. Elle s'opère d'abord du côté des orifices veineux, et se propage dans la direction de l'orifice auriculo-ventriculaire : de telle sorte qu'elle chasse devant elle le sang, à peu près de la même manière que le bol alimentaire est poussé dans l'intestin. Ajoutons que les fibres musculaires des parois de l'oreillette qui entourent les orifices veineux tendent, au moment de la contraction, à diminuer et à obturer ces orifices. En second lieu (à supposer que le mode de contraction de l'oreillette ne suffise pas à empêcher le retour du sang dans les veines), la colonne sanguine que les veines amènent incessamment aux oreillettes est animée d'une certaine quantité de mouvement ; d'où il suit que le flot sanguin qui tendrait à s'engager, par voie de retour, dans les orifices veineux, au moment de la contraction de l'oreillette, rencontre un flot contraire qui lui fait résistance.

Aussitôt que le sang chassé par la contraction des oreillettes a distendu les ventricules, survient la systole ventriculaire. Le sang pressé par la contraction des ventricules tend à s'échapper par les ouvertures de la cavité. Ces ouvertures sont au nombre de deux dans chaque ventricule : l'orifice auriculo-ventriculaire et l'orifice artériel. La valvule tricuspide et la valvule mitrale se redressent sous la pression sanguine et interceptent toute communication avec les oreillettes. Les valvules sigmoïdes, placées aux orifices de l'artère aorte et de l'artère pulmonaire, au contraire, s'ouvrent du côté des artères, et livrent passage à l'ondée sanguine.

Au moment où le sang pénètre, sous l'influence de la contraction auriculaire, dans les ventricules à l'état de repos, comment se fait-il que ce flot sanguin ne s'engage pas, *du même coup*, dans les orifices artériels des ventricules? Le voici. En ce moment (diastole ventriculaire), les valvules sigmoïdes closent complétement les orifices artériels des ventricules. La colonne de sang, chassée dans les artères par la systole ventriculaire *précédente,* avait *distendu* l'arbre artériel. Celui-ci, en vertu de son élasticité, est revenu sur lui-même aussitôt que l'effort qui avait fait pénétrer le sang dans son intérieur a cessé. Le sang, pressé dans l'arbre artériel par l'élasticité des parois artérielles, a repoussé les valvules sigmoïdes, et intercepté toute communication entre les ventricules et les artères aorte et pulmonaire.

Au moment où survient la systole ventriculaire, celle-ci doit, par conséquent, vaincre la résistance des valvules sigmoïdes qui supportent la colonne sanguine artérielle. La résistance de la colonne sanguine est vaincue facilement par la contraction ventriculaire. La force avec laquelle se contractent les ventricules l'emporte sur l'élasticité artérielle, et cette élasticité se manifestera tout à l'heure par un mouvement de retrait des parois artérielles, proportionné à la distension des artères déterminée par la contraction ventriculaire elle-même.

La contraction des ventricules chasse donc le sang dans les artères. Le mode vermiculaire ou successif de la contraction est moins marqué dans les ventricules que dans les oreillettes : il y est aussi moins nécessaire. Cependant, en observant le cœur avec attention, on peut remarquer que la contraction se fait de la pointe vers la base, c'est-à-dire du cul-de-sac du cœur vers ses orifices, de manière qu'il tend à se débarrasser aussi complétement que possible du liquide qu'il renferme.

Au moment de la contraction ventriculaire, le sang trouve, avonsnous dit, dans les valvules auriculo-ventriculaires, un obstacle à son retour dans les oreillettes. L'obstacle opposé par ces valvules est efficace, grâce à leur disposition. Ces voiles membraneux, fixés au pourtour des orifices auriculo-ventriculaires, ne sont pas flottants, car s'ils avaient pu être renversés tantôt par en bas et tantôt par en haut par la poussée du liquide, ils eussent été inutiles. Leurs bords sont fixés par en bas aux parois des ventricules par des cordages musculofibreux. De cette manière, ils ne peuvent se renverser par en haut au moment de la contraction ventriculaire. De plus, ces attaches ne leur permettent pas non plus d'obturer l'orifice auriculo-ventriculaire, en se redressant *horizontalement* sous la poussée liquide des ventricules. Au moment de la contraction des ventricules, les valvules auriculoventriculaires conservent la forme d'un entonnoir membraneux, dont le sommet, dirigé par en bas, se trouve fermé par la pression du liquide. De cette manière, le liquide des ventricules n'est pas refoulé dans les oreillettes. Si les valvules se redressaient horizontalement, on conçoit que toute la colonne sanguine mesurée par la longueur de ces valvules serait, à chaque systole ventriculaire, repoussée dans l'oreillette, et viendrait porter obstacle à la circulation, en la ralentissant. S'il y a, à chaque contraction du ventricule, une portion du sang renvoyée dans l'oreillette, au moment du rapprochement des parties libres des valvules auriculo-ventriculaires, cette quantité doit être très-petite.

Lorsque l'orifice auriculo-ventriculaire n'est pas régulièrement obturé, à chaque contraction ventriculaire, par le jeu des valvules auriculo-ventriculaires (cela a lieu dans un certain nombre de cas pathologiques), une certaine quantité de sang est refoulée dans les oreillettes. Ce reflux est encore augmenté quand un obstacle quelconque empêche le sang de passer par les artères pulmonaires. L'énergie de la contraction ventriculaire est assez puissante pour vaincre la résistance de la colonne sanguine, qui arrive pendant ce temps dans les oreillettes; elle arrête par conséquent, pour un instant, le cours du sang dans les veines voisines du cœur. Les veines étant dilatables, augmentent momentanément de diamètre. De là le pouls dit *veineux*, lequel s'observe quelquefois sur les veines du cou, au moment de la systole ventriculaire; il indique ordinairement qu'il y a un obstacle quelconque au cours du sang dans les poumons. Le pouls veineux ne s'étend pas loin.

Les parois des veines sont très-dilatables (Voy. § 102); il s'ensuit qu'il n'y a que la partie du système veineux la plus voisine du cœur qui se trouve modifiée en ce moment.

La systole ventriculaire, en faisant pénétrer le sang dans les artères, soulève les valvules sigmoïdes, pousse devant elle la colonne liquide contenue dans le calibre artériel, et distend les parois élastiques de ce système. Aussitôt que la systole ventriculaire a cessé, le système artériel revient sur lui-même; le sang contenu dans son intérieur abaisse les valvules sigmoïdes; la communication entre les artères et les ventricules se trouve de nouveau interrompue. Il n'y a communication entre les ventricules et les artères qu'au moment de la systole ventriculaire, c'est-à-dire au moment précis où, pour faire pénétrer l'ondée sanguine dans le système des artères, la contraction des ventricules surmonte la tension permanente exercée par la colonne sanguine artérielle sur les valvules sigmoïdes.

Les valvules sigmoïdes opposent donc un obstacle au retour du sang des artères dans le cœur, à tous les moments de la circulation, moins le moment de la systole ventriculaire. Les valvules-sigmoïdes ne sont pas non plus des membranes flottantes, mais de véritables goussets demi-circulaires, dont l'ouverture regarde du côté des vaisseaux artériels. Ces goussets, au nombre de trois, tiennent appliquées les unes contre les autres les parties voisines de leur bord libre, en vertu de la tension permanente de la colonne sanguine artérielle. Nous avons insisté ailleurs sur ce mécanisme (Voy. § 80). La partie moyenne du bord libre de chaque valvule sigmoïde est pourvue d'un petit renflement (globules d'Arentius), qui a sans doute pour effet de rendre l'occlusion plus parfaite. Ces renflements, du reste, ne paraissent pas nécessaires à cette occlusion, car ils manquent chez beaucoup d'animaux à double circulation.

§ 91.

Bruits du cœur. — Lorsqu'on applique l'oreille sur la poitrine de l'homme, dans la région précordiale, on entend deux bruits qui se succèdent presque sans intervalle; puis survient un intervalle ou un moment de silence; puis, de nouveau, les deux bruits, et ainsi de suite.

Le premier bruit est sourd, profond; le second bruit est plus clair, il dure un peu moins longtemps que le premier. Ces deux bruits s'entendent surtout dans la région précordiale; mais on peut les entendre encore dans les autres points de la poitrine, surtout pendant l'inspiration. Ils perdent de leur intensité à mesure qu'on s'éloigne du cœur.

Les deux bruits n'ont pas leur *maximum* d'intensité aux mêmes points. Le premier bruit a son maximum d'intensité vers le cinquième espace intercostal, un peu au-dessous et en dehors du mamelon. Le second bruit a son maximum d'intensité dans le troisième espace intercostal, près du bord gauche du sternum. Le maximum d'intensité du premier bruit est donc situé plus bas que le maximum d'intensité du second.

Le premier bruit du cœur coïncide avec le pouls, c'est-à-dire avec la *dilatation* artérielle, c'est-à-dire, par conséquent (Voy. §§ 90 et 93), avec la systole ventriculaire. Si l'on ouvre un animal vivant, dont on entretient artificiellement la respiration, on s'assure directement que le premier bruit du cœur est simultané avec la systole ventriculaire.

Le second bruit du cœur succède au premier bruit; il suit, par conséquent, la systole ventriculaire. Mais comme à la systole ventriculaire succède, ainsi que nous l'avons vu (§§ 86 et 89), le repos du cœur, le second bruit coïncide, par conséquent, avec le début du moment de repos [1].

Le rhythme des bruits du cœur (qu'il ne faut pas confondre avec le *rhythme des mouvements*) peut être assimilé, avec assez de vérité, à une mesure à trois temps. Le premier bruit correspondrait à un premier temps; le second bruit, à un second temps; le troisième temps serait remplacé par un silence. Il est vrai que chacun de ces temps n'est pas rigoureusement égal dans la mesure. Ainsi, le premier temps est sensiblement plus long que le second, et, le second étant très-court, le silence se trouve un peu augmenté. Mais, ces réserves faites, il n'en est pas moins vrai que cette image d'une mesure à trois temps, proposée par M. Beau, laisse dans l'esprit une notion suffisamment exacte du phénomène.

Il n'y a donc point entre le *rhythme* des mouvements du cœur et le *rhythme* des bruits la moindre similitude (Voy. § 89). D'un autre côté, si nous établissons un parallèle entre le moment des *contractions* du cœur et les *bruits* du cœur, nous trouvons que le premier bruit correspond à la systole des ventricules; le second bruit, au *repos* du cœur; enfin, le moment de silence correspond à la fois au repos du cœur et à la systole des oreillettes.

Des deux bruits du cœur, il en est un (le second) qui se passe au moment du repos du cœur. En outre, le *silence* du cœur a lieu en partie pendant la contraction des oreillettes. Il est donc naturel de penser que les *bruits* ne sont pas déterminés par les *contractions* du cœur, et qu'il faut en chercher ailleurs la signification.

Il est vrai que le premier bruit a lieu au moment de la systole ventriculaire, et qu'en ce moment les fibres musculaires du ventricule sont en contraction. Mais la contraction musculaire peut-elle déterminer un semblable bruit? Non. Il est vrai que l'oreille, appliquée sur un muscle qui se contracte, perçoit un frémissement fibrillaire. Mais les muscles les plus considérables, lorsqu'ils se contractent, ne donnent à l'oreille qu'un murmure oscillatoire à peine perceptible, qui n'a aucun rapport avec le timbre sourd et énergique du premier bruit du cœur.

On a aussi voulu faire intervenir le frottement du sang contre les parois du ventricule pour expliquer le premier bruit du cœur. Mais cette explication suppose que le premier bruit a lieu au moment où le sang

---

[1] Dans ce moment de repos, l'oreillette et le ventricule sont à l'état de relâchement ou de diastole.

arrive dans le ventricule, c'est-à-dire au moment de la diastole ventriculaire, ce qui n'est pas.

Au moment de la systole ventriculaire, le cœur est projeté en avant contre les parois de la poitrine (Voy. § 87). Est-ce cette projection ou ce choc du cœur contre les parois pectorales qui détermine le premier bruit? Beaucoup l'ont soutenu. Mais le stéthoscope, appliqué sur le cœur d'un animal dont on a ouvert la poitrine et enlevé les côtes, donne encore manifestement les deux bruits. Le battement du cœur contre la poitrine n'est donc pas non plus la cause essentielle du premier bruit du cœur. Comme le choc du cœur est simultané avec le premier bruit, il est probable cependant qu'il contribue à le renforcer, surtout quand le cœur bat avec force.

La doctrine des bruits du cœur qui nous paraît avoir pour elle les probabilités les plus grandes, est celle qui consiste à en placer le point de départ dans le jeu des valvules. Cette doctrine, émise pour la première fois par M. Rouannet, et parfaitement développée par lui, a aujourd'hui conquis l'assentiment de la plupart des physiologistes.

L'expérience prouve que dans les colonnes liquides en mouvement, alors même qu'elles circulent dans des canaux à parois rigides, les frottements ne donnent naissance qu'à de faibles bruits de souffle, tandis que, au contraire, des bruits énergiques et éclatants se manifestent aussitôt que des obstacles viennent se tendre brusquement en travers.

Toutes les machines dans lesquelles le cours des liquides est réglé par des soupapes ou des clapets donnent à l'oreille appliquée sur elles la sensation de bruits qui ont avec ceux du cœur une frappante analogie.

M. Valentin a fait, à ce sujet, une expérience bien simple, et facile à répéter. Il prend une anse d'intestin, la remplit d'eau, et applique une ligature à chaque extrémité. Il a soin d'appliquer ces ligatures sous l'eau, de manière que l'intestin ne soit rempli que d'une quantité médiocre de liquide, tout en ne contenant pas d'air. Puis il tire au dehors cette anse d'intestin ainsi liée, la pose sur une table, applique l'oreille par l'intermédiaire d'un stéthoscope, tandis qu'un aide, qui tient une extrémité de cette anse entre ses doigts, refoule rapidement le liquide d'une extrémité vers l'autre. On entend alors très-nettement un bruit qui a la plus grande analogie avec le premier bruit du cœur. L'extrémité contre laquelle vient frapper le liquide peut être assimilée à un plan valvulaire.

Les bruits du cœur sont donc très-vraisemblablement déterminés par le choc du sang contre les valvules. Le premier bruit, coïncidant avec la systole ventriculaire, a lieu au moment de la tension subite des valvules auriculo-ventriculaires déterminée par l'ondée sanguine, qui tend à s'échapper par l'orifice auriculo-ventriculaire. Le second bruit qui a lieu après le premier, et pendant le moment de repos du cœur, coïncide parfaitement avec le moment où les valvules sigmoïdes, un instant appliquées contre les parois artérielles, pour laisser passer l'ondée chassée par la contraction du ventricule, reviennent fermer l'orifice artériel, sous la pression en retour de la colonne sanguine. Le premier bruit est sourd, parce que les valvules auriculo-ventriculaires sont fixées à des anneaux profonds, entourés de toutes parts de parois charnues, épaisses; le second bruit est plus clair, parce que les valvules sigmoïdes sont fixées aux tuniques artérielles, c'est-à-dire à des parois membraneuses libres. Le maximum du premier bruit s'entend plus bas que le second, et plus en dehors, parce que les valvules tricuspide et mitrale se prolongent dans la direction de l'axe du cœur, et, par en bas, en entonnoir, dans l'intérieur même des ventricules. Le maximum du second bruit s'entend plus haut et plus en dedans, c'est-à-dire au point où correspond précisément l'insertion des valvules sigmoïdes dans les artères aorte et pulmonaire.

Il est difficile d'instituer des expériences pour démontrer directement que le premier bruit est causé par le redressement des valvules auriculo-ventriculaires. Il faut, pour cela, faire subir au cœur de l'animal des mutilations qui troublent le phénomène, et ne permettent guère d'en tirer des résultats concluants.

Mais les difficultés ne sont pas les mêmes pour le second bruit. On peut suspendre à volonté ce bruit sur l'animal vivant; on peut aussi le reproduire sur le cadavre, sans diviser le cœur. M. Hope met à nu le cœur d'un animal : il comprime, dans un point voisin de leur origine, les artères aorte et pulmonaire, et le second bruit du cœur disparaît avec le jeu des valvules sigmoïdes. Le second bruit du cœur disparaît également quand, à l'aide de petites érignes métalliques, on fixe les valvules sigmoïdes contre les parois artérielles : il reparaît quand on détruit ces adhérences artificielles. D'un autre côté, si l'on injecte un liquide dans l'aorte thoracique d'un cadavre, en dirigeant le jet du liquide vers le cœur, on entend, au moment de la poussée, un bruit qui rappelle tout à fait le second bruit du cœur. Dans cette expérience, on imite le choc en retour de l'ondée artérielle, et on ferme ainsi brusquement l'orifice aortique du cœur par le rapprochement instantané des valvules sigmoïdes.

Bruits anormaux. — Dans l'état normal, on n'entend que les deux bruits dont nous avons parlé. Dans l'état pathologique, ces bruits sont quelquefois altérés dans leur timbre, et il vient souvent s'y joindre des bruits accessoires.

Lorsque le péricarde est rempli par un épanchement, les bruits du cœur sont moins distincts, ils paraissent plus éloignés; on les entend encore cependant avec leurs caractères différentiels. Dans le cas dont nous parlons, le liquide qui distend le péricarde ne permet plus au cœur de se mouvoir librement dans la séreuse à chaque contraction ventriculaire, comme il le fait dans l'état normal. Cependant, comme le premier bruit du cœur persiste aussi bien que le second, c'est encore une nouvelle preuve que ce bruit n'a pas son origine dans la projection du cœur contre la cage pectorale.

Lorsque l'exsudation plastique s'est transformée en concrétions fibrineuses sur les parois de la séreuse péricardique, et qu'en même temps l'épanchement est médiocre, ou qu'il a disparu, on entend souvent alors, au moment de la contraction ventriculaire, un bruit anormal causé par le frottement du cœur contre la surface rugueuse du péricarde. C'est à ce bruit de frottement qu'on a souvent donné le nom de bruit de râpe, bruit de cuir neuf, etc. Ce bruit, on le conçoit, varie de timbre et d'énergie.

Les bruits anormaux, dont le siége est dans le cœur lui-même, sont déterminés par des lésions qui altèrent le jeu normal des valvules. Dans l'état physiologique, les deux valvules auriculo-ventriculaires interceptent au même moment la communication entre les ventricules et les oreillettes : le jeu simultané de ces deux valvules ne produit qu'un seul son, d'où résulte le premier bruit du cœur. De même, l'abaissement des valvules sigmoïdes de l'artère aorte est simultané avec celui des valvules sigmoïdes de l'artère pulmonaire, et le jeu de ces valvules ne produit qu'un seul son, d'où résulte le second bruit du cœur. Supposons maintenant que, par une cause quelconque (incrustations calcaires, adhérences anormales, destruction plus ou moins étendue, etc.), l'une des valvules auriculo-ventriculaires ne ferme plus complétement la communication du ventricule avec l'oreillette au moment où le ventricule se contracte, tandis que l'autre valvule auriculo-ventriculaire remplit complétement sa fonction ; il en résultera qu'on entendra, en même temps que le bruit normal, un autre bruit beaucoup plus faible. Ce bruit particulier est déterminé par le passage du sang au travers de l'ouverture anormale et par son arrivée dans une cavité où la pression est en ce moment moindre. Le bruit de souffle qui se produit dans ces conditions est caractéristique d'une *insuffisance valvulaire* de l'un des orifices auriculo-ventriculaires. Il faut remarquer que le bruit anormal qui se produit simultanément avec le premier bruit du cœur se prolonge un peu plus que le bruit normal, et relie immédiatement le premier bruit du cœur au second bruit. Le bruit normal, en effet, est déterminé par un choc à peu près instantané de la colonne sanguine contre les valvules, tandis qu'il faut un certain temps à l'ondée sanguine pour traverser en retour l'orifice auriculo-ventriculaire incomplétement fermé. Le siége du bruit anormal dont nous parlons peut être déterminé à l'aide du stéthoscope, en recherchant le lieu précis de son maximum d'intensité ; on peut ainsi déterminer si la lésion valvulaire intéresse le cœur droit ou le cœur gauche.

Si les deux valvules auriculo-ventriculaires remplissent incomplétement leurs fonctions, en un mot si elles sont toutes les deux *insuffisantes*, le premier bruit du cœur se trouve modifié ; le bruit normal a disparu. Les bruits de souffle qui se manifestent simultanément peuvent varier de timbre, comme l'étendue de l'altération elle-même, et rendre l'observation assez compliquée.

Lorsque ce sont les valvules sigmoïdes de l'artère aorte ou de l'artère pulmonaire qui sont insuffisantes, le bruit anormal est déterminé par le retour dans le ventricule relâché d'une partie du sang engagé dans l'artère. Le bruit anormal s'entend alors simultanément avec le second bruit du cœur ; ce bruit de souffle se prolonge aussi plus longtemps que le bruit normal, pour les raisons précédemment indiquées ; on l'entend d'autant mieux qu'au second bruit du cœur succède l'intervalle de silence.

Lorsque l'insuffisance valvulaire porte à la fois sur les valvules sigmoïdes de l'artère aorte et sur celles de l'artère pulmonaire, on n'entend presque plus le bruit normal produit par le rapprochement incomplet des goussets sigmoïdes. Le bruit de souffle domine et masque en grande partie le second bruit du cœur.

Nous venons de parler des bruits de souffle déterminés par les insuffisances valvulaires; mais ces bruits peuvent aussi se produire dans d'autres conditions. Supposons que les orifices auriculo-ventriculaires ainsi que les orifices artériels sont garnis de valvules qui remplissent bien leurs fonctions; mais ces orifices sont *anormalement rétrécis* : qu'arivera-t-il ? Il arrivera que quand l'oreillette se contractera pour faire passer du sang dans le ventricule, le passage *difficile* de l'ondée sanguine dans la cavité ventriculaire diastolique donnera naissance à un bruit. Il en sera de même au moment de la contraction du ventricule, lorsque l'orifice artériel (aorte ou artère pulmonaire) sera assez rétréci pour que le sang ne le traverse qu'avec difficulté. Dans le premier cas (*rétrécissement* de l'orifice auriculo-ventriculaire) le bruit de souffle précède le premier bruit du cœur. Dans le second cas (*rétrécissement* de l'orifice aortique ou pulmonaire) le bruit de souffle se produit simultanément avec le premier bruit du cœur.

D'après ce que nous venons de dire, on voit que le bruit de souffle dû à un rétrécissement des orifices artériels se produit dans le même temps que celui qui est déterminé par l'*insuffisance* des valvules auriculo-ventriculaires ; pour distinguer l'un de l'autre ces deux bruits, il faut chercher à l'aide du stéthoscope le lieu de leur *maximum d'intensité*. Ce maximum est pour le bruit dû à l'insuffisance des valvules auriculo-ventriculaires situé plus bas que pour le bruit dû au rétrécissement des orifices artériels [1].

---

[1] Les maxima d'intensité des bruits normaux sont dans les mêmes relations. Le *maximum d'intensité* du premier bruit du cœur (claquement normal des valvules auriculo-ventriculaires) s'entend chez l'homme vers la partie où se fait le choc précordial, c'est-à-dire dans le cinquième espace intercostal gauche en dehors du mamelon. Le *maximum d'intensité* du deuxième bruit du cœur (claquement normal des valvules sigmoïdes) s'entend à la base du cœur dans le troisième espace intercostal gauche, près du bord gauche du sternum.

Ajoutons enfin comme signe général, qui peut conduire à distinguer les divers bruits de souffle les uns des autres, que ceux qui sont isochrones avec la contraction ventriculaire, c'est-à-dire avec le premier bruit normal du cœur, sont aussi les plus énergiques parce qu'ils sont déterminés par une force plus grande que celle qui engendre les autres.

ARTICLE II.

CIRCULATION ARTÉRIELLE.

§ 92.

Principale cause du mouvement du sang dans les artères. — La cause principale en vertu de laquelle le sang circule dans le système artériel, c'est la contraction intermittente des ventricules. A chaque systole ventriculaire, en effet, une nouvelle colonne de sang est introduite par compression dans le système artériel. Lorsqu'on ouvre une artère sur l'animal vivant, il est facile de constater que le jet artériel augmente d'élévation à chaque systole ventriculaire; mais on remarque aussi que, même dans l'intervalle de la systole des ventricules, le sang qui s'échappe de l'artère ne coule pas en nappe. Même alors il est projeté au dehors avec une certaine force, parce qu'il est soumis, dans l'intérieur des artères, à une tension permanente. Cette tension permanente est subordonnée à l'élasticité des artères, et déterminée par les contractions du cœur.

Lorsque la systole ventriculaire a lieu, l'ondée sanguine introduite violemment dans les artères distend celles-ci, et, quand la systole a cessé, les artères distendues reviennent sur elles-mêmes, en vertu de leur élasticité. Ce mouvement de retour des artères comprime le sang contenu dans leur intérieur et tend à le chasser suivant l'axe du vaisseau. Du côté du cœur, les valvules sigmoïdes s'opposent au mouvement rétrograde du sang : celui-ci fuit donc dans la direction centrifuge.

§ 93.

Élasticité des artères. — L'élasticité des artères joue un rôle très-important dans la circulation du sang. Elle a été comparée, avec beaucoup de justesse, par M. C.-H. Weber, à la chambre à air d'une pompe à incendie. Chaque coup de piston introduit dans cette chambre une certaine quantité de liquide, et l'air comprimé chasse le liquide, en vertu de son ressort, dans le tube de distribution. De même que l'air comprimé de la pompe à incendie, l'élasticité des artères agit surtout comme régulateur de la circulation. L'élasticité n'ajoute absolument rien à la force en vertu de laquelle le sang circule dans l'arbre artériel; cette force, elle l'emprunte tout entière à la contraction des ventricules. En d'autres termes, l'élasticité artérielle est un ressort qui ne rend que ce qu'il a reçu, et qui tend à revenir sur lui-même avec une énergie proportionnée à la puissance de distension. Elle est bien une cause de progression du sang dans les artères, mais la puissance avec laquelle elle agit est entièrement empruntée à la contraction musculaire du cœur.

A chaque pulsation du cœur correspond une pulsation artérielle. L'ondée sanguine, projetée dans les canaux artériels élastiques, les distend au moment de la systole ventriculaire, et le calibre artériel est augmenté. Cet agrandissement périodique de calibre dans les artères est assez difficile à saisir par l'observation, parce qu'il s'opère dans des limites assez restreintes. Il faut pour le constater, avoir recours à l'expérience. M. Poiseuille a construit à cet effet un petit appareil. Il consiste en une boîte percée de deux trous qui se correspondent, et surmontée d'un tube fin et gradué. Cette boîte se démonte en deux parties au niveau des deux trous. On introduit la partie inférieure sous l'artère carotide d'un animal préalablement mise à nu, puis on pose par-dessus l'autre partie de la boîte. On lute convenablement les jointures et on remplit d'eau la boîte et le tube; de cette manière, l'artère traverse de part en part un appareil clos. Or, à chaque pulsation du cœur (systole ventriculaire), l'eau monte dans le tube gradué. Le degré d'ascension permet de calculer l'augmentation de diamètre du vaisseau.

Les résultats obtenus par M. Poiseuille sont tout à fait d'accord avec les évaluations antérieures de Borelli et avec les recherches plus récentes de M. Valentin.

L'artère carotide, au moment de la dilatation, sur le chien comme sur le cheval, augmente, en moyenne, de 1/22 de son diamètre.

En enserrant les grosses artères des animaux dans des anneaux ouverts, formés par des ressorts d'acier très-doux, on peut constater facilement aussi qu'à chaque dilatation artérielle les extrémités de l'ouverture de l'anneau s'écartent l'une de l'autre d'une petite quantité. Mais cette méthode, excellente comme démonstration du fait lui-même, ne peut pas conduire, comme la précédente, à une évaluation exacte.

§ 94.

Tension du sang dans le système artériel. — Au moment de la systole ventriculaire, les artères élastiques se trouvent distendues par effort excentrique. Quand la systole ventriculaire a cessé, les artères reviennent sur elles-mêmes dans une certaine mesure et font progresser le sang. Mais, à ce moment même, leur tension élastique ne s'épuise pas (c'est-à-dire que l'artère ne revient pas sur elle-même, autant qu'elle le pourrait), parce que le sang circule dans un système fermé et ne s'écoule pas au dehors. Le système artériel est donc bandé d'une manière permanente, et le sang fait constamment effort contre les parois des artères.

En vertu de cette tension permanente, le sang circule d'une manière

plus uniforme [1] dans ses vaisseaux fermés. Cette tension favorise singulièrement aussi la sortie au travers des parois des capillaires de la partie
liquide du sang, qui doit nourrir les organes ou fournir les liquides de
sécrétion.

On a cherché par des procédés divers à mesurer la tension du sang
dans les artères. Hales coupait une artère en travers sur l'animal vivant,
il introduisait dans le bout de l'artère correspondant au cœur un long
tube de verre, et il mesurait la hauteur à laquelle le liquide s'élevait
dans ce tube placé dans la direction verticale. Mais la coagulation du
sang dans le tube rend cette méthode difficile et souvent inexacte.
M. Poiseuille a imaginé un appareil plus commode, et employé depuis
par un grand nombre de physiologistes. Il consiste en une sorte de tube
en U, dont l'une des branches porte un ajutage horizontal à son extrémité. Cet ajutage, muni d'un robinet, est disposé de manière à pouvoir
être introduit dans le calibre artériel. L'artère est liée sur l'ajutage,
avec les précautions convenables, puis on ouvre le robinet. Le sang
entre dans l'appareil, presse sur le mercure, qui s'élève dans la branche
restée libre. L'élévation du mercure indique la tension du sang. La
tension du sang fait alors équilibre à une certaine colonne de mercure,
et cette colonne de mercure la représente. On a soin, pour s'opposer à
la coagulation du sang, de placer, dans la courte branche de l'appareil,
au moment où l'on va s'en servir, une dissolution faible de sulfate de
soude.

L'appareil de M. Poiseuille a été modifié et perfectionné par MM. Ludwig, Spengler et Valentin (Voy. fig. 34). L'hémodynamomètre de
M. Poiseuille, ainsi qu'il est aisé de le comprendre, change un peu les
conditions normales de la circulation. Quand on a coupé une artère
en travers et lié le bout central de cette artère sur l'ajutage, toute la
partie périphérique du système artériel avec laquelle était continue
l'artère mise en expérience se trouve supprimée.

Le perfectionnement consiste à laisser la circulation s'accomplir en
toute liberté dans l'artère mise en expérience. A cet effet, à l'ajutage G
(Voy. fig. 34) ont été ajoutées deux petites plaques métalliques D et E.
Ces petites plaques sont fixées perpendiculairement à l'extrémité du
tube de l'ajutage, et traversées par lui. De plus, ces deux plaques peuvent être rapprochées ou écartées l'une de l'autre au moyen d'une virole à vis. Lorsqu'on veut appliquer l'hémodynamomètre dans une
artère, on ne la coupe pas en travers, mais on fait sur ses parois une
petite incision longitudinale, ou une sorte de boutonnière par laquelle
on fait entrer dans le vaisseau la plaque D qui termine l'ajutage. Puis,

---

[1] Lorsqu'on *ouvre* un vaisseau artériel, on observe des *saccades* dans le jet du sang. Ces
saccades, indices des contractions intermittentes du cœur, se traduisent, dans la circulation fermée, par les mouvements du pouls. L'élasticité des artères remplit ici le rôle que
jouent les ressorts dans une foule de machines : elle tend à transformer en mouvement
continu le mouvement *intermittent* communiqué par le cœur.

à l'aide de la virole à vis K, on serre la plaque E, restée en dehors du vaisseau, contre la plaque D. La paroi artérielle se trouve ainsi comprimée fortement entre les deux plaques, et l'issue du sang n'est plus possible que par le tube de l'appareil. La surface de la colonne mercurielle de l'hémodyna-momètre reçoit donc la pression telle qu'elle serait exercée sur la paroi arté-rielle qu'elle remplace. Pendant ce temps, la circulation se fait dans cette artère comme dans toutes les autres.

Au reste, les expériences de Hales, celles de Sauvages, celles de MM. Poiseuille et Magendie, celles de MM. Volkmann, Ludwig, Spengler, Valentin, Brunner, Beutner, Colin, Vierordt, etc., ont conduit à des résultats à peu près les mêmes.

L'élévation déterminée par la tension sanguine, dans l'appareil, peut être éva-luée, en moyenne, à une colonne de 15 centimètres de mercure (environ 2 mètres d'eau) [1]. Ce résultat, obtenu sur le chien, s'est montré sensiblement le même sur le cheval, sur le bœuf, sur le mouton, sur la chèvre, sur le chat, sur le lapin. Il ne dépend donc point de la taille de l'animal, mais d'un rap-port à peu près constant, qui existe-rait chez les animaux, entre la force des contractions du cœur et le calibre des orifices aortiques. On peut conclure de là que, chez l'homme, la tension du sang artériel fait aussi équilibre en moyenne à une colonne mercurielle de 15 centimètres.

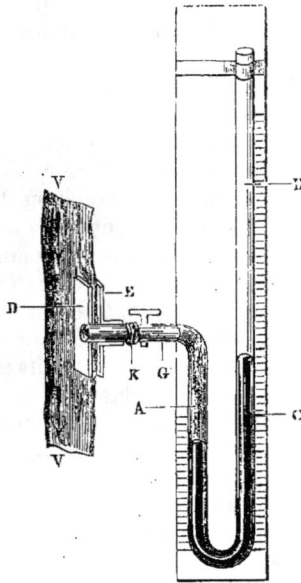

Fig. 34.

HÉMODYNAMÈTRE.

A, branche de l'appareil en communication avec l'artère, et dans laquelle le sang presse sur le mercure. On place dans cette branche, avant l'expérience, un peu de sulfate de soude en dissolution, pour s'opposer à la coagula-tion du sang.

B, branche ascendante de l'appareil, sur les divisions de laquelle on note le degré d'ascen-sion de la colonne mercurielle C.

G, ajutage en cuivre, muni d'un robinet.

D, petite plaque métallique, fixée à l'extré-mité de l'ajutage. On l'introduit dans l'inté-rieur du vaisseau.

E, petite plaque métallique pouvant glisser à frottement sur l'ajutage. Elle reste en de-hors du vaisseau.

K, virole à vis, à l'aide de laquelle on serre la plaque E contre la plaque D.

VV, vaisseau ouvert, vu par sa partie in-térieure.

La tension du sang est à peu de chose près la même dans tous les points de l'arbre artériel ; en tant du moins qu'il n'est question que des artères volumineuses. M. Poiseuille a trouvé que, quelle que fût l'artère où il plaçait son tube, la tension était la même. MM. Ludwig et Spengler n'ont aperçu, entre la tension du sang et l'artère carotide du

[1] Il est vrai que cette moyenne est sujette à de nombreuses variations, qui dépendent de conditions multiples, telles que l'état de réplétion ou de vacuité relative du système vasculaire, l'énergie des contractions du cœur, les lésions diverses du système nerveux, etc.

cheval et celle du métatarse du même animal, que des différences de peu d'importance [1].

Il n'en est pas tout à fait de même quand on expérimente sur de *petites artères*. L'ondée artérielle lancée par la contraction ventriculaire perd en effet une partie de sa force à mesure qu'elle progresse dans ses canaux élastiques ; et cela en vertu des frottements, des courbures et des divisions vasculaires. Aussi, quand on place en même temps un hémodynamomètre dans une grosse artère voisine du cœur, et un hémodynamomètre dans un petit rameau de la même artère, il y a un excédant de pression en faveur de l'artère volumineuse. Si dans les artères d'*un certain calibre* la tension est sensiblement la même, près du cœur et loin du cœur, c'est que la perte due au frottement, aux courbures et aux divisions, peut être ici (vu la proportion de la masse liquide en mouvement) envisagée comme à peu près nulle.

En un point quelconque des grosses artères la pression du sang sur les parois (estimée en mercure) est donc égale à la surface de la paroi que l'on considère, multipliée par 15 centimètres. De même, une tranche liquide, prise par la pensée dans une artère, est pressée de toutes parts par un poids égal à la surface de section de l'artère, multipliée par une colonne de 15 centimètres.

De là, il est facile de déduire en chiffres quelle est la pression statique exercée par le sang sur les valvules sigmoïdes, à l'orifice aortique.

Ainsi, par exemple, le rayon d'ouverture de l'artère aorte, près du cœur, sur un chien de moyenne taille étant de $7^{mm},25$, le poids supporté par les valvules sigmoïdes est représenté par une colonne de mercure de 15 centimètres (ou par une colonne de sang de $2^m,2$) d'élévation et de $7^{mm},25$ de rayon, c'est-à-dire par une colonne de sang pesant 345 grammes. Sur l'homme, le rayon d'ouverture de l'aorte près du cœur est de 16 millimètres, le poids supporté par les valvules sigmoïdes est donc représenté par une colonne de mercure de 15 centimètres (ou par une colonne de sang de $2^m,2$) d'élévation et de 16 millimètres de rayon, c'est-à-dire par une colonne pesant $1^k,720$. L'ouverture de l'aorte, près du cœur, ayant pour rayon 16 millimètres, a pour aire 8 centimètres carrés (l'aire du cercle est égale au produit de la circonférence par la moitié du rayon) ; donc, chaque centimètre carré de surface des valvules supporte une pression qui est la huitième partie de $1^k,720$, c'est-à-dire 215 grammes. La tension étant sensiblement la même dans tous les gros vaisseaux artériels, ainsi que nous venons de le voir, cette pression de 215 grammes s'exerce sur chaque centimètre carré pris à la surface intérieure des artères.

Au moment de la systole ventriculaire, le flot liquide introduit dans

---

[1] Deux hémodynamomètres placés en même temps, l'un dans la carotide du veau, l'autre dans l'artère métatarsienne, ont donné, le premier une élévation de $0^m,165$ de mercure, l'autre une élévation de $0^m,146$. M. Wolkmann a trouvé entre la tension de l'artère carotide et celle de l'artère crurale du chien une petite différence en sens contraire.

l'arbre artériel exagère passagèrement la tension du sang. Sur l'hémodynamomètre introduit dans une artère, l'influence de chaque contraction ventriculaire se fait sentir par une élévation intermittente dans le
niveau du mercure. Ces mouvements de la colonne mercurielle sont
donc isochrones, et avec les pulsations du cœur et avec le pouls artériel. A chaque systole ventriculaire, la colonne mercurielle s'élève
de 1/2 à 1 centimètre. Sur les petits animaux, l'élévation systolique du
sang dans l'hémodynamomètre n'est souvent que de quelques millimètres.

La tension additionnelle due à chaque systole ventriculaire n'est pas
uniformément répandue dans tout l'arbre artériel. Cette tension additionnelle qui, en définitive, n'est que la trentième ou la quinzième
partie de la tension totale, est plus marquée dans les vaisseaux qui
avoisinent le cœur que dans les vaisseaux plus éloignés. L'ondée sanguine projetée dans le tube artériel élastique perd, en effet, une partie
de sa puissance, en vertu des résistances diverses qu'elle rencontre
(Voy. § 97), et ces résistances s'additionnent les unes aux autres, à mesure qu'on s'éloigne du cœur.

La tension du sang dans l'arbre artériel varie encore dans les mouvements d'inspiration et d'expiration. Ces variations peuvent être constatées à l'aide de l'hémodynamomètre, et elles prouvent l'influence
qu'exercent les mouvements de la respiration sur la circulation du
sang. A l'article de la circulation veineuse, nous montrerons comment,
à chaque inspiration, la circulation des troncs veineux qui avoisinent le
cœur se trouve accélérée. Il n'est pas question ici des veines, mais des
artères. Il y a une diminution de tension dans l'arbre *artériel,* au moment de l'inspiration ; cette diminution est déterminée par l'influence
que le jeu de soufflet de la poitrine exerce sur l'énergie des contractions
ventriculaires du cœur et sur la capacité de l'aorte thoracique. Au moment de l'inspiration, en effet, la tendance au vide qui a lieu dans l'intérieur de la poitrine tend à paralyser les contractions des ventricules, par
effort excentrique, en même temps qu'elle tend à augmenter la capacité
de l'aorte. Aussi voit-on, dans l'hémodynamomètre fixé dans les artères
carotides, le niveau du mercure s'abaisser pendant les mouvements
d'inspiration et s'élever pendant l'expiration. Ces oscillations ne peuvent être confondues avec celles dues à la systole ventriculaire. Elles
sont lentes comme le flux et le reflux des mouvements respiratoires, et
se produisent seulement 15 ou 18 fois par minute, de même que la respiration elle-même, tandis que les oscillations dues aux contractions
du cœur sont saccadées, et se produisent, comme ces contractions,
75 ou 80 fois dans le même espace de temps.

L'oscillation de tension déterminée par les mouvements respiratoires
est plus étendue que l'oscillation amenée par les mouvements du cœur.
L'oscillation de tension due à la respiration diminue à mesure qu'on
s'éloigne de la poitrine, ce qui prouve que sa cause la plus efficace doit

être attribuée à l'action du vide thoracique sur la contraction des ventricules du cœur et sur la capacité de l'aorte pectorale. MM. Ludwig et Spengler ont simultanément introduit leur hémodynamomètre dans l'artère carotide d'un cheval et dans l'artère du métatarse du même animal. Or, tandis que l'oscillation respiratoire faisait mouvoir alternativement la colonne mercurielle, dans une étendue de 5 à 6 centimètres dans l'artère carotide ; dans l'artère du métatarse, le chemin parcouru par la colonne mercurielle, pendant les mouvements de la respiration, ne dépassait pas 1 centimètre [1].

La tension du sang dans le cercle artériel de la petite circulation est (comme on devait le prévoir) moins considérable que celle de la grande circulation, dont il a été jusqu'ici exclusivement question.

MM. Ludwig et Beutner ont mesuré, sur le chien, le chat et le lapin, la différence de tension du sang dans les deux cercles circulatoires. A cet effet, ils introduisent dans la branche gauche de l'artère pulmonaire de l'animal en expérience le tube d'un hémodynamomètre, et dans l'artère carotide du même animal un autre hémodynamomètre. De leurs expériences il résulte que la tension du sang dans l'artère pulmonaire est à la tension du sang dans l'artère carotide :: 1 : 2,9 ou :: 1 : 3,3. Il est vrai que pour faire ces expériences, comme il faut ouvrir la poitrine, il est nécessaire d'entretenir *artificiellement* la respiration, et cette opération change peut-être un peu le rapport normal. Il ne ressort pas moins de ces expériences que la différence observée est en relation évidente avec la force inégale du ventricule gauche et du ventricule droit. Rappelons, en effet, que le *principe* de la tension du sang dans les artères réside dans la contraction du cœur ; or, la puissance musculaire du ventricule droit est moindre que celle du ventricule gauche (Voy. § 95).

[1] M. Einbrodt a remarqué que les mouvements respiratoires ordinaires n'ont pas d'influence sensible sur la tension sanguine des artères des membres; que dans les inspirations fortes, il y a diminution de tension au commencement, puis augmentation à la fin ; que dans l'expiration qui suit, il y a augmentation de tension au commencement, puis diminution à la fin. M. Marey a étudié ces phénomènes de plus près, et il a montré que le *mode* de respiration exerce une influence déterminante sur ces oscillations. Dans la respiration lente et profonde avec la bouche fermée et une seule narine ouverte, l'oscillation de tension du sang des artères (de la radiale), se fait dans le sens indiqué par M. Ludwig. Lorsqu'au contraire on respire largement et très-rapidement avec la bouche et les narines ouvertes, l'oscillation de tension est renversée; il y a augmentation de tension pendant l'inspiration et diminution pendant l'expiration. M. Marey fait observer que ces effets dépendent des alternatives de pression auxquelles se trouvent soumises, soit l'aorte abdominale, soit l'aorte pectorale dans les divers modes de respiration. Dans l'inspiration rapide avec la bouche et les narines grandes ouvertes, la pénétration de l'air est facile, il n'y a pour ainsi dire point d'appel dans la poitrine, le diaphragme s'abaisse sur les viscères abdominaux, et l'aorte abdominale comprimée refoule en quelque sorte le sang dans les artères périphériques. Dans l'inspiration laborieuse, la tendance au vide qui a lieu dans la poitrine, prédomine sur l'influence comprimante qu'exerce le diaphragme du côté de l'abdomen; il y a appel de l'aorte pectorale et tendance au flux sanguin vers la poitrine.

La colonne mercurielle (équilibrée par la tension artérielle) éprouve, ainsi que nous venons de le voir, deux sortes d'oscillations au-dessus et au-dessous de sa position moyenne d'équilibre : les unes sont isochrones avec les pulsations du cœur, les autres sont isochrones avec les mouvements respiratoires. Ces oscillations, faciles à constater à l'aide de l'instrument représenté fig. 32, sont assez difficiles à *mesurer* avec cet instrument. M. Ludwig, pour remédier à cette difficulté, a imaginé de compléter l'hémodynamomètre par un appareil auquel il a donné le nom de *kymographe*. Cet appareil complémentaire a été employé, depuis M. Ludwig, par la plupart des physiologistes qui se sont occupés des phénomènes de la circulation [1]. Le kymographe n'est autre chose qu'un hémodynamomètre *enregistreur*. Il est essentiellement constitué par un cylindre A (Voy. fig. 35), auquel on imprime un mouvement circulaire uniforme à l'aide d'un mécanisme d'horlogerie renfermé dans la caisse B. L'hémodynamomètre annexé au kymographe contient, dans le tube

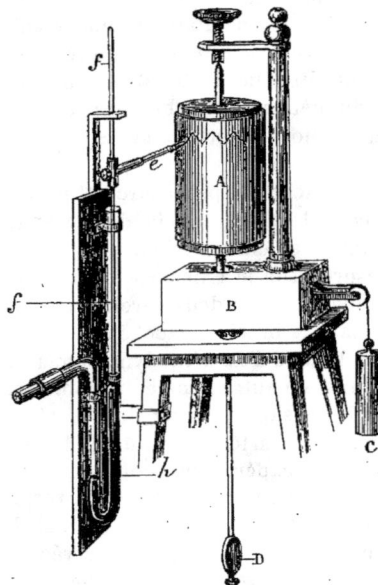

Fig. 35.

KYMOGRAPHE (de Ludwig).

A, cylindre animé d'un mouvement circulaire.
B, caisse renfermant un mécanisme d'horlogerie.
C, poids servant de moteur au mécanisme d'horlogerie.
D, pendule ou balancier servant de régulateur au mouvement.
e, crayon.
ff, tige métallique terminée inférieurement par un disque reposant sur le mercure.
h, colonne mercurielle de l'hémodynamomètre.

d'ascension du mercure, une tige métallique *ff* terminée par un disque flotteur qui repose sur le sommet de la colonne mercurielle. Cette tige mobile suit les mouvements d'élévation et d'abaissement de la colonne mercurielle *h* sur laquelle elle repose, et elle porte un appendice horizontal sur lequel est fixé un crayon *e*. On conçoit facilement le jeu de l'appareil. Le cylindre A, recouvert d'une feuille de papier blanc et animé de son mouvement circulaire uniforme, présente successivement au crayon les divers points de la circonférence, et les mouvements d'élévation et d'abaissement de la colonne mercurielle *h* se trouvent ainsi représentés sur le papier du cylindre A par une ligne onduleuse dont les saillants représentent les maxima des

[1] Le cylindre enregistreur du cardiographe de MM. Chauveau et Marey (voy. *fig.* 32, p. 213) n'est autre chose que le kymographe de M. Ludwig perfectionné.

excursions. Cet instrument permet de mesurer avec une assez grande précision, et les excursions respiratoires, et les excursions systoliques de la colonne mercurielle. Ces dernières, étant *moins étendues* et *plus fréquentes* que les excursions respiratoires, se trouvent représentées sur le parcours de la courbe par des ondulations plus petites.

Au lieu d'une feuille de papier blanc, on peut entourer le cylindre d'une feuille recouverte de noir de fumée, et remplacer le crayon *è* par une pointe métallique ; on obtient ainsi un dessin plus net et plus exact.

La figure 36 (voy. page suivante) représente l'appareil qu'a fait construire M. Valentin, et qu'on peut d'ailleurs utiliser à d'autres recherches de physiologie.

Différentes causes peuvent modifier la tension du sang dans les vaisseaux artériels. Lorsqu'on diminue brusquement la quantité de sang contenue dans l'intérieur du système circulatoire, comme il faut un certain temps pour qu'il se régénère, les parois vasculaires reviennent par élasticité sur le liquide restant, et l'effort excentrique du sang diminue ; c'est ce qui arrive dans toutes les saignées un peu abondantes. M. Goll tire à un chien 500 grammes de sang. La tension du sang, qui équilibrait 13 centimètres de mercure, descend immédiatement à 11 centimètres. Si, au contraire, on augmente brusquement la quantité de sang qui circule dans les artères, la tension du sang augmente. Sur un chien dont la tension du sang était de 11 centimètres de mercure, M. Goll fait la ligature des artères crurales, des carotides et des cervicales ascendantes. La quantité du sang qui circule dans les parties restées libres de l'arbre artériel augmente, car l'animal n'a point perdu de sang : la tension du sang s'élève à 12 centimètres de mercure. M. Brunner constate que la tension du sang de la carotide d'un chien de moyenne taille fait équilibre à 15 centimètres de mercure. Il injecte dans les vaisseaux de ce chien 500 grammes de sang défibriné, la tension du sang de la carotide s'élève à 22 centimètres. Il tire 600 grammes de sang à un chien, la tension, qui était de 15 centimètres, descend à 12,5.

Toutes les causes qui agissent sur le cœur, et qui sont de nature à diminuer l'énergie de sa puissance contractile, diminuent la tension du sang dans les artères. Telles sont les lésions profondes du système nerveux, l'agonie, l'administration de la digitale, du tabac, l'inspiration des vapeurs d'éther et de chloroforme, etc.

§ 95.

Force de contraction du cœur. — Le cœur est composé par des plans charnus épais : c'est un muscle puissant. Il suffit de saisir entre ses mains les ventricules du cœur d'un animal dont on vient d'ouvrir la poitrine pour constater, par la rigidité et la dureté des parois, au moment de la systole, qu'ils exercent sur le sang une pression énergique ; on peut aussi introduire le doigt dans l'intérieur des ventricules, et on sent en ce moment une compression assez vive. On peut encore placer

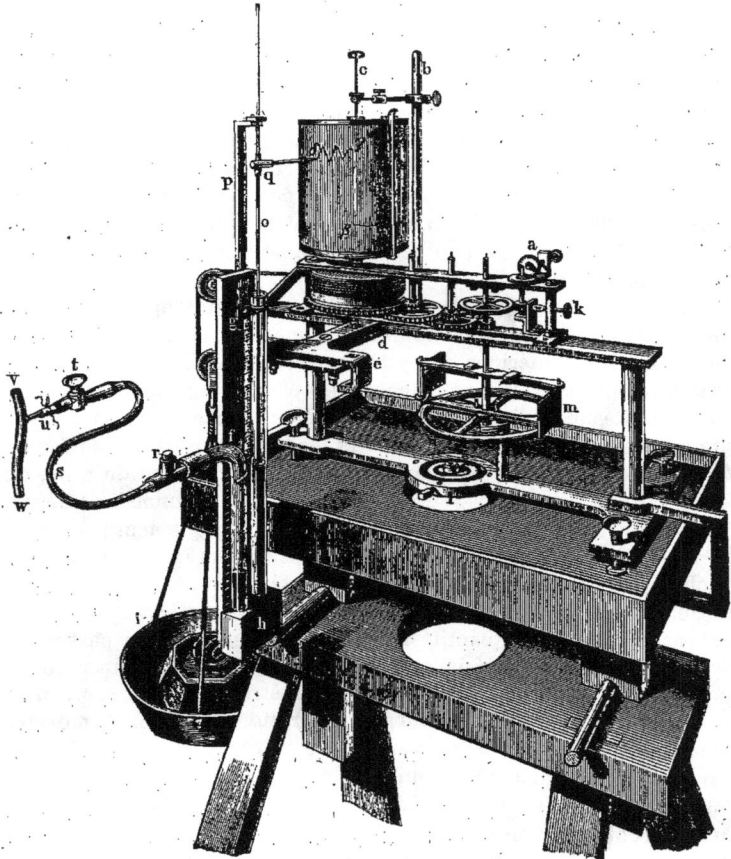

Fig. 36.

KYMOGRAPHE (de Valentin).

αβγδ, cylindre mis en rotation par un appareil d'horlogerie.
    b, tige supportant un *directeur* mobile à glissement, lequel sert de coussinet à la tige *c*.
    d, règle horizontale sur laquelle peut glisser la tablette *e*.
    e, tablette à laquelle est fixé l'hémodynamomètre *fgh*.
    i, plateau chargé de poids, destiné à imprimer le mouvement à l'appareil.
    k, vis de pression qui arrête le mouvement ou qui lui rend la liberté.
    l, pièce pouvant recevoir un pendule ou balancier.
mn, appareil régulateur du mouvement d'horlogerie. Cet appareil est analogue à celui de nos pendules.
    o, tige du flotteur placé sur le mercure.
    p, pièce présentant à sa partie supérieure un guide destiné à maintenir la tige du flotteur dans la
    direction verticale.
    q, porte-crayon ou porte-pinceau.
    r, ouverture fermée par un bouchon, et par laquelle on introduit dans l'hémodynamomètre la solution
    de sulfate de soude.
    s, tube métallique à parois minces, légèrement flexible.
    t, robinet.
    u, canule d'introduction.
vw, vaisseau artériel en expérience.

    L'axe de rotation sur lequel est fixé le cylindre αβγδ n'est pas seul. Il existe encore trois autres axes
verticaux de rotation placés sur la règle *d*, reliés au mouvement d'horlogerie par des roues d'engrenage,
et sur lesquels on peut fixer d'autres pièces tournantes. Lorsque ces pièces doivent exécuter un mouvement de rotation dans le sens *horizontal*, on les fixe sur l'axe de la roue d'angle *a*.

des poids sur la partie moyenne du cœur d'un animal vivant, et remarquer qu'à chaque systole ventriculaire, la fibre musculaire, en se raccourcissant et en se tuméfiant, les soulève.

Nous avons dit, il y a un instant, que la tension ou pression exercée par le sang dans les vaisseaux artériels de la grande circulation pouvait être évaluée, en moyenne, à 215 grammes par centimètre carré de surface. Or, lorsque la systole ventriculaire a fait pénétrer le sang dans l'aorte, en refoulant les valvules sigmoïdes du côté de l'artère, la cavité du cœur communique en ce moment avec la cavité artérielle : il y a une continuité momentanée entre le ventricule et l'aorte. La pression *statique* qui existait dans l'aorte, existe alors aussi dans le cœur ; elle est représentée pareillement ici par une pression de 215 grammes par centimètre carré de surface. Pour une *surface égale* prise à l'intérieur des artères ou à l'intérieur du cœur, cette pression statique est égale ; elle est répartie sur chaque unité de surface du cœur de la même manière que sur chaque unité de surface artérielle.

La surface interne du ventricule gauche du cheval, ayant, d'après M. Colin, 565 centimètres carrés de surface, prise dans son ensemble, supporte, au moment de la systole ventriculaire, une pression de (565 × 215) 121 kilogrammes. Ajoutons qu'une surface de la même étendue prise à l'intérieur des artères supporte une égale pression.

Quelques physiologistes semblent croire que la force dépensée par les ventricules pour faire passer l'ondée sanguine dans l'arbre artériel et pour lui imprimer le mouvement, est équivalente à la pression qui s'exerce à la surface du cœur au moment de la systole, et que la valeur de cette force peut être représentée par cette pression : c'est là une erreur. Le calcul précédent ne donne que la mesure de pression que le ventricule a à supporter comme dépendance du système vasculaire, et cela en dehors de tout *travail* effectué. Or, non-seulement le cœur supporte le poids d'une masse de sang représentée par une colonne d'une certaine élévation, mais encore il lui imprime en même temps le *mouvement*, et ce mouvement a une certaine *vitesse*. Ce qu'on doit entendre par la *force* du cœur, ce n'est donc pas seulement la résistance à la tension sanguine, c'est l'ensemble du *travail mécanique* produit par la contraction ventriculaire.

L'évaluation de la force du cœur suppose, par conséquent, la connaissance de deux autres éléments dont il sera question plus loin, à savoir la *quantité de sang* mise en mouvement à chaque contraction ventriculaire et poussée dans l'aorte, et d'un autre côté la *vitesse* avec laquelle le sang se meut au commencement de sa course. Admettons, avec M. Volkmann, que la quantité de sang, introduit dans l'aorte à chaque contraction ventriculaire, soit équivalente à 175 grammes [1] (sur un adulte pesant 70 kilogrammes); admettons, avec le même expérimentateur, que la vitesse du cours du sang dans l'aorte soit de 4 décimètres par seconde;

[1] Ce chiffre est identique avec celui qu'a plus récemment fixé M. Vierordt (175 à 180 gr.)

admettons, enfin, que la tension moyenne du sang de l'aorte soit équivalente à une colonne de $2^m,24$ de sang, nous arrivons ainsi à un chiffre de $0^{k \cdot m \cdot},400$, représentant la *force du cœur*, c'est-à-dire en d'autres termes qu'à chaque pulsation du cœur, le ventricule gauche effectue un travail équivalent à un poids de 400 grammes qui serait élevé à 1 mètre de hauteur.

Nous verrons, plus tard, que la force musculaire est relative au nombre des fibres musculaires (chacune d'elles ayant sa force propre, qui est une partie de la force totale), et qu'on peut évaluer la force comparée des muscles en établissant un rapport entre le nombre de leurs fibres élémentaires. Mais, comme les fibres musculaires sont des objets microscopiques, et qu'il est impossible de les dénombrer, le *poids* des muscles est, de toutes les qualités accessibles à nos sens et à nos moyens de mensuration, celle qui nous permet le mieux d'arriver à une évaluation approximative de la force dont ils sont doués. Or, en comparant le poids du ventricule droit au poids du ventricule gauche, on constate qu'en moyenne, le ventricule gauche est au ventricule droit comme 2 est à 1. Cette proportion est sensiblement la même chez l'homme, chez le cheval, le mouton, le chien, le chat, le lapin, le cochon. Cette différence de poids implique une différence d'énergie dans la puissance contractile du ventricule droit et du ventricule gauche. Elle est en rapport avec l'étendue différente des deux cercles circulatoires; le cœur gauche, en effet, préside à la grande circulation, et le cœur droit à la petite. On peut inférer de cette différence de poids que la force de contraction du ventricule droit est moindre que celle du ventricule gauche, ce que prouve d'ailleurs l'expérience (Voy. § 94).

§ 96.

Contractilité des artères. — L'élasticité des artères, nous venons de le voir, réagit sur la colonne sanguine (introduite dans le système par la force active des ventricules) et tend à régulariser le cours du sang. Mais les artères ne sont pas seulement élastiques, elles sont aussi *contractiles*. La contractilité des artères est une force active par elle-même.

La circulation du sang s'opérant dans des canaux élastiques et contractiles n'est pas comparable, d'une manière absolue, avec le cours des liquides dans des tuyaux inextensibles. Tout en reconnaissant que les lois de l'hydraulique s'appliquent à la mécanique du cours du sang, il ne faut pas oublier que l'élasticité et surtout la contractilité ajoutent aux phénomènes de la circulation des éléments nouveaux qui compliquent le problème hydrodynamique, et peuvent en modifier les résultats dans une certaine mesure.

La contractilité des artères est bien plus prononcée dans les petites artères que dans les grandes.

Il n'est pas facile de constater directement la propriété contractile des artères. Lorsqu'on met à nu une artère, non-seulement la contractilité n'est pas appréciable à la vue, mais les changements dus à l'élasticité échappent eux-mêmes, la plupart du temps, à l'observation. Les mouvements de dilatation et de resserrement des artères s'accomplissent, en effet, dans des bornes très-restreintes : ils sont limités par l'état permanent de réplétion et de tension du système. Il est vrai qu'en mettant sur des artères de l'alcool, des acides ou des alcalis, on voit parfois l'artère éprouver un mouvement de retrait ou de contraction vermiculaire ; mais ces liquides agissent, après la mort, sur les substances organiques, à peu près de la même manière, et par une sorte de condensation ou de racornissement du tissu. Des preuves beaucoup plus concluantes sont fournies par l'excitation galvanique.

Nous avons souvent appliqué le courant d'un appareil d'induction sur les artères du mésentère de la grenouille, du lapin et du chien. Or, il est aisé de constater que le diamètre des artères diminue, dans ces conditions, de moitié et souvent des deux tiers. Ce qui peut induire en erreur, dans ces expériences, c'est que la contractilité artérielle (comme la contractilité de toutes les *fibres musculaires lisses*) est lente à se produire sous l'influence des excitants. Il faut donc attendre quelques secondes. Mais de même qu'elle est lente à se produire, elle est lente à s'éteindre, en sorte que l'observation est des plus faciles. Aujourd'hui qu'on possède dans les bobines d'induction des appareils électriques puissants, la propriété contractile des artères ne peut plus être contestée.

Si l'on pose deux ligatures sur une artère de petit volume, à quelque distance l'une de l'autre, et si l'on fait une incision à l'artère entre les deux ligatures, cette artère se vide presque complétement. M. Parry a démontré, d'une autre part, que si l'on fait périr les animaux d'hémorrhagie, la rétraction des artères va au delà de celle que l'élasticité seule aurait produite. En effet, vingt-quatre heures après la mort de l'animal, alors que toute contractilité a disparu, le calibre des artères, maintenant en équilibre avec l'élasticité seule, est devenu supérieur à celui qu'il avait au moment où l'animal a expiré.

C'est encore en vertu de la contractilité des artères que l'arbre artériel est presque complétement vide de sang sur le cadavre, tandis que le système veineux est distendu. Dans les moments qui précèdent la mort, le cœur diminue successivement d'énergie, la tension sanguine diminue dans les artères : lorsque les battements du cœur ont cessé, la tension du sang est réduite à zéro, la contractilité artérielle peut s'exercer en toute liberté. Dès lors, elle chasse peu à peu vers le système veineux, beaucoup plus dilatable que l'arbre artériel, le sang qu'il contenait. C'est aussi en vertu de la contractilité artérielle, mise en jeu par l'influence de l'air ou par l'eau des éponges à pansement, que les petites artères ne donnent pas toujours du sang après les amputations, et qu'elles déterminent souvent des hémorrhagies consécutives quelques heures plus tard, etc.

La contractilité artérielle concourt-elle avec l'élasticité, et dans le même sens qu'elle, à la circulation, en réagissant à chaque instant sur le sang introduit par le cœur dans les artères? Il est permis de douter qu'elle s'exerce à chaque pulsation artérielle, l'élasticité remplissant parfaitement ce rôle. Il est probable qu'elle agit d'une manière plus lente sur les phénomènes de la circulation, en diminuant, pendant un certain temps, le calibre de segments plus ou moins étendus de l'arbre artériel. Le tissu contractile des artères offre avec les muscles de la vie organique une complète analogie, et le caractère essentiel de la contraction de ces muscles, nous le répétons, est d'être *lente* à s'établir et *lente* à s'éteindre. La contractilité artérielle peut entraîner ainsi des modifications temporaires importantes dans les circulations locales, et cette influence se fait sentir principalement, à mesure qu'on approche du réseau capillaire[1].

§ 97.

Obstacles au cours du sang artériel. — Les diverses forces qui président au cours du sang dans les artères ont à lutter contre un certain nombre d'obstacles, qui absorbent une partie de ces forces. Pour parler le langage de la mécanique, nous dirons : le travail *utile* de la circulation artérielle n'est pas rigoureusement égal au travail *moteur*, une partie de celui-ci étant annulé ou consommé par les résistances passives.

Le *frottement* du sang contre les parois des artères constitue une résistance passive, étendue à tout le système. Il est vrai que l'état poli de la surface interne des artères diminue, autant que possible, cette cause de ralentissement.

Les canaux artériels dans lesquels circule le sang ne sont point recti-

---

[1] La contractilité des artères est en rapport avec la tunique musculaire qui entre dans leur composition.

Sous ce rapport, les artères peuvent être divisées en trois groupes : les *grosses*, les *moyennes*, les *petites*.

Les *petites* artères comprennent les artères qui ont depuis 2 millimètres de diamètre jusqu'aux capillaires. La membrane moyenne des petites artères est à peu près exclusivement formée de fibres musculaires (*fibres musculaires lisses*, Voy. § 219). A mesure qu'on examine des artères plus petites, les trois couches de fibres musculaires se réduisent d'abord à deux, puis à une seule. Quand les artères sont réduites à 0^{mm},01 de diamètre, la couche musculaire a disparu.

Les artères *moyennes*, c'est-à-dire les artères de 2 à 6 millimètres de diamètre, présentent au milieu de la couche moyenne musculaire, des fibres de tissu élastique, qui deviennent de plus en plus abondantes, à mesure que le calibre de l'artère augmente.

Dans les *grosses* artères, telles que l'aorte, les carotides, les iliaques, etc., les fibres musculaires sont rudimentaires, et remplacées presque complétement par les fibres de tissu élastique.

Il résulte de là que, quand on cherche à constater expérimentalement la contractilité des artères, ce n'est ni sur l'aorte, ni sur les gros troncs artériels qu'il faut opérer, mais sur des artères de petit volume. L'aorte ne possède qu'une contractilité douteuse ou nulle. La contractilité artérielle a été longtemps niée, parce qu'on la cherchait autrefois surtout sur l'aorte pectorale ou abdominale.

lignes. Ces canaux décrivent presque partout des *courbures* à rayon plus ou moins grand. Or, les courbures constituent aussi des causes de ralentissement dans le cours des liquides. Les expériences de M. Weissbach ayant démontré que la perte de mouvement due aux courbures est d'autant moindre, dans les tuyaux courbes, que le diamètre des canaux est moins considérable pour un même rayon de courbure, il en résulte qu'il arrive un moment où cette perte de mouvement est presque réduite à zéro, quand le diamètre des canaux est très-petit.

Les artères, en se divisant, présentent, à l'endroit de la division, une sorte d'arête intérieure, sur laquelle la colonne sanguine vient se briser et se diviser. Le sang perd encore ainsi une certaine quantité de mouvement.

Au moment où l'arbre artériel est distendu par la systole ventriculaire, le calibre des artères se trouve augmenté dans son diamètre, ou perpendiculairement à sa section, ainsi que nous l'avons déjà dit. Dans ce mouvement, les artères refoulent les organes qui les entourent ; une partie de la force se trouve ainsi consommée, et n'est pas intégralement rendue quand l'artère revient sur elle-même. En outre, au moment de la systole ventriculaire, l'artère augmente aussi de dimension dans le sens longitudinal. La chose est facile à vérifier partout où les artères sont comprises entre deux points fixes, là où elles ne sont pas rectilignes : on aperçoit en effet, alors, que les courbures artérielles sont augmentées. La force employée par la colonne sanguine en mouvement pour produire l'élongation de l'artère se trouve consommée par cet allongement ; et, au moment du retrait de l'artère, elle n'est pas restituée comme force de progression, à la manière de l'élasticité circonférentielle.

Dans quelques points du système artériel, des branches d'un certain volume s'anastomosent directement entre elles, et c'est de ces anastomoses que partent les rameaux qui vont aux organes. En ces points, les colonnes sanguines arrivent à la rencontre les unes des autres, et une partie de la force d'impulsion se trouve ainsi anéantie.

L'arbre artériel, considéré dans son ensemble, représente un cône dont le sommet correspondrait à l'aorte, et dont la base serait dans les organes. En d'autres termes, le calibre intérieur des rameaux additionné l'emporte sur celui des troncs d'où ils naissent. Le fait a été vérifié sur un grand nombre d'artères. Voici, pour fixer les idées, quelques mesures empruntées aux tableaux de M. Valentin. L'aorte abdominale de l'homme, au moment où elle va se diviser en iliaques primitives, n'a perdu que 0,316 centimètre carré de section, si on la compare à l'aorte thoracique. Or, pendant son trajet abdominal, l'aorte a fourni un certain nombre d'artères, et la somme des sections du tronc cœliaque, de la mésentérique supérieure et des artères rénales, est à elle seule de $0^m,865$ centimètre carré. Le sang se meut donc d'un espace plus rétréci vers un espace plus large ; par conséquent son cours se trouve ralenti à mesure qu'il progresse dans le système artériel.

Enfin, au moment de la systole ventriculaire, la colonne sanguine qui s'introduit dans les artères, en refoulant les valvules sigmoïdes, rencontre la colonne sanguine qui pesait sur ces valvules en sens contraire, en vertu de la tension sanguine. Il y a donc là encore une certaine quantité de force employée à vaincre la résistance de la masse sanguine, pour lui communiquer le mouvement.

Les divers obstacles que nous venons de passer successivement en revue consomment, il est vrai, une certaine quantité de la force d'impulsion, mais ils ont l'avantage de concourir puissamment, avec l'élasticité des parois artérielles, à régulariser le cours du sang. Ces obstacles tendent, en effet, à transformer le cours intermittent du sang en un cours plus uniforme; et si cette intermittence existe aux environs du cœur, elle tend à s'effacer peu à peu, à mesure qu'on approche du point où les vaisseaux plongent dans l'épaisseur des organes en s'y ramifiant.

Les obstacles au cours du sang ne sont nulle part aussi multipliés que dans les artères qui vont se rendre dans les organes à texture délicate. Tel est, entre autres, le système nerveux : les courbures et les anastomoses par courants opposés s'y rencontrent en divers points.

§ 98.

Du pouls. — Des bruits des artères. — Les contractions ventriculaires, en introduisant d'une manière *intermittente* une certaine quantité de sang dans le système artériel, déterminent dans ce système les phénomènes du *pouls.* Le pouls n'existe (au moins dans l'état normal) que dans le système artériel [1]. Les obstacles que le sang rencontre pendant qu'il circule dans les divisions de l'arbre artériel, et surtout dans le système capillaire, effacent peu à peu les saccades initiales dues au mode d'action de la force d'impulsion. Le cours du sang est devenu sensiblement uniforme dans les veines.

Lorsqu'on applique la pulpe du doigt sur une artère, soutenue dans le sens opposé à la pression par un plan résistant, on sent un soulèvement alternatif. D'après les développements dans lesquels nous sommes entré, il est clair que cette sensation correspond à la dilatation des artères.

Lorsque nous cherchons à constater la dilatation artérielle, en appliquant la main sur des parties dans lesquelles les artères peuvent fuir sous la pression, nous ne sentons plus le pouls ou nous ne le sentons que d'une manière très-imparfaite. Le mouvement de dilatation de l'artère, mouvement de très-peu d'étendue, se décompose et se perd alors dans les tissus peu résistants au milieu desquels l'artère se trouve placée. Les artères radiales, temporales et pédieuses, appliquées sur des plans osseux, et pouvant être pressées entre ces plans et le doigt explorateur, sont, de toutes les artères, celles qui permettent de saisir et d'apprécier le pouls avec le plus de facilité. Ce n'est pas, d'ailleurs, à proprement parler, la dilatation artérielle que nous percevons à l'aide

---

[1] Voyez, § 105, ce qu'on appelle le *pouls vineux.*

du toucher; car elle est assez faible pour passer presque inaperçue pour le toucher comme pour la vue. Si nous sentons si distinctement une impulsion, lorsque le doigt presse une artère contre un plan sous-jacent résistant, c'est que le doigt, *qui a déprimé en dedans* la paroi arté-rielle, reçoit, au point où il est appliqué, l'effort impulsif du sang; il remplace, en quelque sorte, en ce moment, la paroi artérielle.

Le doigt qui reçoit l'effort du sang est alternativement soulevé, comme l'est, par exemple, la jambe par l'artère poplitée, lorsque le creux po-plité est appliqué sur le genou du côté opposé, dans le croisement des jambes. Le mouvement de soulèvement de la pointe du pied se trouve, dans le cas particulier dont nous parlons, considérablement augmenté, parce qu'il se manifeste à l'extrémité d'un long bras de levier. Cette ex-périence de tous les jours a suggéré à M. Vierordt un procédé ingénieux pour apprécier les qualités du pouls. Son appareil consiste essentielle-ment en un levier dont l'un des bras exerce, par une de ses extrémités, une pression douce sur l'artère, et dont le bras opposé, dix ou vingt fois plus long que le précédent, augmente dix ou vingt fois le déplace-ment opéré par la pulsation artérielle. Ce déplacement est apprécié à l'aide d'une feuille de papier contre laquelle agit un crayon fixé à l'ex-trémité du long bras du levier. On peut communiquer à cette feuille de papier un mouvement uniforme, en l'appliquant sur le cylindre d'un *kymographe* (Voy. fig. 37), et obtenir une *représentation graphique* du pouls.

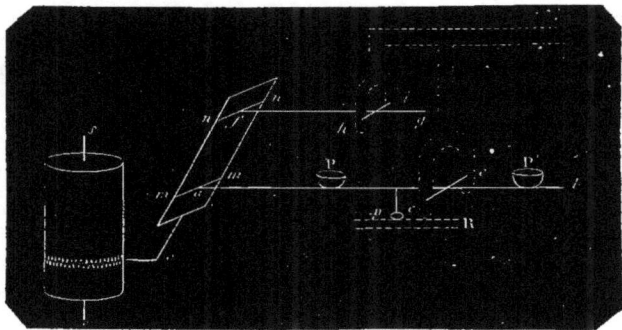

Fig. 37.

SPHYGMOGRAPHE DE VIERORDT (figure idéale destinée à montrer tout l'ensemble de l'appareil).

ab et *fg*, deux leviers de longueur inégale.
hi et *cc*, axes du mouvement de ces leviers. Ces axes se meuvent sur les supports représentés par des lignes ponctuées.
mmnn, petit cadre métallique qui se meut d'ensemble avec les leviers.
ab et *fg*. Les leviers *ab* et *fg* sont en outre mobiles sur ce même cadre à l'aide des axes *mm* et *nn*.
Les diverses articulations des leviers *ab* et *fg* ont pour effet d'imprimer à l'extrémité du levier enregis-treur o un mouvement rectiligne, au lieu d'un arc de cercle. Elles agissent comme le parallélogramme de Watt dans les machines à vapeur.
P, petite plaque de laiton qui s'applique sur l'artère.
PP', petites coupes dans lesquelles on peut placer des poids pour mettre le système en équilibre.
R, artère radiale.
δ, cylindre mû par un mouvement d'horlogerie et sur lequel s'enregistre le tracé.

M. Berti, et, plus récemment, M. Marey, ont proposé des instruments analogues à celui de M. Vierordt. Dans l'appareil de M. Vierordt, les leviers sont équilibrés par des contre-poids, la masse à mouvoir est assez considérable, et par son inertie elle déforme le mouvement. En examinant les tracés fournis par cet instrument il semble que les deux moments du pouls, c'est-à-dire le soulèvement et la descente sont semblables, c'est-à-dire isochrones : or, il n'en est rien comme on peut le constater avec l'appareil plus délicat de M. Marey. Dans son sphygmomètre M. Marey a surtout cherché à diminuer la masse à mouvoir et à le rapprocher autant que possible du *levier idéal*. Pour déprimer le vaisseau et percevoir le pouls, l'auteur, au lieu d'un poids additionnel, utilise la pression d'un ressort élastique.

Le sphymographe de M. Marey est représenté figure 38 (Voy. page suiv.).

Le sphymographe de M. Marey est de petit volume et il a l'avantage d'être portatif. Le mouvement d'horlogerie qui fait mouvoir, avec une vitesse connue, dans la direction rectiligne, la plaque enregistrante, fait partie de l'instrument lui-même, et il n'est pas nécessaire d'annexer à l'appareil un cylindre mû par un instrument circulaire.

Les tracés obtenus à l'aide du sphymographe de M. Marey permettent d'étudier les qualités fines du pouls avec une précision que ni les appréciations du tact ni les indications de l'appareil de M. Vierordt ne peuvent fournir. A l'aide du sphymographe on peut apprécier non-seulement la fréquence et la force du pouls, sa régularité ou son irrégularité, sa continuité ou ses intermittences, mais encore la forme de la courbe d'accension et de descente, ainsi que les rapports qui existent entre la période de distension et la période de détente, rapports variables dans l'état physiologique et pathologique et dont l'étude mieux connue fournira plus tard sans doute des signes précieux pour le diagnostic des maladies du système circulatoire.

On peut, en quelques points, apprécier le pouls directement par la la vue. Lorsqu'on fixe attentivement, par exemple, la région temporale d'une personne maigre, on aperçoit un léger *déplacement* de l'artère temporale, qui est l'indice du pouls. Le mouvement visible à l'œil n'est pas dû à la dilatation de l'artère, car la dilatation des artères est trop faible pour être aperçue; ce mouvement est dû à un *déplacement*, en d'autres termes, à une véritable locomotion de l'artère. Au moment de l'introduction de l'ondée sanguine dans les artères, l'élasticité des parois artérielles se manifeste, en effet, nous l'avons vu, non-seulement par une dilatation excentrique, mais encore par un *allongement* dans le sens longitudinal. Cet allongement des artères, qui passe inaperçu dans les artères rectilignes, devient très-facile à constater sur les courbures artérielles; l'élongation de l'artère change manifestement les rapports qu'elle affectait un instant auparavant avec les parties voisines, puis l'artère reprend ses dimensions premières et revient à la place qu'elle occupait. C'est cette élongation et ce raccourcissement alternatif des courbures artérielles qui donne naissance au déplacement artériel *visible*

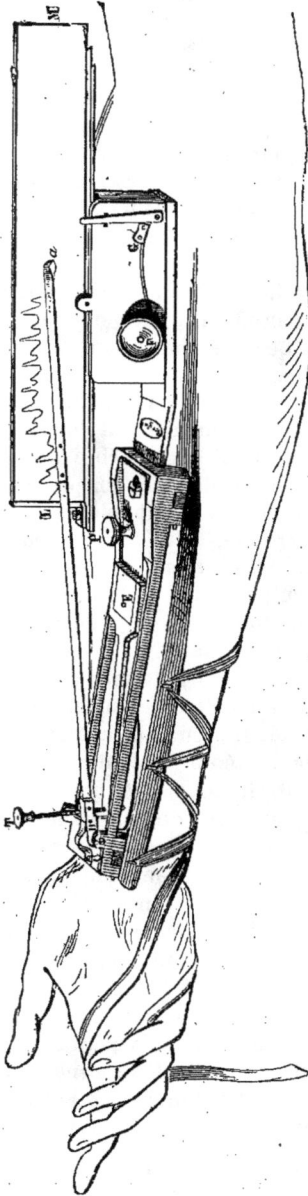

Fig. 38.

SPHYGMOGRAPHE DE MAREY (appliqué sur le poignet).

D, couteau qui soulève le levier L très près du centre du mouvement.
E, centre du mouvement de la pièce qui reçoit la pulsation artérielle. Cette pièce qui est en partie masquée sur la figure, porte au-dessous d'elle un ressort d'acier très-flexible terminé par une petite plaque d'ivoire qui repose sur l'artère, et qui la déprime légèrement grâce à la force élastique du ressort.
L, levier amplificateur du mouvement, construit avec une substance légère (bois et aluminium).
M, plaque couverte d'un papier glacé, et qui se meut d'un mouvement rectiligne uniforme de M en L.
FG, mouvement d'horlogerie qui fait mouvoir la plaque M. Le bouton F sert à remonter le mouvement d'horlogerie.
a, extrémité du levier enregistreur. Cette extrémité est terminée par un bec de plume rempli d'encre, destiné à écrire le tracé.

à *l'œil*, et cela sur tous les points où les artères décrivent des courbures, et où elles ne sont pas profondément placées dans l'épaisseur des parties. (L'artère temporale est de ce nombre). Voici une expérience facile à reproduire, et qui prouve que c'est bien ainsi qu'on doit interpréter le *pouls visible à l'œil*. Lorsqu'on découvre sur un animal vivant l'artère carotide au cou, le phénomène du pouls artériel ne s'y montre pas, tant que l'artère est *rectiligne*, parce que la dilatation excentrique du vaisseau est trop faible pour être saisie par l'œil. Si, au contraire, on renverse la tête en avant, de manière à *incurver* la carotide, immédiatement l'artère éprouve des mouvements de locomotion visibles, dus à la dilatation longitudinale, et ces mouvements se produisent à chaque pulsation artérielle.

Le pouls, c'est-à-dire la dilatation artérielle, correspond à la systole ventriculaire, et est déterminé par elle. Il correspond, par conséquent, aussi au premier bruit du cœur. Le sang, chassé dans l'arbre artériel par la contraction du cœur, dilate cet arbre dans toute son étendue, et à peu près dans le même temps. Il est vrai de dire pourtant que la transmission du mouvement n'est pas instantanée ; il lui faut un certain temps pour s'étendre jusqu'aux extrémités de l'arbre artériel. Aussi, le battement des artères éloignées du cœur a lieu un peu après le battement des artères voisines de cet organe. Le pouls de l'artère radiale retarde un peu sur celui de la carotide, celui de la pédieuse retarde un peu sur celui de la radiale. En somme, ces différences sont très-faibles, elles sont comprises dans les limites de 1/2 à 1/7 de seconde. Lorsque les pulsations du cœur sont énergiques, les différences de temps sont moins sensibles que quand elles sont faibles.

L'exploration du pouls donne, sur la puissance et la faiblesse des contractions du cœur, des notions que l'examen de cet organe ne pourrait fournir avec autant de facilité. Il permet de compter les pulsations du cœur, d'en apprécier la régularité ou l'irrégularité. Comme les artères sont contractiles (Voy. § 96), il faut ajouter que la force ou la faiblesse du pouls ne sont pas toujours, sans doute, l'indice constant de la force ou de la faiblesse des contractions du cœur. Une artère contractée ne doit pas se laisser distendre par l'ondée sanguine, dans la même mesure qu'une artère qui obéirait librement à son élasticité.

Le pouls présente quelquefois, au toucher, un caractère particulier, il semble battre deux fois, comme le marteau qui frappe sur l'enclume, rebondit et retombe. On donne à ce pouls l'épithète de *rebondissant* ou *dicrote*. A l'aide du sphygmographe de M. Marey, on peut constater que ce rebondissement du pouls a lieu pendant la période qui succède à l'ascension, c'est-à-dire pendant la période de descente [1]. Ce rebondissement se traduit sur la ligne de descente par un petit soulèvement.

A quoi est dû le pouls dicrote? disons d'abord qu'il résulte des

[1] C'est pendant la période de descente, que se produit le dicrotisme proprement dit. Cependant, dans quelques cas rares (dans l'insuffisance aortique par exemple), le rebondissement se fait pendant l'ascension de la pulsation.

nombreux tracés obtenus à l'aide du sphygmographe, que le pouls, même dans l'état normal, présente un très-léger dicrotisme, que le toucher n'est pas en mesure de percevoir, mais que révèle la finesse de l'instrument. Le dicrotisme plus prononcé que l'on sent parfois au toucher n'est donc que l'exagération d'une tendance normale. Le dicrotisme est un phénomène physique qui résulte des conditions mêmes de la circulation, et qui paraît déterminé par l'élasticité des vaisseaux, élasticité, qui fait osciller la colonne liquide dans le moment qui succède à la poussée ventriculaire. Nous venons de dire que le dicrotisme est tantôt assez fort pour que le doigt puisse le sentir et tantôt assez faible pour que l'instrument le signale à peine. A quoi sont dues ces différences? au *mode* de la contraction ventriculaire, celle-ci n'ayant pas toujours la même durée[1]. La contraction brusque du ventricule, représentée sur les tracés par une ascension presque verticale de la pulsation artérielle, est suivie d'un dicrotisme marqué. La contraction du ventricule représentée sur les tracés par une ascension oblique peut être assez lente, relativement, pour que le dicrotisme ne puisse être constaté, même avec l'instrument.

A l'aide d'une poche en caoutchouc qui représente le cœur et d'un tube de caoutchouc continu avec cette poche et qui représente une artère, on peut se faire une idée assez juste du dicrotisme. Il suffit pour cela d'appliquer le sphygmographe sur le tube comme sur une artère ; et suivant qu'on presse brusquement la poche avec la main, ou qu'on la presse plus lentement, le dicrotisme paraît, ou disparaît.

— On constate parfois, à l'aide de l'auscultation, que le passage du sang dans les grosses artères qui avoisinent le cœur détermine la production de bruits ou de vibrations sonores dont le timbre peut varier beaucoup [2]. Il n'est pas question ici des deux bruits, l'un sourd, et l'autre plus clair, qui ne sont que le retentissement des deux bruits du cœur, lesquels se propagent dans le voisinage de cet organe, mais bien de bruits nouveaux et anormaux. Ces bruits artériels se manifestent dans diverses circonstances et principalement chez les sujets anémiques et chez les chlorotiques.

L'explication de ces bruits a exercé la sagacité des pathologistes et diverses suppositions inadmissibles avaient été faites. MM. Th. Weber, Heynsius, Donders, Chauveau, Kolisko, ont cherché plus récemment à résoudre la question par la voie expérimentale.

D'après M. Weber, qui a expérimenté à l'aide de tubes élastiques (caoutchouc), les bruits auraient pour origine les parois des vaisseaux, mises en vibration par le mouvement du sang; le degré de contractilité des vaisseaux étant modifié par l'état général de l'organisme. Les sons

---

[1] Nous avons dit plus haut que la durée de la contraction ventriculaire était équivalente environ au quart de la durée totale d'une révolution du cœur : c'est là une moyenne normale, qui peut varier en plus ou en moins.

[2] Bruit de souffle, bruit musical, bruit de diable, etc.

se produiraient plus facilement dans des tubes à minces parois que dans des tubes à parois épaisses, et dans les gros vaisseaux que dans les petits. Le passage du liquide d'un tube plus étroit dans un tube plus large favorise la production des vibrations sonores, pourvu que le liquide conserve une vitesse suffisante; enfin, les liquides de faible densité produisent plus facilement des sons que les liquides plus denses. M. Heynsius, d'Utrecht, a constaté pareillement que le phénomène acoustique se produit dans tous les points où le tube présente une dilatation, et que le bruit vasculaire se produit de la même manière quand on substitue à la partie renflée du tube élastique un tube non élastique, un tube de verre, par exemple. Au moyen de cette substitution, il a pu rendre visible le mouvement du liquide à l'aide de particules colorées suspendues dans le liquide, et il a reconnu qu'il se forme toujours dans les points dilatés des *remous* ou *tourbillons*, et que l'intensité du bruit est proportionnée à celle des remous. La présence d'inégalités à la surface interne des tubes détermine les mêmes effets. M. Heynsius conclut de ses expériences que le point de départ des bruits est dans le choc des molécules liquides dont les vibrations se transmettent consécutivement aux parois des vaisseaux. M. Donders et M. Chauveau ont fait des expériences confirmatives de celles de M. Heynsius. Pour eux, aussi, les conditions propres au développement d'un bruit consistent dans l'engagement de la colonne sanguine d'un segment moins large dans un segment plus large. M. Chauveau a expérimenté sur la carotide des chevaux vivants en plaçant, sur le trajet de l'artère et dans le courant sanguin des renflements en caoutchouc. M. Chauveau rappelle que, lorsqu'un liquide coule d'un espace plus rétréci dans un espace plus large, il se forme une *veine* liquide au sein de la masse contenue dans l'espace plus large, où naturellement le cours du liquide est moins rapide, d'où frottement du liquide.

En résumé, la condition essentielle de la production des bruits des artères paraît être une dilatation plus ou moins considérable d'un segment artériel plus ou moins étendu. Quant à l'origine même du bruit, M. Weber pense qu'il procède des vibrations de la paroi du vaisseau, tandis que MM. Heynsius, Donders et Chauveau placent le *point de départ* du bruit dans le liquide lui-même, les vibrations concomitantes des parois vasculaires n'étant que secondaires et ne faisant que renforcer le bruit [1].

---

[1] M. Kolisko fait en outre remarquer que les artères du cou sont plus souvent le siège du bruit de souffle que d'autres, parce que les aponévroses de cette région entraînent dans la gaine des vaisseaux un état de tension qui favorise la transmission du bruit.

M. Huzar a récemment proposé une explication nouvelle des bruits artériels; il se demande si ces bruits ne seraient pas engendrés par une modification du sang consistant en un changement dans la proportion du mélange gazeux qui s'y trouve dissous. Nous ne pensons pas que ce changement de proportion (à supposer qu'il soit réel) puisse à lui seul déterminer les bruits, mais il est vraisemblable, en tout cas, qu'il serait de nature à agir sur leur *timbre*.

ARTICLE III.

CIRCULATION CAPILLAIRE.

§ 99.

Des vaisseaux capillaires. — Interposés entre les artères et les veines, les vaisseaux capillaires tiennent à la fois de ces deux ordres de vaisseaux. Les vaisseaux capillaires constituent cependant une division assez tranchée dans le système vasculaire. Les réseaux qui les forment sont constitués par des canaux qui ont sensiblement les mêmes dimensions pour un même organe : c'est-à-dire qu'arrivés à une certaine petitesse ils ne diminuent plus, et présentent des vaisseaux anastomosés, ayant les mêmes dimensions dans une étendue assez grande.

Il n'est plus nécessaire de réfuter des idées que l'emploi du microscope a depuis longtemps reléguées au nombre des erreurs. Chez les animaux supérieurs pourvus d'un système artériel et d'un système veineux, il est bien démontré aujourd'hui que le passage des artères aux veines se fait par un ensemble de canaux à fines dimensions, continus d'un côté avec les artères et de l'autre avec les veines. A l'époque où l'on n'avait pas les divers moyens d'étude dont l'anatomiste dispose aujourd'hui, on conçoit qu'on pût soutenir que les phénomènes de la nutrition ne s'accomplissaient qu'au contact immédiat du sang, que ce liquide s'épanchait dans l'épaisseur des parties, qu'il se transformait en organes, et que les veines se chargeaient, en sens opposé, du produit liquéfié des tissus. On pouvait encore invoquer, comme argument de l'*infiltration* générale du sang au sein des parties, qu'une piqûre d'aiguille, quelque fine qu'elle soit et en quelque point de la peau qu'on l'introduise, est toujours accompagnée d'une légère hémorrhagie.

Mais ne sait-on pas aujourd'hui que le sang traverse les parois des capillaires? que la partie dissoute du sang traverse seule ces parois ? que quand, par accident, les vaisseaux rompus ont laissé échapper dans les tissus la totalité des éléments du sang (c'est-à-dire le plasma et les *globules*), le sang, bien loin de nourrir les parties, n'est plus alors qu'un corps étranger qui doit disparaître par un travail de résorption, en donnant naissance aux phénomènes de l'ecchymose?

Quant à l'aiguille enfoncée dans la peau, ne sait-on pas que, relativement aux dimensions microscopiques des mailles du réseau sanguin cutané, une aiguille est comme un clou énorme qui traverserait une fine étoffe de gaze, déchirant sur sa route des centaines de capillaires?

La dimension des vaisseaux capillaires les plus fins est mesurée par le diamètre des globules du sang; il n'y a pas de vaisseaux capillaires dans lesquels ne puissent s'engager les globules du sang. Pour étudier les *dimensions* des vaisseaux capillaires, il importe de faire les observations soit sur l'animal vivant, soit sur des pièces injectées, parce que le calibre des vaisseaux *vides* ne représente pas exactement le diamètre des vaisseaux sur le vivant. En vertu de leur élasticité, les parois des capillaires reviennent sur elles-mêmes, quand elles ne sont plus distendues par la tension circulatoire. Le diamètre des plus petits vaisseaux capillaires est sensiblement le même que celui des globules du sang : il est cependant quelquefois un peu inférieur. Les globules, étant élastiques, peuvent, en effet, s'allonger un peu pour passer dans les réseaux les plus fins. Les capillaires les plus déliés ont donc $0^{mm},006$ à $0^{mm},005$ de diamètre. Les plus gros vaisseaux capillaires ont environ $0^{mm},01$ de diamètre. Quand nous disons que les plus gros vaisseaux capillaires ont $0^{mm},01$ de diamètre, cela veut dire qu'il y a des organes dans lesquels le réseau intermédiaire aux artères et aux veines ne descend pas au-dessous de $0^{mm},01$. Tels sont les vaisseaux capillaires des os ; tels sont ceux de la plupart des membranes muqueuses. Les vaisseaux capillaires les plus fins se montrent dans le système nerveux, le poumon, la peau et les muscles.

Quoique la section d'un capillaire en particulier soit très-petite, le calibre additionné des capillaires l'emporte considérablement sur le calibre des artères qui leur donnent naissance, et aussi sur le calibre des veines avec lesquelles ils vont se continuer. C'est donc dans le système capillaire que le courant sanguin offrira sa plus grande lenteur [1]. Pour donner une idée de la richesse du réseau capillaire, il nous suffira de dire qu'il y a des organes dans lesquels les mailles circonscrites par ce réseau ont si peu d'étendue, qu'elles ne dépassent pas en largeur le diamètre même des vaisseaux capillaires : tel est le poumon.

Les vaisseaux capillaires sont élastiques. Il est douteux qu'ils soient contractiles [2].

§ 100.

Observation de la circulation capillaire à l'aide du microscope.

[1] M. Vierordt, en comparant la vitesse de la circulation artérielle à la vitesse de la circulation capillaire, estime que l'aire de tous les capillaires de la grande circulation égale huit cents fois celle de l'aorte (Voy. § 107).

[2] Ce qu'on a souvent dit de la contractilité des *capillaires* doit s'entendre des *petits vaisseaux*. Les artères qui ont de 2 millimètres à $0^{mm},01$ de diamètre sont, en effet, éminemment contractiles, l'anatomie (Voy. § 96) et l'observation de la circulation au microscope le démontrent clairement. Les petites veines, quoique moins contractiles, le sont manifestement aussi. Quant aux vaisseaux capillaires proprement dits, qui ont de $0^{mm},01$ à $0^{mm},005$ de diamètre, l'inspection microscopique ne montre plus en eux qu'une tunique transparente amorphe, élastique, dépourvue de fibres musculaires.

Du côté des artères comme du côté des veines, la transition se fait d'une manière insensible.

Au point de vue *anatomique*, les *vrais capillaires* ne constituent donc qu'une partie des réseaux qu'on désigne en physiologie sous le nom de *réseaux capillaires* ; une autre partie de ces réseaux comprend (et en grand nombre) des vaisseaux de *transition* artériels et veineux, dans lesquels l'élément musculaire, d'abord sous forme d'une simple couche, et ensuite sous forme de deux et de trois couches, vient s'ajouter à la tunique élémentaire des capillaires.

Les vaisseaux capillaires ne tombent pas sous la vue; il faut donc, pour examiner la circulation dans les capillaires, recourir au microscope. On peut observer le cours du sang, dans les réseaux capillaires, sur les parties transparentes des animaux vivants. A cet effet, on attache convenablement l'animal, on attire au dehors, on place et on fixe sur le porte-objet du microscope la partie sur laquelle doit porter l'observation. Les organes sur lesquels ont été le plus souvent faites les observations sont : le mésentère d'un grand nombre d'animaux (animaux supérieurs aussi bien qu'animaux inférieurs); les poumons, la membrane natatoire et la langue de la grenouille, de la salamandre et d'autres batraciens; les parties transparentes des embryons de mammifères, d'oiseaux, de reptiles, etc.; les ailes de la chauve-souris. Mais la grenouille convient surtout, d'abord parce qu'elle est très-commune, et ensuite parce que les globules du sang sont très-gros [1], et qu'il n'est pas besoin d'un fort grossissement pour l'observation.

Il est important, lorsqu'on veut faire ces observations, de ne pas employer un trop fort grossissement. Le champ du microscope, en effet, n'embrasse alors qu'un point très-circonscrit de la circulation, auquel il donne une étendue factice, et la vitesse du cours du sang se trouve exagérée en proportion du grossissement. Avec un objectif dont le grossissement est de trois cents diamètres, par exemple, le cours du sang de la grenouille offre à l'œil un torrent d'une rapidité extrême. Un grossissement de soixante à quatre-vingts diamètres suffit amplement : le cours du sang paraît beaucoup moins rapide, et on peut l'observer avec fruit.

On voit alors les globules du sang se mouvoir dans les vaisseaux capillaires, au milieu d'un liquide transparent. Ces globules roulent les uns sur les autres, et se présentent sous toutes les faces, tantôt en long, tantôt en travers, tantôt de face et tantôt de profil. Lorsque les vaisseaux capillaires sont très-fins, les globules s'engagent à la file, suivant leur long diamètre; ils s'allongent et s'infléchissent dans les coudes des vaisseaux. Dans les vaisseaux très-fins, la circulation est beaucoup plus lente que dans les autres. Les globules, comprimés entre les parois, cheminent avec lenteur, et semblent ne se dégager qu'avec peine. Derrière eux, on aperçoit très-souvent des colonnes sanguines arrêtées, lesquelles finissent par être entraînées, au bout d'un temps plus ou moins long, comme par une sorte de débâcle. Les vaisseaux capillaires très-fins ne contiennent, à certains moments, que la partie liquide et transparente du sang; ils se déroberaient à l'observation, si on ne voyait de loin en loin les globules s'engager dans leur intérieur.

[1] Les globules du sang de la grenouille sont ovales. Ils ont $0^{mm},02$ dans leur plus grand diamètre.

Dans les vaisseaux capillaires d'un diamètre moyen, on observe facilement que le liquide coule plus rapidement dans le centre même du vaisseau que le long des parois. Il y a le long des parois une couche qui circule moins vite, à laquelle on a donné le nom de couche adhésive. Elle est surtout constituée par la partie liquide et transparente du sang ou plasma. Les globules qui circulent près de cette zone transparente s'y arrêtent souvent, oscillent sous l'influence du courant central, et finissent par être détachés et entraînés.

On constate aussi que les globules incolores [1] du sang, sont plus particulièrement groupés dans la couche liquide, le long des parois vasculaires; ces globules circulent moins vite que les globules rouges groupés vers le centre, et ils éprouvent un mouvement continu de rotation suivant un axe perpendiculaire à la direction du cours du sang, poussés qu'ils sont, du côté qui regarde le centre du vaisseau, par un courant plus rapide. Ce groupement dépen vraisemblablement d'une différence dans leur pesanteur spécifique.

On voit souvent encore, dans quelques branches du réseau capillaire, la direction du courant changer. Cela se conçoit aisément; il y a, en effet, des rameaux capillaires dans lesquels la direction du courant est à peu près indifférente : ce sont tous ceux qui sont perpendiculaires aux branches d'entrée et aux branches de sortie. Le réseau capillaire, en effet, ressemble à un système d'irrigation en damier qui aurait pour affluent une artère, et pour décharge une veine. On conçoit que, dans un système de ce genre, les courants affluents peuvent arriver dans les branches transversales, dans des directions opposées; et, aussi, que ces directions peuvent être changées, dans quelques branches, par un arrêt quelconque dans les branches voisines. C'est ce qui arrive souvent dans les vaisseaux capillaires, soit à cause de la circulation lente des globules engagés dans les vaisseaux qui les contiennent avec peine, soit à cause d'un arrêt de circulation.

Ainsi que nous l'avons déjà fait pressentir (§ 97), le courant sanguin dans les capillaires approche de l'uniformité. Les intermittences du pouls ne s'y font pas sentir d'une manière appréciable. C'est au moins ce qu'on remarque dans les premiers temps de l'observation. Plus tard, le dessèchement de la partie qui a lieu au contact de l'air, le contact de l'air lui-même, ou bien encore l'affaiblissement de l'animal, troublent plus ou moins le cours du sang. On observe très souvent alors un mouvement de progression, suivi d'un mouvement de repos, et isochrone avec les pulsations artérielles.

Pour observer les phénomènes de la circulation capillaire dans leur type normal, il faut donc préférer la membrane natatoire de la grenouille, c'est-à-dire la membrane étendue entre les doigts de la patte.

[1] Il y a dans le sang deux sortes de globules : les uns colorés et aplatis en forme de disques, ce sont de beaucoup les plus nombreux ; les autres, incolores et sphériques, beaucoup moins nombreux (Voy. § 145).

Cette membrane est naturellement transparente, et l'on n'a besoin de faire subir à l'animal aucune mutilation.

La membrane natatoire de la grenouille étant placée sous le microscope, on peut, à l'aide de certains agents, mettre en évidence la contractilité des petites artères. Si l'on met de l'eau froide sur cette membrane, on constate que le calibre de ces vaisseaux peut diminuer de moitié, ou même des trois quarts. La glace a les mêmes effets, mais le phénomène se complique bientôt de la coagulation et de l'arrêt du sang. La diminution du calibre des vaisseaux n'a pas lieu d'une manière instantanée. Il faut quelque temps pour que le phénomène se produise. Nous avons manifestement ici affaire à des contractions analogues à celles des tissus musculaires de la vie organique. Une fois la contraction opérée, elle dure quelque temps : huit minutes, dix minutes. Elle s'est produite lentement; elle disparaît lentement aussi. Le sel de cuisine produit les mêmes effets que l'eau froide. La contractilité des petites artères peut encore être mise en évidence à l'aide des irritations mécaniques, à l'aide des solutions acides et alcalines très-étendues, etc. L'eau chaude et l'alcool paralysent la contractilité des vaisseaux; ils se laissent alors distendre par le sang, et leur diamètre augmente peu à peu.

§ 101.

Cours du sang dans les capillaires. — A chaque instant, en vertu de la force d'impulsion du cœur et de la réaction élastique des parois artérielles, les artères apportent le sang à l'entrée du réseau capillaire. Le sang s'engage et circule dans ces vaisseaux, en vertu de la force dont il est animé. Mais, en même temps, il parcourt des tubes à dimensions *capillaires*, et, de plus, ces tubes sont *élastiques;* examinons donc la part des capillaires dans les phénomènes circulatoires.

Dans des recherches expérimentales sur le mouvement des liquides dans des tubes de très-petit diamètre, M. Poiseuille a démontré que : *les quantités d'eau écoulées dans un même temps, sous une même pression, à une même température, à travers des tubes capillaires d'un même diamètre, diminuent proportionnellement à la longueur des tubes.*

M. Poiseuille a encore posé la loi suivante : *Les quantités d'eau écoulées dans un même temps, sous une même pression, à une même température, à travers des tubes capillaires d'une même longueur, sont entre elles comme les quatrièmes puissances des diamètres de ces tubes.* Les quantités d'eau écoulées diminuent, par conséquent, d'une manière très-rapide avec les diamètres des tubes [1].

[1] Exemples numériques. — *Première loi.* Soit un tube de 1/10 de millimètre de diamètre, ayant 1 *centimètre de longueur;* si ce tube donnait passage, sous une pression équivalente à une colonne de 76 centimètres de mercure et pour une température de 15 degrés centigrades, à 4 grammes d'eau par minute, un tube de même diamètre, à la même pression, à la même température, mais de 2 *centimètres de longueur,* ne donnerait passage qu'à 2 grammes de liquide.

Seconde loi. Soit un tube de 1 centimètre de longueur et de 1/10 *de millimètre de dia-*

Nous tirerons des résultats de M. Poiseuille les deux conclusions suivantes : 1° l'étendue du réseau capillaire, ou, si l'on veut, la longueur du chemin capillaire que parcourt le sang pour passer des artères afférentes dans les veines efférentes, a de l'influence sur la rapidité des circulations locales. Il est vrai que ce chemin est difficile à mesurer, d'une manière même approximative, dans les divers organes; mais il n'en résulte pas moins qu'il y a des organes beaucoup plus rapidement traversés par le sang que d'autres organes, et cela en proportion de la distance que doit parcourir le sang pour passer des artères dans les veines; 2° le degré de rapidité du sang, suivant les organes, est influencé d'une manière plus marquée encore par les différences de diamètre. Comparons, sous ce rapport, les capillaires de la muqueuse digestive, qui ont en moyenne un diamètre de $0^{mm},01$, et les capillaires des poumons qui ont à peu près un diamètre moitié moindre ($0^{mm},006$). Si l'écoulement du sang dans ces deux ordres de capillaires varie comme la quatrième puissance de leur diamètre, il en résulte qu'à égalité de longueur, la quantité de liquide qui coulerait par les capillaires de la muqueuse digestive serait trente-deux fois plus considérable que la quantité qui coulerait, dans le même temps, par les capillaires pulmonaires. Il est vrai qu'il faut tenir compte aussi du *nombre* des capillaires; car, si les capillaires pulmonaires sont plus abondants que ceux de la membrane muqueuse digestive, l'équilibre tend à se rétablir. Si le nombre des capillaires pulmonaires était plus de trente-deux fois plus considérable que celui des capillaires de la muqueuse digestive, l'excès du courant se prononcerait en sens inverse.

Il ne faut donc pas exagérer les applications des recherches mécaniques de M. Poiseuille. Il faudrait, pour qu'elles fussent rigoureusement applicables, que la *longueur*, le *nombre* et le *diamètre* de tous les capillaires des organes fussent déterminés d'une manière absolue, ce qui est à peu près impossible. Mais il n'en est pas moins vrai que, si ces divers éléments (longueur, nombre, diamètre) ne sont pas les mêmes dans tous les organes, et s'ils ne se compensent pas l'un par l'autre, ce qui est plus que vraisemblable, il en doit résulter des modifications locales de circulation, en rapport sans doute avec la nutrition et les sécrétions.

Il suffit de jeter les yeux sur les figures 39, 40 et 41 pour constater que la disposition des vaisseaux capillaires est très-variable dans divers organes.

Le faible calibre des vaisseaux capillaires, comparé à celui des veines et des artères, fait qu'une même quantité de sang rencontre dans les

mètre; si ce tube donnait passage, sous une pression de 76 centimètres de mercure et pour une température de 15 degrés centigrades, à 4 grammes d'eau par minute, un tube de même longueur, à la même pression, à la même température, mais de 1/20 *de millimètre de diamètre*, ne donnerait passage qu'à la trente-deuxième partie de 4 grammes, c'est-à-dire à 125 milligrammes de liquide.

capillaires des surfaces d'adhésion bien plus étendues que dans les
autres ordres de vaisseaux. Les frottements y sont donc bien plus multipliés. En outre, le calibre additionné des capillaires l'emporte sur
celui de l'arbre artériel; il l'emporte aussi sur celui de l'arbre veineux[1].
Dans les capillaires, le sang se meut donc dans un espace plus large,
sa vitesse est moindre que dans les artères et dans les veines. On peut
démontrer le fait par l'observation microscopique. On tend, à cet effet,
dans le microscope, deux fils, dont l'écartement est calculé par avance,
et on compte le temps que met le sang à passer d'un fil sous l'autre fil.
MM. Weber et M. Valentin ont ainsi trouvé dans la larve de grenouille
et dans la membrane natatoire du même animal, que le sang se meut
dans les capillaires avec une vitesse bien moindre que dans les grands
vaisseaux de cet animal. Sur les mammifères, nous verrons aussi (§ 107)
que le sang emploie un temps beaucoup plus considérable pour traverser le réseau capillaire que pour parcourir un trajet équivalent dans
les gros vaisseaux.

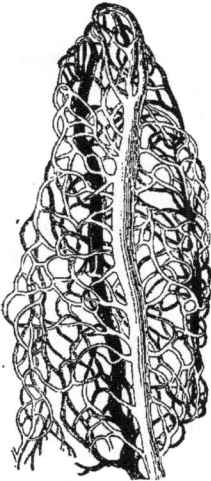

Fig. 40.

Disposition du réseau capillaire du mésentère
et des membranes séreuses en général.

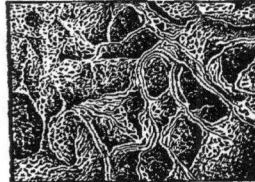

Fig. 39.

Disposition du réseau vasculaire sanguin dans
les villosités intestinales.

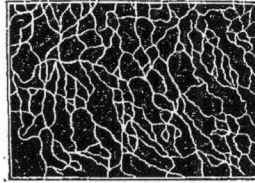

Fig. 41.

Disposition du réseau capillaire des poumons
de l'homme.

La quantité de sang qui passe, en un temps donné, dans un département quelconque du système capillaire, est subordonnée à une autre

[1] Le calibre additionné des artères, nous l'avons vu, va toujours en augmentant des
troncs vers les branches; d'un autre côté, le calibre additionné des veines va toujours en
diminuant des branches vers les troncs. Le système capillaire, qui résulte de la division
des branches artérielles et des branches veineuses, l'emporte de beaucoup en capacité sur
les troncs artériels et sur les troncs veineux (Voy. §§ 99 et 107).

condition qui rend l'analyse du phénomène très-complexe : nous voulons parler de la contractilité des artères de petit calibre qui précèdent
immédiatement le réseau capillaire, contractilité qui, augmentant ou
diminuant le calibre des affluents, peut modifier la vitesse de l'ondée
sanguine afférente. La contraction du ventricule et l'élasticité de l'arbre
artériel chassent, il est vrai, à chaque instant, au travers du système capillaire, et vers le système veineux, une quantité de sang équivalente à
celle qui entre dans l'aorte; en d'autres termes, la quantité de sang
qui entre dans le système veineux dans un temps donné est équivalente
à celle qui est poussée par le cœur dans l'aorte dans le même temps.
Mais le sang, pour passer dans les veines, ne suit pas toujours les mêmes
voies. Certaines parties du système vasculaire se trouvent contractées
sur elles-mêmes à certains moments, et certaines autres se trouvent di-
latées et peuvent donner passage au sang retardé temporairement dans
d'autres parties du système. Le sang suit toujours son cours; mais tantôt il passe plus abondamment par certaines voies, tantôt plus abondamment par d'autres. C'est en vertu de la contractilité des artères de
petit calibre que les joues se colorent subitement d'une vive rougeur
dans les émotions de la honte ou de la colère, que la muqueuse de l'estomac rougit au moment de la sécrétion du suc gastrique, etc.

La contractilité vasculaire ne s'exerce pas à chaque pulsation du cœur
ou à chaque battement du pouls. Le resserrement contractile des vaisseaux s'opère d'une manière lente, et seulement sur des fractions plus
ou moins étendues du réseau vasculaire. Ces dilatations ou ces contractions, qui *durent un certain temps*, changent le diamètre des vaisseaux
parcourus par le sang, et modifient ainsi, pendant un temps variable,
les circulations locales.

Le resserrement contractile des petits vaisseaux peut être porté au
point de déterminer des arrêts de circulation. C'est ce qui arrive dans
les parties congestionnées. Dans l'inflammation, deux ordres de phénomènes surviennent : des phénomènes morbides nerveux et des phénomènes morbides plastiques. En vertu des premiers, les petits vaisseaux
se contractent; en vertu des seconds, le sang, qui n'a plus ses qualités
normales, accole ses globules les uns contre les autres, et obstrue les
vaisseaux resserrés. Le sang arrive toujours, mais ses voies de retour
sont fermées. Au resserrement contractile des vaisseaux de la partie en-
flammée succède un état de dilatation. Cette dilatation est encore augmentée par la poussée de l'ondée sanguine contre les parties obstruées.
Surviennent alors l'engorgement et la tuméfaction de la partie. Les gru-
meaux sanguins qui remplissent les capillaires deviennent plus tard le
point de départ d'altérations diverses auxquelles viennent se joindre les
produits d'exsudation qui s'échappent au travers des parois des capillaires voisins, restés perméables à la circulation.

ARTICLE IV.

CIRCULATION VEINEUSE.

§ 102.

Caractères propres aux veines. — Les parois des veines sont beaucoup moins épaisses que les parois artérielles. Ces parois sont très-dilatables. Dans les arrêts de circulation qui ont lieu souvent sur le trajet des veines, on voit les parties du système veineux sous-jacentes à l'obstacle au cours du sang acquérir, dans une grande étendue, des dimensions qui n'ont souvent de limites que la résistance des veines à la rupture. Les veines ne maintiennent point par elles-mêmes leur calibre béant lorsqu'elles sont vides de sang, comme les artères : les parois opposées d'une veine divisée s'appliquent bientôt l'une contre l'autre.

Les veines sont cependant élastiques, mais à un moindre degré que les artères. Elles reprennent leurs dimensions primitives lorsque la cause de distension cesse. C'est en vertu de cette élasticité que les veines artificiellement distendues par les obstacles momentanés au cours du sang veineux (déterminés soit par compression, soit par le jeu des muscles, soit par l'afflux physiologique du sang); c'est en vertu de cette propriété, dis-je, que les veines reprennent en peu d'instants leurs dimensions premières.

L'élasticité des veines est facilement vaincue par des distensions longtemps prolongées; la dilatation devient alors permanente. C'est ce qu'on observe souvent dans les points où agissent principalement les obstacles au cours du sang veineux. Telles sont les varices des extrémités inférieures; telles sont les dilatations veineuses de l'abdomen, qui persistent après des grossesses nombreuses. La dilatation permanente des veines est assez commune aussi chez les vieillards.

La contractilité des veines est beaucoup moins marquée que celle des artères. On peut mettre, néanmoins, cette contractilité en évidence, en excitant les veines à l'aide d'un courant d'induction. Il faut, pour cela, choisir des veines de petit volume ou des veines moyennes, comme, par exemple, les veines profondes des membres. Sur les grosses veines (de même que sur les grosses artères, ainsi que nous l'avons vu), l'expérience montre qu'elle est sensiblement nulle, ce qui est en harmonie avec la constitution anatomique des vaisseaux. La veine splénique et la veine porte, bien qu'appartenant aux grosses veines, font exception, c'est-à-dire qu'elles se contractent de la manière la plus manifeste sous l'influence de l'excitant électrique; c'est un fait que nous avons souvent montré dans nos leçons, et sur lequel MM. Frerichs et Reichert viennent récemment d'appeler l'attention [1].

---

[1] La veine porte et la veine splénique ont une tunique musculaire développée. Les veines caves supérieure et inférieure (sauf au voisinage du cœur et du foie) manquent com-

La contractilité veineuse, comme la contractilité artérielle, ne se montre point immédiatement au moment de l'application de l'excitant. La contraction ne commence ni ne finit brusquement. Elle se manifeste au bout de quelques secondes, atteint son maximum au bout d'une ou plusieurs minutes, et cesse lentement.

Si l'on compare la capacité du système veineux à celle du système artériel, on constate que la carrière dans laquelle se meut le sang veineux est beaucoup plus large que celle du sang artériel. Presque partout, il y a deux veines satellites pour une artère, et la plupart du temps chaque veine satellite l'emporte par son volume sur l'artère qu'elle accompagne. La capacité du système veineux peut donc être approximativement évaluée au double de la capacité du système artériel. La différence dont nous parlons est au maximum, quand on examine les deux ordres de vaisseaux loin du cœur; mais à mesure qu'on se rapproche de l'organe central de la circulation, la différence diminue, et au cœur lui-même les embouchures terminales des veines sont sensiblement égales aux bouches des artères.

La circulation veineuse, bien moins immédiatement dépendante du cœur que la circulation artérielle, ne présente point de pulsations : le sang s'y meut d'une manière sensiblement uniforme. La circulation veineuse est sujette à des irrégularités et même à des arrêts de circulation plus ou moins étendus, soit en vertu des mouvements, soit en vertu de la disposition des parties.

Toutes les veines ne sont pas indépendantes à la manière des artères : quelques-unes sont *adhérentes* par leurs parois aux organes qu'elles traversent; telles sont les veines des os, les veines hépatiques, les veines des sinus, les veines des tissus érectiles [1], etc. Ces dispositions anatomiques entraînent des modifications spéciales dans le mode de circulation de ces parties.

§ 103.

De la tension du sang dans les veines. — La tension du sang dans l'arbre veineux est beaucoup moindre que dans les artères. Les obstacles que le sang a rencontrés dans les artères (Voy. § 97), et surtout ceux qu'il rencontre dans le système capillaire, ont absorbé ou détruit une grande partie de la force communiquée à l'ondée sanguine par les contractions des ventricules du cœur. Aussi les veines se laissent-elles bien plus facilement déprimer que les artères, et s'affaissent-elles sous de faibles pressions. Lorsqu'on mesure la tension du sang veineux à l'aide de l'hémodynamomètre, on trouve que la pression sanguine ne fait plus équilibre qu'à une colonne mercurielle d'une faible élévation. M. Poiseuille, MM. Ludwig et Spengler, qui ont appliqué leur instrument dans la veine jugulaire, sont arrivés sensiblement aux mêmes résultats.

plétement de fibres musculaires (Kölliker). Les veines où les fibres musculaires sont les plus apparentes, ce sont les veines de l'utérus à l'état de gestation.
[1] Les veines *adhérentes* manquent de tunique musculaire.

La tension du sang dans l'arbre veineux, et cela se conçoit facilement, est loin de présenter l'uniformité de la tension artérielle. Le sang, en effet, pour passer des artères dans tel ou tel département du système veineux, trouve, chemin faisant, des obstacles qui varient suivant les organes traversés, c'est-à-dire suivant la *longueur*, le *diamètre* et le *nombre* des canaux du réseau capillaire (Voy. § 101). On trouve, à l'aide de l'hémodynamomètre, que la tension du sang de la veine jugulaire du chien fait équilibre, en moyenne, à une colonne mercurielle de 1 à 2 centimètres de hauteur[1].

La tension du sang dans le système veineux varie suivant l'état de réplétion du système sanguin, suivant le chiffre de la tension artérielle ; elle varie encore à divers moments, dans certains points du système, suivant l'état de repos ou de mouvement de la partie, et suivant les mouvements de la respiration. La contraction musculaire générale, et aussi les mouvements respiratoires, ont en effet sur la circulation veineuse une influence très-remarquable, comme nous l'allons voir.

§ 104.

Du cours du sang dans les veines. — Le sang circule dans les veines en vertu des contractions du cœur, qui chasse de proche en proche la colonne sanguine, au travers des artères et des vaisseaux capillaires.

Le sang arrive dans les veines avec une certaine vitesse, et le mouvement dont il est animé en vertu de l'impulsion du cœur et de la réaction élastique des artères est devenu sensiblement uniforme. Les pulsations isochrones aux battements du cœur ne s'y rencontrent point, ou,

---

[1] Il résulte des recherches nombreuses entreprises à l'aide de l'hémodynamomètre, par MM. Mogk, Volkmann, Ludwig, Brunner, Weyrich, que la tension moyenne du sang diminue dans les veines à partir des rameaux vers les troncs, c'est-à-dire que la tension est plus forte à mesure qu'on se rapproche du réseau capillaire, et par conséquent des artères. Ces résultats ont été obtenus sur des chevaux, des veaux, des chiens et des chèvres. Ainsi, par exemple, dans une expérience, MM. Mogk et Volkmann ont trouvé à la veine jugulaire d'une chèvre une pression de 1c,8 de mercure, et à la veine faciale du même animal 4c,1. Dans une autre expérience, le sang de la veine brachiale d'un chien faisait équilibre à une colonne de 1c,5 de mercure, et le sang de la veine crurale à une colonne de 2c,3.

Il y a aussi dans les veines une oscillation de tension correspondante à la contraction des ventricules du cœur ; mais cette oscillation, à peine appréciable, ne dépasse pas quelques millimètres de mercure (M. Weyrich).

Une expérience curieuse de M. Brunner montre l'influence que peut exercer la *réaction élastique* des artères sur la tension du sang veineux, quand par un artifice expérimental on *diminue* la tension normale du sang dans l'arbre artériel (et qu'on permet, par conséquent, à l'élasticité des artères de revenir sur leur contenu, au delà des limites ordinaires). Lorsque, sur un chien, M. Brunner *suspendait pendant* 30 *secondes les mouvements du cœur* (Voy. § 112), la tension du sang s'abaissait considérablement dans la carotide ; celle de la veine jugulaire devenait, au contraire, à peu près triple de ce qu'elle était d'abord. Cela se comprend sans peine : la carrière artérielle tendait à se vider dans la carrière veineuse. l'augmentation de tension dans les veines était loin toutefois d'être équivalente à la diminution de tension des artères, ce qui s'explique encore par la dilatabilité des veines, bien plus grandes que celles des artères.

si elles s'y rencontrent, cela tient à des causes anormales. Lorsqu'on ouvre une veine sur le vivant, le sang coule en jet, mais sans *intermittence*. La hauteur du jet est d'ailleurs équivalente à la tension veineuse. Cette hauteur est de 1,5 de mercure, ou, ce qui est la même chose, de 20 centimètres de sang.

Le mouvement de progression du sang dans les veines n'est pas exclusivement soumis à l'impulsion du cœur : des causes accessoires de progression viennent s'y joindre. Ces causes exercent leur influence avec une certaine énergie, précisément parce que la tension du sang veineux est peu considérable. La plus générale de ces causes accessoires, c'est la contraction musculaire. Maintenus dans des gaines aponévrotiques inextensibles, les groupes de muscles qui se contractent exercent sur les parties placées dans leurs interstices une pression proportionnée à leur contraction. Les veines qui circulent profondément dans les membres ou dans les parois des cavités du tronc se trouvent dès lors comprimées avec une certaine énergie dans tous les mouvements musculaires.

Le mouvement musculaire, en comprimant les veines, aurait une égale tendance à exercer sa poussée sur le sang veineux, dans la direction centrifuge et dans la direction centripète, et ne serait rigoureusement point une cause adjuvante du cours du sang dans le système veineux, sans la présence des valvules ; il ne pourrait l'être, tout au moins, que dans certaines attitudes et dans des compressions inégales de l'arbre veineux. Les valvules viennent puissamment en aide au mouvement musculaire et rendent son action efficace. Les valvules des veines ressemblent à celles des vaisseaux lymphatiques, et le mécanisme de leurs mouvements est le même (Voy. § 80). Elles s'appliquent contre les parois du vaisseau, sous la pression de l'ondée sanguine, lorsque celle-ci se dirige de la périphérie vers l'organe central de la circulation, c'est-à-dire des réseaux capillaires vers les troncs veineux. Elles s'abaissent, au contraire, momentanément et opposent un obstacle au retour du sang vers les réseaux capillaires, quand un segment de veine placé entre la valvule et le cœur se trouve comprimé. Le segment veineux comprimé tend donc de cette manière à écouler le liquide qu'il contient du côté du cœur.

L'influence exercée par la contraction musculaire sur le cours du sang veineux peut être démontrée par expérience. Il suffit pour cela de faire contracter les muscles d'un membre dans la veine principale duquel on a placé un hémodynamomètre, dirigé du côté du système capillaire. Au moment de la contraction, la colonne sanguine s'élève brusquement dans l'instrument.

L'action de la contraction musculaire sur le sang veineux nous montre pourquoi les mouvements de la locomotion sont si favorables au cours du sang, principalement dans les membres où ce liquide doit remonter contre la pesanteur ; pourquoi, pendant la saignée, on recommande au malade de contracter les muscles de l'avant-bras, et pourquoi on place à cet effet dans sa main un corps qu'il puisse comprimer.

Les veines contribuent encore au cours du sang par leur contractilité propre ; mais cette cause d'accélération ne peut pas être comparée à la précédente : elle agit avec beaucoup moins d'énergie. La contractilité des veines, en diminuant momentanément le calibre des vaisseaux, peut agir sur la circulation veineuse de deux manières. Ou bien la contractilité des parois s'étend sur une grande étendue, et elle accélère ainsi le cours général du sang, en diminuant le diamètre des conduits qu'il doit parcourir en un temps donné ; ou bien la contractilité est circonscrite dans des points limités, et alors elle agit comme les causes de compression extérieure, à la manière de la contraction musculaire, par exemple, et les valvules lui viennent en aide. La contractilité veineuse, pas plus que la contractilité artérielle, ne se manifeste à chaque pulsation du cœur. Elle s'établit lentement et disparaît de même ; elle change localement, et temporairement, la capacité des espaces parcourus par le sang, et modifie par places la vitesse de ce liquide.

Les organes creux renfermés dans la poitrine sont sollicités, à chaque mouvement d'inspiration, à suivre les parois de la cage thoracique, laquelle se dilate sous l'influence des muscles (Voy. § 120). Les poumons suivent ce mouvement d'expansion, et l'air est attiré dans le vide qui tend à s'établir dans leur intérieur. Le cœur, contenu dans la poitrine, ne peut se soustraire à cette influence. A chaque mouvement d'inspiration, il se forme un vide virtuel dans le péricarde, comme dans les plèvres, et les cavités du cœur se trouvent soumises à un mouvement de dilatation, en vertu duquel le sang est attiré de toutes parts vers l'organe central de la circulation. Les valvules aortiques, placées à l'origine des ventricules, s'opposent au mouvement rétrograde de la colonne sanguine artérielle du côté du cœur ; mais rien ne s'oppose à l'aspiration du sang veineux par les oreillettes. Chaque mouvement d'inspiration attire donc le sang veineux, et contribue ainsi à la marche du sang dans les troncs veineux voisins du cœur.

Cette influence des mouvements inspiratoires sur la marche du sang veineux a été mise en évidence par les expériences de M. Barry. L'extrémité d'un tube étant engagée dans la veine cave d'un cheval, tandis que l'autre extrémité plongeait dans un vase contenant de l'eau colorée, il remarqua que l'eau s'élevait dans le tube à chaque mouvement d'inspiration. Lorsqu'on introduit un hémodynamomètre dans la veine jugulaire des chiens, du côté du cœur, on constate aisément les mêmes phénomènes d'aspiration. L'intensité de l'aspiration du sang veineux est très-variable : elle est soumise à l'énergie des mouvements respiratoires. En déterminant une violente douleur chez l'animal en expérience, et en exagérant ainsi les mouvements respiratoires, M. Poiseuille a vu l'aspiration du sang augmenter du double pendant l'inspiration.

L'aspiration du sang est très-marquée au voisinage du cœur. Elle se traduit, dans l'hémodynamomètre, par un déplacement de 8 à 20 centimètres de la colonne liquide. A mesure qu'on s'éloigne du cœur, l'influence de l'inspiration s'éteint rapidement. Elle est déjà très-faible à 20 centimètres de la poitrine ; elle est nulle à la veine iliaque et aux veines des membres. Cela se conçoit facilement. Si les veines étaient des tubes inertes et incompressibles, l'aspiration exercée par le cœur au moment de l'inspiration se transmettrait de proche en proche dans toute l'étendue du système. Mais les veines sont facilement dépressibles. Au moment de la dilatation du cœur, sous l'influence de l'inspiration, s'il y a diminution de pression dans le cœur, la pression atmosphérique ne cesse pas de s'exercer sur la surface du corps, et, par conséquent, sur toutes les veines. Les parois veineuses, en ce moment, ne sont plus soutenues par le sang, entraîné du côté du cœur par aspiration, et la pression atmosphérique tend à déprimer et à affaisser les parois veineuses, et, par conséquent, à limiter et à entraver le mouvement du sang. C'est, en effet, ce qui arrive pour toutes les veines dont le calibre n'est pas maintenu *béant* par des plans aponévrotiques. Dans le voisinage du cœur, les veines présentent cette disposition, sur laquelle M. Bérard a appelé l'attention des physiologistes. Elles adhèrent, par leur contour, à des aponévroses tendues sur les parties osseuses voisines, et elles résistent ainsi à la pression atmosphérique. Tel est le cas des veines jugulaires et sous-clavières, affluents de la veine cave supérieure ; tel est le cas de la veine cave inférieure, adhérente sur son contour à l'anneau du diaphragme. L'aspiration s'exerce donc efficacement sur le contenu des veines dans le voisinage du cœur.

Si l'aspiration du sang ne s'étend pas très-loin dans l'arbre veineux, elle agit cependant d'une manière indirecte sur le cours général du sang. En effet, quand l'inspiration a cessé, la colonne sanguine placée dans les branches plus éloignées du système veineux a de la tendance à remplacer celle que vient de faire progresser le mouvement d'inspiration.

Les diverses causes de progression du sang veineux, dont nous venons de parler, agissent d'une manière active. Mais le sang veineux trouve encore, dans la disposition même de ses canaux, une cause d'accélération. Le système veineux, envisagé dans son ensemble, diminue de capacité à mesure qu'il approche du cœur, c'est-à-dire, en d'autres termes, que le calibre additionné des deux veines caves est loin d'être égal à celui de toutes les veines que ces deux troncs terminaux résument. Le système veineux représente, par conséquent, une sorte de cône creux, dont le sommet est au cœur et la base à la périphérie. Or, on sait que tout liquide qui coule dans un canal animé par une force quelconque éprouve une accélération, c'est-à-dire une augmentation de vitesse, en passant d'un espace plus large dans un espace plus rétréci.

Tandis que l'impulsion communiquée à la colonne sanguine veineuse, par les contractions du cœur et par la réaction élastique des artères, tend à s'éteindre à mesure que le sang, s'éloignant de son point de départ, progresse dans l'arbre veineux de ses branches vers ses troncs, d'un autre côté, le rétrécissement continu du système veineux, en augmentant la vitesse du sang, tend à rétablir l'équilibre.

M. Tigri a appelé l'attention sur l'influence adjuvante des battements des artères dans les phénomènes de la circulation veineuse. Il fait remarquer que les artères et les veines principales marchent accolées ensemble, et qu'elles sont contenues, en beaucoup de parties, dans une gaîne commune très-extensible. Or, la distension élastique de l'artère, qui a lieu à chaque systole ventriculaire, imprime en même temps à la veine contenue dans la gaîne commune une secousse, et même une pression, qui doit tendre à faire progresser le sang dans le sens déterminé par les valvules.

§ 105.

Obstacles au cours du sang veineux. — Du pouls veineux. — Les forces qui président au cours du sang dans les veines ont à surmonter, dans les canaux veineux, des obstacles analogues à ceux que nous avons énumérés plus haut, à propos des artères (Voy. § 97). De plus, la tension veineuse étant peu considérable, le cours du sang dans les veines peut être ralenti, ou momentanément et localement entravé, par des causes qui n'ont qu'une influence à peu près insensible sur le cours du sang artériel. Telle est surtout la pesanteur. Tels sont les arrêts de circulation déterminés par les contractions musculaires énergiques. Un lien placé autour d'un membre, et médiocrement serré, ne s'oppose point à la circulation artérielle; mais il peut entraver plus ou moins complétement la circulation veineuse, amener ainsi la stase du sang, et déterminer au-dessous de la ligature une tuméfaction qui dégénère parfois en gangrène.

L'action de la pesanteur varie dans les diverses attitudes du tronc. Dans la station verticale, cette force lutte contre l'ascension du sang veineux dans les membres, tandis qu'elle favorise la circulation des vaisseaux de la tête et du cou. Dans le décubitus horizontal, son action est à peu près nulle sur les divers ordres de vaisseaux. Chacun sait qu'il suffit de lever le bras en l'air pour se débarrasser d'une partie du sang veineux contenu dans les vaisseaux et pour en faire changer la coloration, et les chirurgiens connaissent tous l'importance de la *position* des parties dans les maladies chirurgicales.

Les valvules placées dans l'intérieur des veines luttent contre l'obstacle permanent opposé par la pesanteur. Les valvules ne peuvent annihiler l'action de la pesanteur sur la circulation veineuse, mais elles la limitent; car si elles ne peuvent empêcher le sang de distendre les conduits veineux dans les parties déclives, du moins elles empêchent le sang de rétrograder.

Les valvules n'existent pas dans toutes les veines du corps; c'est particulièrement dans les parties où la circulation veineuse doit surmonter l'action de la pesanteur qu'on les rencontre. Les veines des membres sont toutes pourvues de valvules, les principales veines du tronc également. Les sinus et les veines cérébrales n'ont point de valvules; et il est remarquable que la circulation veineuse encéphalique, loin d'être gênée par l'action de la pesanteur, est au contraire favorisée par elle. Lorsque la tête se trouve dans une position déclive par rapport au cœur, la pesanteur fait sentir ses effets avec une grande énergie, et le sang s'accumule promptement dans les veines. La veine porte, la veine azygos, les veines pulmonaires, n'ont pas de valvules non plus. Il faut remarquer que les veines pulmonaires font partie du petit cercle de la circulation, et que l'influence de la pesanteur se fait peu sentir dans le poumon. Quant à la veine porte, il est certain que le sang, dans ses branches les plus déclives, doit lutter contre la pesanteur. La fréquence des dilatations hémorrhoïdales dans les veines rectales est liée à l'absence des valvules dans la branche inférieure de la veine porte (mésentérique inférieure).

Les mouvements musculaires modérés, tels que ceux de la locomotion, favorisent la circulation veineuse par l'action des muscles, et s'opposent à l'influence fâcheuse de la pesanteur. L'immobilité prolongée, la vie sédentaire favorisent au contraire la stagnation du sang dans les parties déclives du système veineux, et prédisposent aux hémorrhoïdes et aux infiltrations des membres.

La pression, les constrictions de toute espèce peuvent agir en ralentissant le cours du sang veineux. Mais, tandis que la pesanteur agit d'une manière permanente, les causes dont nous parlons sont ordinairement accidentelles et circonscrites. Quand, au lieu d'être momentanées, elles agissent pendant un temps plus ou moins long, les tuniques veineuses distendues ne recouvrent plus leur calibre primitif; de là les dilatations veineuses.

Dans le chant, dans le jeu des instruments, dans le vomissement, dans la défécation, dans la parturition, en un mot, dans tous les efforts (Voy. § 240), les mouvements respiratoires se trouvent suspendus pendant un temps plus ou moins long. L'influence accélératrice qu'exerce l'inspiration sur le cours du sang veineux n'agit plus. Le sang, poussé par les contractions persistantes du cœur, s'accumule dans le système veineux, et celui-ci devient turgide. La face, le cou, la poitrine s'injectent. On amène exactement les mêmes phénomènes en suspendant pendant quelque temps sa respiration. Si la rougeur et la tuméfaction sont plus sensibles à la face et au cou qu'aux autres parties du corps, cela tient à ce que la réplétion du système veineux s'opère d'autant plus vite que le cercle parcouru par le sang est moindre [1]. En retenant pen-

[1] Le chemin parcouru par le sang qui va du cœur à la tête et à la face, et qui revient au cœur par les veines jugulaires, est moins étendu que le chemin parcouru par le sang de la partie inférieure du tronc et des membres.

dant longtemps sa respiration, il est aisé de se convaincre que la turgidité du système veineux s'étend bientôt aux membres supérieurs. Le cours du sang dans les veines, rendu uniforme par les divers obstacles qu'il a rencontrés dans les artères et dans le système capillaire, ne se traduit pas, comme dans les artères, par le phénomène du pouls. Lorsqu'on applique le doigt sur le trajet d'une veine, celle-ci s'affaisse et ne transmet rien qui ressemble au pouls artériel. Il arrive pourtant que, dans des *conditions exceptionnelles*, on aperçoit à l'œil et on peut aussi sentir au toucher, le long du trajet des veines jugulaires, des battements qui ont réellement leur siége dans les veines. C'est à ce phénomène anormal qu'on donne le nom de *pouls veineux*. Le pouls veineux est l'indice d'une lésion quelconque, soit du côté du *cœur droit*, soit du côté des poumons. Il peut en effet survenir dans trois circonstances principales. Lorsqu'il est isochrone avec la contraction ventriculaire du cœur, et par conséquent avec le pouls artériel, il peut indiquer qu'il y a un obstacle à l'écoulement du sang par l'orifice de l'artère pulmonaire au moment où le ventricule droit se contracte. Cet obstacle peut être, d'ailleurs, soit à l'orifice de l'artère, soit dans le poumon lui-même. Il est évident aussi que, la colonne sanguine refluant en retour, du côté de l'oreillette droite et jusque dans les veines de cette oreillette, il est évident, dis-je, qu'en ce moment les valvules auriculo-ventriculaires remplissent incomplétement leurs fonctions. On conçoit pareillement que le pouls veineux puisse se montrer en vertu d'une simple insuffisance des valvules auriculo-ventriculaires; dans ce cas encore, le pouls veineux serait isochrone avec le pouls artériel. Enfin le pouls veineux peut être en rapport avec le rétrécissement de l'orifice auriculo-ventriculaire droit. Cette lésion, d'ailleurs très-rare, s'accompagne généralement d'une hypertrophie de l'oreillette droite. Le sang n'étant plus chassé qu'incomplétement du côté du ventricule droit par les contractions énergiques de l'oreillette, une portion du sang s'engage en retour du côté des veines et y détermine une distension pulsatile. Le pouls veineux, dans ce dernier cas, *précède* le pouls artériel, car il est isochrone, non plus avec la contraction ventriculaire, mais avec la contraction de l'oreillette.

Le pouls veineux ne s'étend pas loin; il s'éteint bientôt en vertu de la dilatabilité des parois des veines. Aussi, on ne le sent guère qu'aux veines jugulaires voisines du cœur. Il se fait très-probablement sentir à l'origine de la veine cave inférieure, de même qu'à l'origine de la veine cave supérieure (c'est en effet par la veine cave supérieure qu'il se transmet aux jugulaires); mais, comme la veine cave inférieure décrit un long trajet dans la profondeur de l'abdomen, le pouls veineux est devenu insensible dans les branches afférentes de la veine cave inférieure, telles que les crurales, par exemple.

§ 106.

Circulation de la veine porte. — Circulation des tissus érectiles. — Nous avons vu précédemment que la contractilité vasculaire, en changeant le calibre des petits vaisseaux, et en le diminuant au point d'opposer un obstacle plus ou moins prolongé au passage des globules du sang, pouvait entraîner, dans les circulations locales, des modifications profondes. Nous avons vu que les résistances nombreuses que le sang rencontre dans les capillaires, que la grande capacité du système veineux et la dilatabilité de ses parois rendaient la tension du sang dans les veines inférieure à ce qu'elle est dans les artères, et que par suite le sang a besoin, pour se mouvoir régulièrement dans les veines, d'un certain nombre de causes adjuvantes. Ces causes adjuvantes, et en particulier l'action musculaire, l'action aspiratoire des mouvements de l'inspiration, manquent dans la veine porte, ainsi que les valvules. Bien plus, le sang contenu dans la veine porte est compris entre deux systèmes capillaires. La veine porte, en effet, fait, en quelque sorte, fonction d'artère par rapport au foie, et le sang doit traverser un nouveau réseau capillaire, avant de se rendre dans la veine cave inférieure par les veines sus-hépatiques. Les causes de ralentissement sont donc plus nombreuses dans le système de la veine porte que dans tout autre point du système circulatoire.

Si nous réfléchissons que les vaisseaux capillaires généraux suffisent à atténuer considérablement la tension du sang qui passe des artères dans les veines, il est évident que le réseau capillaire de la veine porte, dans le foie, doit agir dans le même sens sur le sang qui circule dans la veine porte, et d'autant plus efficacement que la tension du sang dans le tronc de la veine porte est déjà elle-même bien moindre que celle des artères. Les causes qui peuvent modifier localement la circulation doivent agir ici avec beaucoup d'efficacité, et le sang placé dans le système de la veine porte peut être soustrait, dans des proportions variables, à l'action impulsive du cœur.

Il serait difficile de dire jusqu'à quel point peut être portée la stagnation du sang dans le système porte, mais il est au moins probable que, pendant la période de l'absorption digestive, la circulation de la veine porte est ralentie. Les expériences que nous avons entreprises sur la composition du sang de la veine porte, aux diverses époques de la digestion, nous ont conduit à cette conclusion. Les recherches faites par M. Erichsen, à un autre point de vue, nous semblent conduire aussi aux mêmes résultats. M. Erichsen introduit dans le tube digestif des animaux une substance saline, qui passe en nature dans l'urine, lorsqu'elle est parvenue dans le torrent de la circulation ; tel est le ferro-cyanure de potassium. Or, le ferro-cyanure de potassium se montre au bout de 16 minutes dans l'urine, lorsqu'on le donne 24 minutes après le repas. Administré 60 minutes après le repas, il ne faut plus que 14 minutes ;

120 minutes après le repas, il se montre au bout de 12 minutes [1].

Certains organes, tels que les corps caverneux de la verge, le clitoris, la rate, sont essentiellement constitués par l'assemblage de lames celluleuses diversement entre-croisées et circonscrivant un grand nombre de cellules communiquant largement les unes avec les autres. Ces cellules, et c'est là le propre des tissus érectiles, communiquent avec les veines; elles sont en d'autres termes (dans ces organes particuliers), les origines mêmes des radicules veineuses. La communication entre les artères et les veines ne se fait donc pas, dans les tissus érectiles, par un réseau capillaire analogue à celui des autres parties. Il y a dans ces tissus, entre le système artériel et le système veineux, un réservoir multiloculaire, qu'on peut considérer comme des diverticules veineux. Si maintenant, par la pensée, on suppose, en un point des troncs veineux qui rapportent le sang, l'action plus ou moins prolongée d'une force comprimante quelconque, non-seulement le cours du sang sera momentanément retardé dans les cellules dont nous parlons, mais encore ce liquide s'y accumulera. La contraction des radicules veineuses et la contraction musculaire des muscles du périnée et du bassin qui entourent les veines, telle est la force qui accumule et retient temporairement le sang dans les corps caverneux ; la contractilité des radicules veineuses, sans doute l'état de plénitude de l'estomac (déterminant une augmentation de pression sur les organes contenus dans l'abdomen), et aussi la contractilité de la rate, telles sont les causes qui influent sur la circulation du sang de la veine splénique. Ce qui est bien certain, c'est que le caractère essentiel de la circulation dans les tissus érectiles, c'est l'*intermittence*. Les augmentations et les diminutions de volume de la rate et des corps caverneux sont en rapport avec la quantité de sang contenue dans les mailles de leur tissu, et elles dépendent évidemment du départ, tantôt moins considérable, tantôt plus considérable du sang par le calibre des vaisseaux veineux.

ARTICLE V.

DE QUELQUES PHÉNOMÈNES GÉNÉRAUX DE LA CIRCULATION.

§ 107.

Vitesse de la circulation. — Nombre des pulsations du cœur. — Lorsque le cœur se contracte, il chasse en même temps le sang dans l'artère pulmonaire et dans l'artère aorte, car la contraction des deux ventricules est simultanée. Il est évident que la quantité de sang envoyée par le cœur droit dans le poumon, et la quantité de sang envoyée

---

[1] On sait, depuis longtemps, que les phénomènes de l'empoisonnement sont bien plus rapides chez les animaux *à jeun* que chez ceux qui ont l'estomac rempli d'aliments. Cette dernière condition peut parfois, à elle seule, protéger l'animal contre l'action toxique du poison, en ralentissant, et en fractionnant pour ainsi dire son transport dans la masse du sang.

par le cœur gauche dans les organes, sont sensiblement égales. La chose
est difficile à démontrer expérimentalement, mais il est facile de concevoir que, si le cœur droit envoyait plus de sang au poumon que le
cœur gauche n'en reçoit du poumon dans le même temps, le poumon
serait bientôt rempli.

S'il passe, dans un temps donné, la même quantité de sang dans le
cœur droit et dans le cœur gauche, la vitesse du cours du sang dans
le grand et le petit cercle de la circulation est la même, c'est-à-dire,
en d'autres termes, que le sang franchit, en moyenne, en un même espace de temps, une même distance. Mais comme la carrière de la grande
circulation est plus longue que la carrière de la petite, il est évident
que, quoique animé d'une même vitesse moyenne, le sang a besoin d'un
temps plus long pour parcourir le cercle de la grande circulation que
pour parcourir le cercle de la petite.

Avec quelle vitesse le sang se meut-il dans les vaisseaux? Il est évident, d'après tout ce qui précède, que le temps qu'emploie une tranche
de liquide prise en un certain point du système circulatoire, pour
franchir un certain nombre de centimètres, n'est pas le même dans
tous les points. Le liquide sanguin, en effet, ne coule pas d'une manière uniforme dans toutes les divisions du système vasculaire. Le sang
qui se meut dans les artères circule dans des espaces d'une *capacité
moindre* que le sang qui circule dans les veines. De plus, la capacité
artérielle va sans cesse en augmentant, à mesure qu'on s'approche des
capillaires. Les capillaires constituent, ainsi que nous l'avons dit, la
partie la plus *spacieuse* de la carrière sanguine : enfin, la capacité du
système veineux va sans cesse en diminuant, à mesure qu'on s'approche
du cœur [1]. En somme, et d'une manière générale, on peut dire que la
capacité du système circulatoire va sans cesse en augmentant dans les
artères, à partir du cœur vers les organes, et sans cesse en diminuant
dans les veines, à partir des organes vers le cœur ; donc on peut dire,
d'une manière générale aussi, que le sang, animé d'une certaine vitesse
à sa sortie du cœur, perd sans cesse de sa vitesse jusqu'aux capillaires,
et qu'il gagne sans cesse en vitesse à partir des capillaires jusqu'au
cœur. Lorsqu'on demande quelle est la vitesse du sang dans le système
circulatoire, il faut donc distinguer s'il s'agit de la vitesse moyenne du
sang dans le système circulatoire envisagé dans son entier, ou s'il s'agit
de la vitesse du sang dans un département quelconque du système.
C'est pour n'avoir pas tenu compte de cette distinction, que les évaluations les plus diverses et les plus contradictoires ont été souvent proposées.

Pour déterminer la vitesse du cours du sang par expérience, M. Volk-

[1] La mécanique nous apprend encore que les diverses molécules d'une même tranche
liquide ne se meuvent pas avec des vitesses égales ; celles qui avoisinent les parois marchent moins vite que celles qui occupent l'axe du vaisseau : cela est surtout applicable à
la circulation des capillaires.

mann a imaginé un petit instrument très-ingénieux , auquel il a donné
le nom d'*hémodromomètre* (de αἷμα, sang, δρόμος course) (Voy. fig. 42). Cet
instrument consiste en un tube de verre recourbé, fixé sur une boîte en
cuivre. Quand on veut faire une expérience, on commence par remplir
d'eau le tube de verre *bc*. Les robinets *e, f* sont tournés de telle façon
qu'ils interceptent toute communication entre le tube de verre *bc* et
les orifices *a* et *d* (Voy. fig. 43). On fait alors la section du vaisseau sur

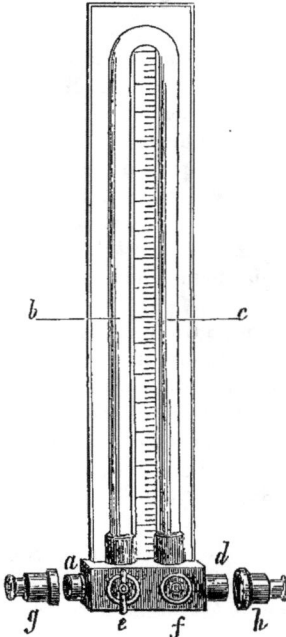

Fig. 42.

HÉMODROMOMÈTRE.

a, orifice d'entrée.
b, branche ascendante du tube de l'hémodr.
c, branche descendante.
d, orifice de sortie.
e, robinet permettant ou empêchant l'entrée
   du sang dans la branche ascendante *b*.
f, robinet lié au robinet *e* par une roue
   dentée placée derrière la figure.
g, h, canules pouvant entrer à frottement sur
   les pièces *a* et *d*.

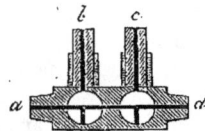

Fig. 43.
Coupe représentant les robinets *e, f* fermés. Le cours du
liquide a lieu de *a* eu *d*.

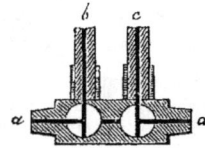

Fig. 44.
Coupe représentant les robinet
e, f ouverts. Le cours du liquide a lieu suivant *a,b,c,d*.

lequel doit porter l'expérience, on lie sur la canule *g* (Voy. fig. 42) un
des bouts du vaisseau, et sur la canule *h* l'autre bout du vaisseau.
Après quoi, on entre à frottement les canules *g* et *h* sur les pièces *a* et
d. Quand cela est fait, les aides qui comprimaient le vaisseau au-dessus
et au-dessous de la section cessent leur compression, et le sang passe

au travers de l'appareil. Comme les robinets e, f sont fermés (fig. 43), le sang ne peut pas s'introduire dans le tube bc, et il continue son trajet directement de a en d. Alors l'opérateur tourne brusquement le robinet f (qui entraîne avec lui le robinet e), la communication directe de a en d se trouve fermée (Voy. fig. 44), et le sang, pour passer de a en d, est obligé de parcourir le tube de verre bc de l'hémodromomètre (fig. 42). Le temps qu'emploie le sang à parcourir la longueur du tube de verre bc représente le temps qu'il aurait mis à parcourir une étendue correspondante du vaisseau en expérience [1].

M. Volkmann et M. Lenz ont principalement étudié la vitesse du cours du sang dans l'artère carotide. Les expériences de M. Volkmann ont été faites sur le chien, la chèvre, le mouton, le cheval, le veau ; celles de M. Lenz ont porté sur le veau. Sur le chien, la vitesse moyenne a été de 29 centimètres par seconde ; sur la chèvre, de 29 centimètres; sur le mouton, de 28; sur le cheval, de 22 (Volkmann) ; sur le veau, de 20 centimètres (Lenz). On peut donc établir en moyenne que la vitesse du cours du sang vers l'origine du système artériel est de 1/4 de mètre par seconde, et qu'elle est à peu près la même dans tous les grands mammifères.

M. Volkmann, à l'aide de son instrument, a trouvé, ainsi qu'on devait s'y attendre, que la vitesse du cours du sang diminue dans le système artériel, à mesure qu'on s'éloigne du cœur, c'est-à-dire à mesure que la *capacité* du système augmente. Ainsi, la vitesse était de 22 centimètres par seconde dans la carotide du cheval, et seulement de 16 centimètres dans l'artère faciale. MM. Bidder et Lenz ont constaté, sur le chien, que la vitesse du cours du sang dans l'artère carotide est double de ce qu'elle est dans l'artère crurale.

M. Vierordt a dernièrement imaginé, pour mesurer la vitesse du sang, un instrument basé sur le principe du pendule hydrométrique. Son instrument, auquel il donne le nom de *hémotachomètre* (αἷμα, sang, τάχος, vitesse), consiste en une petite caisse à parois de verre, qui porte à ses deux extrémités des orifices en forme de canules destinés à être adaptés aux deux bouts du vaisseau divisé. Cette petite caisse, traversée

---

[1] L'expérience dont nous parlons demande certaines précautions. Le temps employé par le sang pour franchir le tube étant très-court (ce tube ne peut avoir qu'une petite longueur, pour ne pas modifier sensiblement la circulation, — quelques centimètres au plus), il faut recourir à des mesures chronométriques qui exigent une certaine habitude. En outre, comme c'est la *couleur* du sang qui sert à évaluer la rapidité de l'ondée sanguine d'un point à un autre, et comme le tube que cette ondée doit traverser est rempli d'eau, il se fait à la limite de séparation des liquides un mélange qui rend cette limite moins tranchée. Cependant la différence de densité des deux liquides, et surtout la rapidité de l'expérience, atténuent cette dernière difficulté, et il n'en résulte, suivant M. Volkmann, que des erreurs de peu d'importance. Enfin, pour que la vitesse du sang dans l'instrument représente la vitesse du sang dans le vaisseau en expérience, il faut encore que le calibre du tube bc soit exactement le même que celui du vaisseau en expérience, ou, s'il n'est pas le même, il faut, tenant compte des différences de diamètre, ramener par le calcul la vitesse observée dans l'appareil à la vitesse qui lui correspondrait dans le vaisseau.

par le courant sanguin, renferme un petit pendule qui peut être dévié de la verticale par l'ondée liquide, et suivant la vitesse avec laquelle elle se meut. L'extrémité opposée du pendule met en mouvement une aiguille qui se meut sur un cercle gradué et qui indique, à chaque moment de l'expérience, le degré de déviation du pendule [1]. L'hémotachomètre est gradué par avance à l'aide de liquides dont la densité et les qualités physiques sont analogues à celles du sang, et qu'on fait arriver dans l'appareil avec des vitesses connues.

M. Vierordt est arrivé, en ce qui concerne la vitesse du cours du sang dans les artères, à des résultats analogues à ceux de M. Volkmann : cette vitesse moyenne est estimée par lui à 26 centimètres par seconde.

M. Chauveau a récemment construit un instrument basé sur le même principe que celui de M. Vierordt. L'hémodromomètre de M. Chauveau est représenté figure 45. On peut prolonger la partie libre de l'aiguille en un levier long et léger, qui écrit ses mouvements sur une bande de papier qui se déroule (voyez l'appareil enregistreur du cardiographe fig. 32, page 218).

La vitesse de la circulation dans le système des vaisseaux capillaires ne peut pas être appréciée à l'aide de l'hémodromètre ou de l'hémotachomètre. A l'aide du microscope, on peut, nous l'avons vu, observer le cours du sang dans les

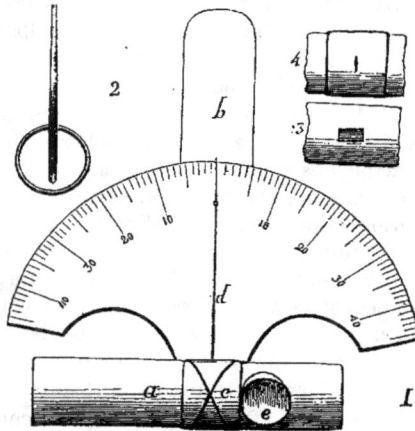

Fig. 45.

HÉMODROMOMÈTRE A AIGUILLE (de Chauveau).

1. *a*, tube métallique.
   c, membrane de caoutchouc enveloppant le tube et fermant l'ouverture qu'on voit figure 3.
   d, partie libre de l'aiguille qui se meut sur un cadran.
   e, ouverture sur laquelle on peut brancher un manomètre.
2, représente la partie de l'aiguille qui plonge dans le courant sanguin.
3, représente la fenêtre du tube par laquelle l'aiguille plonge dans le sang.
4, représente cette fenêtre fermée par un manchon de caoutchouc. Ce manchon est traversé par l'aiguille plate et mince qui fait office de pendule.

parties transparentes des animaux vivants, dans la membrane interdigitaire de la grenouille, par exemple. Mais il faut tenir compte, bien entendu, du pouvoir grossissant. L'instrument donne à la circulation une vitesse apparente qui n'est pas la vitesse réelle. Par conséquent, lorsqu'on a compté le temps que met un globule du sang, placé dans le milieu du courant, à parcourir une certaine étendue du vaisseau, on

[1] On peut aussi annexer à l'appareil un cylindre *enregistreur*. Dans ce cas, le pendule met en mouvement un pinceau ou un crayon au-devant duquel tourne d'un mouvement circulaire uniforme un cylindre entouré d'une bande de papier, comme dans le kymographe représenté pages 240 et 242.

diminue la vitesse observée de tout le pouvoir amplifiant de la lentille.

Hales estimait le cours du sang dans les petits vaisseaux de la grenouille à $0^{mm},3$ par seconde. M. Weber a trouvé cette vitesse de $0^{mm},5$ par seconde dans les capillaires de la queue du têtard. M. Valentin l'estime pareillement à $0^{mm},5$ d'après des observations faites sur la membrane interdigitaire de la grenouille ; nous sommes arrivé, nous-même, à une évaluation analogue. M. Volkmann, enfin, estime la vitesse du courant sanguin dans les capillaires du mésentère de chien à $0^{mm},8$ par seconde.

La vitesse du cours du sang dans les vaisseaux capillaires est très-faible, et cela devait être, car les capillaires constituent la partie la plus spacieuse du réservoir sanguin. Cette vitesse est donc, en moyenne, de 1/2 millimètre par seconde [1].

M. Vierordt a dernièrement mis à profit un phénomène particulier de la vision sur lequel nous reviendrons (Voy. § 297 *bis*), et à l'aide duquel il a pu observer les vaisseaux capillaires de sa propre rétine. Ces vaisseaux, en leur qualité de capillaires, ont des parois tout à fait transparentes, au travers desquelles on peut voir circuler les globules sanguins et les suivre pendant un certain temps et dans une certaine étendue de leur parcours [2]. Lorsqu'on fixe ainsi un globule du sang en particulier, on peut souvent le suivre pendant une course de 20 à 25 millimètres. Or, en mesurant la vitesse de ces globules à l'aide du tic tac d'un chronomètre, et en tenant compte du grossissement sous lequel ils apparaissent, M. Vierordt trouve comme moyenne d'un grand nombre d'observations $0^{mm},6$ à $0^{mm},9$ parcouru par seconde ; c'est-à-dire un chiffre peu différent de celui que donne l'observation de la circulation capillaire chez les animaux [3].

---

[1] Il est vrai qu'elle paraît être un peu plus rapide sur le chien que sur la grenouille ; mais il faut remarquer que, pour placer le mésentère d'un animal sous le microscope, il faut lui faire subir une mutilation préalable et mettre brusquement au contact de l'air la membrane vasculaire. Il est possible que l'action de l'air s'exerce sur les *petites artères* et, mettant en jeu leur contractilité, modifie à un certain degré la circulation locale.

[2] Le procédé mis en usage par M. Vierordt n'est que l'application d'une expérience déjà connue sous le nom d'*image vasculaire* de l'ürkinje. Voici comment procède M. Vierordt. Il fixe pendant deux ou trois minutes le globe dépoli et vivement éclairé d'une lampe, ou bien un nuage blanc vivement éclairé par le soleil. Il exécute ensuite, au-devant des yeux, un mouvement rapide de va-et-vient à l'aide de sa main, dont les doigts sont légèrement écartés. D'abord l'observateur aperçoit un mouvement confus dans le champ de la vision ; puis apparaissent de nombreux points clairs, tandis que le fond sur lequel ils se détachent s'obscurcit. Ces points se multiplient et se disposent suivant un ordre déterminé, le fond devient grisâtre, et sur ce fond se détachent nettement des traînées jaunâtres. La période de l'expérience la plus propre à l'observation est celle qui correspond au moment où les espaces intervasculaires deviennent médiocrement clairs, et où les globules du sang apparaissent comme de petits points légèrement jaunâtres. M. Vierordt a pu faire durer cette période de 2 à 4 minutes. Les parois des vaisseaux ne tombent pas sous la vue ; on n'aperçoit que des traînées de globules.

[3] Cette vitesse de la circulation des vaisseaux de l'œil est celle des *vaisseaux capillaires* du plus petit calibre, où les globules circulent à la file. D'autres vaisseaux plus gros appa-

On comprend l'application que l'on peut faire de la comparaison des vitesses du sang prises d'une part à l'origine du système aortique, et, d'autre part, dans le système des capillaires, pour se faire une idée de la capacité relative de ces deux portions du système vasculaire. La masse du sang, qui, dans un temps donné, traverse l'ensemble des capillaires de la grande circulation, est équivalente à celle qui passe dans l'aorte dans le même temps. La vitesse du courant dans chacun de ces départements du système vasculaire sera, d'après les lois de la mécanique, en raison inverse de la grandeur de l'aire de chacun d'eux. Or, on connaît, d'une part, l'aire de l'aorte à son origine, ainsi que la vitesse du sang qui la parcourt ; d'autre part, on connaît la vitesse du sang dans les capillaires : il est, dès lors, facile de dégager l'inconnue, c'est-à-dire la valeur de l'aire de tous les capillaires réunis. En faisant le calcul sur les bases précédentes, M. Vierordt estime, d'après ses expériences et ses mesures, que l'aire du système capillaire de la grande circulation est huit cents fois celle de l'aorte à son origine. M. Donders, prenant pour point de départ les expériences et les mesures de M. Volkmann, évalue l'aire totale du système capillaire de la grande circulation à cinq cents fois l'aire aortique [1].

La vitesse du cours du sang dans le système veineux n'a pas été étudiée avec le même soin que dans le système artériel. M. Volkmann ne donne à cet égard que trois expériences sur le chien. L'hémodromomètre introduit dans la veine jugulaire a accusé une vitesse moyenne de 22 centimètres par seconde. Ce résultat, parfaitement en harmonie d'ailleurs avec les développements précédents, montre que, dans le voisinage du cœur, la vitesse du sang dans le système veineux tend à devenir la même qu'au moment du départ par le système artériel.

Maintenant, sans plus tenir compte de la vitesse différente du sang dans les divers départements de l'appareil vasculaire, cherchons avec quelle vitesse moyenne le sang parcourt toute l'étendue du système circulatoire.

M. Hering a tenté à cet égard, sur des chevaux, des expériences nombreuses, qui laissent peu de chose à désirer sous le rapport de la précision. Son procédé consiste à injecter dans le sang un liquide qui n'ait point d'action nuisible sur l'animal et qui, circulant avec le sang, puisse être recherché sur un point du système circulatoire. Le liquide employé

---

raissent aussi dans l'expérience, vaisseaux dans lesquels plusieurs globules circulent de front. Il est aisé de constater que la vitesse du cours du sang y est plus grande ; elle peut être deux fois, quatre fois, cinq fois, etc., plus considérable.

[1] Ces divers calculs ne sont évidemment qu'approximatifs; pour qu'ils fussent rigoureusement exacts, il faudrait que tous les capillaires fussent également éloignés du cœur, que le volume des capillaires fût le même dans tous les organes, ce qui n'est pas. Mais, tels qu'ils sont, ces résultats donnent une bonne idée de l'énorme différence de capacité que présente le système vasculaire, quand on compare son origine cardiaque au réseau périphérique.

est le ferro-cyanure de potassium, dont les moindres traces peuvent être révélées par un sel de fer.

M. Hering ouvre une veine jugulaire, puis il y introduit et y fixe une canule à robinet, surmontée d'un petit entonnoir, dans lequel il verse environ 30 grammes de liquide contenant 4 grammes de ferro-cyanure. La solution de ferro-cyanure descend par son propre poids dans la veine, dans l'espace de 2 à 5 secondes, après quoi l'opérateur ferme le robinet. Aussitôt que la solution entre dans la veine, un aide, placé du côté opposé de l'animal, reçoit dans des verres, qu'il change de 5 secondes en 5 secondes, le sang qui coule par la veine jugulaire du côté opposé, préalablement ouverte. Le sang est ainsi reçu dans dix ou douze verres d'épreuve, et l'expérience dure par conséquent de 50 à 60 secondes. Les verres contiennent chacun de 15 à 40 grammes de sang. Ils sont numérotés, puis abandonnés à eux-mêmes pendant vingt-quatre heures. Au bout de ce temps, la coagulation du sang est achevée. On prend alors successivement dans chaque verre quelques gouttes de *sérum*, et on les essaye sur une feuille de papier blanc, à l'aide d'un sel de fer qui décèle la présence du ferro-cyanure, là où il existe, par la formation du bleu de Prusse.

M. Hering a ainsi établi (en 1827, en 1833 et en 1854) que le sang met de 25 à 30 secondes à parcourir le cercle entier de la circulation, c'est-à-dire à passer d'une veine jugulaire dans le cœur droit, du cœur droit dans les poumons, des poumons dans le cœur gauche, du cœur gauche dans les organes, et des capillaires des organes dans la veine jugulaire (ou dans celle du côté opposé, ce qui est la même chose).

On a objecté aux expériences de M. Hering que l'écoulement du sang par un vaisseau ouvert pouvait avoir contribué à accélérer le cours du sang chez les animaux en expérience. Mais, dans des recherches plus récentes, M. Hering a démontré qu'en ouvrant la veine jugulaire du côté opposé à l'injection, 25 secondes seulement après l'injection, le ferro-cyanure apparaissait ou dans le premier jet de liquide, ou dans les 5 secondes suivantes. L'influence qu'exerce sur le cours du sang une ouverture de vaisseau est donc sensiblement nulle.

Le procédé mis en usage par M. Vierordt pour mesurer la vitesse d'une révolution sanguine est tout à fait analogue à celui de M. Hering. M. Vierordt a ajouté à ce procédé quelques perfectionnements : ainsi, par exemple, le vaisseau qui doit fournir le sang d'épreuve est pourvu par avance d'un tube qu'on débouche au moment opportun, et le sang s'écoule dans un grand nombre de petits entonnoirs fixés autour d'un disque qui exécute un mouvement de rotation circulaire uniforme. Chaque entonnoir vient ainsi se présenter tour à tour (toutes les demi-secondes) au tube d'écoulement, et le temps se trouve très-exactement mesuré [1].

---

[1] M. Vierordt a opéré sur des chevaux, des chiens, des chèvres, des lapins.

Les résultats de M. Vierordt sur les chevaux sont tout à fait semblables à ceux de M. Hering. La révolution sanguine a été en moyenne de 28 secondes.

Sur le chien et la chèvre, la durée d'une révolution sanguine est un peu plus courte; elle est pour le premier de 15 secondes, et pour la seconde de 13 secondes. Sur le lapin, animal de petit volume, la durée est plus courte encore ; elle est de 10 secondes.

Chez l'homme, la durée d'une révolution circulatoire est probablement intermédiaire à ce qu'elle est chez le cheval et le chien. M. Vierordt évalue approximativement cette durée à 23 secondes [1].

Les pertes moyennes de sang (8 livres chez le cheval) ne modifient point la vitesse du sang. Les pertes de sang très-abondantes accélèrent cette vitesse. Il faut ajouter que, dans ces cas, le pouls s'élève rapidement. Ainsi, M. Hering retire brusquement 16 et 25 livres de sang à des chevaux; aussitôt le pouls s'élève de 40 à 80 pulsations, et le sang parcourt le cercle circulatoire en 15 et 20 secondes.

A elle seule, l'élévation du pouls ne change pas sensiblement la vitesse moyenne du cours du sang. M. Hering a trouvé, chez un grand nombre de chevaux atteints de maladies aiguës avec fièvre, qu'il fallait toujours de 25 à 30 secondes pour une révolution sanguine complète.

Enfin, M. Hering a trouvé que la fréquence des mouvements respiratoires ne modifie pas la vitesse générale du sang. Chez des chevaux qui respiraient 60 ou 70 fois par minute, il fallait 1/2 minute au sang pour accomplir sa révolution, tout comme chez des chevaux qui ne faisaient que 6 ou 7 respirations dans le même temps. L'influence qu'exerce l'inspiration sur le cours du sang est donc localisée dans les veines ; elle tend à régulariser le cours du sang veineux, en lui imprimant un supplément d'impulsion à la fin de sa course, mais elle ne modifie pas d'une manière appréciable la vitesse générale du sang dans l'ensemble du système.

Ainsi, on peut établir qu'il faut en moyenne 1/2 minute chez le cheval pour que le sang exécute une révolution complète; et, en outre, les causes qui peuvent modifier le cours du sang dans le système sanguin sont très-peu nombreuses et n'agissent que dans des limites extrêmement restreintes.

Il ne faudrait pas conclure de ce que nous venons de dire qu'une molécule de sang engagée dans l'aorte et une molécule de sang engagée au même niveau dans l'artère coronaire du cœur emploieront le même temps pour revenir par les veines à l'oreillette droite. Il est évident que la dernière, ayant à parcourir un cercle de peu d'étendue, reviendra à l'oreillette droite avant celle qui se dirigera à la plante du pied, par

---

[1] En 23 secondes le cœur bat 27 fois (en supposant 72 pulsations par minute); donc, quand le cœur a battu 27 fois, le sang a parcouru une révolution circulatoire entière (Voy. § 108).

exemple. Cette inégalité dans le temps que mettront ces deux molécules à revenir vers le cœur ne prouve en rien, du reste, que la vitesse du cours du sang soit différente dans le premier cercle et dans le second. Il est clair, en effet, que, de deux corps *animés d'une égale vitesse,* celui qui qui n'aura à parcourir qu'un espace de 1 mètre mettra quatre fois moins de temps pour arriver au terme de sa course que celui qui aura à parcourir un espace de 4 mètres.

Ce que nous disons ici pour les vaisseaux coronaires du cœur et pour les vaisseaux du membre inférieur, on peut l'appliquer à tous les départements du système circulatoire. Ainsi, par exemple, une molécule de sang traverse plus promptement le cercle de la petite circulation que celui de la grande. Pour déterminer rigoureusement le temps qu'il faudrait à une molécule sanguine pour partir du cœur, traverser un organe déterminé et revenir à son point de départ, il faudrait connaître la longueur absolue du chemin parcouru, ce qui est tout à fait impossible, attendu les courbures des artères, la richesse ou la pauvreté du réseau capillaire, etc. Tout ce qu'on peut conclure de là, c'est qu'il y a une certaine diversité dans la circulation des divers organes.

Les chiffres que nous avons donnés peuvent être considérés comme représentant une moyenne susceptible de varier en plus ou en moins, mais dans des limites peu étendues. Ces chiffres représentent le temps que met une molécule de sang à décrire le cercle de la circulation pulmonaire (quantité commune à toutes les révolutions complètes du sang), plus un cercle comprenant les vaisseaux de la tête (carotide et jugulaire). Quand l'expérience est faite sur les veines iliaques, au lieu de l'être sur les jugulaires, le chiffre obtenu correspond au temps que met une molécule sanguine à décrire le cercle de la circulation pulmonaire (quantité commune), plus le cercle comprenant les vaisseaux du membre inférieur (aorte, artère crurale, et veines du membre inférieur). Or, dans ce cas, le temps employé est un peu plus considérable. De même, il serait sans doute plus court si l'on pouvait examiner de la même manière le cours du sang dans les cercles circulatoires placés dans le voisinage du cœur.

Le ferro-cyanure de potassium, à dose modérée, n'exerce pas d'action sensible sur l'économie animale; il est très-propre à étudier la vitesse du sang. Les liquides qui agissent chimiquement sur le sang en le coagulant, ou en augmentant sa viscosité (sels de fer, solutions alcooliques concentrées, etc.), doivent être repoussés pour ce genre d'expériences. D'autres liquides (liquides oléagineux, digitaline, cantharidine, poisons, etc.), en adhérant aux parois des vaisseaux, ou en agissant sur la contractilité des vaisseaux, ou sur les contractions du cœur, fourniraient également à cet égard des notions inexactes.

Au reste, nous l'avons déjà dit, il s'en faut de beaucoup que la *répartition* du sang se fasse d'une manière uniforme dans les divers organes. Le nombre et le diamètre des vaisseaux des différents organes seraient connus, que cela ne suffirait même pas à calculer cette quantité. Il suffit d'un arrêt apporté à la circulation veineuse, soit par une pression musculaire, soit par l'état de plénitude d'un réservoir, soit par d'autres causes encore, pour amener la rubéfaction, la congestion ou la tuméfaction des organes : par conséquent, des modifications dans la circulation. Les mouvements de la locomotion et la contractilité des vaisseaux jouent aussi, sous ce rapport, un rôle capital. La vitesse du cours du sang, lorsqu'on l'envisage dans des points spéciaux de l'arbre circulatoire, est donc soumise, pour tous ces motifs, à une grande variabilité.

— Le nombre des battements du cœur, c'est-à-dire la fréquence des impulsions que donne à la masse sanguine la contraction ventriculaire, est facile à apprécier, non-seulement par le toucher à la région précordiale, mais encore sur le trajet de l'arbre artériel, partout où le pouls peut être senti. C'est généralement le pouls qu'on interroge pour apprécier le nombre des battements du cœur.

Le nombre des battements du cœur n'est pas le même à tous les âges de la vie. Chez l'adulte, le cœur bat, en moyenne, 72 fois par minute. Dans la première enfance, le nombre des battements du cœur (et par conséquent le nombre des pulsations artérielles) est bien plus élevé. Au moment de la naissance et pendant les deux mois suivants, le cœur bat environ 140 fois par minute. Au sixième mois, le nombre des battements est de 128 ; de 120 au douzième ; de 110 environ à la fin de la seconde année. Ce nombre s'abaisse ensuite peu à peu, jusqu'à l'époque de la puberté, où il est de 80 environ. Plus tard, il s'abaisse encore et sur l'adulte de trente ans, le cœur bat environ 72 fois par minute. Aux approches de la vieillesse, le pouls devient un peu plus fréquent, il remonte à 75 et peut s'élever à 80.

Dans les premiers âges de la vie, le pouls est sensiblement le même dans les deux sexes. Plus tard, le pouls est un peu plus fréquent chez la femme que chez l'homme. La différence s'établit nettement vers l'âge de la puberté.

Le nombre des battements du cœur varie beaucoup dans la série animale. On peut poser comme règle générale que le cœur bat lentement dans les grandes espèces et que les battements s'accélèrent dans les petites ; exemple : cheval et bœuf, 30 à 40 pulsations par minute ; âne, 50 ; mouton, 70 à 80 ; chien, 110 à 120 ; lapin, 150 [1].

Cette loi paraît se poursuivre dans l'espèce humaine quand on compare entre eux des hommes très différents par la stature. M. Rameaux a établi, par l'observation de 64 soldats d'âge égal, mais de stature différente, que le pouls est plus lent chez les hommes de haute taille que chez les hommes de petite taille. M. Volkmann est arrivé à des résultats

---

[1] Dans une série de larves de sphinx (insectes), les individus dont le poids variait de 3 à 4 grammes, offraient 50 pulsations du vaisseau dorsal, tandis que chez ceux dont le poids variait de 4 à 5 grammes, le vaisseau dorsal ne battait que 40 fois, ou même 30 fois. (Newport.)

analogues : c'est ici le lieu de rappeler qu'à mesure que l'enfant croît, le nombre des pulsations du cœur diminue.

Le nombre des pulsations du cœur est en relation intime avec l'état de repos ou de mouvement, et chacun a pu observer par soi-même que tout exercice un peu violent augmente notablement les battements du cœur. Dans la position horizontale qui est la position du repos, le cœur bat un peu moins vite que dans la position assise ; il bat un peu moins vite dans la position assise que dans la station verticale où l'action musculaire est mise en jeu pour le maintien de l'équilibre. L'influence de la position sur le nombre des battements du cœur a été constatée particulièrement par MM. Bryan, Robinson et Guy.

Les battements du cœur diminuent pendant le sommeil [1].

La température exerce une action complexe sur les mouvements du cœur. MM. Bence Jones et Dickinson ont observé que, sous l'influence d'une douche froide, de 17 à 18 degrés centigrades, le pouls s'abaisse dans les premiers moments à 50 pulsations par minute ; mais cet effet n'est que momentané, car, peu après, il devient plus rapide et plus fort, quoique la douche continue ; puis, quand le tremblement du froid arrive, il diminue de nouveau, s'affaiblit et devient parfois à peine sensible et intermittent. M. Fleury a fait des observations analogues.

Le travail de la digestion accélère le mouvement du pouls. Dans des recherches entreprises dans un autre but (Voy. *Chaleur animale*, § 165 *bis*), nous avons souvent constaté que le matin, à jeun, le pouls est généralement de 10 pulsations moins fréquent qu'après le repas. L'accélération se fait sentir surtout quand la digestion est dans toute son activité, et peu à peu elle disparaît. L'observation, d'ailleurs, n'est pas nouvelle. MM. Lichtenfels et Frölich ont résumé, il y a quelques années, sous forme de tableau, l'influence du repas [2]. Les mêmes observateurs ont remarqué qu'après une abstinence de 20 heures, le nombre des pulsations du cœur diminuait de 10 et de 12 pulsations.

Le système nerveux exerce une influence capitale sur le nombre des battements du cœur. Les émotions vives déterminent des palpitations, aussi bien que les exercices violents ; la section des deux nerfs pneumogastriques au cou détermine aussi une accélération dans le nombre des

---

[1] Les expériences faites sur ce point laissent à désirer ; il n'a pas été tenu compte, chez les personnes endormies, du ralentissement des mouvements du cœur dû à la position horizontale.

[2] Influence du repas.

		Nombre moyen des pulsations.	
7 heures		69,36	à jeun.
8	—	78,62	après le déjeuner.
8	— 1/2	82,43	
9	—	80,52	
10	—	74,15	
1	—	68,50	avant le dîner.
2	—	77,26	après le dîner.
3	—	74,31	

battements du cœur. La digitale exerce, par l'intermédiaire du système nerveux, sur le nombre et l'énergie des battements du cœur, une influence bien connue des médecins. Sous l'influence de cet agent le nombre des pulsations du cœur peut diminuer de près de moitié.

M. Vierordt a comparé la durée moyenne d'une révolution sanguine avec la fréquence moyenne du pouls chez un grand nombre d'animaux. Nous empruntons les résultats suivants à son beau travail sur la circulation.

ESPÈCE DE L'ANIMAL.	NOMBRE des BATTEMENTS DU CŒUR (ou des pulsations du pouls) par *minute*.	DURÉE MOYENNE d'une RÉVOLUTION SANGUINE comptée en *secondes*.
Écureuil............................	320	4,39
Corbeau............................	280	5,92
Chat................................	240	6,69
Cochon d'Inde	230	7,05
Lapin...............................	220	7,79
Renard.............................	172	8,20
Canard.............................	163	10,64
Oie.................................	144	10,86
Chien..............................	115	15,00
Homme.............................	72	23,00

De ce tableau on peut tirer la conclusion que la fréquence du pouls diminue à mesure que la durée d'une révolution circulatoire augmente. On peut encore tirer cette conclusion générale, à savoir : que la durée moyenne d'une révolution circulatoire est égale, chez les mammifères, au temps pendant lequel le cœur exécute 27 battements.

Des recherches de M. Vierordt, il résulte qu'à un même poids de tissus vivants correspond un poids de sang dont la valeur est sensiblement la même chez les divers mammifères (Voy. paragraphe suivant) ; mais la rapidité du transit circulatoire augmente, à mesure que la taille diminue [1]. Cette rapidité plus grande de la révolution sanguine chez les petits animaux est, d'ailleurs, en rapport avec l'activité des phénomènes respiratoires et avec la production de la chaleur animale, subordonnée, en partie, au volume de l'animal (Voy. § 166).

§ 108.

De la quantité du sang en circulation. — Du débit du ventricule gauche. — Il est impossible, comme on le pense bien, de déterminer

[1] M. Vierordt calcule que, dans l'espace de 1 minute,

1 kilogramme de lapin est traversé par 592 grammes de sang.
1	—	de chèvre	—	311 —
1	—	de chien	—	272 —
1	—	d'homme	—	207 —
1	—	de cheval	—	152 —

cette quantité d'une manière absolue. A supposer qu'on pût calculer directement l'aire générale du calibre intérieur des vaisseaux, on ne pourrait, vu l'élasticité artérielle, la dilatabilité des veines et la contractilité des vaisseaux, considérer le résultat que comme une approximation plus ou moins exacte.

Lorsqu'un homme meurt d'hémorrhagie, ou qu'on fait périr un animal en lui ouvrant une grosse artère, la quantité de sang qui s'écoule est loin de représenter la masse totale du sang. Le sang cesse de couler au bout de quelque temps, non pas seulement par suite de l'épuisement de l'animal, mais surtout parce que le sang se coagule dans la plaie. Après la mort, il est certain que le cadavre contient encore une assez grande quantité de sang dans ses vaisseaux [1].

Pour arriver à une évaluation approximative, on a proposé de remplir les vaisseaux du cadavre par une injection, et d'évaluer la quantité de sang contenue dans les vaisseaux par la quantité d'injection dépensée. Mais il est évident qu'une injection solidifiable, même la plus parfaite, ne remplit jamais tout l'arbre circulatoire ; et, si elle est diffusible et pénétrante, elle s'échappe, par transsudation, au travers des parois vasculaires ; on risque dès lors d'évaluer trop bas ou trop haut.

Le procédé d'estimation proposé par M. Valentin est fort ingénieux, mais il est loin d'être aussi rigoureux qu'il le paraît.

Soit une solution saline quelconque, dont la quantité est inconnue ; 25 grammes de cette solution donnent 15 pour 100 de résidu solide. Ajoutons 50 grammes d'eau distillée à la solution saline, prenons de nouveau 25 grammes de cette solution, et supposons que ce nouvel essai ne fournisse plus que 10 pour 100 de résidu solide. Nous avons dès lors tout ce qu'il faut pour calculer la quantité inconnue de la solution, car il suffit de résoudre une simple équation.

On conçoit l'application faite par M. Valentin de ce problème algébrique. Il tire une certaine quantité de sang des vaisseaux d'un animal ; il fait dessécher ce sang, et calcule combien cette quantité donnée fournit de résidu sec ; puis il injecte une quantité connue d'eau distillée dans les vaisseaux, et au bout de cinq minutes, il fait une nouvelle saignée. Cette saignée fournit aussi une certaine quantité de résidu sec. On a dès lors tous les éléments de la solution, et il est facile de calculer la quantité absolue de sang contenue dans les vaisseaux de l'animal.

Des expériences de cette nature, entreprises sur des chiens, des moutons et des lapins, ont amené M. Valentin à cette conclusion que la masse du sang est la cinquième partie du poids du corps. En appliquant ces résultats à l'espèce humaine, il en résulterait qu'il y a chez l'homme adulte (pesant en moyenne 65 kilogrammes), près de 14 kilogrammes

---

[1] Il résulte des pesées faites par M. Herbst, et plus tard par M. Vanner, que le poids du sang qui s'écoule des vaisseaux d'un animal qu'on met à mort par la section des gros vaisseaux, est équivalent à 1/10 du poids du corps.

de sang, et chez la femme (pesant en moyenne 55 kilogrammes), près de 12 kilogrammes de sang.

Les résultats de M. Valentin sont entachés d'une cause d'erreur que nous ne pouvons passer sous silence. Pour qu'ils fussent rigoureux, il faudrait que les parois des vaisseaux fussent imperméables. Le calcul suppose, en effet, qu'il ne s'est fait aucune déperdition du liquide injecté dans les vaisseaux. Dans l'espace des cinq minutes pendant lesquelles l'eau injectée circule et se mélange avec le sang, une partie de cette eau transsude au travers des parois vasculaires, en traversant le réseau capillaire. La composition du sang n'est pas exactement modifiée (dans la proportion des parties solides et des parties liquides), comme elle le serait si la transsudation n'avait pas lieu. Il résulte de là que, dans la seconde saignée d'épreuve, la proportion des matières solides est sans doute évaluée trop haut, ce qui, dans le calcul, entraîne une exagération correspondante dans l'évaluation finale de la *quantité* du sang qui est estimée trop haut.

M. Blake a cherché à déterminer la quantité de sang en circulation à l'aide d'un procédé analogue. L'expérimentateur injecte dans les vaisseaux d'un animal vivant une quantité connue et titrée de sulfate d'alumine. Au bout de quelques minutes, une saignée est pratiquée à l'animal, et le sang analysé. La quantité de sulfate d'alumine retrouvée dans la saignée implique la quantité restée dans la masse sanguine, et cette quantité doit être, avec la masse générale du sang, dans les mêmes relations que dans le sang de la saignée. M. Blake estime ainsi que la masse du sang constitue chez le chien la huitième ou la neuvième partie du poids du corps. On peut adresser à ce procédé les mêmes objections qu'au précédent.

MM. Lehmann et E. Weber ont procédé d'une manière plus directe. Ils pèsent un homme qu'on va décapiter. Après la décapitation, et quand tout écoulement de sang a cessé par les artères ouvertes, ils pèsent le tronc et la tête : la différence donne le poids du sang écoulé. Après quoi, ils font passer un courant d'eau distillée dans les vaisseaux du tronc et de la tête, jusqu'à ce que l'eau sorte incolore. Ils évaporent le liquide obtenu, et le résidu sec correspond à une quantité de sang qu'on calcule facilement, en établissant une comparaison avec une certaine proportion du sang primitivement recueilli et évaporé. La quantité de sang *calculée* est ajoutée à la première. MM. Weber et Lehmann croient devoir conclure que la proportion du sang est au poids du corps comme 1 : 8, c'est-à-dire qu'un homme qui pèse 65 kilogrammes aurait environ 8 kilogrammes de sang dans ses vaisseaux (une femme pesant 55 kilogrammes aurait par conséquent environ 7 kilogrammes de sang).

Cette évaluation est évidemment encore trop élevée ; le courant d'eau qui traverse ainsi le système vasculaire se charge, dans la trame des tissus, d'éléments solubles qui n'appartiennent pas au sang, et qui tendent à élever le chiffre du résidu de l'évaporation.

M. Welcker a proposé une méthode d'évaluation qui nous paraît suffisamment rigoureuse. Cette méthode est basée sur la puissance colorante du sang. L'expérimentateur prend d'abord sur un animal vivant une petite quantité de sang d'épreuve, puis il fait passer dans les vaisseaux de l'animal mis à mort un courant d'eau distillée, jusqu'à ce que cette eau sorte tout à fait incolore. Il note le volume de cette masse liquide ainsi obtenue ; après quoi il étend d'eau le premier sang d'épreuve jusqu'à ce qu'il obtienne la *teinte* du dernier liquide, ce qui peut se faire avec un degré d'approximation assez rigoureux. Il y a dès lors un rapport exact entre la quantité d'eau ajoutée au sang d'épreuve et la quantité d'eau mélangée au sang retiré des vaisseaux par le lavage. Dès lors le poids du sang d'épreuve permet de calculer le poids de l'autre portion du sang. La méthode de M. Welcker échappe aux objections qu'on peut adresser aux procédés précédents, attendu qu'il s'attache à l'élément colorant du sang, c'est-à-dire aux globules qui n'appartiennent qu'au sang, et qui sont contenus dans l'appareil fermé de la circulation. A l'aide du procédé de M. Welcker, M. Bischoff a opéré sur le corps de deux suppliciés. Sur l'un et sur l'autre, il a trouvé un peu moins de 5 kilogrammes de sang, représentant environ la treizième partie du poids du corps du supplicié [1].

Il est remarquable qu'en s'appuyant sur les résultats de ses expériences, M. Vierordt arrive par une voie détournée à une évaluation analogue à la précédente. Le calcul de M. Vierordt est basé sur trois éléments, dont les deux premiers sont tirés de l'expérience et dont on déduit le troisième. Ces trois éléments sont : 1° la durée d'une révolution circulatoire donnée par l'expérience ; 2° le nombre des battements du cœur correspondant à cette durée, également donné par l'observation directe ; 3° le débit du ventricule gauche à chaque systole ventriculaire, ou sa capacité.

Il semble au premier abord qu'il suffit de mesurer sur le cadavre la capacité du ventricule gauche du cœur, et que, par conséquent, il n'est pas nécessaire de déduire cette valeur des deux premières. Mais il ne faut pas oublier que sur le vivant, au moment où le ventricule entre en contraction, la quantité de sang qu'il contient (c'est-à-dire sa capacité) se trouve augmentée en vertu de l'effort contractile des oreillettes qui a poussé le sang et distendu par conséquent le ventricule *diastolique*. La

---

[1] M. Welcker, qui a appliqué sa méthode sur les animaux, a trouvé que la masse du sang, comparée à la masse du corps, est

de 1 ou 1,5 pour 100 chez les poissons ;
de 5   pour 100 chez les grenouilles et les lézards ;
de 8   pour 100 chez les souris ;
de 8,5   pour 100 chez l'oiseau.

En prenant le calcul de M. Bischoff, c'est-à-dire 5 kilogrammes de sang chez un homme de 65 kilogrammes, on trouve le même rapport que pour la souris (animal mammifère), c'est-à-dire 5 pour 65, ou 8 pour 100.

capacité du ventricule, sur le vivant, au moment où il va se contracter, est donc plus grande que sur le cadavre [1].

Voici comment procède M. Vierordt pour déterminer la capacité du ventricule gauche, ou, pour mieux dire, la quantité de sang que le ventricule gauche qui se contracte chasse dans l'arbre aortique.

Le sang coule dans la carotide droite avec une vitesse de 261 millimètres par seconde. Le calibre de la carotide droite de l'homme, ou son aire, est de 63 millimètres carrés; ce vaisseau reçoit, par conséquent, du tronc brachio-céphalique 16cc,4 de sang par seconde. Le calibre de l'artère sous-clavière du même côté est de 99 millimètres carrés; ce vaisseau reçoit, par conséquent, du tronc brachio-céphalique 25cc,8 de sang par seconde. Le calibre de l'aorte (quand elle a fourni le tronc brachio-céphalique) est tel qu'il correspond à un débit de 171 centimètres cubes de sang par seconde. Il faut, enfin, ajouter à ces nombres 4 centimètres cubes de sang par seconde pour le débit des artères coronaires. L'aorte reçoit donc du cœur, par seconde, une quantité de sang égale à 16cc,4 + 25cc,8 + 171cc + 4cc, c'est-à-dire une quantité de sang égale à 217 centimètres cubes. En d'autres termes, il sort par seconde 217 centimètres cubes de sang du ventricule gauche. Comme il y a 72 pulsations du cœur par minute, à chaque seconde correspond 1 systole + 1/5 de systole ventriculaire. Donc, pour chaque systole ventriculaire, il sort du ventricule gauche 172 centimètres cubes de sang, ce qui correspond *en poids* (la densité du sang étant 1,05) à 180 grammes de sang [2].

A l'aide de ces données, on conçoit aisément comment M. Vierordt fixe approximativement la quantité totale du sang en circulation. La durée d'une révolution circulatoire complète est, chez l'homme, de 23 secondes; or, en raison de 72 systoles du cœur par minute, il y a, pendant ces 23 secondes, 27,5 systoles. En 27,5 systoles ventriculaires, la masse du sang exécute une révolution totale et passe tout entière dans le ventricule gauche. Donc, en multipliant 180 grammes par 27,5, on obtient 4,950 grammes (en nombres ronds 5 kilog.), chiffre correspondant à la masse totale du sang.

Cette évaluation n'est évidemment qu'approximative, car elle ne tient pas compte d'une foule d'états divers qui font varier la proportion du sang contenue dans le système circulatoire, mais elle n'en constitue pas moins une moyenne utile à connaître, d'autant mieux qu'elle est tout à fait en harmonie avec les résultats directs obtenus par M. Bischoff.

[1] Il n'est pas aussi facile qu'on pourrait le penser, de mesurer la capacité du ventricule gauche sur le cadavre. Quelques heures après la mort, la rigidité cadavérique commence à s'emparer du cœur comme de tous les muscles; elle cesse, il est vrai, au bout de vingt-quatre à trente-six heures, mais le cœur ne reprend jamais sa capacité primitive; ce dont on peut aisément s'assurer chez les animaux, en mesurant cette capacité immédiatement après la mort, et plus tard, quand la rigidité cadavérique a cessé.

[2] M. Wolkmann était arrivé précédemment à une évaluation analogue. Il estime que la quantité de sang chassée dans l'aorte par chaque contraction ventriculaire est équivalente à 188 grammes.

On peut donc, en résumé, évaluer la quantité moyenne du sang en circulation à la douzième ou treizième partie du poids du corps, soit environ 5 kilogrammes de sang pour un homme de 60 à 65 kilogrammes.

La quantité absolue du sang peut d'ailleurs, je le répète, varier dans des limites assez étendues. L'homme qui vient de subir plusieurs hémorrhagies consécutives, la femme qui vient de faire une perte utérine considérable, n'ont pas dans leurs vaisseaux la même quantité de sang que lorsqu'ils sont dans un état de santé parfaite. Il existe des différences analogues entre l'homme bien nourri et l'homme à l'inanition, ou soumis à une alimentation insuffisante. L'état pléthorique et l'état anémique se distinguent aussi (outre les altérations de proportions des principes du sang) par des différences dans la quantité du sang en circulation.

Évidemment, la femme dont parle Wrisberg (citée dans la *Physiologie* de Burdach) avait dans ses vaisseaux une quantité de sang fort au-dessus de la moyenne. Du corps de cette femme, qui venait d'être décapitée, il s'écoula, dit-on, la quantité énorme de 12 kilogrammes de sang.

§ 109.

De l'épaisseur des parois des vaisseaux. — La tension du sang dans les artères l'emporte sur la tension du sang dans les veines. Les parois artérielles sont plus épaisses que les parois veineuses. L'élasticité des premières l'emporte, il est vrai, de beaucoup sur celle des secondes; mais il y a dans l'économie des membranes minces qui sont très-élastiques. L'épaisseur des parois vasculaires est surtout proportionnée à la tension du sang dans les vaisseaux. Cela est d'autant plus probable, que le rapport entre le calibre intérieur et l'épaisseur des parois des vaisseaux artériels de différents diamètres suit assez régulièrement les lois de l'hydrostatique. L'épaisseur des parois croît, en effet, dans les artères, comme le produit de l'unité de pression par le rayon de section du vaisseau. Ce qui veut dire, en d'autres termes, que, pour une même pression, l'épaisseur des parois croît simplement comme le rayon de section du canal; ou encore, que l'épaisseur des parois doit être double, seulement, pour une section quadruple. Or, l'épaisseur des parois artérielles se comporte comme l'indique la théorie. En comparant des artères de différents diamètres, il est aisé de se convaincre, en effet, par un examen même superficiel, que les parois des petites artères sont plus épaisses, eu égard à leur calibre intérieur, que les parois des grandes artères par rapport à leur calibre intérieur. En mesurant rigoureusement ces épaisseurs chez les divers animaux, on arrive aisément à démontrer que l'épaisseur des parois artérielles croît moins rapidement que leur surface de section, et qu'elle est seulement double à peu près pour une aire de section quadruple.

L'artère pulmonaire semble faire exception à cette loi. L'aire de section de l'artère pulmonaire l'emportant sur l'aire de section de l'artère aorte, l'épaisseur des parois de l'artère pulmonaire devrait l'emporter sur celle de l'artère aorte. Cependant c'est le contraire qui a lieu;

l'épaisseur des parois de l'aorte l'emporte sur celle de l'artère pulmonaire. Mais nous savons que la tension du sang est moindre dans l'artère
pulmonaire que dans l'aorte (Voy. § 95).

§ 110.

Entrée de l'air dans les veines. — Transfusion du sang. — Il est
quelquefois arrivé qu'en pratiquant sur l'homme ou sur les animaux des
opérations dans la région cervicale, on a entendu un sifflement suivi
bientôt d'accidents graves, et même de la mort des individus. Ce sifflement, plus ou moins aigu et plus ou moins intense, est déterminé par
l'introduction de l'air dans les veines du cou incisées au moment de l'o-
pération et maintenues béantes par les plans aponévrotiques de cette
région. Cette introduction de l'air, ou mieux cette aspiration de l'air extérieur par les veines ouvertes, est déterminée, au moment de l'inspiration, par le jeu de soufflet de la cavité pectorale (Voy. § 115 et suivants).
L'air aspiré se mélange avec le sang et se dirige avec lui vers la poitrine,
c'est-à-dire vers le cœur. On trouve après la mort les cavités du cœur
et les gros vaisseaux remplis d'un sang *écumeux ;* c'est-à-dire qu'on
trouve une multitude de fines bulles d'air mélangées dans la masse du
sang.

Quelle est la cause réelle des accidents redoutables qui surviennent
en pareille occurrence? D'abord il est certain, et des expériences directes l'ont démontré, qu'il faut injecter une certaine quantité d'air dans
les vaisseaux pour faire périr les animaux. Quelques bulles d'air mélangées au sang ne suffisent pas pour amener les accidents redoutables
qu'on a observés. On a souvent, et sur des points divers du trajet circulatoire, introduit dans les vaisseaux veineux des animaux 1, 2, 3 déci-
litres d'air atmosphérique, sans apporter des troubles bien manifestes
dans la circulation. Il faut injecter à peu près un litre d'air dans les
vaisseaux veineux voisins du cœur pour faire périr un cheval de moyenne
taille, et il en faut souvent plusieurs litres pour tuer un cheval vigou-
reux.

On a pensé que l'air introduit dans le cœur détermine la mort, en
paralysant directement ses mouvements. Cette explication n'est pas
vraisemblable. Non-seulement le cœur, extrait du corps de l'animal vivant et placé sur une table, continue à battre pendant un certain
temps au contact de l'air atmosphérique qui l'entoure et pénètre par ses
ouvertures naturelles, mais encore lorsque ses contractions ont cessé,
on peut les réveiller en insufflant de l'air dans son intérieur. Il est bien
plus probable que la mort survient par la difficulté que le sang mélangé
d'air trouve à traverser les capillaires pulmonaires. Un tube capillaire
qui, sous une certaine pression, donne facilement passage à un liquide,
devient incapable, en effet, de lui livrer passage sous la même pression,
lorsqu'on fractionne de bulles d'air le liquide engagé dans son intérieur.
La mort est très-prompte lorsque l'air est introduit dans les vaisseaux

voisins du cœur, probablement parce que l'air mélangé au sang arrive presque immédiatement dans les capillaires du poumon, et détermine ainsi une véritable asphyxie par arrêt de circulation pulmonaire.

— La transfusion du sang, c'est-à-dire l'injection d'une certaine quantité de sang dans les vaisseaux de l'homme ou dans ceux d'un animal, est une idée qui est née dans la science peu après la découverte de la circulation du sang (dix-septième siècle). Quelques essais heureux faits dans le principe firent concevoir aux premiers expérimentateurs des espérances exagérées, que de nombreux revers ne tardèrent pas à détruire. Il faut dire pourtant que la transfusion du sang ne doit pas être absolument proscrite; bien plus, elle peut fournir au médecin, dans des cas extrêmes, c'est-à-dire quand la mort est imminente par suite d'une hémorrhagie, une précieuse ressource. Mais pour que la transfusion du sang ne constitue pas par elle-même une opération dangereuse, il faut tenir compte de trois conditions, dont l'observation *rigoureuse* est de la plus haute importance : 1° le sang qu'on injectera dans les vaisseaux de l'homme doit être du *sang humain;* 2° l'injection du sang dans les vaisseaux du patient doit être pratiquée *aussitôt que le sang a été retiré des vaisseaux* de celui qui l'a fourni; 3° le procédé de transfusion doit être tel qu'il *n'entre point d'air* dans les vaisseaux, au moment de l'injection.

En ce qui concerne la première condition, l'expérience a appris, en effet, que le sang des animaux à sang froid fait périr les animaux à sang chaud dans les vaisseaux desquels on l'injecte; que le sang des animaux à sang chaud fait périr les animaux à sang froid; que le sang des mammifères fait périr les oiseaux, etc. L'expérience a appris également que, si de petites proportions de sang peuvent être transfusées impunément d'un animal mammifère à un mammifère d'une autre espèce, cependant, quand la proportion du sang injecté est considérable, la mort en est la conséquence, soit au bout de quelques heures, soit au bout de quelques jours. Au contraire, la transfusion de petites quantités ou de grandes quantités de sang dans les vaisseaux d'un mammifère *de même espèce* que celui d'où provient le sang est supportée par l'animal, *lorsque le procédé d'injection est convenable.* MM. Lower et Blundell ont démontré, par de nombreuses expériences, qu'un animal plongé dans l'état de mort apparente, à la suite d'une hémorrhagie abondante, pouvait être ramené à la vie par la transfusion du sang d'un animal de même espèce. Cette différence dans la nocuité ou l'innocuité de la transfusion tient très-vraisemblablement à la différence de forme et de volume des globules du sang dans les diverses classes et dans les diverses espèces animales. Le diamètre des capillaires est subordonné au volume des globules du sang dans les diverses espèces; il y a, entre les dimensions des canaux et celles des éléments figurés du sang qui circulent dans leur intérieur, une harmonie qui ne peut être détruite sans qu'il survienne plus ou moins promptement un arrêt de circulation, analogue à celui qui survient à la suite de l'introduction de l'air dans les vaisseaux.

Il n'est pas nécessaire que la quantité de sang injectée dans les vaisseaux pour rappeler le patient à la vie, à la suite d'une hémorrhagie, représente la totalité du sang qu'il a perdu. S'il en était ainsi, on ne pourrait racheter une existence qu'aux dépens d'une autre, ou bien il faudrait pratiquer une foule de saignées, qui rendraient le procédé inapplicable. Une hémorrhagie n'est mortelle qu'autant que la quantité de sang perdu dépasse une certaine limite; tant que l'hémorrhagie se maintient en deçà de cette limite, la quantité de sang contenue dans les vaisseaux, quoique très-diminuée, suffit à entretenir la vie, et la masse du sang se reconstitue peu à peu quand la source de l'hémorrhagie est tarie. En injectant donc dans les vaisseaux d'un individu épuisé par une hémorrhagie une certaine proportion de sang, on le place dans les conditions où il se trouverait s'il n'avait pas perdu la proportion de sang qu'on vient de lui restituer. Le temps et une alimentation convenablement dirigée feront le reste.

La seconde condition de succès consiste, avons-nous dit, à pratiquer l'injection du sang *le plus tôt possible* après qu'il a été extrait des vaisseaux. Du sang pris sur un animal et injecté *immédiatement* dans les vaisseaux d'un animal de même espèce ne détermine pas d'accident. S'il s'est écoulé quelques minutes ou même trente secondes, la mort peut être la conséquence de l'opération. Le sang retiré de ses vaisseaux, en effet, se coagule assez promptement (au bout de 5 à 10 minutes en général); et alors même que le sang ne s'est pas complétement pris en masse, la coagulation commence par un *épaississement* du sang, qui n'est que le premier degré de la solidification de la fibrine. L'épaississement du sang ou la solidification de la fibrine entraîne, on le conçoit, dans la circulation, et notamment dans la circulation des capillaires du poumon, des arrêts de circulation bientôt suivis d'asphyxie. C'est dans la difficulté de remplir cette seconde condition de l'opération que gît le principal danger de la transfusion.

Le procédé de transfusion, en même temps qu'il doit rendre impossible l'introduction de l'air dans les vaisseaux, doit donc être en même temps *rapide*, afin que le sang conserve autant que possible les propriétés du sang vivant. Afin de remplir cette double indication, Lower se servait d'un tube recourbé dont l'une des branches était fixée dans le bout cardiaque de l'artère carotide de l'animal qui fournissait le sang, et dont l'autre bout était fixé sur le bout cardiaque de la veine jugulaire de l'animal qui le recevait. Lorsque le sang transfusé était le sang veineux, l'une des extrémités du tube était introduite et fixée (sur l'animal qui fournissait le sang) dans le bout périphérique d'une grosse veine. Sur l'homme, il n'est guère possible de pratiquer la transfusion par ces procédés. D'une part, on n'ouvrira pas une artère sur un homme bien portant, et, en second lieu, on ne peut songer à pratiquer sur lui la ligature d'une veine importante, car cette ligature peut n'être pas sans danger. D'ailleurs, en ce qui concerne la provenance du sang, il n'est

pas aussi nécessaire qu'il pourrait le sembler que ce soit du sang artériel. La transfusion du sang veineux chez les animaux réussit à peu près
aussi bien que celle du sang artériel. Le vaisseau dans lequel on pratique l'injection étant une veine, le sang doit d'abord traverser les poumons et y être hématosé avant d'être envoyé aux organes.

La transfusion du sang sur l'homme s'opère à l'aide du sang extrait,
suivant la méthode ordinaire, de la veine du bras d'une personne bien
portante et de bonne volonté [1]. Ce sang est recueilli dans une seringue
dont la canule, pourvue d'un robinet, a été préalablement fixée dans
le bout central d'une veine du patient. Cette seringue est disposée de
façon que le sang puisse se rendre dans son intérieur, le piston étant en
place.

Il faut avoir soin qu'il ne s'accumule point d'air entre la face intérieure
du piston et le niveau supérieur du sang contenu dans la seringue. A cet
effet, on peut employer une seringue pourvue latéralement d'un tube
débouchant juste au-dessous du piston, et terminé supérieurement par
un entonnoir dont le niveau est plus élevé que le piston. Le sang recueilli par l'entonnoir arrive ainsi dans la seringue, qu'il remplit complétement. Il faut encore avoir soin de chauffer l'appareil avant de le
mettre en place, de manière qu'il se trouve à la température du sang
(37 degrés centigrades), ou, ce qui est préférable, employer une seringue à double corps de pompe, et introduire par avance, dans le manchon enveloppant, un bain-marie qui maintienne la température de
l'appareil au degré voulu. Il faut encore avoir soin de ne pousser l'injection qu'avec beaucoup de modération, et chercher à se mettre à cet
égard dans les conditions normales de la tension veineuse (Voy. § 103).

§ 111.

Rapports de la respiration avec la circulation. — Nous avons précédemment montré comment et dans quelle mesure les mouvements
mécaniques de la respiration agissaient sur la tension du sang artériel
et sur le cours du sang veineux (§§ 94 et 104). Mais là ne se borne pas
l'influence de la respiration sur les phénomènes réguliers de la circulation.

Les changements chimiques qui s'accomplissent dans le sang au
contact de l'air atmosphérique, ont, par l'intermédiaire du système
nerveux, une influence capitale sur les contractions du cœur.

Tuez un animal à sang chaud; attendez que les mouvements respiratoires soient complétement suspendus, et que les contractions du cœur
ne consistent plus qu'en un frémissement à peine sensible : il suffira de
rétablir artificiellement la respiration pour réveiller immédiatement les
contractions du cœur et les voir persister pendant quelques heures. Ce

---

[1] Il existe dans la science un certain nombre d'opérations de transfusion suivies de
succès. M. Bérard a rassemblé quinze cas de ce genre dans son *Cours de physiologie,*
t. III, p. 219.

phénomène tend à prouver que le sang exerce sur le système nerveux un stimulus qui met en jeu la contraction rhythmique du cœur. Il prouve de plus que le sang veineux qui aborde aux centres nerveux, lorsque la respiration est suspendue, est impropre à exciter les mouvements *normaux*. En établissant une respiration artificielle, on redonne pour un temps au sang veineux les qualités du sang artériel. La circulation, qui n'était plus entretenue, au moment où on commence l'expérience, que par de *faibles* contractions du cœur, conduit vers le système nerveux un sang révivifié par l'air atmosphérique ; bientôt l'activité du cœur se développe sous cette influence, et la circulation pulmonaire se rétablit pour quelque temps, ainsi que la circulation générale. Il est probable, dès lors, que la composition du sang (sujette à des variations) doit avoir de l'influence sur la fréquence et sur les autres qualités du pouls.

Il y a, au reste, entre les pulsations du cœur et les mouvements de la respiration, un balancement tel que le pouls et la respiration se maintiennent presque toujours dans un rapport sensiblement constant, quels que soient leur accélération ou leur ralentissement. Les pulsations du cœur sont toujours plus fréquentes que les mouvements respiratoires ; mais les pulsations du cœur et les mouvements de la respiration augmentent ou baissent ensemble. Ainsi, le nouveau-né a, en moyenne, 140 pulsations du cœur par minute ; il fait moyennement 35 mouvements respiratoires. L'adulte, qui respire 16 ou 18 fois par minute, n'a que 72 pulsations dans le même temps. Lorsque l'accélération du pouls survient en dehors des conditions physiologiques, on remarque la même coordination entre les battements du cœur et les mouvements respiratoires. Il y a, en général, 4 pulsations du cœur pour un mouvement respiratoire complet.

§ 112.

Influence du système nerveux sur la circulation. — Le système nerveux tient sous sa dépendance plus ou moins immédiate le système musculaire. Or, le cœur est un organe musculaire, et dans beaucoup de circonstances le système vasculaire lui-même met aussi en évidence ses propriétés contractiles. Le système nerveux exerce donc sur la circulation une influence de premier ordre.

Lorsque, dans un membre, le nerf qui établit la communication entre un muscle et les centres nerveux est divisé, le muscle est paralysé, il ne peut plus se contracter ni mouvoir le membre. Mais ce muscle, bien qu'incapable d'entrer en contraction sous l'influence de la volonté, peut encore obéir à des excitants extérieurs. La *contractilité* du muscle, c'est-à-dire le pouvoir qu'il a de se contracter, n'est pas anéantie. C'est encore ce qui arrive à un muscle séparé de toutes connexions avec les parties voisines et arraché du corps d'un animal vivant. Sous l'influence de la stimulation directe du muscle isolé, ou sous la stimulation du bout du nerf qui s'y rend, le muscle est encore capable de mouvements plus ou moins, étendus.

Aux chapitres des mouvements et de l'innervation, nous examinerons avec quelques détails quelles sont les conditions de la persistance de la *contractilité* dans les muscles. Ici bornons-nous à mentionner simplement le fait.

Or, le cœur est un muscle, et il présente aussi cette propriété, c'est-à-dire que, séparé des liens qui le relient avec les centres nerveux, il n'a pas perdu sa contractilité. Quand ses connexions avec le système nerveux ont été détruites, qu'il fasse corps avec l'appareil circulatoire, ou qu'on l'ait arraché de la poitrine d'un animal vivant, on constate qu'il répond comme un muscle ordinaire aux divers modes d'excitation.

Mais ce n'est pas tout. Non-seulement le muscle cardiaque, enlevé de la poitrine de l'animal, est capable de se contracter sous l'influence des excitants directs, mais encore il se contracte *spontanément* pendant un certain temps, et suivant un *mode rhythmique* qui rappelle le rôle qu'il exerce pendant la vie. Ces contractions spontanées et rhythmiques continuent pendant assez longtemps [1]. Ces mouvements spontanés durent plus longtemps chez les animaux à sang froid que chez les animaux à sang chaud, plus longtemps aussi chez les très-jeunes animaux que chez les adultes. Lorsque ces mouvements *spontanés* ont cessé, le cœur est alors tout à fait analogue à un fragment de muscle ordinaire ; on peut le faire contracter encore pendant un temps variable (dépendant surtout de la température ambiante), en stimulant directement la fibre charnue à l'aide des excitants mécaniques, chimiques et surtout galvaniques.

Le cœur n'est pas un muscle comme un autre : non-seulement ses contractions ne peuvent pas être mises en jeu sous l'influence de notre volonté, mais il n'a point d'intermittences d'action prolongées, analogues à celles des muscles volontaires : c'est un muscle dans lequel des périodes très-courtes de contraction et de repos alternent d'une manière continue et permanente.

Si nous comparons les conditions dans lesquelles se contractent le cœur d'une part, et les muscles des membres d'autre part, voici donc ce que nous remarquons : 1° le cœur, de même que les muscles des membres, présente la propriété contractile, commune à toutes les fibres charnues. La contractilité peut être mise en jeu par des excitants variés, elle se manifeste alors même que les muscles sont séparés du système nerveux, et elle persiste à un degré plus ou moins prononcé jusqu'à l'établissement de la rigidité cadavérique ; cette contractilité paraît être inhérente à la fibre musculaire elle-même, et constituer une véritable propriété de tissu (Voy. § 222). 2° Nous observons, d'une autre

---

[1] Quand la vie a cessé, et que la mort est réelle (après la décapitation d'un animal, par exemple), le cœur continue donc encore à battre quelque temps dans l'intérieur de la poitrine. C'est ce qu'on peut constater dans toutes les vivisections.

part, que, sur l'animal vivant, l'*excitant* de la contraction musculaire des muscles volontaires est la volonté transmise par les nerfs, c'est-à-dire le système nerveux ; il est, dès lors, au moins probable que les contractions *rhythmiques* du cœur, quoique soustraites à la volonté, sont néanmoins aussi sous l'empire du système nerveux. Ces contractions rhythmiques persistent, il est vrai, à s'exécuter spontanément *pendant un certain temps* dans le cœur séparé du corps de l'animal vivant ; mais il ne faut pas perdre de vue que le cœur emporte avec lui, dans l'épaisseur de son tissu, des éléments nerveux dont l'action ne s'épuise que peu à peu.

Le cœur reçoit des filets nerveux de deux sources : du pneumo-gastrique et du grand sympathique. Comme le grand sympathique tire son origine multiple de toute l'étendue de la moelle épinière, il s'ensuit que l'action exercée sur les mouvements du cœur par ces deux nerfs procède de la moelle par le nerf grand sympathique, et du bulbe rachidien par le nerf pneumo-gastrique. De cette manière, l'influence nerveuse qui se fait sentir sur le cœur est puisée dans une grande étendue du système nerveux, et elle peut persister encore dans des mutilations qui comprennent des segments plus ou moins considérables de la moelle. La plupart des muscles de la vie de relation, tels que les muscles des membres, reçoivent, au contraire, leurs nerfs d'un point spécial de la moelle, et l'influence nerveuse se trouve suspendue pour ces muscles, lorsque ce point est lésé. Le cœur, relié par ses nerfs à presque tous les points du système nerveux, se trouve moins exposé aux causes de paralysie que les muscles de la vie animale.

Legallois, se basant sur des expériences devenues célèbres, a cru pouvoir localiser le principe de l'action du cœur dans la moelle épinière. Il avait observé que la destruction d'une partie de la moelle affaiblit la circulation, et que l'affaiblissement est d'autant plus prononcé que la destruction comprend des segments plus considérables de la moelle épinière. Il avait cru remarquer, d'autre part, que la destruction de la totalité de la moelle, y compris le bulbe, est subitement et constamment mortelle. Mais on sait parfaitement aujourd'hui que, si les mouvements du cœur sont affaiblis par la destruction de la moelle et du bulbe, ils sont loin d'être suspendus, lorsqu'on a le soin d'entretenir la *respiration artificielle* de l'animal, en un mot quand on s'oppose à l'asphyxie mécanique qui est la conséquence de la destruction du bulbe (Voy. § 367). Les jeunes animaux peuvent ainsi vivre encore pendant plus de deux heures.

D'un autre côté, des expériences nombreuses ont appris que sur les animaux *décapités*, chez lesquels on entretient une respiration artificielle, le cœur continue de battre encore pendant deux heures au moins, quand ils sont très-jeunes. Nous parlons des animaux à sang chaud, et non des animaux à sang froid, lesquels résistent beaucoup plus longtemps encore à la décapitation. Enfin, on peut, à l'exemple de

M. Flourens, enlever à de jeunes chiens à la fois l'encéphale, la moelle
et la moelle allongée, et voir persister les contractions du cœur pendant une heure, quand on entretient une respiration artificielle. Ainsi
donc, on ne peut pas dire que le cœur tire immédiatement et *instantanément* son principe d'action de la moelle allongée, ou de l'encéphale.

Mais il serait inexact de conclure des expériences précédentes que le
cœur est indépendant du système nerveux, système qui tient partout
sous sa dépendance les organes contractiles. Si la circulation persiste
après les mutilations dont nous parlons, cette persistance, hâtons-nous
de l'ajouter, n'est que momentanée, et la circulation ne tarde pas à
s'affaiblir et à se suspendre.

Dans les expériences dont nous venons de parler, expériences qui ont
consisté à enlever tout le système nerveux central, le grand sympathique n'a pas été atteint, et c'est en effet à ce système qu'il faut rattacher
la persistance momentanée des mouvements rhythmiques de l'organe
central de la circulation.

Nous invoquerons tout d'abord les faits tératologiques, d'où il résulte que la circulation du sang peut s'effectuer de la manière ordinaire, avec absence complète de l'encéphale et de la moelle (Morga-
gni, Ruysch, Lallemand, etc.). Les fœtus dont nous parlons n'auraient
pu arriver à terme, ou presque à terme, si le cœur ne s'était pas contracté pour imprimer le mouvement au sang.

Prochaska et après lui M. Brachet ont attribué aux ganglions cervicaux et aux ganglions cardiaques placés près de la base du cœur (ganglions dépendant du système du grand sympathique), la production de
la force nerveuse qui entretiendrait les mouvements rhythmiques du
cœur. Mais un grand nombre d'expérimentateurs ont constaté que le
cœur, séparé de ces divers ganglions, continue encore à battre spontanément, et de nombreuses expériences, faites récemment sur ce point,
montrent qu'il faut pénétrer plus profondément dans le cœur lui-
même pour saisir les éléments nerveux qui président à ses mouvements.

MM. Wolkmann, Bidder, Ludwig, Heidenhein, Stannius, Eckhard,
Goltz, von Wittich ont fait à cet égard un grand nombre d'expériences.
Ils ont cherché à déterminer le siége de la puissance ordonnatrice des
mouvements rhythmiques du cœur, en divisant cet organe de diverses
manières, et en observant ce qui se passe dans les fragments. Or, voici
ce qui résulte de ces diverses expériences, tentées sur des grenouilles,
des anguilles et des tortues.

Lorsqu'on sépare convenablement les ventricules des oreillettes, les
deux fragments du cœur continuent à se contracter d'une manière rhythmique : les oreillettes avec une certaine accélération, les ventricules
avec un certain ralentissement. Lorsqu'on coupe des fragments du
cœur, en commençant du côté de la pointe, les fragments coupés ne se
contractent plus (du moins spontanément et rhythmiquement, car ils

sont encore contractiles sous l'influence des excitants directs), il n'y a plus que la portion des ventricules qui avoisine l'orifice auriculo-ventriculaire qui se contracte. Lorsqu'on coupe le ventricule de manière à séparer la paroi antérieure de la paroi postérieure, la paroi postérieure, à laquelle tiennent les valvules auriculo-ventriculaires, se contracte seule ; la paroi antérieure reste immobile et ne se contracte plus que sous l'influence des excitants directs. Si, sur la paroi postérieure du ventricule, on enlève avec le scalpel la portion grisâtre qui renferme les ganglions et les nerfs, alors tout mouvement cesse instantanément dans cette paroi postérieure. Il n'y a plus de contraction que par l'excitation directe. Ces expériences, faciles à reproduire, donnent des résultats très-nets. D'où il est permis de conclure que les ganglions intracardiaques sont le centre et la source de l'action rhythmique du cœur [1].

M. Goltz a poursuivi plus loin le problème, en s'adressant à *chacun* des ganglions intracardiaques. De ses nombreuses expériences on peut conclure que les parties pulsatiles du cœur forment un système coordonné d'appareils partiels, dont chacun correspond à un ganglion. Ces petits centres peuvent entrer en jeu sous l'influence d'excitants de diverse

[1] Quelques physiologistes placent dans l'excitation produite par le contact du sang sur les cavités du cœur la cause déterminante des mouvements rhythmiques de cet organe. Cette doctrine est assez difficile à concilier avec l'observation des faits. Comment admettre que le sang soit la cause de ce mouvement intermittent, alors qu'il y a du sang dans le cœur pendant toute la durée de la diastole ? Le sang est donc un excitant de la contraction à certains moments et il ne l'est pas à certains autres, et cela seul suffirait pour faire penser que la cause prochaine est ailleurs. D'ailleurs, le cœur ne se contracte-t-il pas encore, spontanément, alors même que la circulation n'y introduit plus de sang, et ces contractions ne se prolongent-elles pas pendant des heures ?

Quelques expérimentateurs ont cherché à expliquer la succession rhythmique des mouvements du cœur, en la rattachant à l'afflux intermittent du sang sur les fibres charnues du cœur, par l'intermédiaire des vaisseaux coronaires. De cet afflux périodique résulterait une excitation périodique aussi des fibres charnues baignées par le sang. Au moment de la contraction, le cœur exprimerait en quelque sorte, en dehors de son tissu, le liquide excitant que la diastole lui ramènerait. Mais cette explication, qu'on applique au cœur, parce qu'il se contracte d'une manière rhythmique, ne supporte pas l'examen pour peu qu'on cherche à l'étendre à l'ensemble du système musculaire. Ajoutons, en passant, que pour les besoins de cette doctrine on a imaginé une circulation toute particulière dans les artères du cœur. Ainsi, M. Vaust, plus tard M. Brücke, et d'autres après lui, soutiennent qu'au moment de la systole ventriculaire les valvules sigmoïdes de l'aorte, renversées du côté de la paroi de l'aorte, obstruent l'orifice des artères coronaires, et que ce n'est qu'au moment de la diastole que le sang peut s'introduire de l'aorte dans ces artères. Mais, à supposer que les valvules sigmoïdes de l'aorte soient assez hautes pour correspondre aux orifices des artères coronaires, il est certain que ces valvules, redressées du côté de l'aorte au moment de la systole ventriculaire, ne sont pas appliquées avec force contre les parois aortiques, mais très-mollement redressées. Les conditions physiques de la colonne sanguine contenue dans les artères le démontrent, aussi bien que les expériences directes de MM. Hyrtl, Endemann, Mierswa, Donders, etc. M. Kleefeld a récemment montré, dans des expériences tentées sur des animaux entretenus à l'aide de la respiration artificielle, que le sang s'écoule des artères coronaires ouvertes par des saccades *isochrones aux contractions des ventricules*, de même que le sang des autres artères.

nature. L'excitation brusque et suffisamment énergique d'un centre entraîne celle des voisins comme par une sorte de mouvement péristaltique ; cette extension de mouvement a pour condition anatomique la liaison nerveuse des ganglions. Les divers départements du cœur ne sont pas également sensibles aux excitants. C'est le voisinage de l'orifice des veines caves qui paraît être le plus sensible ; c'est là que l'action commence, et grâce aux liaisons nerveuses des ganglions, la contraction des autres parties peut s'ensuivre.

Si le grand sympathique, par les ganglions intracardiaques, exerce une action bien déterminée sur les mouvements rhythmiques du cœur, il n'est pas moins certain que le nerf pneumo-gastrique exerce aussi sur cet organe une influence bien marquée, quoique d'une autre nature.

MM. Weber et Budge, presque en même temps, ont constaté que, quand on fait passer le courant d'un appareil d'induction par les portions cervicales des nerfs pneumo-gastriques mis à nu chez un animal, les contractions du cœur se suspendent. Le cœur reste en repos pendant un temps plus ou moins prolongé, et pendant ce temps les fibres charnues sont à l'état de relâchement, c'est-à-dire que le cœur est en diastole. Si on fait passer le courant par la moelle allongée (c'est-à-dire sur le point du système nerveux d'où procèdent les pneumo-gastriques), le même effet se produit ; il ne se produit pas qu'andles nerfs pneumogastriques ont été préalablement coupés. Si l'action du courant est prolongée sans interruption, les mouvements du cœur reparaissent, mais tumultueux, pour s'arrêter encore, et l'animal succombe promptement.

Le ralentissement des mouvements du cœur, ou même la suspension momentanée de ses contractions peut survenir non-seulement par l'excitation galvanique vive des pneumo-gastriques, mais encore par d'autres procédés. De violentes excitations portant sur d'autres points amènent l'arrêt du cœur à la manière de la tétanisation des nerfs pneumogastriques. Lorsqu'on frappe rapidement un animal sur le ventre, sans toucher la région du cœur, on voit les mouvements cardiaques diminuer de nombre et même s'arrêter temporairement. Il faut pour cela que la moelle et la moelle allongée soient intactes, ainsi que les nerfs pneumogastriques. Le phénomène se montre encore lorsqu'un nerf pneumogastrique est coupé ; il ne se produit plus lorsque les deux pneumo-gastriques sont coupés. L'excitation vive du bout *central* [1] du grand sympathique coupé à son point d'union avec les cinquième et sixième paires cervicales étant suivie des mêmes phénomènes, c'est-à-dire de la suspension temporaire des mouvements du cœur, (les pneumo-gastriques étant intacts), il est permis de supposer que l'excitation centripète qui agit sur les centres nerveux pour déterminer la paralysie momentanée de l'action des pneumo-gastriques, chemine, dans les expériences dont

[1] Le bout *central* d'un nerf coupé est celui qui tient aux centres nerveux. Le bout *périphérique* d'un nerf coupé est celui qui tient aux organes.

nous parlons, par les nerfs sympathiques de l'estomac et des intestins.

· L'excitation, transmise aux centres nerveux, et qui amène la cessation d'action des nerfs pneumo-gastriques, et par suite l'arrêt temporaire des mouvements du cœur, peut donc avoir sa source périphérique
dans des nerfs de sensibilité, même éloignés.

On a quelquefois caractérisé l'action du pneumo-gastrique dans les
expériences dont nous parlons en le désignant sous le nom de nerf *paralysant* [1]. Comme, d'un autre côté, le passage du courant dans les rameaux *intacts* du grand sympathique qui se rendent au cœur, accélère,
au contraire, ses mouvements, on a dit que le sympathique cervical
était l'antagoniste des nerfs pneumogastriques dans les mouvements du
cœur; qu'il y avait dans le cœur, en quelque sorte, deux systèmes nerveux : l'un, le système des nerfs pneumo-gastriques, dont l'action amène-
rait une suspension dans l'activité de la musculature cardiaque; l'autre, le système nerveux du grand sympathique cervical, dont l'excitation
déterminerait une augmentation dans l'activité de la musculature du
cœur.

Cette doctrine ne nous paraît pas pouvoir être admise.

Lorsque l'excitation portée sur les nerfs vagues, au lieu d'être *énergique*, comme l'est celle d'une bobine d'induction, est , au contraire,
seulement d'une *certaine force*, lorsqu'on se sert de courants galvaniques
ou d'excitants faibles, on obtient non pas l'*arrêt* des mouvements du
cœur, ni même leur *ralentissement*, mais bien, au contraire, leur *accélération*. Ce phénomène avait été noté autrefois par Wilson Philip, il a
été observé de nouveau par M. Schiff, par MM. Moleschott et Huf-
schmid. Cette action du nerf pneumo-gastrique peut être considérée
comme une action *directe* , à laquelle l'action reflexe reste étrangère.
En même temps, si on mesure la tension du sang contenu dans le système artériel, on remarque que cette tension est augmentée, ce qui
démontre encore que l'action contractile du cœur est exagérée par
l'excitation qui porte sur le nerf pneumo-gastrique. On sait, d'un autre
côté (le fait avait été, il y a quelques années, signalé par M. Goll, il a
été vérifié depuis par tous les expérimentateurs) que lorsque l'excitation
des pneumo-gastriques est très-énergique et que l'arrêt du cœur en est
la conséquence, la tension du sang dans l'arbre artériel s'abaisse d'une
manière remarquable [2].

· Ainsi, l'excitation *faible* des pneumo-gastriques agit sur les mouvements du cœur en les accélérant et en augmentant leur énergie. L'exci-

[1] Le rôle dit *paralysant* ou *suspensif* de certains nerfs, comparé à d'autres nerfs qui
seraient *actifs*, nous paraît tout à fait inadmissible. Cette question sera plus tard traitée
avec les développements qu'elle comporte (Voy. INNERVATION).

[2] La tension du sang artériel, mesurée à l'hémodynamomètre, était de 13 centim. à
13 centim. 1/2 de mercure sur un chien. Lorsque les mouvements du cœur étaient suspendus par l'*excitation énergique* des nerfs pneumo-gastriques, cette tension tombait
subitement à 10 centimètres. (Goll.)

tation *forte* agit d'une manière opposée en les ralentissant et en diminuant leur énergie au point même de les suspendre. L'action du nerf
pneumo-gastrique obtenue par des excitations faibles peut être envisagée comme une action *directe*, ou centrifuge. L'action du même nerf
obtenue par des *excitations énergiques* se complique de phénomènes dus
à l'action reflexe, c'est-à-dire d'une action qui agit dans le sens centripète, qui retentit violemment sur les centres nerveux et qui entraîne des
phénomènes de dépression caractéristiques. Les phénomènes qui surviennent ici, se produisent d'ailleurs dans beaucoup d'autres circonstances, et notamment lorsque des substances toxiques de diverse
nature sont introduites dans le sang et qu'elles exercent directement leur
action sur le système nerveux central. Ainsi, par exemple, lorsqu'on
injecte à une certaine dose de la digitaline dans les vaisseaux d'un chien,
les pulsations du cœur diminuent peu à peu : elles étaient de 132 par
minute, elles peuvent descendre à 30, et même moins. Mais, si on pratique la même injection, à la même dose, sur un chien de même taille,
après lui avoir coupé les deux nerfs pneumo-gastriques, cette injection, ainsi
que l'a remarqué M. Traube, ne détermine aucun effet appréciable sur
les mouvements du cœur.

De même, les faibles excitations du nerf grand sympathique (que ces
excitations portent sur le nerf intact — nerfs cardiaques — soit sur le
bout périphérique des nerfs coupés) augmentent le nombre des pulsations
du cœur; tandis que des excitations *énergiques* diminuent ce nombre et
peuvent même (lorsque le courant est très-fort) amener un repos momentané de l'organe.

Ce qui arrive pour les nerfs pneumo-gastriques et pour le nerf grand
sympathique se produit aussi du côté de la moelle allongée. Ainsi l'excitation faible de la moelle allongée augmente les pulsations du cœur,
l'excitation très-forte peut amener leur suspension.

Quand on coupe les nerfs pneumo-gastriques des deux côtés, et qu'on
abandonne l'animal à lui-même, on constate que les battements du
cœur s'accélèrent. C'est un fait que tous ceux qui ont pratiqué des vivisections ont souvent observé [1].

Le cœur est insensible à l'action des excitants, à moins que ces excitants ne soient très-énergiques [2]; en cela, il ne diffère point des muscles
de la vie organique, tels que les muscles de l'intestin, de l'utérus, etc. Le
cœur ne diffère pas non plus des autres muscles intérieurs, sous le rapport de ses connexions nerveuses; mais il en diffère sous le rapport de
la structure anatomique de son tissu. Ses fibres charnues appartient

---

[1] La *section* des deux nerfs pneumogastriques entraîne l'accélération des mouvements
du cœur. En même temps que les mouvements s'accélèrent, l'*intensité des contractions*
diminue.

[2] On peut presser le cœur de l'animal vivant entre ses mains, sans que l'animal pa-
raisse s'en apercevoir. Les *attouchements* qu'on pratique sur le cœur des individus atteints
d'*ectopie* ne sont pas ressentis par les patients.

nent, comme celles des muscles extérieurs, au système des *fibres striées*.

Le système circulatoire, artères et veines, reçoit dans l'épaisseur de ses tuniques des filets nerveux provenant en grande partie du grand sympathique, et aussi des paires nerveuses rachidiennes qui accompagnent au tronc et dans les membres les divisions des vaisseaux. La contractilité des parois vasculaires est sous la dépendance de ces filets divers. Les fibres contractiles des vaisseaux sont de la nature des fibres musculaires lisses, ou de la vie organique; la contraction est semblable, dans les vaisseaux, à celle des autres muscles de la vie organique; elle est successive, lente à s'établir et lente à s'éteindre.

C'est sous l'intervention du système nerveux que la contractilité des vaisseaux (principalement dans les artères et veines de petit calibre) détermine les afflux sanguins locaux, compatibles avec l'état physiologique. Tels sont, par exemple, l'afflux du sang dans la mamelle, pendant la période de la lactation; l'afflux du sang à la membrane muqueuse de l'estomac, au moment de la digestion; l'afflux ou la soustraction du sang dans les diverses parties exposées à des températures extrêmes; l'afflux du sang au visage, dans les émotions vives, etc.

M. Bernard et un grand nombre d'expérimentateurs ont démontré, par expérience, l'influence qu'exerce sur les circulations locales le système du grand sympathique en particulier. Lorsqu'on pratique la section des filets cervicaux de ce nerf destinés aux artères de la face, les petits vaisseaux, privés de leur contractilité, paralysés en quelque sorte, se laissent distendre par le sang; les parties dans lesquelles se répandent ces artères offrent bientôt une congestion sanguine, accompagnée d'élévation dans leur température. Si l'on vient ensuite à irriter, à l'aide de l'excitation galvanique, le bout du nerf correspondant aux vaisseaux, l'injection se dissipe, et tout rentre dans l'ordre, par le rétablissement momentané de la contractilité vasculaire. La congestion et l'élévation de température reparaissent bientôt, quand l'excitation galvanique est supprimée. Nous reviendrons plus tard sur ces faits curieux (Voy. § 377).

§ 113.

De la circulation dans la série animale. — La circulation du sang présente, dans la série animale, des différences en rapport avec la configuration variée de l'appareil circulatoire. Dans les animaux, le cours du sang est principalement déterminé, comme chez l'homme, par un organe central contractile, ou cœur. Cet organe présente d'ailleurs des différences quant au nombre de ses cavités et quant à sa situation par rapport aux divers ordres de vaisseaux. Dans les animaux inférieurs, il n'y a plus de cœur, c'est-à-dire d'organe contractile central. Le sang circule dans des canaux plus ou moins compliqués. Au dernier degré de l'échelle animale, le système circulatoire n'est plus nettement distinct du système des organes de la digestion, dont les ramifications anastomosées tiennent lieu de vaisseaux et portent dans l'épaisseur des tissus les liquides de la digestion.

Mammifères et oiseaux. — C'est sur les mammifères que la circulation du sang a été découverte par Harvey (1615-1629). La circulation des mammifères et des oiseaux présente avec celle de l'homme une similitude à peu près complète. Il y a chez eux un cœur à deux oreillettes et à deux ventricules, et, de plus, le cœur droit et le cœur gauche sont séparés par des cloisons complètes, de manière que le sang noir qui circule dans le cœur droit ne se mélange en aucun point avec le sang rouge mis en circulation par le cœur gauche. Les mammifères et les oiseaux sont, de même que l'homme, des animaux à *double circulation.* Ce sont aussi des animaux à *sang chaud* ou à température constante.

La figure 46 représente, d'une manière aussi simple que possible, la circulation du sang des mammifères (y compris l'homme) et des oiseaux.

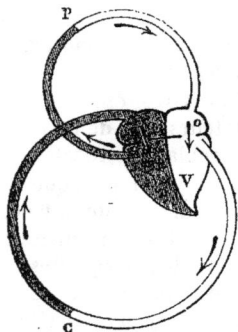
Fig. 46.

Le sang du ventricule gauche V est poussé vers les organes supposés en C ; en ce point il devient sang veineux et arrive dans l'oreillette droite o'. Il passe dans le ventricule V' ; du ventricule droit dans les poumons supposés en P. Là il devient sang artériel et continue sa course vers l'oreillette gauche o, qui le transmet dans le ventricule gauche V ; et ainsi de suite.

Dans la période embryonnaire, le cœur des mammifères et celui des oiseaux présente entre ses oreillettes des communications temporaires : il y a aussi, dans le même temps, mélange du sang des deux ventricules, à l'aide de vaisseaux qui disparaissent plus ou moins promptement après la naissance. Cette disposition, qui donne à la circulation des embryons des mammifères et des oiseaux une certaine analogie avec la circulation des reptiles, existe aussi chez l'homme pendant la période embryonnaire, et nous aurons occasion de l'étudier plus tard (Voy. § 412).

La disposition des vaisseaux artériels et veineux dans les oiseaux et les mammifères ne diffère pas sensiblement de ce qu'elle est chez l'homme. Le développement considérable des muscles qui meuvent le membre supérieur des oiseaux (transformé en aile), fait, que chez ces animaux, l'artère qui correspond à la mammaire externe de l'homme l'emporte en volume sur la plupart des autres branches qui procèdent supérieurement de l'aorte. Aussi, chez l'oiseau, l'aorte se divise, presque à son origine, en trois troncs principaux. Les deux troncs situés à droite et à gauche fournissent les vaisseaux de la tête et ceux de la région pectorale correspondante. Le tronc situé au milieu descend dans la poitrine et constitue l'aorte descendante. Chez les oiseaux, les veines qui rapportent à l'oreillette droite le sang de toutes les parties sont au nombre de trois. L'une correspond à la veine cave inférieure de l'homme (veine cave postérieure des mammifères). La veine cave supérieure de l'homme (veine cave antérieure des mammifères) est remplacée, chez les oiseaux, par deux veines qui s'ouvrent isolément dans l'oreillette droite et qui correspondent aux veines sous-clavières.

Le sang des mammifères et des oiseaux est rouge comme celui de l'homme. Les globules du sang des oiseaux sont constitués par des disques elliptiques, tandis que ceux du sang de l'homme et des mammifères sont formés par des disques circulaires [1].

Reptiles. — Chez les reptiles, la circulation n'est plus aussi complète que chez les mammifères et les oiseaux; le sang artériel et le sang veineux se mélangent en partie, soit dans le cœur lui-même, soit dans les points voisins du cœur. Les reptiles, ainsi que tous les animaux dont il nous reste à parler, sont des animaux à *sang froid*, ou à température variable.

Le cœur des reptiles est en général composé de deux oreillettes et d'un seul ventricule (fig. 47); il en résulte que le sang de la petite circulation, qui vient du poumon P, où il a été artérialisé, arrive à l'oreillette o et passe dans le ventricule V, où il se mélange avec le sang de l'oreille o', qui reçoit le sang veineux des organes. De cette manière, le sang du ventricule n'est ni du sang artériel ni du sang veineux, mais un sang mélangé. Ce sang mélangé est envoyé par les contractions du ventricule, à la fois dans les organes C par le grand cercle circulatoire, et à la fois dans le poumon P par le petit cercle de la circulation.

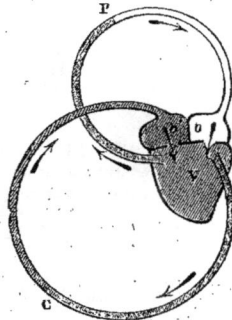

Fig. 47.

Le sang n'est exclusivement veineux que dans la partie veineuse du grand cercle circulatoire compris entre les organes C et l'oreillette droite o' (fig. 47); il n'est exclusivement artériel que dans les veines pulmonaires du petit cercle circulatoire, c'est-à-dire entre les poumons P et l'oreille gauche o. Dans l'aorte et ses branches (de V en C), ainsi que dans l'artère pulmonaire et ses branches (de V en P), le sang est mélangé. Les organes ne reçoivent, par conséquent, qu'un sang imparfaitement artérialisé; et le sang qui arrive aux poumons est déjà à demi hématosé par le mélange qui se fait dans le cœur.

Dans les reptiles, il y a, la plupart du temps, deux crosses aortiques qui se réunissent, après un certain trajet, en une seule aorte descendante (fig. 48).

Les crocodiles (qui appartiennent à l'ordre des sauriens) présentent

[1] Le chameau, le dromadaire et l'alpaca ont les globules du sang elliptiques, comme les oiseaux.

une particularité remarquable. Le cœur offre, comme chez les mam-, mifères et les oiseaux, quatre cavités distinctes : deux oreillettes et deux ventricules. Mais, par une dispo-

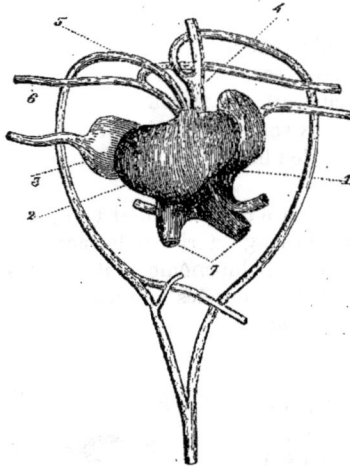

Fig. 48.
CŒUR DE TORTUE.

1, oreillette droite.   5, aorte gauche.
2, ventricule unique.   6, artère pulmonaire divi-
3, oreillette gauche.   sée en deux branches.
4, aorte droite.   7, veines caves.

sition spéciale des artères (dispo-sition qui rappelle le canal artériel de l'embryon des mammifères et des oiseaux), le sang artériel et le sang veineux se mélangent à quelque distance du cœur. A cet effet, le ventricule, indépendamment de l'artère pulmonaire, fournit un vaisseau volumineux qui se recourbe derrière le cœur et vient faire sa jonction avec l'aorte descendante, après que cette artère a fourni les branches de la tête ou carotides. De cette manière, il n'y a que les artères du tronc et de la partie postérieure du corps qui reçoivent un sang mélangé, et la tête reçoit du sang artériel pur.

Les reptiles ont le sang rouge, comme les mammifères et les oiseaux. Les globules du sang des reptiles sont elliptiques, comme ceux des oiseaux. Ils ont généralement un volume beaucoup plus considérable (les globules du sang de l'homme et des mammifères ont de 5 à 6 millièmes de millimètre; ceux de la grenouille ont 2 centièmes de millimètre dans leur plus grand diamètre).

Poissons. — Le cœur des poissons, généralement placé sous la gorge,

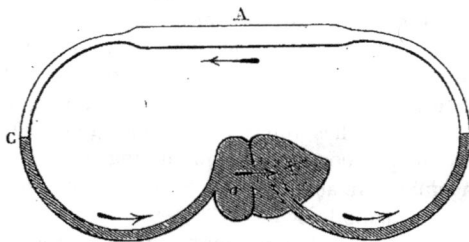

Fig. 49.

présente une oreillette et un ventricule. Le cœur des poissons correspond au cœur *droit* des mammifères et des oiseaux; il n'est traversé que par le sang veineux. L'artère dorsale des poissons A (Voy. fig. 49) correspond au cœur gauche des animaux supérieurs. Cette artère contractile envoie le sang artériel dans les organes supposés au point C. Là, le sang devient veineux, gagne l'oreille *o*, passe dans le ventricule V, qui le chasse vers les branchies B, où il redevient sang artériel. Des branchies il passe dans l'artère dorsale, et ainsi de

suite. La circulation des poissons est plus complète que celle des reptiles, en ce qui concerne l'artérialisation du sang. Tout le sang que l'artère dorsale pousse dans les organes a en effet passé par l'organe respiratoire.

Les veines qui apportent le sang à l'oreillette du cœur se réunissent
toutes en un tronc commun, qui porte le nom de sinus veineux (Voy.
fig. 50). Le ventricule donne naissance à une seule artère, dite artère

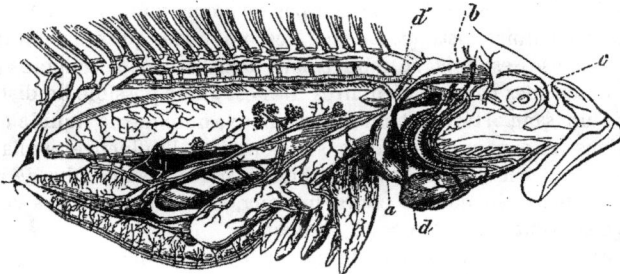

Fig. 50.

CIRCULATION D'UN POISSON OSSEUX.

a, sinus veineux inférieur. } Ces deux sinus communiquent entre eux et reçoivent toutes les veines du corps.
b, sinus veineux supérieur. }
c, branchies recevant le sang veineux par l'artère branchiale.
d, cœur simple, composé d'une oreillette et d'un ventricule.
d', aorte recevant le sang qui vient des branchies (par les veines branchiales).

branchiale, et qui porte le sang aux branchies, en se ramifiant sur les
lames branchiales. L'artère branchiale, immédiatement après son origine au ventricule du cœur, présente ordinairement un renflement ou
bulbe contractile qui vient en aide à l'action du ventricule lui-même.

Le sang des poissons est rouge. Les globules du sang des poissons sont
elliptiques et volumineux comme ceux des reptiles.

Mollusques proprement dits (limaces, limaçons, huîtres, etc.). — La circulation des mollusques a une certaine analogie avec celle des poissons,
avec cette différence que le cœur, au lieu d'être sur le trajet du sang
veineux, est placé sur le trajet du sang artériel. Le sang qui a servi à la
nutrition des organes (le sang veineux par conséquent) gagne directement l'appareil respiratoire. Le sang, vivifié par la respiration, se dirige
vers le cœur, qui l'envoie vers les organes. Le cœur est ordinairement
composé d'un ventricule et d'une ou deux oreillettes. Chez quelques
mollusques (la plupart des céphalopodes), on rencontre sur les vaisseaux
veineux qui vont pénétrer dans les branchies des renflements contractiles ou cœurs branchiaux.

Le sang des mollusques est incolore ou légèrement bleuâtre.

Crustacés (écrevisses, crabes, homards, etc.). — Le cœur des crustacés, comme celui des mollusques, est placé sur le trajet du sang artériel : il correspond au cœur gauche des animaux supérieurs. Ce cœur

consiste en une cavité unique ou ventricule. Le sang, envoyé dans les organes par les artères qui font suite au cœur uniloculaire, gagne ensuite un système vasculaire peu régulier. Les cavités irrégulières dans lesquelles se répand le sang, tapissées par une fine membrane vasculaire, communiquent avec des sinus situés à la base des pattes. De là, le sang gagne les branchies; des branchies, il revient au cœur par les vaisseaux branchio-cardiaques.

Le sang des crustacés est incolore, bleuâtre ou lilas.

Annélides. — Les annélides n'ont pas de cœur, quoiqu'ils aient un appareil circulatoire distinct. Le sang des annélides, qui est généralement rouge ou rosé, est mis en mouvement dans les canaux sanguins par les contractions des parois vasculaires. Il n'est guère possible de distinguer en eux un sang artériel et un sang veineux, quoique le liquide qui circule dans les canaux vasculaires soit soumis à l'influence vivifiante de l'air atmosphérique dans les branchies. Il n'y a pas non plus de régularité bien marquée dans le cours du sang, et la direction des courants change souvent d'un moment à l'autre.

Insectes. — Dans beaucoup de parties du corps des insectes, le sang n'est point renfermé dans des vaisseaux arrondis et tubuleux analogues à ceux des animaux supérieurs. Le sang, généralement incolore, n'est pas nettement distinct du fluide nourricier, ou plutôt il représente le fluide nourricier lui-même qui, après avoir traversé les parois de l'intestin, se répand dans les interstices des organes, interstices tapissés par de fines membranes vasculaires. Ces lacunes vasculaires communiquent avec des vaisseaux plus réguliers, dont les uns pénètrent jusque dans les pattes et dont les autres s'étendent jusque dans les ailes (quand ces appendices membraneux ne sont pas desséchés). D'un autre côté, les lacunes vasculaires communiquent avec un vaisseau central à parois arrondies, situé le long de la région dorsale, au-dessus du tube digestif. Ce vaisseau dorsal, contractile du côté de sa partie postérieure, exécute des mouvements alternatifs de resserrement et de dilatation, et joue, par conséquent, le rôle d'un véritable cœur.

Le liquide s'introduit dans le vaisseau dorsal, ou cœur, par un certain nombre d'orifices. Ces orifices, disposés par paires (généralement au nombre de huit), occupent les parties latérales du vaisseau dorsal, et font communiquer ce vaisseau avec les canaux irréguliers ou lacunes vasculaires de l'abdomen. Quand le vaisseau dorsal se contracte, le liquide comprimé ne peut s'échapper par les orifices dont nous parlons, car ces orifices possèdent une paire de valvules analogues aux valvules auriculo-ventriculaires. Le liquide s'écoule donc d'arrière en avant, du côté de la tête, d'où il gagne ensuite toutes les parties du corps, pour revenir vers son point de départ. On observe très-bien ce double courant dans l'aile de l'hémérobe. On voit, en effet, les courants centrifuges suivre les grandes nervures, et les courants centripètes rentrer dans l'animal, le long de la nervure marginale.

Zoophytes. — La circulation des zoophytes est plus imparfaite. On distingue encore, chez quelques-uns, un système spécial de canaux où circule le fluide nourricier (holothuries, oursins); chez d'autres, on constate que le système des vaisseaux qui distribuent le fluide nourricier est constitué par des appendices dépendant manifestement du tube digestif (méduses); enfin, il en est d'autres (sertulaires) où le liquide nourricier se répand par une sorte d'infiltration successive des parois du tube digestif dans la trame des tissus, sans qu'on puisse distinguer les voies spéciales de distribution.

Indications bibliographiques.

(Ordre alphabétique.)

J. G. ABERLE, Die Messung der Arteriendurchmesser am lebenden Menschen (*Mesure du diamètre des artères sur l'homme vivant. — Il ne s'agit que de l'artère radiale*); *dissert.*, *Tubingen*, 1856. — ADAMS, LAW, GREENE, etc., Report on the notions and sounds of the heart by the Dublin sub-committee of the medical section, *dans* Report of the British association for the advancement of science, 1835. — ALLISON, Experiments proving the existence of a venous pulse independent of the heart and nervous system, with remarks on the contractility of the veins in general, *dans* American Journal of medical sciences, t. XXIII, 1838. — AMUSSAT, Recherches sur l'introduction de l'air dans les veines; *Paris*, 1839. — ARAN, Recherches sur le murmure continu vasculaire, *dans* Arch. gén. de médecine, 4e série, t. II, 1843. — ARTHAUD, Dissertation sur la dilatation des artères; *Paris*, 1771. — ASCHERSON, Ueber die relative Bewegung der Blut-und Lymphkörnchen in den Blutgefässen der Frosche (*Sur le mouvement relatif des globules du sang et des globules de la lymphe dans les vaisseaux sanguins de la grenouille*), *dans* Müller's Archiv, 1837.

BAMBERGER, Beiträge zur Physiologie und Pathologie des Herzens (*Contributions à la physiologie et à la pathologie du cœur*), *dans* Archiv für pathol. Anatomie und Physiologie, t. IX, 1856. — David BARRY, Recherches expérimentales sur les causes du mouvement du sang dans les veines; *Paris*, 1825. — LE MÊME, Dissertation sur le passage du sang à travers le cœur; *thèse*, *Paris*, 1827. — BARTH et ROGER, Traité pratique d'auscultation, 6e édit., *Paris*, 1865. — BARTHÉLEMY, Introduction de l'air dans les veines, *dans* Gazette médicale de Paris, 1838. — A. BAUMGARTEN, Ueber den Mechanismus durch welchen die venösen Herzklappen geschlossen werden (*Mécanisme suivant lequel se ferment les valvules auriculo-ventriculaires*), *dans* Müller's Archiv für Anat. und Phys., 1843. — BEAU, Traité expérimental et clinique d'auscultation appliquée à l'étude des maladies du poumon et du cœur; *Paris*, 1856. — LE MÊME, Recherches sur les mouvements du cœur, *dans* Archiv. gén. de médecine, 2e série, t. IX, 1835. — LE MÊME, Recherches sur les causes des bruits normaux des artères, *dans* Archiv. gén. de médecine, 3e série, t. I, 1838, et 4e série, t. VIII, 1845. — LE MÊME, BÉCLARD, BOUILLAUD, GAVARRET, PARCHAPPE, Discussion académique sur les mouvements du cœur, *dans* Bulletin de l'Acad. de méd. de Paris, 1864. — BEAUGRAND, Remarques historiques sur les mouvements et les bruits du cœur, *dans* le journal *l'Expérience*, an. 1842. — P. A. BÉCLARD, Recherches et expériences sur les blessures des artères, *dans* Mémoires de la Société médicale d'émulation, t. II, 1817. — Charles BELL, An essay of the forces which circulate the blood, being an examination of the difference of the motions of fluids in living and dead vessels; *London*, 1819. — BENCE JONES et DICKINSON, Recherches sur l'effet produit sur la circulation par l'application de l'eau froide à la surface du corps de l'homme, *dans* Journal de physiologie, t. Ier, 1858. — BÉRARD, Mémoire sur un point d'anatomie et de physiologie du système veineux, *dans* Archiv. gén. de méd., t. XXIII, 1830. — C. BERNARD, Influence de la section des nerfs pneumo-gastriques sur les contractions du cœur, *dans*

Comptes-rendus de la Société de biologie, t. I, 1849. — H. Benner, Physiologische Experimentalbeiträge zur Lehre von der Herzbewegung (*Mémoire expérimental de physiologie sur la théorie des mouvements du cœur*); *dissert.*, *Erlangen*, 1859. — Bernstein, Zur Ursache der Herzbewegung (*De la cause des mouvements du cœur*), *dans* Archiv für Anat. und Physiologie, 1862. — Le même, Herzstilland durch Sympathicusreizung (*De l'arrêt du cœur par excitation du sympathique*), *dans* Centralblatt für die medic. Wissenschaften, n° 52, 1863. — Le même, Vagus und sympathicus, *même recueil*, n° 16, 1864. — Bertin, Mémoire sur la principale cause du gonflement et du dégonflement alternatif des veines jugulaires, etc., *dans* Mémoires de l'Acad. des sciences, 1758. — V. Bezold, Zur Physiologie der Herzbewegungen (*Sur la physiologie des mouvements du cœur*), *dans* Archiv für patholog. Anatomie und Physiologie, t. XIV, 1858. — Le même, Ueber die Einwirkung der N. vagi und des Sympathicus auf das Herz (*Sur l'action du nerf vague et du sympathique sur le cœur*), *dans* Archiv für Anat. und Physiologie, 1862. — Bidder, Ueber functionnel verschiedene und räumlich getrennte Nervencentra im Froschherzen (*D'un centre nerveux à fonctions indépendantes dans le cœur de la grenouille*), *dans* Müller's Archiv für Anat. und Phys., 1844. — Bischoff, Beiträge zur Lehre von dem Blute und der Transfusion desselben (*Contributions à l'étude du sang et à la transfusion de ce liquide*), *dans* Müller's Archiv für Anat. und Physiol., 1835. — Le même, Ueber Transfusion, *dans* Müller's Archiv für Anat. und Physiol., 1838. — Le même, Abermalige Bestimmung der Blutmenge bei einem Hingerichteten (*Nouvelle détermination de la quantité de sang contenue dans le corps d'un supplicié*), *dans* Zeitschrift für wissenschaftliche Zoologie, de Siebold et Kölliker, t. IX, 1857. — Le même, Bestimmung des Blutes bei einem Hingerichteten (*Proportion du sang chez un supplicié*), *dans* Zeitschrift für wissenschaftliche Zoologie, de Siebold et Kölliker, t. VII, 1855. — P. Black, On the forces of the circulation, *dans* Medical Times, t. X, 1855. — Blackley, On the cause of the pulse being affected by the position of the body, *dans* Dublin Journal of medic. and chirurg. sciences, 1834. — J. Blake, On the physiological effects of various agents introduced into the circulation, as indicated by the hemodynamometer, *dans* Edinburgh medic. and surg. Journal, t. LI, 1839. — Blundell, Experiments on the transfusion of blood by the syringe, *dans* Medico-chirurg. Transactions, t. IX, 1818. — Bonorden, Mémoire pour servir à la théorie de la circulation, *dans* Journal des progrès des sciences médicales, t. XII, 1828. — Borelli, De motu animalium, 2e *partie comprenant l'*histoire des mouvements internes; *chap. V*, De corde ejusque pulsatione; *chap. VI*, De causis motum cordis efficientibus; *Hagæ comitum*, 1743. — Bouillaud, Traité clinique des maladies du cœur, 1835. — Le même, Gerdy, Amussat, Velpeau, Blandin, Ségalas, Dubois (d'Amiens), Barthélemy, Rapport et discussion à l'Académie de médecine de Paris sur les expériences faites par M. Amussat relativement à l'introduction de l'air dans les veines, *dans* Bulletin de l'Acad. de médecine, t. II, 1837. — Boulland, Recherches microscopiques sur la circulation du sang et le système vasculaire sanguin dans le canal digestif, le foie et les reins; *thèse, Paris*, 1849. — Bourdon, Recherches sur le mécanisme de la respiration et sur la circulation du sang, *Paris*, 1820. — O'Brian, Case of partial ectopia, *dans* Americ. Journ. of medic. sciences, t. XXIII, 1838. — Brown Séquard, Cause of the stopping of the heart's movements produced by excitation of the medulla oblongata or the pur vagum, *dans* Experimental Researches applied to physiology and pathology, 1853. — Le même, Faits nouveaux relatifs à la coïncidence de l'inspiration avec une diminution dans la force et la vitesse des battements du cœur, *dans* Gazette médicale, n° 31, 1856. — Le même, Note sur l'association des efforts inspiratoires avec une diminution ou l'arrêt des mouvements du cœur, *dans* Journal de Physiologie, t. Ier, 1858. — Brunner, Ueber die Spannung des ruhenden Blutes im lebenden Thiere (*De la tension du sang chez l'animal vivant*). *dans* Zeitschrift für rationnelle Medicin, 2e *série*, t. V, 1854. — Brücke, Physiologische Bemerkungen ueber die Arteriæ coronariæ cordis, *dans* Sitzungsberichte der wissenschaftliche Akademie, *Wien*, t. XIV, 1855. — Bryan, On the precise nature of the movements of the heart, *dans* Lancet, t. I, 1833. — Budge, Die Abhängigkeit der Herzbewegung vom Ruckenmarke und Gehirne (*De la dépendance où sont les mouvements du cœur, de la moelle et de l'encéphale*), *dans* Archiv für physiologische Heilkunde, t. V, 1846. — Le même, Briefliche Mittheilung ueber die Herzbewegung (*Lettres sur les mouvements du cœur*), dans Müller's Archiv für Anat. und Phys., 1846. — J. Budge, Ueber den Stillstand des Herzens durch Vagusreizung (*Sur l'arrêt du cœur par l'excitation du nerf vague*), dans Archiv für Anat. und Physiol., 1860. — Buisson, Quelques recherches sur la circulation, dans Gazette médicale, n° 20, 1861; et *thèse de Paris*, 1862. — Butner, Ueber die Strom-und Druckkraft des Blutes in den Arterie und Vena pulmonalis (*Du cours du sang et de sa tension dans l'artère et les veines pulmonaires*), dans Zeitschrift für rationnelle Medicin, 2e série, t. II, 1853.

Callicurcès, De l'influence de la chaleur sur l'activité du cœur, dans Gazette des hôpitaux, 1857. — H. Carlisle, Abstract of observ. on the motions and sounds of the heart, dans Report of the British Association for the advancement of science, 1833. — Carson, On the cause of the vacuity of the arteries after death, dans Medico-chirurgical Transactions, t. XI, 1821. — Le même, On the circulation of the blood in the head, dans Edinburgh medic. and surg. Journal, t. XXI, 1824. — Le même, Circulation of the liver, dans London medical Gazette, 2e série, t. II, 1843. — Carus, Ueber den Blutlauf (*De la circulation*), dans Meckel's deutsch. Archiv für Physiologie, t. IV, 1818. — Castell, Ueber das Verhalten des Herzens in verschiedenen Gazarten (*De la manière d'être du cœur dans différents gaz*), dans Müller's Archiv, 1854. — A. Cesalpin (d'Arezzo), De plantis, *Florence*, 1583. (Ce livre contient dans le livre Ier, chap. II, la notion très-explicite de la grande circulation.) — Charcelay, Mémoire sur plusieurs cas remarquables de défaut de synchronisme des battements et des bruits du cœur, dans Arch. gén. de médecine, t. III, 1838. — Chassaignac, Quels sont les agents de la circulation veineuse? *thèse de concours*, Paris, 1835. — Chauveau, Sur la théorie des pulsations du cœur, dans Comptes rendus de l'Acad. des sciences, 1857. — Le même, Mécanisme et théorie générale des murmures vasculaires ou bruits de souffle, dans Comptes rendus de l'Acad. des sciences, 1858. — Le même, Études pratiques sur les murmures vasculaires ou bruits de souffle et sur leur valeur séméiologique, dans Gazette médicale, 1858. — Le même et Faivre, Nouvelles Recherches expérimentales sur les mouvements et les bruits normaux du cœur, dans Gazette médicale, n°s 24, 27, 30, 37; 1856. — Le même, Bertholus et Laroyenne, Vitesse de la circulation dans les artères du cheval (Recherches expérimentales), dans Journal de Physiologie, t. III, 1860. — Choriol, Observations sur la structure, les mouvements et les bruits du cœur; *thèse*, Paris, 1841. — F. Churchill, On the rhythm of the heart of the fœtus in utero and of the infant after birth, dans Dublin quarterly Journ. of med. science, t. XIX, 1855. — Clark, Ellis, Shaw, Observations faites sur un pendu, particulièrement sur les mouvements du cœur, dans Journal de Physiologie, t. Ier, 1858. — Clendinning, Report on the motions and sounds of the heart, dans Report of the Brit. Assoc., *Glasgow*, 1840. — H. M. Cohen, Die Myodynamik des Herzens und der Blutgefässe (*Dynamique musculaire du cœur et des vaisseaux*), Berlin, 1859. — G. Colin, Sur la détermination expérimentale de la force du cœur, dans Gazette médicale, et Comptes rendus de l'Acad. des sciences, 1858. — R. Columbo (de Crémone), De re anatomica, *Venise*, 1559. — Commaille, Observation d'un fait qui se rattache à cette proposition : « Le cœur bat parce qu'il recule, » dans Comptes rendus de l'Acad. des sciences, t. XLI, 1855. — Corrigan, On the motions and sounds of the heart, dans Dublin medical Transactions new series, t. I, 1830. — Coudret, Nouvelles Recherches sur les causes de la circulation veineuse; *thèse*, Paris, 1830. — Cruveilhier, Note sur les mouvements et les bruits du cœur, dans Gazette médicale, t. IX, 1841. — J. Czermak et Piotrowski, Ueber die Dauer und Anzahl der Ventrikelcontractionen des ausgeschnittenen Kaninchenherzens (*De la durée et du nombre des contractions ventriculaires du cœur du lapin après son excision*), dans Sitzungsberichte der Kaiserl. Akademie, *Wien*, t. XXV, 1857.

Delucq, Recherches chronologiques ou rhythmiques sur la durée des bruits ou des silences normaux du cœur; *thèse*, Paris, 1845. — Dieffenbach, Physiologische Untersuchungen über die Transfusion des Blutes (*Recherches physiologiques sur la transfusion du sang*), dans Rust's Magazin für die gesammte Heilkunde, t. XXX, 1830. — Döllinger, Sur la circulation du sang, dans Journal des progrès des sciences et Institutions médi-

312 LIVRE I. FONCTIONS DE NUTRITION.

cales, t. IX, 1828. — Donders, Weitere Beiträge zur Physiologie der Respiration und Circulation (*Nouvelles contributions à la physiologie de la respiration et de la circulation*), dans Zeitschrift für rationnelle Medicin, 2ᵉ série, t. IV, 1854. — Le même, Kritische en experimentele bijdragen op het gebied der hæmodynamica (*Contributions expérimentales et critiques à l'hémodynamie*), Utrecht, dans Nederlandsche Lancet, nᵒ 3, t. V, 1856; et en allemand dans Müller's Archiv, 1856. — Le même, Berechnung des Widerstandes bei hydraulischen Versuchen (*Calcul des obstacles à la circulation d'après des expériences d'hydraulique*), dans Archiv für die holländischen Beiträge zur Natur-und Heilkunde, t. I, 1857. — P. Dubois, Rapport sur l'application de l'auscultation à la pratique des accouchements; dans Archiv. gén. de médec., t. XXVII, 1831. — Dubois (d'Amiens), De la propulsion du sang dans le système vasculaire considérée dans la série animale, dans Bulletin de l'Acad. de méd., t. V, 1840.

C. Eckard, Ein Beitrag zur Theorie der Ursachen der Herzbewegung (*Contribution à la théorie des causes du mouvement du cœur*), dans Beiträge zur Anatomie und Physiol., t. I, 1858. — Einbrodt, Ueber Herzreizung und ihr Verhältniss zum Blutdruck (*De l'excitation du cœur en rapport avec la tension sanguine*), dans Sitzungsberichte der K. K. Acad. zu Wien, t. XXXVIII, 1859. — Le même, Ueber den Einfluss der Nervi vagi auf die Herzbewegung bei Vögeln (*De l'influence du nerf vague sur les mouvements du cœur chez les oiseaux*), dans Archiv für Anat. und Physiologie, 1859. — Le même, Ueber den Einfluss der Athembewegungen auf Herzschlag und Blutdruck (*Influence des mouvements respiratoires sur les pulsations du cœur et sur la tension du sang*), dans Wiener Sitzungsberichte, etc., XL, 1860. — Ellerby, Experiments on the venous circulation, dans Lancet, t. XI, 1826. — F. Endemann, Beitrag zur Mechanik des Kreislaufs im Herzen (*Contribution à la mécanique de la circulation dans le cœur*); dissert., Marburg, 1856. — Erichsen, On the influence of the coronary circulation on the action of the heart, dans London medical Gazette, 1842. — Le même, On the proximate cause of death after spontaneous introduction of air into the veins, dans Edinburgh medic. and surg. Journal, t. LXI, 1844. — F. Ernst, Studien ueber die Herzthätigkeit mit besonderer Berücksichtigung der an Herrn Groux's fissura sterni congenita gemachten Beobachtungen (*Études sur l'activité du cœur avec des remarques sur l'observation du sieur Groux atteint d'une fissure sternale congénitale*), dans Archiv für patholog. Anatomie und Physiologie, t. IX, 1856. — Eulenburg, Ueber ein Phänomen der Digitalinwirkung am ausgeschnittenen Froschherzen (*Sur un phénomène produit par la digitaline sur les cœurs de grenouilles extraits du corps des animaux*), dans Allgemeine medicinische Centralzeitung, nᵒ 98, 1859.

Fabrice d'Aquapendente, De venarum ostiolis, dans Opera omnia anatomica et physiologica, 1738. — Falconer, Observations respecting the pulse, 1796. — Faupel, De strepituum origine, qui audiuntur in auscultando gravido utero, imprimis de strepitus placentaris origine ac natura; dissert., Greifswald, 1857. — Fennel, Experiments and reflexions on the cause of the vacuity of the arteries after death, dans Philosophical Magazine, nᵒ 9, 1822. — Fick, Einige Bemerkungen über die Kräfte im Gefässsystem (*Quelques remarques sur les forces dans le système vasculaire*), dans Wiener medicinische Wochenschrift, 1857. — Fink, Bemerkungen ueber einige Versuche zur Erläuterung der Mechanik des Herzens (*Observations sur quelques expériences relatives au mécanisme du cœur*), dans Müller's Archiv für Anat. und Physiol., 1849. — Fleury, Des effets produits sur la circulation par l'application de l'eau froide à la substance du corps de l'homme, dans Journal de Physiologie, t. Iᵉʳ, 1858. — Flint, Zur Phänomenologie des Capillarkreislaufs, dans Schmidt's Jahrbücher, t. CI, 1858 (*Extrait de l'American med. chirurg. Review*). — Le même, Experimental Researches on points connected with the action of the heart and with respiration, dans American Journal of med. sciences, 1861. — Flourens, Expériences sur la force de contraction propre des veines principales dans la grenouille, dans Annales des sciences naturelles, t. XXVIII, 1833. — Le même, Expériences sur le mécanisme du mouvement ou battement des artères, dans Annales des sciences naturelles, 2ᵉ série, t. VII, 1837. — Le même, Histoire de la découverte de la circulation du sang; Paris, 1854. — Follin, Sur une ectopie du cœur, dans Arch. gén. de médecine,

4e série, t. XXIX, 1850. — FREY, Versuch einer Theorie der Wellenbewegung des Blutes in den Arterien (*Essai de théorie sur la transmission de pression du sang dans les artères, ou du mouvement du vague*), *dans* Müller's Archiv für Anat. und Phys., 1845. — LE MÊME, Von den verschiedenen Spannungsgraden der Lungen Arterie (*Des différents degrés de tension de l'artère pulmonaire*), *dans* Archiv für physiologische Heilkunde, t. V, 1846. — FRICKHÖFFER, Beschreibung einer Difformität des Thorax mit Defect der Rippen nebst Bemerkungen ueber die Herzbewegung (*Description d'une difformité du thorax par absence de côtes, avec des remarques sur les mouvements du cœur*), *dans* Archiv für pathol. Anatomie und Physiologie, t. X, 1856.

GABRIAC, Quelques expériences sur le choc du cœur ; *thèse*, Paris, 1857. — GAIRDNER, On the action of the auricular-ventricular valves of the heart, *dans* Dublin hospital Gazette, 1857. — J. GALL, Die Spannung des Arterienblutes in der Aether und Chloroform-Narcose (*De la tension du sang artériel dans le sommeil de l'éther et du chloroforme*); *dissert.*, *Tubingen*, 1856. — GARROS, Considérations sur le mécanisme de la circulation; *thèse*, Paris, 1850. — GENDY, *article* CIRCULATION, *dans* Dictionnaire de médecine en 30 vol., t. VIII, *Paris*, 1834. — GIRAUD-TEULON, Note relative à une nouvelle théorie de la cause des battements du cœur, *dans* Comptes rendus de l'Acad. des sciences, t. XLI, 1855. — GLUGE, Quelques observations sur la couche (liquide) inerte des vaisseaux capillaires, *dans* Annales des sciences naturelles, 2e série, t. XI, 1839. — J. GOLTZ, Ueber die Ursachen der Herzthätigkeit (*Sur les causes de l'action du cœur*), *dans* Archiv für pathol. Anat. und Phys., XXIII, 1861. — LE MÊME, Vagus und Herz (*Le nerf vague et le cœur*, même recueil), t. XXVI, 1862. — LE MÊME, Neue Thatsachen ueber den Einfluss der Nerven auf die Herzbewegung (*Nouveaux faits démontrant l'influence nerveuse sur les mouvements du cœur*, *dans* Centralblatt für die medic. Wissenschaften, no 32, 1863. — GORHAM, Observations of the pulses of infants, *dans* London medical Gazette, t. XXI, 1837. — GRABEAU, Die vitale theorie des Blutkreislaufes (*Théorie vitale de la circulation*), *Altona*, 1841. — GRAVES, On the effects produced by posture on the frequence and character of the pulse, *dans* Dublin Hospital Reports, t. V, 1834. — GUBLER, De la contractilité des veines, *dans* Comptes rendus de la Société de biologie, t. I, 1849. — GUÉTTET, Mémoire sur les hémomètres, *dans* Comptes rendus de l'Acad. des sciences, t. XXX, 1850. — GUY, On the effects produced upon the pulse by change of posture, *dans* Guy's Hospital Reports, t. III, 1838.

HALES, L'Hæmostatique (*Traduction de M. de Sauvages*), *Genève*, 1744. — HALFORD, Expériences et observations sur l'action et les bruits du cœur, *dans* Revue étrangère, 1858. — HALLER, Mémoires sur le mouvement du sang, fondés sur des expériences faites sur les animaux (*traduits du latin par M. Tissot*), *Lausanne*, 1756. — LE MÊME, Elementa physiologiæ; *lib. V*, Sanguis ; *lib. VI*, sanguinis motus ; t. II, *Lausanne*, 1760. — HALLIDAY, Dissertation sur la cause des mouvements du cœur; *thèse*, Paris, 1824. — HAMERNIK, Physiologische pathologische Untersuchungen ueber die Verhältnisse des Kreislaufes in der Schädelhöhle (*Recherches physiologiques et pathologiques sur la circulation intracrânienne*), *dans* Prager Vierteljahrschrift, t. VII, 1848. — LE MÊME, Ueber einige Verhältnisse der Venen, der Vorhöfe und Kammern des Herzens und ueber den Einfluss der Kraft der Lungen und der Respirations Bewegung auf den Circulationsapparat (*Des rapports entre les veines, les oreillettes et les ventricules du cœur, et de l'influence de la force qui préside aux mouvements respiratoires sur l'appareil circulatoire*), *dans* Prager Vierteljahrschrift für die praktische Heilkunde, t. XXXIX, 1853. — LE MÊME, Das Herz und seine Bewegung (*Le cœur et ses mouvements*), *Prague*, 1858. — HARDEN, Observations on the Pulse and Respiration, *dans* American Journ. of med. science, t. V, 1843. — HARVEY, Exercitatio anatomica de motu cordis et sanguinis, *Francofurti*, 1628. — HASTINGS, Disputatio inaug. de vi contractili vasorum, *Edinburgh*, 1818. — HEIDENHAIN, Erörterungen über die Bewegung des Froschherzens (*Dissertation sur le mouvement du cœur de la grenouille*), *dans* Archiv für Anatomie und Physiologie, 1858. — HEINE, Ueber die organische Ursache der Herzbewegung (*De la cause organique des mouvements du cœur*), *dans* Müller's Archiv 1841. — HENNIG, Ueber die bei Kindern am Kopfe und am oberen Theile des Rückgraths vernehmbaren Geräusche (*Sur les bruits qu'on entend par l'auscultation de la tête et de la partie supérieure de l'épine dorsale chez les jeunes enfants), dans* Archiv für physiologische Heilkunde, 1856. — HERBST, Comment. hist. crit. et anat. physiol. de sanguinis quantitate, *Göttingen*, 1822. — HÉRING, Versuche die Schnelligkeit des Blutlaufs zu bestimmen (*Expériences pour mesurer la vitesse du cours du sang), dans* Zeitschrift für Physiologie *de Tiedmann et Treviranus,* t. III, 1829. — LE MÊME, Versuche über das Verhältniss zwischen der Zahl des Pulses und der Schnelligkeit des Blutes (*Recherches sur le rapport qui existe entre le nombre des pulsations et la vitesse du sang), dans* Zeitschrift für Physiologie *de Treviranus,* t. V, 1832. — LE MÊME, Versuche die Druckkraft des Herzens zu bestimmen (*Expériences pour déterminer la force motrice du cœur), dans* Archiv für physiologische Heilkunde *de Vierordt,* t. IX, 1850. — LE MÊME, Versuche ueber einige Momente die auf die Schnelligkeit des Blutlaufs Einfluss haben (*Recherches sur quelques-unes des conditions qui ont de l'influence sur la vitesse de la circulation), dans* Archiv für physiologische Heilkunde, t. XIII, 1853, *et en extrait dans* Gazette hebdomadaire de médecine, *octobre* 1853. — HEYNSIUS, Bijdrage tot eene physische verklaring van de abnormale germschen in het vaatstelsel (*Contribution à l'explication physique des bruits vasculaires qui s'entendent anormalement), dans* Nederlandsche Lancet (Hollande), 3ᵉ *série,* t. IV, 1854. — LE MÊME, Des bruits anormaux dans le système vasculaire, *dans* Journal de Physiologie, 1860. — BIFFELSHEIM. Physiologie du cœur ; mouvements absolus et relatifs, *dans* Mémoires de la Société de biologie, t. I, 1855 ; Deuxième mémoire, *dans* Comptes rendus de l'Acad. des sciences, t. XLI, 1855 ; Troisième mémoire *dans* Comptes rendus de l'Acad. des sciences, t. XLIII, 1856. — HÖFFA et LUDWIG, Einige neue Versuche über Herzbewegung (*Quelques nouvelles recherches sur les mouvements du cœur), dans* Zeitschrift für rationnelle Medicin, t. IX, 1850. — HOLLAND, The influence of the heart on the motion of the blood, *dans* Edinburgh medic. and surgic. Journal, t. LVI, 1841. — LE MÊME, The properties and influence of arteries on the circulation of the blood, *dans* Edinburgh medical and surgical Journal, t. LV, 1841. — HOPE, Experimental researches on the action of the heart, *dans* Medical Gazette, 1830. — LE MÊME, A Treatise on the diseases of the heart, 3ᵉ *édit.,* 1839. — Robert HUNTER, On the muscularity of arteries, *dans* Edinburgh medical and surgical Journal, t. XXII, 1824. — HÜTTENHEIN, Observationes de sanguinis circulatione hæmodromometri ope institutæ ; *dissert., Halle,* 1846. — HYRTL, Vortrag. Beweis dass die Ursprunge der Coronar-Arterien, während der Systole der Kammer von den Semilunarklappen nicht bedeckt werden und dass der Eintritt des Blutes in dieselben nicht während der Diastole stattfindet (*Preuve que les orifices des artères coronaires ne sont point obturés par les valvules semilunaires au moment de la systole des ventricules, et que ce n'est point pendant la diastole que le sang s'engage dans ces vaisseaux), dans* Sitzungsberichte der wissenschaftliche Akad., *Wien,* t. XIV, 1855.

H. JACOBSON, Beiträge zur Hämodynamik (*Contributions à l'hémodynamique), dans* Müller's Archiv für Anat. und Physiol. (continuées par *Reichert* et *Du Boys-Reymond,* 1860. — LE MÊME, Beiträge zur Hämodynamik (*Contributions à l'hémodynamique), dans* Archiv für Anat. und Physiol., 1860. — JACQUEMET, De la circulation hépatique et de la prétendue circulation hépatico-rénale, *Montpellier,* 1860. — JACQUEMIER, De l'auscultation appliquée au système vasculaire des femmes enceintes et du fœtus; *thèse, Paris,* 1837. — M. JAEGER, Tractatus anatomico-physiologicus de arteriarum pulsu, *Würzburg,* 1820. — JÉGU, De la cause des bruits du cœur à l'état normal ; *thèse, Paris,* 1837. — W. JENNER, Clinical Lecture on the influence of pressure in the production and modification of palpable vibrations and murmurs over the heart, etc., *dans* Medical Times and Gazette, 1856. — G. JOSEPH, De causis sonorum cordis, *Breslau,* 1852.

KALTENBRUNNER, Recherches expérimentales sur la circulation du sang, *pour faire suite à celles de Döllinger sur le même sujet, dans* Journal des progrès des sciences et institutions médicales, t. IX, 1828. — J. KEILL, Tentamina physico-medica ad quasdam quæstiones quæ œconomiam animalem spectant (1ʳᵉ *partie:* Quantité de sang dans le corps humain ; 2ᵉ *partie:* Vitesse du cours du sang dans les vaisseaux ; 3ᵉ *partie:* De la force du cœur). *Lugduni Batavorum,* 1725 et 1730. — KERGARADEC, Mémoire sur l'auscultation appliquée à la grossesse, 1822. — T. KING, An essay of the safety-valve function in the right ventricle of the human heart, and on the gradation of this function in the circulation of warm-blooded animals, *dans* Guy's Hospital Reports, t. II, 1837. — KIWISCH, Neue Theorie des Herzstosses (*Nouvelle théorie du choc du cœur*, *dans* Prager Vierteljahrschrift für die praktische Heilkunde, t. IX, 1846. — LE MÊME, Neue Forschungen ueber die Schallerzeugung in den Kreislaufs organen (*Nouvelles recherches sur l'origine des bruits dans les organes de la circulation*), *dans* Verhandlungen der physic. medic. Gesellschaft zu Würzburg, t. I, 1850. — R. KNOX On the relation subsisting between the time of day and various functions of the human body and on the manner in which the heart and arteries are affected by muscular exertion, *dans* Edinburgh medic. and surgic. Journal, t. XI, 1815. — LE MÊME, Physiological observations on the pulsations of the heart, *dans* Edinburgh med. and surg. Journal, t. XLVII, 1837. — KOLISKO, Ueber das continuirliche Halsgeräusch (*Sur le bruit vasculaire continu du cou*), *dans* Zeitschrift für K. K. Gesellschaft der Aerzte zu Wien, n° 16, 1858. — KÖLLIKER, Zur Lehre der Contractilität menschlicher Blut-und Lymphgefässe (*Études sur la contractilité des vaisseaux sanguins et lymphatiques de l'homme*), *dans* Zeitschrift für wissenschaftliche Zoologie (*de Siebold et Kölliker*), t. I, 1849. — KORNITZER, Die am lebenden Herzen mit jeden Herschlage vor sich gehenden Veranderungen aus den anatomischen Verhältnissen abgeleitet (*Des changements qui surviennent dans le cœur à chaque pulsation, dans leurs rapports avec la constitution anatomique de l'organe*, *dans* Sitzungsberichte der König. Kaiserl. Academie der Wissensch., *Wien*, t. XXIV, 1857. — KRAMP, De vi vitali arteriarum, *Strasbourg*, 1786. — KURSCHNER, Ueber den Herzstoss (*Sur le choc du cœur*), *dans* Müller's Archiv für Anat. und Phys., 1841.

LAHARPE, Nouvelles recherches sur le bruit de soufflet des artères, *dans* Archiv. génér. de médecine, 3° série, t. III, 1838. — LANCISI, De motu cordis, *Naples*, 1738. — LARCHER, De l'hypertrophie normale du cœur pendant la grossesse et de son importance pathologique, *dans* Comptes rendus de l'Acad. des sciences, 1857. — LEGALLOIS, Anatomie et Physiologie du cœur, *Œuvres*, t. Ier, p. 293, 1830. — LEURET et MITIVIÉ, De la fréquence du pouls chez les aliénés, 1832. — LEVIÉ, Versuch einer neuen Erläuterung des Herzstosses in gesunden und kranken Zustande *Essai d'une nouvelle explication du choc du cœur dans l'état sain et dans l'état morbide*), *dans* Archiv für physiol. Heilkunde, t. VIII, 1849. — LICHTENFELS et FRÖHLICH, Beobachtungen über die Gesetzte des Ganges der Pulsfrequenz (*Observation sur les lois qui président à la fréquence du pouls*), *dans* Denkschriften der Akad. der Wissenschaften zu Wien, t. III, 1852. — LOWER, Tractatus de corde; item de motu et calore sanguinis, *Londres*, 1669. — LUDWIG, Beiträge zur Kenntniss des Einflusses der Respirationsbewegungen auf den Blutlauf im Aortensysteme (*Contributions à l'étude de l'influence des mouvements respiratoires sur le cours du sang dans le système aortique*), *dans* Müller's Archiv, 1847. — LE MÊME, Ueber den Bau und die Bewegungen der Herzventrikel (*De la structure et des mouvements des ventricules du cœur*), *dans* Zeitschrift für rationnelle Medicin, t. VII, 1849.

MACARTNEY, ADAMS, etc., Second report of the Dublin sub-committee, *dans* Report of the Brit. assoc. for the adv. of sc., *Bristol*, 1836. — MACFAYDEN, An inquiry on several doubtful points connected with the circulation, *dans* Edinburgh med. and surg. Journal, t. XXII, 1824. — MAGENDIE, Sur l'entrée accidentelle de l'air dans les veines et sur la mort subite qui en est l'effet, *dans* Journal de physiologie *de Magendie*, t. I, 1821. — LE MÊME, De l'influence des mouvements de la poitrine et des efforts sur la circulation du sang, *dans* Journal de physiologie *de Magendie*, t. I, 1821. — LE MÊME, Mémoire sur l'action des artères dans la circulation, *dans* Journal de physiologie *de Magendie*, t. I, 1821. — LE MÊME, Mémoire sur l'origine des bruits normaux du cœur, *dans* Mémoires de l'Académie des sciences, t. XIV, 1838. — MAISSIAT, Des lois des mouvements des liquides dans les canaux et de leurs applications à la circulation des êtres organisés en général; *thèse de concours*, *Paris*, 1839. — MALHERBE, Considérations sur le jeu des valvules auriculo-ventriculaires et les bruits du cœur, *dans* Journal de physiologie *de Brown-Séquard*, t. II, 1859. — MARC D'ESPINE, Recherches expérimentales sur quelques-unes des bases qui doivent servir au diagnostic des maladies du cœur et de la circulation, *dans* Archiv. génér. de médecine, t. XXVII, 1831. — MARCÉ, Recherches sur les rapports numériques qui existent chez l'adulte à l'état normal et à l'état pathologique entre le pouls et la respiration, *dans* Archiv. gén. de médecine, 5e *série*, t. II, 185$. — J. MAREY, Recherches hydrauliques sur la circulation du sang, *dans* Annales des sciences naturelles (Zoologie), 4e *série*, t. VIII, 1853. — LE MÊME, Recherches sur la circulation sanguine, *dans* Gazette médicale, n° 27, et Comptes rendus de l'Acad. des sciences, 1858. — LE MÊME, Mémoire sur la contractilité vasculaire, *dans* Annales des sciences naturelles (Zoologie), t. IX, *et dans* Gazette médicale, n° 48, *et* Comptes rendus, 1858. — LE MÊME, Interprétation hydraulique du pouls dicrote, *dans* Comptes rendus de l'Acad. des sciences, 1858. — LE MÊME, Du pouls et des bruits vasculaires, *dans* Journal de physiologie, t. II, 1859. — LE MÊME, Des causes d'erreur dans l'emploi des instruments pour mesurer la pression sanguine et des moyens de les éviter, *dans* Gazette médicale, n° 30, 1859. — LE MÊME, Recherches sur l'état de la circulation d'après les caractères du pouls fournis par un nouveau sphygmographe, *dans* Journal de physiologie, t. III, 1860. — LE MÊME, Recherches sur le pouls au moyen d'un nouvel appareil enregistreur, le sphygmographe, *Paris*, 1860. — LE MÊME et GIRAUD-TEULON, Recherches sur la circulation du sang, *dans* Gazette médicale, n° 12, 1858. — LE MÊME, Physiologie de la circulation du sang, *in*-8, *Paris*, 1863. — A. MARTIN, De l'influence de la chaleur sur l'activité du cœur, *dans* Gazette hebdomadaire de méd. et de chir., 1857. — E. MARTIN, Bemerkungen über die am Unterleibe Schwangerer zu hörenden Circulationsgeräusche (*Observations sur les bruits circulatoires qu'on entend par l'auscultation de l'abdomen des femmes enceintes*), *dans* Monatsschrift für Geburtskunde und Frauenkrankheiten, t. VII, 1856. — MARTIN-SOLÓN, Sur le pouls veineux, *dans* Gazette médicale de Paris, 1844. — MARX, Diatribe anat.-physiolog. de structura et usu venarum, *fig.*, *Carlsruhe*, 1820. — G. MEISSNER, Ueber die Kräfte im Gefässsystem (*Sur les forces dans le système vasculaire*), *dans* Zeitschrift für rationnelle Medicin, 3e *série*, t. II, 1857. — MERCIER, Observations sur l'introduction de l'air dans les veines et sur la manière dont elle produit la mort, *dans* Gazette médicale, 1837. — MESSERSCHMIDT, Bemerkungen ueber die Erklärung des Herzstosses (*Remarques sur l'explication du choc précordial*), *dans* Froriep's neue Notizen, t. XIII, 1840. — MIERSWA, De mechanismo valvularum semilunarium ; *dissert.*, *Greifswald*, 1858. — MIGNOT, Recherches sur les phénomènes normaux et morbides de la circulation, de la caloricité et de la respiration chez les nouveau-nés ; *thèse, Paris*, 1851. — MILNE EDWARDS et VAVASSEUR, Influence des ganglions cervicaux moyens et inférieurs du grand sympathique sur les mouvements du cœur, *dans* Annales des sciences naturelles, t. IX, 1826. — MOCK, De vi fluminis sanguinis in venarum cavarum systemate ; *dissert.*, *Marburg*, 1843. — LE MÊME, Ueber die Strömkraft des venosen Blutes, etc. (*De la tension du sang veineux*), *dans* Zeitschrift für rationnelle Medicin, t. III, 1845. — MOLESCHOTT et NAUWERCK, Untersuchungen ueber den Einfluss der Sympathicus Reizung auf die Häufigkeit des Herzschlages (*Recherches sur l'influence qu'exerce l'excitation du sympathique sur la fréquence des battements du cœur*), *dans* Untersuch. zur Naturlehre, etc., *de Moleschott*, t. VIII, 1861. — MONNERET, Études sur les bruits vasculaires et cardiaques, *dans* l'Union médicale, 1849. — MORAND, Sur les changements qui arrivent aux artères coupées, *dans* Mémoires de l'Acad. des sciences, 1736. — Armand MOREAU, Note sur les mouvements du cœur, *dans* Comptes rendus de la Société de biologie, 1856. — LE MÊME, Recherches sur l'action des poisons sur le cœur, *dans* Mémoires de la Société de biologie, 2e *série*, t. II, 1855.

J. V. NEGA, Beiträge zur Kenntniss der Funktion Atrio-ventricularklappen, der Entstehung der Töne und Geräusche in demselben, etc. (*Contribution à la connaissance des fonctions des valvules auriculo-ventriculaires et à l'origine des bruits et des souffles du cœur*), *Breslau*, 1852. — NICK, Beobachtungen ueber die Bedingungen unter denen die Häufigkeit des Pulses in gesunden Zustande verändert wird (*Observations sur les causes qui font varier la fréquence du pouls dans l'état de santé*), *Tübingen*, en extrait dans les Arch. gén. de médecine, t. XXVI, 1831). — NŒGELE, Die geburtshülfliche Auscultation (*Auscultation appliquée à la grossesse*), *Heidelberg*, 1838.

OESTERREICHER, Versuch einer Darstellung der Lehre vom Kreislaufe (*Essai d'exposition de la doctrine de la circulation*), *Nuremberg*, 1826.

Paget, On the cause of the rhythmic motion of the heart, *dans* Medical times and Gazette, 1857. — P. L. Panum, Untersuchungen über einige von den Momenten, welche Einfluss auf die Herzbewegungen, auf den Stillstand und auf das Aufhören des Contractions-vermögens des Herzens haben (*Recherches sur quelques-unes des conditions qui ont de l'influence sur les mouvements du cœur, sur le repos et sur la suspension du pouvoir contractile du cœur*), *dans* Schmidt's Jahrbücher, t. C, 1858. — Parchappe, Du cœur, de sa structure, de ses mouvements, *Paris*, 1844. — Parrot, Ueber die Beschleunigung des menschlichen Pulses nach Massgabe der Erhöhung, etc. (*De l'accélération du pouls de l'homme à mesure qu'il s'élève à la surface du sol*), *dans* Froriep's Notizen, t. X, 1826.— C. H. Parry, Additional experiments on arteries, *London*, 1819. — Le même, An experimental inquiry into the nature, cause and varieties of the pulse, etc., *London*, 1816.— W. Pavy, On the action of the heart and a case of congenital fissure of the sternum, *dans* Medical Times and Gazette, 1857. — Pennock, Report of experiments on the action of the heart, *dans* American Journal of medical science, 1839. — Le même, Note on the frequency of the pulse and respiration of the aged, *dans* American Journal of med. sciences, 1847. — Le même et Moore, Mémoire sur les mouvements et les bruits du cœur, *dans le journal* l'Expérience, t. X, 1842. — Perrot, De motu sanguinis in corpore humano, *dissert., Dorpat*, 1814. — Pigeaux, Sur les mouvements du cœur (*Rapport de M. Piorry*), *dans* Arch. gén. de médecine, t. XXIV, 1830. — Le même, Nouvelles recherches sur l'influence qu'exerce la circulation capillaire sur la circulation générale, *dans* Journal univ. et hebdom. de médecine, t. XII, 1833. — Piorry, Mémoire sur les bruits du cœur et des artères, *dans* Archiv. gén. de médec., 2ᵉ *série*, t. V, 1834. — Poiseuille, Sur la pression du sang dans le système artériel, *dans* Comptes rendus de l'Acad. des sciences, II, 1860. — Le même, Recherches sur la force du cœur aortique ; *thèse, Paris*, 1828. — Le même, Recherches sur l'action des artères dans la circulation artérielle, *dans* Journal de Physiologie, *de Magendie*, t. IX, 1829. — Le même, Recherches sur les causes du mouvement du sang dans les veines, *dans* Journal hebdomadaire de médecine, t. I, 1830.— Le même, Recherches sur la circulation capillaire, etc., *dans* Journal univ. et hebdom. de médecine, t. XII, 1833. — Le même, Recherches sur les causes du mouvement du sang dans les vaisseaux capillaires, *dans les* Mémoires de l'Acad. des sciences (savants étrangers), 1835. — Le même, Lettre sur les causes de la mort par suite de l'introduction de l'air dans les veines, *dans* Gazette médicale, 1837. — Purkinje, Ueber die Saugkraft des Herzens (*Sur la force d'aspiration du cœur*), *dans* Uebersicht der Arbeiten der Schlessischen Gesellschaft für Vaterl. Kultur., 1843.

Raciborski, Histoire anatomique, physiologique et pathologique du système veineux, *dans* Mémoires de l'Acad. royale de médecine, t. IX, 1841. — Rameaux, Sur le rapport entre la taille et le nombre des pulsations chez l'homme, *dans* Bulletin de l'Acad. de Bruxelles, 1839. — Le même, Des lois suivant lesquelles les dimensions du corps dans certaines classes d'animaux déterminent la capacité et les mouvements fonctionnels des poumons et du cœur, *dans* Mémoires de l'Acad. de Bruxelles, t. XXIX, 1857. — Redtenbacher, Zur Kritik des Hämodynamometers, *dans* Archiv für physiologische Heilkunde, 1857. — Reichert, Beobachtungen über die ersten Blutgefässe und deren Bildung sowie über die Bewegung des Blutes in denselben bei Fischembryonen (*Observations sur le développement des premiers vaisseaux et sur les mouvements du sang dans les embryons de poisson*), *dans* Studien des physiologischen Institut. zu Breslau, *Leipzig*, 1858. — Retzius, Ueber den Mechanismus des Zuschliessens der halbmondförmigen Klappen (*Sur le mécanisme de la fermeture des valvules sigmoïdes*), *dans* Müller's Archiv, 1843. — Le même, Einige Bemerkungen ueber die Scheidewand des Herzens beim Menschen, etc. (*Quelques Remarques sur la cloison de séparation du cœur chez l'homme*), *dans* Müller's Archiv, 1835. — Reynaud, Des obstacles à la circulation du sang dans le tronc de la veine-porte, *dans* Journal hebdomadaire de médecine, t. IV, 1829. — G. Robinson, Contributions to the physiology and pathology of the circulation of the blood, *Londres*, 1859. — Le même, A case of malformation with remarks on the circulation of the blood, *dans* American journal of medical science, t. XI, 1832. — Roger, Rapport sur un travail de M. Seux sur le pouls chez les nouveau-nés, *dans* l'Union médicale, t. IX, 1855. — Roᴙᴇɴʙᴇʀɢᴇʀ, De centris motuum cordis ; *dissert.*, *Dorpat*, 1850. — Rᴏᴜᴀɴᴇᴛ, Nouvelle analyse des bruits du cœur, *Paris*, 1844. — Lᴇ ᴍᴇ̂ᴍᴇ, Analyse des bruits du cœur; *thèse, Paris*, 1832. — Rᴏᴜʟɪɴ, Observations sur la vitesse du pouls à différents degrés de pression et de température, *dans* Journal de Physiologie *de Magendie*, t. VI, 1828. — Rᴜ̈ᴅɪɴɢᴇʀ, Ein Beitrag zur Mechanik der Aorten und Herzklappen (*Contribution à la mécanique des valvules de l'aorte et du cœur*), *Erlangen*, 1857.

Sᴄʜᴇɪʙᴇʀ, Zur Lehre vom Herzstosse (*Sur la doctrine du choc précordial*), *dans* Archiv für path. Anat. und Phys., XXIV, 1862. — Sᴄʜɪꜰꜰ, Experimentelle Untersuchungen über die Nerven des Herzens (*Recherches expérimentales sur les nerfs du cœur*), *dans* Archiv für physiologische Heilkunde, t. VIII, 1849. — Lᴇ ᴍᴇ̂ᴍᴇ, Der Modus der Herzbewegung (*Du rythme des mouvements du cœur*), *dans* Archiv für physiolog. Heilkunde, *de Vierordt*, t. IX, 1850. — Sᴄʜᴜʟᴛᴢ, System der Circulation, *Stuttgard und Tübingen*, 1838. — Lᴇ ᴍᴇ̂ᴍᴇ, Das System der Circulation in seiner Entwickelung durch die Thierreihe (*Le système circulatoire envisagé dans la série animale*), *Stuttgard*, 1836. — Sᴇᴀʀʟᴇ, A critical analysis of the memoirs read by doctor Barry on the atmospheric pressure being the principal cause of the progression of the blood in the veins, *London*, 1827. — Sᴇɴᴀᴄ, Traité de la structure du cœur, 1777. — Michel Sᴇʀᴠᴇᴛ, Christianismi restitutio (Ouvrage brûlé avec son auteur à Genève en 1553) a été réimprimé plus tard, à Nuremberg, page pour page et sous la même date, 1553; dans ce livre se trouve indiquée la *petite circulation*. — A. Sʜᴀᴡ, On some peculiarities in the circulation of the liver, *dans* London medical Gazette, 2ᵉ série, t. II, 1842. — Sᴋᴏᴅᴀ, Traité de percussion et d'auscultation (4ᵉ édit.), *trad. franç. de Aran*, *Paris*, 1854. — Sᴘᴀʟʟᴀɴᴢᴀɴɪ, Dei fenomeni della circolazione (Quatre dissertations, traduites en français par Tourdes), *Modène*, 1777. — Sᴘᴇɴɢʟᴇʀ, Symbolæ ad theoriam de sanguinis arteriosi flumine, *Marburg*, 1843. — Lᴇ ᴍᴇ̂ᴍᴇ, Ueber die Stärke des Arteriellen Blutstroms (*Sur la force du courant sanguin artériel*), *dans* Müller's Archiv für Anat. und Physiol., 1844. — Sᴘʀɪɴɢ, Mémoire sur les mouvements du cœur, *dans* Mémoires de l'Acad. royale de Belgique, t. XXXIII, 1860. — Sᴜᴄǫᴜᴇᴛ, De la circulation du sang dans les membres et dans la tête chez l'homme, *Paris*, in-fol., 1860. — Sᴜʀᴍᴀʏ, Recherches sur les mouvements et les bruits du cœur, *dans* Gazette médicale, 3ᵉ série. t. VII, 1852. — Sʏʟᴠᴇsɪʀᴇ, On venous bruit, *dans* London medical Gazette, 2ᵉ série, t. III, 1816.

Tɪᴇᴅᴇᴍᴀɴɴ, Versuche über die Bewegung des Herzens unter dem Recipienten der Luftpumpe (*Recherches sur les mouvements du cœur placé sous le récipient de la machine pneumatique*). *dans* Müller's Archiv für Anat. und Phys., 1847. — Tᴏᴜʀᴍᴇsᴄᴏ, Du pouls ; *thèse, Paris*, 1853. — Tʀᴀᴜʙᴇ, Zur Physiologie des regulatorischen Herznervensystem (*De la physiologie du système nerveux régulateur des mouvements du cœur*), *dans* Allgem. med. Centralzeitung, nᵒˢ 9, 97, 99 ; 1863. — Tʀᴏᴜssᴇᴀᴜ, Lettre à Bretonneau sur le pouls des enfants à la mamelle, *dans* Journal des connaissances médico-chirurgicales, 1841. — Tᴜʀɴᴇʀ, Observations on the cause of the sounds produced by the heart, *dans* Transactions of the med. chirurg. Soc. of Edinburgh, t. III, 1829.

Vᴀʟᴇɴᴛɪɴ, Versuch über die in dem thierischen Körper enthaltene Blutmenge (*Recherches sur la quantité de sang contenue dans le corps*), *dans* Repertorium für Anatomie und Physiologie *de Valentin*, t. II, 1837. — Vᴇʟᴘᴇᴀᴜ, Lettre sur l'introduction de l'air dans les veines, *dans* Gazette médicale de Paris, 1838. — Vᴇʀɴᴇᴜɪʟ, Recherches sur la locomotion du cœur; *thèse, Paris*, 1852. — Lᴇ ᴍᴇ̂ᴍᴇ, Le système veineux (Anatomie et Physiologie); *thèse d'agrégation, Paris*, 1853. — Lᴇ ᴍᴇ̂ᴍᴇ, De la suspension du pouls radial dans l'extension forcée du bras, *dans* Journal de physiologie, t. Iᵉʳ, 1858. — Vᴇʀɴᴏɪs, Études physiologiques et cliniques pour servir à l'histoire des bruits des artères; *thèse, Paris*, 1837. — Vᴇʀsᴄʜᴜɪʀ, De arteriarum et venarum vi irritabili, etc., *Göttingen*, 1766. — Vɪᴇʀᴏʀᴅᴛ, Ueber die Herzkraft (*Sur la force du cœur*), *dans* Archiv für physiologische Heilkunde, t. IX, 1850. — Lᴇ ᴍᴇ̂ᴍᴇ, Die Lehre vom Arterienpulse in gesunden und Kranken Zustande (*Étude du pouls artériel à l'état sain et à l'état pathologique*), 1855. — Lᴇ ᴍᴇ̂ᴍᴇ, Die Wahrnehmung des Blutlaufs in der Netzhaut des eigenen Auges (*De l'observation de la circulation du sang dans son propre œil*), *dans* Archiv für physiologische Heilkunde, 1856. — Lᴇ ᴍᴇ̂ᴍᴇ, Die Pulscurven des Hämodynamometers und des Sphyg-

mographen (*Les courbes du pouls obtenues par l'hémodynamomètre et le sphygmographe*),
dans Archiv für physiologische Heilkunde, 1857. — LE MÊME, Die Erscheinungen und
Gesetze der Stromgeschwindigkeiten des Blutes nach Versuchen (*Recherches expérimentales sur les phénomènes et les lois de la vitesse de la circulation du sang*), *Frankfurt*,
1858. — LE MÊME. Das Abhangigkeitsgesetz der mittleren Kreislaufszeiten von den mittleren Pulsfrequenzen der Thierarten nach neuen Versuchen an Saüge thieren und Vögeln (*Du rapport de dépendance entre la vitesse du cours du sang et la fréquence du
pouls dans diverses espèces animales, expériences sur les mammifères et les oiseaux*),
dans Archiv für physiolog. Heilkunde, *de Vierordt*, 1858. — VOLKMANN, Nachweisung der
Nervencentra von welchen die Bewegung der Lymph-und Blutgefäss-Herzen ausgeht (*De
quelle partie du centre nerveux dépendent les mouvements du cœur sanguin et des cœurs
lymphatiques*), *dans* Müller's Archiv für Anat. und Phys., 1844. — LE MÊME, Ueber Herz-
töne und Herzbewegung (*Sur les bruits et les mouvements du cœur*), *dans* Zeitschrift für
rationnelle Medicin, t. III, 1845. — LE MÊME, Die Hämodynamik nach Versuchen (*Hémodynamique expérimentale*), Leipzig, 1850. — LE MÊME, Erörterungen zur Hämodynamik
mit Beziehung auf die neuesten untersuchungen von Donders (*Dissertation sur l'hémodynamique et réflexions sur les dernières recherches de Donders*), *dans* Müller's Archiv,
1856. — VULPIAN, De la contractilité des vaisseaux de l'oreille chez le lapni, *dans* Comptes rendus de la Société de biologie, 2e série, t. III, 1856. — LE MÊME, Recherches expérimentales sur la contractilité des vaisseaux, *dans* Mémoires de la Société de biologie,
1858. — LE MÊME, Sur les cœurs de grenouille plongés dans l'eau salée, *dans* Gazette
médicale, no 25, 1859.

WACHSMUTH, Ueber die Function der Vorkammern des Herzens (*Sur la fonction des
oreillettes du cœur*), *dans* Zeitschrift für rationnelle Medicin, 2e série, t. IV, 1854. —
R. WAGNER, Ueber eine neue Methode der Beobachtung des Kreislaufs des Blutes und
der Fortbewegung des Chylus bei warm blütigen Wirbelthieren (*Sur une nouvelle méthode
d'observation de la circulation du sang et du chyle sur les vertébrés à sang chaud*), *dans*
Nachrichten von der G. A. Universität, etc., no 13, 1856. — LE MÊME, Ueber eine einfache
Methode die Herzbewegung bei Vögeln lange Zeit zu beobachten (*Sur une méthode
simple d'observer pendant longtemps les mouvements du cœur chez les oiseaux*), sous forme
de lettre, *dans* Archiv für Anat. und Phys., 1860. — WANNER, Recherches ayant pour
but de déterminer le rapport numérique qui existe entre la masse du sang et celle du
corps entier chez l'homme et les mammifères, *dans* Comptes rendus de l'Acad. des sciences, t. XXVIII, 1849. — LE MÊME, Sur les bruits du cœur, *dans* Comptes rendus de l'A-
cad. des sciences, t. XXVIII, 1849. — LE MÊME, Causes de la circulation du sang, *dans*
Gazette des hôpitaux, nos 3 et 18, 1856. — WARD, On the « bruit de diable », *dans* London medical Gazette, t. XX, 1837. — E. F. WEBER, Ueber ein Verfahren den Kreislauf
des Blutes und die Function des Herzens willkürlich zu unterbrechen (*Sur un procédé à
l'aide duquel on arrête à volonté la circulation du sang et les mouvements du cœur*), *dans*
Berichte über die Verhandlungen der Sächsischen Gesellschaft der Wissenschaften zu
Leipzig, 1850. — E. H. WEBER, De pulsu in omnibus arterialibus plane non synchronico,
Leipzig, 1834. — LE MÊME, Ueber die Wirkungen welche die magneto-electrische Reizung
der Blutgefässe bei lebenden Thieren hervorbringt (*Sur les effets de l'excitation des vaisseaux des animaux vivants à l'aide des courants d'induction*), *dans* Müller's Archiv, 1847.
— LE MÊME, Widerlegung der von Volkmann gegen meine Abhandlung über die Anwendung der Wellenlehre auf die Lehre vom Kreislaufe des Blutes und insbesondere auf die
Pulslehre gemachten Einwendungen (*Réponse aux objections faites par M. Volkmann à
mon mémoire sur la doctrine des ondulations dans ses applications à la circulation du
sang et particulièrement à l'étude du pouls*), *dans* Müller's Archiv, 1853. — LE MÊME,
Ueber die Anwendung der Wellenlehre auf die Lehre vom Kreislaufe des Blutes und
insbesondere auf die Pulslehre (*De la doctrine des ondulations dans ses applications à la
circulation du sang et particulièrement à l'étude du pouls*), *dans* Müller's Archiv für
Anat. und Physiol., 1851. — LE MÊME et W. WEBER, Experimenta physiologica in thea-
tro anatomico Lipsiensi facta, et viris doctis septimi compressus Italici communicata (*Action du système nerveux sur les mouvements du cœur*), *dans* Annali univ. di medicina del

dott. Omodei, t. CXI, 1845. — Les mêmes, Wellenlehre auf Experimente gegrundet, oder über die Wellen tropfbarer Flussigkeiten mit Anwendung auf die Schall-und Lichtwellen (*La doctrine des ondulations appuyée sur l'expérience, ou des ondulations des liquides et de leurs analogies avec les ondes sonores et lumineuses*), Leipzig, 1825. — Th. Weber, Physicalische und physiologische Experimente über die Entstehung der Geräusche in den Blutgefässen (*Expériences physiques et physiologiques sur l'origine des bruits dans les vaisseaux sanguins*), dans Archiv für physiolog sche Heilkunde, t. XIV, 1855. — Wede-meyer, Untersuchungen über den Kreislauf des Blutes und insbesonders über die Bewegung desselben in den Arterien und Capillargefässen (*Recherches sur la circulation du sang et particulièrement du mouvement du sang dans les artères et les vaisseaux capillaires*), Hanovre, 1828, en extrait dans Journal des progrès des sciences et instit. médicales, t. X, 1828. — Weitbrecht, De circulatione sanguinis cogitationes physiologicæ, *dans* Commentationum acad. scientiar. petropolit., t. VI, VII, VIII, 1735. — Welcher, Blutkörperchenzählung und farbeprüfende Methode (*Numération des globules du sang et méthode d'appréciation basée sur la coloration*), dans Vierteljahrschrift für die praktische Heilkunde, Prag., t. IV (t. XXXIV *de la* série animale), 1854. — Weyrich et Bidder, De cordis aspiratione experimenta; *dissert.*, *Dorpat*, 1853. — Wharton Jones, Discovery that the veins of the bat's wings are endowed with rhythmical contractility, *dans* Philosophical Transactions, 1852. — Le même, On the state of the blood and blood-vessels in inflammation, *dans* Guy's Hospital Reports, t. VII, 1851. — Williams et Todd, Second report of the London sub-committee of the British association on the motions and sounds of the heart, *dans* Report of the British association for the advancement of sciences, 1837. — Les mêmes, Clendinning, Report on the motions and sounds of the heart, by the London sub-committee, *dans* Report of the British assoc., *Bristol*, 1836. — Wilson Philip, Some observations relating to the powers of circulation, *dans* Transact. of the medico-chirurg. Society, t. XII, 1823. — Von Wittich, Ueber die Verschliessbarkeit der Oeffnungen der Kranzarterien durch die Semilunarklappen (*Sur la fermeture des orifices des artères coronaires du cœur par les valvules sigmoïdes*), *dans* Allgem. medic. Centralzeitung, — 1857. Le même, Ueber die Abhangigkeit der rhythmischen Bewegungen des Herzens von der Herzganglien (*De la dépendance des mouvements rhythmiques du cœur, des ganglions nerveux du même organe*), *dans* Königsberger medicinische Jahrbücher, t. 1, 1859. — Wundt, Ueber die Elasticität feuchter organischer Gewebe (*De l'élasticité des tissus organiques humides*), *dans* Müller's Archiv, 1857.

Young, On the functions of the heart and arteries, *dans* Philosophical Transactions, 1809.

Zugenbuhler, Dissertatio de motu sanguinis per venas, *dans* Journal général de médecine, t. LIII, 1815.

Voyez aussi la bibliographie du système nerveux, en ce qui concerne l'influence de ce système sur la circulation.

CHAPITRE IV

RESPIRATION.

§ 114.

Définition. — Division. — La respiration est cette fonction de l'économie qui a pour but la transformation du sang veineux en sang artériel. Cette transformation s'accomplit par l'intermédiaire de l'air atmosphérique. A cet effet, l'air est introduit dans l'intérieur du poumon, entre en contact médiat avec le sang veineux, lui communique une partie de lui-même, lui enlève quelques principes, et le rend apte à nourrir et à vivifier les organes. La respiration est une des fonctions dont la suspension entraîne le plus rapidement la mort.

Le phénomène de la respiration, envisagé dans sa généralité, consiste donc dans l'action exercée par l'air sur le sang. L'air atmosphérique entourant le corps de toutes parts, cette action a lieu aussi sur toutes les surfaces de l'économie. Mais le peu de perméabilité de l'épiderme chez l'homme, les poils et les plumes qui recouvrent la peau de la plupart des animaux à double circulation, circonscrivent plus particulièrement l'action de l'air atmosphérique sur la membrane muqueuse pulmonaire. Il n'en est pas de même chez un grand nombre d'animaux invertébrés à peau molle. Il n'y a pas toujours chez eux d'organe respiratoire spécial, et la respiration s'exerce sur toutes les surfaces en contact avec l'air atmosphérique. La localisation de la respiration chez les animaux supérieurs n'est d'ailleurs pas absolue, et nous verrons qu'il y a bien réellement, par la peau de l'homme, une respiration rudimentaire. Chez les reptiles à peau nue, dont la respiration est peu énergique, la localisation de la respiration pulmonaire ou branchiale est bien moins tranchée, et l'action de l'air sur le sang, au travers de la peau, suffit, dans quelques cas, pour prolonger pendant longtemps l'existence, lorsque la respiration proprement dite fait défaut.

Chez l'homme et chez les animaux supérieurs, le poumon est constitué par d'innombrables canaux (bronches), qui se divisent et se subdivisent, et se terminent enfin dans des vésicules closes. L'air est, à chaque instant, attiré dans ces vésicules tapissées par une membrane muqueuse très-fine, dans l'épaisseur de laquelle rampe un réseau sanguin d'une admirable richesse. Réunissant en une seule, par la pensée, toutes les surfaces fractionnées de ces vésicules, on peut envisager le poumon comme une vaste surface muqueuse en contact avec l'air atmosphérique, et sous laquelle circulent des vaisseaux. Dans les vésicules pulmonaires, le réseau vasculaire sanguin n'est séparé de la cavité vésiculaire (c'est-à-dire de l'air) que par une simple couche d'épithélium pavimenteux. C'est donc au travers des parois d'un épithélium qui n'a qu'un centième de millimètre d'épaisseur que se font les échanges entre l'air atmosphérique et le sang [1].

L'acte régulier de la respiration pulmonaire ne peut s'accomplir qu'à la condition que l'air, modifié par son contact avec le sang dans le sein du poumon, soit remplacé par une nouvelle quantité d'air pur. Aussi l'air est-il, tour à tour, attiré dans la poitrine et repoussé au dehors.

[1] Les bronches sont tapissées par une membrane muqueuse. Mais, à mesure qu'on approche des vésicules pulmonaires, la membrane muqueuse s'amincit; et dans les vésicules, la membrane muqueuse n'est plus représentée que par une simple couche d'épithélium. Dans les bronches d'un certain calibre (toutes celles qui ont plus de 1/2 millimètre de diamètre), la membrane muqueuse est recouverte, comme on sait, par un épithélium *cylindrique* pourvu de cils vibratiles.

Un courant d'entrée et un courant de sortie se succèdent sans interruption. Ces mouvements d'entrée et de sortie de l'air sont déterminés par une série d'actes mécaniques, auxquels prennent part des leviers osseux et des muscles. Ces mouvements sont désignés sous le nom d'*inspiration* et d'*expiration*. Dans l'ordre logique, l'inspiration ouvre la marche, puis l'air exerce une action chimique sur le sang, et l'expiration succède à cette action. Mais il y a avantage à rapprocher les faits de même ordre. C'est par l'ensemble des phénomènes d'inspiration et d'expiration, dits *phénomènes mécaniques* de la respiration, que nous commencerons. Les *phénomènes chimiques* de la respiration, comprenant l'examen des modifications subies par le sang, viendront ensuite.

SECTION I

Phénomènes mécaniques de la respiration

ARTICLE I.

DE L'INSPIRATION.

§ 115.

Agents de l'inspiration. — Un homme adulte, bien portant, fait en moyenne 18 respirations par minute, c'est-à-dire qu'il inspire une certaine quantité d'air 18 fois par minute, et qu'il expire cet air le même nombre de fois, pendant le même temps. La durée moyenne d'un mouvement respiratoire complet, chez l'homme adulte, est donc d'un peu plus de 3 secondes [1]. Il faut remarquer encore que le temps de l'inspiration et le temps de l'expiration ne sont pas égaux. L'expiration est

[1] Le chiffre 18 respirations par minute est une moyenne. Mais il y a des variations extrêmement étendues, non pas seulement dans l'état pathologique, mais dans l'état physiologique. Ce chiffre oscille généralement entre 16 et 20, mais il peut descendre à 10, ce qui est rare, et s'élever à 25 et à 30, ce qui est moins rare.

L'âge exerce sur la fréquence des mouvements respiratoires une influence qu'il est aisé de prévoir et qui est en harmonie avec le nombre des pulsations du cœur. M. Quételet a examiné, sous ce rapport, trois cents personnes de tout âge, et voici les moyennes qu'il a résumées sous forme de tableau :

Enfants nouveau-nés.......... 44 mouvements respiratoires par minute.
A l'âge de 5 ans............. 26   —   —
Entre 15 et 20 ans.......... 20   —   —
Entre 20 et 25 ans 18   —   —
Entre 25 et 30 ans.......... 16   —   —
Entre 30 et 50 ans.......... 18   —   —

L'exercice, surtout l'exercice violent, accélère singulièrement les mouvements de la respiration. L'homme ou les animaux qui viennent de fournir une course rapide ou d'exercer un effort musculaire énergique sont *haletants*. Un cheval au repos ne respire que 10 fois par minute ; une course au trot de cinq minutes élève ce nombre à 50 ; une course au galop pendant le même temps l'élève à 65. Cette accélération dure quelques minutes, et le type normal revient peu à peu. (Colin.)

toujours un peu plus longue que l'inspiration [1]. En s'observant avec attention, on constate que l'expiration peut se décomposer en deux temps. Dans la première moitié de l'expiration, le mouvement de retour est très-marqué. Dans la seconde moitié, l'expiration est à peine sensible, et il semble qu'il y ait un temps de repos. C'est ce temps de quasi-repos qui donne à l'expiration une durée un peu plus longue qu'à l'inspiration.

Les mouvements en vertu desquels l'air entre et sort du poumon ressemblent tout à fait au jeu du soufflet. La poitrine qui contient le poumon ne peut, pas plus que le soufflet, s'agrandir d'elle-même. L'air presse à l'intérieur du poumon par les ouvertures du nez et de la bouche, de même qu'il presse sur toute la surface extérieure du corps. Pour rompre cet équilibre, il faut nécessairement que des forces actives de dilatation interviennent. Les muscles chargés d'agrandir la cavité de la poitrine, et, avec la poitrine, le sac pulmonaire appliqué contre elle, jouent dans l'inspiration le même rôle que la force musculaire des bras, qui écarte les deux parois opposées d'un soufflet lorsqu'on veut le remplir d'air. Lorsqu'il est rempli d'air, le poumon, de même que le soufflet, se vide en revenant sur lui-même, en partie sous l'influence de l'élasticité des matériaux qui entrent dans sa composition, et en partie sous l'influence de forces musculaires actives, qui agissent en sens opposé des précédentes.

L'inspiration est le premier acte des phénomènes respiratoires : c'est par un mouvement d'inspiration que débute l'enfant qui naît à la lumière et à l'air atmosphérique. L'inspiration a pour résultat l'entrée de l'air dans l'intérieur du poumon : l'entrée de l'air est déterminée par l'*agrandissement* de la poitrine. L'agrandissement de la poitrine est amené par le mouvement des pièces osseuses mobiles de la cage thoracique, et ces pièces osseuses sont mises en mouvement par les muscles. L'inspiration nécessite donc le jeu d'un grand nombre de parties.

Comment les pièces osseuses de la cage thoracique amènent-elles l'agrandissement de la poitrine? quels sont les muscles qui les meuvent? comment les poumons, librement suspendus dans la cavité de la poitrine, suivent-ils les parois de cette cavité dans son mouvement d'expansion? C'est ce que nous allons successivement examiner.

[1] M. Vierordt, M. Ludwig et M. Liebmann, en se servant du kymographe représenté précédemment (pages 235 et 237), ont établi expérimentalement que la durée de l'inspiration est à la durée de l'expiration :: 100 : 140. A cet effet, un crayon coudé était fixé à la poitrine et figurait, sous forme d'une courbe ondulée, le mouvement de soulèvement et d'abaissement des côtes.

M. Sibson était arrivé précédemment à des résultats analogues. Il résulte en outre, de ses recherches, que chez l'homme la durée de l'expiration est un peu moindre que chez la femme, l'enfant et le vieillard. La durée de l'inspiration, comparée à la durée de l'expiration, serait chez l'homme :: 100 : 120; chez l'enfant, la femme et le vieillard :: 100 : 140 ou 150.

§ 116.

Agrandissement de la poitrine. — Mouvement des côtes et du sternum. — Au moment de l'inspiration, la poitrine se trouve augmentée dans tous ses diamètres, c'est-à-dire suivant son diamètre *antéro-postérieur*, suivant son diamètre *transversal*, et suivant son diamètre *vertical*.

Le squelette de la cage thoracique est formé en arrière par la portion dorsale de la colonne vertébrale, en avant par le sternum, et, sur les côtés, par les côtes. De ces diverses parties, l'une est immobile relativement aux autres : c'est la colonne vertébrale. Elle ne prend pas une part directe à l'agrandissement de la poitrine, mais elle sert de point d'appui aux leviers osseux. Les côtes et le sternum (qui fait corps avec les extrémités antérieures des côtes) sont mobiles. C'est par le jeu de ces pièces qu'est déterminé l'agrandissement *antéro-postérieur* et l'agrandissement *transversal* de la poitrine.

Au moment de l'inspiration, les côtes, qui étaient obliquement dirigées d'arrière en avant et de haut en bas, éprouvent un mouvement d'élévation. Le centre du mouvement étant à l'articulation costo-vertébrale, le mouvement d'élévation, très-peu étendu en arrière, devient d'autant plus grand qu'on s'approche plus près de leurs extrémités antérieures, c'est-à-dire à mesure qu'on examine des points de plus en plus rapprochés de l'extrémité du levier représenté par elles. Soit MN la colonne vertébrale (Voy. fig. 51), et Vz le sternum; soient *a*, *b*, *c* les côtes à l'état d'abaissement, et *a'*, *b'*, *c'* les côtes soulevées. Il est aisé de se convaincre, par la seule inspection de la figure, que le mouvement d'élévation des côtes entraine une augmentation dans le diamètre antéro-postérieur de la poitrine; c'est-à-dire que la distance qui sépare la colonne vertébrale du sternum (ou la distance qui sépare la ligne MN de la ligne Vz) est augmentée quand les côtes sont soulevées.

On peut se convaincre aussi, par l'examen de la figure, que, pendant le mouvement d'élévation des côtes, les espaces intercostaux augmentent, c'est-à-dire qu'une perpendiculaire tirée entre deux côtes a plus d'étendue quand les côtes sont élevées que quand elles sont abaissées [1]. Nous reviendrons plus loin sur ce point.

Les côtes n'éprouvent pas seulement un mouvement d'élévation au

Fig. 51.

---

[1] Menez, en effet, sur la figure 51 une perpendiculaire entre les deux parallèles *a*, *b*, et une perpendiculaire entre les deux parallèles *a'*, *b'* ; la dernière perpendiculaire aura plus de longueur que la première.

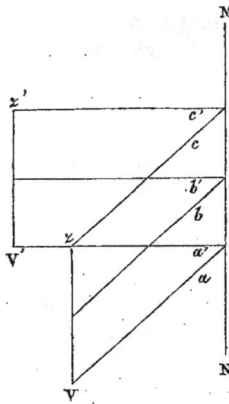

moment de l'inspiration, elles décrivent encore une sorte de mouvement de rotation autour d'une corde *fictive*, qui réunirait l'extrémité vertébrale et l'extrémité sternale de la côte. Ce mouvement, peu prononcé dans les inspirations ordinaires, prend un grand développement dans les inspirations exagérées. C'est en vertu du mouvement de rotation dont nous parlons que la face externe de la côte, dirigée obliquement en dehors et en bas, dans l'état de repos de la poitrine, se redresse de manière à se présenter directement en dehors. Par ce mouvement se trouve agrandi le diamètre transversal de la cage thoracique. ·

Le sternum, auquel viennent en avant se fixer les côtes, associe entre eux ces leviers mobiles, et donne à leurs mouvements un caractère d'ensemble. On conçoit que le sternum (Voy. Vz et V′z′, fig. 51) est élevé en même temps que les côtes, et que, de plus, il est projeté en avant, puisque les côtes, en s'élevant, agrandissent le diamètre antéro-postérieur de la poitrine. Ajoutons que ce mouvement de projection n'est pas le même pour tout le sternum. La partie inférieure de cet os est projetée plus en avant que la partie supérieure; en d'autres termes, à chaque inspiration le sternum s'éloigne plus de la colonne vertébrale en bas qu'en haut. Si les côtes avaient toutes la même longueur, comme sur la figure 51, il est évident que le mouvement de projection du sternum se ferait d'une manière uniforme, et qu'il aurait partout la même valeur. Mais les côtes qui se fixent à l'extrémité inférieure du sternum ayant plus de longueur que les côtes supérieures, décrivent, au moment de leur élévation (pour une même quantité de mouvement dans les articulations costo-vertébrales), un arc de cercle plus étendu que les côtes supérieures, et tendent, par conséquent, à augmenter davantage le diamètre antéro-postérieur dans la région de la poitrine à laquelle elles correspondent.

Fig. 52.

La figure 52 peut donner une idée de la projection en avant du sternum au moment de l'inspiration, c'est-à-dire au moment du soulèvement des côtes. Elle montre que l'agrandissement du diamètre antéro-postérieur de la poitrine est d'autant plus étendu que les côtes (c'est-à-dire les leviers mobiles) sont plus longues.

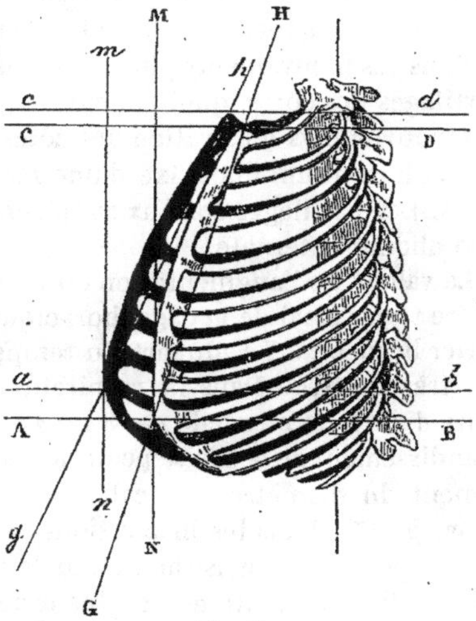

Supposons que les parties blanches de la figure représentent les côtes et le sternum à l'état de repos; supposons que la ligne AB représente un plan horizontal mené par l'extrémité sternale de la huitième côte; supposons que la ligne CD représente un plan horizontal tangent à l'extrémité supérieure du sternum. La ligne GH, qui coupe la ligne AB à l'extrémité sternale de la huitième côte, et qui coupe aussi la ligne CD au sommet du sternum, indique par conséquent la direction linéaire du sternum. Quand les côtes sont soulevées (comme les représentent les parties noires de la figure), c'est-à-dire quand la ligne AB est devenue *ab*, et quand la ligne CD est devenue *cd*, la ligne GH est devenue *gh* : en d'autres termes, enfin, la projection du sternum en avant est beaucoup plus marquée à sa partie inférieure qu'à sa partie supérieure. L'agrandissement du diamètre antéro-postérieur de la poitrine présente donc son maximum au niveau de l'extrémité inférieure du sternum. La distance qui sépare la ligne MN de la ligne *mn* mesure ce maximum.

Les divers mouvements du sternum ne sont cependant pas rigoureusement en rapport avec l'étendue du mouvement d'élévation des côtes, parce que les cartilages qui réunissent en avant les côtes avec le sternum sont loin d'être inflexibles. Ces cartilages étant élastiques, le mouvement d'élévation des côtes peut être porté un peu plus loin que le mouvement d'élévation du sternum lui-même. C'est ce qu'il est facile de constater dans les efforts violents d'inspiration. Alors que le sternum, élevé de 3 centimètres environ, ne peut plus l'être davantage, l'extrémité chondrale de la côte peut être encore un peu soulevée, grâce à l'élasticité du cartilage qui la relie au sternum.

Dans les mouvements plus modérés de la respiration, l'élasticité des cartilages des côtes, quoique moins apparente, entre cependant en jeu. Les mouvements d'élévation des côtes et du sternum seraient très-limités, si le sternum était fixé d'une manière immobile à l'extrémité des côtes. Les cartilages costaux suppléent au peu de mobilité de l'articulation chondro-sternale.

La valeur de l'augmentation du diamètre antéro-postérieur et du diamètre transversal de la cage thoracique au moment de l'inspiration peut varier beaucoup. La plupart du temps, cette augmentation de diamètre est très-limitée. Dans la respiration *ordinaire*, l'augmentation de ces deux diamètres n'excède pas 3 ou 4 millimètres. Cela tient à ce que l'agrandissement de la cavité pectorale se fait principalement par l'accroissement du diamètre vertical, c'est-à-dire par le jeu du diaphragme (Voy. § 117). Dans les inspirations *forcées*, l'augmentation du diamètre antéro-postérieur, prise au niveau de l'extrémité inférieure du sternum, c'est-à-dire là où elle est le plus exagérée, est d'environ 3 centimètres sur un homme adulte, de taille moyenne et bien conformé. L'augmentation du diamètre transversal peut être portée, dans les mêmes conditions, un peu plus loin : cette augmentation peut être de 4 centimètres, quand on prend cette mesure au niveau de la septième et de la huitième côte [1]. L'agrandissement du diamètre transversal étant dû au mouvement d'élévation du corps de la côte par rotation autour de la corde *fictive* qui passerait par ses deux extrémités, le soulèvement des côtes inférieures est plus efficace que celui des côtes supérieures pour augmenter le diamètre transversal de la cage thoracique, parce qu'à l'état de repos les côtes inférieures sont plus inclinées par en bas sur la corde *fictive* qui les sous-tend.

C'est encore dans les cartilages des côtes que se passe en grande partie, en avant, le mouvement de torsion en vertu duquel la côte, dont la face externe est inclinée vers le bas pendant l'expiration, se redresse au moment de l'inspiration, sur la corde fictive dont nous parlons.

Les diamètres *antéro-postérieur* et *transversal* de la poitrine sont donc agrandis par les mouvements de la ceinture costo-sternale, déterminés par le jeu de ses muscles élévateurs. Quant au diamètre *vertical*, celui-ci est directement agrandi par l'action du muscle qui ferme par en bas la poitrine, c'est-à-dire par le diaphragme.

§ 117.

Rôle du diaphragme dans l'inspiration. — Le diaphragme est un muscle hémisphérique, convexe du côté de la poitrine et concave du côté de l'abdomen, dans son état de repos. Le diaphragme s'insère par sa circonférence à tout le pourtour de la base de la poitrine : en arrière, sur le corps des trois premières vertèbres des lombes, par deux faisceaux charnus, très-forts, désignés sous le nom de piliers, et à une arcade fibreuse étendue transversalement de l'apophyse transverse de la première vertèbre lombaire, au sommet de la dernière côte ; sur les côtés, à la face postérieure des cartilages des six dernières côtes ; en avant, aux régions latérales de la face postérieure du sternum.

Lorsque le diaphragme se contracte, sa convexité diminue, et il tend de plus en plus à former un plan horizontal. La cavité de la poitrine se trouve augmentée de cette manière, suivant son diamètre vertical. Au moment où le diaphragme se contracte, en tendant à transformer sa convexité en un plan horizontal, les côtes sur lesquelles il prend en avant ses insertions sont activement soulevées par leurs élévateurs. Tandis que le diaphragme, en s'aplatissant, tend à augmenter le diamètre vertical de la poitrine, le soulèvement des côtes inférieures semblerait devoir diminuer ce même diamètre. Mais le soulèvement des côtes a lieu *dans toute la cage thoracique prise en masse*, et même, en n'envisageant ce soulèvement que dans les côtes sur lesquelles le diaphragme s'insère, on peut constater sur l'animal vivant que l'excursion par en haut des côtes inférieures est beaucoup moindre que l'aplatissement du diaphragme

---

[1] Les mesures dont nous parlons peuvent être prises sur l'homme, à l'aide de compas d'épaisseur appliqués sur la poitrine découverte de ses vêtements. M. Sibson a imaginé, pour prendre ces diverses mesures, un instrument analogue à la mesure des cordonniers, auquel il donne le nom de *thoracomètre*.

par en bas. Soit A, en effet (Voy. fig. 53), un plan oblique passant par
l'extrémité inférieure du sternum et par la première vertèbre lombaire,
pendant l'état de repos de la cage thoracique ; soit D la position correspondante du diaphragme. Quand, au mo-
ment de l'inspiration, le plan A sera devenu *a*, au même moment D sera devenu *d*.

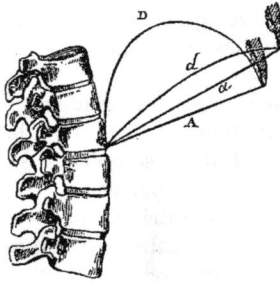

En même temps que le diaphragme s'a-
platit activement, il repousse en bas et en
avant, vers la région ombilicale, suivant la
direction de son axe, les viscères abdominaux ; les viscères abdominaux, à leur
tour, poussent en avant la paroi abdominale, qui jouit d'une certaine élasticité.
Aussi, au moment de l'inspiration, le foie
et l'estomac, abaissés, se dégagent, en

Fig. 53.

partie, de dessous les côtes, et il y a un léger soulèvement du ventre.

Pour que le diaphragme puisse exercer son action inspiratrice, il est
nécessaire que les divers points mobiles (côtes, sternum) sur lesquels
vient s'insérer sa circonférence soient *fixés;* il ne peut, en effet, diminuer ou effacer sa convexité qu'à cette condition. Lorsque toutes les
parties sur lesquelles le muscle s'insère sont fixées, et que le muscle
entre en contraction, le résultat de toute contraction musculaire étant
le raccourcissement des fibres charnues, et, d'un autre côté, le plus
court chemin d'un point à un autre étant la ligne droite, la *courbe* que
ces fibres décrivent tend nécessairement à se transformer en *droite*. Si
les côtes n'étaient pas *fixées*, en ce moment, par la contraction de leurs
élévateurs, on conçoit facilement qu'elles seraient tirées en arrière et
abaissées, le diaphragme prenant son point fixe sur la colonne vertébrale, à l'aide de ses piliers. Dans ce cas, non-seulement le diaphragme
n'effacerait pas sa convexité, mais encore le diamètre antéro-postérieur
de la poitrine se trouverait diminué, et il n'y aurait pas inspiration.

Au moment de sa contraction, le diaphragme tend à effacer sa convexité, et c'est ainsi qu'il augmente le diamètre vertical de la poitrine.
On a même cru autrefois qu'il pouvait, en ce moment, devenir convexe
en sens opposé, c'est-à-dire du côté de l'abdomen. Cette supposition,
absolument irrationnelle, est tout à fait contraire à l'observation, et il
est assez singulier qu'elle ait été un seul instant acceptée, quand il suffisait d'ouvrir l'abdomen d'un animal vivant pour décider la question. Or,
que l'abdomen d'un animal vivant soit largement ouvert, ou que l'expérimentateur pratique une simple ouverture par laquelle il introduit son
doigt, il peut s'assurer que non-seulement le diaphragme ne devient
jamais convexe du côté de l'abdomen, mais il peut même constater que,
dans les efforts les plus violents de l'animal, la voussure pectorale du
diaphragme n'est jamais complétement effacée.

On a attribué au diaphragme la propriété de soulever les côtes inférieures au moment de l'inspiration. Cette action est tout à fait impossible. Si le diaphragme soulevait les côtes, il aurait par là même le pouvoir d'augmenter les diamètres de la base de la poitrine (Voy. § 116) ; or, la contraction en vertu de laquelle il efface sa convexité lutte, au contraire, contre l'augmentation en ce sens, laquelle est déterminée et maintenue par d'autres muscles. La contraction du diaphragme ne peut pas amener des effets opposés. MM. Beau et Maissiat ont cru le fait démontré, parce qu'en coupant les muscles intercostaux sur l'animal vivant, depuis la colonne vertébrale jusqu'au sternum, ils ont vu persister alors, quoique plus faiblement, le môuvement d'élévation des côtes inférieures. Mais, sur l'animal dont les muscles intercostaux sont coupés, les côtes inférieures font toujours corps avec le sternum, et les côtes supérieures les entraînent nécessairement dans leurs mouvements. Les expériences de M. Debrou ont montré, d'autre part, que la section du diaphragme n'empêche pas le mouvement d'élévation des côtes inférieures [1].

Il est difficile, il est même impossible de mesurer, chez l'homme, l'agrandissement du diamètre vertical de la poitrine amené par la contraction du diaphragme. Il est certain néanmoins que cet agrandissement varie beaucoup (de même que celui des autres diamètres) avec l'énergie des mouvements respiratoires. Il est permis d'affirmer aussi que c'est généralement à l'abaissement du diaphragme que la poitrine doit sa principale augmentation de capacité au moment de l'inspiration. M. Colin, qui a mesuré comparativement les divers diamètres de la poitrine, pendant le mouvement d'inspiration sur le cheval, estime, en moyenne, à 3 ou 4 centimètres l'agrandissement du diamètre transverse de la cage thoracique, tandis que l'augmentation du diamètre antéro-postérieur de la poitrine (correspondant au diamètre vertical chez l'homme) est de

---

[1] M. Duchenne (de Boulogne) croit avoir démontré, à l'aide de l'électrisation des nerfs phréniques, sur l'animal vivant, que la contraction du diaphragme a non-seulement pour effet d'augmenter le diamètre vertical de la poitrine, mais encore de porter les côtes inférieures en haut et en dehors, et d'augmenter ainsi les diamètres transverse et antéro-postérieur de la poitrine. Il nous est absolument impossible de partager cette manière de voir. Lorsque, sur l'animal vivant, les excitateurs de l'appareil d'induction sont appliqués sur les côtés du cou, le passage du courant n'a aucune tendance à se *localiser* sur les nerfs phréniques (les nerfs ne sont pas meilleurs conducteurs du courant que les autres parties animales, ainsi que nous le démontrerons plus tard) ; les muscles inspirateurs autres que le diaphragme agissent en même temps, et les côtes soulevées par les muscles de l'inspiration fournissent au diaphragme les points fixes dont il a besoin pour remplir son rôle physiologique.

Quand, sur l'animal qu'on vient de mettre à mort, on excite *isolément* les nerfs phréniques séparés des parties voisines, les côtes n'étant plus soulevées et maintenues fixes par leurs élévateurs, la base du thorax rentre en dedans. Si cet effet est peu marqué tant que l'abdomen de l'animal mort est intact, cela tient à ce que la contraction du diaphragme, refoulant les organes abdominaux en bas et en avant, fait saillir le ventre, et à ce que cette poussée s'oppose plus ou moins complétement au mouvement de retrait des côtes. Mais quand on a supprimé le paquet abdominal, l'excitation des nerfs phréniques sur l'animal mort fait manifestement rentrer les côtes inférieures.

10 à 12 centimètres. En d'autres termes, le diaphragme qui s'abaisse pour effacer sa voussure décrit sur le cheval une course de 10 à 12 centimètres. Une règle graduée, introduite dans l'abdomen d'un cheval, appliquée par l'une de ses extrémités sur la concavité du diaphragme et maintenue mollement avec la main, s'abaissait, à chaque inspiration, d'une quantité qu'on mesurait à l'aide d'une tige métallique fixe servant de repère. La tige métallique fixe était enfoncée dans la seconde vertèbre lombaire, et tangente à l'appendice xiphoïde.

§ 118.

Divers modes d'inspiration. — Dans les mouvements ordinaires de la respiration, l'agrandissement de la poitrine est dû, en grande partie chez l'homme, au mouvement d'abaissement du diaphragme, associé à un léger mouvement d'élévation de la cage thoracique.

On peut, au reste, faire varier expérimentalement le mode de l'inspiration. Si l'on comprime fortement le thorax à la partie inférieure, l'agrandissement de la poitrine s'opère principalement aux dépens des portions supérieures de la poitrine. D'un autre côté, lorsqu'on respire très-fortement, tous les diamètres de la poitrine se trouvent augmentés simultanément, et le mouvement des côtes et le mouvement du diaphragme se trouvent portés à leurs dernières limites.

L'agrandissement de la poitrine ne se fait pas toujours de la même façon dans les mouvements de l'inspiration chez les divers animaux. L'abaissement du diaphragme et le soulèvement des côtes en sont bien les agents, mais ils n'y prennent pas toujours une part égale. Quelques animaux ont une respiration *abdominale*, c'est-à-dire que la poitrine s'agrandit presque uniquement par le jeu du diaphragme. C'est ce qu'on peut observer sur la plupart de nos animaux domestiques, tels que les chiens, les chevaux, les chats.

Chez l'enfant, le diaphragme prend aussi la plus grande part aux mouvements d'inspiration ; et c'est encore le cas de la plupart des hommes adultes. L'homme a donc surtout la respiration dite abdominale. Chez la femme, au contraire, ainsi que l'ont fait remarquer MM. Beau et Maissiat, la respiration est plus pectorale, c'est-à-dire que l'élévation de la cage thoracique y entre pour une plus grande part. Ce mode de respiration est encore exagéré par la pression que le corset exerce sur la base de la poitrine et sur l'abdomen, par la gêne qui en résulte pour le jeu du diaphragme ; cependant il ne paraît pas déterminé par lui. Il est en rapport, sans doute, avec les fonctions spéciales de la femme : pendant la période de gestation, elle trouve dans ce mode de respiration une sorte de compensation à la difficulté que rencontre le diaphragme à s'abaisser sur l'abdomen, distendu par le produit de la conception [1].

___

[1] MM. Beau et Maissiat ont observé que le *mode pectoral* de respiration existe sur les femmes non assujetties à l'usage du corset ; et dernièrement M. Helmholtz a fait re-

M. Hutchinson, et plus tard M. Sibson (à l'aide de l'instrument qu'il désigne sous le nom de *thoracomètre*), ont confirmé par des mesures précises les idées de MM. Beau et Maissiat. M. Sibson a observé de plus que, du côté gauche (côté du cœur), l'ampliation pectorale de l'inspiration est un peu moindre qu'à droite.

Par l'exercice, l'homme peut modifier plus ou moins profondément son type normal d'inspiration, c'est-à-dire, en d'autres termes, qu'il peut faire prédominer tel ou tel diamètre dans l'agrandissement de la cage thoracique. Les professeurs de chant recommandent généralement la *respiration ventrale*. C'est, en effet, la respiration abdominale (celle dans laquelle l'agrandissement de la poitrine a lieu aux dépens de l'abaissement exagéré du diaphragme) qui emmagasine la plus grande quantité d'air dans la poitrine, celle qui permet de soutenir le plus longtemps l'émission du son, et celle qui recule les interruptions nécessitées par le besoin de l'inspiration.

§ 119.

Des muscles qui agissent dans l'inspiration. — Les côtes et le sternum sont les leviers passifs de l'agrandissement de la poitrine ; les muscles qui les meuvent en sont les agents actifs. L'inspiration déploie plus de force que l'expiration. L'inspiration tend, en effet, à opérer le vide dans la poitrine et à amener, par conséquent, une rupture d'équilibre dans les pressions gazeuses intérieures et extérieures. Le nombre des muscles inspirateurs est aussi beaucoup plus grand que celui des muscles expirateurs. Dans les mouvements ordinaires de l'inspiration, l'agrandissement de la poitrine, déterminé, chez l'homme en grande partie, par le jeu du diaphragme, ne nécessite que l'intervention d'un petit nombre de muscles pectoraux ; mais, dans les inspirations forcées, une foule de muscles, non-seulement de la poitrine, mais encore des parties voisines, entrent en jeu.

Muscles intercostaux externes et internes. — Les espaces intercostaux sont remplis par deux muscles dont les fibres s'étendent obliquement de la côte qui est au-dessus à la côte qui est au-dessous. Ces muscles ont peu d'épaisseur, mais ils agissent par un très-grand nombre de fibres, car les espaces intercostaux ont une assez grande longueur. Ils sont dirigés en sens inverse l'un de l'autre. Tandis que le muscle intercostal externe, envisagé sur un homme placé dans la situation verticale, a une direction oblique de haut en bas et d'arrière en avant, le muscle intercostal interne est dirigé obliquement de haut en bas et d'avant en arrière. De plus, le muscle intercostal externe remplit l'espace intercostal jusqu'à la colonne vertébrale, mais ne vient pas jusqu'au sternum, tandis que le muscle intercostal interne ne va pas jusqu'à la colonne vertébrale, et arrive jusqu'au sternum.

marquer que les articulations costo-vertébrales chez la femme sont plus lâches et plus mobiles que chez l'homme.

Il y a peu de muscles sur lesquels on ait aussi longuement disserté. Toutes les opinions possibles se sont reproduites relativement à leur action. Les uns ont vu dans ces deux muscles des inspirateurs, les autres les ont considérés tous les deux comme expirateurs. D'autres ont considéré les intercostaux externes comme des inspirateurs, et les intercostaux internes comme des expirateurs. Pour d'autres, les intercostaux externes sont expirateurs, et les internes inspirateurs. Pour d'autres encore, ces deux muscles sont à la fois inspirateurs et expirateurs. Enfin, on a supposé aussi qu'ils servaient simplement à établir la continuité des parois thoraciques et à faire office de paroi élastique passive.

Évidemment, cette dernière opinion ne saurait être fondée. Partout où il y a des muscles, ces muscles ont un rôle *actif* à remplir. Si ces parties avaient un rôle passif, elles ne seraient point musculaires, mais constituées par un tissu élastique, comme on en trouve en beaucoup de points de l'économie animale.

De ce qu'il y a dans les espaces intercostaux deux muscles dirigés en sens opposé, il est vraisemblable que ces deux muscles n'ont pas à remplir une action identique, qu'un seul et même muscle aurait suffi à exécuter. Il est donc déjà probable qu'ils ne sont ni inspirateurs ni expirateurs tous les deux, mais que l'un est inspirateur et l'autre expirateur.

Hamberger me paraît avoir établi le fait sur des preuves sans réplique, et fixé d'une manière positive le rôle de ces muscles. *Les muscles intercostaux externes sont inspirateurs, et les intercostaux internes sont expirateurs* [1]. Il suffit, pour s'en convaincre, de jeter les yeux sur la figure 54.

Supposons que 1', 2' représentent deux côtes à l'état de repos ou d'abaissement, et a' une fibre du muscle intercostal *externe*. Lorsque les côtes 1', 2', sont relevées comme elles le sont en 1 et 2, il est vrai que l'espace intercostal correspondant a augmenté suivant une perpendiculaire menée entre les deux côtes. Cependant la fibre s'est raccourcie,

---

[1] L'ancienne discussion qui s'était élevée autrefois entre Hamberger et Haller, au sujet du mode d'action des muscles intercostaux, s'est réveillée récemment. La lutte n'est plus violente comme autrefois, mais elle n'en est pas moins intéressante. D'un côté sont MM. Helmholtz, Merkel, Budge, Baumler, Schomaker; de l'autre sont MM. Hutchinson, Donders, Ludwig, etc. Les premiers soutiennent, avec Haller, que les intercostaux internes sont inspirateurs tout comme les intercostaux externes. Les derniers défendent, comme nous-mêmes, la doctrine de Hamberger.

Un des principaux arguments qu'on oppose à la doctrine de Hamberger, c'est que l'expiration ne nécessite généralement pas l'intervention de l'action musculaire. Il est vrai que, sur un homme dont la respiration est parfaitement calme, la simple cessation du jeu des puissances inspiratrices ramène la poitrine à l'état initial, c'est-à-dire à l'état de repos, c'est-à-dire à l'état d'expiration. Mais l'homme éveillé n'est presque jamais à l'état de repos. L'homme qui parle, qui marche, qui se tient debout, qui rit, qui éternue, qui tousse, qui se mouche, qui fait en un mot un effort quelconque, met en jeu les *puissances actives* de l'expiration (Voy. § 122 et suivants, et § 240). Personne ne contestera qu'il existe des muscles expirateurs. Dès lors, pourquoi les intercostaux internes ne seraient-ils pas expirateurs au même titre que beaucoup d'autres muscles dont on n'a jamais contesté le rôle? Les arguments tirés de l'expérimentation sur les animaux sont jusqu'ici peu probants.

car les deux points d'attache de cette fibre sont moins distants l'un de l'autre, ainsi qu'on peut le constater avec un compas. Puisque la fibre *a* est plus courte que la fibre *a'*, il s'ensuit que le mouvement d'éléva-

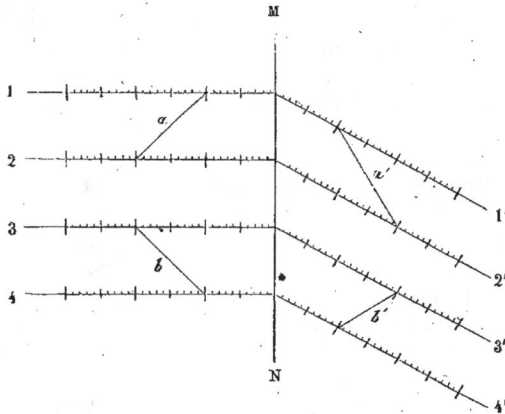

Fig. 54.

MN représente l'axe de la colonne vertébrale vue par derrière.

1, 2, 3, 4 représentent les côtes soulevées 1', 2', 3', 4', les côtes abaissées. (Le soulèvement et l'abaissement des côtes sont très-exagérés, pour mieux faire saillir les différences que ces positions entraînent dans les muscles intercostaux.)

a, a' représentent une fibre du muscle intercostal *externe* dans l'état d'élévation et dans l'état d'abaissement des côtes.

b, b' représentent une fibre du muscle intercostal *interne* dans l'état d'élévation et dans l'état d'abaissement des côtes.

tion des côtes correspond à la contraction ou à l'état actif de cette fibre. Le raccourcissement du muscle intercostal externe coïncide avec l'élévation des côtes ; ce muscle est donc *inspirateur*.

Pour le muscle intercostal *interne*, la démonstration est tout à fait analogue, en sens opposé. En effet, soit *b* une fibre du muscle intercostal *interne* dans l'état d'élévation des côtes 3 et 4. Lorsque ces côtes sont abaissées, comme elles le sont en 3' et 4', la fibre *b* est devenue *b'*, et il est aisé de voir qu'elle s'est raccourcie ; car les deux points d'attache de cette fibre sont moins distants l'un de l'autre. Donc, la contraction de l'intercostal interne coïncide avec l'abaissement des côtes ; donc ce muscle est *expirateur*.

L'action inspiratrice des intercostaux externes et l'action expiratrice des intercostaux internes n'est efficace qu'autant que d'autres muscles s'associent à leur action et créent des points *fixes* pour leurs contractions. Les côtes sur lesquelles vont se fixer les muscles intercostaux sont, en effet, mobiles dans leurs articulations vertébrales. Si nous envisageons, en particulier, un espace intercostal, les muscles prenant leurs points d'appui sur des pièces également mobiles, la contraction musculaire tendrait à faire monter la côte qui est au-dessous, mais elle tendrait aussi à faire descendre celle qui est au-dessus, et ainsi de proche en proche, dans les espaces intercostaux voisins. C'est en envisageant ainsi les muscles intercostaux, isolément des autres puissances musculaires, qu'on a été amené à admettre que, leurs actions mutuelles se détruisant, leur action résultante était nulle. Mais leur action n'est jamais isolée. Les côtes font corps avec le sternum. Toutes les fois que la cage thoracique s'élève, le mouvement d'élévation ou d'abaissement se fait d'ensemble, ou, si l'on veut, de proche en proche, mais d'une manière presque simultanée. L'action des muscles intercostaux s'accompagne donc toujours de l'action concordante d'autres muscles.

L'action des muscles intercostaux externes n'est possible qu'autant que la première côte a été élevée et fixée, de même que les intercostaux internes n'agissent que quand les dernières côtes ont été abaissées et fixées. Les scalènes, les sterno-mastoïdiens, le sous-clavier, le petit pectoral, jouent le rôle principal dans l'élévation et la fixation des premières côtes (Voy. fig. 56 et 57). Le carré des lombes et le grand oblique abaissent et fixent les dernières côtes (Voy. fig. 55 et 57).

Surcostaux. — Ces muscles, qui s'étendent en forme de triangles allongés, de l'apophyse transverse des vertèbres à la côte qui est au-dessous, sont élévateurs des côtes, comme les intercostaux externes, dont ils ont à peu près la direction (Voy. fig. 55). Leur action n'est pas, comme celle des intercostaux, subordonnée à l'action d'autres muscles, car ils ont, à tous les moments, un point d'appui fixe à la colonne vertébrale. Ces muscles contribuent aussi à faire éprouver à la côte le mouvement de rotation en vertu duquel leur face externe est soulevée.

Scalènes. — Le scalène *antérieur* (Voy. fig. 56) descend des tubercules antérieurs des apophyses transverses des troisième, quatrième, cinquième, sixième vertèbres cervicales à la face supérieure de la première côte. Le scalène *postérieur* (Voy. fig. 56) descend des tubercules postérieurs des apophyses transverses de toutes les vertèbres cervicales, moins l'atlas, et se termine en bas, par deux extrémités, dont l'une se fixe à la face supérieure de la première côte, et l'autre à la face supérieure de la seconde côte. Ces muscles épais et puissants ont pour fonctions d'élever [1] et de fixer les premières côtes, fournissant ainsi un point d'appui fixe aux intercostaux inspirateurs ou intercostaux externes.

Petit dentelé postérieur et supérieur. — Ce muscle (Voy. fig. 55), qui s'insère, d'une part, aux apophyses épineuses de la septième vertèbre cervicale et des trois premières vertèbres dorsales, et, d'autre part, à la face externe des deuxième, troisième, quatrième et cinquième côtes,

---

[1] La première côte s'élève peu, même dans les mouvements les plus forcés de l'inspiration. Cette élévation, mesurée à son extrémité sternale, ne dépasse pas 0^m,003, suivant les mesures de M. Merkel. Le rôle principal des scalènes est donc surtout de *fixer* la poitrine, c'est-à-dire de constituer un appui fixe à la contraction des intercostaux externes.

est aussi un élévateur des côtes, mais un élévateur peu efficace.

Cervical descendant. — On désigne ainsi la portion cervicale du muscle *sacro-lombaire*, laquelle se fixe, d'une part, aux tubercules postérieurs des apophyses transverses des cinq dernières vertèbres cervicales, et, d'autre part, à l'angle des côtes (Voy. fig. 55). Ce muscle agit comme le muscle précédent, mais plus efficacement, sa direction se rapprochant plus de la perpendiculaire, relativement aux côtes.

D'autres muscles concourent encore à l'inspiration, mais ils n'agissent

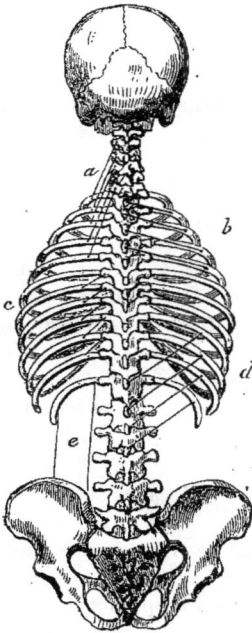 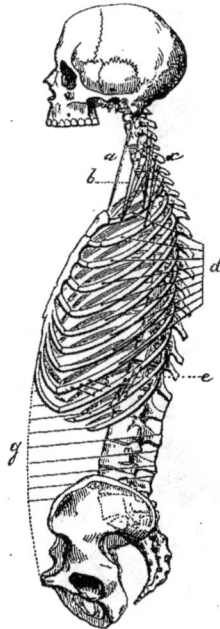

Fig. 55.   Fig. 56.

LIGNES REPRÉSENTANT LES RÉSULTANTES DES FIBRES MUSCULAIRES.

a, cervical descendant.
b, petit dentelé postérieur et supérieur.
d, petit dentelé postérieur et inférieur.
c, surcostaux. La figure ne représente que cinq muscles surcostaux. Mais ces muscles existent dans toute l'étendue de la cage thoracique ; il y en a, de chaque côté, autant que de côtes.
e, carré des lombes.

a, sterno-cléido-mastoïdien.
b, scalène antérieur.
c, scalène postérieur.
d, grand dentelé.
g, transverse de l'abdomen.
e, trois fibres d'un intercostal externe.
f, trois fibres d'un intercostal interne.

guère dans les mouvements profonds de la respiration ; ils n'ont pas, comme les précédents, d'insertions fixes à la colonne vertébrale, mais prennent leurs points d'attache sur des os, tels que la clavicule, l'omoplate et l'humérus, lesquels doivent être préalablement fixés, pour qu'ils puissent avoir une action efficace. Nous signalerons les suivants :

Sous-clavier. — Ce muscle se dirige de la face inférieure de la clavicule à la face supérieure de la première côte ; il peut concourir à l'élévation et à la fixation de la première côte.

Grand dentelé. — Ce muscle (Voy. fig. 56) s'insère, d'une part, au bord spinal de l'omoplate, et, d'autre part, par des digitations, à la face externe et au bord supérieur des neuf premières côtes. Quand l'omoplate est fixée, ce muscle est inspirateur par ses digitations inférieures, c'est-à-dire par celles qui vont obliquement, et de haut en bas, de l'omoplate aux sixième, septième, huitième et neuvième côtes.

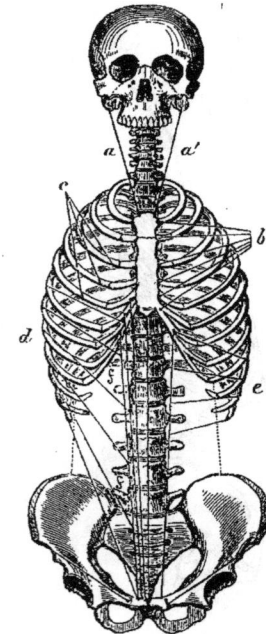

Fig. 57.

a, a', sterno-mastoïlien.
  b, grand pectoral.
  c, petit pectoral.
  d, grand oblique.
  e, petit oblique.
  f, grand droit de l'abdomen.

Grand pectoral. — Ce muscle (Voy. fig. 57) s'insère, d'une part, à la lèvre antérieure de la coulisse bicipitale de l'humérus, et, d'autre part, aux cartilages des six premières côtes et à la partie interne du bord inférieur de la clavicule. Tous les faisceaux de ce muscle ne peuvent pas concourir à l'élévation des côtes; il n'y a guère que ceux qui vont se rendre aux quatrième, cinquième et sixième côtes [1].

Petit pectoral. — Ce muscle est mieux disposé pour concourir au mouvement d'élévation des côtes. Il se fixe, d'un côté, à l'apophyse coracoïde de l'omoplate, et, de l'autre, à la face externe et au bord supérieur des troisième, quatrième et cinquième côtes (Voy. fig. 57). Ce muscle peut agir dans l'inspiration par tous ses faisceaux.

Grand dorsal. — Parmi les faisceaux du grand dorsal, ceux qui s'insèrent aux apophyses épineuses des sept dernières vertèbres dorsales, aux apophyses épineuses des vertèbres lombaires, au sacrum et à la crête iliaque, ne peuvent pas être considérés comme inspirateurs. Mais les faisceaux qui se fixent par autant de languettes aux quatre dernières côtes, et, d'autre part, à la lèvre postérieure de la coulisse bicipitale de l'humérus, peuvent concourir aux mouvements forcés d'inspiration lorsque le bras est fixé, et surtout lorsqu'en même temps l'épaule est soulevée.

Sterno-cléido-mastoïdien. — Ce muscle (Voy. fig. 57), qui s'insère, d'une part, à l'apophyse mastoïdienne du temporal, et, d'autre part, à

---

[1] Quand le bras est *élevé* et *fixé*, les insertions pectorales du muscle étant toutes plus basses que l'insertion humérale, le grand pectoral peut être considéré comme inspirateur par tous ses faisceaux.

la partie supérieure du sternum et à la partie interne du bord posté-rieur de la clavicule, peut aussi agir dans l'inspiration en élevant la clavicule et le sternum lorsque la tête est fixée.

Sterno-hyoïdiens et *sterno-thyroïdiens.* — Ces muscles peuvent entrer en jeu dans les inspirations très-laborieuses, lorsque l'os hyoïde et le cartilage thyroïde sont fixés par la contraction des muscles sus-hyoïdiens.

Un grand nombre d'autres muscles agissent dans les fortes inspira-tions pour maintenir la fixité. des pièces osseuses sur lesquelles les muscles précédents viennent s'insérer. Tels sont, entre autres, le *tra-pèze,* le *rhomboïde,* l'*angulaire de l'omoplate,* le *splénius,* les *complexus,* les *grands* et *petits droits postérieurs de la tête,* les muscles de la région *sus-hyoïdienne,* etc.

§ 120.

Du poumon pendant l'inspiration. — Le poumon est tout à fait passif pendant l'inspiration. Les puissances musculaires qui déterminent l'agrandissement en tous sens de la cage thoracique sont les causes *mé-diates* de la dilatation du poumon lui-même. Cet organe, contenu en effet dans une cavité qu'il remplit entièrement, suit les mouvements d'am-pliation de cette cavité, contre laquelle il est partout appliqué. L'espace qui sépare le poumon de la plèvre pariétale, c'est-à-dire la cavité des plèvres, étant vide d'air, le poumon suit les parois thoraciques pendant l'inspiration, comme s'il faisait corps avec elles. Lorsque la cavité des deux plèvres communique largement au dehors par des ouvertures ou des plaies qui établissent une communication avec l'air extérieur, les phénomènes de la dilatation de la cage thoracique ont lieu encore par l'intermédiaire des muscles de l'inspiration ; mais le poumon, ayant sa surface aérienne et sa surface pleurale comprises entre deux pressions égales, reste immobile ; il ne suit plus les mouvements d'ampliation de la poitrine, les phénomènes de la respiration sont profondément trou-blés, et si l'ouverture est béante et porte sur les deux côtés de la poi-trine, l'asphyxie survient promptement.

A chaque mouvement d'inspiration, le poumon se trouve donc dilaté en tous sens, comme la cavité qui le contient. Au moment de l'inspira-tion ou de l'ampliation du poumon, la cage thoracique se soulevant tandis que le diaphragme s'abaisse, le poumon glisse le long des parois thoraciques. Ce glissement a lieu entre la membrane séreuse qui recou-vre la face extérieure du poumon et celle qui revêt la paroi intérieure de la poitrine. Ce mouvement de locomotion du poumon peut être faci-lement aperçu sur un animal vivant auquel on a enlevé les téguments et les muscles intercostaux, en respectant la plèvre pariétale. A chaque mouvement d'inspiration, on voit, au travers de la plèvre transparente, le poumon *descendre* le long de la paroi pectorale. Le poumon suit, en effet, les mouvements du diaphragme qui s'abaisse ; et, en second lieu, son mouvement de descente paraît plus considérable qu'il ne l'est en réalité, parce que les côtes, en se soulevant, se meuvent sur lui. Au moment de l'expiration, le poumon, qui reprend sa place, exécute un mouvement en sens contraire : il remonte le long de la paroi thoracique. Dans les expériences dont nous parlons, on constate également que le poumon est intérieurement appliqué contre la plèvre pariétale, et qu'il remplit complétement la cavité pectorale. Le mouvement de glissement du poumon, proportionné à l'étendue du mouvement d'inspiration, favorisé dans l'état normal par le poli des surfaces et la sérosité qui les humecte, s'accomplit sans bruit. Lorsque, à la suite des pleurésies, il s'est formé des brides, des fausses membranes ou des produits solides à la surface ou dans l'épaisseur de la séreuse, ce glissement se traduit souvent, à l'oreille appliquée sur la poitrine, par des bruits de frottement plus ou moins distincts.

Sur des chiens dont on a dénudé complétement les espaces intercostaux, en conservant la plèvre pariétale, on constate que dans les inspirations ordinaires le poumon ne descend pas au-dessous de la septième côte. Lorsque l'animal fait une respiration exagérée, le poumon peut descendre jusqu'à la dixième. Ce qui prouve encore que les excursions du diaphragme, c'est-à-dire l'agrandissement du diamètre vertical (antéro-postérieur chez les animaux) de la poitrine peut varier dans des limites étendues [1].

§ 121.

Béance des voies parcourues par l'air. — Au moment de l'inspiration, l'air remplit, à mesure qu'il se produit, le vide virtuel déterminé par la dilatation de la poitrine. L'air qui s'introduit dans le poumon entre par les fosses nasales et par la bouche, ou par les fosses nasales seules, traverse le pharynx, le larynx, la trachée, et s'engage ainsi jusqu'aux extrémités les plus reculées des bronches, en vertu de la pression atmosphérique. Si les conduits qui donnent passage à l'air atmosphérique n'étaient pas maintenus béants, soit par la rigidité des parois, soit par l'adhérence à des parties rigides; si leurs parois, en un mot, étaient purement membraneuses et libres, ces parois tendraient, en vertu de la pression exercée contre elles, à se déprimer et à opposer à l'entrée de l'air un obstacle mesuré par cette pression elle-même.

La béance continuelle des conduits respiratoires est évidente dans les bronches, dans la trachée, dans le larynx, où elle est maintenue par des cerceaux cartilagineux de formes diverses, qui entrent dans la constitution des parois ; elle est évidente aussi à l'entrée des fosses nasales, dont les ailes mobiles sont doublées de cartilages. Dans l'intérieur des

---

[1] On peut répéter ces expériences sur le cadavre de l'homme, ainsi que l'a fait M. Donders. On dénude les espaces intercostaux, en ayant soin de ne point léser la plèvre pariétale, et on remplace la contraction du diaphragme par l'insufflation trachéale. On voit ainsi, au travers de la plèvre, que le poumon *descend* quand on l'insuffle, en refoulant par en bas le diaphragme; on constate que la descente peut atteindre le niveau de la dixième côte, quand l'insufflation est très-énergique.

fosses nasales, le conduit est formé par des parois osseuses. La béance n'est pas moins évidente dans le pharynx, conduit commun aux organes de la digestion et à ceux de la respiration. Ce conduit, suspendu en quelque sorte à l'apophyse basilaire, est maintenu ouvert par des plans aponévrotiques résistants ; il ne revient activement sur lui-même qu'au moment de la déglutition, et les mouvements rapides, et pour ainsi dire convulsifs de la déglutition, ne suspendent le passage de l'air que pendant un temps très-court.

Les ailes du nez, qui sont mobiles, se dilatent *activement* au moment de l'inspiration, sous l'influence de leurs muscles dilatateurs (élévateurs de l'aile du nez et myrtiformes). Leurs mouvements de dilatation sont surtout marqués dans les inspirations énergiques et rapides. Alors, en effet, l'air extérieur pressant brusquement contre elles, à cause de la tendance au vide qui a lieu dans les poumons, la pression extérieure les déprimerait contre la cloison, si les muscles dilatateurs ne luttaient pour en maintenir l'écartement.

La dilatation *active* des narines est si intimement associée avec les mouvements de l'inspiration, qu'elle se manifeste encore, alors même qu'elle est devenue inutile. On remarque, en effet, sur les animaux auxquels on a coupé la trachée en travers, et chez lesquels les fosses nasales ne font plus partie des voies que doit traverser l'air, on remarque, dis-je, une dilatation concomitante des naseaux à chaque mouvement d'inspiration. On a signalé le même fait chez des hommes qui s'étaient coupé la gorge (c'est-à-dire la trachée). Il suffit, d'ailleurs, de se placer devant une glace et de faire une profonde inspiration, la bouche largement ouverte, pour constater que les ailes du nez s'écartent activement, bien que, dans ces conditions, les fosses nasales ne donnent point passage à l'air inspiré.

Ce qui a lieu à l'orifice extérieur des fosses nasales se reproduit également aux lèvres de la glotte. L'air qui s'introduit de haut en bas dans le larynx, au moment de l'inspiration, aurait de la tendance à déprimer les lèvres de la glotte et à fermer ainsi le passage de l'air, si cette ouverture n'était pas maintenue dilatée en ce moment, d'une manière active, par les muscles dilatateurs. Il suit de là que la paralysie de ces muscles entraîne souvent l'asphyxie ; c'est ce qu'on observe fréquemment sur les animaux en expérience auxquels on coupe les nerfs pneumo-gastriques [1]. Le *cornage* des chevaux est déterminé par la dilatation incomplète des lèvres de la glotte au moment de l'inspiration. Sa cause doit être recherchée, soit dans une altération des muscles dilatateurs de la glotte, soit dans une altération des nerfs laryngiens qui les animent.

---

[1] C'est pour cette raison que, sur les animaux auxquels on pratique la section des pneumo-gastriques et qu'on veut maintenir vivants, on a soin de pratiquer en même temps une ouverture à la trachée, au-dessous du larynx, pour assurer le maintien des phénomènes mécaniques de la respiration.

§ 122.

Agents de l'expiration. — L'expiration est généralement moins laborieuse que l'inspiration. Dans les phénomènes ordinaires de la respiration, le retour au repos des agents actifs de l'inspiration et l'élasticité des poumons suffisent, en grande partie, pour la déterminer. Le cadavre, sur lequel le jeu des puissances musculaires a cessé, est *à l'état d'expiration.*

Mais l'expiration nécessite souvent l'intervention de puissances actives. Ainsi, dans les expirations profondes et prolongées, les muscles dits expirateurs agissent en sens opposé des muscles inspirateurs, et peuvent diminuer les divers diamètres de la poitrine. Dans beaucoup de circonstances, l'expiration devient un phénomène complexe et nécessite, d'une manière évidente, l'intervention de puissances musculaires variées. Tels sont les efforts de la phonation et du chant, dans lesquels le courant de sortie de l'air est gradué, retardé, accéléré, etc.; tels sont les efforts violents des excrétions, de l'exercice musculaire, etc., dans lesquels l'air est momentanément conservé dans la poitrine dilatée, et d'où il s'échappe ensuite brusquement, quand l'effort a cessé. Tels sont encore une foule d'autres actes, tels que le bâillement, la toux, le rire, l'éternument, etc., dans lesquels interviennent les agents de l'expiration et ceux de l'inspiration, et sur lesquels nous reviendrons plus loin.

§ 123.

Du poumon pendant l'expiration. — De l'élasticité du poumon et de ses effets dans l'inspiration et l'expiration. — Contractilité des bronches. — Le poumon, avons-nous dit, est tout à fait passif pendant l'inspiration. Il agit, au contraire, d'une manière directe au moment de l'expiration. Il revient sur lui-même en vertu de son élasticité.

On peut se convaincre aisément que le poumon est élastique. Il suffit pour cela d'insuffler, par la trachée, un poumon extrait du corps de l'animal. Le poumon, qui s'est dilaté sous l'effort de l'air, revient brusquement sur lui-même aussitôt que l'insufflation a cessé.

La propriété élastique du poumon, étant une propriété de tissu, existe dans tous les moments de la respiration, aussi bien au moment de l'inspiration qu'au moment de la respiration. Mais cette élasticité ne peut chasser l'air contenu dans la cavité pulmonaire que quand les puissances de l'inspiration qui ont lutté contre elle, et même qui l'ont surmontée temporairement, *cessent d'agir.* Le poumon qui, pendant l'inspiration, avait accompagné, en quelque sorte malgré lui, les parois pectorales, n'obéit librement à son élasticité qu'au moment de l'expiration : il revient sur lui-même, et chasse l'air que l'inspiration avait fait pénétrer dans son intérieur.

Le mouvement de retrait du poumon est borné par les dimensions de la cage thoracique, qui ne peut diminuer que dans certaines limites. Lorsque la poitrine est revenue sur elle-même (en vertu de la cessation d'action des muscles inspirateurs, et en vertu de l'action surajoutée des muscles expirateurs), le poumon n'a pas encore épuisé toute son élasticité. Il diminuerait encore de volume si la cage thoracique, contre laquelle il est maintenu par le vide des plèvres, était capable de diminuer encore. Le poumon est donc toujours dans une sorte de tension forcée, même au moment de l'expiration, même sur le cadavre. Le fait peut être mis en évidence par une expérience très-simple : lorsqu'on ouvre la poitrine d'un cadavre, et qu'on établit ainsi l'équilibre des pressions entre la surface pleurale et la surface muqueuse des poumons, rien ne gêne plus l'élasticité pulmonaire, et le poumon, quoique à l'état d'expiration, revient encore sur lui-même d'une certaine quantité. Il suffit, pour s'en convaincre, de faire l'ouverture de la poitrine, le cadavre étant sous l'eau ; le retrait élastique du poumon chasse au dehors des bulles d'air qui s'échappent par la bouche et par les fosses nasales du cadavre.

L'élasticité du poumon n'est donc jamais complétement satisfaite sur l'animal vivant, et cela assure l'énergie et la régularité de son mouvement de retour pendant l'expiration. C'est ainsi que, dans nos machines, un ressort agit avec plus de précision et d'uniformité lorsqu'on ne le laisse jamais agir jusqu'à sa limite de rétraction.

M. Donders a mesuré la force élastique que possède encore le poumon alors qu'il est revenu sur lui-même au moment de l'expiration. A cet effet, il met à mort un animal ; il adapte à la trachée un tube recourbé contenant de l'eau ou du mercure, après quoi il ouvre largement les deux côtés de la poitrine : les poumons obéissent librement à leur élasticité, l'air qu'ils contiennent presse sur le liquide contenu dans le tube recourbé, la colonne liquide s'élève du côté de la branche libre et représente la tension de l'air contenu dans le poumon ; cette tension sert de mesure à la force élastique du poumon. D'après une série d'expériences tentées sur des cadavres d'animaux et sur des cadavres humains, M. Donders conclut que la force élastique du poumon, après l'expiration, fait encore équilibre à une colonne mercurielle de 6 millimètres d'élévation.

Quand le poumon est distendu par de l'air insufflé, lorsqu'en un mot on a bandé au maximum ses éléments élastiques, son élasticité fait équilibre à une colonne mercurielle de 18 millimètres de hauteur environ. Voilà pourquoi le courant d'air de l'expiration est plus rapide au commencement qu'à la fin de l'expiration.

Il résulte de ce qui précède que les puissances actives de l'inspiration, c'est-à-dire les muscles inspirateurs, ont à vaincre des résistances de plusieurs sortes. En premier lieu, il faut que leur contraction surmonte la force élastique du poumon, c'est-à-dire une force qui va sans cesse en croissant à mesure que l'inspiration est plus avancée. Cette résistance élastique du poumon que les muscles de l'inspiration doivent surmonter peut être évaluée, au début de l'inspiration, au poids d'une colonne mercurielle qui aurait 6 millimètres d'élévation et qui aurait pour base la surface des poumons (ou la surface de la cavité pectorale, contre laquelle les poumons sont appliqués). A la fin d'une inspiration profonde, les muscles de l'inspiration feraient équilibre à une force beaucoup plus grande, qu'on peut évaluer à une colonne de mercure de même base, mais trois fois plus haute. Dans les mouvements *ordinaires* de la respiration, on peut estimer que la force élastique des poumons fait équilibre seulement à une colonne de mercure de 10 millimètres environ à la fin de l'inspiration. D'où il suit qu'on peut évaluer à une colonne de mercure de 8 millimètres en moyenne, pendant toute la durée de l'inspiration, l'effort que les muscles inspirateurs ont à surmonter pour vaincre l'élasticité des poumons. Or, une colonne de 8 millimètres de mercure ayant pour base la surface entière du thorax, évaluée à 2,730 centimètres carrés, représente un poids de plus de 30 kilogrammes. Telle est la première résistance qu'ont à vaincre les muscles de l'inspiration.

En second lieu, au moment de l'inspiration, et par suite de la tendance au vide en vertu de laquelle l'air est attiré dans la poitrine par la bouche et les fosses nasales, l'atmosphère exerce extérieurement sur la surface du thorax une certaine pression [1]. Cette pression dépend de la différence qui existe, à chaque moment, entre la pression atmosphérique et la tension élastique de l'air contenu dans la poitrine. Cette différence peut être appréciée à l'aide d'un manomètre à mercure appliqué aux fosses nasales, ainsi que l'ont fait MM. Valentin et Hutchinson. Or, dans un mouvement d'inspiration calme, on peut, d'après M. Valentin, estimer en moyenne cette différence à une colonne mercurielle qui aurait 5 millimètres de hauteur et pour base la surface totale du thorax, c'est-à-dire à un poids de 20 kilogrammes environ [2]. Telle est la seconde résistance que les muscles de l'inspiration ont à vaincre.

Il faut encore ajouter à cela la résistance naturelle des parois thoraciques et des cartilages costaux. D'où il résulte que, dans les mouvements ordinaires de l'inspiration, les muscles inspirateurs ont à vaincre

---

[1] Cette pression est accusée, au moment de l'inspiration, par une légère dépression dans les espaces intercostaux.

[2] Dans les mouvements *exagérés* d'inspiration, la résistance élastique des poumons d'une part, et d'autre part la différence entre la pression atmosphérique et la tension élastique de l'air contenu dans les poumons, augmentent dans des proportions considérables. La première devient une colonne mercurielle de 0^m,018 d'élévation, la seconde (appréciée au manomètre) peut devenir une colonne de 0^m,150 d'élévation.

un ensemble de résistances qu'on peut évaluer à 50 kilogrammes au moins.

D'après les détails dans lesquels nous venons d'entrer, on peut se rendre compte de ce qui arrive lorsqu'on fait une large plaie à la poitrine d'un animal vivant. Il y a alors équilibre entre la surface intérieure et la surface extérieure des poumons. Cet organe n'est plus maintenu contre la paroi pectorale, puisque le vide des plèvres n'existe plus. Le poumon obéit en toute liberté à son élasticité, il se contracte sur lui-même et devient immobile. Il ne peut plus être dilaté au moment de l'inspiration, car il ne suit plus les parois de la cavité thoracique qui le contient. Il ne revient plus sur lui-même au moment de l'expiration, car son élasticité n'a pas été mise en jeu par sa distension excentrique. Si les deux côtés de la poitrine étaient largement ouverts, l'asphyxie serait imminente. Il est rare, heureusement, que les deux côtés de la poitrine soient simultanément ouverts, et le côté sain supplée aux fonctions du côté lésé.

Lorsque l'ouverture est peu étendue, l'épanchement qui se fait entre les lèvres de la plaie rend la suspension du jeu du poumon moins complète et prépare la guérison. Dans les plaies de poitrine qui ne sont oblitérées ni par des épanchements, ni par le rapprochement des lèvres de la plaie, ni par les pièces de pansement, l'air entre et sort par la plaie à chaque mouvement d'inspiration et d'expiration. La cage pectorale est alternativement augmentée et diminuée par le jeu des muscles, mais le poumon du même côté reste sensiblement immobile. Lorsque l'ouverture est petite, l'entrée et la sortie de l'air sont souvent accompagnées d'un bruit de sifflement qui indique le passage de l'air par l'ouverture. Ce bruit est surtout marqué au moment de l'inspiration, laquelle est plus rapide et plus énergique que l'expiration.

Le poumon n'est pas seulement élastique. Les conduits dans lesquels circule l'air sont pourvus de fibres contractiles, de nature musculaire. Ces fibres entourent les petites bronches d'une tunique contenue; on les trouve aussi dans la trachée, mais elles n'y existent plus que dans l'intervalle qui sépare les extrémités des cartilages incomplets.

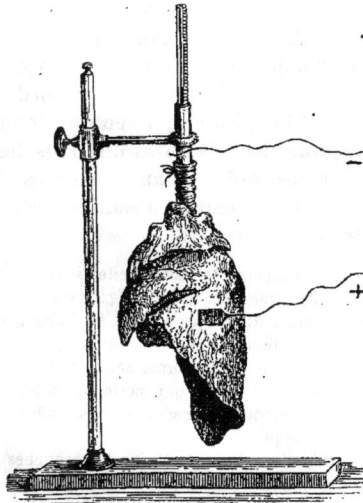

Fig. 58.

On peut mettre en évidence la contractilité des bronches à l'aide du galvanisme. Les petites bronches se prêtent mieux que les grandes bronches à ce genre d'expériences. On peut aussi, à l'exemple de M. Williams, rendre le fait très-évident, en multipliant, pour ainsi dire, le phénomène. A cet effet, on prend un poumon sur un chien qu'on vient de mettre à mort, on lie la bronche principale de ce poumon sur un tube métallique, puis, suspendant verticalement le poumon (Voy. fig. 58), on remplit d'eau colorée le poumon et le tube, dont la partie supérieure est en verre et graduée. Cela fait, on dirige un courant galvanique puissant ou un courant d'induction au travers du poumon, en appliquant l'un des pôles de la pile ou de l'appareil inducteur sur la surface du poumon, et l'autre pôle sur la partie métallique du tube. Le liquide contenu dans le poumon ne tarde pas à s'élever dans le tube gradué, poussé vers le haut par la contraction des bronches stimulées par le courant [1].

La contraction des bronches est lente, successive, comme celle des muscles de la vie organique, ou muscles à fibres lisses. Il n'est pas probable, dès lors, qu'elle se manifeste d'une manière rhythmique à chaque expiration.

§ 124.

Des muscles qui agissent dans l'expiration. — Parmi les muscles expirateurs, il faut ranger les muscles *intercostaux internes* (voy. § 119). La contraction de ces muscles n'est efficace, d'ailleurs, qu'autant que les côtes inférieures sont fixées par d'autres muscles ; de même que les intercostaux externes n'agissent, pour soulever la cage thoracique, qu'autant que les premières côtes sont simultanément élevées et maintenues. Le muscle carré des lombes (voy. fig. 55), qui s'insère, d'une part, à la partie postérieure de la crête iliaque et sur le ligament iléo-lombaire, et, d'autre part, au bord inférieur de la dernière côte, joue, pendant l'expiration, à peu près le même rôle que les scalènes pendant l'inspiration. Les fibres des muscles grand oblique, petit oblique et transverse, qui vont aux dernières côtes, contribuent aussi, en fixant les côtes inférieures, à rendre efficace la contraction des intercostaux internes [2].

---

[1] Dans l'expérience telle qu'elle est ici figurée, on agit *directement* sur l'élément musculaire des bronches. Lorsque l'excitant galvanique est appliqué sur le nerf pneumo-gastrique, on n'obtient aucun effet. M. Rügenberg a récemment montré que l'ascension du liquide dans le tube de l'appareil représenté figure 58, ascension qu'on observe parfois lorsqu'on excite le nerf pneumo-gastrique sur un animal dont les poumons sont encore en place dans la poitrine, que cette ascension est due à la compression sous-diaphragmatique de l'estomac qui remonte sous l'influence de la contraction des fibres longitudinales de l'œsophage.

Les fibres musculaires lisses des bronches sont animées par le nerf grand sympathique.

[2] M. Marcacci, professeur à l'université de Pise, et plus tard M. Sibson, ont analysé avec beaucoup de soin le rôle des muscles intercostaux *externes* et *internes*. Ces deux observateurs ont reproduit le théorème d'Hamberger ; mais, en consultant l'anatomie comparée et en s'aidant des données de la physiologie expérimentale, ils ont montré

Les muscles *sous-costaux*, constitués par des languettes musculaires situées vers l'angle postérieur des côtes, insérées, d'une part, à la face interne d'une côte, et, d'autre part, à la face interne de la côte sus-jacente, ont la direction oblique des intercostaux internes, dont ils semblent une dépendance.

Le muscle *triangulaire du sternum* s'insère, d'une part, sur les parties latérales de la face postérieure du sternum, et, d'autre part, sur la face postérieure des troisième, quatrième, cinquième et sixième cartilages costaux. La direction des languettes de ce muscle est la même que celle des intercostaux internes. Il doit être pareillement envisagé comme un muscle expirateur.

Le *petit dentelé postérieur et inférieur*, qui s'insère, d'une part, aux apophyses épineuses des onzième et douzième vertèbres dorsales, et aux apophyses épineuses des première et deuxième vertèbres lombaires, et, d'autre part, au bord inférieur des neuvième, dixième, onzième et douzième côtes, est également un muscle expirateur (Voy. fig. 55).

La portion supérieure du *grand dentelé*, celle qui va se fixer aux deuxième et troisième côtes, peut concourir aussi aux fortes expirations (Voy. fig. 56). Comme ce muscle s'insère sur un os mobile (l'omoplate), il ne peut exercer cette action qu'autant que l'épaule est fixée. M. Sibson a établi expérimentalement le rôle expirateur de ce muscle sur les animaux quadrupèdes dont les membres antérieurs sont naturellement fixés pendant la station.

que, si les intercostaux externes sont inspirateurs et les intercostaux internes expirateurs, cependant une petite portion de l'étendue des intercostaux internes (portion intercartilagineuse) doit être considérée comme inspiratrice.

Chez un certain nombre de mammifères, la portion cartilagineuse des côtes a beaucoup plus d'importance que chez l'homme. Chez les mammifères dont nous parlons, on peut dire qu'il y a en avant une côte cartilagineuse, comme en arrière une côte osseuse, mobiles l'une sur l'autre, dans l'articulation chondrocostale, et chacune douée de mouvements distincts : la colonne sternale est en quelque sorte en avant la reproduction de la colonne vertébrale en arrière. Les côtes osseuses et les côtes cartilagineuses possèdent chacune un appareil musculaire composé d'un muscle élévateur et d'un muscle abaisseur. L'intercostal interne n'est pas un seul muscle : sa partie *intercartilagineuse* représente pour le cartilage le muscle élévateur (inspirateur), le triangulaire du sternum en est l'abaisseur (expirateur). Le muscle intercostal externe représente d'ailleurs, comme chez l'homme, le muscle élévateur de la côte osseuse; et la portion interosseuse du muscle intercostal interne en est l'abaisseur.

La portion cartilagineuse du thorax a peu d'étendue chez l'homme. Les muscles qui lui sont annexés (portion intercartilagineuse du muscle intercostal interne, muscle triangulaire du sternum) sont moins développés que chez les animaux; mais il est probable que les choses se passent chez l'homme comme dans les animaux, quoiqu'à un degré beaucoup moins marqué. M. Marcacci, qui a surtout insisté sur ces particularités et qui a cherché à les démontrer par expérience, rappelle un conseil déjà donné par Haller. Il n'est pas aisé d'étudier la mécanique respiratoire sur un animal vivant dont la respiration est calme et paisible; pour rendre ces mouvements plus énergiques et pour mettre en évidence les phénomènes signalés plus haut, il faut ouvrir largement la poitrine de l'animal du côté opposé à celui qu'on examine. Alors le poumon de ce côté s'affaissera, et les mouvements respiratoires du côté en expérience seront singulièrement exagérés.

Les *muscles de l'abdomen : grand oblique, petit oblique, transverse, grand droit* (Voy. fig. 56 et 57), agissent, dans les phénomènes de l'expiration, à des degrés très-divers. Dans les mouvements de la respiration modérée, ils réagissent surtout par leur élasticité. En effet, au moment de l'inspiration, le diaphragme a refoulé la masse intestinale en bas et en avant, et celle-ci a légèrement distendu les parois abdominales; ces parois reviennent sur elles-mêmes, par élasticité, au moment de l'expiration. Ces muscles concourent aussi à fournir un point d'appui fixe à la contraction des intercostaux internes. Dans les expirations forcées, ils tirent les côtes par en bas, et agissent d'autant plus efficacement qu'ils s'insèrent à une grande étendue de la partie antérieure des côtes. Ils peuvent encore, quand les côtes ont été abaissées autant que possible, s'aplatir activement sur les organes contenus dans le ventre, repousser ceux-ci du côté du diaphragme, exagérer ainsi la convexité de ce muscle alors relâché, et diminuer la cavité pectorale jusqu'à ses dernières limites. Le grand oblique s'insère, d'une part, à la crête de l'os iliaque et à l'arcade crurale, et, d'autre part, à la face interne des cinquième, sixième, septième, huitième, neuvième, dixième, onzième et douzième côtes. Le petit oblique s'insère, d'une part, à la crête de l'os iliaque et à la partie externe de l'arcade crurale, et, d'autre part, au bord inférieur des cartilages des neuvième, dixième, onzième et douzième côtes. Le transverse s'insère, d'une part, à la crête iliaque et à la partie externe de l'arcade crurale, et, d'autre part, à la face interne des septième, huitième, neuvième, dixième, onzième et douzième côtes, en entre-croisant ses insertions avec celles du diaphragme. Le grand droit s'insère, d'une part, au bord supérieur du pubis, entre l'épine et la symphyse, et, d'autre part, aux cartilages des cinquième, sixième et septième côtes, et à la partie inférieure du sternum.

Les muscles *long dorsal* et *transversaire épineux*, par les faisceaux, qui se dirigent obliquement de bas en haut, des vertèbres à l'angle des côtes ou à l'espace compris entre cet angle et l'articulation costo-transversaire, sont aussi des muscles expirateurs.

Dans les mouvements violents d'expiration, beaucoup d'autres muscles encore peuvent entrer en action : tels sont, entre autres, ceux qui se rendent à l'omoplate ; tels sont un grand nombre de muscles de la colonne vertébrale. Ces divers muscles s'associent encore d'une infinité de manières dans les diverses situations du tronc, pour fournir dans toutes ces attitudes des points fixes à l'action des muscles de la respiration.

§ 125.

Du bruit respiratoire. — Lorsqu'on applique l'oreille, nue ou armée d'un stéthoscope, sur la poitrine d'un homme sain, on entend un léger bruit qui correspond à l'entrée de l'air dans les poumons. Un second bruit, plus faible que le premier et la plupart du temps assez difficile à percevoir, correspond à la sortie de l'air ou à l'expiration.

On a donné le nom de *murmure respiratoire* ou *vésiculaire* au bruit produit par l'entrée et la sortie de l'air dans les poumons. Ce murmure est caractérisé, pendant l'inspiration, par une espèce de souffle léger, qui donne à l'oreille la sensation d'un mouvement d'expansion ou de dilatation, doux et moelleux. Le bruit produit par la sortie de l'air est à peine perceptible dans l'état normal, et il faut une oreille un peu exercée pour le saisir.

Le murmure respiratoire est dû aux frottements de l'air contre les parois des conduits aériens[1]. On conçoit que le frottement de l'air est plus grand pendant l'inspiration que pendant l'expiration. La durée de l'inspiration étant moindre que la durée de l'expiration (Voy. § 115), la vitesse du courant d'air est plus grande dans le premier temps que dans le second, et, par conséquent aussi, le frottement. Cette différence dans l'intensité des deux bruits est encore une conséquence de l'énergie plus grande des agents de l'inspiration (Voy. § 119).

Le murmure inspiratoire se prolonge pendant toute la durée de l'inspiration, tandis que le murmure expiratoire, à peine sensible, ne se fait sentir qu'au commencement de l'expiration : la plus grande partie de l'expiration est silencieuse, le courant d'air ayant peu de vitesse, surtout à la fin de l'expiration. On estime généralement que le *bruit* de l'inspiration est triple en durée environ du *bruit* de l'expiration.

La durée du bruit de l'expiration est quelquefois anormalement augmentée dans certains points du poumon. Elle peut égaler la durée du bruit de l'inspiration, elle peut même la surpasser et s'étendre à tout le temps de l'expiration. Cette prolongation anormale du bruit expiratoire, désignée assez improprement sous le nom d'*expiration prolongée* indique, en général, un obstacle local à la sortie de l'air, situé profondément sur le trajet des conduits aériens, ou un rétrécissement de ces conduits, et elle a en pathologie une importance d'autant plus grande que, précédant parfois toute autre manifestation morbide, elle présage souvent une affection grave (tubercules pulmonaires).

Lorsqu'on applique l'oreille ou le stéthoscope dans les points voisins de la racine des poumons, on entend un bruit qui diffère un peu du murmure respiratoire ou vésiculaire. Ce bruit, déterminé en ces points par le frottement de l'air sur les parois de gros tuyaux bronchiques a

---

[1] On a cherché à localiser l'origine du murmure respiratoire. M. Spittal et M. Beau placent cette origine aux lèvres de la glotte. Il est certain que l'air qui entre dans le poumon, ou qui sort de cet organe, rencontre dans le larynx les cordes vocales, contre lesquelles il frotte. Une partie du bruit doit donc se produire en ce point. Mais la persistance du murmure respiratoire chez les individus et les animaux auxquels la trachée est largement ouverte au-dessous des cordes vocales, et les changements que l'état de dilatation ou de rétrécissement des bronches apporte à l'étendue et au timbre de ces bruits, démontrent que la localisation du murmure respiratoire n'est pas possible, et qu'il est engendré dans toute l'étendue des conduits aériens. Ce bruit a sans doute plus d'intensité dans certains points que dans d'autres, comme, par exemple, aux cordes vocales et aux éperons des divisions bronchiques.

reçu, en pathologie, le nom de *souffle bronchique*. Dans l'état normal, ce souffle se confond plus ou moins avec le murmure respiratoire général. Lorsque le poumon acquiert une densité anormale, par cause pathologique, ce souffle prend un certain développement, et, comme le murmure vésiculaire est souvent suspendu, il devient prédominant et se transmet par résonnance dans des points même éloignés du siége de l'induration.

En appliquant le stéthoscope sur le trajet cervical de la trachée-artère, on perçoit directement le bruit déterminé par le frottement de l'air contre cette partie des voies aériennes, et aussi le retentissement du bruit produit au-dessus (à l'ouverture glottique) et au-dessous (dans les bronches). Le murmure respiratoire a été désigné en ce point sous le nom de *souffle trachéal*.

Aux bruits respiratoires dont nous venons de parler, viennent s'en joindre d'autres, dont le siége n'est plus dans les poumons ni dans les bronches, mais dans les fosses nasales. Chez une personne bien conformée, qui respire doucement et la bouche fermée, l'air entre et sort par les fosses nasales et produit un léger bruit, qui a principalement son siége dans la partie antérieure des fosses nasales. Ce léger bruit s'entend surtout dans le silence de la nuit; il se complique souvent du mouvement oscillatoire des mucosités nasales agitées par le courant d'air. Quand la bouche est en même temps grande ouverte, le passage de l'air se trouve considérablement agrandi, et le bruit devient à peu près nul, à moins toutefois que n'interviennent les oscillations vibratoires du voile du palais. Dans ce dernier cas, le bruit augmente d'intensité et prend un autre caractère, le caractère du ronflement.

Les bruits respiratoires éprouvent, dans les maladies de l'appareil de la respiration, des altérations nombreuses. La dilatation ou le resserrement des canaux par lesquels entre et sort l'air atmosphérique; l'état de la membrane muqueuse bronchique; celui de la substance pulmonaire, dont la congestion agit par refoulement sur les ramifications bronchiques voisines, ou dont la destruction partielle détermine dans le parenchyme pulmonaire des cavités anormales; l'état de vacuité ou de plénitude des bronches, la nature des liquides qu'elles contiennent; la destruction de la plèvre pulmonaire et la communication anormale des canaux bronchiques avec la cavité des plèvres : toutes ces conditions nouvelles entraînent dans l'intensité, la durée, le siége et le timbre des bruits respiratoires, des modifications dont la connaissance est précieuse pour le médecin. L'ensemble coordonné de ces notions forme aujourd'hui, sous le nom d'*auscultation*, grâce aux immortels travaux de Laënnec, l'une des sources les plus fécondes du diagnostic. Mais ce n'est point ici le lieu de nous en occuper.

ARTICLE III.

DE QUELQUES ACTES DANS LESQUELS INTERVIENNENT LES AGENTS MÉCANIQUES DE LA RESPIRATION.

§ 126.

Les agents mécaniques de la respiration entrent en jeu dans une foule d'actes physiologiques. — Déjà, à propos du vomissement, de la défécation, de la préhension des liquides et du cours du sang veineux, nous avons insisté sur le rôle des agents musculaires de l'inspiration et de l'expiration. Nous verrons plus tard ces agents intervenir aussi d'une manière spéciale dans la phonation, dans la locomotion, dans la miction, dans l'expulsion du produit de la conception, etc. Nous signalerons seulement ici quelques actes qui se rangent plus naturellement dans les fonctions de respiration que dans les autres : tels sont le bâillement, le sanglot, le hoquet, le rire, le ronflement, la toux, l'expectoration, le crachement, l'éternument. La plupart de ces actes ont leur point de départ dans un état particulier du système nerveux, et l'excitant en vertu duquel le système nerveux met les puissances musculaires en jeu, pour les produire, est, pour quelques-uns d'entre eux, à peu près inconnu.

§ 127.

Bâillement. — Le bâillement survient dans des conditions diverses : tantôt il est le signe du désœuvrement et de l'ennui, tantôt il annonce le besoin du sommeil; d'autres fois il est l'expression d'un sentiment de malaise et de faiblesse, et il précède la syncope. Il consiste en une inspiration lente et profonde, la bouche étant grande ouverte. A l'inspiration succède une expiration lente aussi, et graduée. Pendant le bâillement, les voies nasales sont fermées à la sortie de l'air par l'application du bord libre du voile du palais contre la paroi postérieure du pharynx. La tension du voile du palais a lieu au commencement du bâillement et au moment où la bouche s'ouvre largement, et elle dure jusqu'au moment où le bâillement se termine par la fermeture de la bouche. On sent très-bien sur soi-même ce mouvement, en quelque sorte convulsif, du voile du palais, et il est facile de le constater directement en bâillant devant un miroir, tandis qu'on déprime légèrement la langue.

§ 128.

Hoquet. — Le hoquet est essentiellement déterminé par une sorte de convulsion du diaphragme. Il consiste en une inspiration brusque. Le diaphragme, en se contractant, s'abaisse rapidement. L'air se précipite alors dans la poitrine et fait entrer en vibration les lèvres de la glotte. La vibration des lèvres de la glotte est la cause déterminante du bruit particulier auquel on reconnaît de loin le hoquet. Il est probable que, dans ce moment, la contraction des muscles dilatateurs de la glotte ne se

trouve plus harmonisée avec l'action inspiratrice du diaphragme convul-
sivement et anormalement contracté. Les cordes vocales relâchées, cé-
dant sous la pression de l'air qui se précipite dans la poitrine, résonnent
tout en diminuant l'ouverture par laquelle pénètre l'air, et cette inspiration spasmodique devient bruyante et anxieuse. Le hoquet se montre,
la plupart du temps, chez les individus nerveux et chez les jeunes enfants dont l'estomac est rempli outre mesure. Il survient aussi aux approches de la mort, et il est d'un fâcheux présage.

§ 129.

Sanglot. — Le sanglot a une grande analogie avec le hoquet. Il est
également déterminé par la contraction convulsive du diaphragme et par
la résonnance des lèvres de la glotte. Il en diffère en ce que la contraction du diaphragme est *saccadée*, de manière que le bruit produit pendant l'inspiration aux lèvres de la glotte présente un caractère d'intermittence. De plus, la sortie de l'air pendant l'expiration qui suit présente
aussi les mêmes caractères, c'est-à-dire que la glotte résonne de la même
manière et suivant le mode intermittent, pendant l'expiration. Le sanglot est souvent accompagné de pleurs, et il persiste quelquefois assez
longtemps chez les enfants, quand les pleurs ont cessé. Il survient dans
les émotions vives et annonce un profond ébranlement du système nerveux.

§ 130.

Rire. — Le rire est caractérisé par des expirations résonnantes et saccadées, qui se succèdent avec rapidité. La résonnance ou le bruit du rire
est déterminée, et par les vibrations des cordes vocales, et aussi par
celles du voile du palais. Dans le rire, le bruit produit aux lèvres de la
glotte ne l'est plus par le même mécanisme que dans le hoquet et le
sanglot. Les lèvres de la glotte, convenablement disposées par leurs
muscles tenseurs, rendent un son analogue à celui de la phonation : le
rire est dit alors bruyant. Dans le rire modéré, les cordes vocales ne
prennent plus part à la résonnance, et les vibrations du voile du palais
subsistent seules. Au reste, on peut rire la bouche ouverte ou fermée.

Le *sourire* n'est qu'une expression particulière des muscles du visage,
à laquelle les phénomènes de la respiration restent à peu près ou tout à
fait étrangers.

§ 131.

Ronflement. — Le ronflement est caractérisé par la résonnance anormale de l'air dans les fosses nasales et le pharynx, les autres conditions
de la respiration restant les mêmes. La résonnance du ronflement est
généralement déterminée par les vibrations du voile du palais. Ces vibrations peuvent avoir lieu et pendant l'inspiration et pendant l'expiration. Le ronflement se produit à volonté. Il suffit de respirer par la bouche, de porter la langue en arrière et en haut, et d'inspirer et d'expirer
avec une certaine énergie. En se plaçant alors devant un miroir, on

constate aisément les vibrations du voile du palais. Le ronflement causé par les vibrations du voile du palais pendant l'expiration a lieu très-facilement, quand la bouche est ouverte ; quand la bouche est fermée, il a lieu encore, mais moins fréquemment ; la colonne d'air de l'expiration qui sort par le nez, quand la bouche est fermée, rencontrant le voile du palais suivant le plan incliné de sa face postérieure, n'a pas la même tendance à le faire osciller que la colonne d'air qui, sortant par la bouche, le soulève par sa face inférieure.

Le ronflement peut encore être produit par les liquides qui obstruent les cavités nasales et buccales. En général même, cette résonnance vient se joindre aux vibrations du voile du palais, et contribue à en modifier l'intensité et le timbre d'une infinité de manières.

§ 132.

Toux. — La toux est caractérisée par une expiration brusque et sonore, précédée d'une inspiration profonde. La toux survient généralement à l'occasion d'un sentiment d'irritation ou de gêne sur un point de l'appareil respiratoire. L'homme qui va tousser inspire profondément et prend une sorte d'élan, afin de chasser ou de balayer par le courant rapide de l'expiration les mucosités des bronches. Au reste, la toux peut avoir lieu volontairement par action directe et volontaire du système nerveux sur les muscles de la respiration, et sans intermédiaire d'une irritation locale de la muqueuse pulmonaire.

Le bruit de la toux est déterminé par les lèvres de la glotte, mises en vibration par le courant presque instantané de l'expiration.

L'expiration, au moment de la toux, est une expiration forcée. Dans les efforts de toux un peu énergiques, tous les muscles expirateurs entrent en contraction violente. Comme le fait très-bien remarquer M. Bérard, il y a deux temps dans le *son* de la toux. Le premier correspond au moment où l'air est expulsé ; il est produit par les vibrations de la glotte ; le second a lieu à l'instant même où cesse l'effort brusque de l'expiration. Le timbre du bruit change alors de nature, et le son est produit par la rentrée brusque de l'air par la bouche et les fosses nasales, parce que les parois thoraciques, qui avaient été violemment ramenées en dedans par la contraction forcée des expirateurs, se restituent tout à coup, par leur élasticité, à leur position moyenne d'équilibre. M. Bérard compare ingénieusement le son produit alors dans la poitrine à celui qui a pour cause le choc en retour produit par l'air dans une bouteille qu'on débouche vivement. Les deux bruits dont nous parlons se succèdent d'ailleurs avec une assez grande rapidité, et il faut une certaine attention pour les distinguer.

§ 133.

Expectoration et crachement. — L'expectoration qui accompagne souvent la toux est déterminée par le passage brusque de l'air au travers des canaux bronchiques. Le courant d'air ascendant balaye, en quelque sorte, les voies aériennes, entraînant avec lui les mucosités qui les obstruent. Lorsque ces mucosités sont épaisses et adhérentes aux parois muqueuses, la toux prend une énergie proportionnée à la puissance nécessaire pour les détacher ; quelquefois ces efforts ne sont pas toujours suffisants, et il faut plusieurs quintes de toux pour faire successivement cheminer les mucosités jusque dans l'arrière-bouche.

L'expectoration n'est pas toujours accompagnée de toux. Lorsque les mucosités ou les crachats occupent la trachée, le larynx ou le pharynx, une expiration forcée suffit généralement pour les faire parvenir dans la bouche. Cette expiration est bruyante, accompagnée des vibrations du voile du palais, et parfois aussi de celles de la glotte. Le bruit produit ici a la plus grande analogie avec celui du ronflement pendant l'expiration.

Arrivées dans la bouche, les mucosités sont expulsées au dehors. Cet acte porte plus particulièrement le nom de *crachement*. A cet effet, la bouche se dispose d'une manière particulière. Le voile du palais s'applique à la partie postérieure du pharynx, de manière à interrompre la communication de la bouche avec les fosses nasales. La langue rassemble les mucosités à la partie antérieure de la bouche, puis elle se retire brusquement en arrière au moment où l'air, vivement chassé par un brusque mouvement d'expiration, chasse au dehors les mucosités rassemblées à l'ouverture de la bouche, restée demi-close pour augmenter la vitesse du courant d'air.

§ 134.

Éternument. — L'éternument est un acte généralement involontaire, déterminé par une irritation vague du voile du palais. A cette sensation vague succède bientôt une inspiration profonde qui prépare le phénomène. Cette inspiration est suivie par une expiration brusque et sonore, qui est l'éternument proprement dit, mais qui n'en constitue cependant que la dernière phase.

L'expiration brusque de l'éternument se fait à la fois par la bouche et par les fosses nasales, et le courant d'air entraîne souvent au dehors, dans toutes les directions, les liquides buccaux et nasaux.

Le bruit de l'éternument, comme celui de la toux, est produit par la vibration des cordes vocales, et il est renforcé par les parties supérieures des voies respiratoires, en particulier par la résonnance de l'air dans les fosses nasales.

L'éternument est souvent précédé par une contraction, en quelque sorte spasmodique, des muscles de la face, qui donne au visage un caractère particulier. Cet acte est parfois accompagné d'un effort violent des puissances respiratoires ; et, comme il est involontaire, on ne peut pas toujours en graduer la puissance. Aussi est-il quelquefois suivi d'ébranlements dans la tête, de douleurs violentes dans la poitrine, et même quelquefois de ruptures vasculaires.

La cause de l'éternument est dans le système nerveux; mais l'excitation primitive a généralement son point de départ dans une irritation des membranes muqueuses. Dans le coryza, les muqueuses nasales irritées le déterminent, et il est facile de le provoquer artificiellement, en chatouillant le voile du palais ou l'intérieur des fosses nasales, à l'aide du doigt ou d'une barbe de plume.

SECTION II.

Phénomènes physico-chimiques de la respiration.

§ 135.

En quoi consistent ces phénomènes. — A chaque mouvement d'inspiration, une certaine quantité d'air atmosphérique pénètre dans les poumons; à chaque mouvement d'expiration, une certaine quantité d'air est expulsée au dehors; mais l'air qui sort n'est pas identique avec l'air qui entre; il a subi dans la proportion de ses éléments constituants, et aussi dans ses propriétés physiques (température, état hygrométrique), des modifications qui se rattachent à des changements importants dans la constitution du sang. Les modifications dans les qualités de l'air expiré, et les changements correspondants dans la constitution du sang, tels sont les deux termes du problème physico-chimique de la respiration.

ARTICLE I.

DE L'ALTÉRATION DE L'AIR PAR LA RESPIRATION.

§ 136.

Composition et analyse de l'air atmosphérique. — Pour bien comprendre les altérations qu'entraîne la respiration dans la constitution de l'air et en mieux saisir la mesure, rappelons en quelques mots la composition normale de l'air.

L'air est un mélange d'oxygène et d'azote, dans des proportions qui sont sensiblement les mêmes sur tous les points du globe: dans les vallées et dans les plaines, dans les villes et dans les campagnes. L'air renferme, en outre, une quantité variable de vapeur d'eau, une petite proportion d'acide carbonique, et, en outre, mais en quantités infiniment petites, quelques autres gaz ou vapeurs [1].

[1] Parmi ces substances, répandues en quantité infiniment petite dans les couches inférieures de l'atmosphère, les unes sont simplement divisées et suspendues par l'agitation des vents, les autres sont à l'état de gaz ou de dissolution. Parmi ces substances, on peut compter les gaz sulfureux, sulfhydrique ou ammoniac, l'acide azotique en vapeur; les émanations des végétaux et des animaux, par suite de leur décomposition ou de leurs fonctions; les exhalaisons fournies par le travail des usines, par l'exploitation des mines, l'éruption des volcans, le voisinage des marais, et une infinité de poussières de toute espèce, etc.

Nous ne pouvons examiner ici dans tous leurs détails les procédés d'analyse de l'air ; mais il nous est impossible de les passer complétement sous silence. La physiologie, en effet, n'est arrivée à se former, sur les phénomènes chimiques de la respiration, des idées exactes que le jour où les produits de l'expiration ont été soumis à des analyses rigoureuses. Or, les procédés à l'aide desquels on analyse l'air expiré ne diffèrent point des procédés employés pour l'analyse de l'air ordinaire. Toute la différence porte sur le moyen de recueillir les gaz. Nous aurons occasion plus loin de revenir sur les moyens employés pour recueillir les gaz de l'expiration, et sur les modifications à faire subir aux appareils.

L'analyse *quantitative* de l'air ne porte jusqu'à présent, d'une manière certaine, que sur les proportions relatives de l'oxygène, de l'azote, de l'acide carbonique et de la vapeur d'eau.

Toute analyse de l'air comprend deux séries d'opérations distinctes. La première a pour but de déterminer les proportions de la vapeur d'eau et celles de l'acide carbonique ; dans la seconde, on dose l'oxygène et l'azote.

Dosage de la vapeur d'eau et de l'acide carbonique. — L'appareil dont on se sert pour ce dosage est représenté figure 59. Il se compose d'une série de tubes en U. Les uns, *f*, *e*, *b*, *a*, sont remplis de pierre ponce imbibée

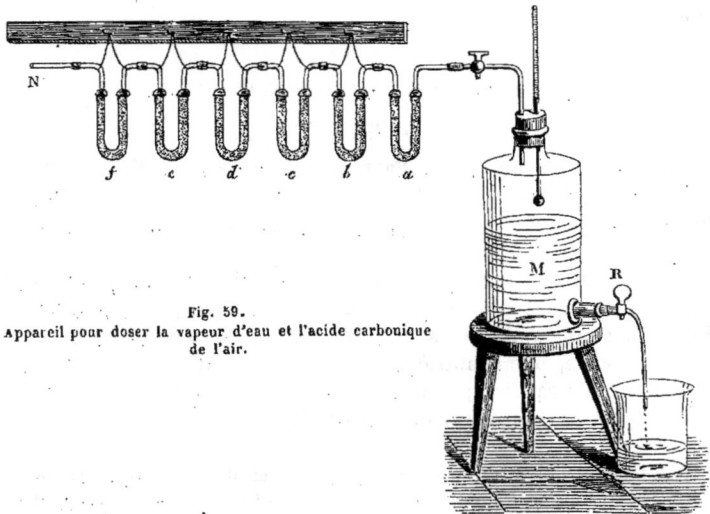

Fig. 59.
Appareil pour doser la vapeur d'eau et l'acide carbonique
de l'air.

d'acide sulfurique, et les autres, *c*, *d*, contiennent des fragments de pierre ponce imbibés d'une dissolution de potasse caustique. Ces tubes, pesés d'avance avec leur contenu, reliés les uns aux autres à l'aide de tubes de verre et de manchons imperméables de caoutchouc, forment une chaîne qui vient se fixer, par l'une de ses extrémités, au sommet d'un vase aspirateur M. Ce vase aspirateur, étant mis en action par l'ouverture du robinet R, force l'air à pénétrer par l'extrémité N de la chaîne et à traverser les tubes en U. Dans son passage à travers ces tubes, l'air se dépouille complétement de sa vapeur d'eau dans les tubes sulfuriques, et de son acide carbonique dans les tubes potassiques. Après l'expérience, l'augmentation de poids des tubes *f*, *e*, *b*, *a*, représente la quantité de vapeur d'eau fixée. L'augmentation de poids des tubes *d*, *c* représente la quantité d'acide carbonique fixé. On sait, d'une autre part, quelle est la quantité d'air qui a traversé l'appareil, par la quantité dont s'est abaissé le niveau de l'eau dans le vase aspirateur [1].

On arrive ainsi à constater (après les corrections de pressions et de température) que 10,000 parties d'air contiennent de 4 à 6 parties d'acide carbonique ; ce qui revient à dire que l'air contient 4/10000 ou 6/10000 d'acide carbonique, par conséquent une quantité extrêmement faible.

Quant à la quantité de vapeur d'eau contenue dans l'air, elle varie dans des limites très-étendues, car elle dépend du degré de saturation de l'atmosphère, et le point de saturation lui-même s'élève avec la température. Pour une température moyenne de 15 degrés centigrades, un mètre cube d'air contient, lorsqu'il est complétement saturé d'humidité, 14 grammes de vapeur d'eau.

Dosage de l'oxygène et de l'azote. — On peut employer, pour déterminer les proportions d'oxygène et d'azote, divers procédés, tels que la combustion du phosphore dans un espace clos, ou la combustion, dans l'eudiomètre, d'un volume connu d'hydrogène mélangé à l'air atmosphérique. Un autre procédé d'analyse consiste à déterminer à chaud l'oxydation du cuivre ; ce procédé permet d'obtenir directement, et à la fois, le poids de l'oxygène et le poids de l'azote. L'appareil employé pour ce dosage est représenté figure 60. La pièce principale de cet appareil consiste en un tube de verre épais MN, rempli de cuivre métallique en fragments (tournure de cuivre). Ce tube est adapté, d'un côté, à un ballon A d'une certaine capacité, et, de l'autre, à deux tubes E, D, remplis de pierre ponce imbibée d'acide sulfurique, et à un tube à boules de Liebig C, rempli de potasse caustique en dissolution. On commence par faire le vide dans le ballon A et dans le tube rempli de cuivre MN. Le vide est maintenu dans l'appareil par les robinets R, R′, R″. On chauffe alors le tube MN, convenablement disposé dans une auge de tôle. Quand ce tube est fortement chauffé, on ouvre les robinets R, R′, R″, qui permettent la rentrée de l'air dans l'appareil. Ces robinets doivent être ouverts d'une très-faible quantité, de manière que l'air

---

[1] Le vase aspirateur est un vase rempli d'eau, qui porte à sa partie inférieure un robinet ; ce robinet, terminé par un tube fin, laisse couler *goutte à goutte* l'eau du vase. L'air ne peut arriver dans ce vase qu'en s'engageant par l'ouverture N et en traversant les tubes en U. Chaque goutte d'eau qui s'écoule est remplacée par un volume d'air équivalent, puisé par le tube N dans le milieu qu'on veut analyser.

aspiré par e vide du ballon ne parcoure l'appareil qu'avec une grande lenteur. L'air traverse alors, *bulle à bulle*, le tube C, où il se dépouille de son acide carbonique, et les tubes D, E, où il abandonne sa vapeur d'eau. L'air, *desséché*, arrive dans le tube MN sur le cuivre chauffé, qui

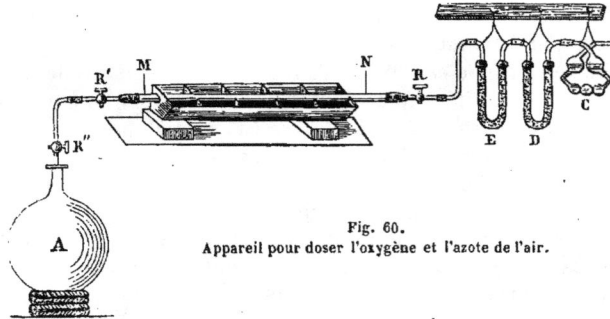

Fig. 60.
Appareil pour doser l'oxygène et l'azote de l'air.

lui enlève son oxygène, et l'azote seul se rend dans le ballon. La différence entre le poids du tube MN, avant et après l'expérience, représente le poids d'oxygène fixé; la différence entre le poids du ballon vide et le poids du ballon après l'expérience représente le poids de l'azote qu'il contient. Après certaines précautions et corrections relatives aux pesées, on arrive à ce résultat, qu'à 76^{gr},9 d'azote correspondent 23^{gr},1 d'oxygène, c'est-à-dire que 100 parties d'air *en poids* renferment 76,9 d'azote et 23,1 d'oxygène. Le rapport *en volume* entre l'azote et l'oxygène se calcule facilement, en tenant compte des densités. En volume, l'air contient, pour 100 parties, 20,9 d'oxygène et 79,1 d'azote.

L'air atmosphérique entoure de toutes parts les animaux et les plantes et agit incessamment sur eux. L'influence qu'il exerce sur l'économie animale peut être envisagée sous trois points de vue principaux : 1° sous celui de la pression qu'il détermine comme fluide pesant; 2° sous le rapport de l'impression qu'en reçoit l'enveloppe tégumentaire extérieure; 3° enfin, relativement à ses effets sur le sang dans les poumons. Ces deux derniers points de vue se rattachent aux phénomènes de la respiration pulmonaire et cutanée. (Voy., pour l'autre mode d'influence, le chapitre Mouvements, §§ 233 et 234.)

§ 137.

Quantité d'air inspiré et expiré. — La quantité d'air qui entre dans les poumons pendant l'inspiration et celle qui sort pendant l'expiration ne se balancent pas exactement l'une l'autre. Cette quantité n'est pas absolument et rigoureusement la même, parce que le volume de gaz expiré est un peu moins considérable que le volume de gaz inspiré; nous verrons bientôt pourquoi. Pour le moment, nous pouvons faire abstraction de ces différences minimes.

A chaque expiration, le poumon ne se vide jamais complétement de l'air qu'il renferme ; après l'expiration, même la plus forcée, le poumon contient encore une quantité d'air assez considérable. A chaque inspiration, l'air qui entre dans les poumons ne fait donc qu'*augmenter* la proportion de celui qui y était contenu ; et, à chaque expiration, il reste dans le poumon une quantité d'air qui varie avec la capacité de la cage thoracique.

La quantité d'air qui entre dans le poumon à chaque inspiration et la quantité correspondante de l'air expiré ne peuvent pas être évaluées d'une manière absolue. Elles varient avec les individus, elles varient avec la capacité des poumons ; elles varient avec l'énergie ou la faiblesse des mouvements respiratoires. Ceci nous explique pourquoi les évaluations données par MM. Davy, Allen et Pepys, Dalton, Bostock et Menzies, etc., ne sont pas les mêmes. Les chiffres qu'on peut fournir en pareille matière ne peuvent donc avoir qu'une valeur approximative.

Il importe cependant de poser ces chiffres : nous aurons souvent besoin d'y recourir dans les développements qui vont suivre. Plusieurs procédés peuvent être employés pour arriver à cette évaluation. Ainsi, on peut, par exemple, expirer pendant un certain temps exclusivement par la bouche, au travers d'un tube recourbé plongeant dans un vase renversé sur une cuve à eau. La quantité d'eau déplacée représente la quantité de gaz expiré pendant un temps donné. Divisant alors ce nombre par le nombre des expirations opérées dans le même temps, on a en volume la quantité d'air rendu à chaque expiration. Il est vrai que l'attention soutenue de l'observateur, dans l'accomplissement d'une fonction qui se fait ordinairement sans le concours de la volonté, constitue, dans ce procédé, une cause d'erreur ; mais, avec de l'habitude, on peut se prémunir contre elle et se rapprocher d'une manière assez satisfaisante de la respiration normale.

M. Smith a dernièrement procédé à cette évaluation par un procédé un peu différent. L'appareil qu'il emploie se compose d'un masque qui s'applique sur le visage. Ce masque est garni de soupapes, de sorte que l'air inspiré ne peut sortir au dehors et se rend dans un récipient convenablement disposé. L'appareil de M. Smith est analogue à celui qui a été mis en usage par MM. Andral et Gavarret dans leurs recherches sur la respiration (Voy. fig. 65, § 140).

Un autre procédé, signalé par M. Valentin, est basé sur ce fait, que l'air qui sort du poumon, à une température donnée (comme nous le verrons), est *saturé* pour cette température. Or, en tenant compte de cette température, et en expirant à travers un tube rempli de ponce imbibée d'acide sulfurique, il est facile d'évaluer la quantité d'air qui correspondrait à la quantité de vapeur d'eau recueillie pendant un certain nombre d'expirations, et on peut calculer ainsi la quantité d'air afférente à chaque expiration en particulier.

En combinant ces diverses méthodes, qui fournissent, d'ailleurs, des résultats assez concordants, M. Valentin fixe, en moyenne, à 500 centimètres cubes d'air, c'est-à-dire, en d'autres termes, à 1/2 litre, la quantité d'air qui entre dans les poumons et en sort à chaque mouvement respiratoire normal. M. Bérard, qui a fondu ensemble, dans une moyenne commune, les nombres fournis par MM. Goodwin, Bostock et Menzies, Davy, Herbst, est arrivé à un résultat à peu près analogue (à 27 pouces cubes, c'est-à-dire à peu près 1/2 litre [1]). M. Vierordt donne comme résultat d'un très-grand nombre d'observations, une moyenne sensiblement la même (507 centimètres cubes). La moyenne de M. Smith se rapproche beaucoup de cette dernière, il l'évalue à 490 centim. cubes.

500 centimètres cubes, ou 1/2 litre, telle est donc *en moyenne* la quantité d'air *mis en circulation* dans le poumon, pendant chaque mouvement respiratoire normal.

Les conditions extérieures au milieu desquelles l'homme se trouve placé, l'état de repos et de mouvement surtout, exercent une influence marquée sur la quantité d'air qui circule dans le poumon et peuvent faire varier cette moyenne dans des limites assez étendues. M. Edw. Smith s'est livré à un grand nombre d'expériences sur ce point. Lorsqu'il était entraîné dans un vagonde chemin de fer de troisième classe (wagon *ouvert*), la quantité d'air qui circulait dans ses poumons étant représentée par le chiffre 4, cette quantité descendait à 3 lorsqu'il prenait place dans une voiture de première classe (voiture *fermée*). Cette quantité augmente également avec la vitesse de la marche ; elle est plus grande dans la course que dans la marche ; plus grande lorsqu'on porte un fardeau que lorsqu'on marche librement, plus grande lorsqu'on monte une montagne que lorsqu'on la descend. M. Smith a résumé, sous forme de tableau, l'influence que le mouvement (c'est-à-dire le jeu de l'appareil musculaire) exerce sur la quantité d'air inspiré. Lorsqu'il était couché librement et sans aucun effort, la quantité d'air aspiré dans un certain laps de temps étant 1, cette quantité devenait pendant le même temps :

Assis.	1,18	A cheval au trot (les réactions	
Debout.	1,33	musculaires de l'homme sont plus	
Marche de 1 mille à l'heure.	1,90	vives qu'au galop).	4,05
A cheval au pas.	2,20	Natation.	4,32
Marche de 2 milles à l'heure.	2,76	Course de 7 milles à l'heure.	7,00
A cheval au galop.	3,16		

Jusqu'ici nous avons parlé des mouvements ordinaires de la respiration tels qu'ils s'exécutent naturellement chez l'homme et sans qu'il y fasse en quelque sorte attention. Mais par un acte de sa libre volonté,

_____

[1] Si nous joignons à ces chiffres ceux fournis par MM. Allen et Pepys (327 centimètres cubes), et par Dalton (595 centimètres cubes), la moyenne générale reste à peu près la même, c'est-à-dire 1/2 litre.

l'homme peut exagérer les mouvement de la respiration, et alors la quantité d'air qui circule dans les poumons peut être portée beaucoup plus loin. Ces mouvements respiratoires exagérés ne constituent, il est vrai, que des phénomènes passagers et exceptionnels; mais ces évaluations ne sont pas sans importance, car elles permettent d'établir, en comparant entre eux les individus, le *rapport* de leur puissance respiratoire. Les procédés de mensuration sont, au reste, ici, d'une grande simplicité; il suffit, en effet, de faire une inspiration *maximum* à l'air libre, et une expiration *maximum* dans un réservoir convenablement disposé. On constate ainsi qu'une inspiration et une expiration forcées peuvent faire entrer dans les poumons et sortir de cet organe de 3 à 4 litres d'air (de 3000 à 4000 centimètres cubes).

M. Hutchinson a construit un appareil spécial pour ce genre d'expériences. Il donne à cet appareil le nom de *spiromètre*. Depuis, un certain nombre d'appareils de ce genre ont été proposés par MM. Vogel, Wintrich, Simon, Phœbus, Küchenmeister, Fabius, Guillet, Bonnet, etc. Tous ces instruments ne sont, en réalité, que des réservoirs renversés sur l'eau, dans lesquels la pression est maintenue la même pendant toute la durée de l'expérience. Pour se servir de ces appareils on fait faire à un individu une inspiration forcée et on lui fait expirer l'air (jusqu'aux dernières limites de l'expiration) dans un tube qui communique avec le gazomètre. Les figures 61 et 62 représentent le spiromètre de M. Hutchinson. La légende explicative indique suffisamment le jeu de l'appareil.

En opérant avec le spiromètre, on constate que le volume d'air, qu'une inspiration *maximum* et une expiration *maximum* peuvent mettre en circulation dans les poumons, est variable suivant les individus. C'est à ce volume variable que M. Hutchinson donne le nom de *capacité vitale des poumons*. M. Hutchinson a cherché à établir qu'il y a entre la capacité des poumons, le poids et la taille des individus (surtout la longueur des membres inférieurs) un rapport sensiblement constant; d'où il conclut que, connaissant les derniers facteurs du problème, on en peut induire le premier. M. Arnold, et plus récemment M. Bonnet (qui propose de remplacer l'expression de *spirométrie* par celle de *pneumatométrie*), sont arrivés à des résultats analogues à ceux de M. Hutchinson, c'est-à-dire qu'ils ont constaté que la *capacité vitale* des poumons varie principalement avec la taille des individus. Voici les moyennes des résultats de M. Arnold, lesquelles reposent sur un nombre considérable d'observations.

HAUTEUR DU CORPS en centimètres.		CAPACITÉ VITALE DES POUMONS en centimètres cubes.
De 154,5 à	157	2635
157	159,5	2841
159,5	162	2982
162	164,5	3167
164,5	167	3287
167	169,5	3484
169,5	172	3560
172	174,5	3634
174,5	177	3884
177	179,5	2842
179,5	182	4034

Les chiffres produits par M. Bonnet sont tout à fait concordants. Ainsi, il trouve, pour les petites tailles, de 2 litres 1/2 à 3 litres (de 2500 à 3000 centimètres cubes), pour les tailles moyennes, 3 litres 1/2 (3500 centimètres cubes), pour les grandes tailles, 4 litres (4000 centimètres cubes). M. Bonnet a vérifié aussi cette remarque de M. Arnold, savoir: qu'à partir de trente-cinq ans, la capacité vitale des poumons va sans cesse en diminuant d'une faible quantité.

La grandeur de la circonférence du thorax influe également sur les résultats, et aussi, ainsi qu'on pouvait le prévoir, les professions, le sexe et le genre de vie, c'est-à-dire les habitudes corporelles.

Le fait, annoncé par M. Hutchinson et étudié depuis quelques années avec beaucoup de persévérance, a pris une certaine importance en pathologie : on conçoit, en effet, que la diminution dans le volume d'air que l'individu peut mettre en circulation dans ses poumons puisse indiquer que les phénomènes de la respiration ne s'accomplissent pas comme ils doivent s'accomplir dans l'état normal, appeler l'attention du médecin ou sur l'état des poumons ou sur l'état de la cage thoracique, et servir de mesure à l'état pathologique.

Il ne faut ni s'exagérer la portée des services que la spirométrie ou pneumatométrie peut rendre en pathologie, ni repousser systématiquement ce nouveau mode d'investigation, comme quelques-uns le font. Les recherches de M. Buys-Ballot, celles de M. Fabius, celles de M. Donders prouvent, il est vrai, que la *capacité vitale* des poumons est subordonnée à des conditions individuelles si nombreuses, qu'il n'est guère possible d'arriver aujourd'hui, à cet égard, à des déterminations rigoureuses; mais il n'en est pas moins certain que toutes les affections pulmonaires diminuent la *capacité vitale* des poumons.

§ 138.

Changements chimiques dans la constitution de l'air expiré. — L'air que nous expirons est moins riche en oxygène que celui que nous avons inspiré. L'air expiré contenant moins d'oxygène que l'air inspiré, la quantité en moins représente la proportion d'oxygène enlevée à l'air

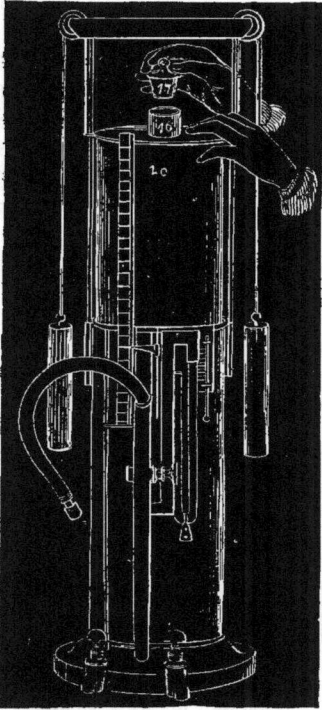
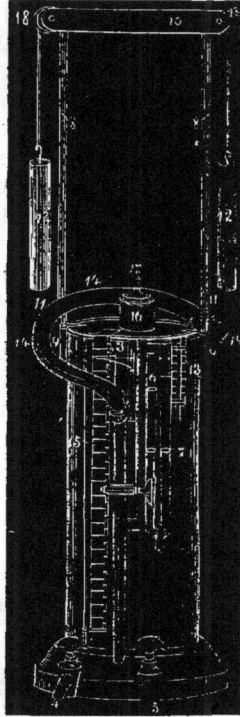

Fig. 61.   SPIROMÈTRE.   Fig. 62.

La figure 61 représente l'appareil au début de l'expérience.

La figure 62 représente le même appareil à la fin de l'expérience.

3, index fixé au réservoir inférieur, et indiquant sur la règle graduée 15, mobile avec le gazomètre 20, le chemin parcouru par ce gazomètre quand il s'élève. Cet index indique, par conséquent, le volume du gaz introduit dans l'appareil.

6, 7, manomètre à liquide coloré, indiquant la différence de pression qui peut exister entre l'extérieur et l'air recueilli dans le gazomètre.

8, 8, } tiges servant de guides à l'ascension du gazomètre.
9, 9, }

10, bâti sur lequel est fixée une poulie à chaque extrémité.

11, 11, cordes qui soulèvent la cloche en passant sur les poulies 18, 18.

12, 12, contre-poids destinés à soulever le gazomètre et à le maintenir en équilibre à tous les moments de l'expérience. De cette manière, l'expiration n'a pour ainsi dire à peu près aucun effort à faire pour soulever le gazomètre.

13, thermomètre donnant la température intérieure de l'appareil.

14, 14, tube en caoutchouc, par lequel l'air arrive dans le gazomètre.

15, règle graduée, fixée au gazomètre et mobile avec lui.

16, ouverture que présente le gazomètre à sa partie supérieure.

17, bouchon qui ferme l'ouverture 16. Lorsque l'expérience est terminée, comme on le voit sur la figure 62, on soulève ce bouchon, pour que l'air s'échappe, tandis qu'on abaisse le gazomètre 20 à la position du départ.

18, 18, poulies.

19, extrémité du tube de caoutchouc, sur lequel on visse l'embout qui doit être introduit dans la bouche.

20, gazomètre, dans lequel s'emmagasine l'air expiré. Ce gazomètre est une cloche ouverte par en bas et renversée sur l'eau du réservoir.

atmosphérique et passée dans le sang, au travers des membranes du poumon. L'air perd donc de l'oxygène pendant son passage dans les poumons. D'un autre côté, il contient une quantité d'acide carbonique beaucoup plus considérable. Quant aux proportions d'azote, tantôt elles sont à peu près les mêmes dans l'air expiré et dans l'air inspiré, tantôt les proportions de ce gaz sont légèrement augmentées dans l'air expiré.

Des recherches assez exactes sur la composition de l'air expiré par l'homme, ont été faites autrefois par M. Davy et aussi par MM. Allen et Pepys. Ces derniers recueillaient les produits de l'expiration dans un gazomètre et en faisaient ensuite l'analyse. Les expériences plus récentes de MM. Brunner et Valentin, celles de M. Vierordt, celles de MM. Andral et Gavarret, celles de M. Smith, celles de MM. Pettenkofer et Voit, offrent, à cet égard, des garanties plus sérieuses d'exactitude.

L'appareil employé par MM. Brunner et Valentin, pour mesurer chez l'homme la quantité d'oxygène contenu dans l'air expiré, est représenté figure 63. Il consiste dans un vase à trois tubulures A, d'une contenance

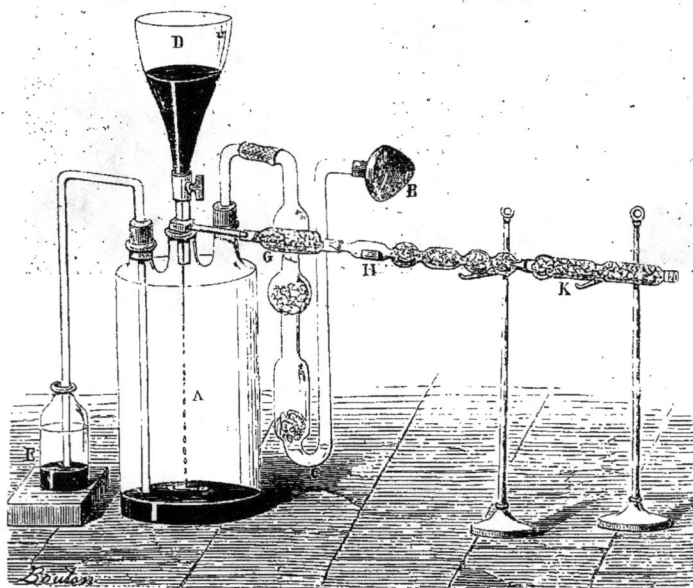

Fig. 63.

de 1 litre environ. Sur la tubulure du milieu est fixé un entonnoir à robinet D, rempli de mercure. Sur l'une des deux autres tubulures est fixé un tube recourbé et à renflements C, terminé à son extrémité par un embout B, destiné à s'appliquer hermétiquement sur la bouche. Ce tube recourbé contient, dans sa partie déclive, en C, et dans ses parties renflées, de l'amiante imbibée d'acide sulfurique. La troisième tubulure du flacon A donne passage à un tube recourbé, qui plonge librement dans un verre E contenant du mercure. L'expérimentateur applique hermétiquement l'embout B sur sa bouche, inspire par le nez et expire par la bouche. L'air contenu dans le flacon A est déplacé par l'air expiré, et sort en E, annonçant sa sortie par des bulles qui éclatent à la surface du liquide. Au bout d'un quart d'heure, on peut être certain que tout l'air atmosphérique a été chassé par déplacement, et que le mélange gazeux contenu dans le flacon A représente exactement les gaz de l'expiration [1]. On laisse alors refroidir l'appareil. Le contenu gazeux du flacon A ne renferme point de vapeur d'eau, car l'air expiré s'en est dépouillé pendant l'expérience, en traversant le tube C : il renferme donc l'oxygène, l'azote et l'acide carbonique expirés. Reste à doser la quantité d'oxygène contenu dans le mélange gazeux du flacon. A cet effet, on adapte à la tubulure moyenne du flacon A un tube à renflements GH. Le tube G contient des fragments de chlorure de calcium ou de la pierre ponce imbibée d'acide sulfurique ; il est destiné à arrêter les traces d'humidité qui auraient pu échapper au tube C. Le tube H contient des fragments de phosphore. A la suite de H est un tube à ampoules rempli de coton. On chauffe alors le tube à phosphore, et on ouvre légèrement l'entonnoir à mercure qui surmonte l'appareil. Le mercure qui tombe dans le flacon A déplace le mélange gazeux et le force à passer par le tube à phosphore, où il se dépouille de son oxygène. L'oxygène se fixe sur le phosphore, et forme de l'acide phosphorique, de l'acide phosphoreux et de l'oxyde de phosphore. Ces produits se subliment sur les parois du tube H, ou sont arrêtés par le tube à coton qui lui fait suite.

Le volume du mélange gazeux qui a traversé le tube à phosphore est indiqué par le volume du mercure qui l'a déplacé dans le flacon A. En comparant la quantité dont le tube à phosphore et les tubes à coton ont augmenté de poids, au volume du mélange gazeux qui a traversé le tube à phosphore, on obtient le poids d'oxygène contenu dans un volume déterminé du mélange gazeux. Le poids d'oxygène obtenu est réduit en volume par un simple calcul.

En opérant ainsi, MM. Brunner et Valentin ont trouvé (moyenne de 34 expériences) que l'air expiré ne contient plus que 16,03 pour 100 en volume d'oxygène. Or, l'air atmosphérique en contient 20,9 pour 100 ; il a donc disparu, par absorption, 4,87 d'oxygène pendant la respiration.

L'appareil employé par MM. Brunner et Valentin pour mesurer la quantité d'acide carbonique contenu dans l'air expiré par l'homme est le même que celui de la figure 63, avec cette différence que l'on adapte, en outre du tube GH, lorsque l'appareil est rempli par les gaz de l'ex-

[1] Au bout de ce temps, en effet, il a passé environ 135 litres de gaz dans l'appareil (1/2 litre par expiration, et 18 expirations par minute).

piration, un autre tube à renflement K renfermant des fragments de pierre ponce imbibés d'une dissolution saturée de potasse caustique.

Lorsque le vase A est rempli par les produits gazeux de l'expiration, on ouvre l'entonnoir à mercure qui surmonte ce vase, et on détermine ainsi le passage du gaz au travers des tubes à analyse. Les produits gazeux s'échappent non-seulement au travers du tube à phosphore, mais encore au travers des tubes renfermant la potasse caustique. Ces derniers tubes fixent l'acide carbonique, et des pesées comparatives, faites avant et après l'expérience, indiquent ces proportions.

Il résulte de 103 observations faites par MM. Brunner et Valentin, que la quantité d'acide carbonique contenue dans l'air expiré est de 4,267 (minimum 2,361, maximum 5,495) pour 100 en volume (l'air inspiré n'en contenait que 0,0004 ou 0,0006 de son volume). M. Vierordt, qui a tenté à cet égard près de 600 expériences, est arrivé, à peu de chose près, aux mêmes résultats. L'air expiré contient, suivant lui, en moyenne, 4,336 (minimum 3,358, maximum 6,220) pour 100 en volume d'acide carbonique.

Si maintenant nous additionnons entre elles les quantités d'acide carbonique exhalé à chaque expiration, pendant *une heure* consécutive, nous arrivons, en volume et en moyenne, au chiffre de 18 litres 50 centilitres.

Dix-huit litres 50 centilitres d'acide carbonique sont donc exhalés par heure par la surface pulmonaire. Or, chaque litre d'acide carbonique pesant 1 gramme 98 centigrammes, il en résulte que l'homme exhale en moyenne, par heure, 36 grammes d'acide carbonique. Je n'ai pas besoin de rappeler que c'est là une moyenne qui peut varier en plus ou en moins dans des limites assez étendues[1].

Dans leurs recherches chimiques sur la respiration, MM. Regnault et Reiset ont expérimenté, non sur l'homme, mais sur les animaux, ce qui leur a permis de varier beaucoup leurs expériences. MM. Regnault et Reiset n'ont pas procédé comme MM. Brunner et Valentin. Les animaux sont introduits dans un volume d'air limité, dans lequel ils séjournent plusieurs jours. La composition de l'air emprisonné est sans cesse ramenée à l'état naturel par le jeu des appareils. L'oxygène consommé par les animaux est restitué à l'air à mesure qu'ils le consomment. L'acide carbonique produit est enlevé à mesure qu'ils le dégagent.

---

[1] M. Pettenkofer, dont nous décrivons plus loin l'appareil, estime que la quantité d'air qui circule en moyenne dans les poumons à chaque respiration n'est pas de 1/2 litre, mais seulement de 1/3 de litre, et il estime seulement à 14 litres d'acide carbonique la quantité que l'homme exhale par heure ; c'est-à-dire, en poids, 28 grammes d'acide carbonique.

L'appareil employé par M. Pettenkofer est le plus parfait dont on se soit encore servi dans les recherches sur la respiration de l'homme, et il y aura lieu plus tard, peut-être, de réformer les chiffres obtenus avant lui. Mais les expériences qu'il a tentées ne sont pas encore suffisamment nombreuses ; nous remarquerons que, dans les *minima* des 600 expériences de M. Vierordt, il y en a un certain nombre qui sont identiques avec la moyenne adoptée par M. Pettenkofer.

Quant à l'azote, comme sa quantité varie peu, on ne l'apprécie qu'à la fin" de l'expérience. Dans ce mode d'expérimentation, l'animal se trouvant placé dans un espace limité, clos de manière que rien ne s'en échappe, il s'ensuit qu'on peut modifier à volonté les conditions de l'expérience : on peut varier, par exemple, les proportions du mélange gazeux offert à la respiration. Nous reviendrons à diverses reprises sur les résultats obtenus par MM. Regnault et Reiset; nous placerons seulement ici sous les yeux du lecteur l'appareil qui a servi à leurs expériences.

L'appareil employé par MM. Regnault et Reiset est représenté figure 64.

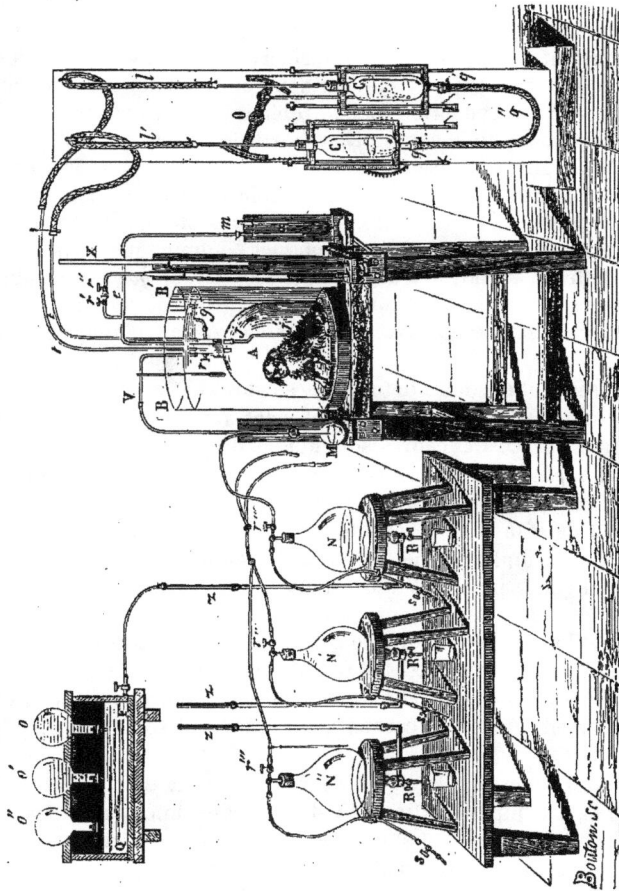

Fig. 64.

Il se compose de trois parties essentielles : 1° de l'espace dans lequel est renfermé l'animal; 2° d'un condenseur de l'acide carbonique formé dans la respiration; 3° d'un appareil qui remplace constamment l'oxygène absorbé par l'animal.

1° L'espace qui contient l'animal consiste en une cloche de verre A, de 55 litres de capacité environ. La cloche A présente à sa partie inférieure une ouverture destinée au passage de l'animal et fermée par un couvercle hermétiquement assujetti à l'aide d'un système de boulons. La cloche A est, en outre, enveloppée d'un manchon en verre BB′. Ce manchon est rempli d'eau à une température déterminée, de manière que l'air de la cloche A est maintenu à une température sensiblement constante pendant l'expérience. La partie supérieure de la cloche A présente une tubulure qui donne passage à plusieurs tubes. Par le tube e la cloche communique avec un manomètre à mercure m, qui donne à chaque instant la tension du gaz intérieur. Par les tubes t, t, la cloche A communique avec l'appareil condenseur d'acide carbonique. Le tube V sert à l'introduction, par le robinet r, de l'oxygène nécessaire au rétablissement de la composition normale de l'air.

2° L'appareil condenseur de l'acide carbonique consiste en deux vases ou pipettes C, C′, d'une capacité de 3 litres chacun. Ces deux vases contiennent chacun 1 litre 1/2 d'une dissolution de potasse, dont la composition et le poids sont connus, et communiquent entre eux par leurs tubulures au moyen d'un tube en caoutchouc qq′q″. Les tubulures supérieures des vases C et C′ communiquent, par l'intermédiaire de longs tubes en caoutchouc l, l′, avec les tubes t et t, par conséquent, avec la cloche A.

Les vases C et C′ sont montés sur des cadres en fer, et ces cadres sont suspendus à un mouvement de va-et-vient annexé à l'appareil, et dont le centre est en O. Ces cadres sont guidés dans leur mouvement d'élévation et d'abaissement par des tringles de glissement. Lorsque la pipette C monte, la pipette C′ descend, et comme la dissolution circule librement dans le tube en caoutchouc qq′q″, la pipette C se vide et la pipette C′ se remplit. L'effet opposé se produit alors que la pipette C descend et que la pipette C′ monte. Lorsque le liquide passe dans l'une des pipettes, il refoule l'air, dont il prend la place, du côté de la cloche A, tandis que l'air est aspiré de la cloche A vers la pipette qui se vide de liquide. Le jeu des pipettes C et C′ attire donc et repousse à chaque instant l'air de la cloche A, et de plus, l'air qui retourne vers cette cloche a été débarrassé de l'acide carbonique par son contact avec la dissolution de potasse.

L'une des pipettes attire l'air du sommet de la cloche par l'un des tubes t, l'autre pipette attire l'air de la région inférieure de la cloche par le prolongement j et j′ de l'autre tube t. Ces deux prises d'air, situées à des hauteurs différentes, déterminent une agitation continuelle de l'air respiré par l'animal, et tendent ainsi à lui conserver une composition uniforme dans toute sa masse.

3° L'appareil destiné à fournir incessamment l'oxygène nécessaire à la respiration consiste en trois ballons de verre ou trois grosses pipettes N, N', N". Chacune de ces pipettes présente une tubulure supérieure et une tubulure inférieure. La tubulure supérieure est pourvue d'une monture métallique à deux branches; l'une des branches, pourvue du robinet r'', est destinée à conduire l'oxygène vers la cloche qui contient l'animal. La seconde branche, pourvue du robinet s, est destinée à remplir les pipettes N, N', N" d'oxygène (avant l'expérience). La tubulure inférieure présente également une monture métallique à deux branches. L'une des branches pourvue du robinet R, sert à laisser écouler le liquide des pipettes quand on les remplit d'oxygène; l'autre branche, composée d'une partie horizontale et d'une partie verticale z, sert à introduire dans les pipettes le liquide destiné à remplacer le gaz oxygène, quand celui-ci se dirige vers la cloche où est l'animal.

Le flacon M, placé sur le chemin de l'oxygène qui des pipettes N, N', N" se dirige vers la cloche A, contient une petite quantité de dissolution de potasse. On juge, par le passage des bulles de gaz à travers le liquide, de la rapidité avec laquelle marche le courant, c'est-à-dire de la rapidité avec laquelle l'animal consomme l'oxygène. En effet, toute diminution de tension, déterminée dans l'appareil par la fixation de l'acide carbonique dans les pipettes potassiques C, C', est aussitôt comblée par le courant gazeux des pipettes N, N', N" vers la cloche A.

Le réservoir de liquide QF, placé à la partie supérieure et gauche de la figure, est destiné à fournir constamment aux pipettes N, N', N" la quantité de liquide nécessaire pour maintenir la force élastique du gaz intérieur de ces pipettes égale à celle de l'atmosphère. Les ballons renversés o, o', o'', dans le réservoir QF, ont pour but de maintenir constant le niveau du liquide dans le réservoir[1].

4° Enfin, à côté de la cloche A se trouve disposé un manomètre X, qu'on peut mettre en communication avec la cloche A, à l'aide des robinets r', r''. Ce manomètre, pourvu inférieurement d'un robinet, donne la possibilité de puiser, à un moment quelconque de l'expérience, un volume déterminé d'air dans la cloche A, pour le soumettre à l'analyse.

Dans leurs expériences, MM. Regnault et Reiset laissaient séjourner l'animal dans l'appareil jusqu'à ce qu'il eût transformé en acide carbonique 100 ou 150 litres d'oxygène; l'expérience avait une durée de douze ou quinze heures. Quelquefois elle était prolongée pendant deux ou trois jours.

Quand on veut faire une expérience avec l'appareil que nous venons de décrire, on commence par mettre en mouvement le mécanisme[2] des pipettes C, C' (préalablement garnies d'une quantité connue de dissolution potassique), et par remplir les pipettes N, N', N" d'oxygène. On

[1] Le liquide du réservoir QF, de même que le liquide des pipettes N, N', N", est une dissolution concentrée de chlorure de sodium, qui n'exerce qu'un pouvoir dissolvant très-faible sur l'oxygène.

[2] Ce mécanisme est mû par un mouvement de tournebroche.

place l'animal dans la cloche, on scelle hermétiquement le couvercle qui couvre le trou par lequel on l'a introduit, puis on met en communication la pipette N avec le flacon laveur M, et, par conséquent, avec la cloche où est l'animal. L'acide carbonique, formé par la respiration, étant continuellement absorbé par les pipettes C et C′, la tension du gaz diminue dans la cloche où est l'animal (le volume d'acide carbonique produit correspondant à un volume sensiblement égal d'oxygène) et la pipette N envoie dans la cloche un volume équivalent d'oxygène. De cette manière, l'animal se trouve dans un milieu dont la tension ne varie pas et dont la composition est sensiblement la même.

Quand la pipette N a livré tout son gaz, et qu'elle se trouve remplie par le liquide du réservoir QF qui a pris sa place, on ferme le robinet r‴ et on la remplace par une autre (par N″). Si l'expérience dure longtemps, on peut remplir de gaz et épuiser successivement plusieurs fois chacune des pipettes d'oxygène.

Pour terminer l'opération, on fait une prise d'air dans la cloche A, à l'aide du tube manométrique X. L'analyse de cet air donne la composition du milieu gazeux qui entoure l'animal à la fin de l'expérience. On connaissait la composition de ce milieu au début de l'opération (air atmosphérique). La quantité d'oxygène fournie à l'animal est connue par le nombre des pipettes N qui sont vidées ; la quantité d'acide carbonique formée par lui est connue par l'augmentation de poids des pipettes C et C′. La proportion d'azote contenue dans l'air, à la fin de l'expérience, est rapportée au volume de la masse gazeuse contenue dans l'appareil.

Les recherches de MM. Regnault et Reiset, précieuses par la rigueur des analyses et par le nombre des animaux sur lesquels elles ont porté, ne sont pourtant pas à l'abri de toute objection. Les échanges qui se font par la peau sont mis sur le compte de la respiration pulmonaire. Il est vrai que, sur les animaux couverts de poils et de plumes, ces échanges sont bien plus limités qu'ils ne le sont chez l'homme, et qu'on peut chez eux, et sans erreur sensible, attribuer, la totalité de l'acide carbonique produit aux phénomènes de la respiration [1]. Une objection plus sérieuse, c'est que les animaux se trouvent placés dans un milieu gazeux saturé de vapeur d'eau : on voit, en effet, pendant la durée des expériences, l'eau ruisseler sur les parois de la cloche. D'une autre part, malgré les précautions prises pour absorber l'acide carbonique à mesure qu'il était formé, l'air renfermé dans la cloche, à la fin des expériences, contenait en moyenne 2 pour 100 d'acide carbonique. Cette proportion, qui n'est pas suffisante pour amener l'asphyxie, n'est probablement pas

[1] Chez les mammifères et les oiseaux, l'exhalation cutanée de l'acide carbonique ne s'élève qu'aux 0,008 de l'acide carbonique rendu par l'exhalation pulmonaire ; c'est du moins la moyenne des résultats de MM. Regnault et Reiset. Chez l'homme, au contraire, l'exhalation cutanée d'acide carbonique constitue la trente-huitième partie de l'exhalation pulmonaire (Voy. § 156).

sans influence sur la nature des gaz exhalés par le poumon durant l'expérience.

Pour placer l'animal dans une situation aussi rapprochée que possible de l'état normal, il serait préférable de le disposer au milieu d'un courant d'air, déterminé par un appareil aspirateur amenant sans cesse de l'air neuf et entraînant sans cesse l'air vicié. L'expérience serait plus compliquée, il est vrai, et les masses de gaz à analyser seraient considérables; mais nous dirons avec M. Gavarret : « L'établissement et l'entretien d'un courant constant d'air pur autour de l'animal ne permettraient pas peut-être d'atteindre un si haut degré de précision dans l'analyse des gaz expirés, mais satisferaient beaucoup plus sûrement aux exigences physiologiques du problème. »

L'appareil construit par M. Pettenkofer et utilisé par lui et par M. Voit réalise, du moins en grande partie, les conditions que nous venons d'indiquer. Cet appareil a des dimensions suffisantes pour que l'homme puisse s'y placer. Il consiste en une chambre cubique en tôle de fer, d'une capacité de 12,000 litres, c'est-à-dire de 12 mètres cubes. Cette chambre est pourvue d'une porte, et couverte sur le dessus par un châssis vitré. Il y a aussi de petits jours vitrés sur les côtés. L'air est mis en mouvement par aspiration. Cette aspiration est produite par une pompe mise en jeu à l'aide d'une machine à vapeur. L'air nouveau pénètre dans l'enceinte par des ouvertures multiples pratiquées à des hauteurs différentes; et l'air, qui a traversé l'enceinte, et qui est soutiré par la pompe aspiratrice, à des hauteurs différentes aussi, passe dans une succession de tubes à boules qui contiennent les uns de l'acide sulfurique, pour la fixation de la vapeur d'eau; les autres, de l'eau de chaux ou mieux de l'eau de baryte pour la fixation de l'acide carbonique. A l'aide d'une pompe particulière, on peut à chaque instant puiser du gaz dans la chambre pour en faire l'analyse. L'analyse du mélange gazeux contenu dans la chambre doit, d'ailleurs, comme dans l'appareil de M. Regnault, être faite à la fin de l'expérience, afin de ne négliger aucune portion de l'acide carbonique produit.

La température et le degré hygrométrique de l'air contenu dans l'appareil sont indiqués par un psychromètre [1].

Le renouvellement de l'air dans l'appareil doit être tel que l'odorat le plus fin ne sente aucune odeur au mélange gazeux qui vient de la chambre. Pour savoir si l'appareil est hermétiquement fermé, on l'essaye à l'aide d'un carbure d'hydrogène, dont la composition est connue

---

[1] Le psychromètre est un instrument composé de deux thermomètres. L'un est tenu *sec*, c'est-à-dire placé dans un manchon de verre fermé qui l'isole du milieu : il donne la température. L'autre, exposé au milieu ambiant et par conséquent *humide*, donne le degré d'humidité du milieu par le refroidissement que produit l'évaporation à sa surface. Le refroidissement est, en effet, subordonné à la quantité de vapeur d'eau et à la température. Or, la température étant connue, la quantité de vapeur d'eau, c'est-à-dire l'état hygrométrique, s'en déduit.

et qu'on brûle dans l'enceinte. L'eau et l'acide carbonique produits sont recueillis et analysés. Si l'appareil ne perd pas, il doit y avoir conformité parfaite entre le résultat de la combustion et la formule connue du composé [1].

§ 139.

Rapport entre la quantité d'oxygène absorbé et la quantité d'acide carbonique exhalé. — En moyenne, l'air expiré contient, en volume, 4,87 d'oxygène en moins que l'air inspiré; d'une autre part, il contient en moyenne 4,26 en plus d'acide carbonique [2]. Ces deux quantités (4,87 et 4,26), quoique à peu près égales, ne le sont cependant pas tout à fait. En effet, d'après les moyennes précédentes, pour chaque litre d'acide carbonique exhalé par le poumon, il y aurait 1^{lit},14 d'oxygène absorbé. Cette différence devient plus saillante si nous suivons la respiration pendant une durée d'une heure. En une heure, en effet, l'homme rend environ 18^{lit},5 d'acide carbonique, et, pendant le même temps, il absorbe par le poumon 21 litres d'oxygène. La quantité d'oxygène absorbé pendant la respiration l'emporte donc sur la quantité d'acide carbonique exhalé. Lorsque la proportion d'acide carbonique exhalé par la respiration augmente et que la proportion d'oxygène absorbé augmente, ou lorsque la proportion d'acide carbonique exhalé diminue et que la proportion d'oxygène absorbé diminue (phénomènes qui marchent ensemble, ainsi que nous venons de le voir), il y a toujours excès de l'absorption d'oxygène sur l'exhalation d'acide carbonique, bien que le rapport proportionnel ne soit pas toujours exactement le même [3].

Voilà pourquoi, à la longue, le volume de l'air expiré ne représente pas complétement le volume de l'air inspiré. On peut donc dire, dans l'acception rigoureuse du mot, que l'animal *consomme* une certaine proportion d'air. Il est vrai que cette différence est comblée, en partie, par l'excès d'azote que les animaux rendent parfois par la respiration. Mais cette exhalation d'azote n'a pas lieu dans tous les moments, et

---

[1] M. Reiset a récemment publié une nouvelle série d'expériences qu'il a faites seul à l'aide de l'appareil construit autrefois par M. Regnault. Seulement l'enceinte, qui renferme l'animal, a été agrandie : elle mesure 550 litres de capacité. Cette enceinte est entourée d'eau à une température constante; les animaux y séjournent au moins 12 heures. Un mouton, du poids de 66 kilogrammes (c'est le poids moyen de l'homme), exhalait en une heure 44 grammes d'acide carbonique, une brebis de 65 kilogrammes exhalait dans le même temps 32 grammes d'acide carbonique, une autre exhalait 36 grammes d'acide carbonique. Ces résultats sont en complète concordance avec ceux qui ont été obtenus chez l'homme.

Dans des recherches analogues entreprises sur les oies et les dindons, il a constaté de nouveau que ces animaux exhalaient, eu égard à leur poids, une quantité plus grande d'acide carbonique que les mammifères de grande taille.

[2] La quantité d'acide carbonique contenue dans l'air atmosphérique est si petite qu'on peut la négliger. Elle ne changerait pas ces moyennes.

[3] La nature de l'alimentation peut faire varier ce rapport, ainsi que celle du sommeil léthargique des mammifères hibernants (Regnault et Reiset). Il en est de même de certains états pathologiques, tels que le choléra (Doyère).

quand elle a lieu, elle est trop faible pour établir une compensation complète. Il résulte du fait que nous signalons que les animaux, placés dans un milieu atmosphérique limité, finissent, à la longue, par en diminuer réellement le volume.

A quoi est dû cet excès d'absorption d'oxygène? L'acide carbonique expiré n'étant, en résumé, que le produit définitif de la combustion des éléments du sang aux dépens de l'oxygène inspiré, l'acide carbonique et l'oxygène devraient se correspondre volume à volume, car un volume déterminé d'oxygène qui brûle du charbon donne un égal volume d'acide carbonique. Mais les résultats de la combustion animale ne consistent pas seulement en acide carbonique, ils consistent encore en d'autres produits et particulièrement en eau. Une partie de l'oxygène inspiré est utilisée à la combustion de l'hydrogène : dès lors le volume d'acide carbonique exhalé en un temps donné ne représente jamais exactement le volume total de l'oxygène absorbé.

§ 140.

Des causes qui font varier la proportion d'acide carbonique exhalé par le poumon en un temps donné. — L'homme, avons-nous dit, exhale par le poumon environ 18lit,5 d'acide carbonique (en poids 36 grammes) par heure. Mais c'est là une moyenne susceptible de varier dans des limites très-étendues. Un grand nombre de causes peuvent faire varier ces proportions. Telles sont, entre autres : l'espèce à laquelle appartient l'animal, les différences individuelles tenant au développement des poumons, les rhythmes variés de la respiration, l'âge et le sexe des individus, la température ambiante, la qualité de l'alimentation, l'état d'inanition ou de nourriture insuffisante, l'état de veille ou de sommeil, la torpeur hibernale de quelques espèces animales. Ces conditions, en apparence si diverses, tiennent toutes à une cause générale qui est la même, c'est-à-dire à la quantité variable d'acide carbonique produit dans le sang en un temps donné, ou, autrement dit, aux oxydations variables des éléments du sang.

Les expériences de MM. Regnault et Reiset ont démontré que, dans un temps donné, les animaux plus petits que l'homme, tels que le chien, le lapin, les oiseaux, exhalent, *eu égard à leur poids,* une quantité d'acide carbonique plus considérable que l'homme et consomment, par conséquent, aussi, une quantité plus forte d'oxygène. Le degré d'altération de l'air qui passe à chaque respiration par les poumons diffère donc chez eux de ce qu'il est chez l'homme. Pour nous exprimer en d'autres termes, nous dirons que, pour un kilogramme de poids du corps, la consommation d'oxygène et la production d'acide carbonique sont plus grandes chez les animaux de petite taille que chez ceux dont le corps est volumineux. Cette énergie, plus grande dans la respiration des animaux de petite taille, est liée à des conditions de température animale, sur lesquelles nous reviendrons plus loin. Elle tient sans doute aussi à l'étendue de la surface *développée* du poumon, comparée avec le poids du corps de l'animal. Ce qui est certain, c'est que la capacité du poumon est proportionnellement moindre chez l'homme que chez la plupart des quadrupèdes de petite taille.

Le rhythme de la respiration, c'est-à-dire sa vitesse ou sa lenteur, a, sur la proportion d'acide carbonique contenue dans les produits de l'expiration, une influence marquée. Lorsque la respiration est très-accélérée, la proportion d'acide carbonique diminue notablement dans l'air expiré. Il semble que son exhalation n'ait pas le temps de se produire. Une respiration lente favorise, au contraire, la sortie de l'acide carbonique. M. Vierordt fait 60 mouvements respiratoires par minute; il n'y a que 2,4 pour 100 d'acide carbonique dans l'air expiré; il fait seulement 11 mouvements respiratoires dans le même temps : l'air expiré contient 4,34 pour 100 d'acide carbonique; il conserve l'air dans les poumons pendant 20 secondes (3 mouvements respiratoires par minute); cet air en contient 6,5 pour 100 à l'expiration. La proportion d'acide carbonique contenue dans de l'air conservé dans les poumons pendant 60 secondes s'élève à 7,44 pour 100. M. Horn a fait sur lui-même les mêmes expériences.

La même condition qui fait varier la quantité d'acide carbonique exhalé par les poumons en un temps donné est accompagnée de variations correspondantes dans la quantité d'oxygène absorbé. Nous voyons, dans les expériences de M. Valentin, que la quantité d'oxygène absorbé qui était, pour la respiration normale, de 4,87 pour 100 pour chaque respiration, peut s'élever à 7,5 quand la respiration est très-ralentie.

Absorption d'oxygène, exhalation d'acide carbonique constituent, au point de vue chimique de la respiration, deux termes liés l'un à l'autre. Ils augmentent ensemble, de manière que leur rapport reste toujours à peu près le même. Ceci est vrai non-seulement dans les conditions exceptionnelles dans lesquelles se sont placés les observateurs qui ont expérimenté sur l'homme ou sur eux-mêmes, mais encore le même résultat s'est produit dans les diverses recherches tentées sur la respiration des animaux. Cette constance dans le rapport entre la quantité d'oxygène absorbé et la quantité d'acide carbonique exhalé tient, en effet, à l'essence même des phénomènes de la respiration.

Relativement au sexe et à l'âge, MM. Andral et Gavarret ont fait des expériences nombreuses, qui établissent que l'homme exhale une quantité d'acide carbonique plus considérable que la femme, et cette différence est surtout marquée entre trente et quarante ans. Chez l'homme, la quantité d'acide carbonique exhalé va croissant de huit à trente ans. A partir de trente ans, l'exhalation d'acide carbonique commence à décroître. A l'époque de l'extrême vieillesse, l'exhalation d'acide carbonique est à peu près ce qu'elle était vers l'âge de dix ans.

Chez la femme, l'exhalation de l'acide carbonique croît aussi jusqu'à la puberté. Quand la menstruation apparaît, elle reste stationnaire (l'économie se débarrassant périodiquement, par les règles, d'une partie du sang non comburé). Elle augmente à l'époque de l'âge de retour, puis elle décroît, comme chez l'homme, à mesure que la femme approche de la vieillesse. Lorsque les règles de la femme sont suspendues, accidentellement ou pendant la durée de la grossesse, le chiffre de l'acide carbonique exhalé par le poumon s'élève momentanément. Enfin, dans les deux sexes et à tous les âges, la quantité d'acide carbonique exhalé par le poumon est d'autant plus élevée que la constitution est plus forte.

On doit conclure des expériences précédentes que l'énergie des combustions qui s'exécutent dans le sang, sous l'influence de l'oxygène absorbé par la respiration, diminue avec les progrès de l'âge, depuis l'état adulte jusqu'à l'extrême vieillesse. Mais il n'en faudrait pas conclure que cette énergie est moindre chez les jeunes enfants que chez les adultes. Chez les adultes, il est vrai, la proportion d'acide carbonique exhalé est plus forte, en un temps donné, que chez les enfants; mais il faut remarquer que le poids des uns est beaucoup plus grand que celui des autres. Dans les expériences de MM. Andral et Gavarret, un enfant de huit ans exhale, en une heure, une quantité d'acide carbonique qui représente 5 grammes de carbone brûlé; entre seize et quarante ans, la quantité d'acide carbonique exhalé dans le même temps est à peu près du double; elle représente environ 10 grammes de carbone brûlé [1]. Mais il est bien certain qu'un enfant de huit ans ne pèse pas la moitié d'un adulte (en moyenne, il ne pèse pas même le tiers, d'après les tables de M. Quételet). Or, si nous rapportons à 1 kilogramme de poids du corps la quantité d'acide carbonique produite en un temps donné, il est facile de voir, d'après les résultats de MM. Andral et Gavarret, que dans l'enfance cette quantité est plus élevée que dans l'âge adulte, et, à fortiori, que dans la vieillesse. Cela est, du reste, parfaitement en rapport avec l'activité des fonctions nutritives chez l'enfant, avec sa petite masse qui l'expose plus que l'adulte aux causes de refroidissement, et avec la quantité, proportionnellement plus grande, de son alimentation. Cette évaluation de la quantité d'acide carbonique produit en un temps donné, rapportée à 1 kilogramme du poids de l'animal, sera plus d'une fois employée dans le cours de ce chapitre et des suivants, et elle est véritablement la manière la plus exacte de se rendre compte des phénomènes de combustion qui s'accomplissent dans l'économie.

La figure 65 représente l'appareil employé par MM. Andral et Gavarret dans leurs expériences. Cet appareil se compose de trois grands ballons de verre D, D', D'', reliés entre eux par un tube qui leur est commun et par des manchons de caoutchouc. Avant de procéder à l'expérience, on détache le masque ABC et on fait le vide dans les ballons, en mettant le robinet E en communication avec une machine pneumatique ou avec une pompe aspirante. Le vide étant poussé aussi loin que possible, on ferme le robinet E pour maintenir le vide, et on fixe à l'appareil le

---

[1] 10 grammes de carbone brûlé correspondent à un peu plus de 18 litres d'acide carbonique.

masque ABC, à l'aide d'un tube flexible terminé par un manchon en coutchouc.

Le sujet en expérience place alors son visage dans l'ouverture du masque. Cette ouverture est garnie, sur ses contours, d'un bourrelet de caoutchouc destiné à établir un contact hermétique avec le visage. Cela fait, on ouvre d'un certain degré le robinet E. Le vide des ballons force

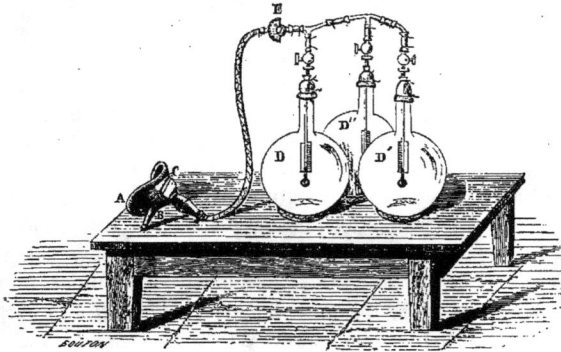

Fig. 65.

l'air extérieur à entrer dans l'appareil par le tube B, qui fait partie du masque. Le sujet en expérience respire dans le courant d'air; ce courant entraîne avec lui dans les ballons les produits de l'expiration. On gradue le courant d'air par le degré d'ouverture du robinet E, et de manière que les produits de l'expiration soient en totalité entraînés vers les ballons. L'aspiration exercée par les ballons pendant l'expérience tend à appliquer le visage, à le coller en quelque sorte contre le contour du masque, de manière que les produits de l'expiration n'ont aucune tendance à s'échapper au dehors, entre le visage et le masque. Les produits de l'expiration ne peuvent pas non plus sortir par le tube B, qui termine le masque, attendu la direction du courant d'air; cependant, pour plus de sûreté et pour s'opposer à tout courant rétrograde, on place à l'ouverture du tube B une petite sphère de liége, qui, formant soupape, permet l'entrée de l'air et s'oppose à sa sortie. Il y a en C, sur le masque, un cadre supportant une lame de verre qui permet d'examiner le visage du sujet et de voir si l'expérience marche bien. On arrête l'expérience, avant que le vide des ballons soit complétement comblé, en fermant le robinet E. On laisse ensuite refroidir l'appareil, et, après, les corrections de pression et de température, on pratique l'analyse du mélange gazeux contenu dans les ballons, d'après les procédés indiqués précédemment (Voy. § 136).

M. Moleschott a fait sur les batraciens des expériences qui sont tout à fait concordantes avec celles de MM. Andral et Gavarret. La quantité d'acide carbonique produit dans le même temps par le *buffo cinereus*

mâle et par la femelle sont :: 1,43 : 1 ; par la *rana esculenta* mâle et femelle :: 1,28 : 1 ; par le *buffo calamita* et sa femelle :: 1,12 : 1 ; par la
rana temporaria et sa femelle :: 1,28 : 1.

La quantité d'acide carbonique exhalé par un même individu varie
avec la température. Cette quantité est moindre par une température
élevée; elle est plus grande par une basse température. Dans les expériences de M. Valentin, elle a été de 4,37 pour 100 pour une température moyenne de 0° (centigrade); et de 3,56 pour 100 pour une température de + 21°. Dans celles de M. Vierordt, elle était de 5 pour 100
pour une température de + 3° (centigrades); elle s'est abaissée à 4,2
pour une température de + 24° (centigrades). M. Smith a également
remarqué, dans ses recherches, que durant l'été la quantité d'acide carbonique exhalé en un temps donné était généralement de 20 p. 100
moindre que dans l'hiver. Remarquons que l'homme qui doit lutter
contre le froid par sa chaleur propre a une température sensiblement
constante. Il doit donc produire plus de chaleur quand il fait froid que
quand il fait chaud. Les oxydations de nutrition, et, en particulier,
la production de l'acide carbonique, se trouvent donc dans une relation
intime avec la température ambiante. Ajoutons encore que la quantité
des matériaux de combustion ingérés (aliments) augmente aussi d'une
manière générale avec l'abaissement de la température.

Les expériences de M. Letellier ont fourni chez les animaux des résultats analogues. Chez les petits mammifères, la souris, par exemple,
la quantité d'acide carbonique exhalé, dans des temps égaux, par le
même animal, est deux fois plus grande à la température de 0 que dans
l'air à 30 ou 40 degrés centigrades. Chez les oiseaux, la tourterelle et le
serin, la quantité d'acide carbonique exhalé, dans les mêmes conditions,
a été trois fois plus grande dans la température basse que dans la température élevée.

L'élévation de la pression atmosphérique diminue un peu la proportion d'acide carbonique exhalé (Vierordt, Hervier et Saint-Lager, Vivenot). Il est probable que ce résultat est dû à une modification passagère
dans les phénomènes d'endosmose et d'exosmose gazeuse, dont le poumon est le siége.

Pendant le sommeil, la quantité d'acide carbonique produit s'abaisse
un peu. Notons que le sommeil est caractérisé par le ralentissement de
la circulation et le calme des mouvements respiratoires. Des expériences
directes ont été faites sur ce point par M. Boussingault, sur les tourterelles, et par M. Lehmann, sur des pigeons. On sait que les oiseaux
placés dans l'obscurité dorment plus *sûrement* que les mammifères.
M. Smith est arrivé au même résultat dans des expériences faites sur
l'homme.

La diminution de l'acide carbonique exhalé se montre aussi, mais
dans des proportions considérables, pendant le sommeil hibernal des
animaux. Pendant ce sommeil prolongé, non-seulement les phénomènes

mécaniques de la respiration sont considérablemeut ralentis, mais encore
les animaux demeurent, pendant un temps souvent très-prolongé,
sans prendre aucune nourriture. La consommation de l'oxygène et
l'exhalation de l'acide carbonique s'élevant et s'abaissant ensemble
(§ 138), on peut se faire une idée de la petite quantité d'acide carbonique
exhalé pendant le sommeil hibernal par les résultats numériques suivants. Un hérisson, qui consommait 1 litre d'oxygène quand il était
éveillé, ne consommait plus que $0^{lit},04$, ou même $0^{lit},02$, quand il était
plongé dans le sommeil hibernal et pendant un même espace de temps
(Saissy). Une marmotte, qui à l'état de réveil, consommait, par heure
et par kilogramme de poids du corps, 1 gramme d'oxygène, ne consommait plus par heure, quand elle était plongée dans son sommeil
d'hiver, que $0^{gr},04$ d'oxygène par kilogramme de poids du corps (Regnault et Reiset). M. Valentin a fait plus récemment des observations
analogues.

L'inanition, en supprimant le renouvellement des matériaux de la
combustion, diminue de la même manière la proportion d'acide carbonique exhalé par le poumon. L'alimentation insuffisante agit dans le
même sens. MM. Valentin, Vierordt, Scharling ont fait sur eux-mêmes
des expériences qui le démontrent clairement. Les oscillations sont plus
grandes encore chez les animaux, parce qu'il est possible de faire varier
chez eux les phénomènes de nutrition dans des limites plus étendues.
MM. Pettenkofer et Voit font jeûner un chien de 33 kilogrammes pendant dix jours, il perd pendant ce temps 3 kilogrammes de son poids.
Lorsqu'il était dans son état normal il exhalait en vingt-quatre heures
300 grammes d'acide carbonique. Après son jeûne forcé on lui donne
$1^{kil},8$ de viande et 350 grammes de graisse : dans les vingt-quatre heures qui suivent, il perd par exhalation 800 grammes d'acide carbonique.

Il en est de même aussi pour certaines espèces d'aliments. La nourriture féculente, par exemple, augmente la proportion d'acide carbonique exhalé. Des chiens nourris avec du pain donnent, en un temps
donné, une proportion d'acide carbonique plus considérable que lorsqu'on les nourrit avec de la viande (Regnault et Reiset). M. Smith a
montré qu'il en est de même chez l'homme. Les féculents représentent,
en effet, des aliments hydrocarbonés plus directement réductibles en
acide carbonique et en eau que les aliments azotés, dont la combustion
est généralement incomplète, et dont les produits définitifs sont éliminés par d'autres voies.

L'alcool et les boissons alcooliques exercent, sous ce rapport, une influence remarquable. Déjà M. Vierordt avait observé qu'après l'ingestion
d'une certaine quantité d'alcool, la quantité d'acide carbonique exhalé
diminue au bout de peu d'instants. Cette diminution dure deux ou trois
heures, et les proportions normales de l'acide carbonique reparaissent
ensuite. M. Duchek a fait, à cet égard, de curieuses expériences. Il a

constaté que la diminution de l'acide carbonique dans les produits de l'expiration coïncide avec le temps que l'alcool met à disparaître du sang [1].

On a aussi signalé l'abaissement du chiffre de l'acide carbonique expiré dans certains états morbides, en particulier dans le typhus. Il est probable qu'un pareil résultat doit se produire dans les affections qui altèrent profondément les fonctions et entravent le jeu de l'appareil respiratoire. C'est surtout dans le choléra, maladie caractérisée par un abaissement remarquable dans la production de la chaleur animale, que la diminution dans la quantité d'acide carbonique exhalé est remarquable. M. J. Davy avait déjà observé sur les cholériques, dans l'Inde, que la quantité d'acide carbonique exhalé par eux ne représentait souvent que le tiers de la proportion normale. M. Doyère a constaté, pendant la dernière épidémie qui a sévi en France, que la proportion d'acide carbonique pouvait s'abaisser de moitié et même descendre, dans des cas graves et mortels, au quart et au cinquième de la proportion normale. En général, chez les malades qui ont guéri, la proportion d'acide carbonique ne s'est pas abaissée au-dessous de la moitié du chiffre normal.

§ 141.

De la quantité d'azote dans l'air expiré. — Lavoisier et Seguin, MM. Valentin et Brunner constatent dans leurs expériences que l'air expiré contient sensiblement la même quantité d'azote que l'air inspiré. De leur côté, Spallanzani, Davy, Pfaff, ont trouvé un peu moins d'azote

---

[1] D'après M. Duchek, l'alcool aurait plus de tendance à s'oxyder que les autres principes du sang; il s'emparerait dès lors avec énergie de l'oxygène absorbé par la respiration et circulant avec le sang. M. Duchek ajoute que, pendant le temps qu'emploie l'alcool à brûler, c'est-à-dire à se transformer en acide carbonique et en eau, les autres matériaux combustibles du sang, et notamment les matières grasses, seraient temporairement épargnés : il explique ainsi l'embonpoint des buveurs de profession.

Les produits de la combustion de l'alcool sont, il est vrai, de l'acide carbonique et de l'eau, de même que les produits de combustion des autres matériaux hydrocarbonés de l'économie ; dès lors, il peut paraître singulier qu'après l'ingestion d'une matière réductible en acide carbonique et en eau, les proportions d'acide carbonique exhalé diminuent. M. Duchek fait observer, à cet égard, que l'alcool est plus riche en hydrogène que le sucre et la graisse ; que dès lors, quand il brûle, il fournit, pour une même quantité d'oxygène utilisé, une plus grande proportion d'eau et une moindre proportion d'acide carbonique que les autres matériaux combustibles du sang.

L'explication que donne M. Duchek n'est pas vraisemblable. MM. Lallemand, Perrin et Duroy, dans une longue série de recherches sur le rôle de l'alcool dans l'économie, ont constaté que, loin d'être très-combustible dans le sang, l'alcool a, au contraire, une grande tendance à être éliminé *en nature*, soit par la respiration à l'état de vapeurs alcooliques, soit par la sécrétion urinaire.

La diminution de l'acide carbonique dans les produits de la respiration, après l'usage des boissons alcooliques, paraît donc tenir à une autre cause. Il est probable que, pendant tout le temps que l'alcool circule avec le sang, sa présence modifie le jeu naturel des oxydations, l'entravant dans une certaine mesure sur certains principes, et favorisant l'action sur d'autres.

dans l'air expiré qu'il n'en existe dans l'air atmosphérique. D'autres fois, au contraire, et ce fait paraît être plus fréquent, la différence observée a été en sens contraire, c'est-à-dire qu'il y a un *léger excès* d'azote dans l'air expiré. Berthollet, Nysten, Dulong, Despretz, MM. Boussingault, Regnault et Reiset l'ont constaté dans leurs expériences.

Ces variations dans le volume d'azote inspiré ou expiré sont d'ailleurs fort minimes.

Dans la plupart des cas, ainsi que nous venons de le dire, on observe une exhalation prédominante d'azote ; c'est là la règle. Dans les expériences de MM. Regnault et Reiset, qui ont porté sur des chiens, des lapins et des oiseaux, c'est-à-dire sur des animaux carnivores et herbivores, elle n'a été en moyenne que les cinq millièmes de la quantité d'acide carbonique exhalé dans le même temps. Il n'y a pas eu, sous ce rapport, de différences sensibles entre les carnivores et les herbivores.

Pour que le poumon exhale ainsi une proportion d'azote supérieure à celle qui est contenue dans l'air inspiré, il faut nécessairement que ce gaz provienne du dedans. Il procède de quelque phénomène de décomposition ou de métamorphose organique analogue à celui d'où résulte l'acide carbonique. Cet azote provient des transformations organiques des matières azotées de nos tissus, et il peut en être considéré comme l'un des produits ultimes. Nous verrons plus tard que la plus grande partie des produits de l'oxydation des principes azotés de l'organisme sont éliminés par une autre voie (Voy. § 176 et 198).

Mais la production de cet azote libre dans l'économie dépend de conditions multiples. D'une part, il se peut faire que cette production se ralentisse, soit parce que la nature de l'alimentation varie, soit parce que le mouvement nutritif n'a pas toujours la même énergie, soit enfin parce que la nature des composés azotés qui se détruisent n'est pas la même à tous les moments. Dès lors, la proportion d'azote dissous dans le sang peut diminuer, et cette proportion peut être assez abaissée pour que, en vertu des lois de la solubilité des gaz et de leur différence de tension dans l'air et dans le sang (Voy. § 149), l'azote de l'air ait plus de tendance à entrer dans le sang que l'azote du sang à en sortir. Dès lors, l'air inspiré cédera au sang une petite proportion d'azote que le sang lui cédera de nouveau, quand l'équilibre se rétablira.

Au nombre des causes qui peuvent diminuer la production de l'azote libre dans le sang, il faut placer l'inanition. MM. Regnault et Reiset ont observé en effet d'une manière constante, et sur des animaux divers, une légère absorption d'azote par la respiration, lorsqu'ils avaient fait jeûner pendant longtemps les animaux.

Le rôle de l'azote atmosphérique dans la respiration des animaux est d'ailleurs tout à fait secondaire. Lavoisier avait déjà vu que les animaux peuvent vivre dans une atmosphère dont l'azote a été remplacé par un autre gaz non délétère, par de l'hydrogène, par exemple. MM. Regnault et Reiset ont fait la même observation. En substituant l'hydrogène à l'azote dans l'atmosphère de leur appareil, ils ont vu les chiens et les grenouilles respirer de la même manière que dans l'air atmosphérique normal [1].

§ 142.

De la température de l'air expiré. — L'air que nous respirons est généralement à une température moindre que celle de notre corps [2]. Il n'y a d'exception à cette règle que dans les pays très-chauds. L'air qui entre dans les poumons, se trouvant en contact avec un organe plus chaud que lui, lui enlève de la chaleur et sort avec une température supérieure à celle qu'il avait à son entrée.

Le degré de température de l'air expiré varie naturellement avec la température de l'air inspiré. Lorsque celui-ci est *très-froid*, le réchauffement de l'air n'est pas tout à fait le même que quand la température extérieure se rapproche de celle du corps humain. Cependant il ne faut pas croire que la différence soit grande. Si l'on inspire par le nez et si l'on expire par la bouche, pendant quelque temps, au travers d'un tube contenant dans son intérieur un thermomètre (Voy. fig. 66, page suiv.), on constate que ce thermomètre s'élève à peu près constamment entre + 35° et + 37°, pour une respiration modérée et pour une température extérieure comprise entre + 10° et + 30°. Lorsque la température extérieure s'abaisse à zéro ou au-dessous, l'air expiré atteint encore, en moyenne, une température de 30°.

La température de l'air expiré ne s'éloigne d'une manière notable de la température propre de l'individu que dans le cas où la respiration est *artificiellement* très-accélérée. L'air n'a pas alors le temps de s'échauffer au contact du poumon.

§ 143.

De la vapeur d'eau contenue dans l'air expiré. — L'air qui sort du poumon à chaque expiration s'échappe chargé de vapeur d'eau. L'ex-

---

[1] Spallanzani, Davy (1800), Provençal (1809), avaient noté que l'air expiré contient un peu moins d'azote que l'air inspiré. Plus tard, Berthollet (1809), Nysten (1811), Dulong (1823), Despretz (1824), Boussingault (1844), ayant noté une différence en sens contraire, les premiers résultats (peu nombreux d'ailleurs) furent considérés comme des erreurs d'analyse. Mais les recherches de MM. Regnault et Reiset, si précieuses sous le rapport de la rigueur des analyses gazeuses, montrèrent plus tard que, si l'exhalation d'une petite proportion d'azote est la règle, ce n'est pourtant pas une règle sans exception. L'exception (c'est-à-dire l'absorption d'azote par la respiration) peut être reproduite à volonté. Il suffit pour cela de faire jeûner les animaux, c'est-à-dire, vraisemblablement, qu'il suffit de *diminuer* la proportion de l'azote mis en liberté dans le sang, en diminuant l'intensité des métamorphoses organiques. La quantité d'azote tenue en dissolution dans le sang se trouvant diminuée, ce liquide a une tendance (réglée par la tension et la solubilité des gaz) à se charger d'azote aux dépens de l'air atmosphérique.

Allen et Pepys (1808), ainsi que M. Marchand (1845), ont fait voir autrefois qu'en faisant respirer des animaux dans une atmosphère artificielle composée d'oxygène, le dégagement d'azote par la respiration était plus abondant que dans l'air atmosphérique. Ce fait, de même que le précédent, est de nature à démontrer que le phénomène fondamental de l'acte respiratoire est réglé par les lois physiques (Voy. plus loin, § 149).

[2] La température du corps humain est en moyenne de + 37° (centigrades).

périence de tous les jours le démontre clairement. Il suffit d'expirer pendant quelques instants sur une glace polie, pour que cette vapeur d'eau s'y condense sous forme de gouttelettes liquides. Lorsque la température extérieure est très-basse, la vapeur de l'air expiré se condense au moment même de sa sortie, et donne lieu à une sorte de brouillard, qui se dissipe bientôt en se répandant dans l'atmosphère.

La quantité de vapeur d'eau contenue dans l'air expiré est liée de la manière la plus intime avec le degré de température des gaz de l'expiration.

L'air expiré sort à l'état de *saturation* [1] ou à un état extrêmement voisin de la saturation, dans les respirations ordinaires. Or, l'air expiré ayant, en moyenne, une température qui s'éloigne peu de $+35°$ à $+37°$, la quantité de vapeur d'eau qu'il peut contenir est à peu près constante.

La quantité de vapeur d'eau émise par la respiration pourrait être évaluée immédiatement, en calculant la quantité de vapeur que contiendrait, à *saturation*, un volume d'air égal à celui de l'air expiré, supposé à une température moyenne de $+36°$, en tenant compte, bien entendu, de l'état hygrométrique de l'air inspiré. L'air extérieur, c'est-à-dire l'air inspiré, ne contient pas toujours, en effet, une quantité égale et déterminée de vapeur d'eau; cette quantité, au contraire, est très-variable, non-seulement pour des températures diverses, mais encore pour une même température.

Il est plus simple d'évaluer d'une manière directe la quantité de vapeur d'eau contenue dans l'air expiré, en expirant dans un appareil à acide sulfurique ou dans un tube de Liebig analogue à celui employé pour le dosage de la vapeur d'eau contenue dans l'air atmosphérique (Voy. § 631). Pour que cette évaluation soit rigoureuse, il faut tenir compte de la pression barométrique et de l'état hygrométrique de l'air. Il faut encore avoir soin, dans les épreuves de ce genre, comme d'ailleurs dans toutes celles qui portent sur la respiration, de ne pas exagérer les mouvements respiratoires. C'est là, en effet, la cause d'erreur

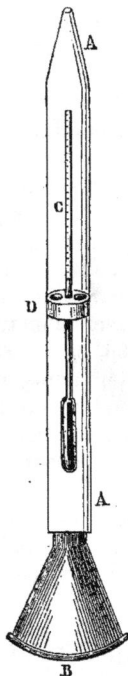

Fig. 66.

A, tube de verre parcouru par l'air expiré.
B, embout destiné à être appliqué sur la bouche.
R, thermomètre.
D, virole intérieure destinée à fixer le thermomètre.

---

[1] L'air est dit *saturé* de vapeur d'eau, lorsqu'il contient, pour une *température déterminée*, le maximum de vapeur qu'il peut contenir. Si l'on ajoute à de l'air *saturé* une nouvelle quantité de vapeur, celle-ci se condense immédiatement à l'état liquide. La quantité de vapeur qu'un *même volume* d'air peut tenir en dissolution augmente avec la température.

la plus fréquente. Ajoutons que la quantité de vapeur d'eau émise par la respiration, en un temps donné, varie avec la taille des individus. et la capacité pulmonaire.

M. Valentin a fait sur lui-même, pendant deux années, un grand nombre d'expériences sous ce rapport. Il conclut de ses expériences qu'il perd, en vingt-quatre heures, un peu moins de 400 grammes d'eau par le poumon. Mais M. Valentin n'est pas d'une constitution athlétique; il ne pesait que 54 kilogrammes à l'époque de ses recherches. Des expériences du même genre, faites sur des individus plus robustes et plus pesants, ont fourni des résultats en rapport avec la force des sujets. On peut établir, en moyenne, que l'homme perd, en vingt-quatre heures, par ses poumons, une quantité d'eau comprise entre 400 et 500 grammes. Il est remarquable que les chiffres auxquels Séguin est arrivé par une voie différente sont tout à fait concordants avec ceux-ci. Séguin, en défalquant la respiration pulmonaire des produits de la perspiration totale, faite, en un temps donné, par la peau et les poumons, évalue la dernière à 15 onces, c'est-à-dire à 488 grammes par vingt-quatre heures [1].

Lorsque la température extérieure est très-basse, la température de l'air expiré s'abaissant un peu, et par conséquent aussi, son point de saturation, il en résulte que la quantité d'eau rendue par le poumon diminue. M. Valentin a constaté directement le fait par expérience. Il a aussi trouvé que le nombre des inspirations et des expirations, qui a une certaine influence sur la quantité d'acide carbonique exhalé, n'en a presque aucune sur celle de la vapeur d'eau expirée en un temps donné. Pour 4, ou pour 40 respirations par minute, les résultats ont été sensiblement les mêmes. Dans les respirations précipitées, en effet, l'air s'échauffe moins dans les poumons; le point de saturation s'élève moins : chaque mouvement précipité d'expiration entraîne moins d'eau; de sorte qu'en définitive la moyenne reste à peu près la même pour un même espace de temps.

La vapeur d'eau qui se forme à la surface du poumon, et que l'air expiré entraîne incessamment, enlève donc, en moyenne, au corps environ 1/2 kilogramme d'eau par vingt-quatre heures. Mais, si nous songeons combien l'état hygrométrique de l'atmosphère est variable; si nous réfléchissons que l'air atmosphérique est quelquefois saturé, et que, dans ce dernier cas, l'air expiré ne se charge que de la quantité de vapeur d'eau correspondante à son élévation de température pendant son passage dans les poumons, il est aisé de se convaincre que l'évaporation pulmonaire est soumise à des fluctuations nombreuses, et

---

[1] M. Dalton est arrivé, par le procédé signalé plus haut, à un résultat analogue. En mesurant le volume d'air expiré en un temps donné, en calculant la proportion de vapeur d'eau que ce volume de gaz pouvait contenir en le supposant saturé, et en tenant compte de l'état hygrométrique de l'atmosphère, il évalue la quantité d'eau exhalée par le poumon en 24 heures à 560 grammes.

que les conditions météorologiques ont sur l'économie une influence énorme. Quand l'air extérieur est saturé, et qu'il possède une température égale ou supérieure à + 37° (centigr.), la fonction d'exhalation du poumon peut même être suspendue momentanément, et transportée à la peau et dans le système urinaire.

L'eau entraînée, à chaque expiration, par le courant d'air qui traverse les ramifications humides des bronches, provient du sang, comme l'eau de toutes les sécrétions, comme l'eau de tous les liquides de l'économie. L'air s'en charge en passant à la surface de la muqueuse pulmonaire, et elle y est sans cesse remplacée.

Nous avons vu précédemment (Voy. §§ 136 et 139) que la proportion d'oxygène absorbé l'emportait sur la proportion d'acide carbonique exhalé. L'excès d'oxygène introduit dans l'organisme est évidemment destiné, en partie au moins, à brûler l'hydrogène des éléments organiques combustibles, et à former de l'eau. Mais il serait tout à fait inexact de regarder l'eau qui s'échappe par le poumon comme le produit de cette combustion en particulier. Il entre dans l'économie avec les boissons, et même avec les aliments solides[1], une grande quantité d'eau ; cette eau s'échappe par des voies nombreuses, et aussi bien par les poumons que par la peau, par les reins, et d'autres glandes encore. Il est d'ailleurs impossible de distinguer l'eau de combustion formée par l'oxygène absorbé dans la respiration, de l'eau universellement répandue dans l'économie ; cette eau, mélangée avec celle de tous les liquides et de tous les tissus de l'organisme, s'échappe par des voies d'élimination diverses. En outre, la quantité d'eau qui correspondrait à la combinaison hydrogénée de l'oxygène absorbé dans la respiration, dans les vingt-quatre heures, est loin de correspondre à celle qui est éliminée dans le même temps par le poumon, et elle n'en formerait qu'une minime partie.

§ 144.

De quelques autres principes éliminés avec l'air expiré. — Les gaz de l'expiration contiennent une très-petite proportion de matière organique. Cette matière (analogue sans doute à celle que la vapeur d'eau qui s'élève d'un sol humide, couvert de débris organiques, entraîne avec elle, sous le nom de *miasmes*) s'échappe avec la vapeur aqueuse de l'expiration. La matière organique dont nous parlons donne à l'air expiré une odeur particulière, odeur qui devient assez désagréable lorsque les produits de l'expiration sont recueillis et abandonnés pendant quelque temps dans un réservoir fermé. Cette matière contribue, avec les substances organiques contenues dans les produits de la transpiration cutanée, à vicier l'air dans les espaces clos habités par l'homme,

---

[1] La plupart des aliments solides : viandes, pain, pommes de terre, légumes de toute espèce, renferment une grande quantité d'*eau*. Lorsqu'on les *dessèche*, ils perdent en effet plus de la moitié, et souvent les trois quarts de leur poids, en eau qui se *vaporise*.

et entraîne, au même titre que les autres altérations de l'air, la nécessité d'une ventilation convenable. Il est probable, d'ailleurs, que, dans un certain nombre de maladies contagieuses ou infectieuses, cette matière suspendue dans l'air expiré constitue l'une des voies de transmission du mal.

Cette matière colore en jaune l'acide sulfurique au travers duquel l'homme expire pendant longtemps. C'est elle également qui colore en rose une solution concentrée de nitrate d'argent, dans les mêmes conditions.

Lorsque certains liquides ou principes volatils sont introduits dans le sang, par absorption ou autrement, le sang qui passe dans les poumons laisse échapper, avec la vapeur d'eau dont se charge l'air, une partie de ces principes. Cette élimination a lieu tant que les substances ne sont pas encore modifiées ou transformées par le travail de la nutrition. Lorsqu'on a pris de l'alcool, l'air expiré contient pendant quelque temps des vapeurs d'alcool, reconnaissables à leur odeur. Le principe volatil et odorant de l'ail s'échappe aussi en partie par la voie pulmonaire. Il en est de même pour l'éther, le chloroforme, le camphre, le musc, l'assa fœtida, et généralement pour toutes les substances volatiles peu ou point modifiées dans le sang.

Lorsque des gaz sont introduits dans le sang, le sang qui passe dans les poumons laisse également échapper ces gaz, s'ils sont impropres aux phénomènes de la nutrition. Ainsi, Nysten retrouvait dans les produits de l'expiration l'acide sulfhydrique et l'hydrogène injectés dans le sang [1].

On a quelquefois noté l'ammoniaque parmi les produits de l'expiration. Il est vrai que, dans quelques circonstances, ce gaz se rencontre dans l'air expiré. Mais sa source n'est pas dans le poumon. Il provient de plus haut; il est le résultat de la décomposition putride qui s'opère parfois, soit aux dépens des parcelles alimentaires restées entre les dents après le repas, soit aux dépens des enduits morbides dont se couvrent la langue et les gencives, soit dans la carie dentaire. Des soins de propreté ou des lotions convenables de la bouche suffisent pour faire disparaître ce gaz [2].

[1] Les injections de petites proportions de gaz (air atmosphérique, hydrogène) dans les vaisseaux sanguins causent sur l'animal un trouble passager, qui disparaît au bout de quelques heures. Lorsque la proportion dépasse pour le chien 50 ou 60 centimètres cubes, la mort en est la plupart du temps la conséquence (Voy. § 110).

[2] MM. Regnault et Reiset ont aussi noté, parmi les produits gazeux recueillis dans leur appareil, de l'hydrogène, de l'hydrogène carboné, de l'hydrogène sulfuré. Ces gaz ne sont pas des gaz exhalés par le poumon ; ils ont une origine intestinale. L'animal étant en entier renfermé dans l'appareil d'expérience, ils se mêlent au milieu ambiant.

ARTICLE II.

ACTION DE LA RESPIRATION SUR LE SANG.

§ 145.

Du sang. — L'étude du sang est du domaine de l'anatomie générale. Nous ne rappellerons ici que les points principaux de son histoire [1].

Le sang de l'homme et des vertébrés est un liquide légèrement alcalin, d'une couleur rouge plus ou moins foncée, d'une saveur légèrement salée, d'une odeur *sui generis*. Le sang est constitué par deux parties différentes. L'une est liquide, transparente : on la nomme *plasma* du sang; l'autre consiste en une multitude de petites molécules solides, microscopiques (ou globules), lesquels nagent dans le plasma et sont entraînés avec lui dans le torrent de la circulation.

Le plasma contient une matière incolore dissoute dans le sang *vivant*, et qui n'est autre que de la fibrine. Cette matière se coagule *spontanément* quand le sang est extrait de ses vaisseaux; et, en se coagulant, elle emprisonne les globules dans les mailles de son tissu. C'est au *coagulum*, contenant à la fois et les globules et la fibrine du sang, qu'on donne le nom de *caillot*. Le *sérum* est constitué par la partie liquide et non coagulable du plasma.

Les *globules* du sang sont de deux sortes : les globules rouges et les globules blancs.

Les globules rouges, infiniment plus nombreux que les autres, sont constitués, chez l'homme et chez la plupart des mammifères, par de petits *disques aplatis*, un peu renflés sur leur circonférence. Les globules rouges du sang de l'homme ont $0^{mm},005$ à $0^{mm},006$ de diamètre [2]; ils sont constitués par une enveloppe et un contenu coloré. L'enveloppe, ainsi que le liquide visqueux contenu dans l'intérieur des globules, sont constitués par une substance albuminoïde qui offre toutes les propriétés chimiques des matières azotées neutres. Quant à la matière qui donne au contenu sa couleur, cette matière n'existe dans le globule qu'en quantité très-faible. On lui a donné le nom d'*hématosine*. L'hématosine, ou matière colorante des globules, renferme une petite proportion de sesquioxyde de fer.

Les globules blancs, peu nombreux (M. Moleschott estime que le nombre des globules blancs est au nombre des globules rouges :: 1 : 400, et M. Hirt :: 1 : 1000, en moyenne), sont *sphériques* et *incolores*. Ces glo-

---

[1] Voyez, pour plus de détails, notre article SANG, dans l'*Anatomie générale* de P.-A. Béclard, 4ᵉ édit., in-8, Paris, 1864.

[2] Les globules rouges du sang des mammifères sont généralement un peu plus petits que chez l'homme. Chez les oiseaux, les reptiles et les poissons, les globules rouges sont *elliptiques*. Chez les reptiles, ils sont généralement d'un grand volume. Les globules du sang du *proteus anguinus* sont presque visibles à l'œil nu; ils ont 1/15ᵉ de millimètre de diamètre.

bules ont la plus grande analogie, sinon une identité complète, avec les globules du chyle et de la lymphe. Il est extrêmement probable que ces globules ne sont que les globules du chyle et de la lymphe, versés dans le torrent circulatoire par le canal thoracique, et qui n'ont pas encore disparu. Cela est d'autant plus probable que le nombre de ces globules est manifestement plus considérable dans le sang des animaux, à l'époque où se fait l'absorption digestive, que dans toute autre période [1].

Enfin, on rencontre aussi dans le sang des éléments solides. d'une petitesse extrême, tout à fait analogues aux granules élémentaires du chyle, et qui paraissent formés, comme eux, par des molécules de matière grasse, entourées d'une mince couche d'albumine solidifiée. (On leur donne, dans quelques ouvrages, le nom de *globulins*.)

Le sang se compose essentiellement d'eau, tenant en dissolution ou en suspension des matières variées, c'est-à-dire des principes albuminoïdes (principes azotés neutres), des principes non azotés (principes hydrocarbonés) et des sels. Les principes albuminoïdes sont : la fibrine, l'albumine, la globuline, l'hématosine, et les matières dites *extractives*. Les principes hydrocarbonés sont : les matières grasses (telles que l'oléine, la stéarine, la margarine, les oléates, les stéarates, les margarates de soude, la cholestérine, la cérébrine) et les matières sucrées. Les sels consistent principalement en chlorures, carbonates et phosphates alcalins, à base de soude et de potasse.

Sur 1,000 grammes de sang, il y a, en moyenne, 127 grammes de *globules desséchés*. Dans les 127 grammes de globules, l'*hématosine* est représentée par 2 grammes environ. L'imperfection des méthodes de séparation chimique ne permet guère de déterminer exactement le rapport des *globules humides* avec le plasma du sang. On admet généralement que les globules, tels qu'ils circulent dans le sang vivant, représentent 50 pour 100 de la masse totale du sang. Si nous nous en rapportons aux recherches microscopiques de M. Welcker, cette évaluation n'est pas exacte. Par une méthode qui lui est propre M. Welcker compte les globules contenus dans 1 millimètre cube de sang. Suivant lui, il y a dans le sang de l'homme 5 millions de globules par chaque millimètre cube. Or, un globule de sang ayant $0^{mm},005$ de diamètre, on trouve par un calcul très-simple que, si 1 millimètre cube était uniquement rempli de globules, il en contiendrait au moins 15 millions. La place qui n'est pas occupée par les globules l'étant par le plasma, il s'ensuit

___

[1] Cette supposition, faite par nous il y a quatorze ans, et basée sur l'examen comparé du sang des animaux à jeun et des animaux en pleine digestion, vient de recevoir dernièrement une confirmation numérique. A l'aide de la méthode dite de Vierordt, perfectionnée par M. Welker (méthode qui consiste à compter les globules sur un micromètre quadrillé), à l'aide de cette méthode M. Hirt, ainsi que M. Marfels, ont constaté que le nombre des globules blancs, comparé au nombre des globules rouges, augmente après les repas. Ainsi, par exemple, dans les expériences de M. Hirt faites sur lui-même, tandis que la proportion des globules rouges aux globules blancs, quand il était à jeun, était :: 1 : 1500, cette proportion pendant la période digestive était :: 1 : 750.

que le rapport des globules humides au plasma est :: 33 : 66. C'est-à-dire que dans 100 parties de sang, il y a en volume 33 parties de globules et 66 parties de plasma, ou encore qu'il y a un tiers de globules et deux tiers de plasma [1].

La *fibrine* peut être obtenue directement par le *battage* du sang au sortir de la veine. Elle se rassemble alors sous forme de filaments solides, qu'on recueille, qu'on dessèche et qu'on pèse. La fibrine, qui joue un rôle capital dans la formation du caillot, n'existe cependant, dans le sang, qu'en très-petite quantité. Sur 1,000 grammes de sang, il n'y a guère, en moyenne, que 2 ou 3 grammes de fibrine *desséchée*.

Le sérum du sang contient, à l'état de dissolution, une quantité assez considérable d'*albumine*. Lorsqu'on chauffe, en effet, le sérum à une température supérieure à + 70° (centigr.), il se prend en masse par la coagulation de l'albumine. Sur 1,000 grammes de sang, il y a, en moyenne, 78 grammes d'albumine *desséchée*.

Le sérum du sang, indépendamment de l'albumine, contient encore d'autres matières azotées, qu'on groupe généralement sous la désignation générale de *matières extractives*.

Les *matières extractives* du sang s'obtiennent en évaporant le sérum à siccité. Ce résidu, traité par l'eau bouillante (l'eau ne dissout point l'albumine du sérum solidifié par la chaleur), abandonne à l'eau des matières solubles. Les unes sont à la fois solubles dans l'eau et l'alcool, les autres sont solubles dans l'eau et insolubles dans l'alcool. Ces produits existent en petites proportions dans le sang. Ils sont incristallisables pour la plupart. Quelques-unes de ces matières sont des transformations de l'albumine et de la fibrine, et le premier degré des combustions éliminatoires. Telles sont : la *créatine*, la *créatinine*, l'acide *inosique*, ainsi que les matières désignées par M. Mülder sous les noms d'oxydes de protéine, substances provenant de l'oxydation de l'albumine et de la fibrine.

La recherche et le dénombrement exact des matières extractives, c'est-à-dire des substances organiques dissoutes dans le sérum, et autres que l'albumine et la fibrine, est l'un des *desiderata* de la physiologie. Des analyses, entreprises depuis quelques années dans cette direction, ont déjà fourni des résultats importants. Ainsi, on a signalé dans le sang des animaux et celui de l'homme la présence de l'*urée*, dans l'état physiologique (Simon, Verdeil) [2]. On trouve encore, dans le sang, certains

---

1 Les recherches de M. Welcker n'ont pas seulement porté sur l'homme, mais encore sur les mammifères, les oiseaux, les reptiles et les poissons. Chez les mammifères, le rapport entre les globules *humides* et le plasma est le même que chez l'homme. Chez les oiseaux et les reptiles, il n'y a que 27 p. 100 de globules humides pour 100 parties de sang ; chez les poissons, il n'y a que 7 p. 100 de globules humides pour 100 parties de sang.

2 L'urée est l'un des produits du travail nutritif qui s'exécute dans toutes les parties, et cette substance résulte de l'oxydation des matières albuminoïdes, soit des tissus, soit du sang lui-même (Voy. §§ 776 et 798). — La proportion de l'urée dans le sang chez

principes absorbés par l'intestin, et non encore transformés ou éliminés (Voy. *Absorption*); on y trouve du *sucre,* non-seulement après l'absorption de cette substance, qui n'est que le dernier terme de la digestion des féculents, mais aussi d'une manière à peu près permanente (Voy. *Sécrétions, Fonctions du foie,* § 187). On a trouvé de la *caséine* dans le sang des nourrices. D'autres principes encore ont été signalés dans le sang, tels que les acides butyrique, lactique, hippurique, urique, formique, acétique, à l'état de combinaison saline avec les alcalis; mais des recherches nouvelles sont nécessaires pour décider si la présence de quelques-uns de ces principes dans le sang est permanente, ou si elle n'est qu'accidentelle.

Les *matières grasses* contenues dans le sang s'obtiennent en traitant par l'alcool et l'éther le résidu évaporé du sérum et du caillot; car les matières grasses existent dans le sérum, et unies aussi à la fibrine et aux globules. La dissolution alcoolique ou éthérée donne par évaporation les matières grasses du sang.

Les *sels* du sang s'obtiennent en faisant évaporer le sérum et en incinérant le résidu dans un creuset de platine; plus exactement encore, en évaporant et incinérant le sang dans la totalité de ses éléments.

Les matières extractives du sang, les matières grasses et les sels représentent, ensemble et en moyenne, environ 10 grammes en poids sur 1000 grammes de sang. Remarquons toutefois que la proportion des matières grasses peut varier dans des limites assez étendues. Ainsi, quoiqu'elles figurent généralement, dans la plupart des analyses, pour 2 ou 3 grammes sur 1,000 grammes de sang, elles existent dans le sang en proportions beaucoup plus considérables au moment de l'absorption digestive, et en particulier quand l'animal a fait usage d'aliments gras. Les matières grasses peuvent s'élever alors, chez l'animal en expérience, jusqu'à 10 et 20 grammes pour 1,000 grammes de sang. Le chiffre de la graisse contenue dans le sang est alors environ le tiers de celui de l'albumine.

Le sang peut encore renfermer un grand nombre de substances de *passage,* introduites par l'absorption, et destinées à l'élimination, comme aussi des substances médicamenteuses ou des poisons; mais ce n'est pas ici le lieu de nous en occuper.

Le sang renferme enfin une grande quantité d'eau. Cette eau infiltre les globules et tient en dissolution tous les matériaux solubles du sang. Sur 1000 grammes de sang il y a, en moyenne, environ 790 grammes d'eau.

l'homme sain est de 0,16 pour 1000. Les circonstances qui entravent le travail éliminatoire de cette substance augmentent sa proportion dans le sang. Chez deux femmes atteintes d'aménorrhée, par exemple, elle s'est élevée à 0,29 et à 0,26 pour 1000. Le sang du placenta en contenait une fois 0,62 et une autre fois 0,28 pour 1000 ; le sang du fœtus 0,27 pour 1000. Dans la maladie de Bright, la proportion d'urée s'élève parfois jusqu'à 1,5 pour 1000, et dans le choléra à 0,6 ou 0,7 pour 1000. (Picard.)

Moyenne d'analyses du sang de l'homme (sang extrait des veines du bras).

	DUMAS.	BECQUEREL ET RODIER.
Eau............................	790	779.0
Globules........................	127	141,1
Fibrine.........................	3	2,2
Albumine........................	70	69,4
Matières extractives, matières grasses, etc............................	10	8,3
Sels divers.........................		
	1000	1000,0

Le sang de l'homme et celui de la femme, en prenant, bien entendu, les moyennes d'un grand nombre d'analyses, paraissent différer, mais dans des limites peu étendues. Les différences qui ont été signalées ne portent guère que sur les globules. Le sang de la femme en contiendrait un peu moins que celui de l'homme. Les dernières périodes de la gestation sont caractérisées par une diminution notable dans la proportion des globules du sang de la femme; ceci nous explique l'état de fatigue et d'épuisement dans lequel tombent les femmes, dans les dernières semaines qui précèdent l'accouchement. Les troubles qui surviennent alors dans la santé de la femme ont été quelquefois attribués à un état pléthorique; mais, bien loin de là, ils sont analogues à ceux qui surviennent chez les individus dont la constitution est débilitée par les saignées ou l'abstinence.

§ 146.

Des gaz du sang. — État de l'acide carbonique et de l'oxygène dans le sang. — Le sang renferme encore des gaz : ces gaz sont contenus dans le sang, en partie à l'état de dissolution, à peu près comme l'air atmosphérique l'est dans l'eau ordinaire, et en partie à l'état de combinaison faible avec les éléments du sang. Les gaz du sang sont au nombre de trois : l'*oxygène*, l'*azote* et l'*acide carbonique*.

On démontre l'existence des gaz libres dans le sang en plaçant ce liquide, au moment où il vient d'être extrait des vaisseaux de l'homme vivant, sous le vide de la machine pneumatique, ou en le faisant traverser par un courant d'hydrogène qui agit par déplacement. L'existence des gaz dans le sang a été signalée d'abord par MM. Vogel, Brande, Stevens, etc. ; elle a été mise hors de doute par les expériences de M. Magnus et par celles de M. Bischoff.

Les procédés à l'aide desquels on extrait les gaz du sang ont été perfectionnés depuis quelques années. A l'hydrogène on a substitué l'oxyde de carbone comme gaz déplaçant. M. Bernard et après lui MM. L. Meyer et Nawrocki ont montré qu'à l'aide du procédé par déplacement, exécuté avec le gaz oxyde de carbone, on obtient toujours une proportion d'acide carbonique supérieure à celle qu'on retire du sang à l'aide du procédé par le vide. Ces expériences comparatives ont encore montré que la proportion d'oxygène obtenue est sensiblement la même, quel que soit le procédé mis en usage : ce résultat prouve déjà que l'oxygène est moins fortement uni avec les éléments du sang que ne l'est l'acide carbonique. D'une autre part, M. Fernet a montré qu'une dissolution de phosphate de soude prend pour chaque atome d'acide phosphorique deux atomes d'acide carbonique, liés au composé par une faible affinité. Cette portion d'acide carbonique se sépare en grande partie du phosphate de soude lorsque le sang est soumis au vide. Cette faible liaison chimique de l'acide carbonique avec les phosphates alcalins du sang est d'ailleurs assez variable; les expériences de MM. Heidenhain et L. Meyer ont en effet montré que la proportion d'acide carbonique fixé, varie beaucoup avec la concentration de la dissolution saline. C'est pour vaincre cette affinité de l'acide carbonique avec les matériaux salins du sang que M. Ludwig a récemment construit un instrument à l'aide duquel M. Setschenow paraît être parvenu à extraire la totalité des gaz contenus dans le sang. M. Ludwig a donné à son instrument le nom de *pompe-gaz*. Le sang est reçu dans le vide, sur le mercure et défibriné par son agitation avec le mercure. Sur le récipient dans lequel est contenu le sang, sont branchés plusieurs tubes présentant un certain nombre de renflements séparés par des étranglements. Ces tubes servent à analyser les gaz suivant la méthode de M. Bunsen. L'opération se compose de trois temps. Dans le premier temps, on recueille d'abord le gaz qui se sépare de lui-même du sang, en vertu du vide, puis on l'analyse. Dans un second temps, le sang déjà épuisé par le vide, est soumis dans l'appareil clos qui le contient, à l'action de la chaleur. On chauffe doucement et à diverses reprises, jusqu'à ce que le sang ne donne plus rien; puis on analyse le mélange gazeux ainsi obtenu. Dans un troisième temps, la masse sanguine, déjà soumise au vide et à la chaleur, est traitée, toujours en vase clos, par l'acide acétique. Le gaz qui s'échappe du sang en vertu de ce dernier traitement n'est composé que d'acide carbonique[1]. C'est à cette dernière portion gazeuse que MM. Ludwig et Setschenow réservent le nom d'*acide carbonique lié*.

Ajoutons enfin que les erreurs d'analyse sont d'autant moins à craindre qu'on agit sur de petites proportions de liquide : 30 centimètres cubes de sang suffisent.

L'oxygène contenu dans le sang vient de l'air atmosphérique; l'acide carbonique et l'azote résultent des oxydations et des métamorphoses de nutrition qui s'accomplissent dans l'économie. L'origine de ces gaz ressort de l'examen des produits gazeux de l'expiration (Voy. §§ 138, 141). L'air qui sort des poumons étant moins riche en oxygène que celui qui y entre, et, d'un autre côté, l'air expiré contenant une proportion beaucoup plus considérable d'acide carbonique que celle qui est contenue

[1] L'oxygène et l'azote sont entièrement extraits du sang par les deux premiers traitements. La plus grande partie de l'acide carbonique s'échappe aussi par l'action du vide et de la chaleur. (Voy., § 147, le résultat des analyses de M. Setschenow.)

dans l'air atmosphérique, et aussi (dans l'état normal) un léger excès d'azote, il en résulte qu'il entre de l'oxygène dans le sang, et qu'il n'y entre ni acide carbonique ni azote. Ces deux derniers gaz sont, par conséquent, engendrés dans le sang par les phénomènes de la nutrition.

L'acide carbonique, nous venons de le voir, est, en grande partie du moins, fixé aux éléments salins du sérum; quant à l'oxygène, il a une affinité particulière pour les globules, affinité légère que le vide suffit à vaincre. L'oxygène est en quelque sorte *condensé* dans les globules comme dans l'éponge de platine : avec cette différence, que ce gaz ne reste pas inactif dans les globules comme dans le platine. M. Lehmann avait déjà observé que du sang défibriné, contenant encore ses globules, et battu au contact de l'oxygène, possède un grand pouvoir absorbant pour ce gaz, tandis que le sérum privé de ses globules en absorbe à peine un peu plus que l'eau. M. Harley a récemment dosé les proportions de gaz absorbé. Voici son procédé. Il prend une quantité déterminée de sérum du sang agité préalablement dans l'air, et il place ce liquide dans un vase gradué avec une atmosphère d'air dont le volume égale celui du liquide. Ce vase, hermétiquement clos, est abandonné à lui-même pendant vingt-quatre heures. Après quoi, le gaz qui surnage le sérum est analysé suivant la méthode de M. Bunsen. Or, l'air atmosphérique, qui contenait au début 20,96 parties d'oxygène, n'en contenait plus que 16,74 après l'expérience. Si, au lieu de sérum, on prend du sang frais, préalablement défibriné et agité dans l'air, et qu'on le place en expérience dans les mêmes conditions, on trouve que l'air renfermé dans le flacon et surnageant le sang ne contient plus, au bout de vingt-quatre heures, que 11,33 d'oxygène.

La fibrine paraît jouir aussi du pouvoir d'absorber et de fixer l'oxygène. M. Harley s'en est assuré par des expériences directes. Il a constaté aussi que, quand on plaçait en expérience du sang non défibriné, et simplement agité dans l'air, on trouvait qu'au bout de vingt-quatre heures, la constitution du mélange gazeux était moins riche en oxygène que quand le sang avait été défibriné.

L'oxygène lié aux globules du sang paraît s'y trouver à un état électrique particulier que les chimistes désignent sous le nom d'oxygène allotropique ou en un seul mot sous le nom d'*Ozone*. Déjà M. Schönbein et M. His avaient appelé l'attention sur ce point. M. Schmidt s'est livré dernièrement à des recherches nombreuses sur ce sujet. L'iodure de potassium, réactif ordinairement employé pour révéler la présence de l'ozone, n'est pas assez sensible pour mettre en évidence l'ozone des globules du sang; mais lorsqu'on dépose une goutte de sang sur un papier préalablement trempé dans la teinture alcoolique de gayac et encore humide, cette goutte ne tarde pas à s'entourer d'un *cercle bleuâtre* qui révèle l'action oxydante des globules.

Une solution d'indigo dans l'acide sulfurique étendu, neutralisée par la craie, et dans laquelle on verse quelques gouttes de sang, perd peu à peu sa couleur et tourne au vert clair [1]. Le phénomène dont nous parlons ne se montre pas avec les autres matières organiques.

Le sérum sans globules n'agit ni sur la teinture de gayac ni sur la dissolution d'indigo. Le sérum coloré par le *contenu* des globules agit d'autant plus qu'il est plus coloré. L'eau additionnée au sang et qui fait éclater les globules en se colorant en rouge, agit également. L'oxygène renfermé dans les globules du sang a donc une action oxydante toute spéciale, il possède les propriétés du corps désigné sous le nom d'ozone [2].

M. Thiry et M. van Deen ont confirmé tout récemment les résultats obtenus par M. A. Schmidt [3].

§ 147.

Différences entre le sang veineux et le sang artériel. — Le sang veineux, qui arrive de toutes les parties du corps au poumon, pour y subir l'influence vivifiante de la respiration, s'en retourne vers le cœur à l'état de sang artériel ; il était d'une couleur rouge brun ; il est devenu d'un rouge vermeil. Ce changement de coloration, phénomène visible, et par conséquent saisissant, est le seul, à proprement parler, qui s'accomplisse dans le poumon d'une manière instantanée, ou du moins en un très-court espace de temps. D'autres modifications surviennent dans le sang, par suite de l'absorption de l'oxygène; mais ces modifications, qui commencent après cette absorption et qui en sont la conséquence, ont lieu pendant le temps que l'oxygène est en contact avec le sang, et, par conséquent, dans les diverses parties du trajet circulatoire. Ces modifications, dont l'origine est dans les phénomènes respiratoires, sont directement en rapport avec la production de la chaleur animale et avec les métamorphoses de la nutrition.

La coloration vermeille que prend le sang en passant par le poumon est due incontestablement à l'absorption de l'oxygène de l'air. On sait, en effet, depuis longtemps, qu'en agitant du sang veineux dans une atmosphère d'oxygène, le sang prend presque immédiatement la teinte caractéristique du sang artériel. On sait aussi qu'en agitant du sang artériel dans une atmosphère d'acide carbonique, le sang devient foncé comme du sang veineux.

[1] Les réactifs oxydants *jaunissent* l'indigo. C'est le mélange du *jaune* avec le *bleu* de l'indigo non encore modifié qui donne le *vert*.

[2] Les globules renferment deux substances : la *globuline* et l'*hématosine*. M. Schmidt pense que la propriété ozonisante des globules appartient à l'hématosine. Lorsqu'il précipitait la globuline d'une dissolution aqueuse de sang à l'aide de l'acide carbonique, la liqueur rouge contenant encore l'hématosine conservait la propriété de décolorer le gayac et l'indigo.

[3] Il est vraisemblable que l'ozone est plus actif dans les globules du sang artériel que dans les globules du sang veineux. Des expériences devraient être tentées sur ce point.

Bichat a fait, à cet égard, sur le vivant, une expérience démonstrative que tous les physiologistes ont répétée depuis. Onintroduit et on fixe une canule à robinet dans la trachée d'un chien, et l'on ouvre une artère à l'animal. On laisse d'abord la respiration s'effectuer librement par le robinet ouvert, puis on tourne le robinet ; la respiration est alors suspendue et, avec elle, l'entrée de l'air dans les poumons. Le sang, qui coulait vermeil par la plaie artérielle, perd peu à peu sa couleur rouge, et, au bout de trente secondes, il est tout à fait analogue pour la couleur au sang veineux. On ouvre le robinet, et, au bout de peu d'instants, le sang reprend la couleur vermeille qu'il possédait au début de l'expérience [1].

Quoiqu'il ne nous soit pas donné d'assister, dans le système capillaire général, comme dans le poumon, aux phénomènes chimiques qui s'y accomplissent, il est permis néanmoins de déduire de ce qui précède que, si le sang, au sortir du système capillaire général, est redevenu du sang veineux, c'est-à-dire rouge-noir, c'est qu'il a perdu de l'oxygène par suite des combustions de nutrition. Les pertes d'oxygène éprouvées par le sang ont lieu, pour la plus grande partie, dans le système capillaire, c'est-à-dire dans le point où la circulation est le plus lente (Voy. §§ 99, 100, 101); mais rien ne prouve que cette perte ne commence pas avant l'arrivée du sang dans les vaisseaux capillaires, c'est-à-dire dans l'arbre artériel lui-même, depuis le poumon jusqu'à la trame des organes. Il n'est pas certain, en effet, que le sang artériel qui va pénétrer dans le système capillaire général ait absolument la même coloration que celui qui sort du poumon.

La coloration du sang étant intimement liée avec l'espèce des gaz qu'il tient en dissolution, on doit s'attendre à trouver des différences entre le sang artériel et le sang veineux, eu égard à la proportion relative des gaz qu'ils contiennent. C'est, en effet, ce qui résulte des expériences de M. Magnus, confirmées par celles de M. Magendie.

Le sang artériel et le sang veineux, en communication directe l'un avec l'autre par les voies de la circulation, contiennent, il est vrai, les

---

[1] La couleur naturelle du sang est probablement celle qu'il possède dans le sang veineux, et la teinte rouge vermeille est communiquée au sang artériel par la combinaison instable de l'hématosine (matière colorante des globules) avec l'oxygène. Cette manière de voir, mise en avant par M. Bruch, est au moins très-vraisemblable. Si, en effet, on chasse l'oxygène du sang artériel, soit en plaçant le sang sous le vide de la machine pneumatique, soit en faisant passer dans le sang un courant d'hydrogène qui agisse par déplacement, alors la matière colorante reprend sa couleur fondamentale, et elle redevient foncée comme elle l'est dans le sang veineux. L'acide carbonique ne donne au sang une couleur foncée que parce qu'il déplace l'oxygène de sa combinaison avec la matière colorante, et non pas parce que ce gaz forme lui-même une combinaison foncée avec le pigment sanguin. En effet, prenez du sang, déplacez l'oxygène qu'il contient, en y faisant passer un courant d'acide carbonique, et placez ensuite ce sang foncé sous le vide de la machine pneumatique, la couleur foncée du sang n'est pas modifiée. Si la coloration foncée tenait à l'influence de l'acide carbonique, il devrait prendre sa couleur rouge vermeille à mesure que la machine pneumatique lui enlève l'acide carbonique.

trois gaz que nous avons indiqués, c'est-à-dire de l'oxygène, de l'acide carbonique et de l'azote, mais le *mélange* gazeux n'est pas le même dans les deux sangs. Dans le système veineux, la proportion d'acide carbonique, comparée à la proportion d'oxygène, est relativement plus considérable que dans le sang artériel. Ainsi, par exemple, dans les expériences de M. Magnus, le sang artériel contient environ 38 parties d'oxygène pour 100 d'acide carbonique, tandis que le sang veineux ne contient que 25 parties d'oxygène pour 100 d'acide carbonique. Il est vrai que, dans quelques-unes des expériences de M. Magnus, les quantités *absolues* d'acide carbonique extraites du sang artériel l'ont quelquefois emporté sur celles obtenues du sang veineux. Mais le problème repose tout entier, non pas sur des quantités absolues, mais bien sur des quantités *relatives*, ou sur un rapport. En comparant la quantité d'acide carbonique à la quantité d'oxygène renfermée dans chacun des deux sangs, toujours on trouve, dans le tableau des expériences de M. Magnus, que la proportion *relative* d'oxygène est plus faible dans le sang veineux que dans le sang artériel.

Au reste, les objections qu'on pouvait faire aux résultats de M. Magnus qui n'avait pas sans doute complétement épuisé les gaz du sang, ces objections ne peuvent pas être adressées aux expériences récentes de M. Setschenow. Les analyses de M. Setschenow ont été pratiquées à l'aide de l'appareil de M. Ludwig (décrit au § précédent). En outre, elles ont porté, les unes, sur le sang qui va traverser le poumon (sang pris dans le cœur droit), les autres sur le sang qui revient du poumon (sang pris dans le cœur gauche); elles présentent par conséquent un caractère de précision que n'offraient pas les expériences antécédentes. Pour déterminer avec rigueur en quoi consistent les phénomènes chimiques de la respiration, c'est-à-dire pour caractériser le genre d'influence que l'air atmosphérique exerce sur la composition du sang dans les poumons, il était nécessaire d'examiner le sang au moment même où il entre dans l'organe respiratoire et au moment même où il en sort. On conçoit en effet qu'il n'est pas tout à fait suffisant de comparer la composition du sang d'une artère (la carotide par exemple) avec la composition du sang d'une veine (la jugulaire par exemple) pour se faire une idée absolument exacte des changements que l'air apporte à la composition du sang. Il est vrai que nous savons par l'analyse des produits expirés, que le sang veineux perd de l'acide carbonique dans le poumon, et qu'il gagne de l'oxygène, mais il est loin d'être certain que les différences qui existent, entre le sang artériel et le sang veineux, quand on examine ces deux sangs sur des vaisseaux distants du poumon, soient exactement les mêmes qu'à l'entrée et à la sortie du poumon.

Les analyses de M. Setschenow sont donc particulièrement précieuses pour la physiologie. Elles se composent toutes de deux termes de comparaison : 1° analyse du sang artériel ; 2° analyse du sang veineux ; ces deux sangs sont extraits en même temps, sur le chien vivant, du cœur gauche et du cœur droit.

		100cc de *sang artériel* contiennent :	100cc de *sang veineux* contiennent :
1er CHIEN		31cc,65	33cc,05, acide carbonique libre.
		traces	3 ,05, acide carbonique *lié*.
		17 ,70	9 ,20, oxygène.
		1 ,25	1 ,00, azote.
2e CHIEN		26cc,44	27cc,83, acide carbonique libre.
		traces	1 ,67, acide carbonique *lié*.
		15 ,24	12 ,61, oxygène.
		1 ,23	1 ,17, azote.
3e CHIEN		28cc,02	32cc,53, acide carbonique libre.
		1 ,26	3 ,06, acide carbonique *lié*.
		11 ,76	8 ,85, oxygène.
		1 ,66	1 ,25, azote.
4e CHIEN		26cc,80	30cc,26, acide carbonique libre.
		0 ,67	1 ,57, acide carbonique *lié*.
		16 ,95	10 ,46, oxygène.
		1 ,80	1 ,15, azote.
5e CHIEN		29cc,45	34cc,26, acide carbonique libre.
		2 ,92	3 ,81, acide carbonique *lié*.
		»	» »
		»	» »

L'azote existe dans le sang artériel et dans le sang veineux. Mais on peut voir, en consultant les analyses, que les proportions de ce gaz sont minimes, lorsqu'on les compare à celles de l'acide carbonique et de l'oxygène. On peut voir également que le sang veineux en contient un peu moins que le sang artériel; nous avons vu, précédemment, que l'exhalation d'une très-petite proportion d'azote paraît être la règle.

En résumé, en consultant les tableaux de M. Setschenow, on voit que le mélange gazeux qui existe dans le sang, constitue en volume un peu moins de la moitié du volume de sang qui le contient (environ 45cc pour 100cc de sang). L'acide carbonique y existe en assez grande quantité, les proportions de l'oxygène sont à peu près moitié moindres. L'azote n'existe qu'en très-petite proportion.

Nous avons établi plus haut (§ 143) que l'air expiré entraîne une certaine proportion de vapeur d'eau. Cette perte d'eau, aux dépens du sang veineux qui traverse le poumon, se traduit-elle par une diminution d'eau dans le sang artériel? Des expériences nombreuses ont prouvé que tantôt il y a quelques millièmes d'eau en plus dans le sang veineux, et que, d'autres fois, c'est le sang artériel qui en renferme un peu plus. Il n'y a donc rien de constant sous ce rapport[1]. Cela se

[1] Si les analyses comparatives portaient sur le sang veineux *immédiatement* à son entrée dans le poumon, et sur le sang artériel *immédiatement* à sa sortie du poumon, il n'y a pas le moindre doute que la proportion d'eau évaporée dans l'expiration serait ac-

conçoit aisément. Si le sang veineux abandonne une certaine proportion d'eau par son passage au travers du poumon, d'un autre côté, le sang artériel en abandonne aussi dans la trame des tissus, pour fournir l'eau des sécrétions et de l'exhalation cutanée. L'évaporation pulmonaire et l'évaporation cutanée peuvent varier dans leurs rapports réciproques, ainsi que la quantité d'urine sécrétée en un temps donné : telle est vraisemblablement la cause de ces résultats variables. Chez quelques animaux couverts de poils, qui perdent relativement, par la peau, bien moins de vapeur d'eau que l'homme, il est certain qu'on rencontre souvent un.peu plus d'eau dans le sang veineux que dans le sang artériel, et ce léger excès d'eau s'échappe par l'évaporation pulmonaire. Tels sont les chiens. Des expériences faites par nous, il y a quelques années, nous ont montré que le sang artériel du chien (artère carotide) contient un peu moins d'eau que le sang veineux pris dans la veine jugulaire (moyenne : sang artériel, 759 eau; sang veineux, 795 eau.)

La quantité d'eau contenue dans le sang veineux peut, d'ailleurs, l'emporter d'une manière très-manifeste sur celle du sang artériel. Il suffit, pour s'en convaincre, d'analyser, non pas le sang veineux de la jugulaire, qui, provenant d'une grande quantité d'organes, résume à peu près la composition moyenne du sang veineux, mais il suffit d'analyser le sang de la veine porte chez un animal qui a bu abondamment.

Le sang artériel et le sang veineux, examinés sous le rapport de leurs principes constituants, présentent des différences de proportions qui ne portent que sur des quantités généralement très-faibles; ce qui tend à établir que les mutations qui s'accomplissent dans le sang sont lentes et successives. Ce qu'il y a de plus constant, sous ce rapport, et ce qui ressort de la plupart des analyses du sang, c'est que le sang artériel renferme généralement un peu plus de globules que le sang veineux. Le sang veineux contient un peu plus de fibrine que le sang artériel. L'albumine se présente, dans les deux sangs, à peu près dans les mêmes proportions. Quant aux principes extractifs, auxquels on n'a pas accordé, jusqu'à présent, l'attention qu'ils méritent, ils semblent être un peu plus abondants dans le système veineux que dans le système artériel : c'est au moins ce qui résulte d'un petit nombre d'analyses comparatives.

Mais si les différences entre le sang artériel et le sang veineux *général* sont minimes et difficiles à déterminer, il n'en est plus de même si nous considérons le sang veineux en lui-même. Le sang veineux, envisagé dans certains ordres de vaisseaux, présente des différences assez remarquables avec le sang veineux général. C'est par le sang veineux

cusée par l'analyse, et que le sang artériel serait, dans ces conditions expérimentales, moins riche en eau que le sang veineux. Mais, la plupart des analyses faites sous ce rapport ont porté sur le sang de l'artère carotide ou crurale, et sur le sang de la veine jugulaire.

que sont introduits dans l'organisme une grande partie des produits de la digestion. Nous avons précédemment insisté sur ce point. Je ne fais que rappeler ici le transport, par la veine porte, d'une partie des matières albuminoïdes, des matières sucrées et des boissons. Nous verrons aussi plus loin (*Sécrétions*) que le sang qui sort de la rate, que celui qui sort du foie, a éprouvé des modifications remarquables dans sa composition. Il est d'ailleurs évident que le sang qui sort par les veines d'une glande n'est pas identique avec celui que l'organe a reçu par ses artères, car il a abandonné dans la glande certains principes de sécrétions.

Les produits divers de la digestion portés par la veine porte et les chylifères vers le poumon, et de là dans le cœur et les artères, ne disparaissent pas, d'ailleurs, en un instant. On retrouve dans le sang les produits définitifs de la digestion, et cela pendant plusieurs heures (Voy. §§ 64, 65, 66). La respiration, en introduisant de l'oxygène dans le sang, prend une part directe aux métamorphoses de ces substances.

§ 148.

De l'échange des gaz dans le poumon. — Envisagés dans leur caractère le plus essentiel, les phénomènes physico-chimiques de la respiration consistent en un véritable échange de gaz. L'oxygène de l'air atmosphérique, amené au contact de la membrane muqueuse du poumon, entre dans le sang, tandis que, d'un autre côté, l'acide carbonique en dissolution dans le sang sort de ce liquide au travers des membranes. Ce phénomène d'échange est déterminé par la tendance que les gaz différents, mis en présence, ont à se mélanger, même lorsqu'ils sont séparés par des membranes animales.

Les phénomènes d'absorption et d'exhalation gazeuse dont les poumons sont le siège ont, avec les phénomènes d'osmose des substances liquides, une frappante analogie; il y a ici, comme dans l'osmose des liquides, un courant d'entrée et un courant de sortie, déterminés par la tendance au mélange (Voy. §§ 74, 75).

On peut reproduire avec la plus grande facilité, par une expérience bien simple, le phénomène capital de la respiration. Prenez une vessie de cochon, remplissez cette vessie de sang veineux et placez-la sous une cloche remplie d'oxygène. Au bout de peu de temps, non-seulement une partie de l'oxygène a pénétré dans le sang au travers de la vessie, mais encore une certaine proportion d'acide carbonique est sortie du sang et a passé dans la cloche. Les volumes de gaz absorbés et exhalés se balancent à peu près comme dans la respiration elle-même, car le niveau gazeux est à peine changé dans la cloche. S'il y a une différence, elle se traduit comme dans la respiration, c'est-à-dire qu'il y a un peu plus d'oxygène absorbé que d'acide carbonique exhalé.

Des phénomènes analogues se produisent également si, au lieu de sang, on place tout simplement sous la cloche d'oxygène une vessie remplie d'eau chargée d'acide carbonique. Il ne faudrait pas employer, pour cette expérience, l'eau de Seltz du commerce, parce qu'elle contient une proportion d'acide carbonique supérieure à celle que contient le sang. L'eau de Seltz, en effet, est *sursaturée* d'acide carbonique. Il ne faut pas même que l'eau mise en expérience soit saturée; elle doit se rapprocher le plus possible du sang et contenir seulement, comme lui, un peu moins de la moitié de son volume de gaz. De cette manière, les échanges qui s'opèrent alors entre les gaz, au travers des parois de la vessie, ont une *certaine analogie* avec les phénomènes d'osmose de la respiration [1].

§ 149.

De l'osmose gazeuse. — L'expérience à l'aide de la vessie remplie d'eau de seltz, ainsi que celle qui consiste à placer une vessie remplie de sang dans une atmosphère d'oxygène constituent des phénomènes d'osmose gazeuse; mais ces phénomènes ne sont pas aussi simples qu'ils le paraissent au premier abord. D'un côté de la membrane, il y a un gaz *libre*, l'air atmosphérique, tandis que, de l'autre côté, le gaz acide carbonique est à l'état de *dissolution* dans l'eau, ou à l'état de *dissolution* et de *faible combinaison* dans le sang. L'osmose respiratoire est donc assez complexe. Ceci demande quelques explications.

Plaçons-nous d'abord dans les conditions de l'osmose *pure et simple*, et voyons comment les choses se passent. Prenons un appareil biloculaire, dont les loges sont séparées l'une de l'autre par un diaphragme membraneux, et mettons d'un côté de l'acide carbonique gazeux, et de l'autre côté de l'air atmosphérique ou de l'oxygène, et maintenons ces gaz, pendant toute la durée de l'expérience, sous des pressions égales; nous ne tarderons pas à nous apercevoir qu'il se forme un courant prédominant de l'acide carbonique vers l'air ou l'oxygène, ou que, en d'autres termes, l'osmose marche assez énergiquement de l'acide carbonique vers l'air ou l'oxygène.

La figure 67 (page suiv.) représente un petit appareil très-simple, dont nous nous sommes servi dans une série de recherches sur l'osmose gazeuse. Dans la cloche A on recueille le gaz qu'on veut *opposer* à l'air atmosphérique. L'air atmosphérique est contenu dans l'osmomètre recourbé B. Les deux gaz se trouvent séparés par une membrane humide fixée sur l'osmomètre. Le petit index C est formé par une goutte d'eau colorée qui, maintenue adhérente au tube par capillarité, n'a point de tendance à obéir à la pesanteur. Lorsque le courant prédominant de l'osmose a lieu, du gaz contenu dans la cloche A vers le gaz contenu dans l'appareil B, l'index C s'élève dans la direction de la flèche. Lorsque le courant

---

[1] Nous disons seulement une *certaine analogie*, parce que le sang qui renferme des *globules* et des *phosphates alcalins* ne peut pas être assimilé à de l'eau. Les globules ont, en effet, pour l'oxygène une affinité spéciale ainsi que les phosphates pour l'acide carbonique, ce qui introduit dans le problème un élément nouveau.

d'osmose se fait dans une direction contraire, l'index C s'abaisse dans le tube qui le contient. Il faut avoir soin, pendant l'expérience, de maintenir la constance de niveau entre le liquide de la cuve et le liquide intérieur engagé dans la partie inférieure de la cloche A, afin que le gaz contenu dans la cloche A supporte exactement la pression atmosphérique. Le gaz du réservoir B est, à tous les moments de l'expérience, soumis à la pression atmosphérique par le tube à l'index.

Lorsqu'on place de l'acide carbonique dans la cloche A, et de l'air atmosphérique dans l'osmomètre B, le courant d'osmose s'établit suivant la direction de la flèche (voy. fig. 67); le volume d'acide carbonique qui passe dans la loge d'air l'emporte promptement sur le volume d'air qui passe dans la loge d'acide carbonique [1].

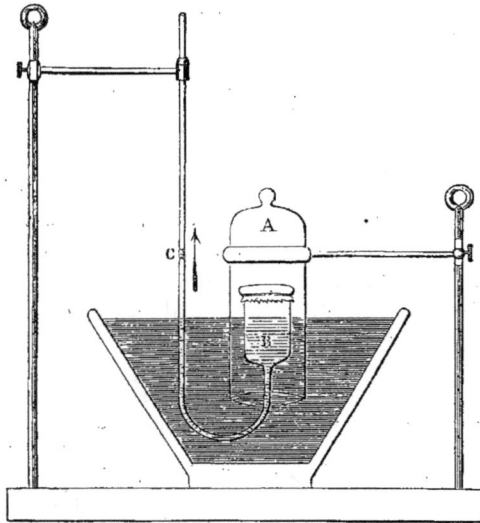

Fig. 67.
Appareil pour l'osmose des gaz.

Dans le poumon, comme aussi dans les expériences d'osmose, où l'on oppose à l'oxygène ou à l'air atmosphérique, non plus de l'acide carbonique libre, mais de l'acide carbonique *dissous dans un liquide*, le résultat n'est plus le même. Le volume d'oxygène qui passe, d'un côté, et le volume d'acide carbonique qui passe de l'autre côté, se font presque équilibre; il y a même un léger excédant en sens opposé, car il entre un peu plus d'oxygène dans le liquide qu'il ne sort d'acide carbonique. Ici intervient, en effet, un élément nouveau. Cet élément nouveau, c'est la différence de *solubilité* des gaz en présence. Tandis que l'oxygène est peu soluble dans l'eau, l'acide carbonique, au contraire, est un gaz très-soluble : 100 parties d'eau, qui ne dissolvent environ que 4 parties d'oxygène en volume, dissolvent, au contraire, 100 parties d'acide carbonique. L'eau ou le sang retiennent donc l'acide carbonique avec une certaine énergie et forment obstacle à la direction du courant d'osmose. La force osmotique se manifeste néanmoins, mais elle ne surmonte l'obstacle qu'en partie. Ajoutons encore que l'acide carbonique, se trou-

---

[1] La direction du *courant prédominant* de l'osmose gazeuse est régie, comme pour l'osmose liquide, par les différences de chaleur spécifique.

vant dissous dans un liquide alcalin (le sang), n'y est pas *rigoureusement* à l'état de liberté, mais en combinaison légère, au moins en grande partie. Cette affinité constitue encore une résistance que doit vaincre l'osmose gazeuse.

Il est encore deux autres conditions dont il faut tenir compte pour se faire une juste idée du problème compliqué de l'échange de gaz dans le poumon. De ces deux conditions, il en est une qu'il est difficile d'apprécier numériquement, c'est l'affinité que les organites solides du sang (globules), ainsi que la fibrine, présentent pour l'oxygène. Et cette affinité n'est probablement pas la même en tout temps (dans l'état normal et dans l'état pathologique). L'affinité que les globules du sang et la fibrine présentent pour l'oxygène ne permet pas d'envisager le sang comme un liquide indifférent dans lequel le phénomène serait uniquement réglé par la différence de solubilité des gaz et par la force osmotique. L'autre condition pourrait être plus aisément soumise au calcul; elle consiste dans les différences de tension que présentent les gaz contenus dans l'air et les gaz contenus dans le sang : tensions variables dans divers moments successifs, en vertu des circonstances météorologiques et en vertu des conditions physiologiques [1].

La respiration, en définitive, introduit sans cesse de l'oxygène dans le sang. L'oxygène circule avec le sang, est porté par lui dans le système capillaire et dans le sein des organes, et exerce, sur les principes avec lesquels il se trouve en présence, des actions chimiques d'où résultent des produits variés. Ces produits sont expulsés, soit par les voies de sécrétion, soit par les voies d'exhalation. L'acide carbonique qui circule avec le sang, ainsi que l'azote, sont les résultats gazeux de l'action définitive des métamorphoses successives de la nutrition. Le sang s'en débarrasse au contact de l'air atmosphérique, dans une mesure proportionnée à leur production; de telle sorte que la proportion des gaz contenus dans le sang se maintient à peu près la même.

L'introduction de l'oxygène dans le sang et la sortie concomitante de l'acide carbonique s'accomplissent d'une manière continue, aussi bien pendant les mouvements d'expiration que pendant les mouvements d'inspiration, car il reste toujours de l'air dans les poumons, même après l'expiration la plus énergique (Voy. § 137).

L'air modifié qui sort du poumon à chaque expiration ne correspond pas rigoureusement à l'air qui a été introduit dans la poitrine par une inspiration antécédente. Dans un mouvement respiratoire ordinaire, l'air qui s'engage dans le poumon y rencontre une proportion de gaz très-

---

[1] On démontre en physique (lois de Dalton) que l'entrée d'un gaz dans un liquide qui le dissout, ou que la sortie du même gaz, dépend du degré de tension de ce même gaz dans l'atmosphère qui est au contact de la surface libre du liquide. Quand cette atmosphère, au lieu d'être formée d'un seul gaz, se trouve composée de deux ou de plusieurs fluides élastiques, chacun d'eux se comporte comme s'il était seul et comme s'il avait le même degré de tension qu'il présente dans le mélange.

supérieure à celle qui entre; l'air inspiré se *mélange* avec l'air resté dans le poumon, et c'est une portion de ce mélange qui est expirée. Plusieurs conditions favorisent le *mélange* dont nous parlons. Chez l'homme, ordinairement placé dans la station verticale, et vivant dans un milieu généralement moins chaud qu'il ne l'est lui-même, l'air extérieur est plus froid que l'air expiré, et que l'air qui reste dans le poumon après l'expiration. A mesure que l'air extérieur pénètre dans les bronches, l'air qui reste dans le poumon étant plus chaud tend à monter, l'air qui s'engage étant plus froid tend à descendre. Cette double tendance favorise puissamment le mélange. Il est remarquable que la plupart des animaux à respiration aérienne, chez lesquels la situation des poumons est moins *déclive* qu'elle ne l'est chez l'homme, élèvent la tête et le cou par en haut, comme pour favoriser la descente de l'air, toutes les fois que la respiration est laborieuse. La formation et l'expansion de la vapeur d'eau dans le poumon, ainsi que la différence des gaz en présence, favorisent aussi la diffusion et le mélange.

§ 150.

Remarques sur quelques théories de la respiration. — La découverte de l'exhalation d'acide carbonique par les poumons, et celle de la consommation d'une partie de l'oxygène de l'air dans la respiration, ont succédé de près à la découverte fondamentale de la composition de l'air atmosphérique [1]. En 1777, Lavoisier, en comparant la respiration à une combustion, a formulé de la manière la plus explicite la doctrine

---

[1] Vers le milieu du dix-septième siècle, J.-B. van Helmont avait signalé l'existence d'un gaz, qu'il désigne sous le nom de *gaz sylvestre*, et qui se produit quand *brûle le charbon*, ou quand on fait agir les acides sur les yeux d'écrevisse (carbonate de chaux). Ce gaz, c'est évidemment l'acide carbonique. Boyle, dans la seconde moitié du dix-septième siècle, reconnut que par la respiration l'air cesse d'être respirable, c'est-à-dire que ce fluide doit être sans cesse renouvelé, sans quoi les animaux s'asphyxient plus ou moins promptement. Un peu plus tard, en 1674, Mayow reconnut que l'air ne pouvait pas être considéré comme un corps simple, mais qu'il y avait dans l'air *quelque chose* qui le rendait propre à entretenir la respiration, et qui lui était enlevé par elle. C'est à ce quelque chose qu'il donne le nom d'*esprit nitro-aérien*. Il montra que l'esprit nitro-aérien ne représente qu'une partie de la masse de l'air, et que les animaux le consomment ainsi que le fait un corps *qui brûle*. J. Black, en 1757, reconnut que la magnésie préparée par précipitation (carbonate de magnésie) contient une matière aériforme à laquelle il donna le nom d'*air fixe;* il reconnut également que ce gaz est un des produits de la respiration de l'homme et des animaux, car il le vit former un précipité blanc (carbonate de chaux), quand il *soufflait* à travers un tube dans de l'eau de chaux. Il trouva que ce gaz est semblable à celui qui se produit par la combustion du charbon. Priestley, en 1771, trouva que les plantes prospèrent dans l'air vicié par les animaux et le ramènent à son état primitif; car, sous l'influence des plantes, l'air altéré par les animaux redevient propre à leur respiration et à l'entretien de la flamme : expériences confirmées et complétées l'année suivante par Ingenhousz. A ce fluide, éminemment propre à la combustion et à l'entretien de la vie, il donna le nom d'*air déphlogistiqué*. Quant au gaz qui constitue le résidu laissé par l'air quand on y a fait brûler du soufre, et qui n'est autre que l'azote, il le recueillit séparément et le désigna sous le nom d'*air phlogistiqué*. En 1776, Priestley démontra que l'air déphlogistiqué modifie la couleur du sang, et que cette réaction

de la chaleur animale. Les phénomènes d'oxydation qui suivent l'introduction de l'oxygène dans le sang ne sont pas, à proprement parler, des phénomènes de respiration (ils sont plus spécialement du ressort de la nutrition, car ils ont lieu partout dans l'organisme); mais il n'en est pas moins vrai que Lavoisier a placé le problème de la chaleur animale sur ses véritables bases et ouvert à la science une voie des plus fécondes.

On trouve dans le mémoire publié quelques années plus tard par Lavoisier et par Séguin, que l'oxygène de l'air brûle l'hydrogène et le carbone du sang *dans le poumon,* et que la chaleur développée dans cette combustion se communique au sang qui traverse les poumons et se répand avec lui dans tout le système animal. De là, la formation et l'exhalation de l'acide carbonique et de l'eau. Cette idée d'une combustion ou oxydation *locale* fut d'abord émise par Lavoisier sous une forme dubitative; mais, plus tard, il ne conserva plus ce doute. Cependant, les physiologistes, tout en acceptant avec empressement le fait fondamental mis en lumière par Lavoisier, se montrèrent plus réservés en ce qui concerne la seconde partie de la doctrine. Je veux parler du *lieu* où la combustion s'opère. Ils observèrent que la température du poumon n'est pas supérieure à celle des autres organes intérieurs, ce qui ne devrait pas être, si toute la chaleur y prenait naissance pour se distribuer ensuite dans les autres parties du corps. Lagrange, frappé par cette objection, émit cette supposition : que la chaleur, c'est-à-dire la combinaison de l'oxygène de l'air avec les matières carbonées et hydrogénées du sang, devait s'opérer *dans toutes les parties où le sang circule;* que le sang, en passant par le poumon, dissolvait l'oxygène inspiré; que cet oxygène, entraîné par la circulation, se combinait peu à peu, et dans toutes les parties, avec les matières combustibles; enfin, que l'acide carbonique, produit ainsi, et entraîné avec le sang veineux, se dégageait dans les poumons. Cette supposition de Lagrange a été vérifiée de point en point par l'expérience. Les faits ont démontré, de la manière la plus manifeste, que la combustion des substances carbonées et hydrogénées de nos tissus et de nos humeurs a lieu dans toute l'étendue du cercle circulatoire. Le rôle spécial du poumon dans la respiration se borne, ainsi que nous l'avons dit, à des échanges gazeux au travers des fines parois

peut aussi bien s'opérer à travers une membrane organique que par le contact direct. La découverte de la composition de l'air et celle du phénomène fondamental de la respiration des animaux sont donc certainement antérieures à Lavoisier. Mais il appartenait à l'illustre chimiste français d'embrasser tous ces faits dans leur ensemble, de les généraliser, d'introduire dans la science les dosages rigoureux de la balance ; il lui était réservé surtout, et c'est là son plus beau titre, de débarrasser la science de la théorie du phlogistique dont Priestley n'avait pas su s'affranchir, et de jeter les bases de la chimie moderne. A dater de ce moment, les qualités de l'*air vital* (oxygène) et de l'*air fixe* (azote) sont nettement déterminées.

A peu près vers la même époque (1781), Cavendish découvrait la composition de l'eau, en faisant brûler de l'*air inflammable* (hydrogène) dans l'oxygène.

des innombrables ramifications vasculaires qui circulent dans les parois des vésicules pulmonaires.

Deux ordres de preuves ont surtout contribué à démontrer que cette supposition d'une production *locale* d'acide carbonique et d'eau dans le poumon n'est pas fondée.

En premier lieu, les expériences suivantes : Spallanzani place des grenouilles, pendant plusieurs heures, dans un milieu d'hydrogène et dans un milieu d'azote (les animaux à sang froid résistent plus longtemps que les animaux à sang chaud à la privation d'air atmosphérique); ces animaux continuent à expirer de l'acide carbonique, comme s'ils étaient dans l'air. M. Edwards, M. Collard de Martigny, M. J. Müller, M. Bergmann, M. Bischoff, M. Marchand, répètent ces expériences sur les grenouilles. Ils les placent, soit dans le gaz azote, soit dans le gaz hydrogène, et ils obtiennent les mêmes résultats que Spallanzani. Il est évident que, si un animal, plongé dans un milieu autre que l'oxygène, continue à exhaler de l'acide carbonique, c'est que ce gaz provient d'une source autre que d'une combinaison effectuée *instantanément* dans le poumon entre l'oxygène de l'air et le carbone des éléments du sang.

L'autre ordre de preuves a été fourni par la découverte de la présence des gaz dans le sang, et en particulier de l'acide carbonique, d'où est résultée la démonstration directe que l'oxydation aux dépens de l'oxygène s'opère partout, puisque ses produits sont contenus dans la masse du sang et sur tous les points du trajet circulatoire.

Dans les expériences citées de Spallanzani, l'acide carbonique a continué à être expiré dans les gaz hydrogène et azote, en vertu des lois qui règlent les échanges gazeux, et il a continué à être *produit* dans le sang, en vertu des oxydations persistantes aux dépens de l'oxygène introduit dans ce liquide par les respirations antécédentes. Lorsque Spallanzani abaissait la température du gaz hydrogène près de 0°, les combustions de nutrition qui avaient lieu dans le sang étaient très-ralenties : l'animal pouvait vivre jusqu'à 96 heures. Quand, au contraire, la température du milieu hydrogéné était moyenne, la production d'acide carbonique, et, par conséquent, la disparition de l'oxygène contenu dans le sang, s'accomplissaient plus vite : la grenouille ne vivait guère que quarante-huit heures.

L'acide carbonique de l'expiration provenant, *en partie*, des carbonates et des phosphates alcalins du sérum (voyez plus haut), on suppose que l'acide carbonique peut être déplacé de ses combinaisons alcalines par des acides à affinité plus puissante, c'est-à-dire les acides lactique ou acétique provenant, soit directement des produits absorbés de la digestion des aliments féculents et sucrés (Voy. §§ 39, 49, 54), soit des métamorphoses que le sucre absorbé en nature ou sécrété par le foie subit par suite de son oxydation à l'aide de l'oxygène atmosphérique, soit encore de la transformation d'autres matières contenues dans le sang [1].

[1] MM. Robin et Verdeil ont noté dans les poumons (dans la substance même du pou-

Il est certain que les bicarbonates de potasse et de soude et que le phosphate de soude chargé d'acide carbonique sont très-instables, et qu'il suffit de faire le vide, ou de faire passer au travers de la dissolution saline un courant gazeux quelconque ou un courant de vapeur d'eau, pour chasser la plus grande partie de l'acide carbonique. On conçoit de même que la présence d'un acide organique naissant amène le même résultat.

Il ne faut donc pas oublier que les sels alcalins du sang augmentent beaucoup le pouvoir dissolvant du sang pour l'acide carbonique. Cette sorte d'affinité des dissolutions salines, c'est-à-dire du sérum pour l'acide carbonique, d'une part, et celle des globules pour l'oxygène, de l'autre, rendent le problème des échanges de gaz qui ont lieu dans le poumon beaucoup moins simple que si les gaz qui doivent être expirés étaient simplement dissous dans l'eau. Mais ces diverses particularités ne changent rien aux phénomènes fondamentaux de la respiration. On peut se demander, il est vrai, quelle est la *source immédiate* de l'acide carbonique contenu dans le sang; on peut se demander si la totalité ou une partie seulement de l'acide carbonique est lâchement unie aux carbonates et aux phosphates alcalins; si, comme intermédiaire du déplacement de l'acide carbonique, il est nécessaire de faire intervenir l'acide lactique ou l'acide acétique, ou si la présence de l'air atmosphérique dans le poumon suffit à elle seule pour déplacer l'acide carbonique. Ces diverses questions sont encore, il est vrai, du domaine de la controverse, mais l'échange des gaz qui constitue l'essence même de la respiration est à l'état de fait démontré.

Le rôle que jouent les globules dans le changement de coloration que subit le sang en traversant les poumons n'est pas non plus sans présenter quelque obscurité. Il est certain que le milieu liquide dans lequel ils se trouvent exerce une influence marquée sur le phénomène de la coloration vermeille du sang. Les sels du sérum sont parfaitement appropriés à l'artérialisation. Les globules contenus dans le sérum normal deviennent rutilants, lorsqu'on agite le sang dans l'oxygène. Le même phénomène se produit et semble favorisé, quand on agite dans l'oxygène du sang, auquel on a ajouté du sulfate de soude, du phosphate de soude, des carbonates alcalins, de l'acétate de potasse, de l'acétate de plomb, du sulfate de zinc, etc. Si, au contraire, on verse dans le sang des acides minéraux, de l'acide arsénieux, de l'acide citrique, de l'acide malique, de l'alun, du sulfate de potasse, du nitrate d'argent, du sulfate de cuivre, etc., le sang

---

mon) la présence d'une substance quaternaire, cristallisable, à réaction acide, à laquelle ils ont donné le nom d'*acide pneumique*; d'après leur manière de voir, cet acide, qui existerait, dans la masse des poumons, à la dose de quelques centigrammes, jouerait le rôle attribué à l'acide lactique ou à l'acide acétique. Il faut dire que, d'après des travaux plus récents, la matière désignée sous le nom d'acide pneumique n'est qu'un mélange de *lactates* alcalins et de *taurine*, substances cristallisables qu'on retrouve dans le sang.

devient brun ou noir, et il ne se colore plus en rouge vermeil quand on l'agite dans l'oxygène. Dans ces deux séries d'expériences, le sang absorbe pourtant une certaine proportion d'oxygène : ce dont on peut s'assurer en plaçant ensuite le sang sous la machine pneumatique et en analysant le gaz qui s'en dégage. Est-il vrai que, dans le premier cas, l'affinité des globules pour l'oxygène persiste, que l'oxygène s'unit à eux et leur donne la teinte rutilante, tandis que, dans le second cas, l'oxygène absorbé se répand uniformément dans le liquide, l'affinité des globules pour l'oxygène étant détruite par les réactifs? Nous sommes, sons ce rapport, dans une ignorance complète ; les changements de coloration tiennent, en effet, à des causes qui se dérobent, pour la plupart, aux investigations de la chimie.

ARTICLE III.

DE LA SUSPENSION DE LA RESPIRATION, INFLUENCE DU SYSTÈME NERVEUX
SUR LA RESPIRATION, ETC.

§ 151.

Asphyxie par cause mécanique. — Lorsque l'entrée de l'air dans les poumons est suspendue pendant quelques minutes chez l'homme, la mort devient imminente. L'homme chez lequel l'ouverture des voies respiratoires plonge dans un liquide (submersion), dont le cou est comprimé de telle sorte que la trachée-artère se trouve oblitérée (suspension, strangulation), dont la cage thoracique fonctionne mal, ou dont les bronches sont oblitérées par des produits divers, succombe dans une période de temps subordonnée à l'obstacle apporté à l'entrée de l'air dans les poumons. Les premiers phénomènes qui surviennent sont caractérisés par des troubles du côté des organes des sens : bourdonnements d'oreilles, troubles de la vision, anxiété vive, vains efforts de respiration, vertiges, perte de connaissance. Le pouls ne tarde pas à se ralentir ; puis il devient petit, irrégulier. Les réservoirs naturels se vident souvent de leurs produits d'excrétion, par des contractions involontaires des muscles abdominaux. Si l'on examine le cadavre d'un individu qui a succombé à l'asphyxie, on trouve le système veineux gorgé d'un sang brun foncé, ainsi que le poumon et le cerveau.

§ 152.

Obstacles apportés à la respiration par la viciation de l'air atmosphérique. — Lorsque l'homme ou les animaux respirent, pendant un certain temps, dans un volume d'air *limité*, cet air ne tarde pas à être modifié chimiquement, dans la proportion de ses éléments constituants. A chaque mouvement respiratoire, une certaine quantité d'oxygène disparaît, et elle es remplacée par une quantité à peu près équivalente d'acide carbonique (Voy. §§ 138, 139). Au bout d'un temps variable, qui dépend et du nombre des individus et de la capacité de l'enceinte qui les contient, l'air est devenu irrespirable ou tout au moins nuisible.

Le défaut du renouvellement de l'air, dans des locaux d'une capacité insuffisante et non ventilés, a souvent amené les accidents les plus redoutables. En 1750, aux assises d'Old-Bailey, qui se tenaient dans une pièce de 30 pieds carrés, la plupart des juges et des assistants périrent asphyxiés; ceux qui survécurent étaient près d'une fenêtre ouverte. En 1756, au mois de juin, 145 prisonniers de guerre furent enfermés dans une salle de 20 pieds carrés : au bout de douze heures, 23 seulement sortirent vivants. Le même fait s'est reproduit plus d'une fois dans la cale des vaisseaux négriers. A la suite des malheureuses journées de juin 1848, les effets terribles de l'air confiné se sont fait sentir sur les prisonniers entassés dans les souterrains de la terrasse des Tuileries.

Indépendamment de l'acide carbonique, l'air confiné contient encore la matière organique de l'expiration et celle de l'exhalation cutanée, et il est probable que ces matières concourent, pour leur part, à déterminer les accidents qui surviennent. Cela est d'autant plus probable, que les individus qui ont survécu dans les circonstances que nous venons de rappeler ont, pour la plupart, été pris de fièvres graves, ce qui, généralement, n'a pas lieu chez les personnes asphyxiées par l'acide carbonique produit par la combustion du charbon et qu'on parvient à rappeler à la vie.

L'acide carbonique accumulé dans l'air altéré par la respiration est-il, à la manière de l'azote et de l'hydrogène, nuisible seulement parce qu'il tient la place de l'oxygène disparu, ou bien a-t-il par lui-même une action directe sur l'économie? Les expériences de M. Collard de Martigny ont conduit la plupart des physiologistes à conclure que ce gaz exerce directement une influence toxique. Il a vu que des oiseaux, placés dans un mélange de 21 parties d'oxygène et 79 parties d'acide carbonique, y succombent en moins de 3 minutes, et qu'ils ne vivent guère au delà de 4 minutes dans un mélange de 79 parties d'oxygène et de 21 parties d'acide carbonique. Une atmosphère d'azote ou d'hydrogène, quoique ne contenant pas d'oxygène, n'entraîne, au contraire, la mort qu'au bout de 6, 8 ou 10 minutes. Les reptiles, qui vivent des jours entiers dans une atmosphère d'azote ou d'hydrogène, ne vivent guère plus d'un quart d'heure dans l'acide carbonique. Tous ces faits, si probants qu'ils paraissent, n'établissent pourtant pas d'une manière suffisante que l'acide carbonique agisse, pour déterminer la mort, à la manière d'un véritable poison. Si les animaux conservent plus longtemps leur vie dans une atmosphère d'hydrogène et d'azote que dans un mélange gazeux qui contient une forte proportion d'acide carbonique, cela tient, vraisemblablement à ce que les échanges gazeux qui ont lieu dans le poumon se trouvent, dans ces circonstances, modifiés d'une façon différente. L'acide carbonique a une grande tendance à s'osmoser *vers* l'hydrogène et l'azote, tandis que le courant se prononce très-faiblement de l'acide carbonique vers un mélange à parties égales d'oxygène et d'acide carbonique, ainsi que nous nous en sommes assuré plus d'une fois. Il est probable, dès lors, que, dans l'atmosphère d'azote ou d'hydrogène, le sang de l'animal peut se débarrasser, pendant un certain temps, de l'acide carbonique qu'il produit sans cesse, tandis que, dans l'atmosphère chargée d'acide carbonique, l'acide carbonique du sang a peu ou point de tendance à s'échapper; il s'accumule, circule avec le sang, celui-ci prend assez promptement les caractères du sang veineux, et l'asphyxie survient.

Il est d'autres gaz que ceux que nous venons de signaler. Ces gaz, l'homme peut les respirer dans des circonstances spéciales, et de nombreuses expériences ont été tentées, à cet égard, sur les animaux, pour déterminer leur mode d'action.

L'oxyde de carbone, qui se produit toutes les fois que le charbon brûle *lentement* au contact de l'air, jouit de propriétés réellement toxiques. Il suffit de placer des oiseaux dans une atmosphère qui contient 4 ou 5 pour 100 de ce gaz, pour les faire périr en peu d'instants. Il est probable que, dans les cas d'asphyxie par le charbon, l'oxyde de carbone agit plus directement, pour déterminer la mort, que l'acide carbonique lui-même. En d'autres termes, il n'y a pas seulement asphyxie, mais encore empoisonnement. L'hydrogène sulfuré et l'hydrogène arséniqué agissent de la même manière et à dose beaucoup plus faible encore. L'hydrogène carboné et phosphoré, le chlore, le gaz nitreux ou rutilant, le cyanogène, l'ammoniac gazeux, etc., ont par eux-mêmes aussi une action délétère.

Pour compléter ce qui est relatif à l'influence du milieu gazeux dans lequel respirent les animaux, ajoutons qu'une atmosphère composée presque entièrement d'oxygène (96 parties pour 4 d'azote) entretient convenablement la vie. Les oiseaux, les cabiais, l'homme lui-même, peuvent vivre, sans paraître en souffrir, dans un milieu gazeux constitué exclusivement par de l'oxygène pur. Les animaux y vivent presque indéfiniment lorsqu'on a soin d'absorber à mesure l'acide carbonique produit (Lavoisier, Séguin, MM. Allen et Pepys, Regnault et Reiset, Delapane, etc.). L'homme, il est à peine besoin de le dire, ne se trouve jamais dans des conditions de ce genre, lesquelles sont purement du domaine de l'expérimentation.

§ 153.

De la mort par asphyxie. — Lorsqu'une cause mécanique quelconque s'oppose à la libre entrée de l'air dans les poumons, ou lorsque le milieu gazeux qui entoure l'animal ne contient pas d'oxygène ou n'en contient que des proportions insuffisantes, la sortie de l'acide carbonique du sang se trouve diminuée. Le sang se débarrasse incomplétement ou ne se débarrasse plus de ce gaz, dans son passage à travers les poumons; alors, recevant peu ou point d'oxygène et recevant toujours de l'acide carbonique (produit incessant des combustions de nutrition), il ne tarde pas à acquérir les qualités du sang veineux. A cet état, il est impropre, ainsi que l'a montré Bichat, à entretenir régulièrement les fonctions nerveuses. Des troubles du côté des organes des sens surviennent et ouvrent le cortége des phénomènes d'asphyxie. Cet effet est très-rapide. L'action non vivifiante du sang veineux sur le système nerveux réagit d'ailleurs, par l'intermédiaire de ce système, sur les battements du cœur, qui, bien que persistants, n'en sont pas moins altérés dans leur énergie et dans leur rhythme : elle se complique aussi de l'embarras apporté à la circulation capillaire, et notamment à la *circulation capillaire dans les poumons.* Ce sont même ces derniers phénomènes, conséquence immédiate du trouble nerveux sur la circulation par suite de la non-oxygénation du sang, qui expliquent la *rapidité* de la mort, bien plutôt que la non-oxygénation du sang elle-même. L'absence d'oxygène, en modifiant la composition du sang, constitue, il est vrai, le point de départ et l'essence même de l'asphyxie ; mais l'arrêt de circulation dans les poumons précipite le résultat.

Les animaux chez lesquels la respiration pulmonaire n'est pas établie, tels que les fœtus encore contenus dans le sein maternel, peuvent survivre à la mort de leur mère pendant un temps plus considérable. Lorsque Legallois asphyxiait des lapines pleines, en leur plongeant la tête sous l'eau, les fœtus renfermés dans le sein de la mère asphyxiée pouvaient être retirés vivants, 12, 15 et 20 minutes après la mort de leur mère. Dans ces expériences, cependant, l'oxygène faisait défaut au sang du fœtus, tout comme au sang de la mère, car les échanges gazeux ont lieu, dans le placenta, à peu près comme dans les poumons. Si les fœtus supportent plus longtemps la privation d'oxygène que les adultes, cela paraît tenir à la configuration de l'appareil respiratoire et circulatoire du fœtus. Chez le fœtus, en effet, ainsi que le fait remarquer M. Bérard, la masse du sang n'a point à traverser le poumon, comme chez l'adulte. Le trou de Botal et le canal artériel assurent la circulation pendant un certain temps ; la mort ne survient que plus tard, c'est-à-dire lorsque le sang a consommé la plus grande partie de son oxygène, et par asphyxie proprement dite.

Ce qui se produit chez le fœtus encore contenu dans le sein de sa mère se produit également sur l'animal *nouveau-né*, pendant les premiers jours de son existence. On peut, en effet, plonger de jeunes chiens ou de jeunes chats dans de l'eau tiède, quelques heures après leur naissance, et les y laisser séjourner pendant une demi-heure, sans les faire périr. On peut même, comme l'a fait Buffon, répéter cette expérience, plusieurs fois de suite sur le même animal, en ayant soin de le laisser respirer pendant un pareil espace de temps, au moins, entre chaque épreuve. Cette faculté se perd au bout de quelques jours. Il est vraisemblable qu'elle disparaît avec l'occlusion du trou de Botal et celle du canal artériel.

Ces faits nous expliquent comment des enfants nouveau-nés, retrouvés dans des mares ou dans des fosses d'aisances, ont pu être rappelés à la vie, alors que tout espoir de salut semblait perdu pour eux; comment des enfants cachés sous les cendres ou renfermés dans des langes et dans des cercueils ont pu être ranimés par une respiration artificielle, plusieurs heures après avoir été enfouis. Il faut donc se tenir en garde contre de pareils événements, et, lors même que le temps qui s'est écoulé depuis la mort apparente des nouveau-nés paraîtrait incompatible avec le maintien de la vie, essayer néanmoins tous les moyens usités en pareil cas [1].

L'asphyxie est plus prompte chez les animaux qui, en un temps donné, absorbent plus d'oxygène et dégagent plus d'acide carbonique, c'est-à-dire, en d'autres termes, chez lesquels les combustions de nutrition et la température animale sont le plus développées. Les mammifères et les oiseaux, animaux à sang chaud, résistent bien moins à l'asphyxie que les reptiles, les poissons et les mollusques, animaux à sang froid, qui peuvent supporter, des jours, et même des semaines entières, la privation plus ou moins complète de l'air.

La mort par asphyxie, ainsi que nous venons de le dire, arrive lorsque l'oxygène introduit dans le sang par les respirations antécédentes a été *consommé*. Il résulte des expériences de M. Setschenow que, lorsque l'animal succombe, la consommation de l'oxygène contenu dans le sang est complète. Le sang artériel d'un chien bien portant donnait à l'analyse (pour 100 centimètres cubes) 16^{cc},4 d'oxygène, 1^{cc},20 d'azote, 28^{cc},3 d'acide carbonique libre et 2^{cc},3 d'acide carbonique *lié;* le sang du même chien ne donnait plus, après avoir été asphyxié (2), que *des traces* d'oxygène, 1^{cc},20 d'azote, 38^{cc} d'acide carbonique libre, 4^{cc},0 d'acide carbonique *lié*. Le sang d'un second chien pareillement asphyxié ne donnait à

---

[1] Les adultes asphyxiés peuvent être eux-mêmes rappelés à la vie après un temps beaucoup plus long qu'on ne le suppose généralement.

M. Marshall-Hall a dernièrement proposé une méthode de respiration artificielle destinée à être appliquée aux asphyxiés, et qui remplace avantageusement tous les systèmes d'insufflation mis en usage. Le patient est placé et attaché sur une planche, avec un poids sur la poitrine et le ventre ; puis on imprime à la planche un mouvement lent de révolution, de manière que l'asphyxié ait tantôt la face en haut, tantôt la face en bas. Les mouvements respiratoires s'accomplissent ainsi d'eux-mêmes. En effet, quand la face est tournée en haut, le poids presse sur la poitrine et le ventre, le patient est à l'état d'*expiration ;* quand la face est tournée en bas, le poids se détache, le patient est à l'état d'*inspiration*, et, de plus, la langue tombe alors par en bas, entraînant avec elle l'épiglotte et ouvrant largement l'entrée des voies respiratoires (ce qui n'a pas lieu dans l'insufflation artificielle ordinaire). On gradue le mouvement de révolution de manière à imiter le rhythme normal de la respiration (18 mouvements par minute).

MM. Bowles, Haddon, Legat, ont, par l'emploi de ce système, rappelé à la vie des noyés qu'on avait en vain cherché à ranimer à l'aide de l'ancien système. Le dernier a en quelque sorte ressuscité un homme qui s'était noyé en mer depuis une heure. Dans l'application de ce moyen, d'un emploi d'ailleurs très-facile, il ne faut pas désespérer trop vite d'un résultat favorable. M. Hadden a dû prolonger l'opération pendant plus de quinze minutes, avant que les premiers signes du retour à la vie se manifestassent.

[2] L'animal avait un tube de caoutchouc fixé à la trachée : l'asphyxie était déterminée par la compression du tube de caoutchouc.

l'analyse (pour 100^{cc}) que des *traces* d'oxygène, 1^{cc},9 d'azote, 38^{cc},8 d'acide carbonique libre, 1^{cc},8 d'acide carbonique *lié*.

§ 154.

Influence du système nerveux sur la respiration. — Par les nerfs qu'il envoie aux muscles de l'inspiration et de l'expiration, et par ceux qu'il fournit au larynx et au poumon lui-même, le système nerveux exerce une influence capitale sur les phénomènes mécaniques de la respiration.

Les muscles inspirateurs et expirateurs reçoivent leurs nerfs de l'axe spinal, à des hauteurs diverses, et plus particulièrement des paires cervicales et des paires dorsales. Ainsi, le diaphragme est animé par le nerf phrénique, branche du plexus cervical. Le plexus cervical fournit aussi des filets aux scalènes, au grand dentelé, au sterno-mastoïdien, au trapèze, au rhomboïde, à l'angulaire de l'omoplate. Le plexus brachial, par ses branches collatérales, fournit à la plupart des muscles précédents, tels que les scalènes, le grand dentelé, le trapèze, le rhomboïde, l'angulaire de l'omoplate; il fournit aussi au sous-clavier, aux grand et petit pectoraux, à la partie supérieure du grand dorsal. Les paires dorsales fournissent aux intercostaux, aux sur et sous-costaux, aux grands et petits dentelés postérieurs, et aussi aux muscles grand oblique, petit oblique et transverse de l'abdomen. Ces derniers muscles, qui agissent surtout dans les mouvements forcés d'expiration, reçoivent encore leurs nerfs du plexus lombaire, ainsi que le carré lombaire. Il suit de là que les puissances musculaires de la respiration tirent leur principe d'action de presque toute l'étendue de la moelle épinière. Mais il est vrai de dire que les nerfs des muscles de la respiration proviennent, en majeure partie, de la moelle cervicale et de la partie supérieure de la moelle dorsale.

En coupant la moelle de bas en haut, on paralyse successivement les muscles abdominaux, les intercostaux, les pectoraux, etc. Tant que la moelle cervicale est intacte et fait corps avec le système cérébro-spinal central, les principaux mouvements de la respiration sont encore possibles, alors même que les parties dorsales et lombaires de la moelle ne font plus corps avec la partie supérieure, car c'est elle qui fournit des nerfs à presque tous les muscles respiratoires, et notamment au diaphragme. Les accidents qui surviennent alors sont plus spécialment en rapport avec d'autres fonctions, telles que la circulation, et, par suite, la calorification.

Le nerf pneumogastrique, par les filets qu'il envoie au larynx (nerfs récurrents), et par ceux qu'il distribue dans les poumons, agit directement aussi sur les phénomènes respiratoires. Lorsqu'on coupe, sur les animaux, les deux nerfs pneumogastriques, au-dessus de l'endroit où ils fournissent les nerfs du larynx, il est assez rare que les animaux survivent, lorsqu'on n'a pas soin d'établir chez eux une ouverture à la tra-

chée. Lorsqu'en effet les nerfs récurrents sont séparés des centres nerveux, les lèvres de la glotte paralysée sont poussées l'une vers l'autre par
le courant d'air attiré dans le poumon au moment de l'inspiration. Le
conduit de l'air se trouve alors obstrué, et l'asphyxie ne tarde pas à survenir, lorsqu'on n'ouvre pas à l'air une voie nouvelle, à l'aide de la tra-
chéotomie.

    Alors même qu'une fistule trachéale a été établie, la mort survient ce-
pendant chez les animaux auxquels les deux pneumogastriques ont été
coupés, mais elle se fait attendre des jours et quelquefois des semaines.
L'intégrité du pneumogastrique est donc nécessaire aussi à l'accomplissement normal des fonctions du poumon. Tout concourt à prouver qu'ici
le nerf pneumogastrique n'a point d'influence directe sur les phénomènes
chimiques de la respiration. Le défaut d'artérialisation du sang, qui survient, se produit *peu à peu* et par obstacle *mécanique* à l'osmose gazeuse.

    La circulation est profondément troublée, en effet, dans le poumon,
par la suppression d'influence du pneumogastrique sur les petits vaisseaux des poumons. Il en résulte des engouements sanguins et des infiltrations sanguines, qui apportent peu à peu un obstacle, de plus en plus
insurmontable, aux échanges gazeux, et, en définitive, une asphyxie
lente s'établit. D'ailleurs, la suppression du pneumogastrique retentit
aussi sur les contractions du cœur, et indirectement encore sur la circulation pulmonaire. (Voy. § 359.)

    Tant qu'une partie des muscles de la respiration est en communi-
cation avec le centre nerveux céphalo-rachidien, la respiration, quoique
affaiblie, peut continuer pendant un temps plus ou moins long. Mais
lorsque la section de la moelle est faite plus haut, lorsqu'on la pratique
sur le bulbe rachidien, soit au-dessus de l'origine des nerfs pneumo-
gastriques, soit à quelques millimètres au-dessous, toutes les puissances
musculaires de la respiration sont anéanties en même temps; l'immobilité absolue du diaphragme et de la poitrine entraîne une mort presque
instantanée, à moins toutefois qu'on ne supplée au jeu des puissances
musculaires qui font défaut, en pratiquant une respiration artificielle.
Nous avons même vu précédemment (§ 112) qu'on peut entretenir pendant plusieurs heures, à l'aide d'une respiration artificielle convenablement pratiquée, la vie d'un animal auquel on a détruit tout le système
nerveux central (encéphale et moelle).

    La respiration est sous la dépendance d'une sensation de besoin ana-
logue au sentiment de la faim et de la soif. C'est en vertu de cette sensation instinctive que s'accomplissent incessamment, pendant la veille et
pendant le sommeil, et sans que nous en ayons conscience, les mouvements respiratoires. Cette sensation, dite *sensation du besoin de respirer*,
devient bien évidente lorsqu'on suspend volontairement les phénomènes
mécaniques de la respiration. Il arrive un moment où elle devient si impérieuse qu'elle est plus forte que la volonté. Attachée au sentiment instinctif de la conservation, cette sensation, interne, inexplicable, n'a

pas plus son siége dans le poumon que les sensations de la faim et de la soif n'ont le leur dans la bouche ou dans l'estomac.

La sensation du besoin de respirer a son point de départ dans le système nerveux. Les expériences faites sur les animaux vivants permettent de localiser dans le bulbe rachidien le siége de cette sensation. Un animal auquel les lobes cérébraux, le cervelet, les corps striés, les couches optiques, les tubercules quadrijumeaux, la protubérance annulaire, ont été successivement enlevés, continue encore à exécuter des mouvements respiratoires. Si, sur un animal ainsi mutilé, on continue à enlever, de haut en bas, des rondelles nerveuses sur le bulbe rachidien, l'animal tombe comme frappé de la foudre quand on est parvenu au point du bulbe correspondant à l'origine des nerfs pneumogastriques. On est donc en droit de placer, par exclusion, le siége du besoin de respirer (autrement dit, le principe ou la source des mouvements respiratoires) dans le bulbe, ou, pour parler plus rigoureusement, dans la portion du bulbe comprise entre la protubérance annulaire et un demi-centimètre au-dessous de l'origine des nerfs pneumogastriques. C'est à cet endroit qu'on a donné le nom de *nœud* vital. Cette rondelle nerveuse correspond à l'espace qui sépare la première vertèbre cervicale de l'occipital; et lorsqu'on veut faire périr instantanément un animal, c'est là qu'on fait pénétrer l'instrument tranchant (Voy., pour plus de détails, § 367).

SECTION III

Respiration par la peau (évaporation ou exhalation cutanée).

§ 155.

En quoi la respiration par la peau diffère de la respiration par les poumons. — La peau de l'homme et celle des animaux qui ont, comme lui, la peau nue, offrent certaines analogies avec le poumon. Comme dans le poumon, en effet, le sang circule dans un réseau vasculaire très-riche, et ce sang, qui contient des gaz, se trouve en contact médiat avec l'atmosphère, au travers de la peau. La sortie de l'acide carbonique et celle de la vapeur d'eau, et, d'autre part, l'entrée de l'oxygène, doivent se produire et se produisent, en effet, sur toutes les surfaces molles en contact avec l'atmosphère. Aussi y a-t-il, chez l'homme comme chez beaucoup d'animaux, une sorte de respiration supplémentaire par la peau. Mais la peau de l'homme, indépendamment de ce que son derme a presque partout une épaisseur et une densité bien supérieures à celles du derme muqueux, est encore recouverte d'un épithélium pavimenteux stratifié et corné, qui limite beaucoup les phénomènes d'échange. De plus, tout le sang passe par les poumons, tandis qu'une partie seulement du sang passe dans le système capillaire sous-cutané, une grande partie de ce liquide traversant en même temps tous les organes intérieurs (muscles, glandes, os, etc.). Il résulte de là que la quantité d'acide carbonique qui sort par la voie cutanée est assez minime, qu'elle ne correspond pas à la totalité de l'acide carbonique formé par les combustions de nutrition, et que le sang qui remonte vers le cœur n'en offre pas moins les qualités du sang veineux.

Mais si la quantité d'acide carbonique exhalée par la peau est peu considérable chez l'homme, il n'en est pas de même de la vapeur d'eau. Celle ci est très-abondante et l'emporte généralement sur la quantité de vapeur d'eau exhalée par le poumon dans le même temps, ainsi que nous l'établirons dans un instant. Et ici nous ne parlons pas de l'eau excrétée à l'état liquide sous forme de sueur, mais uniquement de cette évaporation invisible et continue qui se dérobe à la vue et qu'on a souvent désignée sous le nom de *transpiration insensible*. La respiration cutanée, envisagée dans son essence, est donc tout à fait analogue à la respiration pulmonaire. Mais elle en diffère, chez l'homme tout au moins, en ce sens que la quantité d'acide carbonique exhalé par la peau et la quantité d'oxygène absorbé sont beaucoup plus petites que dans le poumon, tandis que la quantité de vapeur d'eau qui s'échappe par évaporation cutanée est plus considérable.

La respiration cutanée, n'introduisant dans le sang que de très-faibles quantités d'oxygène et ne débarrassant ce liquide que de quantités également très-faibles d'acide carbonique, ne peut, dans aucun cas, suppléer la respiration pulmonaire de l'homme. Aussi ne peut-il survivre au delà de quelques minutes à la suspension des mouvements respiratoires. Il n'en est pas de même pour les animaux chez lesquels les besoins de la respiration sont moins impérieux et chez lesquels les combustions de nutrition (et, par conséquent, la production de l'acide carbonique) sont lentes. Lorsque ces animaux, en général à sang froid, ont en même temps la peau nue et *humide*, la respiration cutanée peut suppléer celle-ci pendant un temps plus ou moins long. M. Edwards, ayant supprimé l'entrée de l'air dans les poumons des grenouilles à l'aide d'un capuchon ciré fixé autour du cou de ces animaux, a constaté qu'elles peuvent vivre ainsi, au contact de l'air, un ou plusieurs jours ; lorsque le même expérimentateur submergeait complétement des grenouilles et supprimait ainsi la respiration cutanée et la respiration pulmonaire, elles ne vivaient guère au delà de huit ou dix heures [1]. Chez les animaux à branchies et à peau molle, la respiration par la peau est généralement assez développée. Quant aux animaux sans appareil respiratoire distinct, il va sans dire que la respiration par les surfaces organiques molles atteint ici son plus haut degré de développement.

Les animaux à sang chaud, couverts de poils ou de plumes, ont une respiration cutanée plus restreinte que celle de l'homme.

---

[1] Si les grenouilles ont vécu encore dix heures à l'état de submersion, cela tient à une respiration rudimentaire à l'aide de l'air contenu dans l'eau. Dans l'eau privée d'air, la mort est plus rapide.

§ 156.

De l'exhalation cutanée de l'acide carbonique et de l'absorption d'oxygène. — L'exhalation de l'acide carbonique par la peau a été établie expérimentalement, depuis longtemps, sur les animaux inférieurs, par Spallanzani. Des grenouilles auxquelles il avait enlevé les poumons n'en ont pas moins continué à exhaler de l'acide carbonique, pendant le temps qu'elles ont survécu. La réalité de ce phénomène chez l'homme peut être mise hors de doute par l'expérience suivante : lorsqu'on introduit la main et la partie voisine de l'avant-bras dans une cloche remplie d'air atmosphérique, renversée sur une cuve contenant de l'eau distillée, il suffit, au bout d'une demi-heure ou d'une heure, de retirer son bras et de verser dans cette atmosphère un peu d'eau de chaux, pour y déterminer un précipité de carbonate de chaux caractéristique.

On peut doser la quantité d'acide carbonique exhalée par la peau de l'homme dans un temps donné, en recueillant tous les produits de l'exhalation cutanée et pulmonaire, et en déduisant de cette somme totale la quantité d'acide carbonique exhalée dans le même temps par le poumon seul (Voy. § 138). Pour recueillir ensemble les produits gazeux de l'exhalation cutanée et pulmonaire, il suffit de placer l'homme ou les animaux dans des enceintes fermées et de mettre l'individu dans des conditions sensiblement analogues à celles où il se trouve dans l'atmosphère : d'un côté de cette enceinte arrive l'air atmosphérique destiné à subvenir aux fonctions de respiration pulmonaire et cutanée; de l'autre côté s'opère, à l'aide d'un flacon aspirateur, le départ des produits de l'expiration cutanée et pulmonaire. Ces produits sont recueillis et dosés.

MM. Scharling et Hannover ont fait sur l'homme une série d'expériences. En tirant la moyenne des tableaux qu'ils ont donnés, on trouve que la quantité d'acide carbonique exhalée en un temps donné, par la peau, est à la quantité d'acide carbonique exhalée dans le même temps par le poumon :: 1 : 38. En d'autres termes, l'exhalation d'acide carbonique par la peau est 38 fois moindre que l'exhalation par le poumon.

L'exhalation d'azote par la peau, annoncée autrefois par M. Collard de Martigny, est considérée aujourd'hui comme un fait plus que douteux.

Il y a aussi, avons-nous dit, une petite proportion d'oxygène absorbée par la peau. La réalité de cette absorption peut être démontrée par une expérience très-simple. Prenez huit ou dix grenouilles, et, après leur avoir excisé les poumons, placez-les dans une cloche renversée sur le mercure et renfermant une quantité déterminée d'air atmosphérique. Au bout de vingt-quatre heures on retire les grenouilles, on fait pénétrer de l'eau de chaux dans la cloche pour absorber l'acide carbonique produit, et l'on constate, en mesurant de nouveau l'air atmosphérique à l'aide d'une cloche graduée, que son volume a diminué. La quantité d'oxygène disparu est à peu près équivalente à la quantité d'acide carbonique produit.

§ 157.

De l'exhalation de la vapeur d'eau par la peau. — Cette exhalation constitue une des fonctions les plus importantes de la peau. La réalité du phénomène a été constatée depuis longtemps. Il suffit de placer une partie quelconque du corps dans une enveloppe imperméable, pour qu'en très-peu de temps, le milieu circonscrit se trouvant saturé, la vapeur d'eau se précipite, à l'état liquide, sur les parois intérieures de l'enveloppe. Les vêtements dont le corps de l'homme est couvert ne constituant pas des enveloppes imperméables, la vapeur d'eau exhalée par la peau s'échappe insensiblement par les pores de leurs tissus et se répand dans l'atmosphère. Le cuir est moins facilement perméable à la vapeur d'eau que les tissus de fil, de soie, de coton ou de laine : cela nous explique comment la transpiration insensible a de la tendance à se condenser, sous forme liquide, dans les parties qu'il recouvre (bottes et souliers). Le cuir, cependant, se laisse encore traverser par la majeure partie de la transpiration insensible. En effet, si l'on place l'extrémité inférieure, chaussée d'un bas et d'une botte, dans un large tube métallique, hermétiquement appliqué sur le membre, à l'aide d'un manchon de caoutchouc, et si l'on refroidit ce tube à l'extérieur, la vapeur aqueuse de l'exhalation cutanée qui a traversé le tissu de la chaussure se condense, sous forme liquide, dans l'intérieur du tube.

Les chaussures de caoutchouc, qui ont l'inconvénient d'entretenir l'humidité des pieds, doivent cette propriété à leur imperméabilité absolue. Les produits de la transpiration insensible se condensent à leur intérieur. C'est pour cette raison encore que les vêtements imperméables, dont nous nous couvrons pour nous garantir contre la pluie, ont le grave inconvénient de s'opposer à la diffusion, dans l'atmosphère, des produits gazeux de la transpiration cutanée. Ces produits accumulés sous le vêtement imperméable se condensent à sa paroi interne et entretiennent autour du corps une humidité d'autant plus malsaine que l'air extérieur qui frappe à leur surface en abaisse la température.

Lavoisier et Séguin ont, les premiers, cherché à évaluer numériquement la proportion de la vapeur d'eau exhalée par la peau, en un temps donné. A cet effet, l'expérimentateur, dépouillé de ses vêtements, se plaçait dans une enveloppe ou sac gommé, qui l'entourait complétement. La respiration était entretenue par un tube hermétiquement enchâssé dans cette enveloppe, terminé d'un côté par un masque appliqué sur la bouche et les fosses nasales, et communiquant au dehors par son autre extrémité. De cette manière les produits de l'expiration pulmonaire étaient rejetés au dehors, et les produits de l'exhalation cutanée étaient seuls recueillis dans l'enveloppe. La différence entre le poids de l'enveloppe avant et après l'expérience représentait le poids de la vapeur d'eau condensée sous forme aqueuse dans son intérieur.

Ce mode d'expérimentation laisse quelque chose à désirer. Au bout de peu de temps, en effet, l'air intérieur du sac était *saturé*, et la déperdition par la peau se trouvait modifiée, ainsi que nous le verrons dans un instant.

Un procédé plus simple et aussi plus rigoureux, car le sujet de l'expérience se trouve dans les conditions normales, consiste à peser un individu débarrassé de ses vêtements, puis à recueillir les produits de l'exhalation pulmonaire pendant un temps donné (Voy. § 138). Après ce temps, on pèse de nouveau l'individu. Le poids qu'il a perdu représente à la fois les produits de l'exhalation pulmonaire et les produits de l'exhalation cutanée. La quantité des produits de l'exhalation pulmonaire est connue; on en déduit facilement la quantité de l'exhalation cutanée. Enfin, en retranchant de cette dernière quantité un poids d'acide carbonique égal à la 38e partie (Voy. § 156) de celle qui a été exhalée par les poumons dans le même temps, on obtient la quantité d'eau évaporée par la peau.

En opérant ainsi, on constate que la quantité d'eau évaporée à la surface de la peau est, en moyenne, de 1 kilogramme en vingt-quatre heures [1]. La quantité d'eau exhalée par le poumon, pendant le même temps, étant de 400 à 500 grammes (Voy. § 143), nous en conclurons que l'évaporation cutanée débarrasse l'économie d'une quantité d'eau double de celle des poumons [2].

§ 158.

Des causes qui font varier la quantité d'eau évaporée à la surface de la peau. — Les pertes en eau qui ont lieu à la surface de la peau sont soumises à des fluctuations nombreuses, subordonnées aux influences extérieures. La température et l'état hygrométrique de l'air ambiant jouent, à cet égard, un rôle capital. L'étude et la connaissance des conditions météorologiques sont, sous ce rapport, d'une haute importance en étiologie.

L'atmosphère au sein de laquelle nous vivons présente des états hygrométriques très-divers. Tantôt elle renferme des quantités de vapeur d'eau peu considérables, eu égard à sa température : elle est relativement *sèche;* tantôt, au contraire, elle renferme à peu près complétement, ou parfois même complétement, la quantité de vapeur qu'elle peut dissoudre à la température qu'elle possède : elle est alors près de son point de saturation ou tout à fait *saturée.* Lorsque l'atmosphère est saturée, l'air qui entoure le corps, n'ayant plus aucune tendance à se charger d'une nouvelle quantité de vapeur d'eau, entrave singulièrement l'éva-

[1] Lavoisier et Seguin estimaient cette quantité à 900 grammes en moyenne. Leur estimation est trop faible; nous avons dit pourquoi.

[2] Indépendamment de l'acide carbonique et de la vapeur d'eau, il s'échappe aussi, avec les produits de l'exhalation cutanée, d'autres matières *volatiles* organiques, peu connues, et en quantité infiniment petite. Il est probable, d'ailleurs, que la majeure partie de ces produits s'accumule à la surface de la peau par sécrétion (*sécrétion de la sueur*), et que la vapeur d'eau de la transpiration cutanée s'en charge au moment où elle est exhalée. Ce sont ces matières qui constituent le fumet de divers gibiers, et celui de l'homme, dont le chien reconnaît aussi très-bien la piste. (Voy. *Sueur*, article SÉCRÉTION, § 182.)

poration cutanée et pulmonaire. Cette évaporation persiste encore, mais elle est considérablement amoindrie. Elle ne persiste qu'en vertu de l'excès de température du corps sur celle du milieu qui l'entoure. L'eau, concentrée en grande partie dans le corps, se porte vers ses autres voies d'échappement (sécrétion urinaire). Si la température extérieure de l'air saturé était la même que celle du corps de l'animal, l'évaporation cutanée et pulmonaire serait réduite à zéro. Lorsque ce cas se présente, l'évaporation cutanée et l'évaporation pulmonaire se trouvent nécessairement supprimées. Mais alors un nouveau phénomène survient, dont le résultat est de débarrasser l'économie de l'eau qu'elle ne peut plus perdre à l'état de vapeur. Les glandes sudorifères sécrètent une humeur qui s'écoule à l'état *liquide*, sous le nom de *sueur* [1].

Lorsque l'état hygrométrique de l'air est très-éloigné de son point de saturation, au contraire, l'évaporation cutanée et l'évaporation pulmonaire acquièrent toute leur activité. La quantité d'eau qui s'échappe par ces deux voies augmentant, celle qui est évacuée dans le même temps par les voies de sécrétion (par l'urine en particulier, qui est la plus abondante de toutes) diminue.

Dans les chaleurs de l'été, l'état hygrométrique de l'air est, *en général*, moins près de son point de saturation qu'en hiver, et, de plus, la température étant plus élevée, sa capacité de vapeur, pour arriver à saturation, est plus grande qu'en hiver. Aussi, l'évaporation cutanée et pulmonaire est généralement plus élevée dans la saison chaude que dans la saison froide. M. Dalton a fait, à cet égard, des recherches d'où il résulte qu'en juin, la transpiration cutanée et pulmonaire ayant été de 1990 grammes d'eau en un temps donné, elle n'a été que de 1225 grammes au mois de mars, dans un égal espace de temps. La quantité d'urine a été, au contraire, plus considérable en hiver qu'en été.

La quantité des boissons dont l'homme fait usage modifie les proportions de l'urine. Les pertes d'eau par évaporation cutanée et pulmonaire sont à peu près indépendantes de la quantité des boissons; elles sont intimement liées avec les conditions physiques extérieures, et variables comme elles. La sécrétion urinaire sert en quelque sorte de régulateur et rétablit l'équilibre.

Lorsque l'enveloppe tégumentaire est placée dans un milieu autre que celui avec lequel les poumons se trouvent en communication, et lorsque l'état hygrométrique de ces deux milieux est très-différent, les rapports normaux entre les deux évaporations peuvent être complétement changés. Lorsque les expérimentateurs se plaçaient dans une enveloppe imperméable, et, par conséquent, dans un milieu promptement saturé, tandis que les poumons communiquaient librement avec l'air extérieur, la quantité d'eau évaporée par le poumon restait normale, tandis que la quantité d'eau évaporée par la peau diminuait. Si l'expérience est

---

[1] Voy., pour plus de détails, *Chaleur animale* (§ 167), et *Sécrétion*, article Sueur (§ 182).

suffisamment prolongée, les deux évaporations peuvent paraître égales.

Lorsque, à l'aide de moyens appropriés, on supprime sur les animaux l'évaporation cutanée, et qu'on s'oppose ainsi d'une manière absolue à la sortie de la vapeur d'eau et à celle de l'acide carbonique, il s'établit peu à peu des désordres graves, qui se terminent par la mort des animaux. Pour supprimer les fonctions de la peau, on a imaginé de mettre à nu, par la tonte du poil, la peau du chien, du mouton, du lapin, du cheval, et de recouvrir la surface rasée avec un vernis épais et siccatif. Les animaux ainsi préparés ont succombé au bout d'un temps variable : il est rare qu'ils aient survécu plus de 6, 8, 10 ou 12 heures. L'animal est profondément *sidéré;* sa température baisse rapidement, elle était de 39° dans le rectum chez le chien par exemple; elle tombe à 20°, et les mouvements respiratoires baissent de moitié, bientôt ils ne sont plus que le quart de ce qu'ils étaient, et l'animal ne tarde pas à succomber. Après la mort, on trouve les tissus et les organes gorgés d'un sang noir, ainsi que des épanchements de liquides dans les sacs séreux. Il est probable que, dans ces cas, ce n'est pas à la rétention de l'eau qu'une mort aussi rapide doit être attribuée. La sécrétion urinaire constitue, en effet, une voie succédanée à cette évaporation supprimée. Il est plus probable que l'acide carbonique non expulsé, s'accumulant dans le sang, a amené à la longue une *asphyxie lente.* Il est vrai que la quantité d'acide carbonique exhalée par la peau est très-peu considérable, puisqu'elle n'est guère, chez l'homme, que la 38ᵉ partie de l'exhalation pulmonaire, et qu'elle est beaucoup moindre encore chez les animaux à poil; mais, si l'homme était recouvert d'un vernis, il n'en est pas moins vrai qu'au bout du temps qu'il emploie à faire 38 mouvements respiratoires (un peu plus de 2 minutes), il se serait accumulé dans son sang une quantité d'acide carbonique équivalente à celle qu'il rend *dans chaque expiration.* Le poumon, qui échange ses gaz avec l'air atmosphérique en vertu d'un ensemble de lois physiques, ne peut suppléer l'exhalation gazeuse de la peau. Lorsqu'une des deux voies d'élimination de l'acide carbonique est fermée, ce gaz s'accumule peu à peu dans le sang et détermine l'asphyxie (Voy. § 152).

Lorsque c'est la voie pulmonaire qui est fermée, l'asphyxie est rapide; elle est lente lorsque c'est la voie cutanée. Les poumons débarrassent, en effet, en un temps donné, l'économie d'une quantité d'acide carbonique beaucoup plus considérable que la peau, et surtout que la peau des animaux à poil.

Si l'expérience était praticable sur l'homme, il est très-probable que la durée de l'asphyxie cutanée serait 38 fois plus lente que la durée de l'asphyxie pulmonaire. Au lieu de durer 4 ou 5 minutes, elle durerait vraisemblablement de 2 heures 1/2 à 3 heures [1].

---

[1] M. Endbuisen, qui a récemment confirmé les résultats que nous venons de mentionner relativement aux phénomènes qui surviennent chez les animaux recouverts de vernis imperméables et sur la mort qui en est la conséquence, est arrivé à graduer la durée de

§ 159.

Hygiène de la respiration. — Ventilation. — Lorsque l'homme ou les animaux vivent à l'air libre, les modifications qu'ils font subir à l'air atmosphérique sont tout à fait insensibles, parce que l'océan de l'air est continuellement agité dans sa masse par les vents et par les courants déterminés par la radiation solaire. Mais, lorsque l'homme s'abrite dans des demeures, lorsqu'il y place des animaux, lorsqu'en un mot le volume d'air respiré est limité, cet air ne tarde pas à être profondément modifié dans sa composition et dans ses propriétés. Il perd sans cesse de l'oxygène, et il se charge d'acide carbonique, de vapeur d'eau et des produits organiques de l'exhalation pulmonaire et cutanée. A ces produits il faut ajouter encore ceux qui proviennent des foyers de combustion trop souvent mal disposés, et ceux des combustibles d'éclairage (chandelles, lampes, bougies, etc.); produits qui contiennent, outre l'eau et l'acide carbonique, des gaz plus nuisibles, tels que l'oxyde de carbone, des hydrogènes carbonés, etc.

L'homme exécute 18 mouvements respiratoires par minute, et, à chaque mouvement respiratoire, il fait circuler 1/2 litre d'air dans les poumons (Voy. § 137); il en résulte qu'il utilise, en 1 heure, environ 500 litres d'air pour les besoins de sa respiration. D'une autre part, l'air qui sort des poumons contient 4,3 pour 100 d'acide carbonique (Voy. § 138). L'homme renfermé pendant une heure dans 500 litres d'air vicierait donc cet air, de telle sorte qu'au bout de ce temps, le milieu renfermerait environ 4, 3 pour 100 d'acide carbonique, à supposer que chaque fraction d'air fût respirée d'une manière successive. A cette dose, l'air ne serait sans doute pas encore doué de propriétés immédiatement nuisibles, ainsi que le prouvent les expériences sur les animaux vivants, et l'homme pourrait encore tirer de cet air une certaine proportion d'oxygène. Mais il est certain qu'il en souffrirait, et qu'il pourrait en résulter pour lui des conséquences fâcheuses. Indépendamment de l'acide carbonique, en effet, l'homme rend de toutes parts, par le poumon et par la peau, des matières organiques en suspension dans la vapeur d'eau des exhalations. Ces matières jouent incontestablement dans l'air confiné un rôle important, et c'est à elles surtout que sont dus les effets funestes de l'encombrement (fièvres typhoïdes, contagions, etc.).

A moins que l'espace dans lequel l'homme se trouve renfermé ne soit extrêmement resserré et qu'il ne périsse ainsi en peu de temps par asphyxie, c'est surtout l'accumulation des produits organiques de

la vie des lapins avec l'étendue de la couche de vernis appliquée sur la peau. Un lapin entièrement couvert de vernis meurt en 10 heures Lorsqu'il n'y a que le douzième, le dixième ou le huitième de la surface du corps enduite de vernis, l'animal survit. Le sixième, le quart ou plus encore de la surface étant couvert, l'animal souffre et meurt au bout de 96, de 48, de 24 heures. Un phénomène constamment observé, c'est l'apparition de l'albumine dans l'urine.

l'expiration cutanée et pulmonaire qui est nuisible. Dans une salle de spectacle, dans un hôpital, dans une caserne, dans une salle d'assemblée, l'air, alors qu'il paraît le plus vicié à l'odorat et qu'il semble le plus irrespirable, ne contient guère au delà de 1 pour 100 d'acide carbonique. Longtemps avant que l'air atmosphérique dans lequel l'homme respire contienne 4 ou 5 pour 100 d'acide carbonique, cet air est devenu nuisible pour lui. Autant que possible, l'homme doit donc se placer dans des conditions qui le rapprochent le plus du milieu où il est appelé à vivre. Ces conditions, on pourrait les réaliser dans nos demeures, si l'on fournissait incessamment à l'homme une nouvelle quantité d'air prise au dehors, et si l'on enlevait aussi, au fur et à mesure, les produits gazeux de son expiration; si, en d'autres termes, il se trouvait placé dans un courant d'air continu, apportant sans cesse de l'air neuf, entraînant sans cesse l'air vicié. La plupart des systèmes de ventilation qui ont été proposés ont cherché à réaliser ce problème. Mais, avant que les salles d'assemblée, avant que les hôpitaux, et surtout avant que toutes nos demeures particulières soient pourvues d'appareils ventilateurs quelconques, il s'écoulera sans doute encore un long temps.

Le problème de la ventilation est d'ailleurs assez complexe. Il faut tenir compte, en effet, de la capacité des locaux, et du nombre des individus, et du temps qu'ils doivent y séjourner. Il faut tenir compte des diverses causes de viciation de l'air, telles que la quantité d'acide carbonique produit par le poumon, par la peau, par les combustibles d'éclairage, la quantité de vapeur d'eau fournie par la peau et le poumon, etc. En faisant entrer tous ces éléments dans le calcul, on peut établir qu'il faut, en moyenne, 10 mètres cubes d'air neuf par heure et par individu [1]. Dans tout système de ventilation sagement conçu, on doit se proposer de fournir *au moins* cette quantité d'air. On conçoit, d'ailleurs, qu'en pareille matière on ne pourra jamais pécher par excès; et, si des

[1] Supposons, en effet, qu'il s'échappe en nombre rond 4 pour 100 d'acide carbonique par chaque expiration. A 18 expirations par minute, chaque expiration étant de 1/2 litre, cela donne par heure et par individu environ 500 litres d'air expiré, ou 20 litres d'acide carbonique produit. On peut admettre que l'air, pour rester pur, ne doit pas renfermer plus de 0,004 d'acide carbonique (l'air libre en renferme 10 ou 20 fois moins que cela); or, pour que cette proportion ne dépasse pas 0,004, il faut environ à chaque individu et par heure 4 mètres cubes d'air neuf. Mais cette évaluation n'est pas suffisante. En effet, l'homme perd, par évaporation cutanée et pulmonaire, 1500 grammes d'eau en vingt-quatre heures (§§ 143 et 157), soit 60 grammes par heure. Or, il faut 14 grammes de vapeur d'eau pour saturer 1 mètre cube d'air à la température moyenne de + 15°; donc 60 grammes de vapeur d'eau satureront près de 5 mètres cubes d'air. Or, l'homme ne peut rester impunément renfermé dans un espace saturé : il faudra donc lui fournir plus de 5 mètres cubes d'air. Nous pouvons admettre qu'à 8 mètres cubes d'air par heure, cette influence ne se fera pas sentir d'une manière fâcheuse. Ajoutons à cette quantité 2 mètres pour l'alimentation des chandelles, bougies, lampes, becs de gaz, etc., qui brûlent librement dans les enceintes fermées où respire l'homme, et nous arrivons à une quantité moyenne de 10 mètres cubes par heure et par individu.

considérations économiques ne dominaient la question, nous dirions qu'il faut fournir autant d'air que possible et se rapprocher de plus en plus des conditions de la respiration à l'air libre.

Il faut donc à l'homme confiné dans l'intérieur de ses demeures 10 mètres cubes d'air par heure, ou 240 mètres cubes d'air par vingt-quatre heures, pour éloigner toute chance fâcheuse de malaise ou de maladie. Il est facile de voir qu'aucune de nos salles d'assemblée ne remplirait ces conditions, si elles n'étaient constamment soumises à un système plus ou moins parfait de ventilation ; et beaucoup d'entre elles laissent beaucoup à désirer sous ce rapport. Beaucoup de chambres à coucher dans lesquelles nous passons 10 heures sur 24, sont très-insalubres, surtout lorsque le manque de cheminée diminue la ventilation qui s'opère par les joints des portes et des fenêtres. Précisons ces exemples par quelques chiffres. En supposant toute ventilation supprimée, il faudrait que l'espace *complétement clos* dans lequel l'homme passerait vingt-quatre heures consécutives fût au moins de 240 mètres cubes : en d'autres termes, cet espace devrait avoir plus de 6 mètres en tous sens. Si cet homme devait rester seulement 8 heures (c'est-à-dire environ le temps du sommeil) dans un espace complétement fermé, cet espace devrait avoir une capacité de 80 mètres cubes, c'est-à-dire environ $4^m,5$ en tous sens; et en supposant (ce qui est le cas le plus fréquent) que la pièce n'eût que $2^m,5$ d'élévation, elle devrait avoir près de 6 mètres en long et en large. Il est vrai qu'il s'opère toujours, dans les chambres les mieux closes, une ventilation assez efficace par les joints des portes et des fenêtres; de telle sorte que des pièces plus petites ne sont pas toujours insalubres. Mais combien de cabinets qui n'ont pas les dimensions dont nous venons de parler, et dans lesquels on entasse jusqu'à huit, dix ou douze lits !

§ 160.

Respiration dans la série animale. — L'échange des gaz, qui constitue l'essence de la respiration, s'opère dans toute la série animale. Dans tous les points où le fluide nutritif ne se trouve séparé de l'air atmosphérique que par des membranes ou des tissus peu épais, cet échange a lieu. Il consiste toujours essentiellement dans une exhalation d'acide carbonique et dans une absorption d'oxygène. Tantôt, comme chez les animaux supérieurs, l'échange des gaz est localisé dans des organes spéciaux traversés par la masse du sang, et entretenus dans un état d'humidité permanente (poumons, branchies); tantôt, comme aux degrés inférieurs de l'échelle animale, la respiration s'opère, à l'extérieur ou à l'intérieur de l'animal, sur les surfaces tégumentaires humides.

Mammifères. — L'organe respiratoire des mammifères, ou poumon, offre dans sa structure une très-grande ressemblance avec celui de l'homme. Les phénomènes de la respiration des mammifères ont avec ceux de l'homme une similitude à peu près parfaite. Il n'y a guère d'autre différence que celle qui résulte du type des mouvements respiratoires ou du mode d'agrandissement de la cage thoracique (Voy. § 118). Ajoutons que, chez la plupart des mammifères, le revêtement pileux ou laineux qui recouvre la peau restreint beaucoup les échanges qui ont lieu à la peau. La respiration *cutanée* des mammifères (c'est-à-dire l'exhalation d'acide carbonique et de vapeur d'eau, et aussi l'absorption d'oxygène) est donc plus faible que chez l'homme [1].

Oiseaux. — Les oiseaux vivent dans l'air comme les mammifères, et respirent comme eux, à l'aide de poumons. Leur respiration présente toutefois des particularités remarquables. Au lieu de remplir la cavité thoracique, les poumons proprement dits n'occupent guère que la septième ou huitième partie de cette cavité. Les poumons de l'oiseau sont confinés dans la région dorsale de la cage pectorale, et appliqués contre les vertèbres dorsales par un plan membraneux et charnu, qui, se fixant de chaque côté aux côtes, offre sa concavité du côté du sternum et sa convexité du côté du poumon. Indépendamment de cette cloison, à laquelle on a souvent donné le nom de diaphragme, il y a un autre muscle membraneux qui occupe à peu près la position du diaphragme des mammifères. Ce diaphragme thoraco-abdominal, de même que la cloison précédente, n'isole pas d'une manière complète l'organe respiratoire, lequel envoie des prolongements et entretient des communications avec des parties accessoires ou sacs aériens, constitués par des cavités membraneuses.

De ces sacs aériens, quatre sont compris dans la poitrine et entre les deux diaphragmes, comme les poumons eux-mêmes : tels sont les deux *sacs diaphragmatiques antérieurs*, et les deux *sacs diaphragmatiques postérieurs*. Un autre sac aérien impair, ou *sac thoracique antérieur*, est situé aussi dans la cavité pectorale, mais en dehors des diaphragmes. Il remplit la partie antérieure de la poitrine, derrière le sternum. Les autres sacs aériens sont situés hors de la cavité thoracique : tels sont les deux *sacs cervicaux* ou *interclaviculaires*, et les deux *sacs abdominaux*.

Ces divers sacs aériens ne communiquent point entre eux, mais directement avec les bronches; ils sont, en quelque sorte, des diverticules du poumon.

Les bronches qui établissent la communication entre les sacs aériens et les poumons de l'oiseau sont des bronches d'un assez gros calibre. Les principales divisions de la trachée, loin de s'enfoncer dans l'épaisseur du poumon et de s'y ramifier avant de s'ouvrir dans les sacs aériens, cheminent à la surface même du poumon, et viennent communiquer directement avec ces sacs. Ajoutons encore que, dans le poumon de l'oiseau, les cerceaux cartilagineux des bronches sont la plupart incom-

---

[1] M. Regnault a montré, par une série d'expériences annexées à son travail sur la respiration, que, chez les *mammifères* et chez les *oiseaux*, l'acide carbonique exhalé par la peau ne s'élève qu'au centième de celui que fournit l'animal par le poumon, et que cette proportion peut être plus faible encore.

plets, tandis que les cerceaux de la trachée forment des anneaux fermés, ce qui n'a pas lieu chez les mammifères. La structure du poumon des oiseaux n'est pas non plus semblable à celle du poumon des mammifères. Au lieu de se diviser isolément et de former, en définitive, comme chez l'homme, des vésicules terminales, les bronches du poumon de l'oiseau s'anastomosent entre elles, et forment dans l'épaisseur du poumon un réseau de canaux parcourus par l'air, et qui a une certaine analogie avec les réseaux anastomosés des vaisseaux sanguins.

L'air qui a traversé le réseau bronchique et qui est parvenu dans les sacs aériens va plus loin encore. En effet, quelques-uns des sacs aériens dont nous avons parlé communiquent chez beaucoup d'oiseaux avec la cavité des os. Ainsi, l'air des sacs cervicaux pénètre dans le corps des vertèbres cervicales et dorsales et dans les côtes vertébrales ; l'air du sac thoracique s'introduit dans la clavicule, dans le sternum, dans l'omoplate, les côtes sternales et l'humérus ; l'air des sacs abdominaux communique avec le sacrum, les vertèbres coccygiennes, les os iliaques et les fémurs. Les sacs diaphragmatiques contenus avec les poumons, entre les deux diaphragmes, ne communiquent point avec les os.

Les communications des sacs aériens avec les os n'ont pas lieu chez tous les oiseaux ; on les observe particulièrement chez les oiseaux de haut vol. Beaucoup de gallinacés, de palmipèdes et d'autres oiseaux mauvais voiliers ne présentent point de communications de ce genre, ou seulement des communications partielles.

Les mouvements de l'inspiration s'opèrent chez les oiseaux par l'élévation des côtes et du sternum, et par la contraction des diaphragmes. Le diaphragme supérieur, en effaçant sa concavité, attire le poumon en avant, et le développe suivant le diamètre antéro-postérieur ; le diaphragme thoraco-abdominal, en s'abaissant, développe le poumon suivant le diamètre vertical. Les sacs diaphragmatiques compris entre les deux diaphragmes contribuent aussi (et plus énergiquement que le poumon lui-même) à attirer l'air dans leur intérieur : leur capacité se trouve, en effet, augmentée, au moment de l'inspiration, par l'écartement des deux diaphragmes. Les sacs aériens, situés en dehors des diaphragmes (par conséquent en dehors des puissances expansives), n'agissent point comme aspirateurs, au moment de la contraction des diaphragmes. Les sacs aériens interdiaphragmatiques, dilatés au moment de l'inspiration, attirent, non-seulement l'air du dehors par la trachée, mais encore l'air des autres sacs aériens en communication avec eux par l'intermédiaire du poumon. Il résulte de là que les mouvements d'inspiration de l'oiseau ont non-seulement pour effet de faire pénétrer l'air extérieur dans les poumons et les sacs pulmonaires interdiaphragmatiques, mais encore d'opérer une expiration partielle dans les autres cellules aériennes de l'oiseau.

Au moment de l'expiration, l'air contenu dans les sacs aériens interdiaphragmatiques, pressé à la fois et par la réaction élastique du poumon, et par le retour des deux plans charnus diaphragmatiques, ne s'échappe pas entièrement par la trachée, mais passe en partie dans les autres cellules. De cette manière, et par ce double jeu, se trouve agité et renouvelé l'air qui circule dans les parties les plus éloignées de l'organe respiratoire.

La partie la plus vasculaire de l'appareil respiratoire de l'oiseau est le poumon, et c'est là surtout que s'opèrent les échanges gazeux de la respiration. Les sacs aériens et les canaux des os, beaucoup moins vasculaires que le poumon, sont surtout en rapport avec le mode de locomotion de l'oiseau, et destinés principalement à diminuer sa pesanteur spécifique; mais il s'opère aussi, dans leur intérieur, une respiration supplémentaire.

Reptiles. — Les reptiles, ainsi d'ailleurs que les animaux dont il nous reste à parler, sont des animaux à sang froid. Leur respiration est beaucoup moins active que celle des mammifères et des oiseaux, et ils peuvent être privés plus ou moins longtemps d'air ou d'oxygène avant de succomber.

La plupart des reptiles ont une respiration aérienne, et respirent par des poumons. Parmi les reptiles à poumon, quelques-uns ont des *branchies* dans les premiers temps de leur vie (têtards de grenouille, par exemple), et respirent comme des poissons, jusqu'au moment de leur métamorphose. Beaucoup de reptiles vivent à la fois dans l'air et dans l'eau, mais ils respirent encore par des poumons, et viennent à la surface respirer l'air atmosphérique. Il en est cependant quelques-uns qui sont bien réellement amphibies et qui conservent toute leur vie des branchies et des poumons (protées, axolots, sirènes).

Chez les reptiles à poumons dont la peau est nue (les grenouilles, par exemple), la peau est aussi un organe important de respiration. La peau, envisagée comme organe de respiration, tient à la fois des poumons et des branchies : les échanges gazeux de la respiration cutanée peuvent s'opérer, non-seulement aux dépens de l'air atmosphérique, mais encore aux dépens de l'air contenu dans l'eau, ainsi que les expériences l'ont depuis longtemps prouvé. Il est probable que, chez quelques reptiles, la respiration cutanée est, dans l'air, aussi active que la respiration pulmonaire. Dans leurs expériences, MM. Regnault et Reiset ont observé que des grenouilles privées de poumons consomment, dans le même temps, environ les deux tiers de la proportion d'oxygène absorbée par des grenouilles intactes. Les expériences de Spallanzani ont depuis longtemps appris que des grenouilles submergées peuvent vivre quelque temps dans l'eau renouvelée, tandis que dans l'eau bouillie (par conséquent privée d'air) elles meurent promptement. Nous avons déjà signalé, à cet égard, les expériences d'Edwards (§ 155).

Les poumons des reptiles sont constitués par des sacs plus ou moins complétement cloisonnés, figurant parfois une sorte de tissu aréolaire à cellules communiquantes. Quoique le poumon des reptiles soit généralement volumineux, la surface développée de cet organe offre bien moins d'étendue que celle du poumon des mammifères et des oiseaux. Les reptiles n'ont point de diaphragme : leur thorax communique librement avec l'abdomen. Beaucoup d'entre eux n'ont point de côtes (fig. 68) : tels sont les batraciens. Il en résulte que, chez les batraciens, les mouvements d'inspiration et d'expiration ne sont point soumis au jeu du thorax, comme chez les mammifères et les oiseaux. Le poumon des batraciens n'attire pas l'air par dilatation, au moment de l'inspiration, comme chez les mammifères et les oiseaux ; aussi, l'air n'est que teès-incomplétement renouvelé dans leurs poumons. Les batraciens inspirent l'air par une sorte de *déglutition*. Certains muscles dilatent activement la gorge : l'air entre par les narines, remplit la dilatation ou le gonflement de la gorge ; puis les narines se ferment, la gorge se contracte en vertu de ses muscles propres et chasse l'air, par refoulement, du côté des poumons. Le retrait élastique du poumon et la contraction des muscles de l'abdomen président à l'expiration. Les reptiles inspirant l'air, non point par la dilatation de la cavité pectorale, mais par un refoulement de déglutition, il en résulte qu'ils respirent aussi bien, la poitrine et le ventre ouverts, que lorsqu'ils sont intacts. Il en résulte encore (ce qui paraît assez singulier au premier abord) que l'on peut rendre la respiration pulmonaire impossible, et par conséquent les asphyxier à la longue, en leur maintenant la bouche largement ouverte.

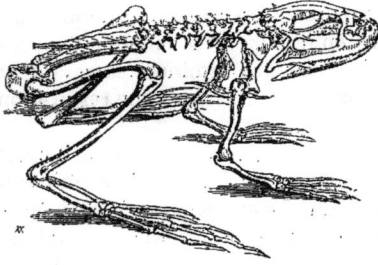

Fig. 68.

Poissons. — Les poissons respirent, à l'aide de leurs *branchies*, l'air contenu dans l'eau. De grands naturalistes ont pensé que les animaux qui vivent dans l'eau avaient le pouvoir de décomposer l'eau pour en extraire l'oxygène ; mais l'expérience a prouvé depuis longtemps qu'en plaçant ces animaux dans de l'eau privée d'air, ils ne tardent pas à succomber.

L'air contenu dans l'eau fournit aux poissons l'oxygène dont ils ont besoin, et ils expirent de l'acide carbonique, ainsi qu'il est aisé de s'en assurer, en traitant par l'eau de chaux l'eau dans laquelle des poissons ont vécu pendant quelques jours. L'air contenu dans l'eau est d'ailleurs plus riche en oxygène que l'air atmosphérique, l'oxygène étant un peu plus soluble que l'azote [1].

Les branchies des poissons sont des organes disposés en forme de lamelles saillantes, très-vasculaires, fixées au bord externe des arcs bran-

_____

[1] L'air atmosphérique contient 20,9 d'oxygène et 79,1 d'azote ; l'air contenu dans l'eau contient 32 d'oxygène et 6⁸ d'azote.

chiaux. Il y a généralement de chaque côté du cou quatre branchies, composées chacune de deux lamelles. Dans les poissons cartilagineux, il y en a quelquefois davantage (cinq ou sept). Les branchies sont ordinairement libres ou flottantes par un de leurs bords, c'est ce qui a lieu chez les poissons osseux. Chez les poissons cartilagineux, les deux bords des branchies sont fixés : l'un à l'arc branchial, et l'autre à la peau. Les poissons dont les branchies sont libres n'ont qu'une seule ouïe : ceux dont les branchies sont adhérentes ont au cou des ouvertures multiples, et ordinairement en nombre égal aux branchies (les lamproies, qui ont sept branchies adhérentes de chaque côté, ont sept ouvertures le long du cou).

Lorsqu'on examine un poisson dans l'eau, on le voit alternativement ouvrir la bouche et les ouïes. En effet, le poisson, pour respirer, avale de l'eau par la bouche : l'eau, arrivée dans la gorge, passe au travers des fentes que laissent entre eux les arcs branchiaux, et parvient ainsi sur les branchies, qu'elle baigne ; l'eau cède au sang, au travers des parois vasculaires, une partie de l'air qu'elle renferme ; elle s'échappe ensuite par les ouvertures des ouïes.

La plupart des poissons respirent encore l'air atmosphérique qu'ils viennent avaler à la surface de l'eau. L'air ainsi avalé se trouve en contact avec les branchies, par conséquent avec une membrane vasculaire et humide, et concourt à la respiration. Des poissons placés dans des récipients pleins d'eau, et qu'on empêche de venir respirer à la surface, à l'aide d'un diaphragme de gaze, finissent par succomber au bout d'un temps plus ou moins long.

Lorsque les poissons sont tirés hors de l'eau, ils périssent assez rapidement par asphyxie. Les lamelles branchiales, n'étant plus soutenues par l'eau, s'affaissent promptement, se laissent difficilement traverser par le sang, se dessèchent peu à peu au contact de l'air, et rendent l'osmose gazeuse de plus en plus imparfaite. On peut prolonger leur vie en leur humectant sans cesse les branchies avec de l'eau, ou en les plaçant dans un milieu saturé d'humidité.

Mollusques. — Les mollusques vivent dans l'air ou dans l'eau ; leur respiration est pulmonaire ou branchiale. Les organes de la respiration présentent ici des formes et des situations très-variées.

Chez les mollusques *céphalopodes*, la respiration est aquatique. Les branchies sont symétriques, constituées par des lamelles divisées et subdivisées sous forme arborescente, et se trouvent cachées par le manteau dans une cavité spéciale. Cette cavité a des parois contractiles. Lorsqu'elle se dilate, l'eau entre dans son intérieur ; lorsqu'elle se contracte, l'eau est chassée au dehors. Il y a, d'ailleurs, une fente pour l'entrée de l'eau, et un tube analogue à une sorte d'entonnoir pour la sortie du liquide.

Les mollusques *gastéropodes* respirent dans l'air ou dans l'eau. Chez ceux qui respirent dans l'air (telle est une partie des gastéropodes à coquille), l'organe respiratoire ou poumon est constitué par une cavité sur les parois de laquelle vient se ramifier l'artère pulmonaire. Cet organe se trouve placé dans le dernier tour de spire. L'air est amené au poumon sans que l'animal sorte de sa coquille, tantôt par un pertuis percé dans la coquille, tantôt par un canal placé entre le corps et la coquille. Les gastéropodes à coquille qui vivent dans l'eau ont des branchies. Tantôt l'animal est obligé de sortir son corps au dehors pour mettre l'organe branchial en contact avec l'eau (toupies, sabots, etc.), tantôt l'organe respiratoire est pourvu d'une sorte de canal en siphon, et il peut respirer sans sortir de sa coquille (paludines, littorines, nérites, volutes, buccins, cérites, porcelaines, etc.). Les gastéropodes tectibranches ont des branchies à moitié cachées par le manteau, et les gastéropodes nudibranches, tout à fait privés de coquilles, ont des branchies fixées à quelque partie du dos.

Les mollusques *acéphales* sont pourvus de branchies constituées par des feuillets striés en travers au nombre de quatre, et placées entre le manteau et le corps de l'animal.

Insectes. — Chez les insectes, animaux aériens, la respiration est moins localisée. La circulation de ces animaux est assez imparfaite (Voy. § 113); le sang n'est pas animé par un mouvement de révolution complète, et l'air va en quelque sorte à la rencontre du sang dans la plupart des parties de l'économie, par des orifices nommés *stigmates*.

L'organe respiratoire des insectes est constitué par une multitude de canaux ou *trachées*, qui s'ouvrent à l'extérieur, sur les côtés de l'animal, ces canaux se ramifient dans l'intérieur du corps en se subdivisant à l'infini.

Tantôt les trachées sont simplement ramifiées, tantôt elles présentent, sur leur trajet, des renflements ou réservoirs à air. Les trachées sont maintenues béantes par une tunique spiroïde, de nature cartilagineuse. Leurs ouvertures extérieures, ou stigmates, ressemblent à de petites fentes ou boutonnières, parfois garnies de valvules. En général, il y a une paire de stigmates par anneau. L'air se renouvelle dans les trachées par les contractions alternatives de l'abdomen. La respiration des insectes est assez active, et leur température s'élève quelquefois d'une manière remarquable (Voy. § 161).

Arachnides. — Comme les insectes, les arachnides ont une respiration aérienne. Tantôt la respiration a lieu à l'aide de trachées, tantôt à l'aide de poches à air placées dans l'abdomen. Ces poches, sous le rapport de la disposition, ressemblent autant à des branchies qu'à des poumons. En effet, elles présentent dans leur intérieur une multitude de lamelles, saillantes comme des feuillets branchiaux. Ces poches à air reçoivent l'air, comme les trachées, par des stigmates placés sur les côtés ou à la face inférieure de l'abdomen.

Annélides. — Les annélides ont généralement une respiration aquatique. Les branchies des annélides varient beaucoup quant à leur forme et à leur position. Tantôt elles forment, le long du corps de l'animal, des touffes placées de distance en distance (arénicoles), tantôt elles sont groupées autour des pattes, sous forme de tubercules branchiaux (néréides), tantôt l'extrémité supérieure du corps est garnie d'une sorte de panache multibranche (serpules, Voy. fig. 69).

Les seuls annélides qui ne soient pas aquatiques sont les lombrics (vers de terre). Ils vivent dans la terre humide et respirent par la surface générale du corps, et peut-être aussi par de petites poches placées à la partie antérieure du corps et communiquant au dehors par des pores.

Crustacés.—La plupart vivent dans l'eau et respirent par des branchies. Un certain nombre de crustacés manquent de branchies, et la respiration aquatique se fait par les parties du corps recouvertes d'une peau molle (souvent les pattes). Quelques crustacés vivent à l'air et respirent à l'aide

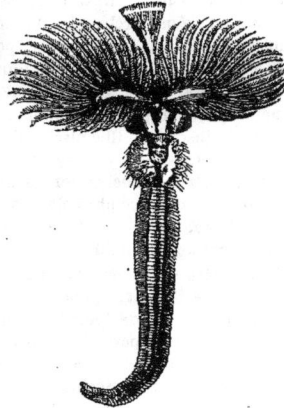

Fig. 69.
BRANCHIES D'UN ANNÉLIDE.
(Serpula contortuplicata.)

d'une multitude de lamelles extérieures, entretenues dans un état d'humidité permanente, qui ont la forme de branchies et qui fonctionnent comme des poumons.

Zoophytes. — Ces animaux aquatiques n'ont point en général d'organes spéciaux de respiration : les échanges gazeux se font par les divers points de la surface tégumentaire interne et externe. On remarque, cependant, chez les holothuries, un canal ramifié particulier, naissant du cloaque, et analogue à une sorte de trachée. L'eau s'y introduit par le cloaque et en est expulsée de temps à autre par les contractions du canal. Chez les infusoires, on remarque à la surface du corps des cils vibratiles qui, par leurs mouvements, renouvellent l'eau aux dépens de laquelle l'animal respire.

Indications bibliographiques.

(Par ordre alphabétique.)

RESPIRATION PULMONAIRE ET CUTANÉE.

ALBERS, Nothwendige Correctionen bei Anwendung des Spirometers (*Des corrections nécessaires dans l'emploi du spiromètre*), *dans* Wiener medicinische Wochenschrift, 1852. — ALLEN et PEPYS, On the changes produced in atmospheric air and oxygen gas by respiration, *dans* Philosoph. Transactions, 1808 et 1809. — ANDRAL et GAVARRET, Recherches sur la quantité d'acide carbonique exhalé par le poumon dans l'espèce humaine, *dans* Annal. de chimie et de physique, 3e *série*, t. VIII, 1843. — APJON, Experiments relative to the expired air in health and in disease, *dans* Dublin hospital Reports and communications, t. V, 1830. — ARNOLD, Ueber die Athmungsgrösse des Menschen (*De la capacité respiratoire de l'homme*), *Heidelberg*, 1855.

J. BAUMGARTNER, Der Athmungsprocess im Ei (*De la respiration de l'œuf*), *Freiburg* (en Brisgau), 1861. — Chr. BAÜMLER, Beobachtungen über die Wirkungen der zwischenrippenmuskeln (*Observations sur l'action des muscles intercostaux*), *dissert. inaug.*, *Erlangen*, 1860. — BEAU et MAISSIAT, Recherches sur le mécanisme des mouvements respiratoires, *dans* Arch. gén. de médecine, t. XV, 1842, et 3e série, t. I et t. II, 1843.— BÉRARD, Effets de l'élasticité des poumons, *dans* Archives générales de médecine, 1re série, 1830. — Cl. BERNARD, De l'élimination de l'hydrogène sulfuré par la surface pulmonaire, *dans* Archiv. génér. de médecine, 5e série, t. IX, 1857. — BERTHOLLET, Sur les changements que la respiration produit dans l'air, *dans* Mémoires de la Société d'Arcueil, t. II, 1809. — BISCHOFF, Chemische Untersuchung der Luft welche sich in den Hühnereiern befindet (*Recherches chimiques sur l'air qu'on rencontre dans les œufs de la poule*), *dans* Schweiger's Jahrbücher der Chemie, t. IX, 1823. — LE MÊME, Commentatio de novis experimentis chimico-physiologicis ad illustrandam doctrinam de respiratione institutis, *Heidelberg*, 1837. — J. BLACK, Lectures on the elements of chemistry (découvrit en 1757 l'acide carbonique qu'il appela *air fixe*; en 1763, il *soupçonna* qu'il se formait de l'air fixe dans la respiration de l'homme). Ses œuvres ont été rassemblées et publiées en 1803 par Robison. — BONNET, Application du compteur à gaz à la mesure de la respiration, *dans* Comptes rendus de l'Académie des sciences, t. XLII et XLIII, 1856. — BOURGERY, Mémoire sur les rapports de la structure intime avec la capacité fonctionnelle des poumons dans les deux sexes et à divers âges, *dans* Comptes rendus, t. XVI, 1843. — BRESCHET et MILNE-EDWARDS, Recherches expérimentales sur l'exhalation pulmonaire, *dans* Ann. des sciences naturelles, t. IX, 1826. — BROWN-SÉQUARD, Recherches expérimentales et cliniques sur quelques questions relatives à l'asphyxie, *dans* Journal de Physiologie *de Brown-Séquard*, t. II, 1859. — BUDGE, Zur Physiologie des Zwerchfells (*Sur la physiologie du diaphragme*), *dans* Deutsche Klinik, no 26, 1860. — LE MÊME, Ueber die Zwecke des Athmens (*But de la respiration*), Ein populärer Vortrag, *Weimar*, 1860.

CARSON, On the elasticity of the lungs, *dans* Philosophical Transactions, 1820. — CHEVREUL, De la quantité d'air nécessaire à la respiration d'un cheval, *dans* Comptes rendus de l'Acad. des sciences, t. XI, 1841. — CIGNA, De causa extinctionis flammæ et animalium in aere interclusorum, *dans* Miscellanea philosophico-mathematica societatis privatæ Taurinensis (cette société est devenue plus tard l'Académie royale des sciences de Turin), t. I, *Turin*, 1759. — J. CLOQUET, De l'influence des efforts sur les organes renfermés dans la cavité thoracique, *Paris*, 1819. — COATHUPE, Experiments upon the products of respiration, *dans* London and Edinburgh philosophical Magazine, 3e série, t. XIV, 1839. — COLLARD (de Martigny), De l'action du gaz acide carbonique sur l'économie animale, *dans* Arch. gén. de médecine, t. XIV, 1827. — LE MÊME, Recherches expérimentales et critiques sur l'absorption et l'exhalation respiratoire, *dans* Journal complémentaire des sciences médicales, t. XXXVI et XXXVII, 1830, *et dans* Journal de Physiologie *de Magendie*, t. X, 1830. — LE MÊME, Recherches expérimentales sur l'exhalation gazeuse de la peau, *dans* Journal de Physiologie *de Magendie*, t. X, 1830. — CRUIKSHANK, Experiments on the insensible perspiration of the human body showing its affinity to respiration, *London*, 1779.

DALTON, On respiration and animal heat, *dans* Manchester Memoirs, t. II, 1806, et 2e série, t. II, 1813. — H. DAVY, Researches chemical and philosophical chiefly concerning nitrous oxide, or diphlogisticated nitrous air, and its respiration, *London*, 1800 (traduction dans les *Annales de chimie*), t. XLI-XLIV, 1802. — DEBROU, Note sur l'action des muscles intercostaux, *dans* Gazette médicale, t. XI, 1843. — DELAROCHE, Mémoire sur l'influence que la température de l'air exerce dans les phénomènes chimiques de la respiration; *thèse*, *Paris*, 1806. — DODART, Mémoire sur la transpiration, *dans* Mémoires de l'Acad. des sciences, t. II, 1696. — DONDERS, Die Bewegung der Lungen und des Herzens bei der Respiration (*Des mouvements des poumons et du cœur pendant la respiration*), *dans* Zeitschrift für rationelle Medicin, 2e série, t. III, 1853. — DOYÈRE, Mémoire sur la respiration et la chaleur animale dans le choléra, *dans* Moniteur des hôpitaux, t. II, 1854. — DULK, Untersuchungen über die in den Hühnereiern enthaltene Luft (*Recherches sur l'air contenu dans l'œuf de la poule*), *dans* Schweiger's Jahrbucher, t. XXVIII,

1830. — Duriau, Recherches expérimentales sur l'absorption et l'exhalation par le tégument externe, *Paris*, 1856. — Dutrochet, Mémoires pour servir à l'histoire des animaux et des végétaux, 2 vol., *Paris*, 1837.

Edenhuisen, Beiträge zur Physiologie der Haut (*Contributions à la physiologie de la peau*), dans Nachrichten von der Universität zü Göttingen, 1861. — W. Edwards, De l'influence des agents physiques sur la vie, *Paris*, 1824; pp. 1-98, 165-229, 312-344, 404-531. — Enschut, Dissertatio physiologico-medica de respirationis chymismo, *Utrecht*, 1836. — C. L. von Erlach, Versuche über die Perspiration einiger mit Lungen athmender Wirbelthiere (*Recherches sur la perspiration de quelques animaux qui respirent par des poumons*), *Berne*, 1846.

Fabius, De spirometro ejusque usu; dissert., *Amsterlodami*, 1853. — Le même, Spirometrische Beobachtungen (*Observations spirométriques*), dans Zeitschrift für rationelle Medicin, 2e série, t. IV, 1854. — E. Fernet, Note sur la solubilité des gaz dans les dissolutions salines pour servir à la théorie de la respiration, dans Comptes rendus de l'Acad. des sciences, 1855. — Le même, Du rôle des principaux éléments du sang dans l'absorption et le dégagement des gaz de la respiration, *thèse* de la Faculté des sciences, *Paris*, 1858. — Fourcault, Influence des enduits imperméables, etc., sur la durée de la vie, dans Comptes rendus de l'Acad. des sciences, t. XVI, 1843. — A. Fyfe, Dissertatio chimico-physiologica inauguralis de copia acidi carbonici e pulmonibus respirandum evoluti, *Edinburgh*, 1814.

Gay-Lussac, Observations critiques sur la théorie des phénomènes chimiques de la respiration, dans Annales de chimie et de physique, 3e série, t. XI, 1844. — Gerdy, Mémoire sur plusieurs points de la respiration, dans Archiv. génér. de médecine, 2e série, t. VII, 1835. — C. Gerhardt, Der Stand des Diaphragma's, *Tübingen*, 1860. — Gillaizeau, Essai sur la transpiration, *Paris*, 1808. — Goodwin, The connexion of the life with the respiration, *London*, 1789 (traduction française par *Hallé* dans le Magasin encyclopédique, t. IV, *Paris*, 1798. — Gonham, On the respiration of infants in health and disease, dans London medical Gazette, t. XXII, 1838. — Gorter, De perspiratione insensibili, *Leyde*, 1725. — Grassi, Chauffage et ventilation des hôpitaux, *thèse*, *Paris*, 1856. — M' Gregor, Experiments on carbonic acid thrown of from the lungs, dans Trans. of the sections of British Association, 1840. — Guénard, Observations sur la ventilation des édifices publics, dans Annales d'hygiène publique, t. XXX, 1843, t. XXXII, 1844, t. XXXVIII, 1847. — Guillet, Description d'un spiromètre, dans Comptes rendus de l'Acad. des sciences, t. XLIII, 1856.

Haller, De respiratione; Experimenta anatomica, etc. (en réponse à Hamberger), Göttingen, 1746, trad. française, Lauzanne, 1758. Voyez aussi le t. IIIe de ses œuvres complètes. — Hamberger, Dissertatio de respirationis mechanismo et usu genuino, *Iena*, 1727. (Cette dissertation donna lieu à une polémique scientifique entre Hamberger et Haller, qui dura plusieurs années.) — Hannover, De quantitate relativa et absoluta acidi carbonici ab homine sano et ægroto exhalati, *Copenhague*, 1845. — G. Harley, On the condition of the oxygen absorbed into the blood during respiration, dans Philosophical Magazine and Journal, t. XII, 1856. — Heale, On the blood vessels of the lungs, dans Monthly Journal, 1852. — Hecht, Essai sur le spiromètre; *thèse*, *Strasbourg*, 1855. — Henderson, Experiments and observations on the changes which the air of the atmosphere undergoes by respiration, particulary with regard to the absorption of nitrogen, dans Nicholson's Journal of natural philosophy, t. VIII, 1804. — Herbst, Ueber die Capacität der Lungen für Luft (*De la capacité respiratoire des poumons*), dans Meckel's Archiv für Physiologie, t. III, 1828. — Hervier et Saint-Lager, Recherches sur l'acide carbonique exhalé par les poumons à l'état de santé et de maladie, dans Comptes rendus de l'Académie des sciences, t. XXVIII, 1849. — Les mêmes, Sur la carbonométrie pulmonaire dans l'air comprimé, dans Gazette médicale de Lyon, 1849. — De Humboldt et Provençal, Recherches sur la respiration des poissons, dans Mémoires de la Société d'Arcueil, t. II, 1809. — Hutchinson, On the capacity of the lungs and on the respiratory functions, dans Transactions of the medic.-chirurg. Society of London, t. XXIX, 1846. — Le même, *Article Thorax*, dans Todd's Cycloped. of anat. and phys., 1850.

JACKSON (de Boston), De l'action du chloroforme sur le sang, *dans* Comptes rendus de l'Acad. des sciences, 1856.

KOSTER, Ueber die Wirkung der Respirationsmuskeln, namentlich der Muskeln intercostales (*Sur l'action des muscles respiratoires, et en particulier sur les intercostaux*), *dans* Archiv für die holländischen Beiträge zur Natur-und Heilkunde, 1860. — KRAMHER, Zur Lehre vom Athmen (*Études sur la respiration*), *dans* Archiv für die gesammte Medicin *de Häser*, t. IX, 1847. — KRIMER, Untersuchungen über die nächste Ursache des Hustens (*Recherches sur les causes prochaines de la toux*), publié par *Nasse; Leipzig*, 1819.

C. LASÈGUE, Sur l'emploi de la spirométrie en médecine, *dans* Arch. gén. de médecine, 5e *série*, t. VII, 1856. — LASSAIGNE, Observations sur les proportions de gaz acide carbonique exhalées par les chevaux, *dans* Gazette des hôpitaux, 1849. — LAVOISIER, Expériences sur la respiration des animaux et sur les changements qui arrivent à l'air en passant par leurs poumons, *dans* Mémoires de l'Acad. des sciences de Paris, 1777. — LE MÊME et SEGUIN, Mémoire sur la respiration, *dans* Mémoires de l'Acad. des sciences, 1789. — LES MÊMES, Mémoire sur la transpiration, *dans* Mémoires de l'Acad. des sciences, 1790. — LEBLANC, Recherches sur la composition de l'air confiné, *dans* Annales de chimie et de physique, 3e *série*, t. V, 1842. — LE MÊME, Du volume d'air à assurer aux troupes dans les chambres des casernes, *dans* Annales de chimie et de physique, 3e *série*, t. XXVII, 1849. — LEGALLOIS, Expériences relatives au principe des mouvements inspiratoires, *dans* OEuvres de Legallois (éditées par *Pariset*), t. Ier, 1830. — LE MÊME, Expériences physiologiques tendant à faire connaître le temps pendant lequel les animaux peuvent être sans danger privés de respiration, *Paris*, 1835. — LETELLIER, De l'influence des températures extrêmes de l'atmosphère sur la production de l'acide carbonique dans la respiration des animaux à sang chaud, *dans* Annales de chimie et de physique, 3e *série*, t. XIII, 1845. — G. LIEBMANN, Versuche über die Rhytmik der Athembewegungen (*Recherches sur le rhythme des mouvements respiratoires*), *Tübingen*, 1856. — LINING, Account of statical experiments made several times in a day, upon himself for a whole year, *dans* Philosoph. Transactions, t. XLII, 1743; t. XLIII, 1744. — LONGET, Recherches expérimentales sur la nature des mouvements intrinsèques du poumon, *dans* Comptes rendus de l'Acad. des sciences, t. XV, 1842. — LOPPENS, Recherches sur la quantité d'acide carbonique contenue dans l'air des salles de spectacle, *dans* Bulletin de l'Académie des sciences de Bruxelles, t. II, 1844. — LUDWIG, Bemerkung zu Valentin's Lehren von Athmen und Blutkreislauf (*Observations sur la doctrine de la respiration et de la circulation de Valentin*), *dans* Zeitschrift für rationelle Medicin, t. III, 1845.

MAGENDIE, Mémoire sur la transpiration pulmonaire, *dans* Nouveau bulletin de la Société philomathique, t. II, 1811. — MANDL, De l'osmose pulmonaire, ou Recherches sur l'absorption et l'exhalation des organes de la respiration, *dans* Arch. gén. de médecine, *juillet* 1860. — MARCACCI, Sul mecanismo dei moti del petto, *dans* Miscellanea medic.-chirurg. farmaceutica, *Pisa*, 1843. — MARCÉ, Recherches sur les rapports numériques qui existent chez l'adulte, à l'état normal et à l'état pathologique, entre le pouls et la respiration, *dans* Arch. gén. de médecine, 5e *série*, t. VI, 1855. — MARCHAND, Ueber die Respiration des Frosches (*De la respiration de la grenouille*), *dans* Journal für praktische Chemie, t. XXXIII, 1844. — MASCHKA, Das Leben der Neugeborenen ohne Athmen (*De la vie des nouveau-nés qui ne respirent pas*): Exemples d'enfants rappelés à la vie après 7 heures et même 20 heures d'asphyxie, *dans* Prager Vierteljahrschrift für praktische Heilkunde, t. III, 1854. — J. MAYOW, Tractatus quinque physico-medici quorum primus agit de sale nitro et spiritu nitro-aereo; secundus, de respiratione; tertius, de respiratione fœtûs in utero; etc., *Oxonii*, 1669-1674. — MENDELSSOHN, Der Mechanismus der Respiration und Circulation, *Berlin*, 1845. — MENZIES, Tentamen physiologicum inaugurale de respiratione, *Edinburgh*, 1790. — DE MILLY, Mémoire sur la substance aériforme qui émane du corps humain, et sur la manière de la recueillir, *dans* Mémoires de l'Acad. des sciences, 1777. — LE MÊME, Deuxième mémoire sur le gaz animal, *dans* Mémoires de l'Acad. des sciences, 1777. — MOLESCHOTT, Versuche zur Bestimmung des Wassergehalts der vom Menschen ausgeathmeten Luft (*Recherches sur la fixation de la proportion d'eau contenue dans l'air expiré par l'homme*), *dans* Holländische Beiträge zu den Anat. und physiol. Wissenschaften, t. 1er, *Utrecht*, 1846. — Le même, Ueber den Einfluss des Lichtes auf die Menge der vom Thierkörper ausgeschiedenen Kohlensäure (*Influence de la lumière sur la proportion d'acide carbonique exhalé par les animaux*), *dans* Wiener medizinische Wochenschrift, 1855. — Le même, Ueber den Einfluss der Wärme auf die Kohlensäure Ausscheidung der Frösche (*De l'influence de la chaleur sur l'exhalation d'acide carbonique chez les grenouilles*), *dans* Untersuchungen zur Naturlehre des Menschen und der Thiere, t. II, 1857. — Le même et Schelske, Ueber die Menge der ausgeschiedenen Kohlensäure und die Lebergrosse, etc. (*De la quantité d'acide carbonique expiré dans ses rapports avec le volume du foie*), *dans* Untersuchungen zur Naturlehre des Menschen und der Thiere, Ire livr., 1856. — Morren, Sur les variations de proportion d'oxygène dissous dans l'eau, considérées comme pouvant amener rapidement la mort des poissons, *dans* Comptes rendus de l'Acad. des sciences, t. XX, 1845. — W. Müller, Beiträge zur Theorie der Respiration, *dans* Annalen der Chemie und Pharmacie, t. CVIII, 1858.

Nasse, Ueber das Athmen (*Sur la respiration*), *dans* Meckel's Archiv für Physiologie, t. II, 1816. — Nièpce, Recherches sur la composition de l'air atmosphérique que respirent, en hiver, dans les étables, la population des Alpes, *dans* Gazette médicale de Lyon, t. IV, 1852.

Pacini, Sulla mecanica dei muscoli intercostali e reflessioni critiche sugli experimenti fisiologici, etc., *dans* Il Cimento, 1840. — Pettenkofer, Ueber den Respirations und Perspirationsapparat im physiologischen Institute zu München (*Appareil pour l'étude de la respiration pulmonaire et cutanée, de l'Institut physiologique de Munich*), *dans* Sitzungsberichte d. baierisch. Ak. der Wiss. zü München, 1860. — Le même, Ueber die Respiration (*Sur la respiration*), *dans* Annalen des Chemie und Pharmacie (*volume supplémentaire*), 1862. — Le même et Voit, Untersuchungen über die Respiration (*Recherches sur la respiration*), même recueil, même année. — Pfaff, Tentamen physiologicum de respiratione, *Edinburgh*, 1790, *et dans* Annales de chimie, t. VIII, 1791. — Le même, Nouvelles expériences sur la respiration, *dans* Annales de chimie, ancienne série, t. LV, 1805. — Poulet, Recherches expérimentales sur cette question : l'eau et les substances dissoutes sont-elles absorbées par la peau? *dans* Comptes rendus de l'Acad. des sciences, 1856. — Poumet, Mémoire sur la ventilation dans les hôpitaux, *dans* Annales d'hygiène publique, t. XXXII, 1844. — Pravaz, Essai sur l'emploi médical de l'air comprimé, *Paris*, 1850. — Priestley, Experiments and observations on different kinds of air, *London*, 1775, *traduct. de Gibelin*, Paris, 1777. — Le même, Observations on respiration and the use of blood, *dans* Philosophical Transactions, t. LXVI, 1776. — Prout, Observations on the quantity of carbonic acid gas emitted from the lungs during respiration, *dans* Annals of philosophy, t. II, *London*, 1813, et t. IV, 1814.

Rayer, Examen comparatif de l'air expiré par des hommes sains et par des cholériques, sous le rapport de l'oxygène absorbé, *dans* Gazette médicale de Paris, t. III, 1832. — Regnault et Reiset, Recherches chimiques sur la respiration des animaux des diverses classes, *dans* Annales de chimie et de physique, 3e série, t. XXVI, 1849. — J. Reiset, Recherches chimiques sur la respiration des animaux, *dans* Ann. de physique et de chimie, 1863. — Reuling, Ueber den Ammoniakgehalt der expirirten Luft, und sein Verhalten in Krankheiten (*De la présence de l'ammoniaque dans l'air expiré, et de sa valeur pathologique*), *Giessen*, 1854. — Robinson, Dissertation sur la quantité de la transpiration, *traduit de l'anglais*, Paris, 1749. — Rosenthal, De l'influence du nerf pneumogastrique et du nerf laryngé supérieur sur les mouvements du diaphragme, *dans* Comptes rendus de l'Acad. des sciences, 1861. — Le même, Die Athembewegungen und ihre Beziehungen zum N. Vagus (*Les mouvements respiratoires et leurs rapports avec le nerf pneumo-gastrique*), *Berlin*, 1862. — Rossat, Phénomènes chimiques de la respiration, *thèse*, Strasbourg, 1853. — Rügenberg, Ueber den angeblichen Einfluss der N. Vagi auf die glatten Muskelfasern der Lunge (*Sur la non-influence des nerfs pneumogastriques sur les fibres musculaires lisses des poumons*), *dans les* Studien der phys. Instituts in Breslau de *Heidenhain*, II, 1862.

SABATIER, Mémoire sur le mouvement des côtes, *dans* Mémoires de l'Acad. des sciences, 1778. — SAISSY, Recherches anatomiques, chimiques et physiologiques sur les animaux mammifères hybernants, *Paris,* 1808.— SALTER, Das Wesen und die Ursache des Respirationsgeräusches (*Essence et cause des bruits respiratoires*), *dans* The Lancet, *novembre* 1860. — SANCTORIUS, Ars de statica medicina, *Venetiis,* 1614 ; autre édition avec des commentaires par *Martin Lister, Lugduni Batavorum,* 1642 ; autre édition avec des notes par *Keill, Lugduni Batavorum,* 1713. — SAPPEY, Recherches sur l'appareil respiratoire des oiseaux, *avec planches, Paris,* 1847. — SCHARLING, Undersögelser over den Quantitet Kulstof, etc., *dans les* Mémoires de la Société danoise des sciences, vol. X; *traduction française sous ce titre :* Recherches sur la quantité d'acide carbonique expiré par l'homme dans les vingt-quatre heures, *dans* Annal. de chimie et de physique, 3ᵉ série, t. VIII, 1843. — SCHNEEVOGT, Ueber den prakttischen Werth des Spirometers (*De la valeur pratique du spiromètre*), *dans* Zeitschrift für rationelle Medicin, 2ᵉ série, t. V, 1854. — SCHNEPF, Note sur un nouveau spiromètre très-sensible et très-simple, *dans* Comptes rendus de l'Acad. des sciences, t. XLIII, 1856. — LE MÊME, Considérations physiologiques sur l'acte de la respiration ; influence de l'âge sur la capacité vitale du poumon ; influence de la taille, *dans* Gazette médicale de Paris, nᵒˢ 11, 21, 25, 39, 1857. — A. SCHÖFFER, Ueber die Kohlensäure des Blutes und ihre Ausscheidung mittelst der Lunge (*De l'acide carbonique du sang et de son exhalation par le poumon*), *dans* Zeitschrift für rationelle Medicin, 3ᵉ série, t. XI, 1861. — SCHÖMACKER, Ueber die Wirkung der Musculi intercostales, *dans* Archiv für die holländischen Beiträge für Natur und Heilkunde, 1860. — F. T. SCHÜTZE, Dissertatio de perspirabili cutaneo et sudore animadversiones, *Leipzig,* 1797. — SCHWANN, De necessitate aeris atmospherici ad evolutionem pulli in ovo, *Berolini,* 1834, *et dans* Müller's Archiv, 1835. — SCZELKOW, Zur Lehre vom Gasumtausch in verschiedenen Organen (*Sur les échanges de gaz dans divers organes*), *dans* Zeitschrift für rationelle Medicin, XVII, 1862. — SIBSON, On the mechanism of respiration, *dans* Philosophical Transactions, 1847. — LE MÊME, On the movements of respiration in disease, *dans* Transactions of the med.-chirurg. Society of London, t. XXXI, 1848. — G. SIMON, Ueber die Menge der ausgeathmeten Luft bei verschiedenen Menschen und ihre Messung durch das Spirometer (*De la quantité d'air expiré chez les divers hommes et de sa mesure à l'aide du spiromètre*), *Giessen,* 1848. — E. SMITH, On the quantity of air inspired at every 5, 15 and 30 minutes of the day and nigth, and under the influence of exercise food and medicines, etc., *dans* The Lancet, 1857. — LE MÊME, On the influence of exercise on respiration and pulsation, *dans* Edinburgh medical Journal, 1859. LE MÊME, Experiments on the phenomena of respiration, *dans* Proocedings of the Royal Society, t. IX, 1859, *et dans* The Lancet, I, 1859. — LE MÊME, Résumé de recherches expérimentales sur la respiration, *dans* Journal de physiologie, *en 2 parties*, t. III, 1860. — SNOW, On the pathological effects of atmosphere vitiated by carbonic acid gas and by diminution of oxygen, *dans* Edinburgh medical and surgical Journal, t. LXV, 1846. — SPALLANZANI, Mémoires sur la respiration, *traduct. de Sennebier; Genève,* 1803. — LE MÊME et SENNEBIER, Rapports de l'air avec les êtres organisés, 3 *vol., Genève,* 1807 (les deux premiers volumes sont consacrés à la respiration). — W. STARK, Experiments dietetical and statical, *publiés* d'après les manuscrits de l'auteur par *J. C. Smyth ; Londres,* 1788. — SWAMMERDAM, Tractatus physico-anatomico-medicus de respiratione usuque pulmonum, *Lugduni Batavorum,* 1667.

TIEDEMANN, Die Ausdünstung in den Lungen durch Versuche erläutert (*La transpiration pulmonaire élucidée par des expériences*), *dans* Zeitschrift für physiologie, *de Trevi-ranus,* t. V, 1835. — TRAUBE, Ueber die Beziehung der Respiration zur Muskelthätigkeit und die Bedeutung der Respiration überhaupt (*Rapports entre la respiration et l'activité musculaire, et du rôle de la respiration principalement*), *dans* Archiv für pathologische Anatomie und Physiologie, t. XXI, 1861. — LE MÊME, Zur Physiologie der Respiration (*Sur la physiologie de la respiration*), *dans* Allgem. med. Centralzeitung, nᵒˢ 38 et 39, 1862.

VALENTIN et BRUNNER, Ueber das Verhältniss der bei Athmen des Menschen ausgeschiedenen Kohlensäure zu dem durch jenen Process aufgenommenen Sauerstoffe (*Rapport entre l'acide carbonique exhalé et l'oxygène absorbé par la respiration chez l'homme*), *dans* Archiv für physiologische Heilkunde, t. II, 1843. — VALENTIN, Chapitre DAS ATHEM (*La Respiration*), *dans* Lehrbuch der Physiologie des Menschen, 2e *édit.*, vol. I, 1847. Cet article renferme le résumé d'expériences faites en commun avec Brunner. — LE MÊME, Beiträge zur Kenntniss des Winterschlafs der Murmelthiere (*Contributions à l'étude du sommeil hybernal de la marmotte*), *dans* Untersuchungen zur Naturlehre des Menschen und der Thiere, 1re et 2e livraison, 1856. — LE MÊME, Ueber Athmen nach Unterdrückung der Hautausdünstung und die belebenden Wirkungen höherer Wärmegrade (*De la respiration après la suppression de l'exhalation cutanée, et de l'action vivifiante des températures élevées*), *dans* Archiv für physiologische Heilkunde, 4e série, t. II, 1858. — LE MÊME, Ueber Athmen im geschlossenen Raume (*De la respiration dans des espaces clos*), *dans* Zeitschrift für rationelle Medicin, 3e série, t. X, 1861. — VAUQUELIN, Observations chimiques et physiologiques sur la respiration des insectes et des vers, *dans* Annales de chimie, t. XII, 1792. — VIERORDT, Recherches expérimentales concernant l'influence de la fréquence des mouvements respiratoires sur l'exhalation de l'acide carbonique, *dans* Comptes rendus de l'Acad. des sciences, t. XIX, 1844. — LE MÊME, Physiologie des Athmens mit besonderer Rüksicht auf die Auscheidung der Kohlensäure (*Physiologie de la respiration dans ses rapports avec l'exhalation de l'acide carbonique*), Karlsruhe, 1845. — LE MÊME, *article* RESPIRATION, *dans* Wagner's Handwörterbuch für Physiologie, t. II, 1845. — LE MÊME et LUDWIG, Beiträge zur Lehre von den Athembewegungen (*Contributions à l'étude des mouvements respiratoires*), *dans* Archiv für physiologische Heilkunde, t. XIV, 1855. — VIVENOT, Ueber den Einfluss des Veränderten Luftdrucks auf den menschlichen Organismus (*Influence de l'air comprimé ou raréfié sur l'organisme*), *dans* Archiv für pathol. Anatomie und Physiologie, XIX, 1860.

Ch. WILLIAMS, Report of the experiments on the physiology of the lungs and air tubes, *dans* Report of the meeting of the British Association for the advancement of science, *Glasgow*, 1840. — Voyez la bibliographie du chapitre INNERVATION, pour ce qui concerne l'influence du système nerveux sur la respiration.

DU SANG.

ABEILLE, Mémoire sur la cause de la fibrination et de la défibrination du sang, *dans* Comptes rendus de l'Acad. des sciences, t. XXXII, 1851. — ALHJET, Effet de l'agitation du sang considéré par rapport à la diminution qui en résulte dans la proportion de fibrine, *dans* Comptes rendus de l'Acad. des sciences, t. XXXII, 1851. — ANCELL, Lectures on physiology and pathology of the blood, *dans* The Lancet, t. I, 1839. — ANDRAL et GAVARRET, Recherches sur les modifications de proportions de quelques principes du sang dans les maladies, *dans* Annales de chimie et de physique, 2e série, t. LXXV, 1840. — LES MÊMES et DELAFOND, Recherches sur la composition du sang de quelques animaux domestiques, dans l'état de santé et de maladie, *dans* Annales de chimie et de physique, 3e série, t. V, 1842. — ANDRAL, Essai d'hématologie pathologique, *Paris*, 1843. — AUTENRIETH, Dissertatio exhibens experimenta et observata quædam de sanguine, præsertim venoso, *Stuttgard*, 1792.

BABINGTON, Some considerations with respect to the blood founded on one or two very simple experiments, *dans* Medico-chirurgical Transactions, t. XVI, 1830. — BARRUEL, Mémoire sur le principe aromatique du sang, *dans* Annales d'hygiène publique et de médecine légale, t. I, 1829. — M. BARRY, On the corpuscles of the blood, *dans* Philosoph. Transactions, 1840 et 1841. — BECKER, Die Kohlensauerspannung im Blute als proportionales Maas des Umsatzes der Kohlenstoffhaltigen Körper-und Nahrungs Bestandtheile (*De la tension de l'acide carbonique dans le sang, envisagée comme mesure proportionnelle des métamorphoses des principes carbonés du corps et de l'alimentation*), *dans* Zeitschrift für rationelle Medicin, nouv. série, t. VI, 1855. — J. BÉCLARD, Du sang de la veine porte et de la veine splénique, *dans* Archiv. gén. de médecine, 1848. — BECQUEREL et RODIER, Recherches sur la composition du sang dans l'état de santé et de maladie, *Paris*, 1844. — LES MÊMES, Nouvelles recherches d'hématologie, *dans* Comptes rendus de l'Ac. des sciences, t. XXXIV, 1852, *et dans* Gazette médicale, 1852. — BENNETT, Leucocythemia or white cell-blood, etc., *Edinburgh*, 1852. — BERLIN, Ueber die Blutkrystalle (*Sur les cristaux du sang*), *dans* Archiv für die hollandischen Beiträge, t. I, 1857. — Cl. BERNARD, Sur les variations de couleur dans le sang veineux des organes glandulaires, *dans* Journal de physiologie *de Brown-Séquard*, t. I, 1858, *et dans* Gazette médic. de Paris, n° 19, 1858. — LE MÊME, Leçons sur les propriétés physiologiques, etc., des liquides de l'organisme, *Paris*, 1859. — BERZELIUS, Foerelaesninger i djurkemien, *Stockholm*, 1808; en langue anglaise, sous ce titre : General Views of the composition of animal fluids, *dans* Medico-chirurgical Transactions, t. III, *London*, 1812. — BÖCKER, Ueber die verschiedenen Arten und die Bedeutung der gewölkten Blutkörperchen (*Des diverses sortes de globules incolores dans le sang et de leur signification*), *dans* Archiv für physiologische Heilkunde *de Vierordt*, 1851. — BONNET, Sur les globules du sang, *dans* Comptes rendus de l'Acad. des sciences, t. XXIII, 1846. — BOSTOCK, On the gelatine of the blood (Bostock démontre qu'il n'y a point de gélatine dans le sang), *dans* Medico-chirurgical Transactions, t. I, 1810. — BOTKIN, Ueber die Wirkung der Salze auf die circulirenden rothen Blutkörperchen (*De l'influence des sels sur les globules rouges du sang en circulation*), *dans* Archiv für pathologische Anat. und Physiol., t. XV, 1858. — BOUCHUT, Sur la coagulation du sang veineux dans les cachexies et les maladies chroniques, *dans* Gazette médicale de Paris, 1845. — F. BOUDET, Essai critique et expérimental sur le sang, *thèse* (*école de pharmacie*), *Paris*, 1833. — BOUSSINGAULT, Recherches sur l'influence que certains principes élémentaires peuvent exercer sur la proportion des matières grasses contenues dans le sang, *dans* Annales de chimie et de physique, 3e *série*, t. XXIV, 1848. — BOYLE (Robert), Apparatus ad dist. nat. sanguinis humani, *dans* l'édition latine, t. IV, *Genève*, 1680. — BRANDE, Chemical researches on blood, *dans* Philosophical Transactions, 1812. — LE MÊME, On the existenz of the carbonic acid in the blood, *dans* Philosophical Transactions, 1818. — BROWN-SÉQUARD, Recherches expérimentales sur les propriétés du sang chargé d'oxygène et du sang chargé d'acide carbonique, *dans* Comptes rendus de l'Acad. des sciences, 1857. — LE MÊME, Recherches expérimentales sur les propriétés physiologiques et les usages du sang rouge et du sang noir, *dans* Journal de physiologie, t. I, 1858. — LE MÊME, Sur les modifications que subissent les globules circulaires du sang de mammifère injectés dans le système circulatoire des oiseaux, *dans* Journal de physiologie, t. I, 1858. — BRUCH, Ueber die Farbe des Blutes (*Sur la couleur du sang*), *dans* Zeitschrift für rationelle Medicin, t. I, 1844. — LE MÊME, Noch einmal die Blutfarbe (*Encore sur la couleur du sang*), *dans* Zeitschrift für rationelle Medicin, t. III, 1845, et t. V, 1846. — E. BRÜCKE, Ueber die Ursache der Gerinnung des Blutes (*Sur les causes de la coagulation du sang*), *dans* Archiv für pathol. Anat. und Physiol., t. XII, 1857.

CHATIN et SANDRAS, Sur le sang blanc, *dans* Gazette des hôpitaux, 3e *série*, t. I, 1849. — CHAUMONT, On the effects of chloroform on blood, *dans* Edinburgh Monthly Journal of medical science, t. XV, 1851, et t. XVI, 1853. — CHEVREUL, *article* SANG, *dans le* Dictionnaire des sciences naturelles, t. XLVII, 1827. — CHRISTISON, Inquiry on some disputed points in the chemical physiology of the blood and respiration, *dans* Edinburgh medic. and surgic. Journal, t. XXXV, 1831. — CIGNA, De colore sanguinis experimenta nonnulla, *dans* Miscellanea societatis Taurinensis (*depuis, l'Académie des sciences de Turin*), *Turin*, 1758. — CLÉMENT, Recherches sur la composition du sang, *dans* Comptes rendus de l'Acad. des sciences, t. XXXI, 1850. — COLLARD (de Martigny), Recherches expérimentales sur les effets de l'abstinence, sur la composition et la quantité du sang, *dans* Journal de Physiologie *de Magendie*, t. VIII, 1828.

J. DALTON, On the absorption of gases by wather and other liquids, *dans* Mem. of the literary and philosophical Society of Manchester, 2e *série*, I, 1805. — DAVAINE, Recherches sur les globules blancs du sang, *dans* Mémoires de la Société de biologie, t. II, 1850. — DAVIES (Richard), Essays to promote the experimental analysis of the human blood, *London*, 1760. — J. DAVY, Tentamen experimentale de sanguine, *Edinburgh*, 1814. — LE MÊME, Experiments on the blood chiefly in connexion with the theory of respiration, *dans* Researches physiological and anatomical, t. II, 1839. — DENIS, Recherches expérimentales sur le sang humain considéré à l'état sain, *Paris*, 1830. — LE MÊME, Essai sur l'application de la chimie à l'étude physiologique, pathologique, hygiénique et thérapeutique du sang de l'homme, *Paris*, 1838. — Le même, Mémoire sur le sang considéré quand il est fluide, pendant qu'il se coagule, et lorsqu'il est coagulé, *dans* Comptes rendus de l'Acad. des sciences, 1858, et en broch. séparée, *Paris*, 1859. — Deyeux et Parmentier, Mémoire sur le sang ; nature des altérations qu'il éprouve dans les maladies, *Paris*, 1791, *et dans* Journ. de phys., de chim. et d'hist. nat., t. XLIV, 1794. — Didiot et Dujardin fils, Note sur la vitalité des globules du sang, *dans* Comptes rendus de l'Acad. des sciences, t. XXVII, 1846. — Donders et Moleschott, Untersuchungen über die Blutkörperchen (*Recherches sur les globules du sang*), *dans* Holländische Beiträge zu den anatomischen und physiologischen Wissenschaften, t. I, *Dusseldorf*, 1848. — Donné, Recherches sur les globules du sang, *thèse, Paris*, 1831. — Le même, De l'origine des globules du sang, de leur mode de formation, de leur fin, *dans* Comptes rendus de l'Acad. des sciences, t. XIV, 1842, et t. XVI, 1843. — Drummond, On the development of blood and blood-wesels, *dans* Monthly Journal of medical science, t. XVIII, 1854. — Duboys-Reymond, Zur Kritik der Blutanalyse, *dans* Zeitschrift für rationelle Medicin (Deux mémoires), t. IV et V, 1854. — Dumas, article Sang, *dans son* Traité de chimie, t. VIII, *Paris*, 1846. — Le même. Recherches sur le sang, *dans* Annales de chimie et de physique, 3e *série*, t. XVII, 1846.

Emmerson et Reader, On a peculiar motion observed in the globules of the blood, *dans* Edinburgh medic. and surgic. Journal, t. XLV, 1836. — Enderlin, Ueber die milchsauren Salze im Blute (*Sur les lactates dans le sang*), *dans* Pogg. Annal. der Chemie und Physik, t. XLVI, 1843. — Engelhard, Commentatio de vera materiæ sanguini purpureum colorem impertientis natura ; *dissert., Göttingen*, 1825.

Fahrner, De globulorum sanguinis in mammalium embryonibus atque adultis origine ; *dissert., Taurin*, 1845. — Figuier, Sur une nouvelle méthode pour l'analyse du sang et sur la constitution chimique des globules, *dans* Annales de chimie et de physique, 3e *série*, t. XI, 1844. — F. von Foller, De sanguinis colore ejusque mutationibus per gasa, præsertim de hæmatini puri solutionibus oxygenio et acido carbonico perductis ; *dissert., Königsberg*, 1856. — Fontana, Nuove osservazioni sopra i globetti rossi del sangue, *Lucques*, 1766. — O. Funke, Ueber Blutkrystallisation (*Sur la cristallisation du sang*), *dans* Zeitschrift für rationelle Medicin, t. II, 1852.

Giacomini, Sulla natura, sulla vita e sulle malattie del sangue, *dans* Annali univers. di medicina, t. II, 1840 ; *traduction dans* Gazette des hôpitaux, 1840. — Glénard, Recherche du manganèse dans le sang, *dans* Journal de pharmacie, t. XXVI, 1854. — Gluge et Thiernesse, Note sur la coloration rouge du sang veineux, *dans* Bulletin de l'Acad. royale de Belgique, t. V, 1858. — Gregory et Irving, Experiments and observations on the arterialisation of the blood, *dans* Edinburgh new philosoph. Journal, t. XVI, 1834. — Gubler, Analogie de l'action de l'acide nitrique sur la bile et l'hématoïdine, *dans* Gazette médicale de Paris, 1859. — D. Guglielmini, De sanguinis natura et constitutione ; *dissert., Venetiis*, 1701. — Guillot et Leblanc, Sur la présence de la caséine et les variations de ses proportions dans le sang de l'homme et des animaux, *dans* Comptes rendus de l'Acad. des sciences, t. XXXI, 1850. — Gulliver, On the formation of the bufficoat of blood, *dans* The Lancet, t. I, 1845.

Hamburger, Experimenta circa sanguinis coagulationem specimen primum, *dissert., Berolin.*, 1839. — Handfield Jones, Observations on the developpement of mammalien blood globules, etc., *dans* London medical Gazette, t. XLVIII, 1851. — J. C. Harless, Historia physiologiæ sanguinis antiquissimæ, *Erlangen*, 1794. — H. Harless, Ueber den Einfluss der Gase auf die Form der Blutkügelchen (*De l'influence des gaz sur la forme des globules du sang* (Expériences faites sur des grenouilles), *Erlangen*, 1846. — Hassenfratz, Mémoire sur la combinaison de l'oxygène avec le carbone et l'hydrogène du sang, sur la dissolution de l'oxygène dans le sang, etc., *dans* Annales de chimie, t. IX, 1791. — Hattin (Félix), Recherches expérimentales sur l'hémaleucose (couenne inflammatoire), *dans le journal* l'Esculape, 1840. — Headland, Coagulation of the blood, *dans* The Lancet. t. II, 1856. — Heidenhain, Ueber eine eigenthümliche Einwirkung der Kohlensäure auf das Hämatin (*Sur une action propre du gaz acide carbonique sur l'hématine*), *dans* Archiv für physiologische Heilkunde, *nouvelle série*, t. I, 1857. — Fl. Heller, Ueber das Hämatin und dessen Ausmittlung, *dans* Zeitschrift der Gesellschaft der Aertzte zu Wien, 1858. — Hervier, De l'existence habituelle de l'urée dans le sang normal de l'homme, *dans* Gazette médicale de Paris, 1851. — W. Hewson, An experimental inquiry into the properties of the blood, *dans* Philosophical Transactions, 1770, et séparément, *London*, 1771. — Le même, On the figur and composition of the red particles of the blood, etc., *dans* Philosophical Transactions, 1773. — Le même, Observations and experiments on the colour of the blood, *dans* Philosophical Transactions, 1797. (Les divers écrits de Hewson sur le sang ont été réunis et publiés à Londres, 1 vol., 1846).— Hinterberger, Vergleichende Untersuchungen über einige Methoden der Blutanalyse (*Recherches comparées sur quelques méthodes d'analyse du sang*), *dans* Archiv für physiologische Heilkunde, t. VIII, 1849. — Hirt, Ueber das numerische Verhältniss zwischen den weissen und rothen Blutzellen (*Sur le rapport numérique qui existe entre les globules blancs et les globules rouges du sang*), *dans* Müller's Archiv für Anat. und Physiol., 1856. — His, Ueber die Beziehungen des Blutes zum erregten Sauerstoff (*De l'action de l'oxygène ozoné sur le sang*), *dans* Archiv für pathol. Anat. und Physiol., t. X, 1856. — Hodgkin et Lister, Notice of some microscopic observations of the blood and animal tissues, *dans* Philosoph. Magazine and Annals, t. V, 1827, *traduct. dans* Annales des sciences naturelles, t. XII, 1827. — G. H. Hoffmann, Experiments on the colour of the blood, and the gases which it contains, *dans* London medical Gazette, t. XI, 1833. — Home (Everard), On the changes of the blood undergoes in the act of coagulation, *dans* Philos. Transactions, 1818. — F. Hoppe, Zur Blutanalyse (*De l'analyse du sang*), *dans* Archiv für patholog. Anat. und Physiol., t. XII, 1857. — Le même, Ueber den Einfluss welchen der Wechsel des Luftdruckes auf das Blut ausübt (*De l'influence qu'exerce sur le sang un changement de pression atmosphérique*), *dans* Müller's Archiv für Anat. und Physiol., 1857. — Le même, Ueber Hämatokrystallin und flämatin (*Sur l'hématocristalline et l'hématine*), en réponse à M. le professeur Lehmann, *dans* Archiv für patholog. Anat. und Physiol., t. XVII, 1859. — J. Hoppe, Ueber die Einwirkung des Kohlenoxydgases auf das Blut (*De l'action du gaz acide carbonique sur le sang*), *dans* Archiv für pathol. Anatomie und Physiologie, t. XIII, 1858. — Horn, Das Leben des Blutes (*La vie du sang*), *Würzburg*, 1842. — J. Hunter, A treatise on the blood, etc., *London*, 1795, *et dans les* OEuvres complètes *de Hunter*, traduites par *Richelot*, t. III, 1840. — Hutin, Études chimiques et physiologiques sur le sang de l'homme, *thèse, Paris*, 1853.

Jurin, An account of some experiments relating to the specific gravity of blood, *dans* Philosoph. Transactions, 1719.

Kölliker, Ueber die Blutkörperchen eines menschlichen Embryo und die Entwickelung der Blutkörperchen der Säugethiere (*Des globules du sang d'un embryon humain, et du développement des globules du sang chez les mammifères*), *dans* Zeitschrift für rationelle Medicin, t. IV, 1846. — W. Krimer, Versuch einer Physiologie des Blutes (*Essai d'une physiologie du sang*), *Leipzig*, 1823. — Kunde, Ueber Krystalbildung im Blute (*Sur la formation de cristaux dans le sang*), *dans* Zeitschrift für rationelle Medicin, t. II, 1852.

Lecanu, Études chimiques sur le sang humain, *thèse, Paris*, 1837. — Le Clerc, De l'action de diverses infusions végétales sur le sang veineux fraîchement sorti de la veine, *dans* Comptes rendus de l'Acad. des sciences, 1856. — A. Leeuwenhoek, Microscopic observations on the blood, *dans* Philos. Transactions, 1674, *et dans* Opera omnia arcana naturæ delecta, *Lugd. Batav.*, 1722. — Legallois, Le sang est-il identique dans tous les vaisseaux qu'il parcourt? *thèse, Paris*, 1801. — Lehmann, *chapitre* Blut (sang) *dans son ouvrage intitulé* Lehrbuch der physiologischen Chemie, 2e édit., *Leipzig*, 1853. — Le même, Analyses comparées du sang de la veine porte et du sang des veines hépatiques, *dans* Annales des sciences naturelles, 4e série, t. III et IV, 1855. — Letellier, Mémoire sur le sang, *dans* Gazette médicale, t. VII, 1839. — Letheby, Microscopic and chimical examination of menstrual fluid, etc., *dans* The Lancet, t. II, 1845. — G. Levison, An essay on the blood, *London*, 1776. — Lhéritier, Recherches sur le sang humain, *dans* Bulletin clinique, t. I, 1835. — J. Lister, The causes of coagulation of the blood in diseases of the blood-vessels, *dans* Edinburgh medical Journal, 1858. — Le même, Notice of further researches on the coagulation of the blood, *dans* Edinburgh medical Journal, 1859. —

LUDWIG, Zur Verständigung über die Analyse durch Mischung (*Explication sur l'analyse du sang par les mélanges*), *dans* Zeitschrift für rationelle Medicin, t. V, 1854.

MAGNUS, Ueber die im Blute enthaltenen Gase, Sauerstoff, Stickstoff und Kohlensäure (*Sur les gaz contenus dans le sang, oxygène, azote, acide carbonique*), *dans* Poggendorf's Annalen der Physik und Chemie, t. XL, 1837, *en extrait dans les* Annales de chimie et de physique, t. XLV, 1837. — LE MÊME, Ueber das Absorptionsvermögen des Blutes zum Sauerstoff (*Sur le pouvoir absorbant du sang pour l'oxygène*), *dans* Poggendorf's Annal. der Physik und Chemie, 3e *série*, t. VI, 1845. — MAITLAND, An experimental essay on the physiology of the blood, *Edinburgh*, 1838. — MANDL, Réflexions sur les analyses chimiques du sang dans l'état pathologique, *dans* Archiv. génér. de médecine, 3e *série*, t. IX, 1840. — MARCET, De la nature des graisses qui se trouvent dans le sang, *dans* Gazette médicale de Paris, 1851. — MARCHAL (de Calvi), Note sur la diminution de la fibrine par l'agitation du sang, *dans* Comptes rendus de l'Académie des sciences, t. XXX, 1850. — MARCHAND, Ueber die Einwirkung des Sauerstoffes auf das Blut (*De l'action de l'oxygène sur le sang*), *dans* Journal für praktische Chemie, t. XXXV, 1845. — MARFELS, Ueber das Verhältniss der farblosen Blutkörperchen zu den farbigen in verschiedenen regelmässigen und unregelmässigen Zuständen (*Rapport entre les globules colorés et les globules incolores du sang de l'homme, à l'état sain et à l'état pathologique*), *dans* Untersuchungen zur Naturlehre des Menschen und der Thiere *de Moleschott*, t. I, 1856. — LE MÊME et MOLESCHOTT, Ueber die Lebensdauer der Blutkörperchen (*De la durée de l'existence des globules sanguins*), *dans* Untersuchungen zur Naturlehre des Menschen und der Thiere *de Moleschott*, t. I, 1856. — MATTEUCCI, Sur l'odeur développée par l'action de l'acide sulfurique sur le sang, *dans* Annales de chimie et de physique, t. LII, 1833. — MAYER, Ueber den Unterschied des arteriösen und venösen Blutes rücksichtlich seines Gehaltes an Faserstoff (*Différences du sang artériel et du sang veineux sous le rapport des proportions de fibrine qu'ils contiennent*), *dans* Meckel's Deutsches Archiv für Physiologie, t. III, 1817. — LE MÊME, Ueber das relative Quantum von Faserstoff in den beiden Blutarten (*De la quantité relative de la fibrine dans les deux espèces de sang*), *dans* Meckel's Deutsches Archiv für Physiologie, t. VIII, 1823. — MENGHINI, De ferrearum particularum sede in sanguine, *dans* Institutio Bononiensi Commentarii, t. II, 2e *partie*, 1746. — L. MEYER, Die Gase des Blutes (*Les gaz du sang*), *dissert. inaug.*, *Göttingen*, 1857, *et dans* Zeitschrift für rationelle Medicin, t. VIII, 1857. — LE MÊME, De sanguine oxydo carbonico infecto, *dissert.*, *Breslau*, 1858. — LE MÊME, Ueber die Einwirkung des Kohlenoxydgases auf Blut (*De l'action du gaz acide carbonique sur le sang*), *dans* Zeitschrift für rationelle Medicin, t. V, 1859. — LE MÊME, Ueber den Einfluss der Nerven auf die Farbe des Venenblutes (*De l'influence nerveuse sur la couleur du sang veineux*), sous forme de lettre, *dans* Archiv für Anatomie und Physiologie, 1859. — MICHAELIS, De partibus constitutivis singularum partium sanguinis arteriosi et venosi, *Berolin.*, 1827, *et dans* Jahrbücher der Chemie *de Schweigger*, t. XXIV, 1828. — MILLON, De la présence normale de plusieurs métaux dans le sang de l'homme et de l'analyse des sels fixes contenus dans ce liquide, *dans* Comptes rendus de l'Acad. des sciences, t. XXVI, 1848. — MILNE EDWARDS, *article* BLOOD, *dans* Todd's Cycloped. of anatomy and physiology, 1836. — MITSCHERLICH, Einige Bemerkungen über die Veränderungen welche das Blut durch Arzneimittel erleidet (*Quelques remarques sur les changements que subit le sang sous l'influence des médicaments*), *dans* Müller's Archiv für Anat. und Physiol., 1838. — MOLESCHOTT, Ueber einige Fehlerquelle in der Andral-Gavarretschen Methode des Blutanalyse (*Sur quelques causes d'erreur dans le procédé d'analyse du sang d'Andral et Gavarret*), *dans* Zeitschrift für rationelle Medicin, t. VIII, 1849. — LE MÊME, Käsestoff im Blut (*Du caséum dans le sang*), *dans* Archiv für physiologische Heilkunde *de Vierordt*, t. II, 1852. — LE MÊME, Ueber die Entwickelung der Blutkörperchen (*Sur le développement des globules du sang*), *dans* Müller's Archiv für Anat. und Physiol., 1853. — P. MOSCATI, Osservazioni ed esperienze sul sangue e sull' origine del calor animale, *Milano*, 1776. — J. MÜLLER, Beobachtungen zur Analyse des Blutes der Lymphe und des Chylus (*Observations sur l'analyse du sang de la lymphe et du chyle*), *dans* Poggendorff's Annalen für Physik, t. XXV, 1832.

Nasse, Das Blut in mehrfacher Beziehung physiologisch und pathologisch untersucht (*Le sang examiné sous le rapport physiologique et pathologique*), Bonn, 1836. — Le même, article Blut (sang), dans Wagner's Handwörterbuch der Physiologie, t. II, 1842. — Le même, Ueber das Blute der Hausthiere (*Du sang des animaux domestiques*), dans Journal für praktische Chemie, t. XXVIII, 1843. — Le même, Zählungen von Blutkörperchen, nebst einigen sich daran knüpfenden Berechnungen (*Dénombrement des globules du sang, et de quelques supputations qui en découlent*), dans Archiv von Vogel Nasse und Beneke, t. III, 1857. — Nawrocki, Die Methoden den Sauerstoff im Blute zu bestimmen (*Sur les méthodes pour estimer la quantité d'oxygène contenue dans le sang*), dans Studien des physiol. Instituts zu Breslau, II, 1863. — Newbinning, On certain circumstances affecting the colour of blood during coagulation, dans Edinburgh new Philosoph. Journal, t. XXVII, 1839. — Nicolucci, Osservazioni microscopiche sulla struttura de globetti sanguini, *en analyse dans* Müller's Archiv für Anat. und Physiol., 1843.

Orfila, Le sang sous le rapport médico-légal, dans Archives générales de médecine, t. XVI, 1828.

Paget, On the blood corpuscles of the human embryon, dans London medical Gazette, new ser., t. VIII, 1849. — Panum, Ueber einen Constanten mit den Casein übereinstummenden Bestandtheil des Blutes (*Sur une substance existant constamment dans le sang et identique à la caséine*), dans Arch. für pathol. Anatomie *de Virchow et Reinhardt*, t. III, 1851. — Pappenheim, De cellularum sanguinis indole ac vita observationes microscopico-chemicæ, *Berolin.*, 1841, *en analyse dans* Müller's Archiv, 1842. — Parchappe, De l'analyse quantitative des principes constituants du sang, dans Moniteur des hôpitaux (plusieurs articles), 1856, *et dans l'*Union médicale, 1856. — Le même, Études sur le sang dans l'état physiologique et l'état pathologique, dans Gazette médicale, 1857, *et dans* Gazette médicale, 1858. — Parkes, On the formation of crystals in the human blood, dans Medical Times, t. V, 1852. — J. Picard, De la présence de l'urée dans le sang et de sa diffusion dans l'organisme, etc., *thèse, Strasbourg*, 1856. — Piorry et Lhéritier, Traité des altérations du sang, *Paris*, 1840. — Planer, Ueber das Vorkommen von Pigment im Blute (*Sur l'apparition du pigment dans le sang*), dans Zeitschrift der Gesellschaft der Aertzte zu Wien, t. I, 1854. — Poggiale, Recherches chimiques sur le sang, dans Comptes rendus de l'Acad. des sciences, t. XXV, 1847. — Polli, Ricerche ed esperienze intorno alla formazione della cotenna nel sangue, *Milano*, 1843, *en extrait dans* Annali universali di medicina, 1843. — Le même, Sulla natura della materia colorante rossa del sangue, dans Annali di chimica applic. alla medicina, *Milano*, 1846. — Popp, Untersuchung über die Beschaffenheit des menschlichen Blutes in verschiedenen Krankheiten (*Recherches sur les qualités du sang humain dans diverses maladies*), Leipzig, 1845. — Prévost et Dumas, Examen du sang et de son action dans les divers phénomènes de la vie, dans Bibl. univ. des sciences de Genève, t. XVII, 1821, *et* Annales de chimie, t. XVIII, 1821. — Les mêmes, Examen du sang (2ᵉ mémoire), dans Annales de chimie et de physique, t. XXIII, 1823. — Prévost, Note sur le sang du fœtus chez les animaux vertébrés, dans Annales des sciences naturelles, 1ʳᵉ série, t. IV, 1825. — Le même, Note sur les effets produits sur le sang par une abstinence prolongée, dans Biblioth. univ. de Genève (section des sciences). t. VII, 1848.

Ratier, Essai sur la couenne inflammatoire, *thèse, Paris*, 1819. — Rees, On the presence of urea in the blood, dans London medical Gazette, t. XII, 1833. — Le même, On a peculiar function of the red corpuscles of the blood, and on the process of arterialisation, dans Philosoph. Magazin, 3ᵉ série, t. XXXIII, 1848. — Remak, On the production of blood corpuscles, dans Microscopic Journal, t. II, 1842. — Reuter, Beobachtung der Versuche von Professor Scherer und doctor Bruch über die Farbe des Blutes (*Remarques sur les observations du professeur Scherer et du docteur Bruch relativement à la couleur du sang*), dans Zeitschrift für rationelle Medicin, t. III, 1845. — B. W. Richardson, The cause of the coagulation of the blood (Astley Cooper prize essay for 1856), *Londres*, 1858, *en extrait dans* Journal de physiologie *de Brown-Séquard*, t. I, 1858. — Robin et Verdeil, article Sang, dans *leur* Traité de chimie anatomique et physiologique, t. II, *Paris*, 1853. — Robin et Mercier, Sur l'hématoïdine et sur sa production dans l'économie animale, *dans* Gazette médicale de Paris, n°s 44, 46, 48, 49, 1855. — ROBIN, Sur quelques points de l'anatomie et de la physiologie des globules rouges du sang, *dans* Journal de physiologie *de Brown-Séquard, 1858. — LE MÊME*, Note sur un des caractères qui peuvent servir à distinguer l'hématosine de l'hématoïdine, *dans* Gazette médicale de Paris, 1859.

SACHARJIN, Zur Blutlehre (*Sur l'étude du sang*), *dans* Archiv für pathologische Anatomie und Physiologie, t. XVIII, 1859. — SANDERSON, On the metamorphosis of the coloured blood corpuscles and their contents in extravasated and stagnant blood, *dans* Edinburgh Monthly Journal of medical science, t. XIII, 1851. — M. SANSON, Études sur les matières colorantes du sang, *dans* Journ. de pharmacie, t. XXI, 1835. — SCELLE MONTDEZERT, Recherches sur le sérum du sang, *thèse, Paris*, 1830. — SCHEERER, Ueber die Farbe des Blutes (*Sur la couleur du sang*), *dans* Zeitschrift für rationelle Medicin, t. I, 1844. — SCHINA, Rudimenti di fisiologia generale e speciale del sangue, *Torino*, 1840. — Fred. SCHMID, Chemische und mikroskopische Untersuchungen über das Pfortaderblut (*Recherches chimiques et microscopiques sur le sang de la veine porte*), *dans* Archiv für physiologische und pathologische Chemie und Microscopie *de Heller*, t. IV, 1847. — C. SCHMIDT, Charakteristik der epidemischen Cholera, *Leipzig*, 1850. Dans ce travail, M. Schmidt propose une nouvelle méthode d'analyse du sang à l'aide de laquelle on peut doser les *globules humides*. — A. SCHMIDT, Ueber Ozon im Blute (*De l'ozone dans le sang*), *Dorpat*, 1862. — SCHÖNBEIN, Ueber die Gleichheit des Einflusses welchen in gewissen Fällen die Blutkörperchen und Eisenoxydulsalze auf die chemische Thätigkeit des gebundenen Sauerstoffs ausüben (*Sur l'identité d'action que présentent, dans quelques cas, les globules du sang et les sels d'oxydule de fer sous le rapport de l'activité chimique de leur oxygène de combinaison*), *dans* Journal für praktische Chemie, t. LXXV, 1858. — J. H. SCHÖNHEYDER, Observationes circa aerem in sanguine et humoribus contentum, *dans* Societatis medicæ Havniensis collectanea, t. I, 1774. — SCHRÖDER van der KOLK, Dissertatio sistens sanguinis coagulantis historiam, *Groningue*, 1820. — SCUDAMORE, An essay on the blood, *Londres*, 1824. — J. SETSCHENOW, Beiträge zur Pneumatologie des Blutes (*Contributions à la pneumatologie du sang*), *dans* Sitzungsberichte der Kais. Akad. der Wissenschaften, t. XXXVI, *Vienne*, 1859. — LE MÊME, Beiträge zur Pneumatologie des Blutes (*Contribution à l'étude des gaz du sang*), *dans* Zeitschrift für rat. Medicin, t. X, 1860. — SIGWART, Resultate einiger Versuche über das Blut und seine Metamorphosen (*Résultats d'expériences sur le sang et ses métamorphoses*), *dans* Archiv für Physiologie *de Reil*, t. XII, 1815. — SIMON, Ueber das Vorkommen des Harnstoffs im Blute (*De la présence de l'urée dans le sang*), *dans* Müller's Archiv für Anat. und Physiol., 1841. — LE MÊME, *chapitre* BLUT (sang), de son ouvrage *intitulé* Physiologische und pathologische Anthropochemie mit Berücksichtigung der eigentlichen Zoochemia, *Berlin*, 1842. — SOUBEIRAN, Sur un moyen de distinguer le sang des divers animaux, *dans* Arch. génér. de médecine, 1re *série*, t. XXI, 1829. — STANNIUS, Sur la fibrine du sang veineux de l'homme, *dans* Gazette médicale de Paris, 1839. — W. STEVENS, Observations on the healthy and diseased properties of the blood, *London*, 1832, *et dans* Philosoph. Transactions, 1835. — STÖLTZING, Ueber Zählung der Blutkörperchen (*Sur la numération des globules du sang*), *dissert., Marburg*, 1856. — STRAHL, Harnstoff beständig im Blut (*L'urée partie constituante du sang*), *dans* Archiv für physiol. und pathol. Chemie und Mikroskopie *de Heller*, t. IV, 1847. — J. N. STURM, Dissertatio de rubro sanguinis colore, *Hafniæ*, 1762.

TADDEI, Sul color rosso del sangue, *dans* Gazetta toscana delle scienze medico-fisiche, 1844. — TAYLOR, Effects of certain pigments on the blood, *dans* The Lancet, t. I, 1840. — TEICHMANN, Ueber die Kristallisation des organischen Bestandtheile des Blutes (*De la cristallisation des parties constituantes organiques du sang*), *dans* Zeitschrift für rationelle Medicin, t. III, 1853. — THACKRAH, An inquiry into the Nature and properties of the blood, *London*, 1819, 2e *édit.* par Wrigth, *Londres*, 1834. — Th. THOMPSON, On changes produced in the amount of blood-corpuscles by the administration of cod-liver oil, *dans* The Lancet, t. II, 1858. — TIEDMANN, GMELIN et MITSCHERLICH, Versuche über das Blute (*Recherches sur le sang*), *dans* Poggendorf's Annalen, t. XXXI, 1834. — E. TURNER, Influence of the serum in changing the colour of the blood, *dans ses* Éléments

de chimie, t. IV, *et dans* Edinburgh medic. and surgical Journal. t. XXXIX, 1833.
VAUQUELIN, Sur le principe colorant du sang, *dans* Annales de chimie et de physique,
t. Ier, 1816. — VERDEIL et DOLFUS, Analyse anatomique et chimique du sang, *dans* Comptes rendus de la Société biologique, 1850. — VERDEIL et MARCET, Recherches sur les
principes immédiats qui composent le sang de l'homme et des animaux, *dans* Journal de
pharmacie, t. XX, 1851. — VERNOIS, De la diminution et de la disparition de la caséine
dans le sang des nourrices, *dans* Gazette des hôpitaux, 3e série, t. II, 1850. — VIERORDT,
Neue Methode der quantitativen mikroskopischen Analyse des Blutes (*Nouvelle méthode
d'analyse quantitative du sang à l'aide du microscope*), *dans* Archiv für physiologische
Heilkunde *de Vierordt*, t. XI, p. 26, 327, 547, et 854, 1852. — LE MÊME, Der Blutkörperchen Volumen (*Du volume des globules du sang*), *dans* Archiv für physiolog. Heilkunde *de Vierordt*, t. XIII, 1854. — LE MÊME, Zur Blutanalyse, *dans* Archiv für physiolog. Heilkunde, t. XIV, 1855. — Di VINTSCHGAU, Intorno all' azione esercitata da alcuni
gas sul sangue, *dans* Sitzungsberichte der Kaiserl. Akad. der Wissenschaften, t. XXXVII,
Vienne, 1859. — VIRCHOW, Zur pathologischen Physiologie des Blutes (*Sur la physiologie pathologique du sang*), *dans* Archiv für pathologische Anatomie, t. I, 1847 ; t. II,
1849 ; t. V, 1853. — LE MÊME, Ueber den Ursprung des Faserstoffs und die Ursachen
seiner Gerinnung, die Leukämie, die Farblosen Blutkörperchen (*Sur la coagulation de la
fibrine du sang et d'autres liquides animaux, de la leucémie, des globules incolores du
sang*), *dans* Gesammelte Abhandlungen, Würzburg, 1856. — VOGEL, Ueber die Existenz
der Kohlensäure im Urin und im Blute (*De l'existence de l'acide carbonique dans l'urine
et dans le sang*), *dans* Schweigger's Journal für Chemie, t. XI, 1814, *et dans* Annales
de physique et de chimie, t. XCIII, 1815.
R. WAGNER, Zur vergleichenden Physiologie des Blutes (*Sur la physiologie comparée
du sang*), Leipzig, 1833 ; Nachträge zur vergl. Phys. des Blutes (*Additions à la physiologie du sang*), Leipzig, 1838. — WEBER, Ueber die Bedeutung der Leber für die Bildung
der Blutkörperchen des Embryonen (*Rôle du foie dans la formation des globules du
sang chez l'embryon*), *dans* Zeitschrift für rationelle Medicin, t. IV, 1846. — WHARTON
Jones, Observations on some points in the anatomy, physiology and pathology of the
blood, *dans* British and foreign medical review, n° 28, 1842. — LE MÊME, The blood corpuscle considered in its different phases of development, in the animal series, *dans*
Philosoph. Transactions, 1846. — E. WEISS, Observations sur les globules du sang, *dans*
Acta helvetica, t. IV, 1760. — WELCKER, Ueber Blutkörperchen Zählung (*Sur la numétion des globules du sang*), *dans* Archiv des Vereins für Gemein. Arbeiten zu Göttingen,
t. I, 1854. — W. C. WELLS, Observations and experiments on the colour of blood, *dans*
Philosoph. Transactions, 1797. — Ch. WILLIAMS, Observations on the changes produced
in blood in the course of its circulation, *dans* London medical Gazette, t. XVI, 1835. —
WISS, Quantitative Analysen venosen und arteriellen Hundeblutes (*Analyses quantitatives
du sang artériel et du sang veineux du chien*), *dans* Archiv für patholog. Anatomie und
Physiolog., t. I, 1857. — WOLTERSON, De mutationibus in sano corpore sanguinis detractione productis, *dissert.*, Arnheim, 1850. — WUNDERLICH, Pathologische Physiologie des
Blutes, *Stuttgard*, 1845, *et dans* Archiv für physiolog. und patholog. Chemie *de Heller*,
t. III, 1846.
ZENKER, Ueber die Beziehungen des Blutfarbstoffes zum Gallenfarbstoff (*Sur les rapports de la matière colorante du sang et de la matière colorante de la bile*), *dans* Jahresbericht für die Jahre 1853-57 von der Gesellschaft für Natur- und Heilkunde, *Dresde*,
1858. — ZIMMERMANN, Ueber die Veränderungen welche das Blut in Folge äusserer Verletzungen erleidet, etc. (*Sur les changements que le sang éprouve à la suite des lésions
locales, blessures, etc.*), *dans* Archiv für physiolog. Heilkunde, t. VII, 1848. — LE MÊME,
Zur Blutanalyse, *dans* Archiv für physiol. Heilkunde *de Vierordt*, t. XI, 1852. — LE
MÊME, Ueber das serum Kasein (*Sur la caséine du sérum du sang*), *dans* Müller's Archiv
für Anat. und Phys., 1854. — LE MÊME, Gegen eine neue Theorie der Faserstoffgerinnung
(*Objections à une nouvelle théorie de la coagulation de la fibrine*), *dans* Untersuchungen
zur Naturlehre des Menschen und der Thiere, t. II, 1857. — LE MÊME, Zur Kritik der Richardson'schen Hypothese über die nächste Ursache der Blutgerinnung (*Critique de l'hy-*

pothèse de Richardson sur la cause prochaine de la coagulation du sang), *dans* Zeitschrift für rationelle Medicin, t. VIII, 1860. —
  Consultez aussi la bibliographie du chapitre de la Circulation.

CHAPITRE V

CHALEUR ANIMALE.

§ 161.

De la chaleur dans les animaux. — Tandis que les corps inorganiques se maintiennent en équilibre de température avec le milieu qui les entoure ou tendent à se mettre en équilibre avec lui, lorsqu'ils ont été artificiellement échauffés ou refroidis, les animaux, au contraire, présentent une température propre. En d'autres termes, tous les animaux produisent en eux-mêmes de la chaleur, et la quantité de chaleur qu'ils produisent est généralement suffisante, malgré les pertes incessantes qui s'opèrent à leur surface, pour que leur température se maintienne au-dessus de celle du milieu ambiant.

Les animaux qui ont une nutrition active, dont la circulation est double, et qui respirent par des poumons, se distinguent entre tous par l'élévation de leur température propre; on les désigne sous le nom d'animaux *à sang chaud*. Ces animaux produisent, en effet, une grande quantité de chaleur en un temps donné, et leur température est remarquablement plus élevée que la température moyenne de l'atmosphère.

Les oiseaux sont, de tous les animaux à sang chaud, ceux qui ont la chaleur la plus élevée. Leur température moyenne, qui oscille d'ailleurs de quelques degrés suivant les espèces, varie entre $+ 40^0$ et $+ 44^0$ (centigr.). Les oiseaux, indépendamment de ce qu'ils produisent beaucoup de chaleur (ainsi que le prouve leur consommation d'oxygène), sont recouverts d'une enveloppe de plumes, qui tend à limiter les pertes qui s'opèrent à leur surface. Après les oiseaux, viennent les mammifères. Leur température varie un peu, suivant les espèces, mais dans des limites circonscrites. Leur température moyenne oscille entre $+ 36^0$ et $+ 40^0$ (centigr.). La température moyenne de l'homme, qui appartient à la classe des mammifères, peut être évaluée à $+ 37^0$ (centigr.). En outre, la température moyenne des animaux à sang chaud reste à peu près stationnaire ou *constante,* non-seulement quand le milieu qui les entoure possède une température inférieure à la leur, mais alors même que la température du milieu s'élève au-dessus de leur température propre. Cette faculté tient à des conditions complexes, que nous examinerons plus loin avec quelque détail.

Les animaux dits animaux *à sang froid*, au contraire, sont loin de présenter cette constance de température. Ils sont assujettis, sinon complétement, du moins d'une manière très-marquée, aux élévations et aux abaissements de la température extérieure. Les animaux dits à sang froid produisent, il est vrai, de la chaleur; mais, la production de chaleur étant chez eux bien moins considérable que chez les animaux à sang chaud, les pertes incessantes qui s'opèrent à leurs surfaces sont presque suffisantes, dans la plupart d'entre eux, pour les rapprocher du point d'équilibre avec les milieux qui les entourent. C'est ainsi que les reptiles n'ont guère que 1 degré de température au-dessus du milieu environnant. Quelques reptiles, le *lacerta viridis,* par exemple, ont quelquefois une température supérieure de 5 à 7 degrés à celle du milieu ambiant; quelques autres, tels que les grenouilles, ne présentent parfois aucune différence de température avec l'air extérieur, et peuvent même, lorsqu'ils sont hors de l'eau, accuser un léger abaissement de température. Il faut remarquer que les premiers sont couverts d'écailles et qu'ils ont la peau *sèche,* tandis que les seconds ont la peau nue et constamment *humide,* et que les pertes de chaleur dues à l'évaporation sont, dès lors, plus considérables dans le second cas que dans le premier. On conçoit même que ces pertes puissent, dans des circonstances déterminées, amener un abaissement momentané de température au-dessous de la température ambiante (Voy. § 167).

Les poissons ont aussi une température très-peu supérieure à celle de l'eau dans laquelle ils vivent. L'excès de température de ces animaux ne s'élève guère au-dessus de $+0^0,5$ à $+1^0$. Les insectes, les mollusques, les crustacés, ne présentent également que des différences qui portent sur 1 ou 2 degrés, et plus souvent encore sur des fractions de degré.

Dans quelques circonstances, la température des insectes et celle des reptiles s'élève d'une manière assez remarquable. Les abeilles, qui vivent en ruches, par exemple, et les serpents, qui couvent leurs œufs, peuvent offrir une température supérieure de 5, 7, 8 et jusqu'à 10 degrés à celle de l'atmosphère extérieure. Ces faits sont faciles à concevoir. Dans la ruche, qui représente un espace *limité,* les pertes de chaleur des abeilles, dues au rayonnement et au contact, échauffent peu à peu le milieu qui les entoure, et ce milieu une fois échauffé ne tarde pas à communiquer à l'insecte lui-même une partie de sa chaleur. Le serpent qui couve est à peu près dans le même cas. En se repliant en rond autour des œufs, il emprisonne au-dessous de lui un espace *limité,* ne communiquant plus librement avec le milieu ambiant. Cet espace s'échauffe par le rayonnement dû aux pertes de chaleur de l'animal, et il communique à l'animal une partie de la chaleur qu'il lui a empruntée.

En résumé, tous les animaux produisent de la chaleur, mais d'une manière très-inégale. Les mammifères et les oiseaux, qui en produisent beaucoup, ont généralement une température assez élevée, eu égard à la température moyenne du milieu atmosphérique; ils jouissent, en outre, de la faculté de conserver leur température propre, au milieu des élévations et des abaissements de température extérieure. Les reptiles, les poissons et les invertébrés, qui produisent peu de chaleur, ont, au contraire, une température peu supérieure à celle du milieu qui les contient, et ils sont assujettis aux élévations et aux abaissements de la température extérieure. Au lieu de diviser les animaux en animaux à sang chaud et en animaux à sang froid, on peut donc aussi désigner les premiers sous le nom d'*animaux à température constante*, et les seconds sous celui d'*animaux à température variable*.

§ 162.

Moyens d'apprécier la température animale. — Lorsqu'on veut apprécier la température des parties extérieures de l'animal, on se sert généralement d'un thermomètre ordinaire. Lorsque l'instrument doit être introduit dans les orifices des cavités naturelles, on l'entoure ordinairement d'un tube engaînant, qui ne laisse libre que la boule thermométrique. Ce tube engaînant doit être transparent (en verre), pour permettre de lire les degrés sur l'échelle des divisions; il concourt à maintenir la solidité de l'instrument et à faciliter ainsi son introduction. En même temps, il supprime une des causes d'erreur, en s'opposant, dans une certaine limite, au refroidissement de la colonne mercurielle thermométrique, lorsqu'on retire l'instrument au dehors [1].

Lorsqu'on veut apprécier des différences minimes de température, on peut se servir encore d'un appareil thermo-électrique. Un thermomètre ordinaire, même avec un petit réservoir, possède une masse encore suffisante pour *refroidir* sensiblement les parties dans lesquelles on le plonge. L'appareil thermo-électrique n'offre pas cet inconvénient: il fournit d'ailleurs des notions que ne pourrait toujours donner le thermomètre. On peut, à l'aide de fils métalliques, pénétrer facilement dans l'épaisseur même des tissus et jusque dans les canaux où circule le sang, et comparer ainsi les températures de toutes ces parties. MM. Becquerel et Breschet, ainsi que M. Helmholtz, se sont servis d'un appareil de ce genre dans leurs recherches. Cet appareil con-

---

[1] Lorsque le thermomètre doit être employé à des recherches délicates de physiologie, il faut avoir recours à des instruments sur lesquels on puisse facilement noter des fractions de degré. On se sert à cet effet de thermomètres dont le tube d'ascension est d'un calibre très-fin et dont l'échelle est très-divisée : on peut apprécier ainsi des dixièmes et des vingtièmes de degré. Pour qu'un semblable thermomètre ne soit pas trop long, le point inférieur de l'échelle peut commencer à 20° centigrades et le point supérieur se terminer à 50°. Ces instruments (de même d'ailleurs que tout thermomètre) sont comparés par avance avec un étalon, et gradués sur lui.

M. Walferdin a récemment construit un thermomètre dont le tube d'ascension est d'un calibre si fin, qu'on peut distinguer sur l'échelle des centièmes de degré, et avec une loupe des *millièmes* de degré. L'échelle thermométrique de cet instrument ne comprend nécessairement qu'un très-petit nombre de degrés : chaque degré centésimal a de 0m,05 à 0m,06 de longueur.

siste en une pile thermo-électrique combinée avec le galvanomètre (Voy. §§ 165, 165 *bis*).

La température de l'enveloppe cutanée est assez difficile à obtenir à l'aide du thermomètre ordinaire, car le réservoir ne peut être appliqué sur la région explorée que par une partie de sa surface. Les aiguilles thermo-électriques, bien disposées pour prendre la température des parties profondes, ne peuvent pas non plus être employées utilement à l'examen de la température de la peau ; ce qu'il faudrait ici évidemment, ce ne sont plus des *fils* soudés, mais des *lames* soudées. M. Gavarret a proposé d'employer à cette détermination deux couples thermo-électriques, bismuth et cuivre, terminés à leur partie inférieure par un disque de bismuth doublé d'une mince lame de cuivre.

§ 163.

Température des diverses parties du corps humain. — La température moyenne du corps de l'homme, avons-nous dit, est de + 37⁰ (centig.). Cette moyenne résulte de l'ensemble des températures prises dans toutes les parties du corps ; mais les diverses parties n'ont pas toutes la même température. La production de chaleur ne se fait pas, en effet, également partout. Le sang et les parties très-vasculaires, c'est-à-dire les organes où la production de chaleur a toute son énergie, ont une température plus élevée que les autres.

Les membres éloignés du centre circulatoire ont une température moins élevée que le tronc ; les parties peu vasculaires, la surface de la peau continuellement en contact avec l'atmosphère, ont aussi une température moins élevée que les cavités extérieures formées par le rapprochement des parties, telles que l'aisselle et l'intervalle compris entre la partie supérieure des cuisses et le périnée. Enfin, les cavités intérieures, bouche, vagin, rectum, ont une température un peu supérieure aux cavités extérieures. Ainsi, par exemple, la température des pieds et des mains est généralement inférieure de 5 ou 6 degrés à celle des parties centrales : elle s'élève rarement au-dessus de 32 degrés. Tandis que la température de l'aisselle est de + 36⁰,5 ; celle de la bouche est de + 37⁰,2 ; celle du vagin, du rectum et de la vessie, de + 38⁰ à + 38⁰,5.

En ce qui concerne la distribution de la température dans l'économie animale, on peut dire, d'une manière générale, et en tenant compte de toutes les observations : que la température va croissant à mesure qu'on pénètre de l'extérieur à l'intérieur de l'animal, et à mesure qu'on s'avance de l'extrémité des membres vers leurs racines ; on peut dire aussi que la température du tronc lui-même va croissant de ses extrémités vers le diaphragme, c'est-à-dire vers le cœur. Le sang est, en effet, ce qu'il y a de plus chaud dans l'économie, et nous verrons bientôt pourquoi.

J. Davy, et plus récemment MM. Bernard, Walferdin, Wurlizer, etc., en introduisant des thermomètres à très-petits réservoirs dans les vaisseaux sanguins des animaux vivants ; MM. Becquerel et Breschet, en poussant dans les vaisseaux sanguins leurs aiguilles thermo-électriques, ont constaté directement que le sang est plus chaud que toutes les autres parties de l'économie.

En comparant la température du sang de l'artère carotide à la température du sang de la veine jugulaire, J. Davy a trouvé que la température du premier sang l'emporte sur celle du second d'environ 2/3 de degré centigrade. La même observation a été faite par MM. Becquerel et Breschet. Ces derniers observateurs ont aussi noté que la température du sang de l'aorte l'emporte de $0^o,8$ sur la température du sang de la veine cave supérieure.

MM. Becquerel et Breschet ont encore signalé un autre fait : à savoir, que la température du sang est un peu moindre dans les vaisseaux éloignés du cœur que dans les vaisseaux plus rapprochés.

De ces diverses observations, parfaitement exactes d'ailleurs, la plupart des physiologistes ont prématurément conclu que la température du sang artériel est *partout* supérieure à celle du sang veineux. Les recherches de M. Bernard, celles plus récentes de M. Wurlitzer, démontrent que cette conclusion absolue n'est pas fondée, et ces recherches concordent d'ailleurs parfaitement avec la doctrine qui place dans les phénomènes chimiques de la respiration les sources de la chaleur animale. Pour bien saisir les résultats des expériences de M. Bernard, et de M. Wurlitzer, il faut, par la pensée, partager, le système circulatoire en trois sections.

Dans une première section nous comprendrons, d'une part, la crosse de l'aorte avec toutes les artères qui en partent, et, d'autre part, la veine cave supérieure et tous ses affluents. Ici, la température du sang veineux est inférieure à celle du sang artériel, lorsque l'observation est faite sur des portions de vaisseaux situées à *une même distance* du cœur. Ainsi, si l'on compare la température du sang de l'artère carotide à la température du sang de la veine jugulaire au même niveau, la première l'emporte sur la seconde d'une fraction de degré. Il en est de même si l'on compare la température du sang de l'artère humérale à la température du sang de la veine qui l'accompagne ; de même, si l'on compare la température du sang de l'aorte à la température du sang de la veine cave supérieure, etc.

Dans la seconde section, comprenant d'une part l'aorte descendante avec toutes ses branches et, d'autre part, la veine cave inférieure et tous ses affluents, il n'en est pas tout à fait de même. S'il est vrai que dans les membres inférieurs le sang des veines se montre un peu moins chaud que le sang des artères examinées au même niveau ; s'il est vrai encore que le sang de la veine cave inférieure est un peu moins chaud que celui de l'artère aorte prise au même niveau, cela n'est vrai que jusqu'au point où vient s'aboucher la veine rénale dans la veine cave. En effet, le sang de la veine rénale est *plus chaud* que le sang de l'artère rénale ; le sang des veines sus-hépatiques est *plus chaud* que le sang de la veine porte ; le sang des veines sus-hépatiques est même *plus chaud* que celui de l'aorte au même niveau (c'est-à-dire pris à son passage par le diaphragme). Le sang des veines rénales et le sang des veines sus-hépatiques venant après un court trajet se verser dans la veine cave inférieure, il en résulte encore que le sang qui circule dans le segment de la veine cave inférieure compris entre l'oreille droite et l'abouchement des veines rénales est plus chaud que le sang de l'aorte [1].

La dernière des sections en lesquelles nous avons divisé le système circulatoire comprend les cavités du cœur. Lorsqu'on recherche, *sur l'animal vivant*, la température du sang du ventricule droit (sang veineux) et la température du sang du ventricule gauche (sang artériel), on trouve, contrairement à ce qu'avait annoncé autrefois Davy, que la température du sang du ventricule droit l'emporte sur l'autre. Cela se conçoit aisément. D'une part, le sang des veines rénales et le sang des veines sus-hépatiques, échauffé par les phénomènes chimiques qui s'accomplissent dans le rein et dans le foie, est versé dans les cavités droites du cœur, et, d'autre part, le sang qui arrive aux cavités gauches du

---

[1] M. Bernard pratique à l'animal (chien de haute taille) une incision à l'abdomen, et c'est par la veine rénale incisée qu'il fait pénétrer le thermomètre dans la veine rénale, ou dans la veine cave inférieure, ou dans le confluent des veines sus-hépatiques. Par l'artère rénale, il le peut introduire dans l'aorte ; par une veine intestinale, il le peut faire pénétrer dans la veine porte. Le vaisseau incisé par lequel a été introduit le thermomètre est lié sur l'instrument.

Le thermomètre est introduit dans le cœur droit par la jugulaire, et dans le cœur gauche par la carotide ; le vaisseau est lié sur l'instrument.

Nous transcrivons ici quelques-uns des résultats obtenus dans l'exploration de l'aorte, de la veine porte, des veines sus-hépatiques, et du cœur droit et gauche.

CHIENS.	AORTE (Température)	VEINE HÉPATIQUE (Température)
En digestion...	40°,3	40°,9
— ...	39 ,6	39 ,9
— ...	38 ,6	38 ,9
— ...	41 ,0	41 ,6
A jeun........	40 ,3	40 ,6

CHIENS.	VEINE PORTE (Température)	VEINE HÉPATIQUE (Température)
En digestion...	40°,6	40°,9
— ...	39 ,5	40 ,2
— ...	39 ,7	41 ,3
— ...	38 ,3	38 ,8
A jeun........	37 ,8	38 ,4

CHIENS.	AORTE (Température)	VEINE HÉPATIQUE (Température)
En digestion...	39°,6	39°,8
— ...	40 ,3	40 ,7
— ...	39 ,5	39 ,7
— ...	40 ,9	40 ,6
A jeun........	39 ,4	39 ,3

CHIEN.	VENTRICULE DROIT.	VENTRICULE GAUCHE.
A jeun........	38°,8	38°,6
Le même, le lendemain, en pleine digestion........	39 ,2	39 ,1

cœur revient du poumon, où il s'est refroidi au contact de l'air, car l'air expiré est plus chaud que l'air inspiré (Voy. § 142).

La différence entre la température du sang contenu dans les ventricules droit et gauche est d'ailleurs circonscrite dans des limites très-restreintes. Elle n'est que de 0⁰,1, 0⁰,2 ou 0⁰,3 au plus.

Ce qui a induit Davy en erreur (Davy, toujours si exact), c'est qu'il opérait sur des *animaux morts*. Lorsque le cœur est mis à découvert dans ces conditions, les parois du ventricule droit étant beaucoup *plus minces* que les parois du ventricule gauche, le sang contenu dans le cœur droit se refroidit plus vite au contact de l'air que le sang contenu dans le cœur gauche, et, au bout de peu de temps, il est effectivement un peu moins chaud, ainsi qu'on peut le constater expérimentalement.

§ 164.

Des limites entre lesquelles peut varier la température de l'homme. — L'homme, qui vit dans des climats de température variée, n'éprouve, sous l'empire de ces températures diverses, que des différences de peu d'importance dans sa température propre. MM. Davy, Eydoux, Souleyet et Brown-Séquard ont rassemblé, à cet égard, un très-grand nombre d'observations. Il y a, entre la température des individus qui habitent les pays les plus chauds et ceux qui habitent les pays les plus froids, à peine une différence de 1 degré en plus en faveur des premiers. Les différences de race et de couleur n'introduisent, à cet égard, aucun changement.

Il n'y a non plus qu'une différence assez faible dans la température de l'homme d'un même climat, examiné dans les diverses saisons, ou transporté d'un climat dans un autre climat. M. Brown-Séquard a noté la température d'un certain nombre d'officiers de marine et de passagers, à Nantes, en février, par une température de 8 degrés. La température, prise sous la langue, était de 36⁰,6 ; le mois suivant, l'équipage se trouvait sous l'équateur, exposé à une température de 30 degrés. La température des mêmes personnes, prise également sous la langue, donna en moyenne, 37⁰,9, ce qui constitue, en moyenne, 1⁰,3 de différence [1].

M. Mantegazza est arrivé par une autre voie à des résultats analogues. Son procédé consiste à prendre la température de l'urine reçue dans un vase échauffé préalablement à 36 degrés. M. Mantagazza a observé une élévation de température de 1 ou 2 degrés au maximum dans l'urine excrétée dans les climats chauds.

La température extérieure n'a donc qu'une influence très-limitée sur les variations de la température de l'homme. Lorsque, par des moyens

---

[1] En revenant dans un climat plus tempéré, la température retourne vers son point de départ. De même que MM. Eydoux et Souleyet, M. Brown-Séquard a remarqué que l'élévation de la température animale est plus rapide quand on passe dans un climat chaud, que son abaissement quand on passe dans un climat froid.

artificiels, on élève ou on abaisse considérablement la température du milieu, il survient des variations plus considérables dans la température de l'homme ou des animaux. Lorsqu'on place, par exemple, des animaux dans des étuves à + 60° ou à + 90°, leur température peut s'élever de 4, 5, 6, 7 degrés au-dessus de leur température normale. L'homme s'est soumis parfois lui-même à des expériences de ce genre, et il a pu observer une élévation de 3 à 4 degrés dans sa température. Il est rare, du reste, que la température s'élève autant chez lui que chez les animaux mammifères soumis à ce genre d'expériences, parce que la sueur qui inonde bientôt la surface de sa peau augmente les pertes de chaleur par évaporation, et parce que le malaise qu'il éprouve ne lui permet pas de conduire aussi loin l'expérience. Quand on pousse l'expérience sur les animaux jusqu'à la mort, ils succombent généralement lorsque leur température s'est élevée de 5, 6 ou 7 degrés au-dessus de leur température normale.

Lorsqu'on place des mammifères dans une atmosphère à 0° ou dans des mélanges réfrigérants, leur température s'abaisse graduellement, et ils sont incapables de lutter longtemps contre une expérience un peu prolongée. Ce mélange leur soutire plus de chaleur qu'ils n'en peuvent produire, et ils ne tardent pas à succomber. La mort survient, en général, quand ils ont perdu un peu plus du tiers de leur température normale, c'est-à-dire environ 15 à 18 degrés.

La perte de 15 à 18 degrés de température est aussi la limite extrême au-dessous de laquelle la chaleur des animaux mammifères ne s'abaisse guère avant leur mort, lorsqu'ils périssent par inanition (Voy. §§ 212 et 213), ou à la suite des maladies [1].

La température de l'homme est sensiblement égale à tous les âges de la vie. Si les enfants nouveau-nés se refroidissent facilement, et ont besoin de vêtements appropriés, cela tient à leur masse peu considé-

[1] M. Bernard et, après lui, M. Walther, ont fait cette remarque que, quand un animal a été placé dans un milieu très-froid, et que sa température n'est plus que de 20° environ, il ne peut être rappelé à la vie que si on le place dans un autre milieu à une température à peu près analogue à la sienne. Lorsqu'un animal, en effet, dont la température propre s'est abaissée à 20°, se trouve placé dans un milieu dont la température n'est pas supérieure à 20°, il a perdu la faculté de reconstituer sa température première. En peu de temps, il se refroidit encore, et il ne tarde pas à périr.

Un animal refroidi artificiellement et à la limite inférieure de température qui doit entraîner la mort, ne peut plus se tenir sur ses pieds; les pulsations du cœur tombent à 20 ou même à 15 battements par minute. La respiration des animaux devient peu à peu insensible, ou si les mouvements respiratoires s'accélèrent, ce qui arrive parfois, ces mouvements précipités sont très-faibles en étendue. C'est par la cessation de la respiration que succombent les animaux. M. Walther a remarqué, en effet, qu'un animal arrivé à la limite inférieure de température peut être rappelé à la vie et à sa température normale, lorsqu'on pratique sur lui la respiration artificielle, même avec de l'air plus froid que l'animal, même avec de l'air plus froid que le milieu dans lequel il serait mort nécessairement si on l'avait abandonné à lui-même. Ce que la respiration *naturelle* n'avait plus le pouvoir de faire, la respiration *artificielle* l'accomplit en rétablissant le travail des oxydations de nutrition, c'est-à-dire les sources de la chaleur.

rable (Voy. § 166), mais il n'en est pas moins vrai qu'ils possèdent une
température égale à celle des adultes, c'est-à-dire de $+ 37°$ en moyenne.
C'est ce qui résulte des recherches de M. Chisholm, et aussi des expériences nombreuses de M. Roger et de M. Mignot, qui ont pris la température, l'un de trente-trois enfants âgés de 1 à 7 jours; le second,
celle de quatorze enfants âgés de 3 à 7 jours. La différence entre les
vieillards et les adultes est également insignifiante. D'après les recherches de J. Davy et celles de M. Roger, la température moyenne d'individus âgés de 72 à 95 ans ne diffère que de quelques dixièmes de degré en moins.

L'influence sexuelle n'est pas rigoureusement déterminée. Il faudrait, pour l'établir, des masses d'observations. Tout ce qu'on peut
dire, c'est que, si la femme a une température moins élevée que celle
de l'homme, cette différence est très-minime et ne porte que sur des
fractions de degré. L'état de maigreur ou l'état d'embonpoint, la stature du corps et la constitution, entraînent peut-être aussi des différences du même genre dans la température animale; mais cela n'est
pas nettement établi. Il est possible, d'ailleurs, que la production de
chaleur se règle sur les quantités de chaleur perdue. Les individus, par
exemple, qui portent sous la peau une couche épaisse de tissu aqueux,
couche mauvaise conductrice de la chaleur, produisent probablement
moins de chaleur en un temps donné que les individus très-maigres, et
l'équilibre de température se trouve ainsi maintenu. Il est certain qu'en
général les individus maigres ont l'appétit plus développé que les individus très-gras, et introduisent ainsi dans leur intérieur une masse
plus considérable de matériaux combustibles, ou thermogènes.

Le régime exerce une influence très-importante sur la température
animale, on le conçoit aisément, puisqu'il introduit dans l'économie
les matériaux de la combustion. La privation partielle ou absolue des
aliments entraîne, sous ce rapport, des abaissements considérables de
chaleur (Voy. § 212).

Dans les *maladies*, l'élévation de la température du corps est en rapport avec l'accélération du pouls. L'élévation de température peut
atteindre 4, 5, 6, 7 degrés au-dessus de la température moyenne, mais
elle ne dépasse pas ce terme. Nous avons vu plus haut que c'est aussi la
limite d'échauffement du corps au delà de laquelle l'animal succombe
lorsqu'il est plongé dans un milieu à température supérieure à la sienne.
Dans les maladies, les sensations subjectives de *chaleur* ou de *froid* ne
sont pas toujours des indices de l'élévation ou de l'abaissement de la
température du corps. M. Martine avait déjà observé que, dans le frisson de la fièvre intermittente, la chaleur, loin d'être diminuée, est, au
contraire, augmentée. M. Gavarret a prouvé, plus récemment, que
l'élévation de la température pouvait être portée, pendant cette période, jusqu'à 3 ou 4 degrés au-dessus de la température normale.
L'élévation de température de la fièvre commence peu après le frisson.

Son maximum (ainsi qu'il résulte des recherches récentes de M. Michael) peut correspondre, soit à la fin du frisson, soit à la période de la chaleur, soit même au début de la période de sueur [1].

Lorsque l'homme succombe, la respiration et la circulation s'abaissent peu à peu, et avec elle la température. Les parties les plus éloignées du centre circulatoire, telles que les pieds, les mains, le nez, les oreilles, etc., se refroidissent les premières. Lorsque l'homme a succombé, son cadavre se refroidit peu à peu. La source de chaleur étant supprimée, le refroidissement rentre complétement dans l'ordre des phénomènes physiques. La promptitude du refroidissement dépend alors et de la température extérieure et de la conductibilité des tissus animaux pour le calorique, et des substances qui environnent le cadavre, et de l'état d'embonpoint ou d'émaciation, etc. Lorsque les parties extérieures sont à peu près arrivées à l'équilibre de température avec les corps environnants, les parties profondes conservent longtemps encore un certain degré de chaleur; les tissus animaux sont, en effet, de mauvais conducteurs du calorique.

Est-il vrai que, dans des conditions particulières, la température propre de l'homme puisse s'élever au point de déterminer spontanément dans ses tissus une combustion vive, analogue à celle de nos foyers? Certains cas de mort accompagnés d'une carbonisation plus ou moins étendue et plus ou moins profondes des tissus, alors que tout foyer extérieur de combustion paraissait faire défaut autour de la victime, ont fait supposer que la chose est possible. Il est bien certain que des matières végétales, accumulées en masse, s'échauffent parfois jusqu'à 90 et 100 degrés, et que leur échauffement peut être exceptionnellement porté jusqu'à l'inflammation spontanée. Mais l'homme et les animaux à température constante ne se trouvent point dans des conditions de ce genre. Bien loin de pouvoir s'élever au degré de la combustion vive, ou seulement à 100 degrés, leur température ne peut varier que dans des limites très-restreintes. Ce qui a contribué à entretenir l'erreur des combustions dites spontanées, c'est que le point de départ de la combustion disparaît parfois sans laisser de traces derrière lui : c'est ce qui arrive notamment lorsque le feu est communiqué aux pièces du vêtement par la flamme d'une lumière, ou par des allumettes chimiques. Il faut remarquer que ces faits de combustion se montrent surtout chez les personnes recouvertes d'une couche abondante de graisse sous-cutanée, ou sur des individus accoutumés aux excès alcooliques, et dans le moment même où les tissus sont imprégnés d'alcool. Des sources faibles de combustion, qui, en tout autre temps et dans d'autres conditions, eussent été insuffisantes à brûler les tissus, ont trouvé alors un aliment à leur activité.

---

[1] Ces différences dépendent très-vraisemblablement de l'intensité et de la durée des frissons. (Voy. § 165 *bis*).

§ 165.

Sources de la chaleur animale. — Toutes les combustions chimiques qui s'accomplissent sous nos yeux donnent naissance à un dégagement de chaleur. Tantôt ce dégagement est rapide et le phénomène est saisissant, comme, par exemple, lorsque du bois ou du charbon se consument dans un foyer. Tantôt, au contraire, la combustion est *lente*, et la chaleur développée, se dissipant au fur et à mesure par rayonnement et par contact, ne frappe pas aussi directement les sens. C'est ce qui arrive, par exemple, toutes les fois qu'un bâton de phosphore se combine, par combustion lente, avec l'oxygène, ou lorsque des amas de substances végétales en fermentation absorbent l'oxygène de l'air. Mais dans ces derniers exemples, tout aussi bien que dans le premier, la quantité absolue de chaleur produite est proportionnelle à la réaction.

La production de la chaleur animale peut être comparée, d'une manière assez exacte, à ces combustions ou oxydations lentes.

Il y a incessamment de l'oxygène introduit dans l'organisme par la respiration; il y a incessamment aussi de l'acide carbonique et de l'eau produits. Or, cette combinaison de l'oxygène avec les éléments carbonés et hydrogénés de nos tissus, dont l'acide carbonique et l'eau sont les termes ultimes, constitue en définitive une véritable combustion, et toute combustion est accompagnée de chaleur. L'acide carbonique et l'eau ne sont pas, d'ailleurs, les seuls termes définitifs des oxydations animales. Il s'échappe encore, par diverses voies de sécrétion, des produits d'oxydations incomplètes, qui dégagent aussi une certaine proportion de chaleur (urée, acide urique et autres produits de sécrétion). La source de la chaleur animale devant être recherchée dans l'oxydation que subissent les matériaux du sang sous l'influence de l'oxygène absorbé, la respiration et la chaleur animale se trouvent unies ensemble par les liens les plus étroits.

La formation de l'acide carbonique et celle de l'eau sont les deux sources principales de la chaleur animale. Les oxydations incomplètes en vertu desquelles se forment divers produits de sécrétion y entrent aussi pour une certaine part.

Un animal envisagé pendant une période de temps déterminée (au commencement et à la fin de laquelle il présente la même température), expire pendant cette période, par le poumon et par la peau, une certaine quantité d'acide carbonique et d'eau; or, pendant le même temps, il perd par rayonnement, par contact et par évaporation (Voy. § 166), une certaine quantité de chaleur qu'on peut mesurer. Si donc, connaissant la quantité de chaleur produite par la combustion du charbon pour former de l'acide carbonique, et la quantité de chaleur produite par la combustion de l'hydrogène pour former de l'eau (connaissance fournie par les expériences physiques); si, dis-je, nous mesurons la quantité de chaleur perdue par un animal pendant un temps donné, et si nous comparons à cette chaleur perdue, la chaleur afférente à la formation de l'acide carbonique et de l'eau que l'animal a exhalés, cette dernière quantité doit se rapprocher de la première. C'est, en effet, ce qui arrive.

Lavoisier place un animal dans un calorimètre de glace, et il a soin d'entretenir un courant d'air pur autour de l'animal. Il note la quantité de chaleur perdue par cet animal, en un temps donné, en recueillant et pesant la quantité de glace fondue; il note, d'un autre côté, la quantité d'acide carbonique produite par l'animal dans le même espace de temps, puis il calcule la quantité de glace qui aurait été fondue par la formation d'un poids d'acide carbonique égal à celui que l'animal avait expiré. Il conclut de ces expériences que, si l'on représente par 10 la quantité de chaleur engendrée par la formation de l'acide carbonique expiré, en un temps donné, la quantité de chaleur abandonnée, pendant le même temps, par l'animal, est égale à 13. Dans les recherches de Lavoisier, l'animal avait donc dégagé plus de chaleur que la formation d'acide carbonique par la combustion du charbon n'en aurait produit dans le même temps. Mais Lavoisier n'a pas tenu compte de l'eau expirée; aussi fait-il remarquer, avec raison, que l'excès de chaleur produit par l'animal n'est probablement qu'apparent, et qu'il tient vraisemblablement à deux causes : 1° à ce que l'animal s'est refroidi, et 2° à ce qu'il y a une certaine quantité d'oxygène employée à la formation de l'eau, c'est-à-dire à la combustion de l'hydrogène; et il n'hésite pas à dire que « la respiration n'est qu'une combustion lente de carbone et d'hydrogène, en tout semblable à celle qui s'opère dans une lampe ou dans une bougie qui brûle, et que, sous ce rapport, les animaux qui respirent sont de véritables combustibles qui brûlent et se consument. » Les progrès de la science ont établi cette ingénieuse comparaison de Lavoisier sur des bases de plus en plus positives.

MM. Dulong et Despretz ont repris et complété les expériences de Lavoisier. Dans les expériences dont nous parlons, l'animal est placé dans un *calorimètre à eau* ; un gazomètre fournit l'air nécessaire à la respiration ; les produits de l'expiration sont reçus dans un autre gazomètre convenablement disposé. L'expérimentateur note la quantité de chaleur cédée à l'eau et à l'appareil. En analysant le mélange gazeux contenu dans le gazomètre où ont été recueillis les gaz expirés, il connaît la quantité d'acide carbonique produit et la quantité d'oxygène consommé par l'animal. MM. Dulong et Despretz sont arrivés à ce résultat, que la chaleur produite dans le corps de l'animal par la combustion du carbone et de l'hydrogène représente les 8/10 ou les 9/10 de la chaleur cédée au calorimètre.

Mais les travaux de MM. Dulong et Despretz n'échappent pas aux objections qu'on peut adresser aux expériences de Lavoisier. Ils supposent, par exemple, que l'animal ne s'est pas refroidi dans l'appareil (parce que cet appareil ne contient pas de la glace, mais de l'eau), mais il est tout à fait présumable qu'un animal placé *au repos absolu dan·* *un courant d'air*, se refroidit, et il est plus que probable qu'il n'avait pas, en sortant de l'appareil (à la périphérie tout au moins), la tempé- rature initiale.

Ajoutons que dans ces expériences les gaz de l'expiration ont été recueillis sous l'eau, c'est-à-dire sous un liquide qui dissout une pro- portion notable d'acide carbonique. Enfin, et cette objection est plus grave que les précédentes, les coefficients des chaleurs de combustion du carbone et de l'hydrogène, à l'aide desquels a été calculée la cha- leur produite par la formation de l'acide carbonique et de l'eau, étaient estimés trop bas par Lavoisier et par M. Despretz.

Depuis cette époque, les chiffres de combustion du carbone et de l'hydrogène ont été fixés d'une manière plus rigoureuse par les travaux de MM. Favre et Silbermann, et les différences signalées par Lavoisier et par MM. Dulong et Despretz se sont amoindries. En calculant, à l'aide des nouveaux chiffres de combustion du carbone et de l'hydro- gène obtenus par MM. Favre et Silbermann, toutes les expériences qui ont été faites, on arrive à ce résultat remarquable, que la chaleur dé- gagée par la respiration d'un animal, en un temps donné, est à peu près égale à celle qu'il perd dans le même temps.

Nous disons *à peu près*, parce que l'égalité absolue n'a pas été ob- tenue, et elle ne pouvait l'être. En effet, la production de la chaleur dans les animaux n'est pas une combustion directe de *carbone* et d'*hy- drogène en nature*. Dans l'économie, ce n'est pas du carbone ni de l'hydrogène libre qui se brûlent; c'est, ou de la graisse, ou du sucre, ou de l'albumine, ou de la fibrine, etc. Or, les recherches de MM. Fa- vre et Silbermann nous enseignent que certains corps composés (alcool, acétone) produisent plus de chaleur par leur combustion directe que n'en produirait la combustion isolée de leurs composants, carbone et hydrogène.

Remarquons encore que, dans toutes les expériences dont nous par- lons, on a cherché à comparer la quantité de chaleur produite par l'a- nimal à la quantité de chaleur qu'aurait fournie la combustion d'un poids de carbone et d'hydrogène équivalent à celui de l'acide carboni- que et de l'eau formés dans la respiration; mais on ne tient compte ainsi que des *combustions complètes* dont les produits s'échappent par le poumon et par la peau, et l'on sous-entend la *combustion incom- plète* des éléments qui se séparent de l'économie à l'état d'urée, d'a- cide urique, de matières extractives de l'urine, d'acide cholique, d'a- cide choléique, etc., produits qui s'échappent par les urines et les fèces. Or, la quantité de chaleur afférente à la formation des ces pro- duits nouveaux (formés aux dépens des matières albuminoïdes) ne peut pas être directement calculée, dans l'état présent de la science.

Il y a plus, c'est que dans certaines conditions, et pour d'autres raisons sur lesquelles nous avons dernièrement appelé l'attention, la quantité de chaleur dégagée par un animal dépend aussi du jeu *variable* du système musculaire (Voy. § 165 *bis*).

Mais, bien que le problème de la chaleur animale ne puisse pas être mathématiquement résolu dans toutes ses parties, il est impossible de ne pas reconnaître aujourd'hui que la production de la chaleur animale n'est que le *résultat des oxydations lentes qui s'accomplissent dans l'organisme* [1].

Quant au lieu où s'opèrent les phénomènes d'oxydation, il est évident que ces phénomènes ne s'accomplissent pas exclusivement dans le poumon, comme on l'a dit autrefois, mais partout où circule le sang, c'est-à-dire dans tous les organes qui reçoivent des vaisseaux, là où le sang contenu dans les vaisseaux capillaires se trouve en contact avec les tissus. Les expériences de Spallanzani, d'Edwards et de M. Magnus le prouvent sans réplique (Voy. § 150). Le sang est en quelque sorte le foyer général de la chaleur. Le système circulatoire, analogue à une sorte de calorifère à eau chaude et à circulation continue, porte la chaleur partout où il pénètre.

Nous avons vu précédemment (Voy. § 163) que la température des diverses parties n'est pas exactement la même. Cette inégalité dans la répartition de la température est la conséquence de la variabilité des sources de chaleur et des sources de refroidissement. Tandis que la combustion des éléments du sang se fait dans la profondeur des organes et des tissus, la tendance à l'équilibre de température, ou, en d'autres termes, la perte de chaleur, s'accomplit à la périphérie. Les membres, dont la masse est moindre que celle du tronc, sont plus exposés que le tronc aux déperditions de chaleur ; de là leur température moindre (et d'autant moindre qu'on descend de leurs racines à leurs extrémités). Les combustions s'accomplissant dans la trame de tous les tissus, il n'y a point de centre unique où se forme et d'où émane la chaleur : la température de chaque partie en particulier dépend de l'activité des oxydations dont elle est le siége, et de la manière dont elle est exposée aux causes de refroidissement ou protégée

[1] Dans l'état normal, le sucre (glycose), versé dans le sang par la digestion des féculents et par l'action glycogénique du foie, disparaît par oxydation, et se transforme en acide carbonique et en eau. Dans le *diabète sucré*, maladie caractérisée par la présence du sucre (glycose) dans l'urine, une certaine proportion de cette matière combustible échappe aux métamorphoses de la nutrition. Or, M. Bouchardat avait déjà observé, chez les diabétiques, un abaissement de la température normale. Dernièrement, M. Lomnitz a constaté le même fait. En prenant la température de plusieurs diabétiques sous l'aisselle, et en la comparant à celle d'individus sains du même âge, il a trouvé chez ses trois malades une différence en moins de 1°,25, de 1°,30 et de 1°,45. M. Rosenstein a observé, chez un diabétique, que, quand l'excrétion du sucre était au maximum, la température prise sous l'aisselle était de 36°,6 à 36°,8, et que, chez le même malade, quand le sucre disparaissait de l'urine sous l'influence d'un traitement approprié, la température prise au même point était de 37°,5.

contre elles. Dans les organes profondément placés (foie, reins), et par conséquent moins exposés au refroidissement que ne le sont les membres et les parois du tronc, la température du sang veineux qui sort de ces organes est supérieure à celle du sang artériel qu'ils reçoivent, et elle traduit en quelque sorte l'intensité des réactions chimiques dont ces organes sont le siége.

— La production de la chaleur dans les plantes coïncide, comme chez les animaux, avec la production de l'acide carbonique. Dans l'état ordinaire, les parties vertes des plantes absorbent l'acide carbonique de l'air et exhalent de l'oxygène, sous l'influence de la radiation solaire ; elles ne produisent pas de chaleur. Mais, au moment de la germination et au moment de la floraison, les plantes offrent, au contraire, une certaine analogie avec les animaux : elles dégagent de l'acide carbonique par une véritable combustion. Suivant M. Goeppert, une semence qui germe peut présenter une température supérieure de 5 à 25 degrés à celle de l'air ambiant. M. Dutrochet a également observé une élévation de 11 à 12 degrés au-dessus de la température extérieure, pendant la germination de l'*arum maculatum*. M. Van Beck a noté une élévation de 22 degrés pendant la floraison du *colocasia odorata*, et M. Vrolik a remarqué que la température de cette plante augmentait sous une cloche d'oxygène, et diminuait, au contraire, sous une cloche d'acide carbonique. Enfin, M. Boussingault a démontré, à l'aide de l'analyse chimique, que, pendant la germination, le végétal embryonnaire brûle, comme l'animal, du carbone et de l'hydrogène.

— Il n'est plus nécessaire aujourd'hui de réfuter longuement les diverses théories autrefois proposées pour expliquer la production de la chaleur animale. A une époque où l'on supposait que la force avec laquelle le cœur chasse le sang dans les vaisseaux était une force considérable, on attribuait la chaleur au frottement du sang contre les parois des canaux dans lesquels il circule. Mais, d'une part, on sait que la force du cœur est beaucoup moindre qu'on ne l'avait supposé, et, d'autre part, des expériences précises sur les mouvements des liquides ont démontré depuis longtemps que le frottement du sang contre les parois des vaisseaux est incapable de développer une chaleur sensible.

Le mouvement musculaire élève, il est vrai, localement la température des muscles, et peut même, quand il est général, élever la température de la plupart des organes (Becquerel et Breschet, Davy, Valentin, Vierordt, Lassaigne) ; mais c'est parce qu'il s'accompagne d'un travail chimique dans le sein des muscles, et non pas en vertu des frottements des tendons sur les poulies osseuses, comme le croyaient les iatro-mécaniciens.

Bichat invoquait, comme source de la température animale, le passage de l'état liquide à l'état solide des éléments du sang dans la nutrition. Les expériences directes de Nicholson semblent prouver, en effet, que le sang, en passant de l'état liquide à l'état solide, dégage une petite quantité de chaleur, bien que le fait ait été nié par Hunter, par Davy et par M. Denis. Mais comme le volume de l'animal ne s'accroît pas d'une manière continue; comme il est assujetti, au contraire, à une limite qu'il ne franchit point, il faut bien que la quantité des matériaux solides qui redeviennent liquides ou gazeux pour sortir par la voie des sécrétions et des exhalations; il faut bien, dis-je, que cette quantité soit égale à celle des matériaux liquides qui deviennent solides dans le même temps. Si, d'un côté, une certaine quantité de chaleur devient libre, d'un autre côté une quantité égale devient latente; il n'y a donc point d'effet sensible produit.

Le rôle qu'on a voulu faire jouer au système nerveux dans la production de la chaleur animale n'est pas mieux justifié. M. Brodie, qui s'est constitué le principal défenseur de cette doctrine, s'appuyait sur des expériences que quelques personnes invoquent encore aujourd'hui. M. Brodie avait tiré de ses expériences les conclusions suivantes : 1° chez un animal auquel on a enlevé l'encéphale en le décapitant, et dont on entretient la vie à l'aide d'une respiration artificielle, le refroidissement arrive promptement, quoique les phénomènes chimiques de la respiration continuent à s'accomplir ; 2° un pareil animal (décapité et soumis à une respiration artificielle) se refroidit plus vite qu'un animal mort non décapité et qu'on abandonne à lui-même. Mais comment M. Brodie constatait-il que les phénomènes chimiques de la respiration continuaient à s'accomplir sur l'animal en expérience? Sur ce simple indice, que le sang artériel continuait à être *rouge*. Évidemment, ce caractère ne saurait suffire ; du sang veineux extrait du corps de l'animal devient rouge et rutilant quand on l'agite avec de l'air, en vertu de l'action de l'oxygène sur les globules; mais de là aux réactions chimiques de l'oxygène, c'est-à-dire à l'oxydation des matériaux combustibles du sang, il y a loin. Ce dont il eût fallu tenir compte, ce qu'il eût fallu rigoureusement apprécier, c'était, d'une part, la quantité d'oxygène absorbée, et d'autre part, *la quantité d'acide carbonique produite*. La seconde conclusion de M. Brodie est d'ailleurs tout à fait inexacte. Un animal décapité, dont on entretient artificiellement et *convenablement* la respiration, vit assez longtemps, et sa température baisse beaucoup moins rapidement que celle d'un animal mort qu'on abandonne à lui-même. Les expériences de Wilson Philips, celles de Hastings sont positives à cet égard ; elles ont montré, en outre, que, si le courant d'air qu'on fait passer au travers des poumons est trop précipité, il contribue au moins autant à refroidir l'animal qu'à lui fournir l'élément comburant. Il faut donc avoir soin, dans ces expériences, de conduire avec lenteur les mouvements respiratoires. Du reste, il faut observer que des animaux qu'on a décapités, ou auxquels on a fait subir des lésions étendues du système nerveux central, ne vivent qu'un temps limité (trois ou quatre heures), et que leur température s'abaisse peu à peu; mais il faut remarquer aussi que la quantité d'oxygène absorbée et que la quantité d'acide carbonique exhalée diminuent en même temps, par suite des obstacles apportés à la respiration. Toutes les lésions graves du système nerveux, en effet, retentissent sur les phénomènes circulatoires, en ralentissant les mouvements du cœur et en modifiant puissamment les circulations capillaires.

Tandis que M. Brodie croyait pouvoir tirer de ses expériences la conclusion que la source de la chaleur animale est dans l'encéphale, M. Chossat plaçait cette source dans le système du grand sympathique. Mais les expériences sur lesquelles s'appuie M. Chossat sont si peu probantes et si singulièrement interprétées, que nous ne nous arrêterons pas à les réfuter.

§ 165 *bis.*

De la contraction musculaire dans ses rapports avec la température animale. — Il se développe une certaine quantité de chaleur dans le sein des muscles, au moment où ils se contractent. Les recherches de MM. Becquerel et Breschet, celles plus récentes de M. Helmholtz ont mis le fait hors de doute [1].

MM. Becquerel et Breschet, ainsi que M. Helmholtz, se sont servis, pour mesurer la température des muscles, d'un appareil thermo-électrique, c'est-à-dire d'une pile thermo-électrique combinée avec le galvanomètre [2].

Dans les expériences de MM. Becquerel et Breschet, les deux métaux qui forment le circuit sont le fer et le cuivre. On comprend que, pour

---

[1] Davy avait déjà observé qu'après l'exercice, une promenade ou une course prolongée, la température prise sur la peau ou sous la langue, ainsi que la température de l'urine excrétée, était plus élevée de quelques fractions de degré que chez l'homme au repos. Des expériences du même genre ont été faites plus récemment par M. Mantegazza. MM. Valentin et Vierordt ont établi par des expériences qu'à l'élévation de température causée par l'exercice correspond une élévation dans les proportions d'acide carbonique exhalé ; M. Lassaigne a obtenu les mêmes résultats sur le cheval.

[2] La mesure des températures à l'aide de l'appareil thermo-électrique repose, ainsi que chacun le sait, sur le principe établi par Seebeck, savoir : que, lorsqu'un circuit composé de deux fils de métaux différents est inégalement chauffé à chacun des points de soudure de ces fils, il se développe un courant ; ce courant peut être mis en évidence à l'aide d'un galvanomètre interposé dans le circuit. Or, en plaçant une des soudures dans le muscles en expérience, et en exposant l'autre soudure à une température connue, les excursions de l'aiguille du galvanomètre indiquent le sens et l'intensité du courant.

Lorsqu'on veut se servir d'un appareil thermo-électrique pour mesurer la température des muscles (comme d'ailleurs toute autre température inconnue), on commence, à l'aide d'expériences préliminaires, par établir la relation des déviations de l'aiguille du galvanomètre multiplicateur annexé à l'appareil avec les différences de température des soudures des fils métalliques employés, en les maintenant immergées dans des bains d'huile dont la température est à chaque instant donnée à l'aide de thermomètres sensibles. On dresse ainsi une table, où les écarts de l'aiguille du galvanomètre se trouvent traduits en degrés et en fractions de degrés centigrades, et à laquelle on rapportera plus tard les expériences.

introduire la soudure dans le muscle, il est nécessaire de fractionner le circuit : celui-ci, en effet, peut se décomposer en quatre parties qu'on réunira ensuite pour exécuter l'expérience. Ces quatre parties sont : 1° deux aiguilles à soudure médiane, composées chacune d'une moitié acier et d'une moitié cuivre ; 2° un fil d'acier coupé sur le morceau même qui a servi à la confection des aiguilles ; 3° le fil du galvanomètre.

Les aiguilles sont affilées par un bout (tout au moins celle qui doit être introduite dans le muscle en expérience) et recouvertes d'un vernis.

Lorsqu'on veut apprécier la température d'un muscle, on enfonce au travers des téguments une des deux aiguilles dans ce muscle (l'aiguille *a' c'* par exemple, voy. fig. 70), de manière que la soudure médiane de

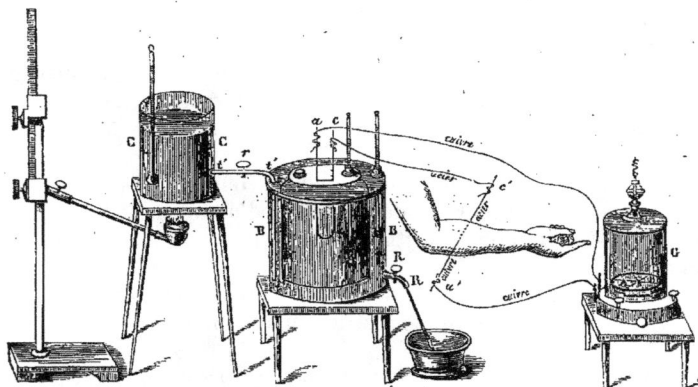

Fig. 70.

APPAREIL THERMO-ÉLECTRIQUE POUR MESURER LA TEMPÉRATURE ANIMALE.

AA, réservoir contenant de l'eau à 36 degrés. Ce réservoir est placé dans :
BB, cylindre en bois, contenant également de l'eau. Ce bain est destiné à entretenir dans le réservoir AA une température sensiblement constante.
CC, vase en fer-blanc rempli d'eau, chauffé par une lampe. Cette eau est destinée à réchauffer le liquide contenu dans le cylindre BB et à maintenir sa température.
t't', tube d'entrée de l'eau chaude dans le cylindre BB.
τ, robinet qui établit ou suspend la communication entre le liquide de CC et celui de BB.
RR, robinet qui donne écoulement au dehors, à une quantité d'eau égale à celle qui entre dans le vase BB.
ac, aiguille coudée placée dans le cylindre AA, chauffée, par conséquent, à 36 degrés. La branche *c* de cette aiguille est en acier. La branche *a* est en cuivre. La soudure des deux métaux correspond au coude immergé dans l'eau.
a'c', aiguille droite composée de deux métaux (acier et cuivre). La soudure entre les deux moitiés de l'aiguille, c'est-à-dire entre les deux métaux, correspond à la partie moyenne, plongée dans l'épaisseur du bras.
G, galvanomètre interposé dans le courant.
a, b, pôles austral et boréal de l'aiguille aimantée.

l'aiguille corresponde au centre du corps charnu ; on peut appeler cette aiguille *aiguille d'épreuve*. On introduit la soudure de l'autre aiguille (aiguille coudée *a c*) dans un bain à température constante (appareil Sorel) ou dans la bouche d'un aide. On a soin, en outre, de placer dans le bain ou dans la bouche un thermomètre sensible qui donne directement, au moment de l'expérience, la température de cette soudure; on peut appeler cette aiguille *aiguille de comparaison*.

Cela fait, on réunit l'extrémité acier de l'aiguille d'épreuve avec l'extrémité acier de l'aiguille de comparaison à l'aide du fil d'acier dont nous avons parlé, puis on met en communication les extrémités cuivre des aiguilles avec chacun des bouts du fil du galvanomètre; le circuit se trouve ainsi établi. On attend que le galvanomètre, qui décrit généralement de petites oscillations sous l'influence de la chaleur communiquée par les doigts pendant ces diverses manipulations, soit revenu au zéro; alors on procède à l'expérience, qui consiste à faire contracter le muscle, soit sous l'influence d'un excitant, soit sous l'influence de la volonté, si l'homme est le sujet de l'expérience. C'est en procédant de cette manière que MM. Becquerel et Breschet ont constaté que la température du biceps brachial, qui au repos était de 36°,50, pouvait, après la flexion répétée du bras, s'élever de 0°,5, et même de 1°, après des efforts énergiques.

M. Helmholtz a expérimenté sur les grenouilles, c'est-à-dire sur des animaux à sang froid, à muscles de petit volume, et chez lesquels les élévations de température dues à la contraction musculaire sont, d'une manière absolue, moins élevées que dans l'homme et le chien; dès lors il a dû chercher à donner plus de sensibilité à l'appareil thermo-électrique dont il a fait usage.

Le galvanomètre employé par lui, au lieu d'être formé d'un seul fil, est composé de deux fils de cuivre d'un millimètre de diamètre et dont chacun fait cinquante tours. Ces deux fils sont couplés ensemble à leurs extrémités, de manière qu'ils représentent en somme un seul fil de même longueur et de section double.

Le circuit thermo-électrique diffère notablement de celui qu'ont employé dans leurs recherches MM. Becquerel et Breschet. Au lieu d'introduire une seule soudure d'épreuve au sein du muscle en expérience, M. Helmholtz en introduit trois, de manière à multiplier l'intensité du courant thermo-électrique.

Au lieu d'aiguilles thermo-électriques fer et cuivre, M. Helmholtz donne la préférence aux aiguilles cuivre et Maillechort, parce que ce couple a un pouvoir thermo-électrique deux fois et demie plus grand que le couple fer et cuivre.

M. Helmholtz emploie trois aiguilles ayant chacune 1 décimètre de longueur et 2 millimètres de diamètre. Ces aiguilles sont formées d'une pièce médiane de fer aux extrémités de laquelle sont soudées deux pièces de maillechort, de telle sorte que chaque aiguille est formée de trois pièces de même longueur, et qu'elles comprennent chacune *deux soudures*.

Lorsqu'on veut procéder à l'expérience, on détache une cuisse de grenouille du corps de l'animal, mais on la laisse en communication avec la moelle épinière par ses nerfs.

Les trois aiguilles sont enfoncées dans la cuisse encore adhérente à l'animal par ses nerfs, de telle sorte que les soudures du même côté de ces trois aiguilles soient immergées dans la masse musculaire. Les mêmes aiguilles sont ensuite enfoncées dans l'autre cuisse, de manière que les trois autres soudures symétriques plongent dans la masse musculaire. Les soudures qui plongent dans la cuisse encore animée par ses nerfs sont ce que nous pouvons appeler les *soudures d'épreuve;* les autres, séjournant dans une masse musculaire inerte, sont les *soudures de comparaison* [1].

Les extrémités des aiguilles sont alors reliées entre elles à l'aide de communications métalliques, de manière à représenter une pile thermo-électrique; puis on interpose le tout dans le circuit du galvanomètre. Ajoutons que le tout (moins le galvanomètre) est introduit dans une petite caisse recouverte d'une glace, de manière que l'expérience s'accomplisse dans un milieu *saturé* de vapeur d'eau. Cette précaution, recommandée et mise en usage par M. Dutrochet dans ses recherches sur la température des animaux inférieurs, est nécessaire pour supprimer le refroidissement dû à l'évaporation, refroidissement dont la valeur pourrait n'être pas la même pour toutes les soudures, si l'expérience se faisait à l'air libre.

Les choses étant ainsi disposées, on attend que l'aiguille du galvanomètre soit arrêtée au zéro du cadran indicateur. Alors on fait passer le courant d'un appareil d'induction le long du rachis de l'animal. Cette excitation, portant sur la moelle, a pour effet de tétaniser les muscles de la cuisse, encore reliée à l'animal par ses nerfs. Cette excitation étant prolongée pendant une durée de deux ou trois minutes, on obtient finalement une déviation maximum de l'aiguille du galvanomètre, qui, traduite en degrés centigrades, accuse dans la cuisse contractée une élévation de température qui peut atteindre 0°,14 ou même, 0°,18 [2].

Les recherches faites sur l'homme et sur le chien (Becquerel et Breschet), celles faites sur la grenouille (Helmholtz), ont donc mis en évidence l'élévation de température du muscle pendant la contraction.

Mais il est un élément capital dont les expérimentateurs ne se sont pas préoccupés.

La contraction musculaire, qu'elle soit volontaire ou qu'elle soit provoquée, peut se manifester de deux manières très-différentes.

1° Tantôt les leviers osseux sur lesquels les muscles s'insèrent sont,

---

[1] Ce procédé, qui a l'avantage de placer toutes les soudures dans le milieu même dont on veut apprécier les variations de température, a été mis en usage autrefois par M. Dutrochet dans ses délicates recherches sur la température des insectes. Pour apprécier la température propre du corps de l'animal, il traversait, à l'aide d'une de ses aiguilles (fer et cuivre), le corps de l'animal vivant, et, à l'aide de l'aiguille de comparaison, le corps d'un animal *mort* de la même espèce.

[2] M. Helmholtz a aussi recherché si l'action nerveuse (centripète ou centrifuge) était accompagnée d'élévation de température; ses expériences lui ont constamment donné des résultats négatifs.

pendant la contraction du muscle (volontairement ou artificiellement), maintenus immobiles dans des positions variées, et la contraction qui s'opère dans le muscle n'est point accompagnée de mouvements; en d'autres termes, la force ou la puissance développée dans le muscle qui se contracte est maintenue en équilibre, pendant toute la durée de la contraction, par une résistance qui n'est pas surmontée. Cette résistance non surmontée, ou, pour mieux dire, *équilibrée*, est tantôt le simple poids des parties, comme par exemple dans beaucoup d'attitudes fixes des membres ou du tronc; tantôt cette résistance équilibrée consiste dans des poids additionnels ou simplement dans la contraction synergique de muscles opposés, ce qui fait que l'action musculaire s'exerce parfois avec une grande puissance, tout en n'entraînant pas de mouvement dans les parties.

Nous désignerons cette forme de contraction musculaire, non suivie d'effets mécaniques extérieurs, sous le nom de *contraction musculaire statique*.

2° Tantôt, au contraire, les leviers osseux sur lesquels s'insèrent les muscles qui se contractent obéissent à la puissance qui tend à les mouvoir, et cette force peut non-seulement mettre en mouvement les leviers osseux mobiles garnis de leurs parties molles, mais encore soulever des poids additionnels, vaincre ou surmonter des résistances variées.

Nous désignerons cette forme de contraction musculaire, accompagnée d'effets mécaniques extérieurs, sous le nom de *contraction musculaire dynamique*.

Exemple : je suppose que l'avant-bras soit à demi fléchi sur le bras, nous pouvons évidemment le maintenir *fixe et immobile* dans cette position; si l'avant-bras est libre, la contraction musculaire est équilibrée par le poids de l'avant-bras. On peut rendre cette contraction plus énergique, et en même temps la mesurer en chargeant de poids l'avant-bras.

D'un autre côté, la contraction des muscles du bras peut être employée à *mouvoir* l'avant-bras, libre ou chargé de poids, etc.

Dans des expériences dont nous avons dernièrement publié les résultats (*Archives générales de médecine*, 1861), nous avons examiné l'action musculaire *statique* et l'action musculaire *dynamique* sous le rapport thermique, c'est-à-dire que nous avons cherché à apprécier, à l'aide d'une méthode expérimentale nouvelle et aussi rigoureusement que possible, les diverses quantités de chaleur développées au sein des muscles dans ces deux états différents.

Nos premières expériences ont porté sur les grenouilles, animaux de petit volume, faciles à mettre en expérience, et doués d'une activité musculaire énergique, eu égard à leur taille.

Dans ces expériences, nous avons eu recours à un appareil thermo-électrique. Ces expériences, dans lesquelles certaines parties doivent être mises en mouvement, ne nous ont pas permis de recourir aux éléments thermo-électriques de M. Helmholtz, lesquels, reliant ensemble les deux membres postérieurs de l'animal, les rendent solidaires l'un de l'autre.

Nous nous sommes donc servi, dans le principe, d'aiguilles construites sur les données de M. Becquerel, c'est-à-dire d'aiguilles à soudure médiane (fer et cuivre), tout en leur donnant plus d'épaisseur, car les aiguilles trop fines apportent au courant un obstacle qui diminue les déviations galvanométriques, de telle sorte que les différences minimes de température sont alors difficiles à saisir. Nos aiguilles, construites par M. Duboscq, avaient 8 centimètres de longueur et 2 millimètres d'épaisseur; mais, après un certain nombre de tentatives, nous avons été obligé d'y renoncer, parce que, dans les muscles *en mouvement* dont nous cherchions à apprécier la température, ces aiguilles, qui suivent le mouvement des muscles, se déplacent sans cesse, si bien que la soudure, glissant dans la plaie, se présentait souvent au dehors, et tous les résultats se trouvaient renversés.

Les aiguilles à soudure *termino-latérale*, employées par M. Dutrochet, offraient les mêmes inconvénients.

Dès lors nous avons fait construire de petits *hameçons* à deux tiges (fer et cuivre), dont la soudure correspond à l'ardillon (Voy. fig. 71).

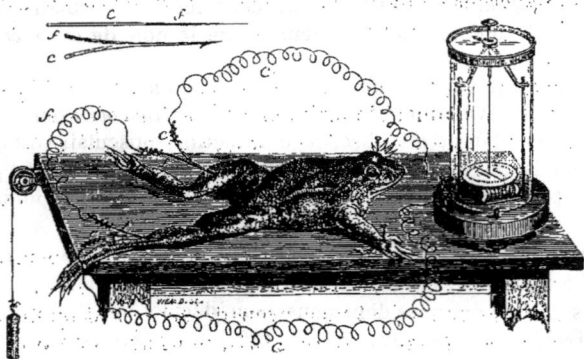

Fig. 71.

Nota. A la partie supérieure de cette figure, on voit : 1o une aiguille thermo-électrique (cuivre et fer à soudure *médiane*; 2o une aiguille thermo-électrique (cuivre et fer), en hameçon, à soudure *terminale*.

Une fois introduites dans les muscles, nos aiguilles en hameçon ne sont pas sensiblement déplacées dans les divers mouvements de l'animal.

Ces aiguilles ont sur les aiguilles à soudure médiane encore un autre

---

[1] Les aiguilles à soudure termino-latérale sont composées de deux métaux, cuivre et fer ; mais les deux pièces, au lieu d'être soudées par leur partie moyenne, le sont à l'une de leurs extrémités. C'est cette *extrémité-soudure* qui, affilée en pointe, est enfoncée dans les tissus.

avantage, c'est qu'elles demeurent à poste fixe dans le circuit galvanométrique, et qu'il n'est pas nécessaire de rompre le circuit à chaque
expérience (pour introduire les aiguilles dans les parties), et de le rétablir ensuite. Le circuit est toujours fermé ; c'est ce qu'on concevra facilement en jetant les yeux sur la grenouille en expérience représentée
dans la figure 71.

Je me bornerai à indiquer ici le procédé d'expérience le plus démons-
tratif ; il consiste à solliciter les deux modes de contraction *simultanément* sur le même animal. La grenouille n'est soumise à aucune mutilation ; elle est fixée solidement par les deux membres antérieurs. L'un
des membres postérieurs est maintenu fixé dans l'extension, tandis que
l'autre est libre, et peut mouvoir un poids léger. Les hameçons thermo-
électriques, faisant partie du circuit galvanométrique, sont introduits
dans chaque mollet (Voy. fig. 71).

La contraction musculaire des deux membres postérieurs est sollicitée
par le courant d'une pile, de la même manière que précédemment.
L'aiguille du galvanomètre accuse ici d'une *manière directe* l'excès de
l'une des températures sur l'autre, et cet excès est en faveur du *membre fixé.* c'est-à-dire que la température s'élève plus dans le membre
qui se contracte étant fixé, que dans celui qui peut *mouvoir* et *soulever*
un poids.

Mais, en examinant avec attention les données de ces expériences, il
est facile de se rendre compte de l'impossibilité d'apprécier ainsi la véritable valeur relative des quantités de chaleur produites dans les deux
états de contraction des muscles. Il se peut, en effet, que sur les grenouilles mises en expérience, et quoique la source d'excitation fût la
même, la contraction du membre fixé fût parfois plus énergique que
celle du membre chargé d'un poids, la grenouille proportionnant, en
quelque sorte, l'énergie de la contraction musculaire à la résistance à
vaincre. En second lieu, et c'est là surtout ce qui ne permet pas de tirer
de ces expériences des résultats précis, le phénomène du poids qui
monte et qui *descend* détermine dans le muscle qui le *soulève* et qui le
soutient à la descente, des actions complexes dont il est impossible de tenir compte avec les animaux, et qu'il n'est possible d'apprécier que sur
l'homme.

On peut, ainsi que l'ont fait MM. Becquerel et Breschet dans leurs
expériences, introduire des aiguilles thermo-électriques dans les muscles de l'homme ; mais, si ce genre d'expérience peut être tenté par
hasard [1], il n'est réellement pas pratique quand il s'agit de répéter les
expériences un grand nombre de fois. Cette introduction, assez difficile
par elle-même, peut n'être pas sans danger, et nous ne pouvions évidemment pas l'essayer avec nos hameçons thermo-électriques, qui ne

[1] M. Becquerel a répété trois fois cette expérience, en introduisant son aiguille à soudure médiane dans le muscle biceps brachial. M. Becquerel fils et M. Burguières, aujour-
d'hui médecin sanitaire en Égypte, se sont prêtés à l'expérience.

sauraient être retirés des tissus sans de profondes dilacérations.

Dès lors, nous nous sommes demandé si la température des muscles ne pouvait être appréciée que dans leur épaisseur ; s'il n'était pas possible de la constater à leur surface, ou même au travers de la peau, surtout quand celle-ci est fine et peu ou point doublée de graisse. Or, en appliquant sur la peau, à la surface du biceps brachial, au niveau de sa région moyenne, un thermomètre dont le réservoir était engagé sous les vêtements, et maintenu par une bande épaisse de laine enroulée autour du bras, nous avons constaté que ce thermomètre peut accuser, au bout de quelques minutes, des élévations de température de 1 et même de 2 degrés centigrades, lorsqu'on contracte énergiquement ce muscle ; nous nous sommes dès lors trouvé en possession d'une méthode qui nous a permis de faire un grand nombre d'expériences dans les conditions les plus variées.

On comprendra aisément l'avantage qu'il y a à expérimenter sur l'homme. Dans les expériences sur les animaux ; en effet, la contraction, *suscitée* dans les muscles par l'application d'un excitant, peut à tout instant être troublée ou compliquée par des contractions *volontaires*, sur lesquelles nous n'avons pas de prise. En outre, dans les expériences sur les animaux, l'excitant de la contraction musculaire est nécessairement le courant d'une pile ou celui d'une bobine d'induction ; dans les expériences sur l'homme, au contraire, le principe d'activité, c'est la volonté elle-même, c'est-à-dire l'excitant par excellence de la contraction, et en même temps le plus délicat. Chez l'homme, l'*intensité* de l'action musculaire peut être directement et rigoureusement mesurée par la quantité connue des résistances, c'est-à-dire par des poids ; elle peut être *graduée, accélérée, retardée,* etc.

Les thermomètres dont nous nous servons dans nos recherches ont été construits de telle sorte que l'échelle de leurs excursions est comprise entre $+ 31°$ et $+ 37°$ centigrades. Chaque degré présente 50 divisions. La contraction musculaire étant capable, suivant son énergie et sa durée, d'élever la température du muscle (prise à la surface de la peau) de 60, de 80, ou même de 100 divisions de nos thermomètres, l'étendue de ces excursions fournit un champ suffisamment vaste à nos expériences de comparaison.

Les expériences que nous avons entreprises se composent toutes de deux parties constituant les deux termes de comparaison entre l'état statique et l'état dynamique de la contraction musculaire. Notre méthode consiste à tenir en équilibre, dans une expérience, et dans l'autre à mouvoir, avec des vitesses variées, et suivant des procédés particuliers, des poids égaux, à l'aide de l'avant-bras fléchi sur le bras, en tenant compte du temps écoulé à l'aide d'un chronomètre à secondes [1].

---

[1] Il est un certain nombre de conditions dont la rigoureuse observation est indispensable. Nous renvoyons à ce sujet à notre mémoire original. (Voyez l'indication bibliographique à la fin du chapitre.)

S'agit-il d'une expérience *dynamique?* l'équilibre de température étant obtenu dans le bras entouré de sa bande et pourvu de son thermomètre, l'expérimentateur se place sur la chaise d'expérience, saisit avec sa main droite la manette D, et avec sa main gauche la manette G, ainsi que le représente la figure 72. La température de départ étant notée et le métronome mis en marche, on enlève la cale *d* qui supporte le poids

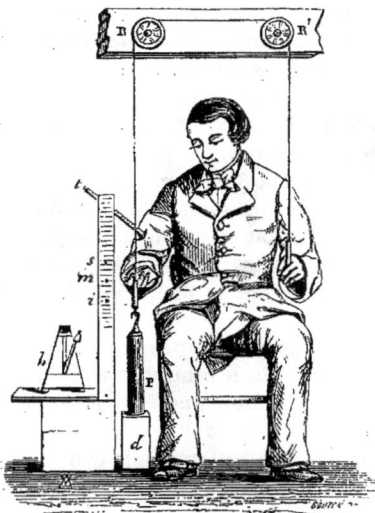

Fig. 72.

R, R', poulies.
   t, thermomètre engagé jusque sur la peau, au travers des vêtements. Le bras est en outre recouvert d'une bande épaisse de laine.
P, poids.
d, cale.
smi, échelle graduée à laquelle sont rapportés les mouvements du bras. Le point *m* correspond à la flexion à angle droit de l'avant-bras sur le bras.
   h, métronome, ou chronomètre sonore.

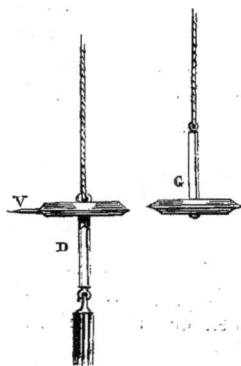

Fig. 73.

Cette figure représente les manettes en partie cachées par les mains de l'expérimentateur dans la figure 72.
G, manette du côté gauche.
D, manette du côté droit.
V, index à l'aide duquel l'expérimentateur gradue le mouvement du bras.

P; cette cale est d'une hauteur telle, qu'au moment où la main saisit la manette D, l'index V de cette manette correspond au point *i* de la règle graduée. Alors l'expérimentateur soulève le poids P en lui faisant parcourir une excursion de 16 centimètres, mesurée sur la règle graduée (que l'expérimentateur ne perd pas des yeux), entre les points *i* et *s*. Aussitôt que l'index est arrivé en *s,* la main gauche, qui était restée inactive, *soutient* alors le poids à la descente, de manière que le bras droit s'abaisse *à vide*, tout en conservant sa position. Quand l'index de la manette D est revenu au point *i*, le bras droit redevient actif, et soulève de nouveau le poids P de *i* en *s*, et ainsi de suite, pendant un intervalle de temps de cinq minutes. L'expérimentateur compte avec le plus grand soin le nombre des mouvements de montée et de descente du poids, et il leur donne une constante régularité en les harmonisant, à l'aide de l'oreille, avec les battements du métronome [1]; puis l'expérimentateur se replace dans le repos, et il attend que l'excursion thermométrique soit achevée.

Pendant un intervalle de temps de cinq minutes, la main droite a donc soulevé un poids d'une certaine hauteur, puis elle l'a abandonné (tandis que la main gauche le soutenait à la descente), puis elle l'a repris, à la partie inférieure de sa course, pour le remonter encore, et ainsi de suite, c'est-à-dire, en d'autres termes, que la puissance musculaire du bras droit a été employée à *monter* un certain nombre de fois le même poids, sans avoir à le soutenir à la descente, et avec des intervalles réguliers et égaux d'activité et d'inaction.

Dans l'expérience statique correspondante (qui, pour être comparable, doit être intermittente aussi), le poids est maintenu en équilibre par la contraction musculaire dans la position correspondante au point moyen *m* (Voy. fig. 72), et avec des intervalles égaux et réguliers d'inaction, mesurés par le chronomètre, le tout pendant une durée de cinq minutes.

Le procédé d'expérience que nous venons d'esquisser brièvement consiste donc, en définitive, à déterminer dans les muscles de la région antérieure du bras une contraction de commune mesure, pendant le même temps, *avec* ou *sans* travail mécanique extérieur.

Ces expériences établissent nettement ce fait : lorsque la contraction musculaire exécute un travail mécanique, il se produit dans le muscle une quantité de chaleur plus faible que lorsqu'une contraction de *même mesure* n'est point accompagnée d'effets mécaniques extérieurs.

D'autres expériences ont été faites à l'aide d'un poids *libre* soutenu dans la main à l'aide d'une manette (Voy. fig. 74); elles ont consisté à maintenir en équilibre, non plus d'une manière intermittente, mais d'*une manière continue* et pendant un certain laps de temps (cinq minutes), un certain poids. Les expériences de comparaison ont consisté à exécuter avec l'avant-bras, chargé du même poids, et pendant le même temps, un mouvement de *va-et-vient*. Dans ce mouvement de va-et-vient, la main n'abandonne le poids à aucun moment de l'expérience; elle ne descend pas à vide, comme dans les expériences précédentes, mais elle *soulève* ce poids à la montée et elle le *soutient* à la descente.

[1] Ces mouvements de descente et de montée peuvent être exécutés, soit rapidement, soit lentement. On peut, par exemple, les faire coïncider avec la seconde; on peut, si l'on veut, et en réglant autrement le métronome, exécuter un mouvement de montée qui dure deux secondes, et un de descente qui dure le même temps, etc. Mais il importe, quel que soit le mode d'expérience auquel on s'arrête, que les temps d'*activité* et d'*inactivité* soient égaux entre eux, afin que les expériences soient comparables entre elles.

Lorsque l'expérimentateur veut procéder à une expérience d'équi-libre, il se place sur la chaise d'expérience, en tenant compte des précautions indiquées; il engage sa main sous la manette, tandis qu'un aide enlève la cale *d* (Voy. fig. 74); puis il soutient le poids P pendant cinq minutes consécutives, comptées par le métronome.

L'expérimentateur, les yeux fixés sur la règle divisée, main-tient l'index de la manette en regardant du point *m*, de ma-nière que la flexion à angle droit de l'avant-bras sur le bras reste la même pendant toute la durée de l'expérience. Au bout de cinq minutes, l'aide replace la

Fig. 47.

cale *d*, et l'expérimentateur passe sur le fauteuil de repos, pour atten-dre l'excursion finale du thermomètre d'expérience.

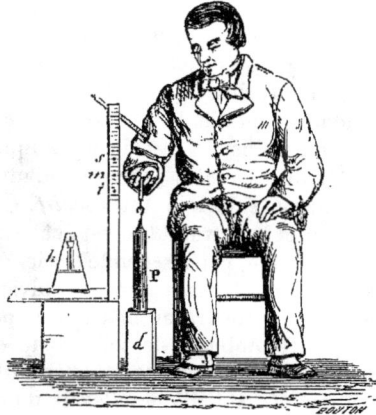

Pour procéder à l'expérience dynamique de comparaison, l'expéri-mentateur, après avoir pris place sur la chaise d'expérience et fait en-lever la cale *d*, imprime à la main chargée du même poids, pendant cinq minutes consécutives, une suite de mouvements d'élévation de *i* en *s*, et de mouvements de *s* en *i*, c'est-à-dire une succession de mou-vements de bas en haut et de haut en bas.

Ce qui ressort clairement de ces dernières expériences, c'est que la chaleur développée dans les muscles et perçue par le thermomètre d'é-preuve a été *la même*, soit que le bras restât en équilibre de contraction, soit qu'il fût animé de mouvements.

Dans le mode d'expériences mis ici en usage, il s'est donc produit dans les muscles des quantités égales de chaleur. Au premier abord, les résultats de cette seconde série d'expériences paraissent en contradic-tion avec ceux de la première série; mais, pour peu qu'on y réfléchisse un instant, il est facile de se convaincre qu'ils en sont au contraire la confirmation la plus décisive, et qu'ils constituent, par une autre voie, une démonstration non moins claire du principe précédemment établi : c'est ce qu'il nous sera aisé de faire comprendre en peu de mots.

Si, d'un côté, la montée du poids, pendant deux minutes et demie, a tendu à diminuer la température musculaire dans la proportion du tra-vail mécanique produit; d'un autre côté, la descente du même poids (descente qui n'est pas libre, soutenue qu'elle est par le muscle con-tracté) détermine dans les muscles un effet *précisément opposé*, qui tend à augmenter la température musculaire suivant une proportion équivalente à la *destruction* d'une quantité égale de travail mécanique. D'un côté, il y a tendance à l'élévation de la température, de l'autre, il y a tendance à l'abaissement ; ces deux effets, mesurés par le même poids, se compensent; on doit avoir, et on a en effet, dans l'expérience de mouvement, une température égale à celle de l'expérience d'équilibre. On peut exprimer plus brièvement ce qui se passe ici, en disant que, pendant la moitié de la durée de l'expérience qui correspond à l'élévation du poids, le travail mécanique extérieur est *positif*, et que pendant l'autre moitié (correspondant à la descente du poids) le travail mécanique extérieur est *négatif*. Ces deux valeurs étant égales se détruisent et le travail utile est égal à 0, c'est-à-dire qu'il est nul.

En résumé, cette seconde série d'expériences prouve que le mouvement de va-et-vient, exécuté suivant le procédé indiqué, produit successivement un travail mécanique positif et un travail mécanique négatif qui s'annulent; de telle sorte que la contraction de mouvement équivaut ici à la contraction d'équilibre, et que ces deux modes de contraction (étant d'ailleurs d'égale mesure, puisque le poids est le même) développent des quantités égales de chaleur.

Des expériences qui précèdent et d'autres encore, dans le détail desquelles nous ne pouvons entrer ici, il résulte qu'en se plaçant dans de bonnes conditions d'expériences, on peut constater sur les muscles de l'homme que la quantité de chaleur développée par la contraction est plus grande quand le muscle exerce une contraction statique, c'est-à-dire non accompagnée de travail mécanique, que lorsque cette contraction produit un travail mécanique *utile*. La quantité de chaleur qui disparaît du muscle, quand il produit un travail mécanique extérieur, correspond à l'effet mécanique produit.

La contraction musculaire ne doit donc pas être envisagée (au point de vue de la production de chaleur) comme on l'a fait jusqu'ici en physiologie. Il n'y a que cette partie de l'action musculaire non utilisée sous forme de travail mécanique extérieur qui apparaisse sous forme de chaleur; en d'autres termes, la chaleur musculaire n'est que complémentaire du travail mécanique *utile* produit par la contraction.

Les effets de la contraction musculaire, c'est-à-dire la chaleur musculaire et le travail mécanique extérieur, sont *ensemble* les expressions des métamorphoses chimiques dont le muscle est le théâtre.

Les faits que nous signalons doivent entrer en ligne de compte dans les divers calculs relatifs à la production de la chaleur animale. Le dosage exact des produits définitifs de la nutrition, c'est-à-dire des produits exhalés (acide carbonique, vapeur d'eau) et sécrétés (urée, acide urique, principes biliaires des excréments, sécrétions cutanées); ne saurait suffire, tout en tenant compte des chiffres de combustion du carbone et de l'hydrogène, et même en supposant connues les quantités de chaleur développées dans la formation des autres produits, ne saurait suffire, dis-je, pour établir sur des bases positives le calcul relatif aux quantités

de chaleur produites en un temps donné; le travail moléculaire d'oxydation dont les muscles sont le siége pouvant se traduire par des quantités de chaleur variables *suivant le jeu* de l'appareil musculaire.

Tous ceux auxquels l'étude des sciences physiques est familière com-
prendont, sans qu'il soit besoin d'insister, l'importance des faits sur lesquels nous venons d'appeler l'attention; il s'agit en effet de la transformation et de la corrélation des forces, l'une des plus grandes questions
de la science moderne, et ces faits rattachent l'animal par un nouvel
anneau à l'ensemble de l'univers [1].

§ 166.

De la quantité de chaleur produite en un temps donné. — On a souvent calculé la quantité de chaleur produite par l'homme en l'espace de
vingt-quatre heures. Il ne faut pas oublier que toutes les évaluations proposées à cet égard sont des moyennes plus ou moins approximatives:
elles ne sont pas et ne peuvent pas être, actuellement, absolument rigoureuses. Les chiffres obtenus reposent tous, en effet, *seulement* sur les
quantités d'acide carbonique et d'eau produites par l'oxygène inspiré.
En outre, le calcul est établi sur la quantité de chaleur qui résulterait
de la combustion *directe* d'une quantité de charbon et d'hydrogène équivalente à celle de l'acide carbonique et de l'eau produits. Quoi qu'il en

---

[1] Depuis la publication de nos recherches, quelques faits du même ordre et qui se rattachent à la même cause, ont été observés. M. Lecocq a noté que les sphinx que nous
voyons le soir se maintenir *immobiles* au-dessus des fleurs dont ils pompent le suc, à
l'aide d'un mouvement extrêmement rapide des ailes, acquièrent en ce moment une
température générale très-supérieure à leur température de repos. M. Lecocq a vu dans
ces conditions la chaleur du corps de ces insectes s'élever jusqu'à 40°. La contraction
musculaire exagérée et rapide des sphinx ressemble à une sorte de contraction tétanique;
elle appartient évidemment à cet ordre de contractions que nous avons désigné sous le
nom de *contraction musculaire statique*. L'animal en effet est *immobile;* toute la force
dépensée par le système musculaire est employée à maintenir le corps *en équilibre*, et à
lutter contre la pesanteur qui tend à l'entraîner par en bas. Le corps tout entier de
l'animal agit pour se soutenir lui-même par les contractions des muscles de la même manière que le bras qui dans nos expériences, soutient un poids *en équilibre*.

M. Wunderlich a observé en 1861, que peu avant la mort par le *tétanos*, la température du corps s'était élevée chez un malade à 45°,3, et chez un autre à 42°,4. M. Leyden
(en 1863), a vu que la température va s'élevant sans cesse pendant les contractions du
tétanos. Dans un cas elle était 20 minutes avant la mort de 43°,9 sous l'aisselle et de
44°,4 dans le rectum. Dans un autre cas elle était de 42°,8 immédiatement avant la mort;
elle continua à s'élever (c'est-à-dire *à se répandre des muscles vers les autres parties*)
après la mort. En effet sept minutes après la mort elle était montée à 44°,2; onze minutes après, elle était de 44°,5; enfin elle était de 44°,6 au bout de quinze minutes. Elle
resta stationnaire quelques instants à ce point maximum, puis elle disparut peu à peu
suivant les lois du refroidissement. M. Ferber (également en 1863), a publié la relation
d'un cas de tétanos; la température s'était élevée avant la mort à 43°,2.

Les contractions du tétanos, sont des contractions *sans travail utile;* l'action des
muscles antagonistes se détruisant réciproquement. Ces contractions offrent un des
exemples les plus saillants de ce que nous avons désigné sous le nom de *contraction
musculaire statique*. (Voyez aussi plus loin, § 237).

soit, la chaleur ainsi *calculée* étant, comme nous venons de le voir, *assez rapprochée* de la chaleur réelle, il n'est pas sans intérêt de fixer les idées par quelques chiffres.

On peut admettre (en tenant compte des évaluations de MM. Brunner, Valentin, Gavarret, Dumas, Scharling, Vierordt, etc.) que l'homme rend, en moyenne, par heure, une quantité d'acide carbonique équivalente en poids à 38 grammes. Ces 38 grammes d'acide carbonique renferment 10 grammes de carbone environ, ou, ce qui est la même chose, ils correspondent à 10 grammes de carbone brûlé. D'un autre côté, pour 38 grammes d'acide carbonique produit, l'homme introduit 33 grammes d'oxygène dans ses poumons. De ces 33 grammes d'oxygène, il y a, en nombres ronds, 28 grammes utilisés à la combustion de 10 grammes de carbone. En supposant que l'excédant d'oxygène est tout entier employé à brûler de l'hydrogène pour former de l'eau, il y a dans le même temps $0^{gr},6$ d'hydrogène brûlé. Il y a donc, *en vingt-quatre heures*, 240 grammes de charbon brûlé et 15 grammes d'hydrogène brûlé. Or, il est facile, d'après cela, de calculer la quantité de chaleur produite par cette double combustion dans le corps humain.

1 gramme de charbon qui brûle produit une quantité de chaleur capable d'élever de 1 degré de température $8^{kil},08$ d'eau. 1 gramme d'hydrogène qui brûle produit une quantité de chaleur capable d'élever de 1 degré $34^{kil},5$ d'eau. En désignant sous le nom de *calorie* ou sous celui d'*unité de chaleur* la quantité de chaleur nécessaire pour élever de 1 degré de température 1 kilogramme d'eau, il s'ensuit que 1 gramme de charbon dégage, en brûlant, $8^{calories},08$, et 1 gramme d'hydrogène $34^{calories},5$.

Donc 240 grammes de charbon produiront en brûlant, 1940 calories, et 15 grammes d'hydrogène donneront 518 calories; au total, 2458 calories ou unités de chaleur, ou, en nombres ronds, 2500. Ce qui revient à dire que la chaleur produite par l'homme, en l'espace de vingt-quatre heures, serait capable d'élever de 1 degré de température 2500 kilogrammes d'eau; ou encore, qu'elle serait capable d'élever à la température de l'eau bouillante 25 kilogrammes d'eau à 0°.

L'homme possède une température à peu près constante. Les 2500 calories qu'il produit, en moyenne, par les oxydations intérieures, ne s'accumulent donc point en lui, mais se dissipent au dehors, au fur et à mesure de leur production, de telle manière que sa température reste à peu près stationnaire.

Le mode suivant lequel l'homme perd incessamment la chaleur qu'il produit est multiple. En premier lieu, comme tous les corps chauds, il a de la tendance à se mettre en équilibre de température avec le milieu ambiant, il perd donc par *rayonnement;* en second lieu, le corps étant au contact d'un milieu généralement moins chaud que lui, perd aussi par le *contact;* en troisième lieu, l'*évaporation à* +37°, qui se fait constamment à la surface de la peau et des poumons, lui enlève aussi de la chaleur; en dernier lieu, les aliments, les boissons surtout, et aussi l'air qu'il respire, possédant généralement une température inférieure à celle du corps, il perd encore de sa chaleur en les échauffant.

Quelle est la part de ces pertes diverses, pour dissiper les 2500 calories produites en vingt-quatre heures? On calcule qu'en moyenne, l'évaporation de $1^{kil},5$ d'eau par la voie pulmonaire et cutanée fait perdre à l'homme 775 calories. Les aliments, les boissons et l'air expiré lui en enlèvent à peu près 126. Il reste donc environ 1600 calories qu'il perd par rayonnement et par contact. Mais ce sont là des appréciations moyennes. Il faut supposer que l'air n'est point saturé d'humidité, que la température de l'atmosphère n'est ni trop basse ni trop élevée, mais d'environ + 20°. Nous allons voir, dans un instant, que les conditions extérieures ont une influence décisive sur la valeur de ces diverses causes de refroidissement, et qu'elles peuvent varier et se suppléer l'une l'autre dans des limites assez étendues.

Toutes les causes qui font varier les proportions de l'acide carbonique exhalé en un temps donné, et, par conséquent aussi, les proportions d'oxygène introduites dans l'organisme (§ 139), font osciller la quantité de chaleur produite. La nature et la proportion des aliments, lesquels fournissent les matériaux de la combustion, ont, sous ce rapport, une influence sur laquelle nous avons déjà insisté. C'est pour la même raison que la température de l'homme éprouve, dans le cours de vingt-quatre heures, des maxima et des minima qui correspondent tout à la fois, non-seulement à l'influence du jour et de la nuit, mais aussi à celle du repas. M. Gierse, qui a pris, à cet égard, les températures sous la langue, a observé que le matin, avant déjeuner, la température étant dans ce point, de + 36°,8, elle monte à + 37°,1 après déjeuner. La température prise au même point étant de + 37°,1, dans l'après-midi et avant le dîner, elle est de + 37°,5 après le dîner; puis elle s'abaisse peu à peu, pendant la nuit, jusqu'à + 36°,8.

Les animaux hibernants (marmotte, hérisson, loir, chauve-souris, etc.), qui, pendant la torpeur hibernale, ne prennent point de nourriture, consomment une très-faible quantité d'oxygène dans le même temps, ainsi que Spallanzani l'a prouvé le premier[1] et que beaucoup d'autres observateurs l'ont constaté depuis. Lorsque le sommeil est complet, la respiration est singulièrement amoindrie. Ces animaux peuvent vivre dans ces conditions 4, 5 et 8 heures dans l'acide carbonique pur. La circulation est aussi très-ralentie. La marmotte qui, à l'état de réveil, pendant l'été, a de 90 à 100 pulsations du cœur par minute, n'en a plus que 8 ou 10 pendant le même temps, lorsqu'elle est plongée dans le sommeil hibernal. La température des animaux hibernants s'abaisse avec les combustions de nutrition[2]. L'animal, produisant peu de chaleur

[1] L'engourdissement hibernal est l'état normal et physiologique de la plupart des animaux à sang froid (ou animaux *à température variable*).

[2] Un hérisson qui, à l'état de veille, consommait 1 litre d'oxygène, ne consommait

pendant le sommeil hibernal, a une grande ressemblance avec les animaux à sang froid, et son corps a, en effet, une grande tendance à se
mettre en équilibre de température avec le milieu ambiant.

Voici, d'après M. Valentin, la décroissance de la température sur une
marmotte qui s'endort du sommeil d'hiver.

TEMPÉRATURE EXTÉRIEURE.	ÉTAT DE L'ANIMAL.	TEMPÉRATURE DE L'ANIMAL.	EXCÈS DE TEMPÉRATURE de l'animal sur le milieu ambiant.
4°,97	Demi-veille.	33°,85	28°,88
5 ,35	Assoupissement.	24 ,10	18 ,75
4 ,81	Demi-sommeil.	11 ,16	6 ,35
8 ,63	Sommeil profond.	10 ,23	1 ,60

Lorsque la température extérieure descend à 0° ou au-dessous de 0°,
on voit la température de l'animal s'abaisser à $+5°, +4°$, et même à $+2°$,
lorsqu'il est placé au contact de l'air. Dans les conditions ordinaires, la
température des animaux se maintient un peu plus élevée, même quand
la température extérieure est très-basse, parce qu'ils ont soin, avant de
s'endormir de leur sommeil d'hiver, de se réfugier dans des espaces limités et de s'y entourer de corps mauvais conducteurs de la chaleur,
tels que du foin, de la paille, des feuilles sèches, des plumes, etc.

Pendant le sommeil *naturel* des animaux, la respiration et la circulation sont beaucoup moins ralenties que pendant le sommeil *hibernal*. Cependant, pour être moins marquée, l'influence du ralentissement des
fonctions de respiration et de circulation se fait néanmoins sentir par un
léger abaissement de température. Cet abaissement est d'environ 1 degré
chez l'homme. A cet abaissement de température correspond une diminution dans la quantité d'acide carbonique produit. M. Boussingault a
vérifié le fait sur les oiseaux (tourterelles), et M. Scharling sur l'homme.
D'après les recherches de M. Scharling, la quantité de charbon brûlée
par un homme endormi est à la quantité de charbon brûlée par ce même
homme éveillé :: 1 : 1,2. Il est certain, et beaucoup de faits le démontrent, qu'un homme qui dort est plus accessible au refroidissement qu'un
homme éveillé; et ce n'est pas sans danger qu'il s'exposerait, endormi,
à des températures qu'il braverait à l'état de veille. Le sommeil, d'ailleurs,
est accompagné du repos des muscles, et nous avons vu que le travail
musculaire est une source de chaleur (1).

Les animaux mammifères et les oiseaux, qui ont, comme l'homme,

plus, à l'état de sommeil hibernal, que 0l,04 dans le même temps (Saissy). Une marmotte qui consommait, par heure et par kilogramme de poids du corps, 1 gramme
d'oxygène, ne consommait plus, quand elle était dans son sommeil d'hiver, que 0gr,04
d'oxygène par heure et par kilogramme de poids du corps (Regnault).

[1] Le travail musculaire est une source de chaleur par les actions chimiques qu'il entraîne. (Voy. § 226).

une température constante, dissipent aussi dans l'atmosphère la chaleur qu'ils produisent et de la même manière. Mais ici se présente une difficulté qui, au premier abord, semble s'élever contre la doctrine des combustions, et que nous devons examiner. MM. Regnault et Reiset, dans leur remarquable travail sur la respiration des animaux, ont établi que la consommation d'oxygène et la production d'acide carbonique sont très-variables chez les mammifères et les oiseaux, quoique cependant la température de ces divers animaux soit à peu près la même. Ainsi, en rapportant la quantité d'oxygène consommé en un temps donné à une même quantité en poids de l'animal, ils ont trouvé, par exemple, que le chien consomme, par heure et par kilogramme d'animal, $1^{gr},18$ d'oxygène, que les canards consomment $1^{gr},53$ par kilogramme d'animal, que d'autres oiseaux (petits oiseaux) consomment jusqu'à 9 ou 13 grammes d'oxygène par kilogramme d'animal et par heure. M. Valentin, dans plusieurs séries d'expériences du même genre, est arrivé à des résultats analogues : ainsi, tandis que pour 1 kilogramme du poids du corps, l'homme consomme par heure $0^{gr},62$ d'oxygène, le lapin en consomme $8^{gr},8$, les pigeons $1^{gr},3$, les souris $10^{gr},87$, le bec-croisé (oiseau) $10^{gr},98$. La production d'acide carbonique suit exactement aussi la même progression. Le lapin et la souris, d'une part, le pigeon et le bec-croisé, d'autre part, ont pourtant la même température.

Cette anomalie apparente s'explique facilement. Il est évident que la masse des animaux joue un rôle des plus importants dans les phénomènes du refroidissement. Tandis que le volume moyen d'un lapin, calculé en centimètres cubes, est de 3370, celui de la souris n'est, au contraire, que de 9,9 ; tandis que le volume du pigeon est de 317 centimètres cubes, celui du bec-croisé n'est que de 27. Plus la masse de l'animal est petite, plus est grand aussi le refroidissement en un temps donné, pour une même température. Un petit animal, dont la température est égale à celle d'un animal plus grand, doit donc *relativement à son volume* consommer plus d'aliments, absorber plus d'oxygène, former plus d'acide carbonique et produire plus de chaleur qu'un grand animal, car il a plus à lutter contre le refroidissement.

La température de l'enfant étant égale à la température de l'homme adulte, on doit conclure de ce qui précède que l'enfant doit produire, en un temps donné, plus de chaleur que l'adulte ; car sa faible masse le place, sous le rapport du refroidissement, dans des conditions désavantageuses. C'est, en effet, ce qui arrive : 1 kilogramme d'enfant absorbe, en un temps donné, plus d'oxygène et brûle plus de matière qu'un kilogramme d'adulte, pour maintenir sa température propre (Voy. § 140). De là, l'activité des fonctions de nutrition chez l'enfant, la rapidité du pouls et celle des mouvements de la respiration. De là encore, la facilité avec laquelle il se refroidit. La nécessité des vêtements est donc plus impérieuse chez le jeune enfant que chez l'adulte, pour résister aux abaissements de température extérieure.

LIVRE I. FONCTIONS DE NUTRITION.

§ 167.

De la résistance au froid et à la chaleur. — L'homme vit généralement dans des milieux dont la température est inférieure à sa température propre. Lorsque la température extérieure est très-inférieure à la sienne, la production intérieure de chaleur se proportionne dans une certaine limite aux pertes par rayonnement et par contact qui tendent à lui enlever une grande quantité de calorique. Les expériences de M. Letellier sur les mammifères ont, en effet, établi de la manière la plus concluante que les quantités d'acide carbonique en poids, produites en un temps donné, sont d'autant plus élevées que la température extérieure est plus basse. A cette production plus forte d'acide carbonique correspond naturellement l'absorption d'une quantité plus considérable d'oxygène. Cette absorption plus grande d'oxygène, par les températures très-basses, se trouve d'ailleurs en rapport direct avec les changements survenus dans les propriétés physiques de l'air, qui, sous le même volume, a, dans ces conditions, une densité plus élevée. A la production plus grande d'acide carbonique correspond aussi une alimentation plus abondante. L'aliment joue, en effet, le rôle d'un véritable combustible intérieur. [1].

[1] Il n'est ici question que de l'influence *permanente*, ou tout au moins *longtemps continuée*, d'une basse température, ainsi que cela arrive dans les climats froids ou dans la saison d'hiver. Mais l'application d'une basse température à la surface du corps peut être *instantanée*, ou tout au moins renfermée dans des limites de *très-courte durée*, quelques minutes, par exemple, ainsi que cela arrive souvent dans l'emploi de la méthode hydrothérapique.

Les effets observés dans ces conditions spéciales rentrent dans les lois générales de la production et des pertes de chaleur dont les corps vivants sont le théâtre ; mais il est nécessaire d'ajouter ici quelques mots d'explication.

Depuis quelques années, M. Liebermeister et M. Hoppe ont fait, sous ce rapport, un grand nombre d'expériences dont on peut tirer les conclusions suivantes.

La soustraction subite de la chaleur à la surface du corps, c'est-à-dire l'augmentation subite des pertes de chaleur, a pour conséquence une augmentation (subite aussi) dans la production de chaleur, laquelle se traduit par une élévation de température. Exemple : lorsqu'un homme est soumis à une douche de cinq à sept minutes de durée, avec de l'eau à 15 ou 20 degrés (par conséquent, de 17 à 22 degrés au-dessous de la température du corps), malgré le vif sentiment de froid que le patient éprouve, non-seulement le thermomètre placé sous l'aisselle ne s'abaisse pas, mais au contraire il s'élève généralement d'une fraction de degré. D'où l'on peut conclure que la production de chaleur augmente en même temps que la perte et se règle sur elle. L'élévation de la chaleur intérieure (constatée sous l'aisselle) ne cesse qu'au moment où l'excès de chaleur produite se répand dans le reste du corps et se traduit par le sentiment du retour à la chaleur générale.

Un bain de mer à 16 degrés, et de cinq minutes de durée, produit les mêmes effets.

Il suffit même de se dépouiller complètement de ses vêtements et de s'exposer à une température de 15 à 20 degrés pendant quelques minutes, pour observer qu'un thermomètre placé sous l'aisselle s'élève un peu. Le thermomètre redescend quand on s'est rhabillé.

On peut conclure de ces faits, que l'homme plongé pendant un court espace de temps dans un bain à 15 ou 20 degrés produit une quantité de chaleur qui l'emporte sur celle qu'il produirait dans le même temps, s'il était plongé dans un bain à la température de son propre corps.

Lorsque les abaissements de la température extérieure sont poussés très-loin, l'homme doit, pour lutter efficacement contre les pertes de chaleur, se couvrir de vêtements appropriés, se retirer dans des habitations ou se livrer à l'exercice.

Mais si l'on conçoit comment l'homme peut résister aux abaissements de température, il paraît plus difficile d'expliquer comment sa température reste sensiblement constante dans une atmosphère dont la température est supérieure à la sienne. Dans ce dernier cas, en effet, deux causes devraient puissamment concourir à accumuler en lui de la chaleur et à élever sa température. D'une part, l'air extérieur tend à lui communiquer de la chaleur par contact et par rayonnement, et d'autre part l'homme produit incessamment en lui de la chaleur par les combustions intérieures. Aussi, les physiologistes ont-ils pensé, pendant longtemps, que l'homme et les animaux à sang chaud étaient incapables de vivre dans une atmosphère dont la température est plus élevée que la leur. Mais il est évident qu'il y a des climats où la température s'élève souvent au-dessus de + 37°, et les expériences ont montré que les animaux et l'homme lui-même peuvent supporter (pendant quelque temps du moins) des températures artificielles beaucoup plus élevées.

Franklin a le premier donné une explication satisfaisante de ce phénomène. Lorsque la température ambiante s'élève au même degré ou à un degré supérieur à celui du corps, les pertes par contact et par rayonnement ne peuvent plus enlever de la chaleur au corps, et il ne peut plus perdre que par l'évaporation cutanée et pulmonaire. Mais cette

Ces effets, je le répète, ne se produisent que sous l'influence de l'application *momentanée* du froid. Quand l'application du froid se prolonge, la production de chaleur ne suffit plus à la soustraction exagérée du calorique, et la température du corps s'abaisse progressivement.

Quelques-unes des expériences de M. Hoppe sont plus probantes encore. Lorsqu'on a mouillé le pelage d'un chien en le plongeant dans l'eau à la température ordinaire (15 à 20 degrés) et qu'on l'expose ensuite librement à l'air, on observe qu'un thermomètre placé dans le rectum s'élève tant que dure l'évaporation. En d'autres termes, la perte de chaleur augmentant (à raison de l'évaporation du pelage mouillé), la production de chaleur augmente aussi et se règle en quelque sorte sur la perte. Quand le poil est devenu sec, c'est-à-dire quand la cause anormale de refroidissement est supprimée, la production de chaleur diminue et redevient normale, ce qu'indique le thermomètre placé dans le rectum. La production de chaleur en excès est tellement subordonnée à la perte de chaleur due à l'évaporation, que si l'on enveloppe le chien mouillé dans un sac imperméable de caoutchouc qui s'oppose à l'évaporation, le thermomètre placé dans le rectum n'accuse point d'élévation de chaleur intérieure. Aussitôt qu'on débarrasse le chien de cette enveloppe, on voit la température intérieure s'élever tant que dure l'évaporation, et s'abaisser peu à peu quand l'évaporation est terminée.

Dans ces expériences, les élévations et les abaissements de température sont, il est vrai, circonscrits dans de faibles limites (des fractions de degré), mais elles ne prouvent pas moins que la production de chaleur, c'est-à-dire le travail intérieur des métamorphoses de la nutrition, est soumis dans une certaine mesure à l'influence des pertes extérieures de chaleur, et que, par conséquent, la méthode hydrothérapique, envisagée au point de vue de l'application du froid, est une méthode thérapeutique puissante.

évaporation elle-même n'est plus suffisante : les glandes sudoripares entrent en jeu, et le corps se couvre d'une sueur *liquide*. Le refroidissement produit par l'évaporation prend alors de grandes proportions[1].

Les expériences entreprises par MM. de La Roche et Berger viennent à l'appui de cette doctrine : elles démontrent que le froid produit par l'évaporation de la sueur suffit pour expliquer le maintien de la température de l'animal. En effet, si l'on introduit dans une étuve sèche chauffée entre +50° et +60° des grenouilles, des alcarazas et des éponges mouillées, au bout d'un quart d'heure, les éponges, les alcarazas et les grenouilles ont sensiblement la même température : cette température est de 15 à 20 degrés *inférieure* à celle de l'étuve. L'évaporation qui se fait à la surface de l'éponge et à la surface de l'alcarazas leur enlève donc plus de chaleur que la tendance à l'équilibre de température avec le milieu ne leur en communique. Dans l'expérience dont nous parlons, il est remarquable que la température des grenouilles, après s'être élevée comme celle des éponges et des alcarazas à + 37°, est restée stationnaire en ce point. La grenouille est recouverte d'une peau humide, et l'évaporation qui se fait à la surface du corps a agi sur elle comme sur les éponges dont nous parlons.

Dans les grandes élévations de la température extérieure, les animaux à sang chaud doivent donc dissiper, par l'évaporation de la sueur, une grande partie de la chaleur accumulée en eux.

Ceci nous explique comment des animaux, comment l'homme lui-même ont pu supporter, pendant quelque temps, des températures extrêmement élevées, M. Blagden a vu un homme rester 7 minutes dans une étuve à + 93° ; M. Berger en a vu un autre rester à peu près le même espace de temps dans une étuve à + 107° et + 109° ; M. Tillet a vu une jeune fille rester pendant dix minutes exposée à une température de + 140°.

Le pouvoir de résister aux élévations de température extérieure n'est *efficace* et *durable*, du reste, qu'autant que ces élévations se maintiennent dans des limites analogues à celles que nous présentent les climats. Dans les expériences dont nous venons de parler, les pertes par évaporation de la sueur ne s'opposent qu'incomplétement à l'accroissement de la température animale : celle-ci se manifeste sur les individus qui sortent des étuves par des élévations de quelques degrés au-dessus de la température normale, et l'expérience ne pourrait se prolonger pendant un temps un peu long sans compromettre bientôt la vie. M. Magendie a montré, par expérience, que les chiens succombent au bout de 18 minutes dans une étuve à + 120° ; au bout de 24 minutes, dans une étuve à + 90° ; au bout de 30 minutes, dans une étuve à + 80°. Les

---

[1] L'eau absorbe une quantité considérable de chaleur pour passer de l'état liquide à l'état gazeux. Un gramme d'eau, *déjà échauffée* à 100 degrés, absorbe, pour se vaporiser, une quantité de chaleur égale à celle qui serait nécessaire pour élever d'un degré 540 grammes d'eau.

animaux succombent dans ces conditions lorsque leur température s'est élevée de 6 ou 7 degrés au-dessus de leur température normale (Voy. § 164).

Le pouvoir qu'ont les animaux de résister aux élévations de température diminue singulièrement avec l'augmentation de la vapeur d'eau contenue dans le milieu échauffé. Lorsque l'étuve dans laquelle se place l'homme est *saturée* de vapeur d'eau, il y peut à peine rester quelques instants dans des températures même très-inférieures à celles que nous venons de signaler, et sa température propre monte rapidement jusqu'à ses limites extrêmes. Lorsque l'espace est saturé, en effet, la source du refroidissement due à l'évaporation de l'eau à la surface cutanée est supprimée.

L'influence exercée sur la température animale par l'état hygrométrique de l'air a été bien mise en évidence par M. de La Roche. Si on place un animal dans une étuve saturée de vapeur et à une température même un peu inférieure à celle de l'animal, la température de celui-ci s'élève assez rapidement. Ainsi, un animal dont la température était $+40°$ est introduit dans une boîte contenant de l'air saturé à $+38°$. Au bout de 40 minutes, on retire l'animal; sa température a monté à $+42°,4$. Quoique la température ambiante fût inférieure à la sienne, la température de l'animal s'est élevée de 2 degrés et demi; il a, en effet, continué à produire de la chaleur, tandis qu'une des voies de refroidissement était presque complétement supprimée.

§ 168.

Influence de la température extérieure sur l'économie animale. — L'homme et les animaux, ainsi que nous l'avons vu, ne peuvent séjourner *longtemps* sans inconvénient dans des milieux dont la température est plus élevée que la leur. Une température égale à celle de l'homme ($+37°$) peut être considérée, pour lui, comme le point limite de la résistance exempte de danger. L'homme lutte au moyen de l'évaporation cutanée contre l'élévation que la production interne de chaleur tend sans cesse à amener; et lorsque la température extérieure se maintient longtemps en ce point, elle n'est pas sans exercer sur lui une influence qui peut se traduire par des dérangements plus ou moins graves de la santé.

Les plus hautes températures observées à l'air libre et à l'ombre se sont montrées au cap de Bonne-Espérance, à Manille, à Pondichéry, à Bassora, à Pékin, à Esné dans la haute Égypte, et dans les divers établissements du Sénégal. On a vu en ces lieux le thermomètre s'élever, à l'ombre, à $+44°, +45°, +47°$ (centigr.), et surpasser, par conséquent, la température de l'homme de 6 à 10 degrés. Dans ces conditions, l'homme ne peut s'exposer impunément à l'air libre. Il se réfugie dans ses demeures et cherche, par des moyens appropriés, à entretenir autour de lui un abaissement artificiel de température. L'abbé Gaubil rapporte (*Observations sur la physique* de Rozier, t. IV, p. 82) que, du 14 au 23 juillet 1743, le thermomètre s'étant élevé chaque jour au-dessus de $+40°$

(centigr.) dans la ville de Pékin, 11,400 personnes moururent de chaud dans les rues de la ville.

Des températures moins élevées ont parfois déterminé des effets non moins redoutables, surtout lorsque l'homme s'est trouvé directement exposé aux ardeurs du soleil. Les corps d'armée en marche, et les esclaves qui travaillent aux rizières ou aux plantations du nouveau monde, ont été souvent cruellement éprouvés à cet égard.

La mort, étant la plupart du temps subite, survient très-vraisemblablement en vertu d'un trouble profond du système nerveux. L'annihilation des fonctions nerveuses est déterminée, soit par congestion sanguine, conséquence de l'accélération de la circulation, soit en vertu d'une compression, conséquence de la dilatation amenée par l'élévation de température dans les éléments nerveux de l'encéphale contenus dans la boîte inextensible du crâne. MM. de La Roche et Berger, lorsqu'ils se plaçaient dans l'étuve, en sortaient avec une céphalalgie violente et une grande faiblesse des membres ; et les animaux sur lesquels on prolongeait l'expérience tombaient sur le sol, dans une sorte d'état comateux.

L'expérience a montré que les animaux placés dans des mélanges réfrigérants pouvaient perdre, avant de succomber, plus du tiers de leur température (Voy. § 464). Aussi l'homme peut lutter bien plus avantageusement contre les abaissements que contre les élévations de la température extérieure. Dans leurs voyages près des pôles, les navigateurs ont été exposés à des températures extrêmement basses auxquelles ils ont pu résister. Les capitaines Ross, Parry, Franklin, et Back ont vu le thermomètre s'abaisser à — 48°, à — 49°, à — 56°. En ces lieux, la température extérieure présentait donc, avec celle du corps, la différence énorme de 80 à 90 degrés centigrades. Il est vrai qu'ici ce n'est que par les vêtements, par le feu, par la nourriture et par l'exercice que l'homme peut résister à la grande quantité de chaleur que le rayonnement tend à lui enlever. Lorsque tout ou partie de ces moyens de résistance fait défaut, il suffit de températures moins basses pour entraîner la mort. Dans le fatal hiver de 1812, nos malheureux soldats, privés d'abri, de pain et de vêtements, sont tombés en foule dans les plaines glacées de la Russie, et pourtant le thermomètre ne descendit pas au-dessous de — 35°.

L'action du froid se fait sentir bien plus énergiquement dans un air agité que dans un air calme. Dans le premier cas, en effet, l'atmosphère qui entoure le corps est à chaque instant renouvelée ; le rayonnement et le contact agissent sans cesse avec la même énergie pour soutirer au corps son calorique.

C'est encore par action directe sur le système nerveux que l'abaissement extrême de température agit pour amener la mort. Les désordres des organes des sens, le délire, la tendance invincible au sommeil, qui surviennent alors, le démontrent.

L'homme, exposé aux élévations de température, alors même qu'il y résiste, éprouve cependant, dans ses diverses fonctions, certaines altérations que les expérimentateurs ont consignées dans leurs expériences. Ainsi, lorsque l'homme est resté 30, 20 ou 10 minutes dans des étuves à $+45°$, à $+50°$, à $+90°$, le pouls, qui battait 75 pulsations à la minute, s'élève à 120, 145, 164. On a aussi noté, dans les mêmes circonstances, une accélération correspondante des mouvements respiratoires. A cette accélération des mouvements respiratoires ne correspond pas une activité analogue dans les phénomènes chimiques de la respiration. Les combustions intérieures et, par suite, la production de l'acide carbonique s'abaissent à mesure que la température extérieure s'élève (Voy. § 140), et tendent à lutter ainsi contre l'élévation de la chaleur propre de l'animal.

Les abaissements de température déterminent parfois la congélation des parties qui ne sont pas protégées par les vêtements contre le refroidissement. Le visage est dans ce cas. Les mains et les pieds, éloignés du cœur et situés aux extrémités du chemin parcouru par le sang, quoique recouverts par les pièces du vêtement, en sont aussi souvent atteints. Il se forme alors, dans la trame des tissus, de petits glaçons: ce qui n'empêche pas cependant que les parties ne puissent revenir à leur état normal. Mais il faut, pour cela, que le réchauffement soit *progressif;* et c'est pour cette raison que les frictions avec de la neige ou de l'eau froide ont été recommandées. Lorsque le réchauffement se fait brusquement, à l'aide de l'eau chaude ou d'autres moyens analogues, on voit survenir la destruction, par gangrène, des parties congelées. Il se produit alors dans les tissus ce qui arrive au printemps, lorsque les rameaux congelés des plantes sont frappés par le soleil. Les liquides, en se congelant, ont mis en liberté dans les tissus les gaz qu'ils tenaient dissous: une chaleur brusque dilate rapidement ces gaz, avant que les liquides congelés aient été reconstitués à l'état liquide, et les gaz, en se dilatant, brisent les parois délicates des vaisseaux capillaires.

L'homme peut vivre dans tous les climats. Les habitations dans lesquelles il s'abrite, les vêtements dont il se couvre, les aliments, le feu dont il fait usage, lui permettent de résister plus ou moins efficacement à l'abaissement de la température. Il peut aussi lutter contre les élévations de température; mais son pouvoir de résistance est ici bien plus restreint. Ce n'est plus, en effet, par des moyens *en dehors de lui* qu'il peut s'accommoder aux milieux à température élevée dans lesquels il doit vivre. L'exagération de l'évaporation cutanée, en augmentant les pertes de chaleur, et la diminution des aliments, en diminuant les sources de la chaleur, tendent, il est vrai, à le mettre en harmonie avec les milieux environnants; mais les fonctions de la peau ne se mettent pas instantanément en équilibre avec ces conditions nouvelles, et d'ailleurs il n'en est pas le maître; ajoutons qu'il n'est pas toujours suffisamment pénétré de la nécessité d'apporter dans son régime une grande sobriété. Il résulte de là que, si l'acclimatation dans les pays froids est en général facile et dépourvue d'inconvénients graves, l'acclimatation dans les pays chauds est beaucoup plus difficile et fertile en maladies.

Indications bibliographiques.

(Par ordre alphabétique.)

Back (le capitaine), Températures observées pendant un voyage aux régions polaires, *dans* Comptes rendus de l'Académie des sciences, t. 11, 1836. — V. Bærensprung, Untersuchungen über die Temperatur Verhältnisse im Fötus und erwachsenen Menschen im gesunden und kranken Zustande (*Recherches sur les rapports de la température dans l'état sain e l'état morbide sur l'adulte et le nouveau-né*), 2 *mémoires, dans* Müller's Archiv für Anat. und Physiol., 1851 et 1852. — J. Baruffi, Ueber den Ursprung der Wärme im thierischen Körper (*Sur l'origine de la chaleur dans le corps des animaux*), *dans* Annales d'Omodei. *En extrait dans* Schmidt's Jahrbücher, 1844.— J. Béclard, De la contraction musculaire dans ses rapports avec la température animale, 3 *mémoires, dans* Archives générales de médecine, 5e *série,* t. XVII, 1861. *En extrait dans les* Comptes rendus de l'Académie des sciences, 1860.— Becquerel et Breschet, Mémoires sur la chaleur animale, *dans* Annales des sciences naturelles, Zoologie, 2e *série,* t. III et IV, 1835. — P. H. Bérard, *article* Chaleur animale, *dans* Dictionnaire de médecine, en 30 *vol.,* t. VII, 1834. — Bergmann, Ueber die Verhältnisse der Wärmeökonomie der Thiere zu ihrer Grösse (*Rapports de la production de chaleur avec la taille des animaux*), *Göttingen,* 1848. — Bernard, Recherches sur le grand sympathique (section du grand symp. au cou, élévation de température dans le côté correspondant de la tête), *dans* Gazette médicale, nos 1, 2, 3, 1854. — Le même, Recherches expérimentales sur la température animale, *dans* Comptes rendus de l'Académie des sciences, août et septembre 1856, Gazette médicale *et* Union médicale, même année. — Berthold, Neue Versuche über die Temperatur der kaltblütigen Thiere (*Nouvelles observations sur la température des animaux à sang froid*), *Göttingen,* 1835. — Billroth et Fick, Versuche über die Temperatur bei Tetanos (*Recherches sur la température dans le tétanos*), *dans* Schweizerische Vierteljahrschrift, 1863.— Boin, Dissertation sur la chaleur vitale, *Paris,* 1802. — Brès, Sur la manière dont le calorique est distribué et retenu à la surface du corps de l'homme, *dans* Journal de Corvisart et Leroux, t. XXXVII, 1816. — Brodie, The croonian lecture, on the generation of animal heat, *dans* Philosophical Transactions, 1811 et 1812, *traduction dans* Bibliothèque britannique, t. XLVIII, 1811; t. LII, 1813. — Le même, Refutation of Dr Hale's opinions on animal heat, *dans* London medical and physical journal, t. XXXII, 1815. — Brousson-net, Mémoire pour servir à l'histoire de la respiration des poissons (chaleur comparée des poissons et des cétacés), *dans* Mémoires de l'Académie des sciences, *pour l'année* 1785. — Brown-Séquard, Recherches sur l'influence des changements de climat sur la chaleur animale, *dans* Journal de physiologie *de Brown-Séquard,* t. II, 1859. — J. Brunner, Ueber die thierische Wärme (*Sur la chaleur animale*), *dans* Schweizer. Zeitschrift, t. II, 1841. — Buniva, Mémoire concernant la physiologie des poissons (température des carpes), *dans* Mémoires de l'Académie des sciences de Turin, t. XII, 1804. Chossat, De l'influence du système nerveux sur la chaleur animale, *dissert. inaug.,* Paris, 1820, et dans Annales de chimie, t. XCI, 1820.— Le même, Recherches expérimentales sur l'inanition, *Paris,* 1843. (Ce mémoire renferme un grand nombre d'observations sur la température des oiseaux sains et des oiseaux après l'inanition. — Clark, De humani corporis temperiei mutationibus, *Edinburgh,* 1802.— Collard de Martigny, De l'influence de la circulation générale et pulmonaire sur la chaleur du sang, et de celle de ce fluide sur la chaleur animale, *dans* Journal complémentaire des sciences médicales, t. XLIII, 1832. — Crawford, Experiments and observations on animal heat, etc., *Londres,* 1779; *autre édition, très-augmentée,* 1788. — Crébessac-Vernet, Influence de la température sur l'économie animale; *thèse,* Paris, 1846.

J. Davy, Ueber die Temperatur verschiedener Theile des thierischen Körpers (*Sur la température de diverses parties du corps animal*), *dans* Philosophical Transactions, *London*, 1814. — Le même, On the heat evolved during the coagulation of blood, *dans* London medical and physical journal, t. XXXVII, 1817. — Le même, Observations sur la température animale, *dans* Annales de chimie et de physique, 2e *série*, t. XII, 1832; t. XXXIII, 1826; 3e *série*, t. XIII, 1845. — Demarquay, Recherches sur la température animale, *thèse, Paris*, 1847. — Despretz, Recherches expérimentales sur les causes de la chaleur animale, *dans* Annales de chimie et de physique, 2e *série*, t. XXVI, 1824. — Donders, Der Stoffwechsel als die Quelle der Eigenwärme bei Pflanzen und Thieren (*Les métamorphoses nutritives comme source de la chaleur propre dans les plantes et les animaux*), *Wiesbaden*, 1847. — B. Dowler, Researches into animal heat, *dans* New-Orleans med. and chir. Journal, p. 199, 1860. — Le même, Contributions to the temperature of coldblooded animals together with practical researches into the theories of animal heat, *même recueil*, p. 359, 1860. — Dulong, De la chaleur animale, *dans* Journal de physiologie *de Magendie*, t. III, 1823. — A. Duméril et Demarquay, Recherches expérimentales sur les modifications imprimées à la température animale par l'éther et par le chloroforme, *dans* Archiv. gén. de médecine, 1848. — Les mêmes et Leconte, Modifications imprimées à la température animale par l'introduction dans l'économie de divers agents thérapeutiques, *dans* Gazette médicale de Paris, 1851. — Duméril, Recherches expérimentales sur la température des reptiles, *dans* les Annales des sciences naturelles, 3e *série*, t. XVII, 1852.

Earle, Cases and observations illustrating the influence of the nervous system in regulating animal heat, *dans* Medico-chirurgical transactions, t. VII, *London*, 1816. — Edwards, De l'influence des agents physiques sur la vie, 3e et 4e *partie, Paris*, 1824. — Everard (Home), On the influence of nerves and ganglions in producing animal heat, *dans* Philosophical Transactions, t. CXV, 1825.

Fabre, Réflexions sur la chaleur animale, *Paris*, 1785. — Le même et Silbermann, Des chaleurs de combustion, *dans* Comptes rendus de l'Institut, 1846, *et dans* Annales de chimie et de physique, 3e *série*, t. XXXIV. — Filippo e Pietro Lussana et C. Ambrosoli, Sule funzioni del nervo gran simpatico e su la calorificazione animale, *dans* Gazetta medica italiana, 1857. — L. Fleury, Traité raisonné d'hydrothérapie, *Paris*, 1852. — Fordyce, Blagden et Dobson, Experiments and observations in a heated room, *dans* Philosophical Transactions, t. LXV, 1775, *en extrait dans* Bibliothèque britannique, t. XXIII, 1803. — Foucault, Influence des enduits imperméables et des bains prolongés à diverses températures sur la durée de la vie des animaux, et sur la diminution de leur température, *dans* Comptes rendus de l'Académie des sciences, 1843. — Le même, Recherches sur la température animale, *dans* Gazette médicale de Paris, 1848. — Franklin, Lettre au docteur Linning sur le rafraîchissement par évaporation, 1758, *dans* OEuvres de Franklin, *traduction de Barbeu-Dubourg*, t. II, 1773. — Friedlander, De calore corporis humani aucto, *Halle*, 1791.

Gavarret, Recherches sur la température du corps dans la fièvre intermittente, *dans* Journal *l'Expérience*, 1839. — Le même, De la chaleur produite par les êtres vivants, *Paris*, 1855. — Gaymard, De la suspension de la vie chez les batraciens par l'effet du froid (crapauds gelés rappelés à la vie), *dans* Bibliothèque universelle de Genève, t. XXVI, 1840. — Gentil, Sur la chaleur animale, *dans* Annales de chimie, t. XCVI, 1820.

H. Hagspihl, De frigoris efficacitate physiologica, *dissert., Leipzig*, 1857. — Enoch Hale, Experiments on the production of animal heat by respiration, *dans* London medical and physical journal, t. XXXII, 1815. — E. Harless, Untersuchungen über den Einfluss verschiedener Lufttemperaturen auf dem Organismus, *dans* München gelehrte Anzeigen, 1854. — Helmholtz, Ueber die Wärmeentwickelung bei der Musckelaction (*Du développement de la chaleur dans l'action musculaire*), *dans* J. Müller's Archiv für Anat. und Physiol., 1848. — Hofmann, De caloris et frigoris effectu in organismo humano, *Halle*, 1804. — F. Hoppe, Ueber den Einfluss des Wärmeverlustes auf die Eigentemperatur warmblütiger Thiere (*De l'influence des pertes de chaleur sur la température propre des animaux à sang chaud*), *dans* Archiv für pathologische Anatomie und Physiologie, t. XI, 1857. — J. Hunter, Sur la faculté dont jouissent les animaux de produire de la chaleur

(Mémoire communiqué à la Société royale de Londres en 1775 et en 1777), *dans* OEuvres complètes de Hunter; *traduction de Richelot, Paris*, t. IV, 1839.

JEFFREYS, Views upon the statics of the human chest, animal heat, and determination of blood to the head, *London*, 1843, *et dans* London and Edinb. monthly Journ. of med. sciences, 1844. — F. JOSSE, De la chaleur animale et de ses divers rapports, *Paris*, 1801. — W. KING, Reflections on the influences of heat on the living body, *dans* London medical Gazette, 1863. — KUSSMAUL et TENNER, Ueber den Einfluss des Blutströmmung in den grossen Gefässen des Halses auf die Wärme des Ohres beim Kaninchen (*Influence de la circulation dans les vaisseaux du cou sur la chaleur de l'oreille des lapins*), *dans* Untersuchungen zur Naturlehre des Menschen und der Thiere, t. I, 1856.

LA CORBIÈRE, Traité du froid, de son action et de son emploi en médecine, *Paris*, 1839. — LAKEMANN, De calore animali, *Göttingen*, 1801. — LAVOISIER. (Les recherches de Lavoisier sur la température animale sont consignées dans ses Mémoires sur la respiration, *publiés dans* Mémoires de l'Académie des sciences, en 1777, en 1780, en 1790.) — LE MÊME et LAPLACE, Mémoire sur la chaleur, *dans* Mémoires de l'Académie des sciences, 1780. — H. LECOCQ, De la transformation du mouvement en chaleur chez les animaux, *dans* Comptes rendus de l'Académie des sciences, II, 1862. — LEGALLOIS, Trois mémoires *sur la chaleur animale*, communiqués à l'Institut en 1812 et 1813, imprimés dans ses *OEuvres complètes*, t. II, *Paris*, 1830. — LEYDEN, Beiträge zur Pathologie des Tetanus (*Contribut. à la pathologie du tétanos*), *dans* Archiv für pathologische Anatom. und Physiologie, XXVI, 1863. — LIEBERMEISTER, Die Regulirung der Wärmebildung bei den Thieren von constanter Temperatur (*De la régularisation de la production de chaleur chez les animaux à température constante*), *dans le journal* Deutsche Klinik, nº 40, 1859. — LE MÊME, Physiologische Untersuchungen über die quantitativen Veränderungen der Wärmeproduction (*Recherches physiologiques sur les changements quantitatifs dans la production de la chaleur animale*). *Les deux premières parties de ce mémoire dans* Archiv für Anatomie und Physiologie *de Reichert*, 1860; 3ª *partie, même recueil*, 1861. — LIEBIG, Ueber Selbstverbrennung (*Sun la combustion spontanée*), *Heidelberg*, 1850. — G. LIEBIG, Ueber die Temperaturunterschiede des venösen- und Arteriellenblutes (*Différences de température entre le sang veineux et le sang artériel*), *Giessen*, 1853. — LOMNITZ, Einige Beobachtungen über den Diabetes, insbesondere die Veränderungen der Körpertemperatur bei demselben (*Quelques observations sur le diabète, principalement sur les modifications dans la température des corps qui l'accompagnent*), *dans* Zeitschrift für rationelle Medicin, 3e série, t. II, 1857. — LUDWIG, Neue Versuche über die Temperatur des Speichels (*Nouvelles recherches sur la température de la Salive*), *dans* Wiener medic. Wochenschrift, nº 28 et 29, 1860. — LE MÊME et SPIESS, Vergleichung der Wärme des Unterkiefer-Drüsenspeichels und des gleichseitigen Carotidenbluts (*Comparaison de la température de la salive des glandes sous-maxillaires et du sang de la carotide du même côté*), *dans* Zeitschrift für rationelle Medicin, 3e série, II, 1857. — MANGILI, Mémoire sur la léthargie des marmottes, des hérissons, des loirs, des chauves-souris (*traduction de Deleuze*), *dans* Annales du Muséum d'histoire naturelle, t. IX, 1807.

MANTEGAZZA, Recherches expérimentales sur la température des urines à diverses heures de la journée et des différents climats, *en extrait dans* Comptes rendus de l'Académie des sciences, II, 1862. — MARCHAL DE CALVI, De l'augmentation de la fibrine dans le sang sous l'influence de la chaleur, *dans* Revue médicale, 1849. — MAREY, De quelques causes de variations dans la température animale, *dans* Gazette médicale, nº 24, 1860. — MARTENS, Sur les théories chimiques de la respiration et de la chaleur animale, *dans* Bulletin de l'Académie royale de Bruxelles, t. IV, 1845. — G. MARTINE, An essay concerning the generation of animal heat, *dans* Essays medical and philosophical, *London*, 1740. — MARTINS, Sur la température des spatangus purpureus, trigla hirundo et gadus œglefinus, des mers du Nord, *dans* Annales des sciences naturelles (ZOOLOGIE), t. V, 1846. — LE MÊME, Sur la température moyenne des oiseaux palmipèdes du nord de l'Europe, *dans* Comptes rendus de l'Académie des sciences, 1856. — Sam. METCALFE, Caloric : its mechanical, chemical and vital agencies in the phenomena of nature, 2 *vol.*, *Londres*, 1843. — MICHAEL, Specialbeobachtungen der Körpertemperatur in intermittirenden Fieber

(*Observations de la température du corps dans la fièvre intermittente*), *dans* Archiv für physiologische Heilkunde, 1856. — VAN MONS, Dissertation sur l'origine et la distribution uniforme de la température animale, *Paris*, 1808.

D. NASSE, Bemerkungen zu Brodie's Versuchen über die thierische Wärme (*Remarques sur les expériences de Brodie relatives à la température animale*), *dans* Reil's Archiv für Physiologie, t. XII, 1815. — F. NASSE, Versuche über den Antheil des Herzens an der Wärmeerzeugung (*De la part que prend le cœur à la production de la chaleur*), *dans* Reinisch-und Westphäl. Correspondenzblatt, 1843. — LE MÊME, Messungen der innern Wärme von gestorbenen in den ersten Stunden nach dem Tod (*Mesures de la chaleur intérieure du cadavre dans les heures qui suivent la mort*), *dans* Reinisch-und westphalisch medicinische Correspondenzblatt, *nos* 16 et 17, 1844. — LE MÊME, Erhöhung der Temperatur nach dem Aderlass (*De l'élévation de la température après la saignée*), *dans* Rheinisch.-und westphälisches Correspondenzblatt, 1845. — LE MÊME, Ueber krankhafte Wärmeerzeugung im menschlichen Körper (*Du développement de la chaleur morbide dans le corps humain*), *dans* Schmidt's Jahrbücher, mars 1849. — LE MÊME, *article* Thierische Wärme (*chaleur animale*), *dans* Wagner's Handwörterbuch der Physiologie, t. IV, 1853. — NEWPORT, On the temperature of insects, etc., *dans* Philosophical Transactions, 1837.

W. PARKER, A treatise on the cause and nature of vital heat, *Barnstaple*, 1850, *en extrait dans* The Lancet, 1850. — POUILLET, Du développement de la chaleur dans l'imbibition, *dans* Journal de Physiologie de Magendie, t. II, 1822. — PRUNELLE, Recherches sur les phénomènes et les causes du sommeil hivernal de quelques mammifères, 2 *mémoires; dans* Annales du Muséum d'histoire naturelle, t. XVIII, 1811.

C. REIL, Ueber die Ausdünstung und die Wärmeentwickelung zur Tags-und Nachtzeit Wäge und Thermometerversuche (*Sur le développement de la chaleur et sur l'évaporation de jour et de nuit, expériences faites à l'aide de la balance et du thermomètre*), *dans* Meckel's Archiv für Physiologie, t. VII, 1822. — RIGBY, Essay on the theory of the production of the heat, *Londres*, 1785. — RIGG, Observations and experiments on the sources of animal heat, *dans* The medical Times and Gazette, 1847. — DE LA RIVE, Tentamen physiologicum inaugurale de calore animali, *thèse inaug.*, *Edinburgh*, 1797. — LE MÊME, Observations sur les causes présumées de la chaleur des animaux, *dans* Bibliothèque universelle de Genève, t. XV, 1820. — ROBERT-LATOUR, De la destination physiologique de la chaleur animale, *dans* Revue médicale, 1856. — DE LA ROCHE et BERGER, Expériences sur les effets qu'une forte chaleur produit sur l'économie animale, *Paris*, 1806. — DE LA ROCHE, Mémoire sur les causes du refroidissement des animaux exposés à une forte chaleur, *dans* Journal de physique, t. LXXI, 1810. — ROGER, Recherches expérimentales sur la température des enfants, *dans* Archives générales de médecine, 1844 et 1845. — ROSENSTEIN, Ein Fall von Diabetes mellitus (*Un cas de diabète sucré*), avec l'observation de la température, *dans* Archiv für pathologische Anatomie und Physiologie, t. XII, 1857. — ROTH, Dissertatio de transpiratione cutanea equilibri caloris animalis humani conservatione inserviente, vera et una hujus functionis fine, *Hale*, 1793.

SAVORY, On the relative temperature of arterial and venous blood, *dans* the Lancet, avril 1857. — SHIFF, Neue Versuche über den Einfluss der Nerven auf die Gefässe und die thierische Wärme (*Nouvelles expériences sur l'influence des nerfs sur les vaisseaux et sur la température animale*), *dans* Mittheilungen der Naturforsch. Gesellschaft, Bern, 1856. — LE MÊME, Ueber die Fieberhitze (*Sur la chaleur fébrile*), *dans* Allgemeine Wiener medicinische Zeitung, *nos* 41 et 42, 1859. — SCHNEIDER, Ueber Selbstverbrennung (*Sur la combustion spontanée*), *dans* Henke's Zeitschrift für Staatsarzeneikunde, 1843. — A. W. F. SCHULTZ, Ueber die Wärmeerzeugung bei der Athmung (*Du développement de la chaleur par la respiration*), *dans* Müller's Archiv, 1842. — SEMMOLA, Sulla temperatura del sangue, *dans* Atti della sesta reunione degli Scienzi italiani, *Milan*, 1844. — SMOLER, Ueber das Verhältniss von Pulsfrequenz Respiration und Temperatursteigerung in einige acuten Krankheiten (*Rapport entre la fréquence du pouls, la respiration et l'élévation de la température dans quelques maladies aiguës*), *dans* Vierteljahrschrift für praktische Heilkunde, *Prag*, 1860. — TH. SPENCER, Lectures on animal heat, *dans* The London and Edinburgh monthly Journal, 1845.

TILLET, Recherches sur les degrés extraordinaires de chaleur auxquels les hommes et les animaux peuvent résister, *dans* Mémoires de l'Académie des sciences, 1763. — TRAUBE, Ueber den Eflinuss der Blutentziehungen auf die Körpertemperatur in fieberhaften Krankheiten (*De l'influence des émissions sanguines sur la température du corps dans les maladies fébriles*), *dans* Froriep's Tagesberichte, 1851. — LE MÊME, Ueber die Verbrennungswärme der Nahrungsstoffe (*Sur la chaleur de combustion des matières alimentaires*), *dans* Archiv für patholog. Anatomie und Physiologie, XXI, 1861.

VALENCIENNES, Observations faites pendant l'incubation de la femelle du serpent python, *dans* Comptes rendus des séances de l'Académie des sciences, t. XII, 1841. — VALENTIN, et WILL, Ueber die Temperatur einiger wirbelloser Seethiere (*De la température de quelques invertébrés maritimes*), *dans* Repertorium für Anatomie und Physiologie, t. IV, 1839. — LE MÊME, Ueber Wärmeentwickelung während der Nerventhätigkeit (*Sur un développement de chaleur pendant l'action nerveuse*), *dans* Archiv für patholog. Anatomie und Physiologie, XXVIII, 1863. — LE MÊME, Beiträge zu Kenntniss des Winterschlafes der Murmelthiere (*Contributions à la connaissance du sommeil hibernal de la marmotte*). Troisième partie du mémoire, *dans* Untersuchungen zur Naturlehre des Menschen und der Thiere *de Moleschott*, t. II, 1857. — VAN DER BEKE CALLENFELS, Ueber den Einfluss der vasomotorischen Nerven auf den Kreislauf und die Temperatur (*Influence des nerfs vasculomoteurs sur la circulation et la température animale*), *dans* Zeitschrift für rationelle Medicin, VII, 1856. — C. VOGT, Ueber Temperaturverhältnisse am Ohr nach der Sympathicus Darschneidung, und über die Messung derselben (*Des modifications de température de l'oreille après la section du grand sympathique et de leur mesure*), *dans* Bericht über die XXXIVe Versammlung Deuts. Naturforscher und Aerzte, *Carlsruhe*, 1859. — G. VROLIK, Etwas über die thierische Wärme (*Quelques mots sur la chaleur animale*), *dans* Reil's Archiv für Physiologie, t. VI, 1804.

A. WALTHER, Beiträge zur Lehre von der thierischen Wärme (*Contributions à l'étude de la chaleur animale*), *dans* Archiv für patholog. Anatomie und Physiologie, t. XXV, 1862. — WEBER, Ueber den Fieberfrost (*Sur le frisson de la fièvre*), *dans* Neue medicinische Chirurgischezeitung, nº 18, 1847. — LE MÊME, Ueber Virkung der Hitze und Kälte auf die Nerven (*Influence de la chaleur et du froid sur les nerfs*), *dans* Müller's Archiv für Anatomie und Physiologie, 1847. — LE MÊME, Einfluss der Wärme und Kälte auf die Flimmerbewegung (*Influence de la chaleur et du froid sur le mouvement vibratile*), *dans* Froriep's Notizen and der Gebiete der Natur-und Heilkunde, 1847. — A. WURLITZER, De temperatura sanguinis arteriosi et venosi adjectis quibusdam experimentis, *dissert. Greifswald*, 1858. — WURTZ, De la production de la chaleur dans les êtres organisés, *thèse de concours, Paris*, 1847.

J. N. ZENGERLE, Der Einfluss des Nervensystems auf die Entwickelung der thierischen Wärme (*Influence du système nerveux sur le développement de la chaleur*), etc., *Freiburg in Brisgau*, 1859.

Consultez aussi la Bibliographie *du chapitre* RESPIRATION.

CHAPITRE VI

SÉCRÉTIONS.

§ 169.

Définition. — Organes de sécrétion. — Il n'est pas aussi facile qu'on pourrait le penser de définir rigoureusement ce que c'est qu'une sécrétion. Il est vrai qu'il y a dans l'organisme certains organes bien déterminés, d'une forme en général arrondie, auxquels on donne le nom de glandes, qui, pourvus d'un canal ou de plusieurs canaux excréteurs, déposent le produit liquide formé dans leur intérieur, soit sur les surfaces muqueuses, soit sur la surface cutanée ; tels sont, par exemple, le rein, le foie, les testicules, les mamelles, les glandes salivaires, les glandes lacrymales, le pancréas, etc. Mais il est d'autres organes dont la forme rappelle celle des glandes, qui, riches en vaisseaux sanguins, reçoivent et rendent une grande quantité de sang, et sont cependant dépourvus de l'élément essentiel des glandes, je veux dire des canaux d'excrétion. Ces organes, quoique n'étant pas des glandes proprement dites, n'exercent pas moins une influence remarquable sur la constitution du sang, et doivent être examinés ici ; tels sont la rate, les capsules surrénales, le corps thyroïde, le thymus. D'autres parties, en apparence plus éloignées des glandes que les précédentes, se présentent sous forme de sacs membraneux, à dimensions très-variables (séreuses splanchniques, membranes synoviales articulaires, etc.) ; ces sacs, pourvus à leur surface externe d'un réseau vasculaire plus ou moins abondant, contiennent dans leur intérieur des liquides qu'on peut envisager aussi comme des sécrétions. Enfin, le sang qui circule dans le réseau capillaire des organes laisse filtrer, au travers des parois délicates des vaisseaux et dans la trame de tous les tissus, le plasma nourricier.

Si l'on donnait le nom de sécrétion à la sortie de certains principes du sang au travers des vaisseaux, il n'y aurait pas de tissu pourvu de vaisseaux qui ne fût capable de sécrétion. Tous les tissus qui se nourrissent devraient être considérés comme des glandes ; il n'y aurait plus dans l'économie que des glandes. Ce point de vue général a son utilité, sans doute, et il est vrai que l'on passe par une transition insensible des fonctions de sécrétion aux fonctions de nutrition proprement dites ; mais nous ne pensons pas cependant qu'il soit nécessaire de confondre dans une description commune les actes sécrétoires et les actes nutritifs. Malgré les liens qui les unissent et malgré la dépendance étroite et réciproque qui existe entre eux, nous croyons qu'il est possible de conserver la division ancienne et d'analyser isolément ces deux ordres de phénomènes. Dans les phénomènes de nutrition, l'organe qui se nourrit attire et fixe des matériaux analogues à sa propre substance. Dans les phénomènes de sécrétion, l'organe sécréteur ne forme pas, n'attire pas seulement des matériaux semblables à lui, car il n'y a point identité de composition entre la substance de la glande et le produit qu'elle sécrète. Ce qui distingue encore ces deux actes, c'est qu'ils s'accomplissent sans se confondre dans chaque organe de sécrétion.

La sécrétion s'exerce à l'aide de certains tissus *interposés* entre les vaisseaux sanguins et le liquide sécrété. Les membranes séreuses représentent le tissu *interposé* sous sa forme la plus simple ; ce sont, en effet, de simples sacs, dont une des surfaces est en rapport avec les vaisseaux, et dont l'autre contient le produit de sécrétion. Dans les glandes simples ou follicules, le tissu interposé diffère de consistance et de texture avec les membranes séreuses : il se présente sous forme de petits sacs qui s'ouvrent sur les membranes muqueuses ou à la peau (Voy. fig. 75, A), et autour desquels rampent des vaisseaux. Les glandes en tubes, qui existent en quantité innombrable dans l'épaisseur des membranes muqueuses, ont avec les précédentes une grande analogie ; elles n'en diffèrent guère que par la forme. Elles se présentent comme de petits tubes en cœcum, qui s'ouvrent librement dans l'intestin (Voy. fig. 75, B).

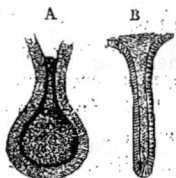

Fig. 75.
A, follicule sébacé.
B, glande en tube de l'intestin, ou de Lieberkuhn.

Ces deux formes, forme vésiculeuse et forme tubuleuse, se répètent dans les glandes les plus composées, et ne sont, à un point de vue général, qu'une sorte d'artifice en vertu duquel les *surfaces* de sécrétion se trouvent *multipliées* dans des espaces circonscrits.

Les glandes composées peuvent être groupées, eu égard à la disposition de leurs éléments essentiels, en deux classes qui correspondent assez exactement aux deux formes simples représentées dans la figure 75. Dans les unes, les extrémités les plus reculées des canaux excréteurs se terminent, dans l'épaisseur de la glande, par des extrémités renflées en ampoule ; ce sont, en quelque sorte, des follicules associés. Toutes ces glandes offrent entre elles une grande ressemblance, non-seulement dans l'élément glandulaire lui-même, mais encore dans le groupement des éléments. La figure 76, qui représente une glande salivaire, donne une bonne idée de toutes ces glandes, auxquelles on donne souvent le nom de glandes en grappe ; telles sont les glandes lacrymales, les glandes salivaires,

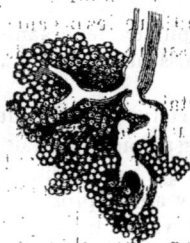

Fig. 76.
Lobe de la parotide.

les glandes duodénales de Brunner, la glande mammaire, le pancréas. La seconde classe de glandes composées peut être envisagée comme le groupement d'éléments tubuleux, c'est-à-dire de cœcums simples ou ramifiés, libres ou anastomosés entre eux. Cette classe comprend les glandes les plus compliquées ; tels sont le foie, le rein, le testicule (Voy. fig. 77).

Une glande, si composée qu'elle soit, peut être réduite, par la pensée, en un tissu étendu en forme de membrane, sous laquelle circulent des vaisseaux sanguins. Les ramifications des canaux excréteurs des glandes, supposées développées par projection plane, présentent une surface d'une assez grande étendue, et qui est loin d'être la même pour toutes les glandes. Cette différence dans l'étendue de la surface sécrétante des glandes, liée surtout à la *quantité* des produits sécrétés, a été plusieurs fois calculée. On arrive à ces évaluations par l'observation microscopique. Connaissant le volume d'une glande, le nombre des canaux excréteurs contenus dans un espace déterminé, le diamètre des canaux excréteurs, ainsi que l'épaisseur de leurs parois, on arrive à fixer d'une manière approximative la surface intérieure de tous les canaux excréteurs, c'est-à-dire la surface de sécrétion [1].

Les glandes tubuleuses composées ont généralement un volume plus considérable que les glandes en grappe, et leur surface de sécrétion est, par conséquent aussi, généralement plus étendue.

Outre les ramifications des conduits excréteurs, il existe dans quelques glandes composées (foie et rein), et comme parties essentielles, un élément spécial : je veux parler d'une multitude de cellules ou corpuscules d'une nature particulière, placés au milieu des circonvolutions des canaux excréteurs (cellules du foie, corpuscules de Malpighi du rein). Ces corpus-

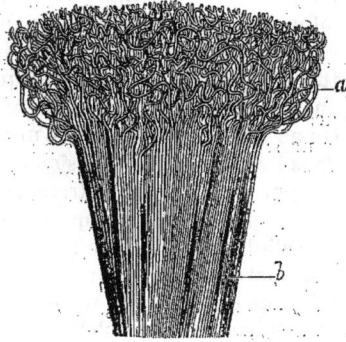

Fig. 77.
Fragment de rein (d'après Müller).
a, circonvolutions des tubes urinifères dans la substance corticale.
b, les tubes urinifères devenus rectilignes dans la substance tubuleuse.

cules jouent vraisemblablement dans les sécrétions un rôle capital ; placés au milieu des entrelacements des vaisseaux qui se ramifient dans la glande, ils se trouvent en contact avec le plasma du sang issu des capillaires.

La rate, le corps thyroïde, les capsules surrénales, le thymus, souvent désignés sous le nom de *glandes vasculaires sanguines*, n'ont point de canaux excréteurs ; ces organes présentent, dans leur épaisseur et au milieu du réseau vasculaire sanguin, des vésicules closes, libres de toute connexion, et qui rappellent les cellules du foie ou cellules hépatiques. Si l'absence de canaux excréteurs ne permet pas de ranger ces organes parmi les glandes proprement dites, on ne peut s'empêcher cependant de les rapprocher des glandes ; d'autant mieux qu'il y a dans l'économie un autre organe, constitué aussi par une base celluleuse et rempli de vésicules closes, et qui fonctionne manifestement à la manière d'une glande : tel est l'ovaire. Dans l'espèce humaine, l'ovaire est constitué par une trame celluleuse, au milieu de laquelle se trouve répandue une grande quantité de vésicules (vésicules de Graaf), à divers états de développement. A certaines époques, ces vésicules *s'ouvrent* à la surface de l'ovaire et laissent échapper dans la trompe l'ovule formé dans leur intérieur. A ce moment, l'ovaire est une glande dont les trompes sont les canaux excréteurs. L'ovaire, d'ailleurs, dans un grand nombre d'espèces animales, consiste en un ou plusieurs tubes, plus ou moins rami-

[1] On a trouvé ainsi la surface sécrétante de chaque parotide, de 1 ^{mc},8 ; celle du pancréas, de 4 mètres carrés ; celle de chaque rein, de 9 mètres, etc.

fiés et repliés sur eux-mêmes, et constitue une véritable glande tubuleuse composée.

On trouve enfin, dans l'épaisseur des membranes muqueuses, des vésicules closes comprises dans l'épaisseur du derme muqueux. Ces follicules, n'ayant point de canaux excréteurs, ont de l'analogie avec les éléments vésiculeux des glandes vasculaires sanguines (rate, corps thyroïde, etc.). Les éléments qui entrent dans la constitution des plaques de Peyer ne sont que des follicules agglomérés de cette espèce. On ne sait pas encore d'une manière bien positive si le liquide contenu dans l'intérieur de ces vésicules sort par déhiscence ou rupture de l'enveloppe, ou par simple transsudation, pour se rendre à la surface muqueuse. De même, on suppose, sans l'avoir positivement démontré, que les cellules du foie, que les cellules des glandes vasculaires sanguines, transmettent leur produit par transsudation. Il serait possible, toutefois, que ces vésicules se détruisissent sans cesse, à mesure qu'elles ont rempli leur rôle, et qu'elles se reconstituassent sans cesse aussi aux dépens du plasma nutritif épanché d'une manière continue dans les espaces intercellulaires [1].

Pour compléter ce qui est relatif à la disposition générale des éléments des glandes, nous dirons que, dans toutes les glandes proprement dites, les éléments glandulaires et les vaisseaux sanguins sont parfaitement indépendants. Les canaux excréteurs peuvent se mélanger, s'entrecroiser, s'accoler avec les vaisseaux sanguins, mais il n'y a qu'un simple accolement et non pas communication directe. Les échanges de matières, dans les phénomènes de sécrétion, se font au travers des parois des vaisseaux et des éléments glandulaires.

En résumé, la sécrétion consiste dans l'action qu'exercent, sur la partie du sang exsudée en dehors des parois capillaires, certains tissus dits *tissus glandulaires*. Dans toute sécrétion, le liquide accumulé dans le réservoir des glandes ou dans les canaux excréteurs est différent de celui dont il dérive.

Les glandes vasculaires sanguines, n'ayant point de canaux excréteurs, ne transmettent point au dehors d'elles de produit de sécrétion *visible;* elles exécutent leurs fonctions dans la trame de leur tissu, c'est-à-dire dans les espaces celluleux intervasculaires, remplis de vésicules spéciales ; et le produit de leur action rentre dans la circulation par la voie de l'absorption.

§ 170.

Mécanisme des sécrétions. — Le sang est le liquide d'où procèdent toutes les sécrétions. Les sécrétions présentent ce caractère commun, qu'elles *commencent* par la sortie de la partie liquide du sang au travers

---

[1] Il n'est question en ce moment que des éléments vésiculeux placés en dehors des canaux excréteurs des glandes, et non des cellules épithéliales placées à la surface intérieure des canaux excréteurs eux-mêmes (voyez § 170).

des parois des vaisseaux capillaires sanguins. La sortie du plasma du sang est favorisée dans le tissu des glandes, comme dans tous les tissus vasculaires, par la *tension* du sang dans le système sanguin (Voy. § 95). Toutes les causes qui amènent la diminution de la tension du sang dans les vaisseaux amènent en même temps une diminution correspondante dans la *quantité* des liquides sécrétés. Un chien qui, à l'état normal, sécrète 11 grammes d'urine en 30 minutes, lorsque la tension du sang marque 135 millimètres de mercure à l'hémodynamomètre, ne sécrète plus que $2^{gr},36$ d'urine pour un même espace de temps de 30 minutes, lorsque la tension du sang est descendue à 104 millimètres. Un autre chien qui, avec une tension du sang équivalente à 134 millimètres, sécrète 10 grammes d'urine en 30 minutes, n'en sécrète plus, dans le même temps, que $4^{gr},9,$ lorsque la tension du sang s'est abaissée à 119 millimètres.

Dans les glandes, pas plus que dans les autres tissus, les éléments figurés du sang (globules du sang) ne pouvant traverser les parois des vaisseaux, et, d'un autre côté, les canaux excréteurs des glandes ne communiquant nulle part avec les vaisseaux sanguins, c'est uniquement des parties *liquides* du sang que procèdent toutes les sécrétions. Les diverses glandes puisent donc à une source commune; mais la *quantité* et la *qualité* des liquides sécrétés par chaque glande en particulier dépendent du tissu glandulaire lui-même.

En ce qui concerne la *quantité* du liquide sécrété en un temps donné, il est certain qu'elle est subordonnée et à la surface sécrétoire et à la quantité de sang que reçoit la glande, c'est-à-dire à sa richesse vasculaire. Toutes les glandes, nous l'avons dit déjà, se distinguent par l'abondance de leurs vaisseaux; mais, parmi elles, il en est qui sont plus riches les unes que les autres. Les reins se distinguent sous ce rapport: on estime qu'ils reçoivent, en un temps donné, trois fois plus de sang que les testicules. Une autre condition a évidemment aussi de l'influence sur la quantité du produit sécrété, je veux parler de la vitesse du cours du sang.

Nous avons vu (§ 101) que cette vitesse pouvait être très-différente dans certaines parties du réseau capillaire; qu'elle était subordonnée à la longueur, au diamètre des vaisseaux, et au rapport qu'il y a entre ces deux éléments; qu'elle dépendait aussi de la direction rectiligne ou coudée des vaisseaux. Toutes ces conditions ont certainement une grande influence sur les sécrétions; car les capillaires sont loin d'avoir le même diamètre dans les diverses glandes, ainsi qu'il résulte des tableaux publiés par M. Krause, et il n'est pas de glande où la disposition des réseaux capillaires se présente la même. Le réseau a, tantôt la forme de touffes, tantôt celle d'étoiles, tantôt celle d'hélices, etc.

D'autres causes accessoires peuvent avoir aussi une influence passagère sur la quantité des produits de sécrétion évacués en un temps donné; la contraction musculaire, par exemple, favorise la sécrétion salivaire dans le jeu des mâchoires.

Le système nerveux exerce un effet analogue, en agissant sur les parois musculaires des canaux excréteurs des glandes. C'est à leur contraction qu'il faut, en partie, rapporter l'afflux de la salive dans la bouche, déterminé par la vue des aliments, et en partie aussi l'écoulement de la bile et du suc pancréatique dans le duodénum, au moment de la digestion stomacale. La contraction musculaire, dont les effets se montrent aussi, quoique d'une manière moins manifeste, dans d'autres glandes, agit en exprimant au dehors le liquide déjà sécrété et contenu dans les ramifications des canaux excréteurs. Le système nerveux agit encore sur le réseau vasculaire qui parcourt les glandes en accélérant ou en retardant le cours du sang par les divers états de contraction ou de dilatation des vaisseaux. Le système nerveux exerce enfin sur les sécrétions une action propre et spéciale, que les travaux de MM. Bernard et Ludwig ont surtout mise en lumière (Voy. § 172).

La quantité des liquides sécrétés tient aussi à la disposition des voies de la sécrétion. Dans les glandes proprement dites, les canaux excréteurs, adhérents au tissu cellulaire interposé, sont naturellement béants; ils représentent, en quelque sorte, des espaces creusés dans le tissu glandulaire, et ils n'opposent aucun obstacle à la sortie de la partie liquide du sang au travers des parois des vaisseaux sanguins. Les membranes séreuses, au contraire, qui représentent des sacs la plupart du temps à dimensions considérables (plèvres, péritoine), ne présentent dans leur intérieur qu'une quantité très-limitée de liquides, parce que leurs parois sont plus ou moins intimement appliquées les unes contre les autres; les organes qu'elles recouvrent, se correspondant par leurs faces contiguës, opposent d'une manière permanente une certaine résistance à l'issue de la partie liquide du sang dans leur intérieur.

Indépendamment des conditions anatomiques qui dépendent de la disposition et de la structure des éléments du tissu glandulaire, il en est d'autres qui sont relatives à la fonction sécrétoire elle-même. Il est des fonctions continues et d'autres qui sont tout à fait intermittentes ou qui, tout au moins, présentent des alternatives très-différentes d'activité. La sécrétion urinaire est à peu près la seule sécrétion continue, bien qu'elle offre aussi des moments de ralentissement (quand la sueur est abondante) et des moments d'accélération (après l'ingestion des boissons). Toutes les autres sécrétions, et en particulier les sécrétions annexées au tube digestif, présentent, ainsi que nous l'avons vu, des périodes d'activité et d'inaction presque complètes, et elles sont bien moins assujetties aux influences qui exercent une action décisive sur la sécrétion urinaire. MM. Eckard et Ordenstein ont remarqué que, sur un homme qu'on avait privé de boissons pendant vingt-quatre heures, et auquel on faisait avaler d'un seul coup 1 litre 1/4 d'eau, tandis que la sécrétion de l'urine était très-augmentée pendant les deux heures suivantes (ainsi d'ailleurs qu'on le sait depuis longtemps), la sécrétion des glandes parotides n'était pas sensiblement modifiée.

MM. Gerlach et Hartner injectent dans les veines d'un chien une certaine quantité d'eau salée, d'une densité analogue à celle du sérum du sang, et ils constatent que la sécrétion urinaire augmente bientôt de quantité. Lorsqu'au lieu d'eau salée ils injectent dans les veines de l'eau *distillée*, non-seulement la quantité d'urine augmente, mais l'urine sécrétée a changé de nature : elle est colorée en rouge et on y trouve de l'albumine et du fer, principes qui n'existent pas dans l'urine normale [1].

Pour ce qui regarde la *qualité* des produits de sécrétion, la science n'est pas en mesure de donner des éclaircissements aussi satisfaisants. Quelques physiologistes pensent que toutes les substances qui entrent dans la composition des produits de sécrétion existent dans le sang, et que le rôle des glandes consiste uniquement à laisser filtrer ces substances dissoutes au travers de leur tissu.

Les matériaux que la partie dissoute du sang abandonne dans les glandes, et qui doivent être éliminés au dehors, procèdent, soit des principes azotés (matières albuminoïdes), soit des principes non azotés (matières grasses et sucrées). En définitive, les principes albuminoïdes sont transformés en urée, en acide urique, en acide cholique, en acide choléique (modifiés dans l'intestin en acide cholalique et en dyslysine), en acide sudorique, en acide carbonique et en eau ; les matières grasses et sucrées sont transformées en acide carbonique et en eau. Ce sont là les produits définitifs et tels qu'ils sont expulsés au dehors, soit par le poumon, soit par les reins, soit par la peau, soit par l'intestin. Mais entre ces produits définitifs et les principes d'où ils dérivent, il est toute une série de produits intermédiaires qui se montrent souvent en petites proportions dans les liquides d'élimination, et qui paraissent se former, soit dans les glandes, soit dans certains organes qui, bien que n'étant pas des glandes, fonctionnent réellement comme tels. C'est ainsi, par exemple, que la *cérébrine*, la *lécythine*, l'acide *oléophosphorique*, la *cholestérine*, matières trouvées dans le cerveau, ne sont réellement que des degrés variés du dédoublement des matières grasses; l'acide *inosique*, la *créatine*, la *créatinine*, qu'on trouve dans les muscles, représentent l'un des premiers degrés des transformations éliminatoires des matières albuminoïdes ; la *leucine*, la *tyrosine*, l'*acide urique*, l'*hypoxanthine*, qu'on trouve dans la rate, dans les poumons, dans le foie, peuvent

---

[1] M. Kierulf avait fait, il y a quelques années, des expériences semblables, et M. Hermann les a dernièrement confirmées dans le laboratoire de M. Hoppe. La coloration rouge des urines et la présence de l'albumine après les injections d'eau distillée dans les veines apparaissent et disparaissent ensemble, et se montrent quand la quantité d'eau injectée a mis le sang dans un certain état de dilution. Il est vraisemblable que l'eau distillée introduite directement dans les vaisseaux détruit une certaine proportion de globules (comme elle le fait sur le sang extrait de ses vaisseaux), et dissout dans la partie liquide du sang le contenu albumineux et coloré des globules.

être également envisagés comme des modifications des matières albuminoïdes. On en peut dire autant des changements qu'éprouvent les matières albuminoïdes en se transformant en éléments constituants de nos tissus. La *gélatine*, par exemple, qui forme la base du tissu conjonctif et des os, l'*élasticine* du tissu élastique, la *chondrine* des cartilages, etc., sont autant de matières azotées déjà modifiées pour le départ sécrétoire. Ce serait donc se faire une idée incomplète des phénomènes de sécrétion, que de penser que tout le travail sécrétoire s'accomplit dans les glandes. Ces organes peuvent agir et ils agissent sur les parties liquides du sang, et d'une manière spéciale à chacun d'eux ; mais le sang sur lequel leur action s'exerce est en perpétuelle métamorphose dans les divers organes et dans les divers tissus de l'économie. Aussi avions-nous raison de dire plus haut qu'à un certain point de vue, les fonctions de nutrition et de sécrétion se confondent.

A supposer que, dans l'avenir, la chimie démontre d'une manière positive que tous les éléments de sécrétion existent dans le sang (comme elle l'a déjà établi pour quelques-uns d'entre eux), il resterait encore à déterminer les causes de la diversité d'action des glandes. Pourquoi, par exemple, le foie sécrète-t-il l'acide cholique et l'acide choléique ? pourquoi le rein sécrète-t-il l'urée ? pourquoi l'estomac sécrète-t-il la pepsine, etc. ? Il est vrai que les qualités physiques des éléments du tissu glandulaire, leur épaisseur, leur perméabilité plus ou moins grande, et aussi la rapidité du cours du sang, se présentent, dans les diverses glandes, suivant des modes variés, et il est vrai encore que ces différences peuvent concorder avec la séparation de certains produits plutôt qu'avec celle de certains autres (il y a, en effet, des substances dissoutes qui traversent *inégalement* les filtres, et on conçoit qu'il puisse y avoir des filtres qui, suivant leur *épaisseur* et suivant le diamètre de leurs pores, laissent filtrer certains liquides et non certains autres) ; mais il n'en est pas moins vrai qu'une foule de questions restent encore irrésolues. Pourquoi, par exemple, lorsqu'on injecte certains sels dans le sang, les acides de ces sels ont-ils une tendance particulière à sortir avec la sécrétion du suc gastrique, tandis que leurs bases se retrouvent dans l'urine ? Pourquoi les solutions acides injectées dans le sang suivent-elles également aussi la voie stomacale ?

En somme, s'il est vrai que les conditions de structure et de circulation ont de l'influence sur la nature des produits sécrétés, il est évident aussi qu'il s'opère, dans la trame des glandes, des actions chimiques aux dépens du liquide exsudé hors des vaisseaux. Serait-ce que le tissu varié des glandes agit sur les liquides qui les imbibent, et comme autant de ferments divers, d'une manière analogue aux substances organiques que contiennent les sucs digestifs ?

La difficulté que nous signalons est relative surtout aux principes caractéristiques des sécrétions. Pour ce qui regarde l'eau et un grand nombre de sels dissous, il est probable que les conditions de circulation des glandes et la nature de leur tissu règlent la proportion afférente à chaque glande en particulier. Il est, en effet, des sels communs à tous les liquides de sécrétion, et ces sels existent aussi dans le sang. Si quelques substances salines introduites dans l'économie paraissent s'échapper plutôt par certaines glandes que par certaines autres, il est vrai aussi qu'un certain nombre de sels s'échappent par les diverses voies de sécrétion, et que les proportions éliminées par diverses glandes sont sensiblement en rapport avec l'énergie comparée de leur pouvoir sécrétoire [1].

L'examen microscopique des extrémités les plus reculées des canaux excréteurs des glandes a donné naissance à une doctrine sur la formation des produits de sécrétion, aujourd'hui partagée par un grand nombre de physiologistes. Cette théorie, généralisée par M. Goodsir, a été depuis habilement soutenue par MM. Kölliker et Luschka; elle recule la difficulté, mais elle ne la résout point dans ce qu'elle a d'essentiel, ainsi qu'il est aisé de s'en convaincre.

Les canaux excréteurs des glandes, qu'ils soient terminés en cul-de-sac simple ou renflé, ou que, anastomosés ensemble, ils présentent à leur origine des anses sans extrémités libres; ces canaux, dis-je, n'en sont pas moins fermés de toutes parts dans l'épaisseur du tissu glandulaire. Le premier phénomène de la sécrétion consiste donc dans l'entrée du plasma du sang, sous forme liquide, dans l'intérieur des conduits glandulaires, au travers des parois de ces conduits. Le liquide, alors qu'il arrive en ce point, est-il en tout semblable au plasma du sang, ou bien a-t-il déjà subi, au contact des tissus interposés entre les circonvolutions des canaux excréteurs de certaines glandes, une modification particulière? Cela est probable (cela est certain pour le foie, tout au moins). Toujours est-il qu'une fois introduit dans l'intérieur des extrémités originaires des canaux excréteurs des glandes, ce liquide va se comporter d'une manière particulière, et qui offre une certaine analogie avec les phénomènes que présente le plasma du sang partout où il est déposé, c'est-à-dire que des phénomènes d'organisation vont se montrer. Prenons pour type des glandes d'une organisation assez simple, celles, par exemple, de la muqueuse stomacale ou glandes du

---

[1] Le sang qui sort du rein par la veine rénale a perdu, avec les éléments de la sécrétion urinaire, une assez forte proportion d'eau; cela doit être, puisque l'urine contient plus d'eau que le sang. C'est, au reste, ce qu'on peut constater par l'expérience directe. M. Bidder prend du sang sur un chien, il le défibrine par le battage, pour que l'expérience ne soit pas entravée par la coagulation; puis ce sang défibriné est injecté dans l'artère rénale d'un autre chien, dont l'abdomen est ouvert. Le rein de l'animal est protégé contre le desséchement par des linges humectés d'eau à la température de l'animal. On recueille le sang qui s'échappe par la *veine rénale*. Ce sang est *plus riche en matières solides*, que celui qu'on vient d'injecter par l'artère.

M. Bidder est parvenu à placer le rein d'un chien dans le courant de l'artère carotide en faisant communiquer, à l'aide d'un tube, l'artère carotide avec l'artère rénale. Le sang qui sortait par la veine rénale présentait les mêmes différences que dans l'expérience précédente.

suc gastrique. Voici ce qu'on observe dans ces glandes. Le liquide plasmatique qui y afflue est en quelque sorte l'aliment d'une multiplication très-active de cellules dans les culs-de-sac glandulaires. Ces cellules seraient les véritables organes de la sécrétion. Le produit de la sécrétion se développerait dans l'intérieur de la cellule par une action propre du noyau ou de la paroi, action d'ailleurs aussi inconnue dans son essence que celle en vertu de laquelle le contenu de la cellule donne naissance à la substance propre des divers tissus de l'économie. Une fois formé dans la cellule, le produit de sécrétion s'échapperait par rupture ou par dissolution de l'enveloppe, et le produit se mélangerait avec le liquide qui lui sert de menstrue.

Cette multiplication de cellules aux extrémités originaires des canaux excréteurs des glandes peut être observée avec facilité, non-seulement dans les glandes du suc gastrique, mais dans les glandes mammaires et dans le testicule. Dans les glandes mammaires, on observe en effet, aux extrémités des culs-de-sac glandulaires, une masse de cellules à noyau (Voy. fig. 78), lesquelles renferment deux, trois, quatre cellules plus petites. Ces petites cellules, arrivées à leur développement, constitueront les globules propres du lait, et deviendront libres plus tard par rupture ou dissolution de la cellule mère qui les contenait. Il arrive quelque chose d'analogue dans les canaux séminifères du testicule. Dans l'intérieur de ces canaux glandulaires apparaissent des cellules, et dans l'intérieur de ces cellules des cellules plus petites : ces dernières contiennent les germes des filaments spermatiques, ou spermatozoïdes, qu'elles mettent en liberté en se rompant [1].

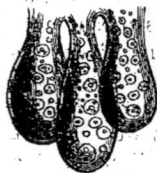

Fig. 78.

Suivant quelques auteurs, toutes les glandes, les membranes séreuses elles-mêmes (plèvre, péritoine, péricarde), offrent aussi comme intermédiaire de leur sécrétion, des cellules analogues aux cellules d'épithélium. D'après M. Luschka, les cellules de sécrétion des membranes séreuses sont transparentes, arrondies, pleines de liquide, tandis que les cellules d'épithélium, ou plaques de protection, sont aplaties et serrées les unes contre les autres. Ces cellules de sécrétion se rompent quand elles ont produit leur liquide : ce seraient elles qui donneraient aux membranes séreuses l'aspect *brillant* et *humide* qui les caractérise.

La sécrétion serait, dès lors, un phénomène organique en vertu duquel des cellules, diverses comme les produits de sécrétion eux-mêmes,

---

[1] Suivant M. Donders, la mucine, qui forme la partie essentielle de la salive, se formerait aux dépens de la dissolution des *cellules épithéliales* qui tapissent l'intérieur des éléments glandulaires. Cette dissolution serait opérée par la réaction *alcaline* de la salive. M. Donders s'appuie sur ce que les dissolutions alcalines transforment les épithéliums en un liquide filant analogue à la salive, et sur ce que les jeunes cellules épithéliales prises dans les vésicules glandulaires élémentaires se dissolvent, à la longue, dans la salive alcaline (en vingt-quatre heures, par une température de 37°), tandis qu'il n'arrive rien de semblable quand on a neutralisé l'alcalinité de la salive.

agiraient d'une manière spéciale sur le liquide qui est dans leur intérieur, pour lui imprimer des modifications particulières et caractéristiques. Mais pourquoi se forme-t-il dans les divers organes de sécrétion,
et aux dépens d'un liquide de même origine (plasma du sang), des cellules d'organisation et de fonctions différentes? C'est ce que la doctrine
dont nous parlons n'a pas encore expliqué : il reste toujours le même
desideratum.

D'ailleurs, il faut dire que, si la multiplication des cellules dans le
liquide des canaux glandulaires est évidente dans les glandes mammaires,
dans les canaux séminifères du testicule, dans les glandes salivaires, dans
les glandes de l'estomac et aussi dans les glandes muqueuses de l'intestin,
la chose est au moins douteuse dans les canaux excréteurs du foie, dans
les canalicules du rein, et dans d'autres glandes. Il faut se défier ici de
l'analogie. De ce que le lait, le sperme et le mucus, destinés l'un à l'a-
limentation, l'autre à la fécondation, le troisième à une action spéciale
sur les aliments, de ce que ces trois liquides, dis-je, renferment des
éléments organisés (globules du lait, filaments et globules spermatiques,
globules du mucus), cela ne prouve pas que l'urine destinée absolument à l'élimination, présente les mêmes phénomènes d'organisation
dans sa formation initiale.

§ 171.

Évacuation des produits de sécrétion. — Le liquide déposé à la surface intérieure des origines des canaux excréteurs des glandes est chassé
de proche en proche vers les canaux excréteurs d'un plus grand volume,
par le *vis à tergo* de la production sécrétoire : force incessante, comme
la sortie du plasma du sang hors des vaisseaux. Les canaux excréteurs
des glandes concourent aussi, par les contractions de leur tunique musculaire, à la progression du liquide sécrété. La contraction des voies biliaires, des uretères, des conduits déférents, des conduits galactophores
et des autres conduits du même genre, est facile à mettre en évidence,
à l'aide de l'excitation galvanique. La contraction de ces conduits est
analogue à celle des muscles de la vie végétative ou muscles à *fibres lisses*
(Voy. § 219). Elle est vermiculaire, lente à se produire et lente à s'é-
teindre [1].

Un certain nombre de produits de sécrétion, tels que l'urine, la bile,
les larmes, le sperme, se rassemblent en tout ou en partie, avant d'être
expulsés, dans des réservoirs (vessie, vésicule biliaire, sac lacrymal,
vésicules spermatiques) où ils s'accumulent. Lorsque ces réservoirs sont

[1] Lorsqu'on lie les canaux excréteurs des glandes, il arrive, ou bien que les canaux
excréteurs se rétablissent après la chute de la ligature, ou bien (quand cela n'a pas lieu)
il arrive au tissu des glandes ce qui se passe dans les autres tissus dont on entrave le
mode d'action : la glande cesse peu à peu de sécréter, et son tissu finit par se résorber.
On a vu le fait sur les glandes salivaires et sur le pancréas; on a vu le foie, dont les
canaux excréteurs étaient comprimés par des tumeurs, se transformer en une simple
poche remplie de liquide. C'est aussi ce qui arrive au tissu musculaire privé d'action.

remplis, ou bien à certaines époques déterminées, ces réservoirs (qui
communiquent par des conduits d'excrétion, soit au dehors, soit sur
des surfaces muqueuses), se vident par les contractions de leurs parois
et par celles des muscles voisins. Les muscles de l'abdomen et du périnée entrent en jeu dans l'urination et l'éjaculation, les muscles de la
bouche dans l'expectoration, etc.

§ 172.

De l'influence des nerfs sur les sécrétions. — Les nerfs qui se rendent dans les glandes exercent une remarquable influence sur les sécrétions.

Des expériences diverses ont été tentées sur ce point. Tantôt on a
cherché à soustraire les glandes à l'influence nerveuse par la section
des nerfs qui s'y rendent; tantôt, au contraire, on a excité les nerfs
que les glandes reçoivent, pour examiner l'influence de cette excitation
sur leur fonction sécrétoire.

Dans des expériences déjà anciennes, MM. Krimer, Brachet, Müller et
Peipers, ayant coupé les nerfs que reçoit le rein, ont vu les matériaux
propres de l'urine diminuer de proportion, et cette humeur devenir légèrement albumineuse [1].

De ces expériences on peut conclure que la section des nerfs qui se
rendent à une glande a pour effet de retirer à l'humeur sécrétée les qualités qui la distinguent, et de la rapprocher plus ou moins complétement
de la sérosité. Ajoutons que, dans ces recherches, le procédé expérimental mis en usage était assez imparfait, ce qui suffit peut-être pour
expliquer l'apparition de l'albumine. Les nerfs qui vont au rein entourent l'artère rénale, et quelques filets sont intimement appliqués contre
les tuniques artérielles. Les expérimentateurs, pour mieux assurer l'interruption de l'influence nerveuse sur la sécrétion de l'urine ont divisé
l'artère rénale et en ont lié les deux bouts sur un tube creux destiné à
rétablir le cours du sang (M. Brachet); ou bien ils ont fortement serré
l'artère rénale dans une ligature, de manière à amener la mortification
des nerfs appliqués sur le vaisseau, et le cours du sang a été rétabli dans
la glande par le détachement des fils (MM. Müller et Peipers). Or, dans
la plupart de ces expériences, l'urine était fortement colorée en rouge,
probablement par suite d'épanchements sanguins.

Les expériences de MM. Bernard et Ludwig ont démontré, d'une
manière plus claire, l'influence qu'exerce sur les sécrétions le système
nerveux.

Une piqûre faite au bulbe, dans le voisinage de l'origine des nerfs
pneumogastriques, accumule le sucre dans le sang, par une sorte d'excitation sécrétoire du foie; et, peu après, le sucre apparaît dans l'urine
sécrétée. La section des nerfs pneumogastriques, au contraire, peut

---

[1] Dans les lésions profondes et étendues de la moelle, on a vu aussi l'urine devenir
liquide comme de l'eau, et on l'a trouvée très-peu chargée en matériaux organiques.

entraîner la cessation de la formation du sucre dans le foie (Voy. § 186).

M. Ludwig a démontré, par expérience, l'influence qu'exerce sur la sécrétion de la salive l'excitation du nerf maxillaire inférieur et particulièrement de la branche linguale. Il a montré que l'excitation du *bout central* [1] du glossopharyngien (nerf sensitif) donne lieu à un écoulement de salive, ce que l'excitation du même bout du nerf hypoglosse (nerf de mouvement) ne produit pas.

De même, et ce fait a été constaté, depuis, par un grand nombre d'expérimentateurs, l'excitation du *bout central* du nerf de la cinquième paire accélère la sécrétion de la salive. (L'excitation remonte aux centres nerveux; elle descend ensuite par un nerf de mouvement, c'est-à-dire par un rameau du nerf de la septième paire; par ce qu'on nomme la corde du tympan.) L'excitation de la corde du tympan produit le même résultat que l'excitation du nerf de la cinquième paire : cela se conçoit aisément. Dans ce dernier cas, l'excitation suit immédiatement la voie centrifuge. Dans le cas où on excite un nerf sensitif (représenté ici par le nerf de la cinquième paire), l'action produite suivant la direction centrifuge par le nerf moteur est précédée de la transmission centripète par les filets de sensibilité. Toutes les fois que l'excitation porte sur un nerf de *sensibilité*, ce n'est donc pas par une action *directe* de ce nerf sur les parties animées par ses filets que l'acte sécrétoire est éveillé. L'excitation chemine jusqu'aux centres nerveux par un courant centripète et il y a retour vers l'organe glandulaire par une autre voie, c'est-à-dire par un nerf moteur.

Précédemment, nous avons insisté sur des phénomènes de même nature, c'est-à-dire sur l'influence qu'exercent, par action reflexe, la mastication et l'éveil du sens du goût sur la sécrétion salivaire (§ 38). Nous avons vu aussi que, dans l'intervalle des digestions, il n'y a sur la membrane muqueuse de l'estomac d'autre liquide que du mucus; or, si l'on vient à exciter la muqueuse à l'aide de substances quelconques (aliments, poivre, sel, extrémité d'une sonde), aussitôt le suc gastrique afflue abondamment. Évidemment la sécrétion s'opère ici sous l'influence d'une impression transmise aux centres nerveux par des filets de sensibilité et réfléchie par des filets moteurs.

Il est peu de glandes dont la sécrétion soit aussi intermittente que celle du suc gastrique; cependant la plupart d'entre elles présentent des intervalles d'activité et de repos relatif. Ce seul fait de l'intermittence ou de la rémittence des sécrétions est une preuve convaincante de l'influence qu'exerce le système nerveux sur les sécrétions.

L'excitation morbide des nerfs entraîne des effets analogues à l'excitation directe. Les névralgies des branches maxillaires de la cinquième paire sont souvent accompagnées d'un flux abondant de salive; celles de

---

[1] Le *bout central* d'un nerf est celui qui tient au système nerveux central, quand on a divisé ce nerf. On donne au bout du nerf qui correspond aux organes le nom de *bout périphérique*.

la branche ophthalmique déterminent parfois aussi une sécrétion abondante des larmes. C'est encore un phénomène très-commun des maladies nerveuses que la sécrétion de l'urine devient tout d'un coup très-abondante, claire comme de l'eau, et très-peu chargée en principes extractifs, etc.

Lorsqu'une sécrétion augmente, et surtout lorsqu'elle s'accomplit plus rapidement, ce sont, le plus souvent, l'eau et les sels qui augmentent. La proportion des éléments organiques n'augmente pas toujours dans la même mesure.

Si le mode d'influence qu'exerce le système nerveux sur chaque glande en particulier n'est pas encore suffisamment déterminé, il est certain, tout au moins, que ce système joue ici un rôle important. Est-ce en changeant le degré de perméabilité des membranes que doit traverser le sang? Est-ce en modifiant le calibre des vaisseaux, et par conséquent la circulation, que les nerfs agissent sur les sécrétions? Cela est possible, surtout en ce qui concerne la quantité du liquide sécrété; mais il est vraisemblable qu'une action d'un autre genre intervient. L'action nerveuse sur les sécrétions peut être comparée à la fonction chimique qu'exerce le courant galvanique. L'influence nerveuse est la même dans toutes les glandes, mais son rôle consiste à éveiller dans le tissu propre de la glande les propriétés spéciales que ce tissu possède. C'est ainsi que nous voyons, par exemple, le courant d'*une même pile* amener des phénomènes chimiques variés, suivant que ses deux *électrodes plongent dans des milieux de composition différente.*

§ 172 *bis.*

De la couleur du sang veineux qui sort des glandes. — M. Bernard a récemment appelé l'attention des physiologistes sur un fait curieux et qui met en pleine lumière l'influence exercée par le système nerveux sur la fonction des sécrétions.

Lorsqu'on ouvre l'abdomen à un animal vivant (chien ou lapin), et qu'on examine le sang qui revient du rein par la veine rénale, on constate que la couleur de ce sang ne diffère pas sensiblement de celle que présente le sang artériel qui arrive à la glande. Pour s'en assurer on peut faire une piqûre sur le vaisseau et recueillir une petite quantité de sang; il suffit même d'examiner attentivement l'artère et la veine rénale, et, au travers de leurs parois demi-transparentes, on peut déjà constater la réalité du fait. Remarquons tout de suite que la sécrétion des reins est une sécrétion *continue*, et que l'expérience saisit en quelque sorte le travail de sécrétion sur le fait. Ainsi, le sang qui sort d'une glande *qui sécrète* ne présente pas la coloration foncée du sang qui revient par les veines des autres organes et, en particulier, des muscles. Tout ce qui peut contribuer à troubler le travail sécrétoire des reins tend à donner au sang qui sort de la glande la teinte générale du sang veineux; c'est ainsi que le trouble profond apporté dans les fonctions de l'animal vivant par l'ouverture de l'abdomen et par l'exposition à l'air des organes abdominaux entraîne bientôt dans la fonction du rein un arrêt qui s'accompagne d'une coloration de plus en plus foncée du sang de la veine rénale.

Examinons une autre glande, une glande salivaire, par exemple. Quand, par une dissection convenable, on met à nu les veines principales de la glande sous-maxillaire du chien, on constate, au travers des parois transparentes des vaisseaux, que le sang qui circule dans ces veines offre la teinte générale du sang veineux. Rappelons ici que les glandes salivaires sécrètent peu sur un animal à jeun, et que leur action n'acquiert toute son énergie qu'au moment de la mastication. L'expérimentateur a donc sous les yeux le moment de repos de la glande; mais, s'il sollicite la sécrétion de la salive par l'excitation de la muqueuse buccale (en versant, par exemple, un peu de vinaigre sur la langue de l'animal), au bout de peu d'instants on voit le sang devenir de plus en plus clair dans les veines glandulaires et se rapprocher, pour la couleur, du sang artériel. Ainsi les glandes salivaires ou les glandes urinaires, *quand elles sécrètent*, laissent échapper de leur tissu, par les veines, un sang analogue pour la couleur à celui qu'elles ont reçu par les artères [1].

Le sang qui revient par les veines des autres organes profonds ne présente rien de semblable, c'est-à-dire qu'il offre les caractères physiques du sang veineux, que ces organes soient au repos ou qu'ils soient en activité. On peut même dire, en ce qui concerne les autres organes susceptibles d'activité, tels que les muscles, par exemple, que le sang qui revient par les veines de leur tissu est d'autant plus foncé (c'est-à-dire d'autant plus franchement veineux) que ces organes sont actifs.

L'expérience a appris qu'on produit à volonté le phénomène de coloration vermeille dans le sang des veines des glandes, en excitant les nerfs glandulaires. Lorsque, pour plus de précision, on a placé une canule dans le canal excréteur de la glande sous-maxillaire d'un chien, on constate que l'excitation de la glande par la voie nerveuse, a pour effet: 1° de faire couler la salive par la canule, salive qu'on peut recueillir; 2° de rendre plus clair le sang qui coule dans les veines de la glande; 3° d'accélérer la circulation dans la glande ou d'augmenter la quantité de sang qu'elle reçoit en un temps donné [2].

Les faits qui précèdent sont faciles à vérifier, surtout en ce qui concerne la sécrétion urinaire, parce que le sang qui circule dans la veine rénale ne vient que du rein. Dans les glandes salivaires, au contraire, le sang des branches veineuses des muscles voisins vient se mélanger avec le sang qui sort des glandes, et une dissection attentive peut seule faire

---

[1] S'il y a similitude de couleur, il n'y a évidemment pas similitude de composition.

[2] Ainsi, par exemple, dans une des expériences de M. Bernard, nous voyons qu'une veine glandulaire ouverte n'avait donné en 65 secondes que $0^m,05$ cubes de sang veineux *foncé*, tandis que la glande était au repos. En excitant la sécrétion de la glande par la galvanisation des nerfs, la même veine donna $0^m,05$ cubes d'un sang *plus clair* en l'espace de 15 secondes.

éviter l'erreur. En outre, il vaut mieux ne pas solliciter la sécrétion de la salive par l'excitation de la muqueuse buccale (excitation par voie reflexe), parce que ce mode d'excitation est accompagné de mouvements de mastication qui, mettant en jeu le système musculaire, tendent à masquer la teinte claire du sang qui revient des glandes par la teinte foncée du sang qui revient des muscles. Il est donc préférable de solliciter l'action de la glande par l'excitation directe du nerf qui s'y rend.

Des faits que nous venons de signaler, il ressort évidemment que la coloration du sang qui sort d'une glande est liée à l'*activité* ou à l'*inactivité* relative de cette glande, et que ces états de la glande dépendent du système nerveux. En donnant au travail glandulaire une activité permanente (le rein) ou une activité intermittente (autres glandes), le système nerveux est donc la source première de ces changements de coloration du sang ; mais nous pouvons faire un pas de plus dans la recherche de la cause prochaine qui donne au sang veineux, qui revient d'une glande *active*, une teinte vermeille plus ou moins analogue à celle du sang artériel.

D'après ce que nous savons de la coloration du sang (Voy. §§ 146, 147, 148), il est présumable que ces phénomènes tiennent à la nature et à la proportion des gaz en dissolution dans le sang veineux, dans ces deux états différents des glandes. Consultons les expériences. M. Bernard prend sur un chien 15 centimètres cubes de sang dans la veine rénale et une égale quantité de sang dans l'artère rénale, au moment où l'animal vient d'être ouvert, c'est-à-dire dans le moment où l'urine coule dans les uretères et où le sang de la veine rénale est vermeil. Plus tard, quand, par suite de l'opération et de la mise à nu des reins, la sécrétion est ralentie ou suspendue, et que le sang est devenu foncé dans la veine rénale, on extrait de nouveau de cette veine 15 centimètres cubes de sang. Or, l'analyse a donné dans deux expériences les résultats suivants :

Première expérience.

Sang artériel......................	19,46	volumes d'oxygène
Sang veineux vermeil..............	17,26	pour 100 volumes de sang.
Sang veineux brun	6,40	

Deuxième expérience.

Sang artériel	17,44	volumes d'oxygène
Sang veineux vermeil	16	pour 100 volumes de sang.
Sang veineux brun	6,41	

Le sang qui s'écoule par la veine d'une glande en activité offre donc avec le sang artériel cette ressemblance, que la proportion d'oxygène qu'il renferme est à peu de chose près la même, et cette seule considération suffit pour expliquer la ressemblance de coloration. Si la sécrétion apporte dans la constitution du sang qui sort d'une glande une modification en rapport avec le liquide sécrété par la glande, cette modification ne porte donc pas sur la proportion d'oxygène, ou, du moins, ces proportions sont changées dans de trop faibles limites pour que la coloration du sang soit sensiblement modifiée.

D'un autre côté, l'accélération de la circulation dans une glande qui sécrète n'est pas sans influence sans doute sur les qualités du sang veineux qui en sort. La masse du sang qui traverse l'organe n'a plus, en quelque sorte, le temps de se dépouiller complétement de sa qualité de sang artériel [1].

Les phénomènes de sécrétion sont accompagnés d'un dégagement de chaleur appréciable. Cette élévation de température a pu être perçue, non-seulement dans le canal excréteur de la glande, au moment de la sécrétion, mais aussi dans le sang qui sort par les veines d'une glande qui fonctionne. MM. Ludwig et Spiess introduisent chez le chien une soudure thermo-électrique dans le canal excréteur d'une glande salivaire et l'autre soudure dans l'artère carotide du même côté [2]; ils constatent une différence de température en faveur du sang, tant que la glande ne fonctionne pas; mais lorsque la salive sécrétée sous l'influence de l'excitation du nerf commence à affluer dans le canal, la température du liquide excrété se rapproche de plus en plus de la température du sang et finit par l'égaler. M. Bernard, en introduisant un thermomètre à réservoir délié dans une veine glandulaire, a aussi observé que la température du sang de la glande s'élevait souvent de 1/2 degré, quand la glande qui était au repos entrait en action [3].

§ 173.

Classification des sécrétions. — On a souvent cherché à classer les

[1] M. Meyer appelait dernièrement l'attention sur ce point que, lorsque les nerfs d'une partie sont coupés, le sang veineux devient plus clair. Dupuytren, Emmert et Krimer avaient autrefois signalé le fait, et c'est ce qu'on peut observer après la section des nerfs vasculo-moteurs dans les veines cutanées de la tête; les voies que traverse le sang pour passer des artères dans les veines étant élargies, le sang coule plus vite, élève la température des parties et n'éprouve pas des modifications de couleur aussi tranchées qu'auparavant.

Les faits consignés dans ce paragraphe, et aussi ces derniers, établissent entre les phénomènes de la nutrition et les actes de la sécrétion une ligne de démarcation assez tranchée. Les actes de nutrition (exagérés, par exemple, dans un muscle en action) ont pour effet d'amener dans le sang la modification qui le transforme en sang veineux foncé. La sécrétion n'a point cet effet, et elle l'a d'autant moins que l'acte sécrétoire domine plus complétement l'acte nutritif.

[2] Voyez § 165 bis.

[3] Dans des recherches plus récentes, M. Ludwig a opéré, à l'aide de thermomètres très-sensibles (donnant des 40ᵉˢ de degré). Ayant introduit simultanément un thermomètre dans l'artère carotide et un autre dans le canal excréteur de la glande sous-maxillaire, il a constaté que, au moment de la sécrétion, la différence peut s'élever jusqu'à 1°,5 en faveur du liquide sécrété.

M. Ludwig a également constaté que le *sang veineux* de la glande (c'est-à-dire le sang *qui sortait de la glande*) était plus chaud quand la glande sécrétait que quand elle était au repos. La température du sang de la veine pouvait alors surpasser celle du sang artériel, et même celle de la salive sécrétée.

diverses sécrétions; mais tous ces essais de classification ne peuvent être
que très-imparfaits : il n'est presque pas une seule sécrétion, en effet,
qui n'ait quelque chose de spécial et qui ne diffère des autres par certains côtés. En envisageant les sécrétions dans leurs produits et dans le
rôle que ces produits sont appelés à jouer, on peut remarquer que les
unes sont destinées à l'élimination pure et simple, et que, depuis le moment où ces liquides sont formés jusqu'à celui où ils sont expulsés au
dehors, ils ne sont plus nécessaires ni aux phénomènes de la nutrition,
ni à l'accomplissement des fonctions de la vie organique. Telle est la sécrétion urinaire. Cette sécrétion est réellement *excrémentitielle*, mais, à
proprement parler, elle est la seule. La sécrétion de la sueur se rapproche beaucoup de la précédente; le produit de la sécrétion est, en
effet, déposé immédiatement au dehors sur la surface cutanée; mais
cette sécrétion n'est pas continue comme la sécrétion urinaire, et elle
joue, par rapport au maintien de la température animale, un rôle capital : elle en est, en quelque sorte, le régulateur (Voy. § 467).

Les sécrétions dont les produits sont déposés sur la muqueuse du
tube digestif, telles que salive, mucus, suc gastrique, suc pancréatique,
bile, suc intestinal, servent, d'une manière variée, à dissoudre et à métamorphoser les aliments. Si une partie de ces humeurs (particulièrement la bile) est rejetée au dehors avec le résidu non digéré de l'alimentation, on ne peut cependant pas les désigner sous le nom de sécrétions excrémentitielles, car la majeure partie rentre dans la circulation
par les voies de l'absorption. La sécrétion des larmes, qui vient en aide
aux phénomènes de la vision, en entretenant les milieux transparents de
l'œil dans les conditions physiques nécessaires à l'accomplissement de
la fonction visuelle, est dans le même cas. Il en est de même et de la
sécrétion des glandes de Meibomius, qui enduit le bord libre des pau-
pières d'un vernis gras qui s'oppose à l'écoulement des larmes sur les
joues, et des follicules sébacés, qui revêtent la peau d'une couche
grasse destinée à prévenir le desséchement de l'épiderme sous l'action
du milieu atmosphérique, etc.

On ne peut pas dire non plus que la sécrétion du sperme et la sécrétion du lait soient des sécrétions excrémentitielles, quoique leurs produits soient destinés à être expulsés au dehors à certaines époques. Ces
produits de sécrétion ne sont pas nécessairement évacués; et, d'une
autre part, ils sont destinés à la conservation de l'espèce.

Quelques produits de sécrétion ont reçu le nom de sécrétions *récré-
mentitielles*. Telles sont les sécrétions séreuses et synoviales, auxquelles
on peut joindre celles des glandes vasculaires sanguines. Ces produits,
en effet, rentrent dans le sang, au fur et à mesure de leur formation, et
lient d'une manière étroite les phénomènes de sécrétion avec ceux de
nutrition. Ce mode de sécrétion offre, en effet, une frappante analogie
avec la production et la résorption des milieux liquides de l'œil et de
l'oreille, avec la production et la résorption de la graisse, etc.

· Un certain nombre de produits de sécrétion ont déjà été examinés. Telles sont les diverses sécrétions de la digestion (§§ 38, 40, 47, 50, 52). D'autres, tels que les larmes, le sperme, le lait, le seront dans le second et dans le troisième livre de cet ouvrage.

Nous nous occuperons seulement ici de l'urine, de la sueur, des fonctions du foie (le foie a d'autres fonctions que celles relatives à la digestion duodénale), des sécrétions séreuses, synoviales, sébacées, muqueuses, et enfin des fonctions encore assez obscures des glandes vasculaires sanguines.

ARTICLE I.

SÉCRÉTION URINAIRE.

§ 174.

Organes de la sécrétion urinaire. — L'urine est sécrétée par les reins. Ces organes, quoique n'ayant pas des dimensions très-considérables, se distinguent entre toutes les glandes par le volume de leurs vaisseaux sanguins et, par conséquent, par la quantité de sang qui les traverse en un temps donné. L'urine enlève, dans les vingt-quatre heures, à l'économie une quantité moyenne de liquide, qui peut être évaluée à 1 kilogramme ou à 1 kilogramme 1/2.

Les reins sont essentiellement constitués, outre les vaisseaux sanguins, qui apportent dans leur intérieur les matériaux de la sécrétion, par les *tubes urinifères* et par les *corpuscules de Malpighi*.

Fig. 79.

a,a, deux canalicules urinifères.
b, artères.
c, vaisseau artériel afférent au glomérule.
d, glomérule placé dans l'origine renflée d'un canalicule.
e, vaisseau efférent du glomérule.
f, réseau capillaire qui entoure les canalicules du rein.

Les tubes urinifères présentent, dans la substance corticale des reins, des circonvolutions analogues à celles de l'intestin, tandis que, dans

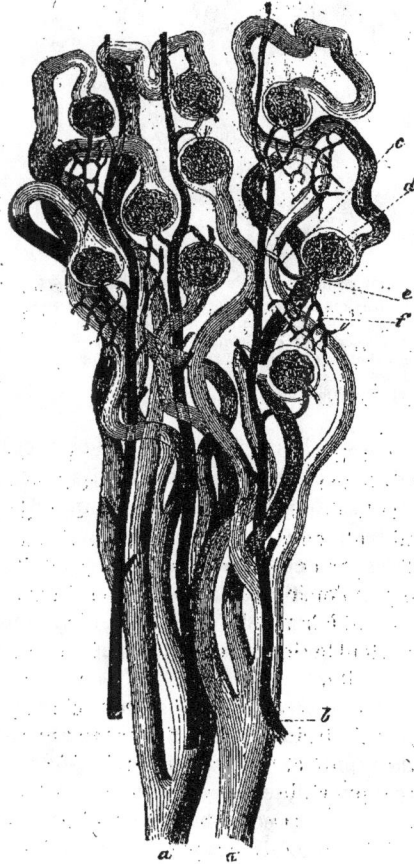

la substance médullaire ou tubuleuse, ces tubes sont rectilignes.
Les tubes urinifères commencent par une extrémité renflée en ampoule. Ces ampoules sont dans
un rapport intime avec les corpuscules de Malpighi.

Plus communément désignés
par le nom de *glomérules*, les
corpuscules de Malpighi sont
formés par un pelotonnement
de vaisseaux artériels très-fins,
dont les circonvolutions forment
une petite sphère (Voy. fig. 79).
Les glomérules sont placés dans
l'intérieur des ampoules qui
forment l'origine des tubes urinifères (Voy. fig. 80). Les ampoules originaires des tubes urinifères présentent par conséquent deux ouvertures. L'une
pour l'entrée du vaisseau sanguin *afférent*, l'autre pour la sortie du vaisseau sanguin *efférent*.

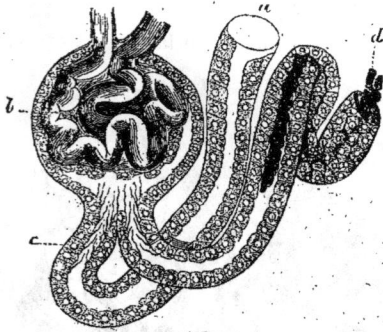

Fig. 80.

Tubes urinifères du rein de la tortue (*testudo græca*).
a, deux canalicules urinifères formant une anse au sommet de laquelle se trouve un glomérule de Malpighi,
b, glomérule de Malpighi.
c, cellules d'épithélium. Les cellules placées près du glomérule sont pourvues de cils vibratiles.
d, concrétions urinaires.

Les tubes urinifères devenus rectilignes dans les pyramides de la
substance tubuleuse, se réunissent entre eux, deux à deux, successivement, de manière qu'au sommet de la pyramide ou papille, ils se terminent, en définitive, par une vingtaine d'ouvertures (Voy. fig. 81).
C'est par ces ouvertures que le produit de sécrétion, formé dans la substance corticale du rein, est versé dans les calices. Les calices, qui entourent à la manière de chatons le sommet de chaque pyramide, transmettent le liquide dans le bassinet, réservoir commun auquel l'uretère
fait suite.

L'abondance du sang que le rein reçoit, la position des glomérules
dans l'intérieur même des canaux urinifères, sont de nature à favoriser
la rapidité et la quantité du liquide sécrété. Si nous comparons, sous
ce rapport, le rein avec le foie, il est évident que ce dernier, eu égard
à sa masse, reçoit beaucoup moins de sang que le rein, et, de plus, les
cellules du foie n'ont pas des connexions aussi étroites avec les vaisseaux
sanguins.

§ 175.

Écoulement des urines dans la vessie. — Expulsion de l'urine. —
L'urine sécrétée s'accumule dans les tubes urinifères de la substance
corticale [1]. A mesure que l'urine est sécrétée, les dernières portions

---

[1] On peut évaluer à 9 mètres carrés la surface supposée développée des canalicules urinifères des deux reins, ou leur surface sécrétoire. En admettant qu'en moyenne il y a
1,250 grammes d'urine sécrétée en vingt-quatre heures, il en résulte que 1 centimètre

poussent devant elles, dans les voies ouvertes de la sécrétion, le liquide qui les remplit. L'urine gagne ainsi les tubes urinifères des pyramides, et arrive dans les calices et dans le bassinet; du bassinet, l'urine passe dans les uretères. Chez l'homme, qui se tient de quinze à dix-huit heures par jour dans la station verticale ou assise, la pesanteur exerce une certaine influence sur le cours de l'urine. Mais l'écoulement a lieu aussi dans le décubitus dorsal, et chez les animaux quadrupèdes les uretères, destinés à transmettre les urines dans la vessie, concourent activement à sa progression, par la contractilité de leurs parois.

La sécrétion de l'urine est *continue*. Il suffit, pour s'en convaincre, d'ouvrir l'abdomen d'un animal, et de fixer sur l'uretère un petit ballon de verre maintenu au dehors. Au bout de peu de temps, on voit l'urine couler goutte à goutte dans le réservoir, à des intervalles réguliers. L'urine s'écoulerait donc incessamment au dehors, s'il n'y avait sur le trajet des voies de l'excrétion un réservoir destiné à en rendre l'expulsion intermittente. Ce réservoir est la vessie.

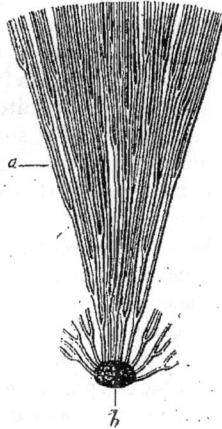

Fig. 81.
Réunion des conduits ou tubes urinifères dans les pyramides du rein (d'après Schumlansky).
a, les tubes urinifères qui constituent la pyramide par leur accolement;
b, leur ouverture à la papille ou sommet des pyramides.

L'urine pénètre goutte à goutte dans la vessie par les uretères, et elle s'y accumule. L'ouverture de sortie de la vessie (orifice vésical de l'urètre) se trouve close par un sphincter placé à l'origine de l'urètre. Ce sphincter ne cède à la contraction des parois musculeuses de la vessie et à celle des parois de l'abdomen que lorsque la volonté intervient, ou lorsque la distension du réservoir est poussée à ses limites extrêmes.

L'urine qui s'accumule dans la vessie ne peut rétrograder par les uretères. Ce retour n'a pas lieu quand la vessie est distendue par l'urine, ni même au moment où la vessie, contractée par ses fibres propres et par les muscles abdominaux, chasse le liquide qu'elle contient du côté de son orifice urétral. Le retour de l'urine dans l'uretère est empêché, dans ces deux circonstances, par une disposition particulière. Les uretères, en effet, pour pénétrer dans la vessie, traversent les tuniques vésicales, de telle sorte que leur entrée, examinée à l'*extérieur* de la vessie, ne correspond pas à leur orifice *intérieur* : c'est-à-dire que les uretères cheminent *obliquement* entre les tuniques de la vessie, pendant une dis-

carré de surface du rein sécrète environ 0gr,015 d'urine en vingt-quatre heures. La sécrétion de l'urine, quoique très-abondante, se fait donc d'une manière à peu près insensible sur *chaque point* de la surface du rein en particulier.

tance de 3 centimètres environ. Il en résulte que la distension de la
vessie par l'urine a une tendance naturelle à appliquer les unes contre
les autres les parois de la portion d'uretère engagée entre les tuniques
vésicales. Cette tendance n'est, en aucun temps, plus prononcée qu'au
moment où la vessie, se contractant sur la masse liquide qu'elle contient,
détermine ainsi sur tous les points de l'organe (sur ceux qui correspondent au passage des uretères comme sur les autres) une compression
proportionnée à la force de la contraction.

Lorsque, par suite d'obstacles à la sortie de l'urine hors de la vessie,
celle-ci se trouve soumise à une distension permanente, on a souvent remarqué que les uretères se dilatent et acquièrent des dimensions assez
considérables. Ce n'est point par le reflux de l'urine du côté des uretères
que ces faits doivent être interprétés, mais bien par la continuation de
la sécrétion rénale. Lorsque, en effet, la vessie distendue ne peut plus
recevoir d'urine, le liquide qui arrive incessamment par les uretères
s'accumule de proche en proche dans ces conduits, ainsi que dans le
bassinet et les calices, et finit à la longue par vaincre la résistance naturelle des parois de ces diverses voies d'excrétion et par amener des
dilatations permanentes.

Ajoutons, pour compléter ce qui est relatif à l'écoulement de l'urine
des uretères dans la vessie, que les orifices de ces deux conduits peuvent être rapprochés l'un de l'autre par les faisceaux de la tunique charnue de la vessie placés entre eux. La contraction de ces faisceaux, en
rapprochant les parois internes de ces conduits peut concourir à les
dilater et à favoriser l'abord de l'urine dans la vessie, à la condition,
toutefois, que la vessie ne soit pas remplie de liquide.

L'urine, arrivée dans la vessie, s'y accumule. Mais, en s'y accumulant,
elle développe en quelque sorte ce réservoir musculo-membraneux qui,
dans son état de vacuité, est plongé dans l'excavation du bassin. A mesure qu'elle se remplit, la vessie refoule les organes voisins et sort de la
cavité pelvienne, qui ne peut plus la contenir, pour se porter dans la
région abdominale. A ce moment, on peut en constater la présence au-
dessus du pubis, à l'aide de la percussion. Lorsqu'elle est fortement
distendue, elle peut s'élever jusqu'à 8 ou 10 centimètres au-dessus de
la symphyse pubienne. Ce changement de position a été mis à profit
dans les opérations où l'on se propose de pénétrer dans la vessie par la
paroi abdominale. Il suffit, en effet, de la distendre par l'injection d'un
liquide, pour la faire apparaître dans la région hypogastrique.

En général, le besoin d'uriner survient avant qu'il y ait dans la vessie
autant de liquide qu'elle en peut contenir. Lorsque, par des causes
quelconques, nous résistons longtemps à ce besoin, et lorsque cette résistance devient une habitude, la vessie finit par augmenter de dimensions. C'est pour cette raison, sans doute, que la vessie de la femme
est souvent plus grande que celle de l'homme. La volonté, du reste, a
ses limites, et elle devient impuissante à la longue. C'est surtout ce

qu'on observe toutes les fois que l'abdomen, distendu par des tumeurs de diverse nature, ne permet pas le libre développement de la vessie. Dans la grossesse avancée, le besoin d'uriner est assez fréquent, pour la même raison. Les efforts divers, de rire, d'éternument, etc., entraînant la contraction des muscles de l'abdomen, déterminent souvent l'émission involontaire de l'urine, lorsque la vessie est remplie, etc.

Le besoin d'uriner est lié à une sensation interne dont le point de départ est dans la vessie, mais dont le siége est dans le système nerveux, comme celui de tous les besoins. Ce besoin n'est pas toujours lié à la réplétion de la vessie : dans les maladies de cet organe, il se fait souvent sentir alors qu'il n'y a que quelques gouttes d'urine dans le réservoir vésical.

L'émission de l'urine est déterminée par la contraction de la tunique charnue de la vessie, aidée de la contraction des muscles abdominaux. Les matières à expulser étant tout à fait liquides, l'aide des muscles abdominaux est ici moins nécessaire que dans la défécation, fonction qui a la plupart du temps pour but l'expulsion au dehors de matières solides (§ 35). La tunique musculaire de la vessie est assez épaisse. Cette tunique est constituée par des fibres circulaires, et aussi par des fibres en anse, disposées de telle sorte que les courbes qu'elles décrivent embrassent le fond et les côtés de la vessie, et viennent se terminer du côté du col vésical. Ces fibres charnues, alors qu'elles se contractent, pressent sur le liquide et le chassent vers l'urètre ; elles prennent en même temps un point d'appui sur la masse liquide elle-même, et tendent ainsi à ouvrir le sphincter urétral.

La vessie, à elle seule, peut déterminer la sortie de la plus grande partie de l'urine contenue dans son intérieur. Lorsqu'on pratique des vivisections sur les chiens, il n'est pas rare de voir la vessie se vider, alors que *l'abdomen est largement ouvert*. Si l'on détache alors la vessie, et si on l'ouvre, on s'aperçoit que sa cavité a presque entièrement disparu, et l'on ne trouve plus que quelques gouttes de liquide dans son intérieur. Les parois musculaires revenues sur elles-mêmes, donnent à la vessie du chien l'apparence d'une sorte de corps plein et dur. Sur l'homme, la vessie est moins musculeuse que sur le chien, et la contraction des muscles abdominaux est probablement nécessaire pour faire passer les dernières portions de l'urine dans l'urètre. La contraction des muscles abdominaux se joint souvent, d'ailleurs, à celle de la vessie, dès le début de la miction : cela a lieu principalement lorsque nous voulons précipiter le jet de l'urine, ou lorsqu'il y a des obstacles au cours du liquide le long du parcours urétral.

Lorsque nous voulons uriner, il s'écoule un certain temps (toutes les fois que la vessie n'est pas distendue outre mesure) entre le moment où nous *voulons* uriner et celui où l'urine apparaît. Les fibres musculaires de la vessie sont, en effet, de l'ordre des fibres lisses, c'est-à-dire de ces fibres dans lesquelles la contraction ne s'établit que d'une manière lente. Les contractions de la vessie ne sont cependant pas soustraites à l'influence de la volonté; elles reçoivent leurs nerfs d'un plexus nerveux *mixte.*

Pendant que la vessie se contracte, aidée ou non des muscles abdominaux, les muscles du périnée, le bulbo-caverneux, l'ischio-caverneux et les muscles de Wilson sont relâchés. Lorsque le rôle de la vessie est terminé, c'est-à-dire lorsqu'elle a chassé l'urine qu'elle contenait du côté de l'urètre, les muscles précédents, groupés autour des portions membraneuses, bulbeuses et spongieuses de l'urètre entrent en contraction pour débarrasser l'urètre du liquide contenu dans son intérieur, et pour expulser au dehors les dernières gouttes d'urine.

§ 176.

Composition de l'urine. — Urée, acide urique, etc. — L'urine est un liquide purement excrémentitiel, qui débarrasse l'économie d'une certaine quantité d'eau tenant en dissolution divers principes salins, et des substances azotées provenant de la décomposition des tissus. Elle concourt, avec l'exhalation cutanée et pulmonaire et l'excrétion des fèces, à entretenir l'équilibre organique. Si les gaz et les vapeurs de l'exhalation pulmonaire et cutanée constituent surtout le dernier terme des aliments thermogènes (aliments féculents, gras et sucrés), l'urine est la voie par laquelle sont principalement évacués les aliments albuminoïdes métamorphosés.

La *quantité* de l'urine est très-variable : elle peut être de 750 grammes ou de plus de 2,000 grammes en vingt-quatre heures : elle peut même s'élever, dans l'état physiologique, à des proportions bien plus considérables, ainsi qu'on l'observe, par exemple, chez les buveurs de bière. La proportion des boissons a, en effet, une influence décisive sur la quantité d'urine sécrétée en un temps donné. Dans la saison chaude, dans les élévations de température, dans les exercices violents qui déterminent l'écoulement d'une sueur ondante, l'urine est, au contraire, considérablement diminuée.

La quantité moyenne d'urine sécrétée en vingt-quatre heures peut être estimée à 1,250 grammes environ [1].

[1] M. Kaupp a recueilli ses urines durant trente-six jours de suite, pendant lesquels il avait suivi un régime qu'on peut considérer comme normal. En divisant par 36 la quantité totale d'urine obtenue, il est arrivé au chiffre de 1,400 grammes environ. M. Beigel, en procédant d'une manière analogue, fixe à plus de 1,600 grammes la quantité d'urine évacuée dans les vingt-quatre heures. M. Kerner l'estime à 1,500; M. Roberts, à 1,450 grammes; M. Draper, au contraire, n'obtient, par les mêmes procédés, que 1,100 grammes d'urine dans les vingt-quatre heures. Il n'est pas inutile, sans doute, de faire remarquer que les premiers observateurs habitent l'Allemagne, le pays de la *bière*, et que le dernier est un Américain de New-York. Nous ferons observer encore que la température et, par conséquent, le climat ont une influence décisive sur les proportions d'urine sécrétées en un temps donné (Voyez § 158, *Sueur*). — Le chiffre de 1,250 grammes, que nous avons fixé, est celui qui correspond à notre climat et à notre régime.

L'urine est un liquide jaunâtre, d'une pesanteur spécifique de 1015 à 1025, d'une odeur particulière, plus ou moins limpide, pouvant varier, sous le rapport de la coloration et de la transparence, dans des limites très-étendues. Elle contient de l'eau, des substances organiques et des sels. La proportion de ces substances est subordonnée à l'alimentation et au genre de vie. L'urine se charge aussi des substances impropres à l'alimentation et en débarrasse l'économie.

L'urine contient une grande quantité d'eau, de 93 à 95 pour 100 environ. Elle laisse, par conséquent, de 5 à 7 parties pour 100 de résidu solide lorsqu'on l'évapore. Ce résidu, desséché, contient les sels et les substances organiques. L'urine du matin est plus chargée de matières solides que l'urine de la journée. Pendant les huit ou dix heures de son séjour dans la vessie, elle se débarrasse, en effet, par résorption, d'une petite proportion de son eau.

La partie essentielle de l'urine est l'*urée* [1]. Cette substance azotée est à l'état de dissolution dans l'urine, et forme à elle seule la plus grande partie des matières organiques de l'urine évaporée. L'urée est une substance cristallisable, neutre, soluble dans l'eau et l'alcool, très-peu soluble dans l'éther, formant, avec quelques acides, des combinaisons salines cristallisables [2]. L'urée est de toutes les matières azotées connues la plus riche en azote. Elle en contient 46,7 pour 100. On peut la considérer comme l'un des produits de l'oxydation des matières albuminoïdes. L'urée offre un grand intérêt au point de vue physiologique : cette substance constitue le résidu final d'une grande partie des matières albuminoïdes de l'alimentation qui ont fait partie de nos tissus.

La quantité moyenne de l'urée contenue dans l'urine est de 2,2 pour 100, ou, si l'on veut, de 22 parties pour 1000. Dans les 1250 grammes d'urine rendus par jour, en moyenne, il y a donc 28 grammes d'urée [3].

La proportion de 28 grammes d'urée nous est applicable, parce qu'elle correspond à 1250 grammes d'urine évacués dans les vingt-quatre heures. C'est aussi la proportion fixée par M. Haughton, de Dublin. Lorsque la proportion moyenne d'urine rendue en vingt-quatre heures est plus considérable, la quantité d'urée est plus élevée. C'est ainsi que M. Kaupp la fixe à 34 ou 36 grammes dans les vingt-quatre heures, et M. Kerner à 38 grammes.

[1] Tandis que l'urine du jour contient environ 20 p. 1000 d'urée, l'urine de la nuit (évacuée le matin au sortir du lit) contient 30 p. 1000 d'urée.

[2] On prépare l'urée, dans les laboratoires, en évaporant de grandes quantités d'urine humaine jusqu'à consistance sirupeuse. On traite le résidu encore chaud par un poids d'acide azotique égal au sien. L'azotate d'urée qui s'est formé est desséché entre des feuilles de papier Joseph. On le dissout dans l'acide azotique étendu, pour le purifier, et on le refait cristalliser par évaporation. On-décompose ensuite l'azotate d'urée par le carbonate de baryte : il se forme de l'azotate de baryte, et l'urée est mise en liberté. On précipite par l'alcool l'azotate de baryte formé, et la dissolution alcoolique d'urée, convenablement évaporée au bain-marie, est enfin abandonnée à la cristallisation.

[3] 28 grammes d'urée renferment 13 grammes d'azote (l'urée contient 46,7 p. 100 d'azote).

. Comme on doit s'y attendre, le mode d'alimentation a une grande influence sur les proportions de l'urée. M. Lehmann se soumet, pendant
huit jours de suite, au régime de la viande, et pendant quatre jours au
régime exclusif des œufs (régime azoté) : il recueille ses urines dans les
dernières vingt-quatre heures, et il y constate 53^{gr},19 d'urée. Pendant
huit autres jours, M. Lehmann fait exclusivement usage d'une nourriture
végétale, et pendant les quatre derniers jours il ne mange que du sucre
et du sucre de lait (régime non azoté); les urines des dernières vingt-
quatre heures ne contenaient que 15^{gr},41 d'urée. Les 37 ou 38 grammes
d'urée évacués en plus par M. Lehmann, dans sa première expérience,
accusent une métamorphose plus active des matières azotées. M. Frerichs nourrit des chiens avec leur nourriture habituelle (la viande), et il
note la proportion d'urée; puis il leur donne pendant quelque temps des
aliments non azotés, et il constate que la quantité d'urée produite dans ce
dernier cas est la même que celle d'un animal qui *jeûne*. Enfin, les mêmes
observateurs ont noté que l'exercice musculaire prolongé augmente
aussi la proportion de l'urée dans l'urine, abstraction faite du régime.

L'influence des âges se fait sentir sur les proportions de l'urée, dans
un sens analogue à celui de l'alimentation. Chez les enfants qui croissent,
il y a dans le mouvement de nutrition une exagération qui se manifeste
non-seulement par la proportion d'acide carbonique exhalé dans la respiration, ainsi que nous l'avons établi, mais aussi par la proportion de
l'urée formée. Ainsi, tandis qu'un homme adulte excrète en vingt-quatre
heures 28 grammes d'urée, un enfant qui croît (âgé de huit ans) excrète
en moyenne, dans le même temps, 13 grammes d'urée. Il est vrai que
cette proportion est moins considérable d'une manière absolue; mais si
nous tenons compte du poids beaucoup moindre de l'enfant, nous arrivons à ce résultat, que la quantité d'urine (et d'urée) excrétée par lui en
vingt-quatre heures est plus considérable que chez l'adulte. Si nous rapportons la proportion d'urée à une même quantité en poids de l'enfant
et de l'adulte, nous trouvons que 1 kilogramme d'adulte correspond en
vingt-quatre heures à 0^{gr},420 d'urée, tandis que 1 kilogramme d'enfant
correspond, pendant le même temps, à 0^{gr},810 d'urée. Chez le vieillard,
chez lequel la quantité des aliments consommés est moindre que chez
l'adulte, l'urine ne renferme guère que 8 ou 10 grammes d'urée en vingt-
quatre heures. La différence des sexes se fait sentir d'une manière moins
marquée; elle est d'ailleurs en rapport avec l'activité, un peu moins
grande chez la femme, des phénomènes nutritifs. L'urine de la femme,
comparée à celle de l'homme, renferme quelques grammes d'urée en
moins dans les vingt-quatre heures [1].

---

[1] M. Beigel calcule que 1 kilogramme d'homme émet en vingt-quatre heures 21 centimètres cubes d'urine, c'est-à-dire 0^{cc},87 par heure; 1 kilogramme de femme émet en
vingt-quatre heure 13 centimètres cubes d'urée, c'est-à-dire 0^{cc},54 par heure. M. Beigel
tire encore de 58 analyses les résultats suivants : en vingt-quatre heures, un homme
émet 35^{gr},6 d'urée; une femme en émet, dans le même temps, 27^{gr},6.

L'urée n'existe pas seulement dans l'urine, on la retrouve aussi dans le sang. Les travaux de M. Simon, ceux de M. Verdeil, ceux plus récents de M. Picard, de MM. Poiseuille et Gobley, etc., ne permettent plus le doute à cet égard. Il est vrai que, dans l'état physiologique, la quantité d'urée contenue dans le sang est très-faible : pour 1000 grammes de sang, il y a en moyenne $0^{gr},2$ d'urée. Mais il ne résulte pas moins de là que l'urée ne se forme pas localement dans le rein, et qu'elle s'engendre dans l'organisme, par suite des métamorphoses de nutrition.

La petite proportion d'urée contenue dans le sang correspond-elle à toute l'urée sécrétée par le rein? Les analyses récentes du sang rendent la chose plus que vraisemblable. M. Picard analyse sur deux chiens le sang de l'artère rénale et le sang de la veine rénale, c'est-à-dire le sang qui entre dans le rein et le sang qui en sort. Sur le premier chien il trouve, pour 1000 grammes de sang, $0^{gr},36$ d'urée dans le sang de l'artère rénale, et seulement $0^{gr},18$ d'urée dans le sang de la veine rénale. Sur le second chien, il trouve, pour 1000 grammes de sang, $0^{gr},4$ d'urée dans le sang de l'artère rénale, et seulement $0^{gr},2$ d'urée dans le sang de la veine rénale, c'est-à-dire moitié moins d'urée dans le sang de la veine que dans le sang de l'artère.

Supposons maintenant avec M. Valentin (dont le calcul est basé sur la vitesse du cours du sang dans les artères et sur l'aire des vaisseaux du rein) que les reins soient traversés par 244 grammes de sang par minute, c'est-à-dire, en vingt-quatre heures, par 350 kilogrammes de sang. Comme il y a, en moyenne, dans le sang humain, $0^{gr},2$ d'urée pour 1000 grammes, il en résulte qu'il y aurait 70 grammes d'urée contenus dans les 350 kilogrammes de sang qui traversent le rein en vingt-quatre heures. Or, le sang qui traverse le rein n'abandonne, en vingt-quatre heures que 28 grammes d'urée dans les urines. Le calcul est parfaitement d'accord avec l'observation. Cela n'explique pas, il est vrai, pourquoi le rein a une tendance spéciale à donner issue à ce produit, à l'exclusion des autres glandes; et nous rentrons, sous ce rapport, dans l'inconnu de toutes les sécrétions [1].

On peut encore déduire d'autres faits la preuve que le rein, au moins en ce qui concerne l'urée, exerce une action de séparation et non une action de formation spéciale. Lorsque les reins sont enlevés aux animaux, ceux-ci présentent bientôt un grand abattement, de la fièvre, des troubles nerveux, et ils succombent généralement du cinquième au sixième jour. Or, si l'on examine le sang de ces animaux, on y trouve

[1] MM. Poiseuille et Gobley estiment que, sur un chien dont les reins pèsent ensemble 62 grammes, il passe au travers de ces organes, en vingt-quatre heures, une quantité totale de sang qu'on peut évaluer à 172 kilogrammes; ils estiment par comparaison que, chez l'homme dont les reins pèsent ensemble 379 grammes, il doit passer en vingt-quatre heures, dans ces organes, 1,000 kilogrammes de sang (3 fois plus que ne le suppose M. Valentin). D'après ce calcul, la masse de sang qui traverse les reins en vingt-quatre heures contient 209 grammes d'urée, dont 28 seulement s'échappent par les urines.

une grande quantité d'urée. MM. Prévost et Dumas ont constaté sur le chat que cette quantité peut s'élever à 10 grammes pour 1000 grammes de sang. MM. Stannius et Scheven ont fait des observations analogues. L'organe d'élimination naturelle faisant défaut, l'urée a continué à se former dans l'organisme et s'est accumulée dans le sang. L'accumulation de l'urée dans le sang et son apparition dans d'autres liquides de sécrétion arrivent également chez les animaux auxquels on a pratiqué la ligature des deux uretères. MM. Hammond, Munk et Perls on plus récemment constaté que non-seulement l'urée s'accumule dans le sang, mais encore que les proportions de la créatine sont augmentées dans les muscles de l'animal, et qu'on y voit même apparaître l'urée.

Dans les maladies où les fonctions urinaires sont profondément troublées, l'urée s'accumule aussi dans le sang (albuminurie, choléra, etc.); et de plus, l'élimination de l'urée tend à se produire dans des glandes ou dans des parties qui ne lui livrent pas passage ordinairement. Dans ces cas, on a rencontré l'urée dans les épanchements séreux de la plèvre, dans la tunique vaginale, dans le liquide céphalorachidien, dans les liquides de l'œil, dans la salive, dans la sueur.

La quantité d'urée dans le sang paraît être augmentée aussi dans toutes les maladies accompagnées de fièvre, par l'exagération momentanée des combustions interstitielles; cette doctrine a besoin d'être appuyée sur de nouvelles observations.

Parmi les substances organiques azotées de l'urine, on trouve un autre corps qui offre avec l'urée une certaine analogie, mais qui, au lieu d'être neutre, présente une réaction acide. Cette substance, c'est l'*acide urique*. L'acide urique peut être envisagé comme un produit d'oxydation des matières azotées, moins *avancé* que l'urée. L'acide urique existe dans l'urine de l'homme et dans celle des animaux carnivores. La quantité de l'acide urique n'est guère que la vingtième partie de celle de l'urée. Tandis qu'il y a 22 grammes d'urée pour 1000 grammes d'urine, il n'y a guère que 1 gramme d'acide urique pour 1000 grammes d'urine. Dans les 1250 grammes d'urine rendus en vingt-quatre heures, il n'y a donc, en moyenne, que 1^{gr},25 d'acide urique [1].

L'acide urique consiste en petits cristaux blancs qui s'accumulent en groupes. Il est à peine soluble dans l'eau, et insoluble dans l'alcool et l'éther. Les sels formés par l'acide urique sont également très-peu solubles. Tel est en particulier l'*urate de soude*, et c'est sous cette forme que se trouve l'acide urique dans l'urine humaine.

L'acide urique existe, à l'état libre ou à l'état d'urates alcalins, dans les excréments d'un grand nombre d'oiseaux (il forme la majeure partie du *guano*), dans les excréments de la tortue, dans ceux des serpents, dans ceux des insectes.

---

[1] 1^{gr},25 d'acide urique correspondent à 0^{gr},4 d'azote (l'acide urique contient 34 p. 100 d'azote). La quantité d'azote évacuée avec l'acide urique par la voie urinaire est donc à peine la 30e partie de celle évacuée par l'urée.

On prépare en général l'acide urique, dans les laboratoires, à l'aide des excréments de serpents, qui sont presque uniquement formés par cet acide. On mélange ces excréments avec leur poids de potasse caustique, on ajoute au mélange 15 parties d'eau, et on filtre. Le liquide filtré tombe dans un vase qui contient de l'eau distillée, additionnée d'un quart d'acide sulfurique. Il se forme du sulfate de potasse qui reste en dissolution, et l'acide urique se précipite en cristaux au fond du vase.

Les conditions qui font varier les proportions de l'urée agissent aussi sur l'acide urique, mais bien plus faiblement. La nourriture animale longtemps soutenue augmente les proportions de l'acide urique, mais en général seulement d'une fraction de gramme [1]. L'acide urique, étant un produit d'oxydation des matières albuminoïdes moins avancé que l'urée, augmente dans l'urine quand les phénomènes d'oxydation diminuent. L'exercice, qui accélère les mouvements respiratoires et les combustions de nutrition, diminue la proportion d'acide urique contenue dans l'urine; le repos et la vie sédentaire, qui tendent à diminuer les métamorphoses de nutrition, augmentent les proportions d'acide urique. On remarque, pour la même raison, que les animaux sauvages, qui à l'état de liberté rendent peu d'acide urique dans l'urine, en rendent davantage dans l'état de domesticité [2].

Chez les animaux *herbivores*, l'acide urique est remplacé par un autre acide, l'acide *hippurique*. L'acide hippurique est uni aux alcalis et les sels qu'il forme sont solubles dans l'eau. L'acide hippurique est bien plus abondant dans l'urine des herbivores que ne l'est l'acide urique dans l'urine de l'homme et des carnivores. Il s'élève souvent à 10 ou 15 grammes pour 1000 grammes d'urine. L'acide hippurique présente cette propriété remarquable que, traité par les acides, il donne naissance à une nouvelle substance azotée (glycocolle ou sucre de gélatine) et à une substance non azotée (acide benzoïque). Il est remarquable aussi que si l'on mélange de l'acide benzoïque aux aliments d'un herbivore, la quantité d'acide hippurique contenue dans l'urine augmente.

L'acide hippurique existe aussi dans l'urine humaine. D'après les analyses de MM. Hallvachs, Wreden, Bence-Jones, etc., les proportions de l'acide hippurique contenu dans l'urine de l'homme qui fait usage d'une alimentation mixte serait environ moitié moindre que les proportions d'acide urique. Ainsi dans 1,000 grammes d'urine il y aurait $0^{gr},5$ d'acide hippurique.

[1] Les expériences de M. Lehmann et Lecanu montrent que l'âge, le poids, le sexe, le régime n'ont qu'une influence très-faible sur les variations dans les proportions de l'acide urique. D'après M. Ranke, l'accès de la fièvre intermittente est accompagné d'une augmentation dans la proportion de l'acide urique; d'où M. Ranke est porté à conclure que la rate est l'une des sources de l'acide urique.

[2] L'acide urique suspendu dans l'eau et soumis à l'influence d'un courant galvanique faible et continu, passe à un état d'oxydation plus avancé et se transforme en urée (Van Deen).

Les proportions de l'acide hippurique contenu dans l'urine de l'homme augmentent après un régime végétal prolongé. M. Van Deen, ayant nourri un animal carnivore (chien), exclusivement avec de la colle d'amidon pendant plusieurs jours, ne trouve plus que de l'acide hippurique dans son urine et point d'acide urique.

Les autres matières azotées que contient l'urine n'y existent qu'en très-faibles proportions. Telles sont : la *créatinine* et la *créatine* (la créatine ne diffère de la créatinine, au point de vue chimique, que par deux équivalents d'eau).

Il résulte de 10 analyses faites par M. Loebe sur deux individus qui faisaient usage d'une alimentation mixte qu'il y a 0^{gr},7 de créatinine dans l'urine de 24 heures. M. Neubauer a trouvé aussi dans 1,000 grammes d'urine 0^{gr},5 de créatinine ; c'est-à-dire environ les mêmes proportions que celles de l'acide hippurique [1].

Les matières colorantes azotées de l'urine sont au nombre de trois, suivant M. Heller : une jaune ou *uroxanthine*, une rouge ou *uroïdine*, une bleue ou *uroglaucine*.

On a quelquefois signalé dans l'urine l'existence de l'acide lactique uni aux alcalis. Mais il ne paraît pas y en avoir dans l'urine normale. Son apparition est liée à un défaut d'oxydation convenable du sang, toutes les fois que les phénomènes de la respiration sont entravés.

Il existe encore dans l'urine d'autres matières azotées non définies, non cristallisables, en assez forte proportion, précipitables par le tannin, et qu'on désigne sous l'expression générale de *matières extractives*. Ces matières, dont la composition n'est pas connue, augmentent souvent dans les maladies ; pendant l'inanition elles deviennent très-abondantes, et si abondantes que leurs proportions dépassent souvent celles de l'urée. Ces matières extractives sont suivant M. Schunk au nombre de trois. Le traitement de l'urine par les acides peut faire croire à la présence du sucre dans l'urine, parce que l'une de ces substances se transforme en une matière analogue au sucre par son action réductrice sur le liquide cupro-potassique.

L'urine contient encore une proportion variable de *mucus* (pour la plus grande partie sécrétée par la muqueuse vésicale), et aussi des *lamelles d'épithélium*.

On a encore signalé, dans l'urine des bêtes bovines, d'autres acides organiques. Ces acides, unis à la soude, sont, d'après M. Staedler, des produits organiques non azotés ; ce sont les *acides damalique, damalurique, phœnique, taurique*. On les rencontre quelquefois dans l'urine du cheval et anormalement aussi dans l'urine humaine.

---

[1] M. Neubauer a pratiqué son analyse sur 500 kilogrammes d'urine recueillis dans une caserne. M. Neubauer a constaté qu'une portion de la créatinine se transforme aisément en créatine dans le traitement chimique qu'on fait subir à l'urine pour en extraire la créatinine. M. Munk ayant injecté une solution de créatine dans les veines d'un chien, a trouvé les proportions de l'urée et de la créatinine augmentées dans l'urine de l'animal.

Comme produits non azotés de l'urine, signalons encore des traces de *matières grasses* (oléine, margarine, stéarine). Ces matières augmentent parfois dans la sécrétion urinaire, et forment une sorte de croûte très-mince qui surnage à la surface du liquide.

L'urine fraîche de l'homme et des mammifères contient, à l'état de dissolution, une petite proportion de gaz *acide carbonique*. Suivant M. Planer, qui a recueilli les urines dans le vide, il y a aussi dans l'urine une petite proportion d'*azote* et d'*oxygène*. On rencontre donc dans l'urine les trois gaz que l'on trouve dans le sang [1].

L'urine renferme enfin des *sels* divers, tels que : chlorure de sodium, chlorure de potassium, sulfate de potasse, phosphate de soude, phosphate de magnésie, phosphate de chaux, sulfate de chaux, des traces de silice, d'oxyde de fer et de manganèse. La quantité des matières salines évacuées par l'urine en vingt-quatre heures est, en moyenne, de 14 ou 15 grammes. Les analyses de M. Lehmann ont prouvé que la quantité de phosphate de chaux dans l'urine diminue chez les femmes pendant la période de la grossesse.

L'urine fraîche de l'homme et des animaux carnivores présente une réaction *acide*. Abandonnée à elle-même pendant un certain temps, l'urine devient alcaline, par la transformation de l'urée en carbonate d'ammoniaque [2], sous l'influence d'une fermentation due au mucus que ce liquide renferme. Cette transformation a lieu quelquefois dans la vessie, dans l'état pathologique ; l'urine qui est évacuée est alors alcaline, et elle présente une odeur ammoniacale. C'est à une fermentation du même genre qu'est due l'odeur désagréable qu'exhale le coucher des malades, lorsque l'urine imbibe les pièces de la literie.

L'urine des animaux herbivores est généralement *alcaline*. Elle doit cette alcalinité aux carbonates alcalins qu'elle contient en grande quantité. Ces carbonates, *suspendus* en partie à l'état de particules dans le liquide, rendent en général leur urine trouble (telle est en particulier l'urine du cheval).

Le régime a une grande influence sur l'état acide ou alcalin de l'urine. Lorsque l'homme se soumet au régime des herbivores, son urine devient alcaline par l'accumulation des carbonates alcalins. Le régime de la viande, substitué à celui des végétaux, donne à l'urine des

[1] L'acide carbonique libre de l'urine peut tenir en dissolution dans l'urine du carbonate de chaux et du phosphate basique de chaux. Lorsqu'on chauffe l'urine et que l'acide carbonique se dégage, ces matières se précipitent. Ils peuvent se précipiter dans la vessie et y former des dépôts, quand il s'engendre de l'ammoniaque qui sature l'acide carbonique (Heller). Dans les maladies avec fièvre, l'acide carbonique de l'urine est augmenté (Planer).

[2] Le carbonate d'ammoniaque ne diffère de l'urée que par deux atomes d'eau.

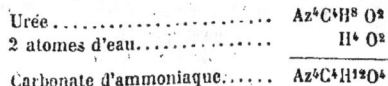

$$\text{Urée} \dots\dots\dots\dots\dots\dots \quad Az^4 C^4 H^8 O^2$$
$$\text{2 atomes d'eau} \dots\dots\dots\dots \quad H^4 O^2$$
$$\text{Carbonate d'ammoniaque} \dots\dots \quad Az^4 C^4 H^{12} O^4$$

herbivores l'acidité de l'urine des carnivores. Un herbivore qui *jeûne* se nourrit en quelque sorte aux dépens de ses tissus, et présente une urine qui se rapproche de celle des carnivores. Un jeune veau qui tette sa mère vit comme un animal carnivore : son urine, pendant cette période, présente une réaction acide, on y trouve l'urée et l'acide urique dans des proportions analogues à celles de l'urine de l'homme.

Le tableau suivant contient une analyse de l'urine de l'homme, d'après M. Lehmann. Elle ne comprend pas toutes les substances que nous avons indiquées, ni toutes les variations qui peuvent survenir ; mais elle indique les rapports proportionnels des principales substances, pour un cas déterminé.

ANALYSE DE L'URINE HUMAINE.	POUR 1,000 GRAMMES.
Eau...	932,0
Urée...	32,9
Acide urique.................................	1,1
Créatine, créatinine, etc.....................	1,5
Matières extractives..........................	11,5
Mucus vésical................................	0,1
Sulfate de potasse, sulfate de soude...........	7,3
Phosphate de soude, phosphate acide d'ammoniaque..	4,0
Chlorure de sodium, chlorure d'ammonium........	3,7
Phosphate de chaux, silice.....................	1,1
Lactates......................................	1,7

§ 177.

Du sucre et de l'albumine dans l'urine. — Des principes de la bile dans l'urine. — Le *sucre* (glycose) se montre quelquefois dans l'urine. Lorsqu'il y existe en notable quantité, sa présence est liée à un état morbide, désigné sous le nom de *diabète sucré* ou *glycosurie*. On trouve aussi de faibles proportions de sucre dans l'urine des femmes, dans les dernières périodes de la grossesse, et peu après l'accouchement. Dans l'état normal, enfin, une nourriture riche en sucre et en féculents peut faire apparaître de faibles proportions de sucre dans l'urine, pendant les quelques heures qui suivent le repas, et sans trouble appréciable de l'état physiologique [1] (Voy. §§ 64, 78).

Le médecin est souvent appelé à décider la question de savoir s'il y a ou s'il n'y a pas de sucre dans l'urine. Il peut arriver à cette constatation par des procédés très-simples. Le premier de ces procédés est basé sur la propriété fermentescible du sucre. On sait que la fermentation du sucre donne naissance à de l'acide carbonique et à de l'alcool. On place l'urine d'épreuve dans un flacon A (fig. 82) qui communique avec

[1] Lorsqu'on alimente exclusivement un chien avec des féculents ou avec du sucre, on fait apparaître aisément du sucre dans les urines de la digestion. M. Van Deen a trouvé que l'alimentation *exclusive* avec des matières grasses est suivie des mêmes résultats. Un chien nourri exclusivement de glycérine, ou exclusivement de beurre et d'eau, présentait dans son urine jusqu'à 0,8 p. 100 de sucre.

un tube à boules de Liebig B, renfermant de l'eau de chaux. On ajoute à l'urine une petite proportion de levûre de bière pour favoriser la fermentation (cela n'est pas toujours nécessaire, quand les urines sont en même temps très-chargées de mucus). Le flacon A étant placé dans

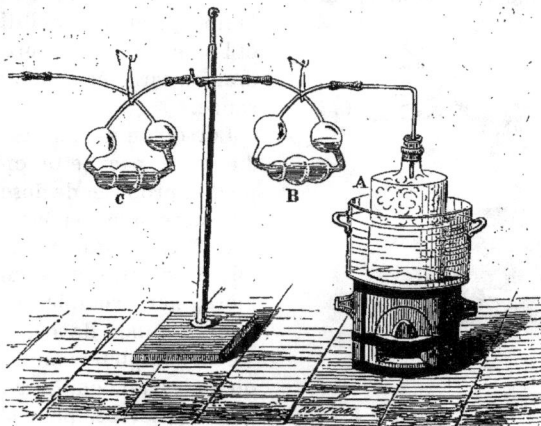

Fig. 82.

un bain-marie chauffé à $+$ 40° ou $+$ 45°, la réaction s'établit; l'acide carbonique produit par la fermentation sucrée se dégage vers le petit appareil à boules B et annonce sa présence par un précipité blanc de carbonate de chaux. Le tube à boules C, qui fait suite au tube B, contient pareillement de l'eau de chaux; il est destiné à s'opposer à l'action de l'acide carbonique de l'air sur le liquide du tube B.

Le précipité de carbonate de chaux qui se forme dans le flacon B indique manifestement qu'il s'est dégagé de l'acide carbonique; mais cela ne suffit pas, à la rigueur, pour affirmer la présence du sucre. D'abord, ainsi que nous l'avons vu, il y a une petite proportion d'acide carbonique libre dans l'urine, et en second lieu, si l'urine n'est pas fraîche, il est d'autres combinaisons organiques qui pourraient fournir l'acide carbonique et induire en erreur. Il faut, comme contre-épreuve et lorsque la fermentation est terminée, placer le liquide du flacon A dans une cornue et le distiller au bain-marie. S'il y avait du sucre dans l'urine, il s'est formé de l'alcool qui est resté mélangé avec le liquide du flacon A. Le point d'ébullition de l'alcool étant moins élevé que celui de l'eau, l'alcool passe le premier à la distillation (maintenue au-dessous de 100 degrés); on le recueille et on le reconnaît à ses caractères.

Le procédé suivant peut aussi servir à déceler le sucre. Ce procédé est basé sur ce qu'en mélangeant à chaud une dissolution de glycose avec la liqueur bleue obtenue par un mélange de sulfate de cuivre, de tartrate de potasse et de potasse, la glycose a la propriété de précipiter de l'oxydule rouge de cuivre. Nous avons déjà mentionné plusieurs fois cette propriété (§§ 12, 39). La liqueur d'épreuve, ou liqueur cupropotassique, dite de Trommer, est préparée par avance; on l'introduit, avec l'urine à examiner, au fond d'un tube fermé; on chauffe à la lampe jusqu'à l'ébullition (fig. 83), et l'on examine si le précipité rouge orangé caractéristique prend naissance.

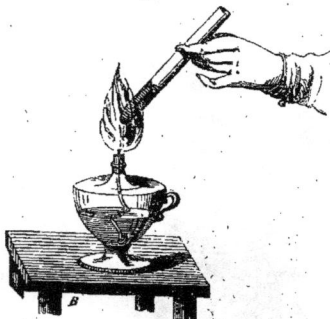

Lorsqu'on a constaté la présence du sucre par cette opération, on peut se proposer de doser la quantité de sucre que renferme l'urine. A cet effet, la liqueur bleue est ramenée à un titre déterminé, de manière, par exemple, que 100 centimètres cubes de cette dissolution soient complétement décolorés lorsqu'on les fait bouillir avec 1 gramme de glycose. Cette liqueur *titrée* peut être conservée, pour s'en servir au besoin. Lorsqu'on veut en faire usage, on mesure 100 centimètres cubes de cette liqueur dans une éprouvette graduée, et on les verse dans une capsule placée sur le feu ; on chauffe, puis on verse successivement et peu à peu, à l'aide d'une burette divisée, l'urine dans la capsule. On s'arrête aussitôt que la décoloration exacte de la liqueur cuivrée est arrivée. La quantité d'urine nécessaire pour amener cette décoloration renferme précisément 1 gramme de glycose [1].

On peut encore déterminer très-exactement la proportion de sucre qui se trouve dans les urines diabétiques en mesurant la déviation qu'elles produisent sur le plan de polarisation ; à condition toutefois que l'urine ne contienne pas d'autres principes qui dévient aussi le plan de polarisation (l'albumine est de ce nombre). Dans ce cas il faut préalablement en débarrasser l'urine. L'instrument le plus générale-

Fig. 83.

[1] Quand la proportion de sucre contenue dans l'urine est peu considérable, il est nécessaire de se débarrasser, soit de l'albumine qu'elle peut contenir (anormalement), soit des matières extractives qu'elle renferme à l'état normal. Ces matières peuvent, en effet, masquer les réactions caractéristiques du sucre (Voyez plus loin, § 187).

D'autres procédés de réduction ont été proposés. On ajoute quelquefois au sulfate de cuivre de la liqueur d'épreuve d'autres sels que le tartrate de potasse. On a aussi, dans ces derniers temps, proposé de changer l'agent réducteur lui-même; ainsi, M. Löwenthal a proposé de remplacer le sulfate de cuivre par un sel de fer, de manière que le sucre ne réduit plus de l'oxydule de cuivre, mais de l'oxyde de fer. M. Böttcher remplace le sulfate de cuivre par un sel de bismuth (l'azotate de bismuth), auquel on ajoute de la potasse. La liqueur sucrée réduit ici de l'oxyde de bismuth, etc. Ces divers liquides ne paraissent pas devoir être préférés à la liqueur cupro-potassique.

ment employé, en France, à ce genre de détermination, est le saccharimètre de M. Soleil, perfectionné par M. Duboscq [1].

L'urine des diabétiques peut contenir jusqu'à 100 et 134 parties de sucre pour 1000 (M. Bouchardat). La présence du sucre dans l'urine est le plus souvent accompagnée d'une augmentation considérable de la sécrétion urinaire, augmentation qui porte surtout sur la quantité de l'eau. On voit parfois la quantité d'urine s'élever à 4, 5, 6 et 8 kilogrammes dans les vingt-quatre heures. Cette augmentation de la sécrétion urinaire est accompagnée d'une soif ardente.

La présence du sucre dans l'urine n'a pas d'influence notable sur les proportions normales de l'urée : tantôt celle-ci est augmentée, tantôt elle est diminuée.

Nous avons vu précédemment que les aliments féculents et sucrés pénétraient dans le sang sous forme de glycose (§ 64), et que, dans les moments qui suivent l'absorption d'une grande quantité de sucre, on pouvait même constater la présence d'une petite proportion de ce principe dans l'urine. On a pensé dès lors que le sucre de diabète provient d'une destruction incomplète (par défaut d'oxydations de nutrition) du sucre introduit dans le sang par l'absorption digestive, et l'on a cherché à combattre cette maladie grave en supprimant, dans le régime des malades, les aliments féculents et sucrés. Il est vrai que, par ce traitement rationnel, on arrive à diminuer la proportion du sucre dans l'urine, mais le succès n'est jamais complet. Le sucre, en effet, n'est pas seulement apporté dans le sang par l'absorption digestive, le foie a encore la propriété de produire du sucre et d'écouler ce sucre dans le sang par les veines sus-hépatiques (Voy. § 187). Ce sucre, continuellement formé dans le foie, et continuellement aussi, dans l'état normal, oxydé dans le sang par l'oxygène apporté par la respiration, n'apparaît point dans l'urine. La glycosurie dépend donc d'une lésion profonde des phénomènes de combustion ou de nutrition. Il est remarquable que les animaux plongés dans le sommeil hibernal, dont la respiration est alors lente et à peine sensible, présentent du sucre dans l'urine, *quoiqu'ils ne prennent point d'aliments*. La présence du sucre dans l'urine doit être attribuée ici à la sécrétion lente et persistante du foie, et à l'introduction d'une quantité insuffisante d'oxygène dans le sang.

Le meilleur traitement de la glycosurie consiste donc d'une part à supprimer ou tout au moins à diminuer la proportion ordinaire des féculents dans l'alimentation, et d'autre part à favoriser les oxydations de nutrition. *Le travail musculaire et l'exercice*, remplissent cette dernière indication. L'état de faiblesse et d'épuisement, dans lequel tom-

[1] Nous ne pourrions, sans entrer dans de longs détails que ne comporte point cet ouvrage, exposer ici les bases sur lesquelles repose cet instrument. Le lecteur trouvera, à cet égard, les développements nécessaires dans le *Cours élémentaire de chimie*, de M. Regnault, t. IV.

bent souvent les diabétiques, ne doit pas empêcher le médecin de prescrire l'exercice et d'insister tout particulièrement sur cette partie du régime.

L'*albumine* peut aussi se montrer normalement dans l'urine. Sa présence, liée la plupart du temps à une altération profonde de la substance du rein, peut coïncider encore avec d'autres états morbides. Dans les maladies du cœur, dans quelques affections nerveuses, chez les femmes nouvellement accouchées, etc., on peut aussi rencontrer de l'albumine dans les urines. En général, dans ces derniers cas, l'albumine est en faible proportion, et elle ne se montre pas *d'une manière continue*, comme dans les maladies organiques des reins. L'albumine peut exister dans l'urine, dans des proportions très-variables, depuis 0,1 pour 1000 jusqu'à 30 pour 1000. Dans ces cas extrêmes, la quantité d'albumine contenue dans l'urine est presque la moitié de celle qui existe dans le sang (il y en a environ 70 pour 1000 dans le sang).

La présence de l'albumine dans l'urine coïncide ordinairement avec la diminution de l'urée dans l'urine.

Lorsqu'on veut constater la présence de l'albumine dans l'urine, plusieurs procédés peuvent être employés. L'alcool ou la chaleur [1] suffisent, lorsque l'urine contient beaucoup d'albumine, pour déterminer un précipité caractéristique dans cette humeur; mais lorsque l'urine ne contient que peu d'albumine, cette méthode est insuffisante. L'*alcalinité* de l'urine suffit en effet, malgré l'élévation de la température, pour maintenir à l'état de dissolution des quantités notables d'albumine. D'ailleurs, en chauffant, au fond d'un tube, une petite quantité d'urine, une partie de l'eau s'évapore, et il se forme alors des précipités salins qui, en troublant la liqueur, pourraient induire en erreur. Le seul procédé exact consiste à traiter l'urine *par la chaleur et par l'acide azotique*. On place l'urine dans un tube fermé, on y ajoute de l'acide azotique, *de manière à rendre la liqueur acide*[2], et on chauffe à la lampe (Voy. fig. 83). L'acide azotique précipite l'albumine, et, de plus, il dissout les autres précipités qui pourraient se former.

Chez les ictériques, l'urine présente une coloration foncée, tandis que les matières fécales se décolorent. Depuis longtemps la présence des matières colorantes de la bile a été constatée dans l'urine des ictériques. Des procédés perfectionnés d'analyse ont permis d'y signaler aussi les éléments essentiels de la sécrétion biliaire, c'est-à-dire les acides cholique et choléique. A l'aide de l'acétate de plomb basique, M. Neukomm a montré qu'on peut mettre en évidence des traces d'acide cholique. Plus récemment, M. Hoppe a reconnu dans l'urine des

---

[1] A + 70° l'albumine commence à se coaguler.

[2] Il y a encore un avantage à ajouter à l'urine un excès d'acide azotique, c'est que l'acide urique déplacé de ses combinaisons avec les alcalis, et à peu près insoluble dans l'urine, se précipite quand on n'ajoute que de *faibles proportions* d'acide azotique, tandis qu'il se redissout dans *un excès* d'acide azotique.

ictériques l'acide choloïdique, produit de la métamorphose des acides cholique et choléïque.

§ 178.

Dépôts de l'urine. — Calculs. — Il se forme souvent des dépôts dans l'urine, alors même que celle-ci est évacuée à l'état limpide. Ces dépôts sont le plus ordinairement formés par l'acide urique et les urates alcalins. Cet acide et les sels qu'il forme, étant très-peu solubles (Voy. § 176), se précipitent au fond du vase lorsque l'urine se refroidit, pour peu que leur quantité se trouve augmentée. C'est ce qu'on observe fréquemment dans la plupart des maladies fébriles. L'urine est ordinairement colorée alors par un excès de la matière colorante rouge que nous avons désignée sous le nom d'*uroïdine*. D'autres dépôts, assez communs dans l'urine, sont formés de mucus et de lamelles d'épithélium. On trouve souvent, dans l'état pathologique, des dépôts formés par du pus ou par du sang (reconnaissables à leurs globules caractéristiques, à l'aide du microscope); on y rencontre quelquefois aussi des spermatozoïdes entraînés par l'urine dans son passage par le canal de l'urètre. Les sédiments pathologiques de l'urine contiennent souvent encore, indépendamment des substances précédentes, les matières salines qui entrent dans la composition des calculs. Tels sont, par exemple, l'oxalate de chaux, le carbonate de chaux, le phosphate ammoniaco-magnésien.

Des *calculs*, c'est-à-dire des dépôts *figurés* et d'un volume plus ou moins considérable, apparaissent souvent dans l'urine. La plupart du temps ils se forment et s'accroissent dans la vessie, c'est-à-dire dans le point des voies urinaires où l'urine séjourne le plus longtemps à l'état de repos. Les matières salines qui entrent dans la composition des calculs adhèrent entre elles et sont en quelque sorte *cimentées* par les matières organiques de l'urine, et en particulier par le mucus. Un calcul, une fois formé, favorise l'application des dépôts nouveaux autour du noyau primitivement formé. Lorsqu'un calcul séjourne longtemps dans la vessie, il peut acquérir des dimensions considérables. Des corps étrangers de toute nature, introduits dans les voies urinaires et tombés dans la vessie, agissent de la même manière, et deviennent souvent une sorte de centre autour duquel se déposent les matières salines.

Les calculs sont formés de matières salines diverses. Il est rare qu'ils soient exclusivement formés par une seule. De plus, le centre est souvent constitué par d'autres substances que la circonférence ou l'écorce : il y a eu en quelque sorte plusieurs époques dans leur formation, coïncidant avec des états différents de l'organisme. Les calculs prennent en général le nom de la substance qui domine dans leur composition. Sous ce rapport, on peut grouper les calculs les plus communs en trois classes principales : 1° calculs d'acide urique et d'urates ; 2° calculs d'oxalate et de carbonate de chaux; 3° calculs de phosphate ammoniaco-magnésien.

Les substances trouvées par l'analyse dans les calculs urinaires sont : l'acide urique, l'urate de potasse, l'urate de soude, l'urate d'ammoniaque [1], le silicate d'ammoniaque, le benzoate [2] d'ammoniaque, le chlorhydrate d'ammoniaque, le carbonate de chaux, le phosphate de chaux, le silicate de chaux, l'urate de chaux, l'oxalate de chaux, le carbonate de magnésie, l'urate de magnésie, le phosphate ammoniaco-magnésien, l'alumine, l'oxyde de fer, le phosphate de fer, l'urée, la cystine, l'oxyde xanthique, et quelques autres substances organiques peu connues.

§ 179.

Élimination par l'urine d'un grand nombre de substances absorbées. — Indépendamment des substances alimentaires et des éléments des tissus dont les produits modifiés constituent les matières solides de l'urine, beaucoup de substances solubles, portées dans les voies de l'absorption, soit dans un but d'expérience, soit dans un but thérapeutique, soit dans un but d'empoisonnement, sont éliminées par les urines. Parmi les matières sur lesquelles a porté l'expérimentation, les unes apparaissent dans l'urine telles qu'elles ont été absorbées ; d'autres sont décomposées par les actes digestifs ou par les combustions de nutrition, mais on peut encore reconnaître leurs éléments dans l'urine ; d'autres, enfin, ne peuvent pas être retrouvées dans l'urine.

Les substances qu'on ne retrouve pas dans l'urine ont été décomposées dans le sang et peuvent être envisagées comme ayant joué le rôle d'aliments ; d'autant mieux que ce sont des substances *organiques*. Tels sont l'éther, l'huile de Dippel, le camphre, les résines, la matière colorante de la cochenille, celle du tournesol, la chlorophylle, l'orcanette, la caféine, la théine, la théobromine, l'allantoïne, l'alloxanthine, la phlorhizine, l'asparagine, l'amygdaline, le musc.

Parmi les substances non décomposées et qui apparaissent en nature dans l'urine, viennent se ranger des matières qui ne forment avec aucun des principes de nos tissus des composés insolubles, et qui ne sont ni facilement oxydables, ni aisément décomposables. Tels sont : les carbonate, azotate et sulfate de potasse ; le ferro-cyanure de potassium ; le borate de soude ; le chlorure de baryum, le silicate de potasse, les matières colorantes de l'indigo, de la gomme-gutte, de la rhubarbe, de la garance, du bois de campêche, de l'airelle, de la carotte rouge, des mûres ; les matières odorantes du genièvre, de la valériane, de l'assa-fœtida, de l'ail, du castoréum, du safran, de l'opium ; quelques alcaloïdes végétaux, tels que la quinine et la strychnine.

Le sulfure de potassium est éliminé à l'état de sulfate de potasse. Les acides acétique, citrique, malique, tartrique, subissent dans le sang une combustion partielle, qui en transforme une partie en acide carbonique, d'où formation de carbonates alcalins. L'autre partie sort avec

---

[1] L'ammoniaque provient de la décomposition de l'urée.

[2] L'acide benzoïque provient de la métamorphose de l'acide hippurique (Voy. § 176).

l'urine, soit à l'état de liberté, soit à l'état de combinaison avec des bases. L'acide urique se transforme en partie en urée. La salicine se transforme en acide salicilique et en acide oxalique, et sort sous forme d'oxalates. L'acide tannique sort par l'urine, sous forme d'acide gallique, l'acide benzoïque sort non modifié ou sous forme d'acide hippurique, etc.

Dans ses recherches toxicologiques sur l'élimination des poisons, M. Orfila a constaté dans l'urine la présence des préparations d'or, d'argent, d'arsenic, d'antimoine, de zinc, de plomb, de bismuth. M. Becquerel a signalé la présence du fer dans l'urine des chlorotiques soumis à l'usage des préparations martiales. On a encore reconnu la présence de l'iode dans l'urine, après l'usage des préparations iodées, etc. Notons, en ce qui concerne les sels métalliques, que ces matières, étant susceptibles de former avec les tissus et les liquides de l'économie des composés insolubles, se fixent un temps plus ou moins long dans l'économie et ne se retrouvent immédiatement dans les urines que quand la proportion ingérée est grande. Leur élimination a lieu à la longue et par décomposition successive des composés formés. A un moment donné, il n'y en a généralement que des traces à peine sensibles dans l'urine, et on peut retrouver encore quelques-uns d'entre eux, après plusieurs mois, dans les organes intérieurs (foie, reins, etc.).

§ 180.

Rapidité avec laquelle les substances introduites dans le tube digestif apparaissent dans l'urine. — Cette vitesse souvent assez grande dépend de conditions multiples. Elle est en rapport et avec la nature de la substance et avec le moment de la digestion. Le passage dans l'urine des substances dissoutes ou des liquides ingérés est quelquefois assez prompt. A diverses reprises, et dernièrement encore, on a cherché des voies détournées pour expliquer ce passage [1]. Rien ne justifie cette manière de voir. La rapidité avec laquelle les substances absorbées paraissent dans l'urine est en rapport avec la vitesse de la circulation (Voy. § 107); et le temps, en général assez long, nécessaire à l'élimination de la substance, s'accorde parfaitement avec le rhythme lent et successif des phénomènes d'absorption.

Pour vider la question par expérience, il faut faire subir à l'animal une opération préliminaire. L'urine, en effet, à mesure qu'elle est sécrétée, s'accumule dans la vessie, et elle s'y rassemble avant d'être expulsée. Le temps précis du passage d'une substance dans l'urine ne peut être apprécié qu'autant qu'on a attiré l'uretère au dehors, et qu'on a fixé et maintenu à l'extérieur un petit ballon de verre, qui fait fonction de ves-

---

[1] On a supposé, par exemple, que les substances absorbées par la veine porte, au lieu d'entrer dans le cercle circulatoire, pouvaient, après avoir passé dans la veine cave, y circuler par voie *rétrograde;* que de la veine cave, toujours par voie rétrograde, elles pas saient dans les veines rénales, et de là dans le rein. Cette supposition est tout à fait invraisemblable.

sie artificielle. On peut alors *essayer* l'urine aussitôt qu'elle sort de l'organe sécréteur, c'est-à-dire du rein.

La nature offre une voie d'expérimentation plus naturelle. C'est ainsi que M. Stehberger a institué une série d'expériences sur un jeune enfant atteint d'extroversion de la vessie. Dans ce vice de conformation, l'urine coule sans cesse au dehors, et goutte à goutte, aussitôt qu'elle est sécrétée. Dans ces expériences, 15 minutes s'écoulèrent entre le moment de l'administration de l'indigo et de la garance et le moment de leur apparition dans l'urine ; 20 minutes pour la rhubarbe ; 25 minutes pour la solution du campêche; 25 minutes pour la solution d'airelle ; 25 minutes pour la pulpe de casse, etc. Mais M. Stehberger n'a pas tenu compte, dans ces expériences, du moment de la digestion, c'est-à-dire de l'intervalle écoulé depuis la fin du dernier repas jusqu'au moment de l'administration de la substance d'épreuve. M. Erichsen, qui a eu soin de faire cette distinction, est arrivé à des résultats qui prouvent de la manière la plus claire que cette condition prime toutes les autres, et que c'est à elle surtout qu'est subordonnée la rapidité du passage dans l'urine des substances avalées. L'extroversion de la vessie a aussi servi de voie expérimentale à M. Erichsen. La substance employée par lui était le ferro-cyanure de potassium. Cette substance, administrée chez l'individu, après un intervalle de 11 heures depuis le dernier repas, a commencé à apparaître dans l'urine au bout de 1 minute. Elle est apparue dans l'urine au bout de 2 minutes, lorsque l'intervalle entre le repas et l'expérience était de 4 heures. Lorsque cet intervalle était de 1 heure 1/2, le ferro-cyanure n'a paru dans l'urine qu'au bout de 6 minutes 1/2. Pour un intervalle de 1 heure seulement, le ferro-cyanure n'a paru dans l'urine qu'au bout de 14 minutes. Lorsque l'expérience a été pratiquée 25 minutes après le repas, le ferro-cyanure n'a paru dans l'urine qu'au bout de 16 minutes ; lorsqu'elle a été faite 2 minutes après le repas, il a fallu de 30 à 40 minutes pour que le ferro-cyanure apparût dans l'urine.

L'influence exercée par le moment de la digestion sur le temps que mettent les substances solubles à passer de l'intestin dans la vessie, cette influence ne s'exerce pas probablement d'une manière directe sur la sécrétion urinaire elle-même. C'est sans doute en ralentissant la circulation de la veine porte (Voy. § 106), que la période digestive influe sur la rapidité du passage dans le sang (et secondairement dans l'urine) des matières contenues dans l'intestin.

Quant à la durée de l'élimination par la voie urinaire, elle est très-variable et dépend surtout de la nature de la substance. Certaines substances, en effet, qui ont de l'affinité avec les matières organiques ou avec les tissus du corps, forment, avec ces tissus, des combinaisons temporaires que le mouvement de la nutrition ne détruit que peu à peu, pour en expulser les résidus. A doses égales, le ferro-cyanure de potassium n'est complétement éliminé qu'en 3 heures 1/2, l'indigo en

4 heures 1/2, la rhubarbe en 6 heures 1/2, la solution d'airelle en 7 heures 3/4, la garance en 9 heures, et pas en totalité. La garance, on le sait, a une grande affinité pour le phosphate de chaux; elle se fixe dans le tissu des os, et celui-ci ne la laisse disparaître que peu à peu et en partie. Nous venons de voir aussi que certains sels toxiques se fixent pendant un temps parfois assez long dans quelques tissus (foie, rein, etc.), et ne sont éliminés que très-lentement, si lentement qu'on en retrouve encore des traces dans les organes au bout de plusieurs mois.

ARTICLE II.

SÉCRÉTIONS DE LA PEAU.

§ 181.

Organes de sécrétion. — Dans l'état ordinaire, lorsque la température extérieure est moyenne, le sang ne perd par la peau que la quantité de liquide nécessaire à la formation de la vapeur d'exhalation (Voy. § 157). Dans ces conditions, l'eau qui sort pour se vaporiser s'échappe sur toute la surface de l'épiderme. Celui-ci, en effet, est appliqué d'un côté sur une membrane vasculaire (derme), et de l'autre en rapport avec l'atmosphère, milieu la plupart du temps non saturé. L'épiderme, n'étant pas tout à fait imperméable aux liquides, donne ainsi passage, au travers de sa substance, à une partie de l'eau du plasma exsud éhors des parois des capillaires sanguins.

S'il est vrai que les glandes sudoripares concourent à verser, d'une manière continue, à la surface de l'épiderme, une petite quantité de liquide qui se vaporise aussi au fur et à mesure qu'elle est sécrétée, il est certain, d'un autre côté, que ces glandes n'agissent avec toute leur énergie que dans les moments où la *sueur* s'écoule à l'état *liquide* à la surface du corps. Dans ce dernier cas, les glandes sudoripares entrent en jeu pour maintenir l'équilibre de température qui tend à être rompu, en fournissant promptement une grande quantité de liquide à l'évaporation et en augmentant ainsi temporairement les sources de refroidissement.

Un homme, *qui ne sue pas*, perd, en moyenne, par la peau, et dans les 24 heures, une quantité de vapeur d'eau équivalant en moyenne à 1 kilogramme (Voy. § 157), c'est-à-dire environ 40 grammes à l'heure. Un homme qui vient de faire une course rapide ou qui s'est livré à un exercice fatigant par une température extérieure élevée peut perdre 200 grammes de liquide en 1 heure. La perte peut être plus considérable encore (elle peut s'élever en 1 heure à 300, à 400, à 500, à 1,000 grammes et plus encore), lorsqu'on se place, dans un but d'expérience, dans des étuves sèches, chauffées à une haute température. Ces quantités considérables de liquide sont fournies par les glandes sudoripares.

Les glandes sudoripares sont situées sous la peau, au milieu du tissu adipeux qui remplit les lacunes de la face profonde du derme. Ces glandes (Voy. fig. 84), formées par l'enroulement d'un tube terminé en cul-de-sac, se terminent par un canal excréteur (canal sudorifère) contourné en spirale, et qui traverse le derme et l'épiderme. Il est probable que la disposition en spirale des canaux excréteurs des glandes sudoripares est en rapport avec les pressions et les frottements que subit à chaque instant l'enveloppe cutanée. On conçoit qu'une spire puisse être comprimée suivant son axe, sans que le calibre intérieur du canal soit modifié ; il n'en eût pas été de même pour un canal rectiligne. Les glandes sudoripares ont généralement $0^{mm},2$ de diamètre [1]. Leur nombre est considérable. Il y en a environ huit cents par centimètre carré de surface à la paume de la main et à la plante du pied, et environ cent par centimètre carré de surface, sur tous les autres points de l'enveloppe cutanée.

La peau renferme encore, dans l'épaisseur de sa couche dermique, un autre élément glandulaire : ce sont les follicules sébacés. Ces organes se présentent sur certains points de l'enveloppe cutanée comme des éléments glandulaires simples (Voy. § 159) ; dans d'autres points, ces glandes sont plus composées et présentent l'apparence de glandes en grappes rudimentaires.

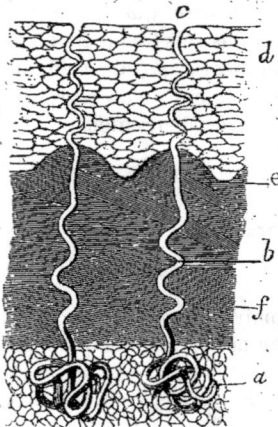

Fig. 84.
Glandes sudoripares.

a, corps de la glande plongé dans le tissu cellulo-graisseux sous-cutané.
b, conduit sudorifère.
c, ouverture de ce conduit à la surface de la peau.
d, épiderme.
e, papilles du derme.
f, derme.

Les glandes sébacées existent, comme les glandes sudoripares, dans tous les points de la peau ; excepté, cependant, à la paume des mains et à la plante des pieds. Leur nombre et leur volume est surtout remarquable au niveau des ouvertures naturelles, autour des ailes du nez, sur la conque de l'oreille, à l'entrée des organes génitaux de la femme, et autour de la couronne du gland. Le produit de ces glandes forme à la surface de la peau une sorte de vernis gras qui, mélangé avec la substance organique et les sels de la sueur, avec les lamelles épithéliales détachées de la surface de l'épiderme, et aussi avec la poussière sur les parties découvertes, rend nécessaires certains soins de propreté.

Partout où il y a des poils (il y a des poils sur la peau dans presque toutes les régions ; tantôt ils sont à l'état rudimentaire et constituent les poils *follets*, tantôt ils sont plus développés et constituent les cheveux, la barbe, les sourcils, les poils du pubis) ; partout où il y a des poils, les

[1] Les glandes sudoripares du creux de l'aisselle sont remarquables par leur volume. Elles ont 1 millimètre et quelquefois 2 millimètres de diamètre.

glandes sébacées s'ouvrent à la peau par l'intermédiaire du follicule pileux. Le follicule pileux est, en quelque sorte, leur canal excréteur, et c'est par lui que la matière sébacée arrive à la surface cutanée. La matière sébacée paraît donc avoir pour rôle principal d'entretenir la souplesse du poil et de s'opposer à son desséchement.

§ 182.

De la sueur. — Lorsqu'on veut se procurer la sueur nécessaire aux expériences, on peut recueillir ce liquide à l'aide d'éponges fines, lavées par avance à l'eau distillée et séchées à l'étuve: on en extrait ensuite la sueur à l'aide de l'expression et des lavages à l'eau. On peut exprimer le linge qui couvre le corps, lorsque celui-ci est fortement imprégné de sueur. On a encore conseillé d'enfermer un membre dans un appareil de verre ou de caoutchouc fermant hermétiquement et de recueillir le liquide qui se condense dans son intérieur. MM. Schottin, Funke et G. G. Meissner ont procédé de cette dernière manière.

Le travail chimique le plus complet sur la sueur est dû à M. Favre. L'analyse a porté sur des quantités de liquide considérables; aussi, certaines substances seulement indiquées, ou même jusqu'ici passées sous silence par les chimistes, ont été non-seulement mises en évidence, mais encore dosées avec une grande précision. M. Favre a souvent analysé, dans ses expériences, 40 ou 50 litres de sueur. Cette quantité énorme de liquide a été obtenue en plaçant les sujets dans une baignoire-étuve, autour de laquelle circulait en dehors un jet de vapeur d'eau, et en rassemblant en une masse commune le liquide obtenu dans des expériences successives.

Lorsqu'on fait évaporer la sueur, elle abandonne environ 99 parties d'eau pour 100; et il reste, par conséquent, 1 pour 100 de résidu solide. Ce résidu solide renferme de l'urée; un acide azoté particulier, auquel M. Favre donne le nom d'acide *sudorique*, et que d'autres chimistes désignent sous le nom d'acide hydrotique (cet acide de la sueur est uni aux alcalis sous forme de sels, *sudorates alcalins*); de l'acide lactique, sous forme de lactates alcalins; des matières grasses (provenant sans doute des glandes sébacées et entraînées avec la sueur); des sels, parmi lesquels le chlorure de sodium occupe le premier rang; les phosphates et les sulfates n'y existent qu'en très-petite quantité. Dans l'urine, nous avons vu que les phosphates et les sulfates égalent au moins la proportion du sel marin (Voy. § 176).

Voici l'une des analyses de M. Favre, faite sur 10 kilogrammes de liquide.

SUEUR (Favre).	POUR 10,000 GRAMMES.
Eau...	9955,73
Sudorates alcalins...	15,62
Chlorure de sodium..	22,30
Lactates alcalins...	3,17
Chlorure de potassium.......................................	2,44
Urée...	0,43
Matières grasses...	0,14
Autres sels divers (sulfates, phosphates alcalins et terreux).	0,17

En comparant la sueur à l'urine, sous le rapport des matériaux organiques, on trouve, suivant M. Favre, le rapport suivant : 14 litres d'urine donnant 140 grammes de matières organiques, la même quantité de sueur n'en donne que 23 grammes. On pourrait, il est vrai, objecter à cette évaluation que la sueur examinée ici correspond à des transpirations forcées. Mais les analyses de M. Favre prouvent que le rapport entre la quantité de l'eau et celle des matières solides ne varie pas sensiblement aux diverses périodes de la sudoration. En faisant suer un individu à différentes reprises, et chaque fois pendant une demi-heure, les proportions relatives de l'eau et des matériaux solides se sont montrées à peu près les mêmes, dans chacune des périodes successives.

L'urée existe dans la sueur, comme dans l'urine, mais en proportion beaucoup plus faible [1]. La décomposition de l'urée en carbonate d'ammoniaque (Voy. § 176) explique pourquoi, dans beaucoup d'analyses, on a noté l'ammoniaque parmi les éléments de la sueur. Mais l'ammoniaque n'existe point dans la sueur fraîche, pas plus que dans l'urine fraîche et normale,

La sueur fraîche est légèrement acide. Elle doit cette acidité à deux acides volatils. D'après M. Redtenbacher et d'après M. Lehmann, ces acides sont l'acide caprilique et l'acide caproïque. Ces acides existent dans le beurre, ainsi qu'on le sait, unis à la glycérine ; ce sont des acides gras. On trouve encore dans la sueur de petites proportions d'acide formique, d'acide acétique et d'acide butyrique.

Lorsqu'on chauffe la sueur pour en faire l'analyse, les divers acides volatils disparaissent, et la sueur devient assez fortement alcaline (l'alcalinité est due à la soude). La sueur contient, en effet, une proportion de soude *réelle* plus considérable que l'urine.

M. Lehmann signale encore dans la sueur l'existence d'un autre acide de consistance grasse, auquel il donne le nom d'acide métacétonique ou acéto-butyrique. Cet acide, soluble dans l'alcool et dans l'éther, a une odeur de chou aigre.

La poussière abondante que l'on enlève sur les chevaux avec l'étrille

---

[1] Dans l'*urémie*, c'est-à-dire lorsque la proportion d'urée contenue dans le sang est augmentée, la quantité d'urée contenue dans la sueur augmente également. Dans ces conditions, il n'est plus nécessaire d'opérer sur d'aussi grandes quantités de sueur pour mettre l'urée en évidence.

consiste dans les matières salines de la sueur, unies à des lamelles épithéliales [1].

M. Funke et deux de ses élèves (MM. Brunner et Weber), en recueillant la sueur dans un sac de caoutchouc convenablement appliqué autour du bras, ont appelé l'attention sur quelques particularités de la sécrétion de la sueur. Un des résultats les plus frappants de ces expériences, c'est l'inégalité dans les quantités de sueur sécrétée en un même espace de temps par différentes personnes. Voici l'une des expériences comparatives faites en même temps par les trois observateurs en plein soleil, par une température de 27 degrés centigrades, et pendant un exercice violent. La quantité de sueur accumulée en l'espace d'une heure dans le sac de caoutchouc a été, pour l'un des expérimentateurs, de 15^{gr},7 ; pour le second, de 6^{gr},8 ; pour le troisième, de 30^{gr},2 ; cette différence s'est fait sentir dans toutes les expériences, quoiqu'elle n'ait pas toujours été aussi marquée.

Le maximum de la quantité de sueur ainsi recueillie pendant une heure s'est élevé, chez M. Funke, à 48 grammes, un jour que le thermomètre marquait 31 degrés centigrades.

La nature de l'alimentation, et surtout la quantité des boissons influent sur les proportions de la sueur.

Des expériences du même genre tentées sur les membres inférieurs ont montré que, quoique plus volumineux, les membres inférieurs fournissent de moindres quantités de sueur, dans le même temps et dans les mêmes conditions [2].

M. Meissner, qui a plus récemment tenté des expériences du même genre, a constaté aussi que la température extérieure, la quantité des boissons et l'intensité du mouvement, ont une influence déterminante sur les quantités de sueur sécrétées en un temps donné, et que la proportion des matériaux azotés que contient la sueur diminue avec le repos et avec la diète [3].

[1] D'après les recherches de M. Lehmann et celles de M. Schottin, la quinine, la salicine, l'iode, l'iodure de potassium, pris à l'intérieur, ne peuvent pas être retrouvés dans la sueur. Au contraire, l'acide tartrique, l'acide benzoïque, l'acide cinnamique et l'acide succinique, passent facilement avec les produits de la sueur. M. Meissner a montré que non-seulement on retrouve dans la sueur l'acide benzoïque mélangé aux aliments, mais encore son dérivé, l'acide hippurique, comme cela a lieu pour l'urine.

[2] M. Funke, en prenant la surface du bras et en la comparant à la surface du corps entier (15 pieds carrés), constate par des mesures directes que la dernière est à la première : : 17 : 1. Or, en supposant avec lui (ce qui n'est que très-approximatif) que la sueur sécrétée est proportionnelle à l'étendue de la surface cutanée, il s'ensuivrait que, dans l'expérience où il a recueilli au bras 48 grammes de liquide, il s'en serait écoulé dans le même temps, c'est-à-dire dans l'espace d'une heure, 815 grammes par toute la surface de la peau. Il ne faut pas oublier qu'il s'agit ici de sueurs exceptionnelles exagérées par un soleil ardent et par un exercice violent.

[3] L'influence du système nerveux sur la sécrétion de la sueur ressort de quelques observations que, dans le principe, on avait mal interprétées. MM. Rouyer, Bérard, Bergounhioux ont cité des cas où, après l'oblitération du canal de Sténon, on voyait, au mo-

§ 183.

Matière sébacée. — Cette matière est, presque partout, difficilement isolable des produits de la sueur, car elle ne forme sur la peau qu'un enduit imperceptible. Mais, dans quelques points, elle s'accumule en quantité plus ou moins considérable, par exemple, sous le prépuce, entre les petites lèvres et dans l'intérieur du conduit auditif externe, où elle forme le cérumen. On peut aussi recueillir la matière sébacée sur le corps des nouveau-nés, où elle forme un enduit d'une certaine épaisseur, auquel on donne le nom de *vernis caséeux*. Ces matières sont essentiellement constituées par l'oléine et la margarine, et par des oléates et margarates alcalins. La matière grasse sous-préputiale, ainsi que le cérumen des oreilles, renferment des traces de cholestérine; on y trouve encore, en quantité assez considérable, des lamelles d'épithélium, et une substance azotée indéterminée. Voici l'analyse du *vernis caséeux* des enfants, donnée par M. Bueck. Tout incomplète qu'elle est, elle indique la proportion relative des matières grasses.

ANALYSE DU VERNIX CASEOSA (Bueck).	POUR 100 GRAMMES.
Eau..........................	84,45
Oléine, margarine............	10,15
Épithélium, etc..............	5,40

ARTICLE III.

FONCTIONS DU FOIE.

§ 184.

Sécrétion biliaire. — Sources de la sécrétion. — Le foie de l'homme est constitué par la réunion de lobules appliqués les uns contre les autres. Ces lobules, qui ont environ 2 millimètres de diamètre, ne sont pas arrondis, mais généralement polygonés par leur accolement. Les lobules du foie sont colorés en jaune et en rouge. La double coloration du foie n'est pas déterminée par deux substances particulières de couleur différente : elle dépend du sang contenu dans les ramifications vasculaires qui parcourent le foie, et de la bile déjà sécrétée, contenue dans les éléments sécréteurs du foie. Chaque lobule

---

ment de la mastication, la joue et la région parotidienne du même côté se mouiller de liquide. Quelques physiologistes, sans songer à l'invraisemblance de l'explication, ont envisagé ce liquide comme une sorte de sécrétion salivaire supplémentaire se faisant jour par la peau, l'écoulement par les voies naturelles faisant défaut. Mais ce liquide est évidemment de la sueur, il est acide comme elle, tandis que la salive de mastication est alcaline. Cette sécrétion locale de sueur est sous l'influence de l'excitation des nerfs du goût; elle est produite par action réflexe et, par conséquent d'origine nerveuse. M. Brown-Séquard a dernièrement constaté sur lui-même et chez qu lques personnes très excitables que des aliments de haut goût, longtemps promenés dans la bouche, déterminent l'apparition de la sueur sur le visage, alors même que l'appareil salivaire est dans ses conditions normales d'activité.

du foie, en effet, contient tous les éléments de la glande ; on y trouve des vaisseaux sanguins, des canalicules hépatiques, et les cellules du foie. La figure 85 indique la position du réseau des canalicules biliaires, et la position centrale de la veine sus-hépatique. Il faut, pour compléter la constitution du lobule, ajouter par la pensée à la figure 85 le réseau vasculaire sanguin (veine-porte, artère hépatique), dont les ramifications serpentent dans le lobule en s'entre-croisant avec le réseau

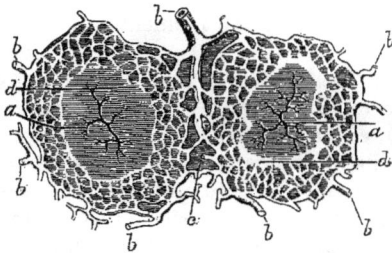

Fig. 85.
a, veines sous-hépatiques occupant le centre des lobules
b, canalicules hépatiques.
c, tissu cellulaire interlobulaire.
d, masse centrale du lobule où les canalicules ne sont pas distinctement injectés.

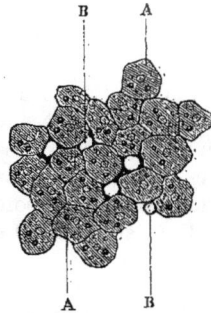

Fig. 86.
A, A, corpuscules du foie, ou cellules hépatiques.
BB, coupe des canalicules hépatiques.

des canalicules. Enfin, dans les intervalles du réseau vasculaire sanguin et du réseau des canalicules hépatiques, le *parenchyme* de l'organe est formé par des corps vésiculeux (cellules hépatiques) un peu aplatis, polygonés, de $0^{mm},01$ à $0^{mm},02$ de diamètre. Ces cellules (Voy. fig. 86, AA) jouent évidemment dans les fonctions sécrétoires du foie un rôle capital. On trouve dans leur intérieur un liquide qui offre avec la bile elle-même une grande analogie.

Le foie se distingue de toutes les autres glandes par la nature des sources où il puise les matériaux de sa sécrétion. Tandis que les autres organes glandulaires ne reçoivent que du sang artériel, le foie reçoit à la fois du sang artériel par l'artère hépatique, et du sang veineux par la veine porte.

Le sang qui arrive au foie par la veine porte vient de deux sources différentes. Une des branches de la veine porte amène au foie le sang de l'estomac et de l'intestin. L'autre branche conduit vers le foie le sang qui vient de la rate. Le premier de ces deux sangs charrie pendant l'absorption digestive une partie des produits absorbés de la digestion (Voy. § 66). Le sang de la rate a subi dans sa constitution des modifications particulières (Voy. § 192).

Les principes caractéristiques de la bile, c'est-à-dire l'acide cholique et l'acide choléique, n'existent, dans l'état physiologique, ni dans le

sang de la veine porte ni dans le sang général ; du moins, dans l'état
actuel de la science, on n'est pas parvenu à les mettre en évidence. Quant
aux autres éléments de la bile, ils existent dans le sang en proportions
variables, et on retrouve quelques-uns d'entre eux dans d'autres produits de sécrétion [1].

La cholestérine [2], les matières grasses et les sels de la bile existent
en effet dans le sang ; l'acide cholique, l'acide choléique et les matières
colorantes de la bile, au contraire, paraissent se former dans le foie
lui-même. Les grenouilles, qui peuvent survivre pendant plusieurs semaines à l'extirpation du foie, ne présentent pas non plus ces principes
dans le sang, quand on examine ce liquide au moment où les animaux
succombent (Moleschott).

Le sang de l'artère hépatique, c'est-à-dire le sang artériel qui va au
foie, et le sang de la veine porte qui se dirige également vers cet organe, jouent-ils le même rôle en ce qui concerne les fonctions de la
glande ? Est-il vrai, comme on l'a dit longtemps, que le sang de l'artère
hépatique soit surtout destiné aux fonctions de nutrition de la glande,
tandis que le sang de la veine porte serait plus spécialement en rapport
avec la sécrétion biliaire ? Cette supposition, ne reposant sur aucun fait
positif, avait besoin d'être de nouveau soumise à l'expérimentation.

Depuis quelques années, un grand nombre d'expériences ont été
tentées sur ce point. Remarquons d'abord que, si le sang de la veine
porte, en sa qualité de sang veineux, pouvait jusqu'à un certain point
être considéré comme impropre à la nutrition de l'organe, il n'y avait
aucune raison plausible pour refuser à l'artère hépatique le rôle que
jouent les artères dans toutes les glandes, c'est-à-dire celui d'apporter
des matériaux de nutrition et des matériaux de sécrétion.

Rappelons d'abord le fait rapporté par Abernethy. Il s'agit d'une
jeune fille chez laquelle la veine porte, au lieu de pénétrer dans le foie,
se portait directement dans la veine cave inférieure. Le foie ne recevait

---

[1] Nous avons précédemment examiné la bile sous le rapport chimique (Voy. § 50).
Nous rappellerons seulement ici sa composition d'après M. Gorup-Besanez.

ANALYSE DE LA BILE HUMAINE.	GORUP-BESANEZ.	
	1er supplicié.	2e supplicié.
Eau....................................	89,7	82,1
Cholate et choléate de soude.................	5,2	10,6
Matières grasses (cholestérine, oléine, margarine).	3,1	4,0
Mucus et matières colorantes.................	1,4	2,2
Sels....................................	0,6	1,1

[2] M. Flint regarde la cholestérine, produit qu'on rencontre surtout dans les diverses
parties des centres nerveux, comme une matière excrémentitielle provenant du jeu des
actions nerveuses et destinée à l'élimination. Il base surtout son opinion sur l'analyse
suivante : tandis que le sang artériel qui se rend au foie contient 1,26 p. 1000 de cholestérine, le sang des veines qui sortent du foie (veines sus-hépatiques) ne contient que
0,92 p. 1000 de la même substance. La cholestérine passe dans les matières fécales ; on
la rencontre aussi en petites proportions dans la sueur et les larmes.

donc que le sang artériel de l'artère hépatique, et cependant il y avait de la bile dans la vésicule biliaire. D'une autre part, Wilson, Lawrence et Broc ont rapporté des observations desquelles il résulte que la sécrétion biliaire a persisté après l'*oblitération* de la veine porte.

Les expériences qui consistent à lier la veine porte ont rarement donné des résultats décisifs. Presque tous les animaux meurent au bout de peu de temps après l'opération. C'est ce qui nous est arrivé à nous-même, c'est ce qui est arrivé à M. Küthe, à M. Schiff, à M. Chassagne et à d'autres : M. Oré a été plus heureux. Après diverses tentatives infructueuses, il est parvenu, en supprimant *peu à peu* le cours du sang dans la veine porte, par une ligature progressivement oblitérante, à conserver un animal vivant pendant 25 jours. La sécrétion biliaire persista ; elle était normale en qualité et en quantité.

D'un autre côté, il résulte des expériences de M. Kottmeier, que la ligature de l'artère hépatique entraîne, chez les lapins, la suppression de la sécrétion biliaire. Les expériences de M. Küthe l'ont conduit aux mêmes conclusions. Comme le foie reçoit du sang artériel non-seulement de l'artère hépatique, mais encore de quelques-uns des rameaux des branches du tronc cœliaque, ce n'est pas l'artère hépatique qu'il lie, mais le tronc cœliaque (dont l'artère hépatique est une branche). L'une des conséquences de cette ligature, c'est aussi la suppression de la sécrétion biliaire [1].

Lorsque la bile sécrétée s'est accumulée dans les canalicules hépatiques, elle s'écoule en dehors du foie par le canal excréteur commun ou canal hépatique. Arrivée dans le canal hépatique, la bile peut suivre deux voies différentes : ou bien s'engager immédiatement dans l'intestin par le canal cholédoque, ou bien remonter par le canal cystique dans la vésicule biliaire (Voy. fig. 87).

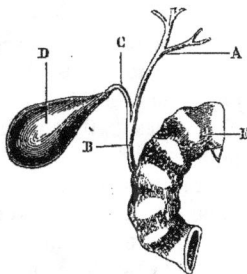

Fig. 87.

A, canal hépatique.
B, canal cholédoque.
C, canal cystique.
D, vésicule biliaire.
E, duodénum.

Dans l'intervalle des digestions, la bile s'emmagasine dans la vésicule biliaire. L'orifice intestinal du canal cholédoque est, en effet, assez resserré, et ne laisse écouler dans l'intestin que quelques gouttes de bile par minute, ainsi qu'on l'a constaté plusieurs fois chez les animaux vivants. L'excédant de la sécrétion

[1] M. Schiff tire de ses expériences la conclusion que la sécrétion biliaire a sa source dans le sang de la veine porte, parce qu'il aurait vu l'écoulement de la bile supprimé après la ligature de cette veine. Mais les animaux sur lesquels il a opéré (chats et lapins) ont *tous* succombé au bout de 30 à 45 minutes ; pas un seul n'a survécu une heure à l'opération ; des animaux qui succombent au bout d'un laps de temps aussi court au traumatisme d'une pareille opération ne peuvent fournir aucun renseignement sur la question dont il s'agit.

s'accumule de proche en proche et de bas en haut dans le canal cholédoque B, et dans le canal hépatique A (fig. 87). A mesure que le canal
hépatique se remplit, le liquide monte aussi dans le canal cystique C,
qui s'abouche obliquement sur le canal hépatique. Du canal cystique,
la bile gagne la vésicule biliaire D.

Dans l'intervalle des digestions, la bile ne coule directement du foie
dans l'intestin que goutte à goutte, ou par une sorte de suintement. Au
moment de la digestion, la bile, accumulée dans la vésicule biliaire, et
rendue un peu plus dense par son séjour dans ce réservoir, est expulsée
activement par la contraction de la vésicule [1], par la contraction des canaux cystique et cholédoque, et probablement aussi par la compression
qu'exerce l'estomac rempli d'aliments sur les organes contenus dans
l'abdomen. Ce qui prouve que les choses se passent ainsi, c'est que,
chez l'animal *à jeun*, la vésicule est remplie de liquide, tandis qu'elle
est presque vide à une certaine époque de la période digestive
(Voy. § 51).

§ 185.

De la bile envisagée comme sécrétion excrémentitielle [2]. — La bile
n'est pas exclusivement destinée à exercer sur les aliments une action
digestive. Une partie de cette humeur est, en effet, régulièrement
expulsée au dehors avec le résidu alimentaire, et contribue à la formation des matières fécales. Chez le fœtus, dont le foie est très-développé, la sécrétion biliaire verse son produit dans l'intestin, quoiqu'il
n'y ait pas d'aliments introduits dans l'intestin. La sécrétion du foie du
fœtus, conduite dans l'intestin par les canaux biliaires, est destinée à
l'élimination; c'est elle qui constitue le *méconium*. Dans l'engourdissement de leur sommeil d'hiver, les animaux hibernants, qui passent des
semaines et des mois sans nourriture, continuent néanmoins à sécréter de la bile, et la bile, versée dans l'intestin, constitue presque à elle
seule les fèces. Enfin, la quantité de bile sécrétée dans les vingt-quatre
heures, chez les animaux dont on a forcé la bile à suivre un autre cours
que la voie du tube digestif, tend à prouver encore que cette humeur
n'est pas exclusivement en rapport avec la digestion, mais qu'elle joue
bien réellement un rôle excrémentitiel analogue à la sécrétion de
l'urine.

La quantité de bile sécrétée par le foie dans les vingt-quatre heures a
été autrefois très-diversement appréciée. Des évaluations plus exactes
ont été faites, dans ces derniers temps, à l'aide d'animaux à fistules biliaires. L'établissement des fistules biliaires a surtout été pratiqué sur
les chiens et sur les chats : c'est une opération qui n'est pas sans difficultés. Voici comment on procède : on fait une incision de 5 centi-

---

[1] Les contractions de la vésicule biliaire et des canaux biliaires ont été constatées directement sur les animaux vivants par M. H. Meyer et aussi par M. E. Brücke.

[2] La bile a été étudiée précédemment comme le liquide digestif (Voyez le chap. 1er,
Digestion).

mètres le long de la ligne blanche de l'animal, en partant de l'appendice xiphoïde. La vésicule biliaire se laisse immédiatement reconnaître par sa couleur. La vésicule est attirée au dehors et maintenue avec une anse de fil; après quoi, on cherche le canal cholédoque dans l'abdomen; on pose sur lui une double ligature, et on en fait la section entre les deux ligatures. Il ne reste plus ensuite qu'à ouvrir la vésicule biliaire par son fond, et à en fixer les tuniques sur les lèvres de la paroi abdominale par des points de suture. On conçoit qu'après cette opération la bile ne peut plus s'écouler dans l'intestin; elle continue à être sécrétée par le foie, et, s'engageant dans le canal hépatique et le canal cystique, elle se rend dans la vésicule, et de là au dehors [1].

A l'aide de ces fistules, on peut directement observer la quantité de bile sécrétée par le foie, dans un espace de temps donné. C'est ainsi que MM. Nasse et Platner estiment cette quantité à 150 grammes en vingt-quatre heures, sur un chien de 10 kilogrammes. M. Blondlot ne porte, il est vrai, cette quantité qu'à 40 ou 50 grammes dans le même laps de temps sur le chien; mais il ne nous fait pas connaître le poids de son chien, ni, par conséquent, le volume approximatif du foie. Il n'est pas certain non plus que, dans les expériences de M. Blondlot, toute la bile s'écoulât par la fistule. M. Stackmann a fait, sous ce rapport, sur des chats à fistules, une série de recherches qui ne laissent rien à désirer. La quantité de bile sécrétée en un temps donné est rapportée à 1 kilogramme de poids du corps. Il résulte du tableau de ses expériences que chaque kilogramme de poids du corps donne, chez le chat, $0^{gr},65$ de bile par heure, c'est-à-dire, en vingt-quatre heures, environ 15 grammes par kilogramme de poids du corps. Ce résultat est tout à fait concordant avec celui que MM. Nasse et Platner ont obtenu sur le chien, ainsi qu'avec les expériences plus récentes de M. Scott et de M. Ritter [2].

Cette concordance permet d'appliquer ces données à l'homme, sans crainte de se tromper beaucoup, attendu que le foie est à peu près dans le même rapport avec la masse du corps dans l'homme, le chat et le chien [3]. Un homme d'un poids moyen de 65 kilogrammes sécrète donc environ 1 kilogramme de bile en vingt-quatre heures; par conséquent,

[1] La bile qui s'écoule par une fistule est toujours moins colorée que celle qu'on trouve dans la vésicule biliaire d'un animal sain. Au lieu d'être verte, elle est généralement jaune doré. Lorsque la bile ainsi obtenue est abandonnée au contact de l'air, elle passe du jaune au vert. La réaction de la bile provenant d'une fistule est toujours alcaline.

[2] Un chien qui pèse 10 kilogrammes donne 150 grammes de bile en vingt-quatre heures; il fournit donc 15 grammes de bile par chaque kilogramme du poids du corps (Nasse et Platner). Un chien de 9 kilogrammes donnait en vingt-quatre heures, en moyenne, 160 grammes de bile (Scott). Ajoutons que ces expériences étaient contrôlées par l'ouverture des animaux. On constatait que la communication ne s'était pas rétablie entre l'intestin et les canaux biliaires. Les expériences de M. Ritter (sous la direction de Nasse) l'ont aussi conduit à la même évaluation, c'est-à-dire à 15 grammes de bile pour 1 kilogramme de poids du corps en vingt-quatre heures.

[3] Le foie est en poids la trentième ou la quarantième partie du poids du corps.

une quantité en poids qui se rapproche de la proportion d'urine évacuée (Voy. § 176).

MM. Nasse, Platner, Blondlot et Stackmann ne sont pas les seuls qui aient établi des fistules biliaires aux animaux. MM. Bidder et Schmidt ont, dans ces derniers temps, établi un grand nombre de fistules de ce genre sur des chats ; M. Colin, sur des chevaux[1], sur des bœufs, sur l'âne, sur le mouton, sur le porc et sur le chien ; M. Arnold, M. Scott et M. Ritter, sur des chiens ; MM. Friedlander et Barisch, sur des cochons d'Inde. Quelques faits nouveaux ont été mis en lumière. M. Colin a constaté, par exemple, que la sécrétion biliaire s'élève pour le cheval, en moyenne, à 5 kilogrammes en vingt-quatre heures (chiffre concordant avec les précédents, si on tient compte du poids de l'animal). Il a, de plus, observé que la sécrétion biliaire est à peu près continue, à la manière des sécrétions excrémentitielles. Nous avons vu que, sur l'animal vivant, l'évacuation de la bile dans l'intestin n'a lieu que goutte à goutte entre les repas, et qu'elle ne s'écoule avec abondance que dans la période digestive ; mais il ne faut pas confondre la *continuité de la sécrétion* avec l'*intermittence* (ou plutôt la rémittence) *de l'excrétion*. Pendant la période de jeûne, la bile, qui continue à être sécrétée, s'accumule peu à peu dans la vésicule, et une petite portion seulement s'écoule dans l'intestin. Sur l'animal à fistule (que cette fistule soit pratiquée sur la vésicule, ou sur le conduit hépatique, quand la vésicule fait défaut), l'écoulement de la bile au dehors a lieu au fur et à mesure de sa sécrétion par l'orifice béant de la canule, et elle n'est pas retenue en dépôt.

MM. Bidder et Schmidt ont constaté que le rapport qui existe entre l'eau et les matériaux solides de la bile peut osciller dans des limites assez étendues, quand on fait varier à dessein la période de jeûne et d'alimentation, quand on augmente ou qu'on diminue la masse de nourriture ingérée, ou, enfin, quand on modifie la nature de l'alimentation. En un mot, ils ont cherché à reproduire sur les animaux à fistule biliaire des expériences analogues à celles qu'on a faites à cet égard relativement à la sécrétion urinaire[2]. Voici, en quelques mots, le résumé de leurs nombreuses recherches.

Lorsqu'on supprime complétement les aliments, la quantité des matériaux solides de la bile diminue assez rapidement, sans cependant être complétement réduite à néant, car on trouve encore des proportions notables de matériaux solides dans la bile des animaux, après dix jours

[1] Le cheval et l'âne manquent de vésicule biliaire. La fistule s'établit sur le canal hépatique, dans lequel on place et on fixe une sonde dont on maintient l'extrémité libre au dehors.

[2] MM. Bidder et Schmidt, pour rendre plus concluants les résultats de leurs expériences, n'ont point établi sur les animaux des fistules biliaires *permanentes*. On pourrait, en effet, attribuer à la permanence de la fistule et à l'épuisement qui en résulte pour l'animal les changements survenus dans la proportion des matériaux solides de la bile. Ils plaçaient les animaux dans les conditions expérimentales désirées, et ils pratiquaient la fistule au moment précis où ils voulaient examiner la bile.

d'abstinence. L'influence du repas se traduit ainsi : quelque temps après l'ingestion des aliments, la proportion des matériaux solides de la bile s'élève. Cette élévation dure quelques heures (quelquefois jusqu'à dix ou quatorze heures), après quoi il y a une diminution rapide d'abord et plus lente ensuite. L'élévation des matériaux solides est subordonnée, dans une certaine mesure, à la quantité de nourriture ingérée. Quant à la nature des aliments, voici ce qu'on observe : une alimentation exclusivement composée de matières grasses n'a aucune influence sur la sécrétion, ou plutôt tout se passe ici comme si l'animal n'avait point mangé, et la diminution des matériaux solides se prononce peu à peu, comme si l'animal était à jeun. L'alimentation féculente (pain et pommes de terre) élève très-peu la proportion des matériaux solides de la bile; l'alimentation animale (viande) élève cette proportion au maximum.

Toute la bile sécrétée par le foie n'est pas, chez l'animal, évacuée avec les matières fécales; une grande quantité (la majeure portion) rentre par résorption dans l'économie. C'est en partie pour cela que les animaux à fistule biliaire finissent par succomber. La mort des animaux à fistule biliaire tient sans doute aussi en partie à ce que la bile, n'arrivant plus dans l'intestin, se trouve supprimée comme suc digestif. Quelques animaux survivent en cet état pendant plusieurs mois, mais ils maigrissent et meurent à la longue.

Dans quelques cas rares, les animaux paraissent avoir survécu un très-long temps à l'établissement d'une fistule biliaire; mais il n'est pas démontré que l'écoulement de la bile ne se soit pas rétabli par l'intestin. On sait depuis longtemps que, chez les animaux auxquels on pratique la ligature du canal cholédoque, et qui survivent, les bouts du canal, divisés par la ligature, se cicatrisent l'un sur l'autre et rétablissent la continuité du canal, et, par conséquent, le cours de la bile. Le rétablissement des voies biliaires dans l'intestin s'opère aussi très-facilement chez les animaux à fistule biliaire; tous les expérimentateurs l'ont noté. La persistance de l'écoulement de la bile par la fistule est loin d'être une preuve que le cours de la bile ne s'est pas rétabli en partie du côté de l'intestin [1].

§ 186.

De la bile dans les excréments. — Nous avons dit (§ 56) que les excréments résultaient de deux parties différentes : 1° du résidu réfractaire à la digestion; 2° des éléments de la bile et du mucus intestinal.

[1] M. Mosler a recherché, sur des chiens à fistules biliaires, si l'on pouvait retrouver dans la bile, ainsi qu'on retrouve dans l'urine, des substances injectées dans le sang. Voici le résultat de ses recherches : 1° Le sucre injecté en *petite quantité* dans le sang n'apparaît ni dans l'urine ni dans la bile ; injecté en *plus grande quantité*, il apparaît dans l'urine et point dans la bile ; injecté en *plus grande quantité encore*, il apparaît dans l'urine et aussi dans la bile, mais toujours en très-faibles proportions dans cette dernière humeur ; 2° d'autres substances ont été encore injectées dans le sang (iodure de potassium, sulfate de cuivre) ; il faut également de fortes doses pour qu'elles apparaissent dans la bile, et elles ne s'y montrent pareillement qu'en très-faibles proportions.

Les éléments de la bile destinés à l'élimination ne parviennent pas à l'état intact jusqu'à l'extrémité inférieure du tube digestif. On retrouve dans les excréments l'acide cholique et l'acide choléique, mais modifiés ; ces acides se transforment, en effet, dans leur parcours intestinal en acide cholalique, en acide choloïdique et en dyslysine [1] (Voy. *Bile*, § 50).

Ce sont les principes colorants de la bile qui donnent aux matières fécales leur couleur caractéristique. Ces principes colorants sont modifiés pendant le séjour des fèces dans l'intestin : de jaunes et de verts, ils sont devenus bruns. Les matières grasses qu'on retrouve dans les excréments proviennent en grande partie de l'excès contenu dans les matières alimentaires. Cependant une partie des matières grasses de la bile sort quelquefois avec les excréments. C'est ainsi qu'on a souvent constaté la présence de la cholestérine dans les fèces : cette matière existe surtout en quantité notable dans le méconium. Le mucus et l'épithélium, qui existent dans la masse fécale, proviennent des voies biliaires et de l'intestin.

Les matières fécales peuvent varier beaucoup dans leur composition. Outre les principes de la bile et les matières réfractaires à la digestion, on y trouve encore le superflu alimentaire. C'est ainsi qu'indépendamment des matières de la bile, du mucus et des substances réfractaires à la digestion, on y trouve parfois du sucre, de la fécule et même de l'albumine (Voy. § 56).

Un homme adulte et bien portant rend, en moyenne, de 150 à 200 grammes de matières fécales dans les vingt-quatre heures. Dans le même temps, il y a une proportion beaucoup plus considérable de bile sécrétée ; il est donc évident qu'une grande partie de cette humeur rentre dans les voies de la circulation, pendant son parcours intestinal.

Les 150 ou 200 grammes de matières fécales contiennent 35 ou 50 grammes de résidu sec ; par conséquent, environ les 3/4 d'eau. Dans les 35 ou 50 grammes de matières solides ou desséchées, les substances organiques existent pour 32 ou 47 grammes, et les substances salines pour 2 ou 3 grammes seulement. Voici une analyse faite par Berzelius :

EXCRÉMENTS.	POUR 100 PARTIES. (Analyse de Berzélius.)
Eau..	75,3
Résidu insoluble des aliments................................	7,0
Acide cholalique, acide choloïdique, mucus, matières grasses, etc.	14,9
Matières extractives...	5,7
Albumine...	0,9
Sels..	1,2

Il y a, par conséquent, dans les 150 grammes de matières fécales évacuées chaque jour, environ 22 grammes d'acides cholique et choléique modifiés. Dans les calculs relatifs à la quantité de chaleur produite

[1] La matière définie, cristallisable en aiguilles (matière soluble dans l'alcool et insoluble

chez l'animal par les oxydations ou combustions de respiration (Voy. §§ 165 et 166), il ne faut pas oublier que l'acide cholique et l'acide choléique proviennent, comme l'urée, de l'oxydation des matières albuminoïdes. Une partie des substances albuminoïdes est donc évacuée, par la voie intestinale, à un état d'oxydation qui correspond à une certaine quantité de chaleur produite.

§ 187.

De l'action glycogénique du foie. — Indépendamment de la sécrétion de la bile, le foie jouit encore d'une autre propriété, mise dernièrement en lumière par M. Bernard: je veux parler de la formation du sucre, ou glycose. Le sucre formé dans le foie n'est pas excrété avec les produits biliaires et ne sort pas du foie par le canal hépatique; mais il s'échappe de cet organe par la voie sanguine, c'est-à-dire par les veines sus-hépatiques, qui le font passer dans la veine cave inférieure [1]. La formation du sucre dans le foie n'est pas un phénomène de sécrétion dans la rigueur du mot, car le sucre formé ne sera éliminé de l'économie qu'après avoir subi de nouvelles métamorphoses. Le sucre engendré dans le foie est analogue à ces produits intermédiaires dont nous avons parlé précédemment, et qui constituent les phases diverses du travail sécrétoire ou d'élimination, travail qui se confond avec celui de la nutrition.

Lorsqu'on ouvre un chien et qu'on examine le sérum du sang pris dans les veines sus-hépatiques, on reconnaît manifestement la présence du sucre, à l'aide des procédés indiqués § 177. Si le chien sur lequel on expérimente avait fait usage d'une alimentation mixte, on pourrait penser que le sucre du sang des veines sus-hépatiques provient de la glycose absorbée par l'intestin (la digestion transforme en glycose les féculents) et portée au foie par la veine-porte. Nous avons vu, en effet, que, dans la période digestive des féculents, non-seulement la veine porte, mais aussi les lymphatiques de l'intestin versent du sucre dans la masse du sang et qu'on peut retrouver de fortes proportions de sucre dans le sang, dans tous les points du trajet circulatoire, pendant les quelques heures qui suivent (Voy. §§ 64 et 66). Nous avons même vu que le sucre ingéré en grande quantité dans l'intestin passait non-seulement dans le sang, mais encore dans l'urine, où l'on en pouvait constater temporairement la présence. Mais lorsqu'on a fait *jeûner* un chien pendant quelques jours, ou bien lorsqu'il est *nourri exclusivement de*

---

dans l'eau), à laquelle M. Marcet donne le nom d'*excrétine*, est une modification des principes de la bile, acide cholique et acide choléique.

[1] Le travail sécrétoire des organes glandulaires ne doit donc pas seulement être envisagé dans les produits évacués par les canaux excréteurs. Si les procédés d'analyse du sang étaient plus avancés qu'ils ne le sont, il serait d'un haut intérêt d'examiner le sang veineux qui s'échappe de toutes les glandes, pour constater et reconnaître les changements *concomitants* que le sang qui a fourni dans la glande les produits de sécrétions a subis dans sa composition et dans la nature de ses principes constituants.

viande, on trouve, même alors, que le sang des veines sus-hépatiques est toujours riche en sucre.

L'analyse chimique du foie des mammifères, des oiseaux, des reptiles, des poissons, des mollusques, donne constamment du sucre, à moins que les animaux n'aient succombé à la suite d'une maladie avec fièvre. Il s'ensuit qu'il n'existe pas toujours du sucre dans le foie de l'homme, et même qu'il n'en existe généralement pas, parce que l'homme succombe, la plupart du temps, à la suite de maladies qui ont troublé plus ou moins profondément les fonctions de nutrition. Lorsqu'on peut examiner le foie d'individus qui ont succombé à une mort violente, le foie des suppliciés, par exemple, on trouve toujours du sucre dans le foie.

Le foie de veau contient en moyenne de 2 à 4 pour 100 de sucre (Bernard); le foie du lapin de 2,2 à 2,7 pour 100; le foie du chien de 1 à 1,3 pour 100 (Stokvis); le foie des oiseaux 2,2 pour 100 en moyenne (Poiseuille et Lefort); le foie des poissons de mer et d'eau douce de 0,5 à 1,5 pour 100 (Poiseuille et Lefort); le foie de l'homme supplicié ou mort subitement par accident en état de santé, de 1 à 1,5 pour 100 (Bernard, Stokvis). Le foie de l'homme, pesant environ 2 kilogrammes, contient donc, en moyenne, de 20 à 30 grammes de glycose dans sa masse [1].

D'où vient le sucre contenu dans le foie? Est-il formé sur place par une action propre de l'organe? est-il apporté dans son tissu par les vaisseaux afférents du foie (veine porte, artère hépatique)? Laissons pour un instant de côté l'artère hépatique. Il est vrai que le sang artériel renferme de très-faibles proportions de sucre; mais il est aisé de remonter à sa source, ainsi que nous l'allons voir dans un instant. Reste donc la veine porte.

La veine porte conduit-elle du sucre au foie? Oui, toutes les fois que l'animal a fait usage d'une alimentation féculente ou d'une alimentation mixte, contenant des féculents. Nous avons insisté plus d'une fois sur ce fait. Mais lorsque l'animal a fait usage d'une alimentation exclusivement azotée, la veine porte conduit-elle de la glycose vers le foie? Ici il faut s'entendre. S'il est vrai qu'on rencontre dans le sang de la veine porte de petites proportions de sucre, alors même que l'animal n'a con-

---

[1] Il y a plus de sucre dans le foie des herbivores que dans celui des carnivores. Voici les chiffres donnés par M. de Vries :

Chien....	2,85	p. 100 de sucre dans le foie.		
Lapin....	3	—	—	
Veau	4	—	—	
Brebis....	5	—	—	

Un chien nourri exclusivement avec des matières amylacées et sucrées contenait 4,2 p. 100 de sucre dans le foie.

Le sucre du foie procède de deux sources : il vient des matières glycogènes de la digestion et de l'action propre de l'organe.

sommé depuis longtemps que de la viande, cela n'a rien de surprenant, et surtout cela ne prouve en rien que ce sucre provienne de la digestion intestinale de la viande. L'action glycogénique du foie persiste chez un animal nourri de viande (il est même probable qu'elle s'exagère quand le sucre fait défaut dans les produits de la digestion, comme c'est le cas chez les carnivores). Le sucre formé dans le foie et versé dans la circulation n'est pas détruit instantanément dans le sang ; le sang artériel en contient d'une manière constante, même chez les carnivores, et on en rencontre dans le sang des veines qui font suite aux artères, car il ne disparaît pas complétement dans son passage au travers des capillaires généraux [1]. Certains états du poumon ou du système nerveux, en ralentissant les phénomènes de combustion de la matière sucrée en circulation dans le sang, ou en exagérant la fonction glycogénique du foie, peuvent d'ailleurs augmenter beaucoup la quantité de glycose qui circule avec le sang, et la proportion de glycose peut même devenir telle, qu'elle apparaît dans les produits de sécrétion et particulièrement dans la sécrétion urinaire (diabète sucré). De ce qu'il y a de petites proportions de sucre dans le sang de la veine porte d'un animal nourri de viande, en conclura-t-on, comme on a cru pouvoir le faire, que le sucre contenu dans le foie provient de l'alimentation par l'intermédiaire

[1] Le sucre existe dans le sang des carnivores et dans le sang des herbivores, et dans tous les vaisseaux, mais en proportions variables. Le sucre du sang (qu'il provienne du foie ou des aliments féculents) ne disparaît pas instantanément dans le poumon, comme on l'a cru dans le principe, car on le trouve dans le sang artériel et dans le sang veineux.

M. Chauveau et, plus récemment, M. Harley et MM. Poiseuille et Lefort, ont établi le fait par des analyses. MM. Poiseuille et Lefort extraient le sang des divers ordres de vaisseaux sur un cheval en pleine digestion d'avoine ; voici les résultats d'une de leurs expériences :

Le foie contenait	2,29 p. 100 de sucre.
Le sang des veines sus-hépatiques	1,13 —
Le chyle	0,22 —
La lymphe du cou	0,44 —
Le sang de la carotide	0,07 —
Le sang de la jugulaire	0,06 —

Des traces de sucre dans les muscles de l'animal.

M. Harley extrait le sang de l'oreillette droite du chien par le cathétérisme de la veine jugulaire, et en même temps il fait une saignée à l'artère carotide du côté opposé. Or, en comparant ces deux sangs sous le rapport du sucre qu'ils contiennent, il trouve dans le premier 0gr,1 de sucre pour 100 parties de sang, et dans le second (sang artériel de la carotide) 0gr,08 de sucre pour 100 parties de sang.

M. Chauveau fait jeûner pendant six jours quatre chevaux et quatre chiens, puis il pratique à chaque animal une saignée à la jugulaire et à la carotide, et il trouve sur le cheval 0gr,06 de sucre pour 100 grammes dans le sang artériel, et 0gr,05 de sucre pour 100 grammes dans le sang veineux ; sur le chien, 0gr,03 de sucre pour 100 grammes dans le sang artériel, et 0gr,02 pour 100 grammes dans le sang veineux. M. Chauveau a constaté en outre que les proportions du sucre étaient les mêmes dans le sang des autres artères et des autres veines, à l'exception des veines sus-hépatiques, dans lesquelles la proportion était *toujours* plus considérable.

de la veine porte? Mais jamais on n'a vu, jusqu'à ce jour, la viande se transformer en sucre dans l'intestin par les procédés digestifs. D'où proviendraient donc les traces de sucre signalées dans la veine porte d'un animal exclusivement nourri de viande, si elles ne venaient pas de la masse du sang, c'est-à-dire du sucre formé dans le foie et non complétement détruit dans son passage au travers des capillaires sanguins?

Une autre objection, sur laquelle les adversaires de la doctrine de la glycogénie insistent plus particulièrement, est celle-ci : le sucre contenu dans le foie d'un animal nourri de viande a pu être amené dans ce viscère *à la suite d'un régime amylacé antécédent;* il a pu s'y accumuler, s'y condenser, pour ainsi dire, et ne s'écouler ensuite que plus tard et peu à peu dans la masse du sang par les veines sus-hépatiques. Des poisons minéraux absorbés dans l'intestin sont parfois localisés, et, en quelque sorte, emmagasinés dans le foie. — Mais d'abord, quelle différence entre le sucre et les substances minérales ! Beaucoup de ces dernières peuvent séjourner un très-long temps dans l'économie, sans être altérées par les liquides de l'économie vivante. Le sucre dissous dans les liquides animaux, au contraire, est éminemment altérable et fermentescible. Au fur et à mesure de sa formation, il disparaît pour se dédoubler et se constituer sous une métamorphose plus avancée. Si l'on soustrait le foie à l'influence du système nerveux; si, en d'autres termes, on paralyse l'action saccharifiante du foie, le sucre qui était contenu dans le foie se détruit rapidement.

Quand on conteste au foie le pouvoir de former du sucre aux dépens des éléments du sang, sous prétexte que certains aliments (féculents) sont transformés en sucre par les procédés digestifs, on oublie qu'un grand nombre d'animaux ne font point usage de féculents dans leur alimentation : tels sont les carnivores. Or, prenez un chien, nourrissez-le pendant deux, pendant quatre, six, huit mois *exclusivement avec de la viande,* puis mettez à mort l'animal ainsi alimenté, vous trouverez du sucre dans son foie; prenez le sang contenu dans les veines sus-hépatiques de ce chien, ce sang contient plus de sucre que le sang pris dans tout autre vaisseau : d'où vient ce sucre? il faut bien qu'il se soit formé dans le foie. Pour qu'il n'en fût pas ainsi, et pour qu'il fût apporté dans le foie avec les matériaux de l'alimentation, que faudrait-il? Il faudrait que la viande se transformât en sucre dans l'intestin par les actions digestives, et que le sucre fût porté vers le foie par la veine porte. Aussi, est-ce à cette dernière interprétation que quelques adversaires de la glycogénie hépatique se rattachent aujourd'hui; attribuant ainsi, sans preuve, à l'intestin un pouvoir qu'ils refusent au foie.

M. Sanson a cherché à prouver que le foie ne forme pas de sucre, et que la matière sucrée ou *glycogène* qu'on rencontre dans le sang et dans divers tissus de l'économie (les muscles en particulier) provient, chez les herbivores, des principes amylacés des aliments, et, chez les carnivores, de la viande dont ils se nourrissent, et où la matière glycogène existerait toute formée. Par conséquent, suivant l'auteur, la source *unique* du sucre animal devrait être recherchée dans l'alimentation. La matière glycogène que M. Sanson a rencontrée dans le sang et dans les muscles a été signalée depuis par M. Bernard, par M. Clément, par M. Poggiale; elle n'est autre que la dextrine provenant d'une alimentation richement amidonnée, absorbée à la surface de l'intestin; et circulant avec le sang avant de se transformer en sucre. Cette substance (dextrine) n'existe pas dans les muscles des animaux carnivores; elle n'existe pas non plus dans les muscles des animaux herbivores de boucherie, bœufs et moutons. On la rencontre d'une manière constante dans la viande de cheval, parce que l'animal fait usage de graines (avoine) dans son alimentation, c'est-à-dire d'une nourriture *très-richement amidonnée*. On peut, à volonté, faire apparaître de la dextrine dans le sang et les tissus des lapins, en les nourrissant avec de l'avoine ou avec du blé; et la faire disparaître de leur économie, en leur donnant pour aliment des feuilles et des racines. Les recherches de M. Sanson offrent de l'intérêt, car elles ont appris que certains aliments très-riches en fécule peuvent fournir de la dextrine à l'économie animale; c'est-à-dire entrer dans le sang et dans les tissus avant leur transformation en glycose, mais elles ne touchent en rien à l'action glycogénique du foie. La présence de la dextrine dans l'aliment dont le carnivore peut faire usage est un fait accidentel, tandis que la formation du sucre dans le foie est une action physiologique constante. J'ajouterai que dans les expériences faites sur les carnivores (chiens), dans le but de décider si le sucre qui sort du foie est engendré par une action propre de cet organe, ou s'il ne proviendrait pas de l'alimentation, on a alimenté les chiens avec de la *viande de boucherie*, et qu'on s'est par conséquent mis en garde contre l'apport extérieur de la matière sucrée. Je ferai remarquer encore que, dans la polémique expérimentale engagée entre les partisans et les adversaires de la glycogénie hépatique, les premiers, pour rendre leurs expériences plus concluantes, alimentaient les chiens avec de la viande de boucherie bouillie, débarrassée, par conséquent, par l'ébullition dans l'eau, de la dextrine qu'elle aurait pu contenir (la dextrine est très-soluble). Or, la production du sucre dans le foie a lieu tout aussi bien quand on alimente les animaux avec de la viande cuite que quand on leur donne de la viande crue.

Si le sucre qui se trouve dans le foie, et qui s'échappe de cet organe par les veines sus-hépatiques, provenait exclusivement de l'alimentation, la privation des aliments devrait successivement diminuer la proportion du sucre du foie; l'abstinence prolongée devrait même le faire disparaître. Or, les expériences surabondent qui prouvent que l'action propre du foie persiste sur l'animal à jeun, et que cette action n'est pas sensiblement ralentie dans les périodes successives de l'abstinence. Ainsi, après dix jours d'abstinence, M. Poggiale trouve dans le foie du chien 1,7 pour 100 de sucre; après quatorze jours d'abstinence, 1,6 pour 100; après quinze jours, 1,6 pour 100; après dix-huit jours, 1,6 pour 100; après vingt et un jours, 1,6 pour 100. Les expériences faites sur les lapins par MM. H. Nasse, Moos, Schiff et Heynsius, conduisent aux mêmes conclusions. Le foie perd de son poids par l'abstinence, de même, d'ailleurs, que la plupart des organes et tissus de l'économie; mais la proportion de sucre qu'il renferme est sensiblement la même, et n'est guère diminuée que dans la proportion de la perte en poids du foie [1].

Une autre expérience de M. Bernard, expérience répétée et confirmée depuis par tous les physiologistes, est la suivante : on pratique sur un animal une piqûre sur le plancher du quatrième ventricule (bulbe rachidien), entre les racines des nerfs acoustiques et celles des nerfs pneumo-gastriques. Avant l'opération, il n'y a dans le sang que de faibles proportions de matière sucrée, et on n'obtient qu'une réduction douteuse du liquide cupro-potassique; il n'y a pas trace de sucre dans l'urine. Une demi-heure, une heure, deux heures, trois heures après l'opération, il y a du sucre dans le sang en grande quantité (5 grammes pour 1000 grammes environ), et cette quantité est telle que le sang s'en débarrasse par la voie des sécrétions, tout comme si on avait injecté dans le sang du sucre en nature. On retrouve alors, en effet, du sucre, non-seulement dans l'urine, mais dans plusieurs des sécrétions séreuses de l'économie. D'où vient ce sucre? il s'est formé quelque part; d'où qu'il vienne, il ne procède évidemment pas de l'alimentation; il a été formé dans l'animal lui-même, aux dépens de ses humeurs, c'est-à-dire du sang; et, jusqu'à présent, nous ne connaissons que le foie dans lequel cette transformation puisse s'opérer.

La section des deux nerfs pneumogastriques au cou ralentit la formation du sucre dans le foie, tandis qu'au contraire la piqûre du bulbe (qui n'est qu'un mode d'*excitation*) augmente cette formation. Ces deux expériences établissent d'une manière générale l'influence du système nerveux sur la fonction glycogénique du foie. Ce sont là des faits d'expérience au-dessus de toute contestation; mais on peut se demander maintenant par quelle voie l'influence nerveuse chemine des centres nerveux vers le foie. Cet organe, en effet, reçoit ses nerfs de deux sources : 1° des nerfs pneumo-gastriques (par les filets de ces nerfs qui concourent à la formation du plexus solaire); 2° du système du grand sympathique (principalement par les petits et grands nerfs splanchniques). M. Bernard a prouvé par expérience que ce n'est pas par une influence *directe* des nerfs pneumo-gastriques sur le foie que la formation du sucre est entravée après la section de ces nerfs. Si, en effet, au lieu de couper ces nerfs au cou, on pratique la section au-dessous du

---

[1] Nous parlons d'un animal qui jeûne et non d'un animal *malade*. M. Nasse et M. Schiff, de même que M. Bernard, ont toujours trouvé que, chez les animaux qui meurent de maladie, le foie ne renferme plus de sucre ou n'en contient plus que des traces.

poumon, entre le poumon et le foie, la formation du sucre persiste. Dans les deux cas (section des pneumo-gastriques au cou et section des pneumo-gastriques au-dessous de leurs branches pulmonaires), la moelle épinière est toujours en relation avec le foie par l'intermédiaire du grand sympathique. Ces connexions suffisent donc à l'entretien de la fonction glycogénique du foie, quand le poumon est en même temps lié au bulbe rachidien par l'intermédiaire des branches du pneumo-gastrique ; et elles ne suffisent plus quand le poumon est soustrait à l'influence du système nerveux. Il semble, comme le fait remarquer M. Bernard, que l'impression produite sur la muqueuse des bronches par l'air atmosphérique, impression transmise au bulbe par les branches pulmonaires des nerfs pneumo-gastriques, soit le point de départ de l'excitation qui se propage au foie, par une sorte d'action réflexe, en descendant vers lui par le bulbe, par la moelle spinale et par les branches du grand sympathique [1].

M. Schiff a dernièrement étudié avec beaucoup de soin l'influence du système nerveux sur la fonction glycogénique du foie et ajouté quelques corollaires nouveaux à la découverte de notre savant ami, M. Bernard. Nous dirions que ces faits nouveaux ont confirmé la doctrine glycogénique, si celle-ci avait eu besoin de l'être. En introduisant dans le foie, par acupuncture, des aiguilles métalliques, et en faisant passer, à l'aide des aiguilles, un courant galvanique, M. Schiff a vu apparaître le sucre dans l'urine, c'est-à-dire qu'il a produit chez les batraciens un diabète artificiel. On obtient aussi le même résultat en faisant passer un courant galvanique par la partie supérieure de la moelle cervicale. M. Schiff a constaté également (chez les batraciens) que les blessures des centres nerveux qui peuvent produire le diabète artificiel ne sont pas rigoureusement circonscrites en un point spécial du bulbe rachidien. On obtient un résultat moins tranché, il est vrai, mais analogue (glycosurie), en pratiquant la piqûre ou la blessure des divers points des centres nerveux compris entre les couches optiques et la sixième paire dorsale [2]. M. Schiff a constaté, en outre, que quand on détruit les filets

[1] Les expériences de M. Moos sur les lapins ont aussi conduit leur auteur à cette conclusion, que le nerf pneumo-gastrique n'a qu'une influence *indirecte* sur la formation du sucre dans le foie; l'action *directe* s'exerce par l'intermédiaire du nerf grand sympathique. Voici l'expérience principale sur laquelle il se fonde. On met à découvert, sur la grenouille, la moelle épinière dans sa partie supérieure, et on y fait passer un courant d'induction. Au bout de deux heures et demie, le sucre apparaît dans l'urine, et la glycosurie peut durer vingt-quatre heures consécutives. Si, sur d'autres grenouilles, on lie en masse tous les nerfs qui vont au foie, la galvanisation de la moelle ne fait plus apparaître de sucre dans l'urine. Or, la section ou la ligature du pneumo-gastrique dans l'abdomen n'empêche pas la glycosurie de se produire sous l'influence de l'excitation de la moelle.

[2] Suivant M. Schiff, l'influence qu'exercerait la piqûre du système nerveux sur la production du diabète consisterait dans ce qu'il appelle l'*élargissement actif des vaisseaux* (déterminé, suivant lui, par la contraction anormale des fibres musculaires longitudinales des vaisseaux), d'où il s'ensuivrait un afflux du sang vers le foie et une action *exagérée*

de communication du gros ganglion sympathique couché sur l'artère cœliaque au point de réunion des deux aortes (il s'agit ici des batraciens), les piqûres ou blessures pratiquées sur la moelle ne déterminent plus le diabète; d'où M. Schiff conclut, comme M. Bernard et comme M. Moos, que l'influence excitatrice de la production du sucre dans le foie chemine des centres nerveux à cet organe par l'intermédiaire du grand sympathique.

Il existe du sucre dans le foie du *fœtus*, par conséquent avant toute espèce d'alimentation par la voie intestinale. Il n'est pas probable, d'ailleurs, que le sucre contenu dans le foie du fœtus procède du sang maternel, car M. Bernard a constaté qu'il n'existe pas encore dans le foie du fœtus de trois mois. Il ne commence guère à s'y montrer que quand le foie est complétement développé et qu'il peut fonctionner par lui-même, c'est-à-dire vers le quatrième et le cinquième mois de la vie intra-utérine. La proportion de sucre renfermée dans le foie va en croissant depuis le quatrième ou cinquième mois de la vie intra-utérine jusqu'au moment de la naissance. M. Stokvis a trouvé, dans le foie d'un fœtus de six mois et demi, 0,54 pour 100 de sucre, tandis que le foie d'un fœtus à terme en renfermait 3,43 pour 100. A l'époque où le foie ne renferme pas de sucre, c'est-à-dire dans la première moitié de la vie intra-utérine, on trouve chez les lapins et les cochons d'Inde (Bernard), entre le placenta maternel et le placenta fœtal, une couche de cellules remplies de matière *glycogène*, qui disparaît avec les progrès du développement, à l'époque où le sucre apparaît dans le foie.

Il est donc bien établi et suffisamment prouvé que le foie des animaux forme du sucre aux dépens des éléments du sang. Maintenant deux questions se présentent naturellement à l'esprit :

1° Est-ce dans l'intérieur des vaisseaux du foie dans lesquels circule le sang que la métamorphose s'accomplit, ou bien est-ce en dehors des vaisseaux et dans le tissu du foie lui-même ?

2° Quels sont les éléments aux dépens desquels se forme le sucre?

Les recherches de M. Bernard, celles de MM. Harley, Schiff, Pavy et Finkheimer permettent de répondre d'une manière satisfaisante aux deux questions que nous nous sommes posées.

C'est bien dans la trame du foie et aux dépens des éléments du sang

---

de l'organe. Cet élargissement des vaisseaux serait distinct, suivant M. Schiff, de l'*élargissement passif* ou par paralysie qui suit la section des nerfs vasculo-moteurs. La piqûre ou les blessures du bulbe et des parties sus-mentionnées des centres nerveux entraîneraient l'*élargissement actif*; la *section* des nerfs, au contraire, entraînerait l'élargissement passif ou la paralysie. Suivant M. Schiff, le diabète peut survenir par élargissement actif ou passif des vaisseaux. Il lui est arrivé d'entretenir vivants pendant plusieurs semaines des batraciens auxquels la moitié de la moelle dorsale avait été enlevée, et ces batraciens étaient tous devenus diabétiques. Ici, les vaisseaux du foie étaient paralysés, c'est-à-dire passivement élargis (Voy. pour plus de développements, le § 377). Chez l'homme, suivant M. Schiff, c'est par paralysie des vaisseaux du foie que se produirait presque toujours la glycosurie.

qui ont traversé les parois des capillaires et qui imprègnent le tissu du
foie que s'accomplit la formation du sucre. Lorsque, en effet, on prend
le foie d'un animal qu'on vient de tuer, et qu'on le soumet à un courant d'eau froide par la veine porte, au bout d'une heure l'eau sort
limpide et ne contient plus de sucre. Si, au bout de quelques heures,
on recommence le lavage, les eaux de lavage contiennent de nouveau
du sucre. Ce phénomène dure environ vingt-quatre heures. Au lieu de
laver le foie par les vaisseaux, on peut le couper en tranches et l'épuiser par l'eau : on arrive aux mêmes résultats. Il y a donc dans le foie,
indépendamment de la proportion de sucre déjà formée et contenue
dans les vaisseaux, une autre substance contenue dans l'épaisseur du
foie, non encore transformée en sucre, et cette substance est capable,
dans le foie abandonné à lui-même, d'éprouver la métamorphose glyco-
sique, même après la mort.

M. Schiff a démontré le même fait par une autre méthode. On ne lave
pas le foie ; on se borne à analyser une portion du foie, après la mort
de l'animal, et une autre portion vingt heures plus tard. Voici les résultats de plusieurs expériences :

	3 heures après la mort.		20 heures après la mort.	
Le foie de la souris contenait...	2,9 p. 100 de sucre.		5,1 p. 100 de sucre.	
Le foie du rat.................	2	—	5,2	—
Le foie de la tourterelle........	4,3	—	5,5	—

Ces résultats prouvent, comme ceux de M. Bernard, que la production
du sucre continue à s'opérer dans le foie, après la mort de l'animal, et
que le foie renferme dans son sein une matière capable de se transformer en sucre par une métamorphose lente.

M. Schiff, en traitant de la même manière le foie d'un supplicié, a observé le même fait, c'est-à-dire la continuation de la formation du sucre
dans le foie après la mort. M. Finkheimer est arrivé à un résultat semblable sur le foie d'un supplicié par la méthode de lavage de M. Bernard.

Aux dépens de quels éléments se forme le sucre ? M. Lehmann suppose que la matière aux dépens de laquelle le sucre prend naissance dans
le foie n'est autre chose que la fibrine du sang.

M. Lehmann se base sur les analyses comparatives du sang de la
veine porte et du sang des veines sus-hépatiques, c'est-à-dire sur l'a-
nalyse comparée du sang qui arrive au foie et du sang qui en part. D'a-
près M. Lehmann, le sang pris dans les veines sus-hépatiques serait
dépourvu de fibrine. La disparition de la fibrine dans le sang qui sort
du foie et, d'autre part, l'apparition ou au moins l'augmentation du
sucre dans ce même sang ont suggéré à M. Lehmann la supposition que
le sucre du foie procède de la fibrine du sang. Il serait difficile de se
soustraire à cette conclusion, si les analyses dont parle M. Lehmann
n'étaient entachées d'une cause d'erreur sur laquelle notre attention a

été appelée dès l'année 1846, alors que nous nous occupions de nos *Recherches expérimentales sur les fonctions de la rate et de la veine porte.*

Lorsqu'on saigne un animal à la veine porte ou à la veine splénique, et *qu'on bat le sang au sortir de la veine*, on en retire la fibrine. Loin de contenir *peu* de fibrine, ainsi que le dit M. Lehmann, le sang splénique et le sang de la veine porte en contiennent, au contraire, une plus forte proportion que le sang veineux général. Nous nous sommes assuré, depuis, que le sang des veines sus-hépatiques en contient toujours aussi. Si, au lieu de retirer la fibrine du sang immédiatement après la saignée, on laisse le sang se coaguler spontanément, et si l'on cherche, au bout de quelques heures seulement, à isoler la fibrine, on ne trouve plus la totalité de cette substance, ni dans le sang de la veine porte, ni dans celui des veines sus-hépatiques, ni surtout dans le sang de la veine splénique; on peut même n'en plus trouver du tout. Cela tient à ce que la fibrine du sang porte, du sang hépatique et du sang splénique n'a pas les mêmes propriétés que la fibrine du sang veineux général. Quand on extrait, par le battage, la fibrine du sang veineux général (sang de la veine jugulaire ou d'une veine d'un membre), chacun sait que la fibrine se prend en filaments élastiques qui s'accolent les uns aux autres, forme une petite masse qui, abandonnée au contact de l'air ou placée dans une étuve, perd son eau, se dessèche et peut être ainsi conservée sans altération sensible pendant très-longtemps. La fibrine du sang de la veine porte, celle du sang splénique et celle du sang sus-hépatique n'est point élastique, elle ne se prend point en filaments, mais en petites masses grenues qui s'accolent difficilement; abandonnée au contact de l'air, cette fibrine *se liquéfie* au bout de quelques heures. La liquéfaction est même beaucoup plus prompte quand on soumet la fibrine à la température de l'étuve. On remarque alors, en effet, qu'elle se ramollit presque immédiatement et devient diffluente avant de se dessécher. Lors donc qu'on cherche à isoler la fibrine du sang splénique, porte ou hépatique, il faut *nécessairement battre le sang au sortir de la veine.* Lorsqu'on laisse le sang splénique, porte ou hépatique se coaguler spontanément, et qu'on vient ensuite, au bout de vingt-quatre heures, ou même beaucoup moins, à laver ce caillot pour en extraire la fibrine (comme cela peut se pratiquer pour le sang veineux général), celle-ci n'est plus insoluble, elle disparaît avec les eaux de lavage, et il ne reste plus rien dans le nouet de linge où l'on avait placé la masse du sang.

MM. Schiff et Valentin ont, comme nous-même, trouvé de la fibrine dans le sang des veines sus-hépatiques.

Dans le principe, M. Bernard supposait aussi que la substance qui engendre le sucre était de nature albuminoïde. De nouvelles recherches lui ont appris que le sucre du foie ne se forme pas *d'emblée* dans le tissu hépatique par la transformation directe de tel ou tel élément du sang, mais qu'il s'y trouve constamment précédé par une matière spéciale, ternaire, non azotée, analogue à l'amidon végétal, et capable de donner ensuite naissance au sucre par une sorte de fermentation secondaire. M. Bernard est parvenu à isoler cette matière, à laquelle il donne le nom de *substance glycogène* ou *amidon animal*. Il suffit, pour mettre à nu cette substance, de filtrer à froid une décoction de foie, coupé en tranches minces, et de verser dans le produit filtré de l'acide acétique cristallisable en excès. Il se fait aussitôt un précipité blanchâtre, qui est la matière glycogène. Les matières azotées qui l'accompagnent dans la décoction du foie restent dissoutes dans l'acide acétique.

La matière glycogène est une substance non azotée, qui colore l'iode en violet tirant sur le jaune, et que les acides étendus transforment en dextrine d'abord et en sucre ensuite, quand on prolonge leur action[1]. La salive, le suc pancréatique et la diastase agissent également sur cette substance comme sur l'amidon, c'est-à-dire qu'ils la transforment assez rapidement en sucre.

A côté de cette matière, il paraît exister aussi dans le tissu du foie une substance azotée, qui agit sur elle à la manière d'un ferment. Quand on fait cuire le foie, la matière glycogène n'est point altérée, mais elle ne se transforme plus *spontanément* en sucre. Nous savons, au contraire, que, dans le foie abandonné à lui-même et non soumis à la coction, la production du sucre continue après la mort. La cuisson a donc anéanti les propriétés du ferment; mais la matière glycogène peut encore se transformer en sucre, car il suffit alors d'ajouter au foie un ferment étranger, de la salive, par exemple. Le ferment hépatique, dont les éléments sont apportés au foie par le sang, est donc analogue à celui qu'on trouve dans la salive et dans le suc pancréatique.

M. Schiff a montré que les cellules hépatiques sont le lieu d'origine de la substance glycogène. A l'aide du microscope, on distingue dans ces cellules, à côté des globules de graisse, d'autres grains arrondis, assez analogues à ceux de l'amidon végétal. Ces grains existent dans les cellules hépatiques de tous les mammifères, ils manquent dans l'état morbide et dans la première moitié de la vie intra-utérine. Quand on rassemble ces grains et qu'on les traite par un ferment, on obtient du sucre. M. Schiff, M. Nasse et M. E.-W. Weber signalent encore dans les cellules hépatiques, à côté des grains de la matière glycogène, des *gouttelettes jaunâtres* qu'ils regardent comme de la dextrine, c'est-à-dire comme la phase intermédiaire de la transformation de l'amidon animal en sucre. C'est donc à l'état de dextrine soluble que l'amidon animal

[1] La matière glycogène se comporte avec l'eau comme l'amidon. La coloration que lui donne l'iode n'est pas celle qu'éprouve l'amidon végétal, qui, comme l'on sait, est coloré en bleu par l'iode. Sous le rapport de la coloration que lui donne l'iode, la substance glycogène du foie a une certaine analogie avec l'inuline ou la lichénine.

La proportion de *matière glycogène* contenue dans le foie est plus considérable que la quantité de sucre.

Le foie d'un chien nourri de viande contient 8 pour 100 de matière glycogène. Le foie d'un chien nourri de pommes de terre en contient jusqu'à 15 pour 100 (Pavy).

qui s'est formé dans les cellules hépatiques s'échapperait au travers des parois des cellules.

Quant à la question de savoir d'où procède la matière glycogène elle-même, la science n'est pas encore fixée sur ce point. Tandis que MM. Colin, Benvenisti, Jones, Giraud-Teulon, Van Deen [1], regardent cette substance comme une transformation des matières grasses, M. Heynsius et M. Küthe, de leur côté, concluent d'expériences récentes qu'on doit plutôt l'envisager comme un produit de dédoublement des matières azotées neutres de l'économie. M. Heynsius a remarqué que, tandis que la matière glycogène prend naissance dans le foie, en même temps et à côté prend naissance une matière azotée qu'il appelle *mère de l'urée* [2]. M. Küthe, de son côté, regarde la matière glycogène comme une transformation du glycocolle (sucre de gélatine), substance azotée à saveur sucrée.

En résumé, il se forme incessamment du sucre dans le foie, aux dépens de certains éléments du sang, déjà préparés à cette métamorphose par des dédoublements antérieurs. Ce sucre s'échappe du foie par les veines sus-hépatiques, pour se répandre et disparaître ensuite dans la masse du sang. Chez l'animal exclusivement nourri de viande, et chez l'animal *à jeun*, la glycose qui sort du foie par les veines sus-hépatiques provient en totalité du foie. Chez l'animal qui a fait usage d'une nourriture exclusivement *féculente*, ou d'une nourriture *mixte*, il arrive de la dextrine et de la glycose au foie par la veine porte, qui les puise dans l'intestin; ces matières traversent le foie et s'écoulent, ainsi que la glycose formée dans le foie, par les veines sus-hépatiques, pour gagner la masse du sang. C'est surtout cette absorption du sucre formé dans l'intestin (par la digestion des féculents) qui augmente temporairement la quantité de sucre que le foie écoule vers le sang pendant la période de la digestion, augmentation qui se traduit pendant quelques heures par la présence de quantités notables de sucre sur tous les points du trajet circulatoire, et dans les cas d'alimentation sucrée exclusive jusque dans l'urine.

Que devient le sucre versé par le foie dans le sang veineux? Il est certain, tout d'abord, qu'il ne disparaît pas instantanément. Ce sucre est abondant dans les veines sus-hépatiques, et dans la partie supérieure

[1] On sait, depuis les travaux de M. Berthelot, que le sucre peut prendre naissance aux dépens de la glycérine. M. Van Deen, en soumettant 2 parties de glycérine, dissoutes dans 98 parties d'eau, à l'influence d'un courant voltaïque faible et constant, a obtenu du sucre. Un chien à l'état normal renferme dans son foie environ 2 à 3 pour 100 de sucre. M. Van Deen nourrit un chien pendant 14 jours avec de la glycérine : le foie de ce chien renfermait 6 pour 100 de sucre.

[2] Cette matière a une grande analogie, si elle n'est pas identique avec la sarkine, l'hypoxanthine ou la xanthine, corps qui, comme l'on sait, sont très-rapprochés par leur composition de l'acide urique, acide qui lui-même est le générateur de l'urée. M. Stokvis a, plus récemment, constaté dans le foie la présence de l'acide urique sur l'homme, le cochon, le chien et le cheval.

de la veine cave inférieure, placées immédiatement après le foie, sur le trajet de l'ondée sanguine. Quand le sang a traversé le poumon, qu'il est revenu au cœur gauche, et que celui-ci l'a chassé dans l'arbre artériel, le sucre est en moins grande quantité dans le sang, ce qui tient, d'une part, à ce qu'il se trouve disséminé dans la masse totale du sang artériel, et à ce que le sucre étant un principe très-instable et très-facilement altérable au contact des liquides animaux, il se dédouble et se métamorphose assez promptement. On peut encore constater la présence du sucre dans le sang veineux général, c'est-à-dire après que le sang a traversé le système capillaire. L'action continue du foie suffit pour entretenir à tous les moments dans la masse du sang de petites proportions de sucre[1], ainsi que le prouvent les faits signalés précédemment. J'ai à peine besoin de rappeler que chez les animaux *herbivores*, ou chez les carnivores nourris de *féculents*, le sang artériel et le sang veineux général contiennent relativement plus de sucre pendant les heures de l'absorption digestive.

Le sucre qui provient de la digestion des féculents et celui qui provient du foie disparaît peu à peu dans le sang [2], au fur et à mesure qu'il y est versé, car, d'une part, il ne s'accumule point dans ce liquide, et, d'autre part, on ne le rencontre point *normalement* dans les produits de sécrétions excrémentitielles. Les derniers termes de la transformation du sucre sont de l'acide carbonique et de l'eau, qui s'échapperont par les diverses voies de sécrétion et d'exhalation. Quant à la question de savoir quelles sont précisément les diverses phases d'oxydation par lesquelles passe le sucre pour se résoudre en eau et en acide carbonique sous l'influence de l'oxygène absorbé par la respiration, la science n'est pas encore en mesure de donner à cet égard une réponse décisive. Tout le sucre subit-il les mêmes métamorphoses? Y a-t-il une partie du sucre qui se transforme en acide lactique, de même que nous voyons souvent le sucre ou les féculents introduits dans l'intestin donner naissance à de petites proportions d'acide lactique (Voy. § 54)? Y a-t-il une partie du sucre destinée à la transformation adipeuse? Cela est vraisemblable, tout au moins pour le sucre introduit dans l'organisme par la digestion intestinale. Chez les animaux herbivores à l'*engraissement*, les aliments féculents (en définitive la glycose) constituent la plus grande masse de l'alimentation[3].

[1] La recherche du sucre, quand elle est convenablement conduite, peut déceler des quantités de sucre presque impondérables. Quand on dissout dans de l'eau distillée *un cent-millième* de sucre, on peut encore le reconnaître.

[2] Lorsqu'on extrait le sang du cœur droit sur l'animal vivant, on y trouve du sucre ; lorsqu'on extrait le sang du cœur droit d'un animal qu'on a mis à mort par une expérience qui a plus ou moins troublé la mécanique des mouvements respiratoires, la proportion de sucre est plus considérable que chez l'animal vivant. Ce résultat est la conséquence du trouble apporté au jeu normal des oxydations de nutrition.

[3] Est-il vrai qu'une partie du sucre de la digestion subisse, *dans le sein même du foie* et avant d'arriver aux veines sus-hépatiques, la transformation adipeuse, ainsi que le suppose

Rappelons ici, pour compléter ce qui est relatif à la question du sucre, que la glycose résultant de la digestion intestinale des féculents ne gagne pas seulement la masse du sang par la veine porte, mais qu'une partie est portée vers la veine sous-clavière (vers la veine cave supérieure, par conséquent), par l'intermédiaire des vaisseaux chylifères et du canal thoracique. M. Colin, en pratiquant le premier des *fistules* au canal thoracique des grands animaux et en examinant ainsi de grandes quantités de chyle, a mis ce fait, déjà signalé à diverses reprises, hors de toute contestation [1].

Dans l'état normal, avons-nous dit, le sucre fourni par les aliments ou formé par le foie ne se rencontre point dans les sécrétions excrémentitielles. Mais il est une maladie grave dans laquelle on voit apparaître le sucre dans l'urine, et la plupart du temps aussi dans d'autres produits de sécrétion (dans les liquides des membranes séreuses en particulier), nous voulons parler du *diabète*. Cette maladie est caractérisée non-seulement par la présence du sucre dans l'urine, mais aussi par l'accumulation du sucre dans le sang. Et c'est même à cette accumulation qu'est vraisemblablement dû son passage dans l'urine, car, chez les animaux nourris exclusivement de matières sucrées, on constate le passage du sucre dans l'urine pendant les quatre ou cinq heures qui suivent le repas. D'une autre part, les analyses du sang des animaux diabétiques ont conduit M. Lehmann à ce résultat, que, lorsque le sang contient au moins 0,3 pour 100 de sucre (ou 3 grammes pour 1000 grammes), il en renferme alors une proportion supérieure à celle qui peut disparaître par es oxydations de nutrition, et l'économie s'en débarrasse par la voie des sécrétions. M. Schiff a constaté le même fait par une autre voie. Lorsqu'on injecte de petites quantités de sucre dans le sang des animaux, ce sucre n'apparaît pas dans l'urine; il n'apparaît qu'autant que la proportion injectée dépasse 0,3 pour 100 de la masse du sang. Les lésions expérimentales du système nerveux (les piqûres du bulbe en par-

M. Bernard? C'est là une hypothèse qui a encore besoin aujourd'hui d'une démonstration expérimentale.

[1] M. Colin a voulu prouver plus encore. Ayant nourri pendant plusieurs semaines des herbivores exclusivement avec de la *viande*, et ayant recueilli de grandes quantités de chyle par des fistules pratiquées, soit au canal thoracique, soit au canal chylifère qui accompagne la grande veine mésaraïque, il a constaté la présence du sucre dans ce liquide; d'où il conclut qu'il se forme du sucre dans l'intestin aux dépens des principes constitutifs de la viande. La conclusion n'est pas justifiée. S'il se formait du sucre dans l'intestin aux dépens de la viande, on devrait retrouver ce sucre dans l'intestin. Or, jusqu'à présent, les efforts des chimistes les plus habiles ont échoué dans cette voie.

Il n'y a rien de surprenant, d'ailleurs, à ce que le chyle des grands animaux nourris exclusivement de viande contienne des traces de sucre. Le sang qui circule dans les vaisseaux sanguins renferme, nous l'avons vu, de petites proportions de sucre dans sa masse, car le sucre versé par le foie n'y est pas instantanément détruit; or, comme les lymphatiques se chargent dans la trame des organes du plasma du sang exhalé hors des vaisseaux, on conçoit que la lymphe contienne la plupart des éléments solubles du plasma. La grande proportion de liquide recueilli par M. Colin a pu d'ailleurs lui permettre de mettre en évidence le sucre, alors même qu'il n'y en avait que des quantités minimes.

ticulier), ont pour effet d'augmenter la proportion du sucre dans le sang, et ont aussi les mêmes résultats, c'est-à-dire qu'on voit survenir chez les animaux un diabète artificiel [1].

A quoi tient l'accumulation du sucre dans le sang, point de départ de l'affection diabétique? Est-ce à une formation exagérée du sucre dans le foie? est-ce à un défaut d'oxydation et de transformation du sucre versé dans le sang? La réponse n'est pas facile, et on conçoit que le diabète puisse tenir à ces deux causes ou à l'une d'entre elles.

Lorsqu'on a piqué le bulbe rachidien au point indiqué précédemment, suivant le procédé de M. Bernard, il est probable que cette excitation nerveuse active l'action glycogénique du foie; dès lors la quantité de sucre augmente dans l'organisme, le sang en est en quelque sorte saturé, et il apparaît dans les urines. Une excitation morbide du système nerveux produit les mêmes effets. M. Heine et M. Plagge ont observé le diabète *temporaire* chez l'homme, à la suite de coups violents à la nuque. Dans l'observation de M. Plagge, les urines, très-augmentées en quantité, ont commencé à charrier du sucre au bout de trois jours; le diabète dura quatorze jours, l'hypersécrétion de l'urine dura deux mois. M. Griesinger a rassemblé 15 cas de ce genre, et les journaux de médecine signalent de temps à autre des cas analogues. M. Rayer a observé un homme chez lequel le sucre apparaissait dans l'urine toutes les fois qu'il éprouvait une vive émotion morale. Enfin, M. Schiff rapporte dans son mémoire sur la glycogénie trois observations de fractures de la colonne vertébrale à la partie supérieure de la région dorsale; chez les trois malades l'urine contenait à la fois du sucre et de l'albumine.

D'un autre côté, la lésion nerveuse retentit peut-être sur l'ensemble des fonctions de nutrition, d'où résulterait une oxydation incomplète du sucre versé dans le sang. Les expériences de M. Alvaro Reynoso et celles de M. Rosenstein ont montré la liaison qui existe entre la respiration, c'est-à-dire entre l'introduction de l'oxygène dans le sang et les phénomènes d'oxydation en vertu desquels le sucre incessamment versé dans le sang disparaît. Quand il existe une gêne prolongée dans l'accomplissement régulier des phénomènes respiratoires, le sucre s'accumule dans le sang et apparaît dans les urines. (Voy. note 2, p. 551.)

On sait encore que chez les animaux hibernants (marmotte, hérisson), chez lesquels la respiration est à peu près complétement suspendue, l'urine contenue dans la vessie renferme du sucre. La sécrétion du sucre dans le foie a continué à s'opérer, mais l'oxydation du sucre versé dans le sang ne s'est plus produite, ou ne s'est produite qu'incomplétement. (La quantité d'acide carbonique exhalée par les animaux hibernants est en même temps considérablement diminuée. Voy. § 140.)

---

[1] Si l'on fait une saignée à un lapin, au moment où le diabète artificiel, déterminé par la piqûre du bulbe, vient de cesser, et si l'on analyse le sang, on trouve encore 0,25 à 0,28 pour 100 de glycose dans ce liquide.

Est-ce à l'entrave apportée aux phénomènes d'oxydation du sucre dans le sang, ou bien à l'activité surexcitée du foie qu'il faut rapporter les faits récemment signalés par MM. Bernard et Harley? Lorsqu'on injecte de l'éther dans la veine porte des animaux, on voit, en effet, le sucre apparaître dans l'urine. M. Harley a vu ce diabète temporaire durer pendant trois jours, après l'injection de 10 centimètres cubes d'éther dans la veine porte d'un chien, et il a obtenu les mêmes effets par l'injection de l'alcool et du chloroforme.

M. Pavy a émis la pensée que, si le sucre de diabète n'est pas détruit ou oxydé dans le sang, ce n'est pas précisément parce que l'élément comburant (l'oxygène) fait défaut, mais plutôt parce que l'élément combustible (la glycose) présente une résistance anormale à se transformer. En d'autres termes, le diabète pourrait tenir, dans quelques cas au moins, à ce que le sucre formé dans le foie présente anormalement, et en vertu de causes pathogéniques inconnues, une constitution telle qu'il serait moins fermentescible, c'est-à-dire moins destructible dans le sang qu'à l'état normal. Rappelons ici le fait signalé depuis longtemps par M. Bernard, à savoir, que le sucre de diabète fermente moins facilement que le sucre du foie.

A l'époque où l'action glycogénique du foie n'était pas connue, et où l'on pensait que tout le sucre qui arrive dans le sang provient de la digestion du sucre ou des féculents, on se flattait de guérir les diabétiques en supprimant dans leur alimentation les matières alimentaires qui se transforment en glycose par les actions digestives. Il est vrai qu'en administrant aux diabétiques du gluten et de la viande, on voit diminuer la proportion de sucre contenue dans les urines, et c'est là un traitement très-rationnel, car on supprime ainsi l'une des sources du sucre ; mais le traitement, quelque rigoureux qu'il soit, ne fait pas disparaître complétement le sucre de l'urine, et l'on conçoit aisément pourquoi (Voy. § 177). D'autres chimistes, au nombre desquels M. Mialhe, pensent que, quelle que soit la source du sucre, son oxydation dans le sang ne peut s'opérer qu'en présence des carbonates *alcalins ;* que dès lors l'accumulation du sucre dans le sang, et par suite son passage dans l'urine, est due au défaut d'*alcalinité* suffisante du sang. De là le traitement du diabète par les alcalins. Il est vrai qu'à la température de l'ébullition (de 90° à 100°), l'addition à la glycose d'alcalis libres métamorphose cette substance en matières ulmiques, qui, par une oxydation plus avancée, se transforment en eau et en acide carbonique ; mais, à la température du corps (37°), la glycose n'est pas sensiblement modifiée. M. Poggiale a démontré, dans une série d'expériences sur les animaux vivants, que, en administrant à des animaux des aliments féculents et sucrés, la quantité de sucre contenue dans le sang après la digestion est sensiblement la même, soit que ces aliments aient été administrés seuls, soit qu'on les ait mélangés avec du carbonate de soude. M. Poggiale a encore observé qu'une même proportion de glycose injectée dans le sang, avec ou sans addition de bicarbonate de soude, se retrouve également dans les urines.

M. Poggiale nourrit un chien durant plusieurs jours avec de la viande. Pendant les quatre derniers jours, il administre chaque fois avec la viande 20 grammes de bicarbonate de soude. Trois heures après le dernier repas, il fait à l'animal trois saignées, l'une à la veine cave inférieure, l'autre aux veines sus-hépatiques, l'autre à l'artère crurale. Il trouve, pour 100 grammes de sang, $0^{gr},09$ de sucre dans le sang de la veine cave ; $0^{gr},02$ de sucre dans le sang de l'artère crurale ; $0^{gr},13$ de sucre dans les veines sus-hépatiques. — Un autre chien est soumis à une alimentation féculente. Pendant les quatre derniers jours, on administre avec la ration alimentaire 20 grammes de bicarbonate de soude. On trouve, pour 100 grammes de sang, $0^{gr},15$ de sucre dans le sang de la veine cave inférieure ; $0^{gr},04$ de sucre dans le sang de l'artère crurale ; $0^{gr},23$ de sucre dans les veines sus-hépatiques. — Dans d'autres expériences, où les aliments n'avaient point été additionnés de bicarbonate de soude, les résultats ont été absolument les mêmes [1].

[1] Un mot sur les procédés employés pour la recherche du sucre dans le sang, et sur quelques-unes des objections faites à ces procédés.

Lorsqu'on veut mettre en évidence le sucre dans le foie des animaux qu'on vient de mettre à mort, comme la proportion du sucre est ici relativement assez considérable, le procédé est des plus simples et n'exige pas une grande précision, surtout quand il ne s'agit pas d'une analyse quantitative. On coupe le foie en petits morceaux, on le place dans une capsule, sur le feu, et l'on remue jusqu'à ce que les fragments soient tout à fait cuits et même un peu desséchés. Cette opération a pour but de coaguler les matières albuminoïdes. Après quoi on arrose avec de l'eau distillée, on broie dans un mortier et on jette le tout sur un filtre. Le décoctum filtré renferme les matières extractives du foie, le sucre du foie et les sels solubles. Ce décoctum, mélangé avec une dissolution de potasse, brunit par l'ébullition. Mélangé avec la liqueur de Trommer (dite improprement de Frommherz) et chauffé à la lampe, il réduit le sel de cuivre que cette liqueur renferme, et le précipité rouge caractéristique d'oxydule de cuivre apparaît. Enfin ce décoctum, additionné de levûre de bière, laisse dégager de l'acide carbonique, et il se forme de l'alcool dans la liqueur. Toutes ces réactions sont caractéristiques de la présence du sucre. Un rein, une rate, un poumon, un testicule, traités de la même manière, ne présentent pas les mêmes réactions, ainsi qu'il est aisé de le constater.

Lorsqu'on cherche à mettre le sucre en évidence dans le sang, et qu'il y a dans ce liquide une grande quantité de sucre, on peut laisser coaguler le sang, décanter le sérum, étendre celui-ci d'eau distillée, se débarrasser de l'albumine par la chaleur, qui précipite l'albumine en flocons (l'addition d'acide acétique favorise cette précipitation), et essayer le liquide filtré à l'aide des réactifs que nous venons d'indiquer.

Mais lorsqu'il n'y a dans le sang ou dans le liquide animal qu'on examine (urine ou autres humeurs animales) que des traces de sucre, il faut procéder autrement. Les matières extractives de ces liquides pouvant, de même que l'albumine, masquer les traces de sucre et s'opposer en particulier à la réaction cupro-potassique, il faut aussi s'en débarrasser. Voici le procédé indiqué par M. Lehmann. Le liquide animal est mélangé avec trois ou quatre fois son volume d'alcool à 90 ou 92° (si l'on a affaire à du sang, on transforme ce sang en un gâteau solide, par la chaleur, et l'on en fait une bouillie en le forçant à passer au travers d'une passoire à fines ouvertures. C'est cette bouillie qu'on mélange avec trois ou quatre fois son volume d'alcool). On sépare par filtration le décoctum alcoolique. Ce décoctum est évaporé après addition de quelques gouttes d'acide acétique. On reprend

§ 188.

Faible quantité du liquide contenu dans les cavités séreuses. — Le liquide qui humecte la surface intérieure des membranes séreuses est destiné à favoriser le glissement des parties; il est généralement en très-faible proportion. Le péritoine, et les plèvres en particulier, ne présentent dans l'état normal que des quantités insignifiantes de liquide. Les sacs séreux ont presque partout leurs parois appliquées les unes contre les autres; il n'y a guère dans leur intérieur que la quantité de liquide nécessaire pour remplir les espaces vides que ces membranes interceptent entre elles, espaces peu considérables, et qui varient de lieu dans les divers déplacements du tronc et des organes splanchniques.

On a souvent parlé d'une vapeur séreuse que contiendraient les membranes séreuses : il n'y a rien de semblable dans les sacs séreux. La pression atmosphérique qui s'exerce sans cesse à la surface du corps applique la paroi abdominale contre les organes contenus dans l'abdomen; du côté de la poitrine, la colonne d'air qui presse à l'intérieur du poumon par les fosses nasales maintient constamment appliquées l'une contre l'autre la plèvre costale et la plèvre pulmonaire. La pression atmosphérique lutte donc contre la formation de ces vapeurs. La pression atmosphérique s'oppose aussi, dans une certaine mesure, à l'accumulation du liquide, que la tension sanguine tendrait à faire passer au travers des parois des vaisseaux capillaires dans les sacs séreux. Quelque chose d'analogue a lieu aussi pour les articulations : le poids de

par l'alcool le résidu évaporé. Il se forme encore un précipité qu'on sépare par filtration. La solution alcoolique filtrée est alors traitée par une dissolution alcoolique de potasse. Si le liquide contient du sucre, il s'opère une séparation lente, et, au bout de quelques heures. un *précipité mou gélatineux* se dépose au fond du vase. Ce précipité est formé d'une combinaison de sucre et de potasse (glycosate de potasse). Recueilli et dissous dans l'eau, il sert à la recherche du sucre, soit à l'aide du réactif cupro-potassique, soit à l'aide de la fermentation.

Quant à la valeur des divers réactifs, il faut dire que la preuve par fermentation est, de toutes les preuves de l'existence du sucre, la plus positive. Tout liquide additionné de levûre de bière et qui, soumis à une température de 40 à 50°, donne de l'acide carbonique et de l'alcool, renferme, en effet, manifestement du sucre. La couleur brune que donne la potasse aux liquides qui contiennent du sucre est une preuve beaucoup moins convaincante, et elle n'a de valeur qu'autant qu'elle se joint à d'autres. Quant à la liqueur de Trommer, indépendamment de ce que la présence de l'albumine et des matières extractives peut masquer la réaction, quand les proportions du sucre sont très faibles; d'autre part, elle peut parfois, sans addition d'une liqueur sucrée, lorsqu'on la chauffe seule, précipiter l'oxydule rouge de cuivre. Cela arrive lorsqu'elle a été longtemps conservée, ou bien lorsque l'acide tartrique employé à sa composition n'est pas parfaitement pur. Aussi faut-il toujours l'*essayer* avant de s'en servir, c'est-à-dire la faire chauffer à la lampe, dans un tube à expérience, pour voir si elle reste *limpide* et *bleue* malgré l'ébullition.

l'atmosphère, en appliquant les surfaces osseuses les unes contre les autres, et en venant en aide à la tonicité musculaire, limite l'accumulation du liquide dans l'intérieur des capsules synoviales articulaires. Dans les endroits où la sortie de la partie liquide du sang au travers des parois des capillaires ne rencontre pas d'obstacles, la sérosité s'échappe plus facilement et s'accumule. C'est ainsi, par exemple, qu'on trouve une proportion plus forte de sérosité dans les ventricules du cerveau et dans les diverses enveloppes de la moelle, parties profondément contenues dans un canal osseux résistant. Dans les extravasions morbides de sérosité qui ont lieu dans les plèvres et le péritoine, il est probable qu'indépendamment des obstacles à la circulation veineuse, qui en sont souvent la cause déterminante, vient encore se joindre une perméabilité anormale des parois vasculaires, qui permet à la tension du sang de s'exercer en toute liberté et de vaincre des obstacles devenus insuffisants.

§ 189.

Composition de la sérosité. — Les liquides séreux contiennent de l'eau, les sels du sang et un peu d'albumine : ils ne contiennent point de fibrine, ou ils n'en contiennent que des traces ; ils ne se coagulent point spontanément.

Les liquides contenus normalement dans les plèvres ou dans le péritoine sont en trop faible quantité pour qu'on puisse en faire l'analyse. Les études chimiques faites sur ces liquides portent sur des humeurs pathologiques. Il est probable que, dans ces analyses, le chiffre de l'eau est plus élevé que dans la sérosité normale. Il ne faut donc accepter ces résultats que comme des approximations plus ou moins exactes [1].

Le tableau suivant contient l'analyse de la sérosité donnée par Berzelius, et celles exécutées plus récemment par MM. Hoppe et Schaberg et par M. Redenbacher. MM. Hoppe et Schaberg ont analysé le liquide séreux du spina bifida (2 cas) et de l'hydrocéphalie (3 cas). L'analyse que nous donnons se rapporte au liquide de l'un des spina bifida, obtenu par ponction pendant la vie de l'enfant. L'analyse de M. Redenbacher porte sur le liquide péritonéal, obtenu par ponction dans un cas de cirrhose du foie.

ANALYSE DE LA SÉROSITÉ POUR 100 PARTIES.	BERZELIUS.	HOPPE et SCHABERG.	REDENBACHER.
Eau..................	98,8	98,70	98,60
Albumine..............	0,2	0,24	0,85
Extraits aqueux et alcooliques.	0,2	0,24	0,21
Sels..................	0,8	0,80	0,34

On a parfois constaté dans le liquide des membranes séreuses la pré-

[1] M. Schmidt a examiné le liquide provenant de 93 épanchements au point de vue de leur richesse en albumine. Voici la moyenne de ses analyses : dans la sérosité du péritoine, il y avait 1,5 pour 100 d'albumine ; dans la sérosité des plèvres, 2 pour 100 ; dans le péricarde, de 1 à 4 pour 100 ; dans le liquide de l'hydrocèle, de 4 à 8 pour 100

sence de l'urée. Dans tous les cas où ce principe a été aperçu, il y avait en même temps hydropisie, et, par conséquent, état pathologique. M. Marchand et M. Redenbacher l'ont constaté dans le liquide accumulé dans le péritoine. MM. Mulder et Marcet l'ont rencontré dans le liquide céphalo-rachidien [1]. Dans l'analyse de M. Marchand, il y avait jusqu'à 0^{gr},4 d'urée pour 100 grammes de liquide. Nous avons vu précédemment qu'on trouve aussi parfois l'urée dans d'autres produits de sécrétion. Dans les cas d'ictère, on rencontre souvent les matières colorantes de la bile dans le liquide des hydropisies, et dans le diabète on y trouve du sucre [2].

Le liquide contenu dans les membranes séreuses du cadavre ne représente pas le liquide séreux normal. Après la mort, le sang s'est coagulé dans ses vaisseaux, il s'est séparé en une partie solide et une partie liquide. La partie liquide, ne contenant plus en dissolution la substance coagulable du sang (fibrine), est devenue plus aqueuse; elle s'échappe facilement, par imbibition, au travers des tissus, et tend à s'accumuler dans les espaces vides. La sérosité qu'on rencontre dans les membranes séreuses des cadavres ne peut pas être considérée comme identique avec celle qui existait sur le vivant.

Synovie. — La synovie est plus consistante que la sérosité; elle en diffère surtout par la quantité plus considérable de l'albumine. Il est vraisemblable que l'analyse de la sérosité normale, si elle était possible, se rapprocherait de celle de la synovie. Celle-ci existe en quantité suffisante dans les articulations, pour qu'en rassemblant le liquide de plusieurs cavités articulaires, on en puisse faire l'analyse chimique.

ANALYSE de la SYNOVIE DU CHEVAL. (M. John.)	SUR 100 PARTIES.
Eau..	92,9
Albumine..	6,4
Matières extractives, matières grasses, sels divers...	0,7

La synovie joue dans les phénomènes de la locomotion le rôle des matières employées dans le graissage des diverses pièces de nos machines; elle maintient le poli des surfaces articulaires, atténue les frottements, et favorise ainsi les glissements.

[1] Le rôle et la composition de ce liquide seront examinés au chap. *Innervation*, § 363.
[2] M. Platner a trouvé dans le liquide de l'ascite (en faibles proportions) les gaz acide carbonique, azote, oxygène, gaz qu'on rencontre, ainsi que nous l'avons vu, dans le sang et dans l'urine.

ARTICLE V.

SÉCRÉTION DU MUCUS.

§ 190.

Sources de la sécrétion. — Toutes les membranes muqueuses présentent à leur surface libre une humeur d'une consistance variée, en général visqueuse, et à laquelle on donne le nom de *mucus*. Cette humeur qui se présente à la surface des membranes muqueuses, est sécrétée aussi dans les canaux excréteurs et dans les réservoirs des glandes; aussi les divers produits de sécrétion en contiennent des proportions plus ou moins considérables. Le mucus n'est pas, comme le liquide qui lubrifie les membranes séreuses, formé seulement par les parties les plus ténues du sérum du sang. Cette humeur présente dans sa constitution des éléments particuliers, dits *globules* du mucus. Les globules du mucus ont, avec les globules ou cellules qui se forment dans toutes les exsudations plastiques, une grande analogie. L'analogie des globules du mucus avec les cellules originaires de l'épiderme cutané (c'est-à-dire avec les cellules qui constituent les couches profondes de l'épiderme) est frappante aussi. Le mucus se renouvelle incessamment sur les surfaces muqueuses, comme l'épiderme lui-même.

Indépendamment des globules arrondis du mucus, on trouve encore dans cette humeur une grande quantité de cellules d'épithélium plus ou moins déformées, représentant souvent l'apparence de l'épithélium à cylindre, le plus commun des épithéliums sur les membranes muqueuses.

L'épithélium des membranes muqueuses prend naissance, comme l'épiderme cutané et comme le mucus lui-même, aux dépens du plasma exhalé hors des capillaires qui circulent dans les couches superficielles du derme muqueux. L'épithélium qui revêt les membranes muqueuses et le mucus ont donc une origine commune. Il est probable que les cellules qui se forment dans le plasma exhalé hors des vaisseaux constituent, lorsqu'elles restent à l'état de liberté, la partie organique du mucus ou les globules du mucus, tandis que les cellules qui s'adossent entre elles forment le revêtement épithélial. Lorsque le revêtement épithélial des membranes muqueuses se détache, ses débris se mélangent avec les globules du mucus, et constituent avec eux la partie organique de l'humeur muqueuse.

Le mucus, se développant comme l'épithélium des membranes muqueuses, ne prend pas seulement naissance dans les follicules et dans les glandes en tube (glandes de Lieberkuhn) des membranes muqueuses, il naît encore sur toute la surface libre de ces membranes. La sécrétion fournie par les glandes muqueuses se trouve donc partout mélangée avec celle qui est fournie par la membrane muqueuse elle-même. Y a-t-il

entre les liquides fournis par ces deux sources des différences de composition? C'est ce qu'il est impossible de décider. On ne sait pas non
plus si le liquide fourni par les follicules clos de l'intestin (ces follicules
constituent, par leur assemblage, les plaques de Peyer dans l'intestin
grêle, et ils existent aussi à l'état d'isolement dans la plupart des membranes muqueuses), et qui s'échappe de ces follicules par transsudation
ou déhiscence, on ne sait pas, dis-je, si ce liquide, mélangé avec celui
qui provient des autres sources, est doué de propriétés spéciales.

Il résulte de tout cela que le mucus est une humeur moins simple
qu'elle ne le paraît au premier abord.

§ 191.

Composition et usages du mucus. — Le mucus, outre ses éléments
organiques (globules de mucus, cellules d'épithélium), contient encore
de l'eau, des sels et quelques matières extractives dissoutes, peu connues. L'eau du mucus varie beaucoup dans ses proportions. C'est à la
quantité plus ou moins considérable de ce liquide que l'humeur muqueuse doit de présenter d'assez grandes différences, suivant qu'on
l'examine dans des régions différentes. Lorsque la sécrétion des membranes muqueuses est très-abondante, comme dans le coryza, par exemple, la quantité des substances organiques est réduite au minimum.
Lorsque la sécrétion du mucus nasal est lente, le courant d'air qui traverse les fosses nasales tend à dessécher les liquides qui humectent la
membrane muqueuse, et ce desséchement détermine une sorte de concentration du mucus, qui va souvent jusqu'à la dessiccation, d'où formation dans le nez de croûtes muqueuses contenant peu d'eau et beaucoup
de matières organiques.

. Le mucus présente généralement une réaction neutre ou légèrement
alcaline. Il se dissout très-difficilement dans l'eau; il est insoluble dans
l'alcool et dans l'éther. Le mucus se dissout très-bien dans les solutions
alcalines étendues. On peut le précipiter de ses dissolutions à l'aide de
l'alcool ou de l'acétate de plomb.

Le mucus traité par l'acide azotique donne, comme les substances
albuminoïdes, de l'acide xantho-protéique. Les substances organiques
du mucus se distinguent cependant des matières albuminoïdes, en ce
qu'elles résistent énergiquement à l'action des sucs digestifs, lorsqu'on
les soumet à une digestion artificielle. Au bout de vingt-quatre heures,
le mucus placé dans le suc gastrique est encore intact. Il est probable,
dès lors que le mucus, adhérent à la surface des membranes muqueuses,
protège les réservoirs contre l'action des liquides qu'ils contiennent.
C'est probablement pour cette raison, par exemple, que le suc gastrique,
qui attaque les aliments dans l'estomac, n'attaque pas la membrane
muqueuse stomacale, protégée par un vernis muqueux *incessamment
renouvelé*. Dans les cadavres d'individus morts d'accident, pendant la
période digestive, on a quelquefois trouvé des perforations de l'estomac,

déterminées très-vraisemblablement par une véritable digestion des membranes stomacales. Dans ces cas, le suc gastrique sécrété pendant la vie et accumulé dans l'estomac a sans doute agi, après la mort, sur les membranes stomacales, alors qu'elles ne sont plus protégées par la sécrétion muqueuse.

Le mucus a sans doute encore d'autres usages que les fonctions de protection, et il est possible qu'il agisse à la manière d'un ferment dans les phénomènes de la digestion. Les substances connues sous le nom de *diastase salivaire* et de *pepsine* sont des substances complexes qui contiennent le mucus (Voy. §§ 48 et 40); il n'est pas sans doute étranger aux actions de contact. Nous en dirons autant du suc intestinal (Voy. § 52).

Le mucus des fosses nasales est celui qui a été le plus étudié. Comme il est placé sur le courant de l'air inspiré, la quantité d'eau qu'il renferme est sujette à de grandes variations; elle oscille ordinairement entre 86 et 96 pour 100. Les mucus pulmonaire, vésical, intestinal, utérin, vaginal, n'ont guère été étudiés. Lorsqu'ils sont évacués au dehors, en certaine quantité, ils sont la plupart du temps altérés dans leur nature et souvent mélangés avec du pus.

ANALYSE DU MUCUS (Berzelius).	SUR 100 PARTIES.
Eau.....................................	93,3
Matière organique libre du mucus...........	5,3
Matière organique unie à la soude...........	0,3
Extrait aqueux contenant des traces d'albumine et des sels..	0,3
Extrait alcoolique........................	0,3
Chlorures de sodium et de potassium..........	0,3

ARTICLE VI.

FONCTIONS DES GLANDES VASCULAIRES SANGUINES.

§ 192.

Rate. — La charpente de la rate est formée par une trame fibreuse, constituée par des lamelles diversement entre-croisées et donnant à l'ensemble de l'organe une grande ressemblance avec une éponge qui serait contenue dans une enveloppe fibreuse adhérente. Les lamelles entre-croisées qui forment la charpente de la rate partagent cet organe en une multitude de loges incomplètes, communiquant les unes avec les autres, et qui lui donnent une certaine analogie avec les tissus caverneux ou érectiles.

Les vaisseaux artériels qui entrent dans la rate circulent dans les lamelles ou trabécules qui circonscrivent les cellules de la rate. Arrivés à l'état capillaire, ils se continuent avec les veines. Les veines naissantes présentent sur leurs parois une multitude d'ouvertures qui font communiquer leur calibre intérieur avec les cellules propres de la rate. De cette manière, le sang qui arrive à la rate ne s'écoule pas seulement dans la veine splénique, mais se répand aussi dans les espaces celluleux de la rate. Ces espaces celluleux peuvent être plus ou moins distendus par le sang; ces conditions diverses de réplétion sont subordonnées à l'état de la rate, car la rate est un organe contractile.

Il y a encore dans la rate des corpuscules d'une nature particulière (corpuscules de Malpighi). Ces corpuscules sont constitués par des vésicules délicates d'un demi-millimètre de diamètre, situées sur le trajet des capillaires artériels, mais n'ayant avec les vaisseaux sanguins aucune communication appréciable. On peut les observer sur la rate des animaux vivants ou récemment tués. Sur la rate de l'homme, on les aperçoit rarement, parce qu'au moment de l'observation, vingt-quatre heures après la mort, ils ont disparu : ils se sont détruits par putréfaction. Sur le cadavre des suppliciés, qu'on peut examiner peu après la mort, on constate leur présence avec facilité. Les corpuscules de la rate sont placés le long des capillaires artériels et font saillie sur les parois des cellules de la rate, que ces capillaires sillonnent en tous sens. Les corpuscules de la rate sont donc en quelque sorte baignés dans le liquide contenu dans les cellules spléniques, et c'est pour cette raison, sans doute, qu'ils se détruisent si facilement après la mort.

Le contenu des cellules de la rate est demi-liquide et assez complexe. La coloration de ce contenu varie suivant le moment de l'observation : cette coloration dépend de l'état variable des globules du sang qu'il renferme, car c'est aux globules du sang qu'il doit sa couleur. Ce sang, plus ou moins modifié, n'est pas placé directement dans le courant de l'ondée sanguine, et il n'est pas immédiatement chassé de l'organe. Le sang extravasé dans les cellules spléniques y séjourne, au contraire, un temps plus ou moins long, temps pendant lequel il subit des modifications assez importantes. Il prend une couleur violacée particulière, qui lui a fait donner le nom de *boue splénique*. Cette coloration est liée à un travail de décomposition du sang, qui porte spécialement sur les globules.

Nous avons entrepris, pendant les années 1846 et 1847, plusieurs séries d'expériences sur les fonctions de la rate. La rate reçoit une grande quantité de sang, et elle ne rend que du sang (elle n'a point de canal excréteur); c'est donc dans le sang lui-même qu'il fallait chercher l'explication de ses fonctions. Or, y a-t-il une différence appréciable entre le sang apporté par l'artère splénique et celui que la rate transmet à la veine splénique? Tel est tout le problème, et il est assez remarquable que ceux qui ont autrefois écrit sur les usages de la rate ne s'en soient point préoccupés.

Dans nos expériences, nous avons pris sur le même animal (chien ou cheval), et au même moment, une certaine quantité de sang dans la veine splénique, et une certaine quantité de sang dans la veine jugulaire. Le sang de la veine jugulaire a été pris comme terme de comparaison, parce que cette veine est superficielle, facile à ouvrir et à fermer, et surtout parce qu'étant proche du cœur, elle renferme un sang qui vient d'un grand nombre d'organes, et qu'à ce titre le sang qui circule dans son intérieur représente assez bien la composition moyenne du sang veineux. Or, le résultat le plus frappant de ces expériences, c'est la diminution du chiffre des globules du sang dans le sang extrait de la veine splénique. Cette diminution est, en moyenne, de 16 parties de globules. Ainsi, par exemple, le sang de la veine jugulaire ayant en moyenne 150 parties de globules pour 1000 parties de sang, le sang de la veine splénique n'en a que 136. Lorsqu'on pratique les analyses quantitatives sur le sang de la veine splénique, on remarque, d'une autre part, que plus le chiffre des globules est élevé d'une manière absolue dans le sang de l'animal en expérience, plus la diminution de ces mêmes globules est grande dans le sang qui revient de la rate ; et réciproquement, moins la quantité absolue des globules est forte, moins est grande leur diminution dans le sang de la veine splénique.

Si, au lieu de comparer le sang de la veine splénique au sang de la veine jugulaire, on comparait le sang de la veine splénique au sang de l'artère splénique, la différence serait plus grande encore. En effet, dans une autre série d'expériences, nous avons constaté ce que beaucoup d'autres ont signalé déjà, à savoir, que le sang veineux général (sang de la veine jugulaire) est moins riche lui-même en globules que le sang artériel. C'est même pour cette raison que, dans nos expériences, nous n'avons pas comparé le sang de la veine splénique au sang de l'artère splénique ; car si le sang de la veine splénique ne différait du sang de l'artère splénique que dans les mêmes proportions que le sang de la veine jugulaire ou de la veine crurale diffère du sang de l'artère carotide ou de l'artère curale, cela n'apprendrait rien sur ses caractères spécifiques, en tant que sang splénique. Il fallait évidemment comparer le sang qui revient de la rate au sang *veineux général*, pour mettre en relief l'action propre de la rate.

Les globules du sang disparaissent donc dans la rate, bien loin de s'y former, comme on l'a dit quelquefois. Les recherches microscopiques de M. Kölliker sur la boue splénique sont venues confirmer les conclusions de notre travail. M. Kölliker a trouvé, en effet, que la boue splénique pouvait être envisagée, en partie du moins, comme des amas de globules du sang à des périodes diverses de *destruction*. M. Moleschott, dans des expériences sur les grenouilles, a constaté pareillement que l'excision de la rate était suivie de l'accumulation des globules rouges du sang dans le système circulatoire.

M. Gray est arrivé aux mêmes résultats, c'est-à-dire qu'il a constaté la diminution des globules dans le sang qui revient de la rate. Il a trouvé, ainsi que nous, que cette diminution était proportionnelle à la richesse du sang en globules. L'inanition, qui diminue la proportion des globules du sang, diminue pareillement l'action destructive de la rate ; cette

action peut même alors être réduite à zéro, tandis que la diminution
des globules dans le sang de la rate est surtout remarquable chez les
animaux bien nourris, qui ont un sang riche en globules.

L'observation microscopique a conduit pareillement M. Stinstra à
cette conclusion que les globules du sang se détruisent dans la rate. Il a
remarqué, en outre, que trois chiens et trois lapins auxquels il avait
extirpé la rate pouvaient supporter plus facilement la privation des aliments que les animaux non dératés [1].

Cette destruction des globules du sang dans la rate communique-t-elle
au sang qui revient par la veine splénique des qualités nouvelles? Oui;
car, en même temps que les globules sont diminués, on peut noter une
augmentation proportionnelle dans la quantité des éléments organiques
du sérum. Ces produits, dissous dans le sérum, augmentés dans le sang
qui revient de la rate, sont vraisemblablement des produits nouveaux.
C'est ce que l'analyse chimique seule peut décider [2]; mais ce qui est
certain, quelle que soit la nature des produits de la dissolution des
globules du sang, c'est la dissolution, dans la rate, des globules eux-
mêmes.

Ce qui est constant encore dans le sang qui revient de la rate, c'est
l'augmentation du chiffre de la fibrine, c'est-à-dire de la portion de
l'élément spontanément coagulable du sang [3]; ce qui tend à prouver
que la fibrine du sang procède des globules et qu'elle est l'un des produits de leur métamorphose [4]. Nous avons déjà dit que la fibrine était

[1] M. Kölliker, dans des mémoires postérieurs, revient sur sa première manière de voir.
Il pense que les globules blancs se forment dans la rate, et qu'ils peuvent devenir rouges
dans la rate, dans le foie et dans la masse du sang. M. Schönfeld attribue aussi à la
rate le pouvoir de former les globules. Comme on le voit, c'est l'ancienne opinion de
M. Donné. M. Billroth, s'appuyant sur la ressemblance exposée par lui entre la structure
de la rate et celle des ganglions lymphatiques, admet que les globules rouges naissent
dans la rate, et les globules blancs dans les ganglions lymphatiques. M. Hirt et M. Vierordt (le premier, d'après l'examen du sang d'un veau qu'on venait d'abattre; le second,
d'après l'examen du sang d'un supplicié), trouvant dans le sang de la veine splénique
beaucoup plus de globules blancs que dans le sang des autres vaisseaux, concluent à la
formation des globules blancs dans la rate. M. Hollander, dont nous avons précédemment
rapporté les expériences, envisage, au contraire, les globules blancs comme l'une des
phases de la destruction des globules rouges. — Toutes ces idées, tirées de l'observation
microscopique, dépendent d'un point de vue théorique et n'ont point pour base l'expérience directe.

[2] MM. Frerichs et Stadler et M. Gorup-Besanez ont trouvé dans la rate de la leucine
(probablement dérivée de l'hématine), de l'acide urique, de l'hypoxanthine. M. Cloetta a
trouvé dans le suc splénique deux autres corps azotés précipitables par les sels de plomb,
et M. Bœdeker signale dans la rate du bœuf, aussi bien que dans celle de l'homme supplicié, la présence de l'inosite.

[3] La fibrine du sang de la veine splénique l'emporte en quantité sur la fibrine du sang
artériel et du sang veineux général; mais sa nature n'est pas tout à fait la même. Cette
fibrine est peu élastique; elle se prend en *grains* plutôt qu'en *filaments*, et elle se détruit
promptement (en quelques heures) en donnant des produits liquides.

[4] L'analyse du sang de la veine splénique du cheval a également donné à M. O. Funcke
un excédant de fibrine. Ainsi, dans une première analyse, tandis que le sang de l'*artère*

probablement le premier degré d'oxydation de l'albumine, et aussi que l'oxygène qui circule dans le sang est particulièrement adhérent aux globules.

Le sang de la rate étant porté vers le foie par la veine splénique, branche de la veine porte, il est probable que la matière colorante du sang, matière inhérente aux globules, mise en liberté dans la rate par la destruction des globules, concourt à la production des matières colorantes de la bile. Cela est d'autant plus vraisemblable, que les lymphatiques superficiels de la rate (on ne connaît point de lymphatiques profonds dans la rate) charrient vers le canal thoracique une lymphe qui se distingue de la lymphe ordinaire par une coloration analogue à de l'eau rougie ; et la plupart des micrographes signalent dans les cellules de la rate des amas de *granulations pigmentaires*.

Il est probable encore que les corpuscules de la rate, qui font saillie sur les parois des cellules spléniques, et qui sont au contact du sang en stagnation dans cet organe, concourent aux métamorphoses du sang, bien que nous ignorions le mode précis de leur action.

Les phénomènes de transformation des globules du sang dont la rate est le théâtre sont loin de s'accomplir dans cet organe d'une manière uniforme. Le caractère essentiel de la circulation du sang dans la rate, c'est l'*intermittence*. Lorsqu'on pratique des vivisections, on constate, en effet, dans la rate, des variations qui dépendent de son état de vacuité ou de réplétion sanguine. Tantôt elle est gonflée de liquide, tantôt elle est revenue sur elle-même et *ratatinée*. Tantôt le sang s'échappe en jet, quand on ouvre la veine splénique du chien, tantôt il s'en écoule à peine quelques gouttes. Ces augmentations et ces diminutions de la rate sont évidemment en rapport avec la quantité de sang contenue dans les mailles de son tissu, et dépendent du départ, tantôt moins considérable, tantôt plus considérable de sang par le calibre de la veine splénique. La contractilité de la rate rend compte de ces phénomènes, et cette contractilité peut être mise en évidence de la manière la plus simple, en appliquant les deux pôles d'un appareil d'induction à chacune des extrémités de cet organe. Nous avons vu souvent la rate du chien vivant diminuer, sous l'influence de cet excitant, de 1 ou 2 centimètres, dans son diamètre longitudinal. La contractilité de la rate est déterminée par les fibres musculaires lisses qui entrent dans la composition des lamelles de la charpente fibreuse, et elle offre tous les caractères de l'action des muscles de la vie organique : elle est lente à se manifester, lente à s'éteindre. M. Stinstra, qui a pareillement constaté la contractilité de la rate, a observé qu'elle se gonfle pendant le travail de la digestion et qu'elle diminue de volume chez l'animal à jeun. M. Schönfeld a fait la même observation. Le volume de la rate augmente, d'après ses

splénique contenait 2 parties de fibrine sur 1000 parties de sang, le sang de la *veine* splénique en contenait 5 parties pour 1000. Dans une seconde analyse, le sang de l'*artère* splénique contenait 1,7 de fibrine, et le sang de la *veine* splénique en contenait 4.

expériences, deux heures environ après le repas. Son accroissement maximum a lieu au bout de cinq heures ; puis la rate décroît [1].

Le volume de la rate variant sur l'animal vivant, à peu près de la même manière que celui des tissus érectiles, la quantité de sang qui passe par la veine splénique n'est pas la même dans tous les instants, ni pour un espace de temps déterminé. Le sang, séjournant plus ou moins longtemps dans l'intérieur de la rate, ne s'échappe pas de cet organe dans des conditions toujours les mêmes. C'est, en partie, pour cette raison, sans doute, que, dans nos expériences, les différences observées entre le sang splénique et le sang veineux général ont souvent varié dans des limites assez étendues [2].

D'après quelques physiologistes, la rate est un organe inutile, et elle ne sert absolument à rien, parce qu'on peut l'enlever sur les animaux, sans qu'ils succombent. Mais il y a dans l'organisme beaucoup de parties qui peuvent être isolément retranchées, sans que la vie soit nécessairement anéantie, ce qui ne veut pas dire que ces parties soient sans fonctions. L'organisation lutte en quelque sorte contre ces mutilations, et assure l'accomplissement des fonctions d'une autre manière et sur d'autres points de l'économie. « Dans le piédestal de la colonne Trajane, dit M. Liebig dans l'introduction de son *Traité de chimie organique*, on peut enlever au ciseau chaque pierre, si l'on a soin de remettre à sa place, à mesure qu'on enlève l'assise suivante, la première assise qu'on avait retirée. Peut-on conclure de là que cette colonne soit suspendue en l'air et qu'aucune partie ne supporte celle qui est au-dessus ? Non ; et pourtant on a rigoureusement démontré que chacune des pièces ne supporte rien, car on les a toutes enlevées sans nuire à la stabilité de la colonne. » Lorsqu'on enlève un rein à un animal, le rein qui reste peut entretenir la sécrétion urinaire, et l'animal survivre à l'opération ; on n'en peut pas conclure que le rein supprimé était inutile.

Il ne faut pas oublier que sur quelques animaux la rate extirpée se reproduit, et que nous ne savons encore quels sont les animaux chez lesquels cette reproduction a lieu et ceux chez lesquels elle n'est pas possible. Au bout de dix-huit mois M. Philippeaux a vu sur trois rats la rate qu'il avait enlevée, reproduite avec la même forme et la même grosseur Déjà Gerlach et Eberhardt avaient constaté le fait sur la grenouille.

Lorsque la rate est enlevée sur un animal, d'autres organes analogues la suppléent, sans doute, dans ses fonctions. Les observations de M. Führer, de M. Adelmann et de M. Gerlach viennent à l'appui de cette manière de voir. M. Führer, sous la direction de M. Ludwig, en-

---

[1] M. Fick a fait dernièrement observer que les artères sont si mollement entourées par les éléments cellulo-musculaires de la rate, qu'elles peuvent fuir en quelque sorte devant la contraction des éléments contractiles, tandis que les veines intimement adhérentes aux trabécules (ou cloisons de la rate) sont comprimées pendant la contraction.

[2] Nous avons donné précédemment la moyenne. Les oscillations ont varié entre une diminution de globules de 37 au maximum et de 8 au minimum.

lève la rate à un chien; l'animal se rétablit. Au bout de six mois, le chien est mis à mort, et on trouve les ganglions lymphatiques abdominaux, pectoraux, cervicaux et céphaliques remarquablement hypertrophiés. Le sujet de l'observation de M. Adelmann est une jeune femme de vingt-deux ans, opérée par M. Schulz, à Radom, en 1855. La rate, qui faisait hernie au dehors, au travers d'une plaie, suite de chute, fut excisée. Quatorze jours après l'opération, la plaie était cicatrisée, et au bout de trente jours la malade quittait l'hôpital, *florissante de santé* (suivant l'expression de l'opérateur); mais on constata que les ganglions axillaires s'étaient hypertrophiés : l'un d'eux avait le volume d'une noix. M. Gerlach a observé, sur une souris blanche, l'augmentation des ganglions lymphatiques abdominaux, après l'extirpation de la rate (1).

§ 193.

Capsules surrénales, corps thyroïde, thymus. — Ces trois organes présentent ce caractère commun, d'être formés par une charpente celluleuse entre les mailles de laquelle sont répandus en grand nombre des éléments vésiculeux, qui paraissent en constituer la partie fondamentale et essentielle (Voy. fig. 88). Ces éléments vésiculeux sont remplis par un liquide albuminoïde assez analogue au sérum du sang. De plus, ces organes reçoivent et rendent une grande quantité de sang par des artères et des veines volumineuses. Les uns et les autres manquent de canaux excréteurs. Les capsules surrénales et le corps thyroïde sont des organes permanents, c'est-à-dire qu'on les retrouve chez l'individu adulte aussi bien que chez l'enfant. Quant au thymus, cet organe s'atrophie à partir du moment de la naissance et à mesure que le poumon se développe. Il disparaît presque entièrement pendant la première enfance. A l'âge de deux ans, il est considérablement réduit. A l'époque de la puberté, on n'en aperçoit plus

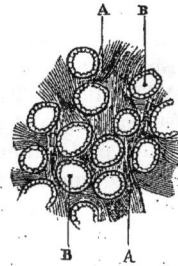

Fig. 88.

AA, tissu conjonctif (ou cellulaire).

B, B, vésicules du corps thyroïde pourvues d'un épithélium intérieur.

que les vestiges, perdus au milieu du tissu conjonctivo-adipeux qui remplit la partie antérieure du médiastin.

Les capsules surrénales, quoique persistantes chez l'adulte, sont loin d'avoir alors le développement qu'elles offraient chez le fœtus. Ces organes ne s'accroissent plus après la naissance et déjà même avant la naissance. Les capsules surrénales présentent, en outre, chez l'adulte, une certaine différence dans la consistance relative de leurs diverses parties. La substance périphérique est plus dense que la substance intérieure; cette dernière, plus foncée que l'autre, reçoit un plus grand

---

1 M. Maggiorani a observé que le sang d'un lapin, auquel il avait enlevé la rate depuis six mois, était moins coloré que celui d'un lapin normal. D'où il conclut que la rate a de l'influence sur la production de la matière colorante des globules.

nombre de vaisseaux et se ramollit facilement. Ces organes, parcourus par une grande quantité de sang, comme la rate, sont vraisemblablement en rapport avec la constitution du sang et lui font sans doute subir des modifications spéciales. Mais, dans l'état actuel de la science, on ne peut rien dire de plus précis.

M. Brown-Séquard a dernièrement annoncé que les lapins, les chiens, les chats et les cochons d'Inde succombent très-rapidement à l'excision des capsules surrénales, et, sans pouvoir préciser le rôle de ces organes, il est tenté de leur attribuer une influence de premier ordre dans les phénomènes de nutrition [1]. M. Gratiolet, en répétant les expériences de M. Brown, a montré que des cochons d'Inde auxquels on a ouvert l'abdomen, et tourmenté les parties voisines des capsules surrénales, sans cependant les enlever, succombent aussi rapidement que ceux auxquels on a excisé ces organes. MM. Berruti et Perosino concluent de leurs expériences sur les chevaux que l'extirpation des capsules surrénales est une opération qui, ne pouvant être exécutée sans produire des hémorrhagies, la déchirure des nerfs et l'écrasement des ganglions semi-lunaires, est une cause de mort plus ou moins prompte, par suite des lésions produites pendant l'opération. D'un autre côté, M. Philippeaux, en opérant sur des rats, est parvenu à extirper les capsules surrénales et à conserver les animaux en parfaite santé. M. Harley et M. Schiff ont fait des observations analogues, et M. Martin-Magron a vu survivre des chats après l'ablation successive de ces organes. Ainsi, d'une part, on peut enlever à certains animaux les capsules surrénales, sans compromettre la vie, et, d'autre part, les animaux qui ne survivent pas à l'extirpation de ces organes succombent également aux lésions opératoires qu'il faut pratiquer pour arriver jusqu'à elles. L'obscurité qui entoure encore les fonctions des capsules surrénales n'a donc pas été dissipée par les expérimentations dont nous parlons [2].

On a cru remarquer, dans ces derniers temps, entre l'aspect particulier de la peau, auquel on donne en pathologie le nom de *peau bronzée*, et les altérations des capsules surrénales (tubercules, hypertrophie, ramollissement), une coïncidence dont on cherche encore l'explication.

Les fonctions du corps thyroïde sont tout aussi obscures que celles des capsules surrénales. On a souvent dit que les cris violents, que l'accouchement, que le coït, augmentaient le volume du corps thyroïde. Si on ne veut parler que d'un accroissement de volume *temporaire* et renfermé dans des limites peu étendues, la chose est possible; elle est même probable, attendu que les divers phénomènes dont nous parlons, étant accompagnés d'*efforts*, c'est-à-dire de suspensions saccadées des mouvements respiratoires, ont tous pour effet commun d'entraver, au

[1] M. Darby, comme M. Brown-Séquard, attribue aux capsules surrénales un rôle des plus importants. Mais lequel?
[2] MM. Cloez, Vulpian, Seligsohn signalent dans les capsules surrénales la présence de l'acide hippurique.

moment où ils se produisent, la circulation dans les veines des parties voisines de la poitrine. Mais ces changements de volume ne sont, en aucun cas, comparables à ceux de la rate, dont le tissu réticulaire érectile est approprié à cette destination. A en juger par les altérations de nature que subit le corps thyroïde, lorsque l'individu se trouve dans des conditions hygiéniques défavorables (goître), on ne peut méconnaître que ce corps joue dans l'économie un rôle assez important dans les fonctions de nutrition. On peut cependant l'enlever sur les animaux, sans que ceux-ci succombent nécessairement. On a même vu survivre des chiens privés à la fois de la rate et du corps thyroïde [1].

Le thymus, ayant acquis tout son développement au moment de la naissance et disparaissant ensuite, est vraisemblablement subordonné aux fonctions de nutrition de la première enfance, et peut-être à la période de *lactation*. Les jeunes mammifères sur lesquels on enlève le thymus se font remarquer par une extrême voracité et par un amaigrissement rapide. Il est vrai que, pour enlever cet organe, il faut faire subir à l'animal une mutilation grave. On aurait remarqué cependant que l'amaigrissement était plus rapide chez les animaux auxquels on avait enlevé le thymus, que chez d'autres animaux du même âge auxquels on avait pratiqué une mutilation équivalente, tout en laissant le thymus dans la poitrine [2].

Les animaux finissent généralement par succomber à l'ablation du thymus. Cependant M. Friedleben est récemment parvenu à conserver vivants de jeunes chiens. D'après les expériences de M. Friedleben, les fonctions du thymus seraient relatives à la constitution du sang; dans le sang d'un jeune chien bien portant, il y a, suivant lui, 7 globules incolores pour 1,000 globules rouges. Lorsqu'on enlève le thymus, la proportion est changée : pour 1,000 globules rouges, on trouve 111 globules incolores [3].

Un animal dératé peut survivre, ainsi qu'un animal déthymé ; mais si on enlève à la fois le thymus et la rate, l'animal succombe assez rapidement.

M. Friedleben, en examinant au microscope le sang qui revient du thymus par les veines, a remarqué, au milieu des globules du sang, une forte proportion d'éléments globuleux plus petits (globulins?) ; ces éléments globuleux spéciaux n'existaient point dans le sang de la veine jugulaire. La doctrine récemment émise par M. His sur les fonctions du thymus est, en grande partie, basée sur ce dernier fait. M. His

[1] MM. Frerichs et Stadler, ainsi que M. Gorup-Besanez, signalent dans le corps thyroïde la présence de la leucine, de l'hypoxanthine, de l'acide lactique.

[2] M. Gorup Besanez signale dans le thymus, c'est-à-dire dans le suc extrait du thymus du veau, la présence de la leucine, de l'hypoxanthine, de l'acide lactique, de l'acide acétique, de l'acide butyrique.

[3] La différence est plus marquée encore lorsqu'on enlève la rate, car on trouve alors dans le sang, pour 1,000 globules rouges, 151 globules incolores (Friedleben).

suppose que les corpuscules de la lymphe prennent naissance dans les cellules du thymus, que de là ils passent par des voies spéciales dans les vaisseaux veineux, où ils deviendraient ensuite, par une transformation qui nous est inconnue, les globules rouges du sang [1].

§ 194.

Des sécrétions dans la série animale. — Les organes glandulaires qu'on rencontre dans la série animale peuvent être, comme chez l'homme, rapportés à deux types principaux. L'élément glandulaire est représenté, ou bien par de petits sacs, ou bien par des tubes d'une grande ténuité. Le groupement varié de ces parties élémentaires, au sein d'une base celluleuse (base celluleuse destinée à les réunir, et dans laquelle circulent les vaisseaux qui apportent les éléments de la sécrétion, et aussi de la nutrition), donne naissance aux diverses glandes. La sécrétion envisagée en elle-même est d'ailleurs exactement semblable dans les animaux et dans l'homme; c'est du sang ou du liquide nourricier que procèdent ses divers produits, et le mécanisme de la fonction est tout aussi compliqué et enveloppé des mêmes obscurités. Les divers produits de sécrétion n'ont pas été examinés dans la série animale avec le même soin que chez l'homme. Exceptons, toutefois, les grands animaux, dont les produits de sécrétion ont souvent servi de base à l'analyse chimique, analyses que nous avons plus d'une fois reproduites. Le côté anatomique a été plus cultivé que le côté physiologique, et la structure des organes sécréteurs a été poursuivie jusqu'aux derniers échelons de la série animale. Nous ne pourrions, sans sortir des limites que nous nous sommes imposées, entrer ici dans des développements beaucoup mieux placés dans les traités d'anatomie comparée. Nous avons déjà présenté, à cet égard, quelques considérations sur les organes glandulaires annexés à l'appareil digestif (Voy. § 58); plus tard, nous nous occuperons des organes glanduleux annexés aux fonctions de reproduction. Nous nous bornerons à rappeler quelques points essentiels, et à passer en revue les diverses autres sécrétions.

En ce qui regarde les organes de la sécrétion salivaire, remarquons que, si chez les mollusques ils offrent la structure folliculeuse qu'ils ont chez les vertébrés, ils ne sont plus constitués chez les insectes que par de simples culs-de-sac tubuleux. Dans les autres articulés, et dans les animaux placés plus bas dans l'échelle animale, les glandes salivaires n'existent plus d'une manière distincte. Les glandes *acineuses* peuvent donc passer aux glandes *tubuleuses ;* et la forme des éléments sécréteurs paraît n'avoir qu'une importance secondaire dans le phénomène de la sécrétion. La forme tubuleuse semble être l'élément glandulaire le plus simple, car nous allons voir d'autres glandes plus compliquées

[1] Nous avons à peine besoin de faire remarquer le caractère hypothétique de cette doctrine, qui repose sur l'existence non démontrée de canaux de communication entre les veines et les cellules du thymus.

se présenter aussi sous cette forme dans les animaux inférieurs.

Le pancréas apparaît pour la première fois chez les poissons. Il n'y a pas dans les animaux invertébrés d'organes qu'on puisse regarder comme les analogues de cette glande. Chez la plupart des poissons, le pancréas n'est pas constitué, comme chez les vertébrés supérieurs, par des éléments acineux; il consiste généralement en tubes appendus à l'intestin, dans les environs du pylore, et ces tubes sont tantôt simples et tantôt ramifiés. Chez quelques poissons, cependant, tels que la raie, l'anguille, le brochet, le pancréas offre une structure plus compliquée; il appartient, comme chez les vertébrés supérieurs, à la classe des glandes en grappes.

Le foie des vertébrés est à peu près identique, pour la structure, à celui de l'homme. Celui des mollusques, qui est généralement volumineux, présente aussi une grande analogie avec celui des vertébrés. Il est admis que le foie des insectes et des crustacés est formé par les appendices désignés sous le nom de vaisseaux de Malpighi. Ces cœcums s'ouvrent dans l'intestin et y déposent le produit de leur sécrétion.

Le rein de tous les vertébrés est formé par des tubes agglomérés. Mais le groupement de ces tubes n'est pas le même dans toutes les classes. Le rein des mammifères, semblable à celui de l'homme, présente d'une manière plus distincte, à sa surface, la trace du groupement des lobes qui le composent dans l'état embryonnaire. Pendant la période embryonnaire de l'homme et des autres mammifères, le rein est composé, en effet, de lobes adossés, dont le nombre égale celui des pyramides. Ces lobes sont constitués par une pyramide recouverte à sa base par les circonvolutions des tubes urinifères correspondant à la substance corticale, et le sommet de la pyramide s'ouvre dans un embranchement de l'uretère. Ces lobes s'accolent plus tard et se fondent entre eux, de manière à perdre leur indépendance.

Le rein des oiseaux offre, pendant toute la vie, la disposition embryonnaire du rein des mammifères. Ajoutons que l'uretère, qui reçoit l'urine sécrétée par leur rein multilobé, ne s'emmagasine point dans un réservoir de dépôt; les oiseaux manquent de vessie, les organes urinaires n'ont point d'orifice distinct du canal intestinal. L'urine arrive dans le cloaque, et est évacuée avec les excréments qu'elle concourt à former : aussi, les oiseaux n'urinent point comme les mammifères.

Les canalicules du rein des reptiles sont souvent disposés comme les barbes d'une plume sur leur tige commune; dans quelques-uns d'entre eux, cependant, la disposition des canalicules urinifères a beaucoup d'analogie avec celle des poissons. Les uretères se rendent au cloaque. Les reptiles n'ont de vessie urinaire qu'exceptionnellement.

Les reins des poissons sont constitués par des canalicules irrégulièrement contournés sur eux-mêmes, aboutissant à un canal commun ou uretère. Le rein des poissons est généralement très-volumineux; il s'étend de chaque côté de la colonne vertébrale, dans toute l'étendue de l'abdomen. L'uretère présente une dilatation ou sorte de vessie, dont l'orifice extérieur aboutit derrière celle de l'anus et des organes reproducteurs.

Chez les arachnides, on trouve aux environs de l'anus, et pénétrant jusque dans les segments supérieurs des pattes, des appendices en cul-de-sac, qui s'ouvrent au voisinage de l'anus et qui sont sans doute des organes de sécrétion urinaire [1]. L'organe sécréteur de l'encre des mollusques céphalopodes dibranchiaux (sèche) peut être aussi rangé parmi les organes de sécrétion urinaire; cet organe, placé dans le voisinage du foie, débouche par son canal excréteur près de l'anus. La matière sécrétée (sépia) s'amasse dans les conduits excréteurs; elle est souvent expulsée par l'animal, lorsqu'il cherche à se dérober à la poursuite de son ennemi.

Beaucoup d'animaux offrent des organes de sécrétion qui manquent dans l'espèce humaine. Le castor, animal de l'ordre des rongeurs, présente, de chaque côté de l'orifice externe des organes génitaux urinaires, des poches glanduleuses que remplit à peu près complétement une humeur particulière. Cette humeur, d'une couleur jaunâtre, et d'une consistance analogue à de la cire, devient friable comme une résine, lorsqu'elle est desséchée. Elle est sécrétée par les follicules nombreux contenus dans l'épaisseur des parois de la poche et dans les replis intérieurs qu'elle forme. Le castoréum est composé d'une matière cristallisable (castorine), de mucus, d'une huile odorante volatile, de quelques sels, etc. Le castoréum a une forte odeur qui tient le milieu entre celle du bouc et celle du musc.

Le musc est sécrété par le chevrotin, animal de l'ordre des ruminants. La bourse dans laquelle se dépose le produit de la sécrétion est située sous l'abdomen, et communique avec le prépuce, dont elle n'est, en quelque sorte, qu'un diverticule. L'humeur est sécrétée par la membrane muqueuse du sac; elle est d'un brun noirâtre, onctueuse au toucher, et d'une odeur caractéristique. Le musc est composé par une huile volatile odorante, par des matières grasses de diverses sortes, du mucus, de l'albumine, des sels, etc. Le castoréum et le musc ont, par le lieu où s'opère la sécrétion, par le mode de sécrétion (sécrétion muqueuse), et par leur odeur pénétrante, une certaine analogie avec la sécrétion de la membrane muqueuse du prépuce des autres mammifères.

L'embranchement des articulés nous offre des sécrétions spéciales bien remarquables. Les insectes et les arachnides se distinguent surtout sous ce rapport.

Les abeilles (insectes hyménoptères) présentent au-dessus des anneaux de l'abdomen de petites poches qui sécrètent la cire, matière grasse *sui generis*. La cire sécrétée dans les poches glanduleuses sort au dehors

---

[1] On a donné à ces appendices le nom d'*organes des sécrétions excrémentitielles*.

par de petits orifices situés sous l'abdomen, dans l'intervalle des anneaux. Quant au miel, substance sucrée que produisent aussi les abeilles, elles en puisent les éléments sur les glandes nectarifères des fleurs. La matière sucrée, sucée et avalée par l'abeille, subit dans ses organes digestifs une modification particulière, et est rejetée par la bouche, sous forme de miel. La cire ni le miel ne sont pas, ainsi qu'on l'a dit, puisés sur les végétaux par l'abeille, qui ne ferait que les déposer dans sa ruche, et sans l'intervention d'une modification de sécrétion. Des abeilles nourries exclusivement avec une dissolution de sucre continuent à produire de la cire et du miel. Il est évident que, dans ces conditions, elles ont *sécrété* ces produits aux dépens des matières sucrées.

Le ver à soie, ou bombyx du mûrier, insecte lépidoptère, s'entoure d'un cocon, ainsi que la plupart des lépidoptères nocturnes, et c'est dans l'intérieur de ce cocon que s'opèrent les métamorphoses de la chrysalide [1]. La matière soyeuse du cocon se forme dans des organes glanduleux, qui ont à peu près la même structure que les glandes salivaires. Le conduit excréteur unique des deux glandes aboutit à un petit mamelon conique, qui s'ouvre à l'extrémité de la lèvre, et qui sert en quelque sorte de filière.

Les arachnides sécrètent aussi une matière soyeuse particulière, à l'aide de laquelle elles tissent leurs toiles (araignées), ou se construisent des abris (mygales). Les glandes sécrétoires des arachnides sont situées près de l'anus. Ce sont de petites poches qui communiquent au dehors, de chaque côté de l'ouverture anale, par deux appendices tubuleux ou filières.

Beaucoup d'insectes et d'arachnides possèdent encore des organes spéciaux destinés à la sécrétion de venins. Chez l'abeille, le venin est sécrété par de petits organes en grappe, situés aux environs de l'anus. Cette humeur, poussée au dehors par l'animal, s'insinue le long du dard, par capillarité, dans la petite plaie faite par lui. Dans les araignées, le venin (dont l'action, bien moins vive, est manifeste cependant chez les petits animaux piqués par l'araignée) sécrété par une glande placée en arrière des mandibules, est versé au dehors par un petit canal dont est percé le crochet mobile qui termine la mandibule.

Indications bibliographiques.

(Par ordre alphabétique.)

FONCTIONS DU FOIE. — MÉCANISME DES SÉCRÉTIONS.

F. ARNOLD, Zur Physiologie der Galle (*De la physiologie de la bile*), Manheim, 1854. — LE MÊME, Ueber die Gallemenge welche bei Hunden mit Gallenblasefisteln im Verhältniss zur Art der Nahrung zum Körpergewicht und zu den Tageszeiten abgesondert wird

---

[1] Les lépidoptères *diurnes* se métamorphosent à nu, ainsi que beaucoup de crépusculaires.

(De la quantité de bile sécrétée dans les vingt-quatre heures par des chiens à fistule biliaire dans ses rapports avec le mode d'alimentation et avec le poids de l'animal), dans
Die physiologische Anstalt zu Heidelberg, 1858.

A. F. BAXTER, An experimental inquiry undertaken with the view of ascertaining
whether any and what signs of current force are manifested during the organic process
of secretion in living animals, dans Philosophical Transactions, 1852. — BENEKE, Ueber
das Vorkommen, die Verbreitung und die Function von Gallenbestandtheilen in den
thierischen und pflänzlichen Organismen (De la formation, de la distribution et du rôle
des éléments de la bile dans l'organisme animal et végétal), Giessen, 1862. — BENSCH,
Ueber den Schwefelgehalt der Galle einiger Thiere (Sur la quantité de soufre que renferme la bile de quelques animaux), dans Annalen der Chemie und Pharmacie, t. LXV,
1848. — BENVENISTI, Sul diabete e sulla saccarificazione animale morbosa. Sulla formazione per metamorfosi regressiva dello zucchero et dell' amido; sulla degenerazione zuc-
cherina ed amilacea nel corpo humano, Padoue, 1858. — BÉRARD, Du siége de la glycogénie, dans Gazette médicale, n⁰ 21, 1857. — LE MÊME, Sur la formation physiologique
du sucre dans l'économie animale, dans Gazette hebdomadaire de médecine, t. IV,
nᵒˢ 21 et 24, 1857. — BERLIN, Notiz über die physiologische Fettleber (Note sur le foie
gras physiologique), dans Archiv für die holländischen Beiträge zur Natur-und Heilkunde,
t. 1, 1858. — Cl. BERNARD, Nouvelle fonction du foie chez l'homme et les animaux, Paris, 1853. — LE MÊME, Leçons de physiologie faites au collége de France, 1 vol., 1854-
55. (Ce volume est entièrement consacré à la fonction glycogénique du foie.) — LE MÊME,
Nouvelles recherches expérimentales sur les phénomènes glycogéniques du foie (Formation de la matière glycogène dans le foie), dans Gazette médicale et dans Gazette hebdomadaire de médecine, 1857. — LE MÊME, Des variations de couleur dans le sang veineux
des organes glandulaires, dans Journal de Physiologie de Brown-Séquard, t. 1, 1858;
même sujet dans Gazette médicale, nᵒˢ 19, 27, 1858. — LE MÊME, De la présence du sucre dans le sang de la veine porte et dans celui des veines sus-hépatiques (A propos des
expériences de C. Schmidt de Dorpat), dans Comptes rendus de l'Académie des sciences,
1859. — LE MÊME, Leçons sur la matière glycogène du foie, dans l'Union médicale, nᵒˢ 26,
35, 38, 51, 57, année 1859. — LE MÊME, De la matière glycogène chez les animaux dépourvus de foie, dans Gazette médicale, 1859. — LE MÊME, De la matière glycogène considérée comme condition de développement de certains tissus chez le fœtus, avant l'apparition de la fonction glycogénique du foie, dans Journal de physiologie, t. II, 1859. — LE
MÊME, De l'action des nerfs sur la circulation et la sécrétion des glandes, dans Gazette
médicale, n⁰ 30, 1859. — BERTHELOT et DE LUCA, Recherches sur le sucre formé par la
matière glycogène hépatique, dans Gazette médicale, n⁰ 41, 1859. — BERZELIUS, Mémoire
sur la composition des fluides animaux (bile, etc.), paru d'abord dans son livre de chimie animale Djurkemien, t. II, 1807, et plus tard en français dans Annales de chimie,
t. LXXXVIII, 1813. — LE MÊME, Ueber die Zusammensetzung der Galle (Sur la constitution de la bile), dans Annalen der Chemie und Pharmacie, t. XXXIII, 1840. — BIBRA,
Chemische Fragmente über die Leber und die Galle (Fragments chimiques sur le foie
et la bile), Brunswick, 1849. — BIZIO, Memoria sopra una bile umana singolarissima,
dans Giornale di fisica de Brugnatelli, t. XV, 1822. — H. BLOT, De la glycosurie physio-
siologique chez les femmes en couches, les nourrices et un certain nombre de femmes
enceintes, dans Comptes rendus de l'Académie des sciences, 1856. — H. BONNET, Observations sur la glycogénie, dans Gazette médicale, 1857. — F. BOUISSON, De la bile, de ses
variétés physiologiques, de ses altérations morbides, Montpellier, 1843. — E. BRÜCKE,
Ueber Gallenfarbstoffe und ihre Auffindung (Sur les matières colorantes de la bile et sur
les moyens de les découvrir), dans Sitzungsbericht der K. K. Acad. von der Wissenschaften zu Wien, t. XXXV, 1859. — BÜCHNER, Beobachtungen über die freiwillige Zerset-
zung der Rindsgalle (Observations sur la décomposition spontanée de la bile de bœuf),
dans Journal für praktische Chemie de Erdmann, t. XLVI, 1849.

CHASSAGNE, Ligature de la veine porte; persistance de la sécrétion biliaire, thèse, Strasbourg, 1860. — CHAUVEAU, Nouvelles Recherches sur la question glycogénique, dans Comptes rendus de l'Académie des sciences, 1856. — LE MÊME, Sur la formation du sucre

dans l'économie animale, *dans* Gazette hebdomadaire de médecine, t. III, *n°* 40, 1856. — Le même, La substance qui, dans le sang des animaux soumis à l'abstinence, réduit le réactif cupro-potassique est un sucre fermentescible, *dans l'*Union médicale, *n°* 89, 1857. — Le même, De la formation physiologique du sucre dans l'économie animale, *dans* Gazette médicale, *n°* 23, 1857. — Chevallier, Observations sur la bile humaine et sur la présence du picromel dans ce liquide, *dans* Annales de pharmacie, t. IX, 1818. — Chevreul, Note sur la présence de la cholestérine dans la bile de l'homme, *dans* Journal de Physiologie *de Magendie*, t. IV, 1824. — Le même, *article* Résine de la bile, *dans* le Dictionnaire des sciences naturelles, t. XLV, 1847. — Colin, De la formation du sucre dans l'intestin, et de son absorption par les chylifères, *dans* Union médicale, *n°* 141, *et dans* Gazette médicale, *n°* 14, 1856. — Le même, De la glycogénie animale dans ses rapports avec la production et la destruction de la graisse, *dans* Comptes rendus de l'Académie des sciences, 1859. — Le même, Sur les états des cellules du foie dans leurs rapports avec la glycogénie, *dans* Comptes rendus de l'Académie des sciences, 1861. — Coze, Note sur l'influence des médicaments sur la glycogénie, *dans* Comptes rendus de l'Académie des sciences, 1857.

J. C. Dalton, On the constitution and physiology of the bile, *dans* American Journal of the medical sciences, 2ᵉ *série*, t. XXXIV, 1857. — Demarçay, De la nature de la bile, *dans* Annales de chimie et de physique, t. LXVII, 1838. — M'Donnel, On the physiology of diabetic sugar in the animal economy, *dans* The Dublin quarterly Journal, 1859.

Figuier, Sur la fonction glycogénique du foie, *dans* Gazette hebdomadaire de médecine, *p.* 82, 122, 236, 290, 301, 753, 779, *année* 1855. — Le même, Nouveaux faits et considérations nouvelles contre l'existence de la fonction glycogénique du foie, *dans* Gazette hebdomadaire de médecine, t. IV, 1857. — Le même, Expériences qui prouvent qu'il ne se forme pas de sucre après la mort dans le foie des animaux, *dans* Gazette hebdomadaire de médecine, t. IV, 1857. — G. Fischer, Beiträge zur Frage über die Entstehung des Zuckers im thierischen Organismus (*Contribution à l'étude de la formation du sucre dans l'organisme animal*), *dissert.*, *Göttingen*, 1859. — Frerichs, Beiträge zur physiologische und pathologische Chemie der Galle (*Contribution à la chimie physiologique et pathologique de la bile*), *dans* Heller's Archiv für physiologische und pathologische Chemie, t. II, 1845. — Le même et Staedler, Ueber die Umwandlung der Gallensäure im Farbstoffe (*Sur la transformation de l'acide cholique en matière colorante de la bile*), *dans* Mittheilung der naturforschenden Gesellschaft in Zürich, 1856. — Friedlænder et Barisch, Zur Kenntniss der Gallenabsonderung (*Mémoire pour servir à la connaissance de la sécrétion de la bile*), *dans* Archiv für Anatomie und Physiologie *de Reichert et du Boys-Reymond* (suite des *Müller's Archiv*), 1860.

Gintrac, Observations et recherches sur l'oblitération de la veine porte et sur les rapports de cette lésion avec la sécrétion de la bile), *Bordeaux*, 1856. — Gluge, Note sur le foie gras physiologique (*et aussi sur le rein*), *dans* Bulletin de l'Académie royale de Belgique, t. XXIV, 1857. — J. Goodsir, On the ultimate secreting structure and on the Laws of its function, *dans* Transactions of the Royal Society of Edinburgh, t. XV, 1844. — Gorup-Besanèz, Mikroscopische Charactere der Menschengalle (*Caractères microscopiques de la bile humaine*), *dans* Heller's Archiv für physiologische und pathologische Chemie, t. III, 1846. — Le même, Ueber Gallenzersetzung (*De la décomposition de la bile*), *dans* Archiv für physiologische und pathologische Chemie *de Heller*, t. II, 1846. — Le même, Untersuchungen über Galle (*Recherches sur la bile*), *dans* Annalen der Chemie und Pharmacie, t. LIX, 1849. — Le même, Chemische Untersuchungen der Galle zweier Hingerichteten (*Recherches chimiques sur la bile de deux suppliciés*), *dans* Prager Vierteljahrschrift, 1851. — Griesinger, Studien über Diabetes (Il s'agit d'un diabète traumatique survenu à la suite d'un coup derrière la tête), *dans* Archiv für physiologische Heilkunde, t. III, 1858.

Handfield-Jones, On the structure, development and function of the liver, *dans* Philosophical Transactions, 1853. — G. Harley, Contribution to the physiology of saccharine urine. On the origin and destruction of sugar in the animal economy, *dans* British and foreign medico-chirurgical Review, t. XXXIX, 1857. — Le même, On the saccharine function of the liver, *dans* Philosophical Magazine, 1860. — V. Hensen, Ueber die Zucker-bildung in der Leber (*Sur la formation du sucre dans le foie*), *dans* Archiv für pathologische Anatomie und Physiologie, t. XI, 1857. — Heynsius, Ueber die Entstehung und Ausscheidung von Zucker in thierischen Organismus (*Sur la genèse et la séparation du sucre au sein de l'organisme animal*), *dans* Archiv für die holländischen Beiträge zur Natur-und Heilkunde, t. I, 1857. — Le même, Bidjdrage tot de kennis van de stofwisseling in de lever (*Contribution à la connaissance des métamorphoses organiques qui s'accomplissent dans le foie*), *dans* Nederlandsch Tijdschrift voor Geneeskunde, 1859. — Le même, Die Quelle des Leberzuckers (*La source du sucre du foie*), *dans* Studien des physiol. Instituts zu Amsterdam, 1861. — Hoppe-Seyler, Zur Analyse der Galle (*Analyse de la bile*), *dans* Journal für praktische Chemie, t. LXXXIX, p. 83, 257, 281, 1863.

Itzigsohn, Fall von Diabetes traumaticus (*Un cas de diabète traumatique, chute sur la tête*), *dans* Archiv für pathologische Anatomie und Physiologie, t. XI, 1857.

Jeannel, Recherches comparatives sur les alcalis et les carbonates alcalins, considérés comme agents destructeurs de la glycose, *dans* Gazette médicale, n° 20, 1857.

Kekulé, Ueber den zuckerbildenden Stoff der Leber (*Sur la matière glycogène du foie*), *dans* Verhandlungen des naturhistorischen-medicinischen Vereins zu Heidelberg, 1858. — Kemp, Elementar-analytische Untersuchungen über die Zusammensetzung der Galle (*Recherches d'analyse élémentaire sur la composition de la bile*), *dans* Journal für praktische Chemie, t. XXVIII, 1843. — G. Kemp, On the functions of the bile, *dans* London medical Gazette, *oct.* 1844. — Le même, Recent examination of the human bile, *dans* Medical Times and Gazette, n° 258, 1855. — Kiernan, The anatomy and physiology of the liver, *dans* Philosophical Transactions, 1833. — Kölliker, Vorkommen einer physiologischen Fettleber bei saugenden Thieren (*De la formation du foie gras dans l'état physiologique chez les mammifères*), *dans* Verhandlungen der physik.-medic. Gesellschaft in Würtzburg, 1856. — Le même et Müller, Ueber die im Jahre 1854-1855, in der physiologischen Anstalt der Universität Würtzburg angestellten Versuche (*Des expériences instituées en 1854-1855 au laboratoire de physiologie de l'Université de Würtzbourg*), expériences sur des chiens à fistule biliaire, *dans* Verhandlungen der physik.-medic. Gesellschaft in Würtzburg, t. VI, 1856. — F. T. Kunde, De hepatis ranarum extirpatione, *Berlin*, 1850. — W. Kühne, Ueber künstlich erzeugten Diabetes bei Fröschen, *dans* Nachrichten von der Universität zu Göttingen, n° 13, 1856. — Le même, Beiträge zur Lehre vom Icterus (*Contribution à l'étude de l'ictère*), *dans* Archiv für pathologische Anatomie und Physiologie, XIV, 1858.

Lehmann, *Article* Galle (*bile*), *dans son* Traité de chimie physiologique (*Lehrbuch der physiologischen Chemie*), t. II, 1849. — Le même, Analyses comparées du sang de la veine porte et du sang des veines sus-hépatiques, etc., pour servir à l'histoire de la production du sucre dans le foie, *dans* Archives générales de médecine, 1855. — Le même, Untersuchungen über die Constitution des Blutes verschiedener Gefässe und den Zuckergehalt derselben insbesondere (*Recherches sur la composition du sang des divers ordres de vaisseaux, particulièrement en ce qui concerne les proportions de sucre*), *dans* Verhandlungen der K. sächsische Gesellschaft der Wissenschaften zu Leipzig, t. VII, 1856. — Le même, Ueber die Bildung des Zuckers in der Leber, etc. (*De la formation du sucre dans le foie*), *dans* Schmidt's Jahrbücher, t. XCVII, 1857. — Lereboullet, Note sur le mécanisme des sécrétions, *dans* Gazette médicale de Strasbourg, 1846. — Le même, Mémoire sur la structure intime du foie et sur la nature de l'altération connue sous le nom de foie gras, *dans* Mémoires de l'Académie de médecine de Paris, t. XVII, 1853. — Lersch, Ueber den physiologischen Zuckergehalt der Lebersubstanz (*Sur la proportion physiologique de sucre contenue dans la substance du foie*), *dans* Reinische Monatschrift, *janv.* 1850. — Leudet, De l'influence des maladies cérébrales sur la production du diabète sucré, *dans* Comptes rendus de l'Académie des sciences, 1857. — Liebig, Die Galle (*La bile*), *dans* Annalen der Chemie und Pharmacie, t. XLVII, 1843. — Lindner, Nonnula de hepate et bile evertebratorum, *dissert.*, *Berlin*, 1844. — Luschka, Zur Lehre von der Secretionszelle (*De la doctrine des sécrétions à l'aide des cellules*), *dans* Archiv für physiologische Heilkunde, 1854.

Musculus, Sur la transformation de la matière amylacée en glucose, *dans* Annales de chimie et de physique, 1860. — J. Moleschott, Versuche zur Bestimmung der Rolle welche Leber und Galle bei der Rückbildung spielen (*Recherches pour fixer le rôle que le foie et la bile jouent dans les phénomènes de l'élimination physiologique*), *dans* Müller's Archiv für Anatomie und Physiologie, 1853. — Le même, Neue Beobachtungen über die Beziehungen der Leber zu den farbigen Blutkörperchen (*Nouvelles observations sur les rapports du foie avec les globules colorés du sang*), *dans* Wiener medicinische Wochenschrift, n° 14, 1853. — Moos, Untersuchungen über die zuckerbildende Function der Leber insbesondere über deren Verhalten zum Nervensystem (*Recherches sur la fonction glycogénique du foie, particulièrement dans ses rapports avec le système nerveux*), *dans* Archiv des Vereins zur Förderung der wissenschaftliche Heilkunde, t. IV, 1858. — Le même, Untersuchungen und Beobachtungen über den Einfluss der Pfortaderentzündung auf die Bildung der Galle und des Zuckers in der Leber (*Recherches et observations sur l'influence de l'inflammation de la veine porte sur la formation de la bile et du sucre dans le foie*), *Leipzig et Heidelberg*, 1859. — Moosbruger, Ueber die physiologische Bedeutung der Leber (*Sur la signification physiologique du foie*), *dans* Würtembergisches Correspondenzblatt, t. XIX, 1849. — A. Moreau, Expériences relatives à la matière glycogène. De l'importance de la détermination des conditions physiologiques dans cette recherche, *dans* Gazette médicale, 1858. — F. Moslen, Untersuchungen über den Uebergang von Stoffen aus dem Blute in die Galle (*Recherches sur le passage de quelques substances du sang dans la bile*), *dissert., Giessen*, 1857. — Mülder, Ueber die Galle (*Sur la bile*), *dans* Journal für praktische Chemie, t. XXXIX, 1846.

H. Nasse, Ueber einige Verschiedenheiten im Verhalten der Leber hungernder und gefütterter Thiere (*Sur quelques différences dans la constitution du foie des animaux à l'inanition et des animaux bien nourris*), *dans* Archiv des Vereins zur Förderung der wissenschaftliche Heilkunde, t. IV, 1858.

Oré, Influence de l'oblitération de la veine porte sur la sécrétion de la bile et sur la fonction glycogénique du foie, *dans* Comptes rendus de l'Acad. des sciences, 1856. — Le même, Fonctions de la veine porte, *Bordeaux*, 1861.

Pavy, Ueber die normale Zerstörung des Zuckers im thierischen Organismus (*Sur la destruction normale du sucre dans l'organisme animal*), *dans* Guy's hospital Reports, t. III, 1855, *en extrait dans* Schmidt's Jahrbücher, t. XC, 1856. — Le même, On the alleged sugar forming of the liver, *dans* Guy's hospital Reports, t. IV, 1858. — Le même, The influence of the diet on the liver, *dans le même recueil*, 1858. — Le même, Researches on the nature and treatment of diabets, *London*, 1862. — E. Pelouze, Sur la matière glycogène, *dans* Comptes rendus de l'Acad. des sciences, 1857. — Plagge, Ein Fall von Diabetes Traumaticus (*Observation de diabète traumatique*), sur un homme qui avait reçu un coup violent à la nuque, *dans* Archiv für pathologische Anatomie und Physiologie, t. XIII, 1858. — Platner, Ueber die Natur und den Nutzen der Galle (*Sur la nature et les usages de la bile*), *Heidelberg*, 1845. — Poggiale, Action des alcalis sur le sucre dans l'économie animale, *dans* Comptes rendus de l'Acad. des sciences, 1856. — Le même, Sur la formation de la matière glycogène dans l'économie animale (Rapport à l'Acad. de médecine de Paris), *dans* Journal de physiologie, t. Ier, 1858. — Poiseuille, Détermination, à l'aide de la fermentation, de faibles quantités de glycose contenues dans des liquides de très-petit volume, *dans* Comptes rendus de l'Acad. des sciences, 1858. — Le même et Lefort, De l'existence de la glycose dans l'organisme animal, *dans* Gazette médicale, 1858. (Note additionnelle *dans* Comptes rendus de l'Académie des sciences, *même année*.) — Polli, Des rapports de la matière colorante du sang avec la bile, *dans* Gazette médicale, 1846. — Puttaert, Réflexions médicales sur les fonctions du foie, *dans* Journal de médecine de Bruxelles, 1853.

Retzius, Ueber den Bau der Leber (*Sur la structure du foie*), *dans* Müller's Archiv, 1849.

A. Sanson, Sur la formation physiologique du sucre dans l'économie animale, *dans* Comptes rendus de l'Académie des sciences, n°s 22 et 26, 1er fasc.; n° 10, 2e fasc., 1857. — Le même, Recherches sur la glycogénie, *dans* Gazette médicale, n° 32, 1857. — Le

MÊME, De l'origine du sucre dans l'économie animale, *dans* Journal de physiologie, t. Ier, 1858. — LE MÊME, Sur l'existence de la matière glycogène dans tous les organes des herbivores, et sur l'influence de l'alimentation sur la production de cette substance, *dans* Journal de physiologie *de Brown-Séquard*, t. II, 1859. — SCHERER, Ueber die Zusammensetzung und Eigenschaften des Gallenfarbestoff (*Sur la composition et les propriétés de la matière colorante de la bile*), *dans* Annalen der Chemie und Pharmacie, t. LIII, 1845. — M. SCHIFF, Bericht über einige Versuche, um den Ursprung des Harnzuckers bei künstlichen Diabetes zu ermitteln (*Exposition de quelques expériences pour déterminer, par un diabète artificiel, la présence du sucre dans l'urine*), *dans* Nachrichten von der Universität zu Göttingen, n° 14, 1856. — LE MÊME, Untersuchungen über die Zuckerbildung in der Leber und den Einfluss des Nervensystems auf die Erzeugung des Diabetes (*Recherches sur la formation du sucre dans le foie, et de l'influence du système nerveux dans la genèse du diabète*), *Würzburg*, 1859, *extrait par Beneke dans* Archiv zur Förderung der wissenschaftlichen Heilkunde *de Vogel*, 1860. — E. SCHOTTIN, Ueber einige künstliche Umwandlungsproducte durch die Leber (*Sur quelques produits de métamorphose par le foie*), *dans* Archiv für physiologische Heilkunde, t. II, 1858. — SCHÜTZENBERGER, Des fonctions chimiques du foie, *thèse de concours*, *Strasbourg*, 1860. — TH. SCHWANN, Versuche um auszumitteln ob die Galle im Organismus eine für das Leben wesentliche Rolle spielt (*Recherches sur la question de savoir si la bile joue un rôle essentiel dans les phénomènes de la vie*), *dans* Müller's Archiv, 1844. — SCHWENDLER et MEISSNER, Beiträge zur Kenntniss der Cholesterins (*Contribution à la connaissance de la cholestérine*), *dans* Annalen der Chemie und Pharmacie, t. LIX, 1840. — SIMON (de Metz), Expériences sur la sécrétion de la bile, *dans* Journal des progrès des sciences et inst. médicales, t. VII, 1828. — F. STACKMANN, Quæstiones de bilis copia accuratius definienda, *Dorpat*, 1849. — STOKVIS, Ueber Zuckerbildung in der Leber und ihren Zusammenhang mit der Zuckerproduction bei Diabetes mellitus (*De la formation du sucre dans le foie et de ses rapports avec la production du sucre dans le diabète sucré*), *dans* Wiener medicinische Wochenschrift, nos 14 *et* 15, 1857. — STRECKER, Beobachtungen über Ochsengalle (*Observations sur la bile du bœuf*), *dans* Annalen der Chemie und Pharmacie, t. LXV et LXVII, 1848, *en extrait dans* Annuaire de chimie pour 1848, *par Millon et Reiset*. — LE MÊME, Beobachtungen über die Galle verschiedener Thiere (*Observations sur la bile de divers animaux*), *dans* Annalen der Chemie und Pharmacie, t. LXX, 1849.

THÉNARD, Mémoire sur la bile (en 2 parties), *dans* Mémoires de la Société d'Arcueil, t. I, 1807. — THEYER et SCHLOSSER, Ueber die Constitution der Galle (*Sur la constitution de la bile*), *dans* Annalen der Chemie und Pharmacie, t. XLVIII, 1843; t. I, 1844.

VAN DEEN, Ueber Bildung von Zucker im Thierkörper (*De la formation du sucre dans le corps des animaux*), *dans* Archiv für holländ. Beiträge, 1861. — VIRCHOW, Ueber Hämatoïdin und Bilifulvin (*De l'hématine et de la bilifulvine*), *dans* Verhandlungen der phys.-med. Gesellschaft zu Würzburg, t. I, 1850. — VULPIAN, Sur les effets des excitations produites directement sur le foie et les reins, *dans* Gazette médicale, 1858.

WEBER, Ueber die Bedeutung der Leber für die Bildung der Blutkörperchen des Embryonen (*Le foie considéré comme organe formateur des globules du sang chez l'embryon*), *dans* Zeitschrift für rationelle Medicin, t. IV, 1846. — WEIDENBUSCH, Untersuchungen der unorganischen Bestandtheile in der Galle der Ochsen (*Recherches sur les matières inorganiques de la bile de bœuf*), *dans* Poggendorf's Annalen der Physik und Chemie, t. LXXVI, 1849. — WHARTON JONES, Microscopical examination of the contents of the hepatic ducts with conclusions founded thereon as to the physiological signification of the cells of hepatic parenchyma, and as to their anatomical relation to the radicles of the hepatic ducts, *dans* Philosophical Transactions, 1848. — J. G. WILL, Ueber die Absonderung der Galle (*Sur la sécrétion de la bile*), *Erlangen*, 1849. — TH. WILLIAMS, On the physiology of cells with the view to elucidate the laws regulating the structure and functions of glands, *dans* Guy's hospital Reports, t. IV, 1846. — G. WILD, The liver, the regenerator or hydrogenator in animals, *dans* London Journal of medicine, *mars*, 1852.

Consultez aussi, pour les fonctions du foie, la bibliographie du chapitre DE LA DIGESTION.

SÉCRÉTION URINAIRE.

L. von Babo et G. Meissner, Ueber das Verhalten der Harnsäure zu der Fehling'schen Kupferlösung (*De l'action de l'acide urique sur la liqueur cuivrée de Fehling*), dans Zeitschrift für rationelle Medicin, t. II, 1858. — Beale, On urine, urinary deposits and calculi ; their microscopical and chemical examination, *fig* , Londres, 1861 ; 2e *édit.*, 1863. — Beckmann, Zur Kenntniss der Niere (*Sur la connaissance des reins*), dans Archiv für pathologische Anatomie und Physiologie, XI, 1857. — Alfr. Becquerel, Séméiotique des urines, Paris, 1841. — Le même, De la non-existence de l'albumine dans les urines normales, et de l'infidélité de l'action du chloroforme comme réactif de l'albumine , *dans* Comptes rendus de l'Académie des sciences, 1857. — H. Beigel, Untersuchungen über die Harn-und Harnstoffmengen , welche von Gesunden ausgeschieden werden, bei gewöhnlicher , knapper und reicher Diät und beim Gebrauche einiger antiphlogistischer Arzneimittel (*Recherches sur les quantités d'urine et d'urée chez l'homme sain, sous l'influence d'une nourriture ordinaire, d'une nourriture exiguë et d'une nourriture abondante, et sous l'influence de quelques médicaments antiphlogistiques*) , *dans* Nova acta Acad. nat. curios., t. XXV, 1856.—Bence Jones, On the simultaneous variations of hippuric and uric acids in healthy urine, *dans* Journal of the chemical society, 1862. — Le même, Diverses autres communications sur l'urine, *même recueil, même année.*—Le même, Contributions to the chemistry of the urine, *dans* Philosophical Transactions , 1848 et 1849. — C. E. Berg, De nonnullarum materiarum in urinam transitu disquisitiones, *diss.*, Dorpat, 1858. — Bernard et Barreswil, Sur les voies de l'élimination de l'urée après l'extirpation des reins, *dans* Archives générales de médecine, *avril* 1847. — Berzelius, Ueber die Zusammensetzungen der thierischen Flüssigkeiten (*Sur la composition des fluides animaux*), *article* Urine, dans Annales de chimie, t. LXXXVIII, 1813. — V. Bibra, Ueber den Harn einiger Pflanzenfresser (*Sur l'urine de quelques herbivores*), *dans* Annalen der Chemie und Pharmacie *de Liebig*, 1845. — E. Bidder, Beiträge zur Lehre von der Function der Nieren (*Contribution à l'étude de la fonction urinaire*), *dissert.*, Dorpat, 1862. — Bird (Golding), De l'urine et des dépôts urinaires, considérés sous les rapports chimique, physiologique, pathologique, thérapeutique, 1re *édit.*, Londres, 1844. Traduction française sur la 5e *édit.*, *par* O'Rorke, Paris, 1861. — Bonnet, Note sur la constatation du sucre dans l'urine par le tartrate cupro-potassique, Paris, 1857. — Boussingault, Recherches sur la constitution de l'urine des animaux herbivores, *dans* Annales de chimie et de physique , t. XV, 1845. — Bramwell, Observation d'une urine chyleuse ou graisseuse, *dans* Gazette médicale, 1859. — W. Th. Brande, An account of some changes from diseases in the composition of human urine, *dans* Transactions of a society for the improvem. of med. and chirurg. knowledge, t. III, 1812. — E. Brücke, Ueber die Glycosurie der Wöchnerinnen (*Sur la glycosurie des femmes nouvellement accouchées*), dans Wiener medicinische Wochenschrift, *nos* 19 et 20, 1858. — Le même, Ueber die reducirenden Eigenschaften des Harns gesunder Menschen (*Sur la propriété qu'a l'urine de l'homme sain de réduire la liqueur cuivrée*), *dans* Sitzungsberichte der K. K. Akademie der Wissenschaften zu Wien, t. XXVIII, 1858. — Le même, Ueber das Vorkommen von Zucker im Harn gesunder Menschen (*Sur l'apparition du sucre dans l'urine de l'homme sain*), dans Sitzungsberichte der K. K. Akademie der Wissenschaften zu Wien, t. XXIX, 1858. — Buchheim, Ueber den Uebergang einiger organischer Säuren in den Harn (*Du passage de quelques acides organiques dans l'urine*), dans Archiv für physiol. Heilkunde, nouv. série, t. I, 1857. — Bussy, Des diverses altérations de l'urine dans les maladies, *thèse de concours*, Paris, 1838.

Chalubinski, Ueber den Harn in physiologischer und pathologischer Hinsicht (*L'urine, sous le rapport physiologique et pathologique*), Würzburg, 1844. — Chambert, Recherches sur les sels et la densité des urines, *dans* Comptes rendus de l'Académie des sciences, t. XX, 1845. — Ch. Chossat, Mémoire sur l'analyse des fonctions urinaires, *dans* Journal de physiologie *de Magendie*, t. V, 1825. — W. Clare, Experimenta de excretione acidi sulfurici per urinam , *diss.*, Dorpat, 1851. — Clemens, Ueber die Wirkung der Bäder auf die Urinbildung (*Effets des bains sur la sécrétion urinaire*), *dans* Froriep's Notizzen an der Gebiete der Natur und Heilkunde, t. II, 1860. — Ch. COINDET, Considérations sur la production de l'acide urique, *dans* Bibliothèque universelle de Genève, t. XXX, 1825.

Georg. Ev. DAY, Physiology and pathology of the urine, *dans* The Lancet, 1844. — A. DECHAMBRE, Note sur la présence habituelle du sucre dans l'urine des vieillards, *dans* Gazette médicale, n° 14, 1852. — DORNBLÜTH, Einige Bemerkungen über den Mechanismus der Harnsecretion (*Quelques remarques sur le mécanisme de la sécrétion urinaire*), *dans* Zeitschrift für rationelle Medicin, t. VIII, 1856. — J. C. DRAPER, Ueber das Verhältniss der Harnstofferzeugung zur Muskelbewegung (*De la production de l'urée dans ses rapports avec le mouvement musculaire*), *dans* New-York Journal of medical sciences, *et en extrait dans* Schmidt's Jahrbücher, XCII, 1856. — G. DUVERNAY, Chemische-medicinische Untersuchungen über den menschlichen Urin (*Recherches médico-chimiques sur l'urine humaine*), *Stuttgard*, 1835, *en extrait dans* Archives médicales de Strasbourg, t. II.

C. ECKHARD, Notiz über einen neuen Körper im Harn des Hundes (*Note sur un nouveau corps dans l'urine du chien*), *dans* Annalen der Chemie und Pharmacie, t. XCVII, 1856. — J. E. ERICHSEN, Observations and experiments on the passage of some foreign substances through the kidnies and some points connected with the excretion of the urine, *dans* London medical Gazette, *janv.* 1845. — P. EYLANDT, De acidorum sumptorum vi in urinæ acorem, *diss.*, *Dorpat*, 1854.

FALK, Harnuntersuchungen zur Lösung physiologischer und klinischer Probleme (*Recherches sur l'urine, pour aider à la solution de quelques problèmes physiologiques et cliniques*), *dans* Journal deutsche Klinik, n°s 8, 9, 10, 11, 12, 18, 19, 31, 32, 34, 35, 36, 1855. — LE MÊME, Ueber den Einfluss des Weins auf die Harnbereitung (*De l'influence du vin sur la production de l'urine*), *dans le* Journal deutsche Klinik, n° 42, 1856. — H. FEHLING, Die quantitative Bestimmung von Zucker (*Détermination quantitative du sucre dans l'urine*), *dans* Annalen der Chemie und Pharmacie, t. CVI, 1858. — R. H. FERBER, Der Einfluss vorübergehender Wasserzuführen auf die Menge und den Kochsalzgehalt des Urins (*De l'influence de l'eau ingérée comme boisson sur la quantité des sels qui s'échappent avec l'urine*), *dans* Archiv für physiolog. Heilkunde, 1860. — FOURCROY et VAUQUELIN, Mémoires pour servir à l'histoire naturelle chimique et médicale de l'urine, *dans* Annales de chimie, t. XXXI et XXXII, 1799 et 1800 (an VII et VIII). — FRIERICHS et STÆDLER, Ueber das Vorkommen von Allantoin im Harn bei gestörter Respiration (*Sur l'apparition de l'allantoïne dans l'urine, dans les troubles de la respiration*), *dans* Müller's Archiv für Anatomie und Physiologie, 1854.

GALLOIS, Sur l'inosurie, *dans* Comptes rendus de l'Académie des sciences, 1863. — C. GIGON, Recherches expérimentales sur l'albuminurie normale chez l'homme et chez les animaux, *dans l'*Union médicale, n°s 123 et 125, 1857. — F. GOLL, Der Einfluss des Blutdrucks auf die Harnabsonderung (*De l'influence de la tension du sang sur la sécrétion de l'urine*), *Zürich*, 1853. — GRUNER, Die Ausscheidung der Schwefelsäure durch den Har (*De l'élimination de l'acide sulfurique par l'urine*), *diss. inaug.*, *Giessen*, 185?.

HAMMOND, The relations existing between urea and uric acid, *dans* The american Journal of medical sciences, 1855. — LE MÊME, Ueber die Ausscheidung der Phosphorsäure durch die Nieren (*De la sécrétion de l'acide phosphorique par les reins*), *dans* Archiv für wissenschaftliche Heilkunde, t. IV, 1858. — LE MÊME, Sur les résultats de l'injection de l'urée et d'autres substances dans le sang, *dans* North-American medico-chirurgical review, *mars* 1858, *en extrait dans* Journal de physiologie *de Brown-Séquard*, t. III, 1860. — S. HAUGHTON, On the natural constituents of the healthy urine of man, *dans* The Dublin quarterly Journal, 1859. — LE MÊME, On the natural contents of the healthy urine of man, *dans* The Dublin quarterly Journal of med. science, 1862. — R. HARTNER, Beiträge zur Physiologie der Harnabsonderung (*Contributions à la physiologie de la sécrétion urinaire*), *Erlangen*, 1858. — A. HEGAR, Ueber Ausscheidung der Chlor-Verbindungen durch den Harn (*De l'élimination des chlorures par l'urine*), *diss. inaug.*, *Giessen*, 1852. — HEINTZ, Ueber das Kreatin im Harne (*De la créatine dans l'urine*), *dans*

Poggendorff's Annalen der Physik und Chemie, t. LXX, 1847. — HERMANN, Ueber den Einfluss der Blutverdünnung auf die Secretion des Harns (*De l'influence de la dilution du sang sur la sécrétion urinaire*), *dans* Archiv für pathologische Anatomie und Physiologie, t. XVII, 1859. — LE MÊME, Vergleichung des Harns aus den beiden gleichzeitig thätigen Nieren (*Comparaison de l'urine sécrétée par chacun des deux reins dans le même temps*), *dans* Sitzungsberichte der K.K. Akademie der Wissenschaften zu Wien, t. XXXVI, 1859. — HESSLING, Histologische Beiträge zur Lehre von der Harnabsonderung (*Contributions histologiques à l'étude de la sécrétion urinaire*), *Iéna*, 1851. — HILL-HASSAL, The urine in health and disease, 2e *édit.*, *London*, 1863. — HOPPE, Ueber die Bildung des Harns (*Sur la formation de l'urine*), *dans* Archiv für pathologische Anatomie und Physiologie, t. XVI, 1859. — HYRTL, Beiträge zur Physiologie der Harnsecretion (*Contributions à la physiologie de la sécrétion urinaire*), *dans* Zeitschrift der Gesellschaft der Aertzte zu Wien, 1846.

C. E. ISAACS, Recherches sur la structure et la physiologie du rein; sur les fonctions des corpuscules de Malpighi. *Traduction de* Deux mémoires insérés dans les Transactions de l'Académie de médecine de New-York, *dans* Journal de physiologie, t. I, 1858.

W. KAUPP, Beiträge zur Physiologie des Harns (*Contributions à la physiologie de l'urine*), *dans* Archiv für physiologische Heilkunde, 1855. — LE MÊME, Beiträge zur Physiologie des Harns (*Contributions à la physiologie de l'urine*), *dans* Archiv für physiologische Heilkunde, 1856. — LE MÊME, Beiträge zur Physiologie des Harns (*Contributions à la physiologie de l'urine*), *dissert.*, *Tubingue*, 1860. — KIERULF, Einige Versuche über die Harnsecretion (*Quelques expériences sur la sécrétion urinaire*), *dans* Zeitschrift für rationelle Medicin, *nouv. série*, t. III, 1853. — KIRSTEN, Ueber das Vorkommen von Zucker im Harn der Schwangern, Gebärenden und Wöchnerinnen (*De la présence du sucre dans l'urine des femmes grosses, des femmes qui accouchent et des nouvelles accouchées*), *dans* Monatsschrift für Geburtskunde und Frauenkrankheiten, t. IX, 1857. — KLETZINSKY, Versuche über den Uebergang von Farbstoffen in dem Harn (*Recherches sur le passage des matières colorantes dans l'urine*), *dans* Heller's Archiv, 1852. — KRAHMER, Die physiologische Bedeutung der Harnbereitung (*Signification physiologique de la sécrétion urinaire*), *dans* Journal für praktische Chemie *de Erdmann*, t. XLI, 1847. — KRAUT, Ueber den Harn der Kühe beim Weidegang (*Sur l'urine de la vache au régime du vert*), *dans* Henneberg's Journal für Landwirthschaft, 6e *année*, 1858. — W. KÜHNE, Notiz zur Geschichte des künstlichen Diabetes (*Notice sur l'histoire du diabète artificiel*), *dans* Archiv für Anatomie und Physiologie *de Reichert et du Boys*, 1860.

A. T. LANG, De adipe in urina et renibus hominum et animalium bene valentium contento, *diss.*, *Dorpat*, 1852. — LE CANU, Recherches sur l'urine humaine, *dans* Mémoires de l'Académie de médecine, t. VIII, 1840. — LECONTE, Recherches sur l'urine des femmes en lactation, *dans* Gazette médicale, 1857. — LE MÊME, Sur la recherche du sucre dans l'urine, *dans* Gazette médicale *et* Journal de physiologie, 1859. — LEHMANN, *article* Harn (*Urine*), *dans* son Traité de chimie physiologique (*Lehrbuch der physiologischen Chemie*), 1849. — LESPIAU, Du sucre dans les urines, *dans* Gazette médicale, nº 33, 1857. — LIEBIG, Ueber die Constitution des Harns des Menschen und der fleischfressenden Thiere (*Sur la constitution de l'urine de l'homme et des carnivores*), *dans* Annalen der Chemie und Pharmacie *de Liebig*, 1844. — LE MÊME, Ueber Kreatin und Kynurensäure im Hundeharn (*De la créatine et de l'acide cyanurique dans l'urine du chien*), *dans* Annalen der Chemie und Pharmacie, t. CVIII, 1858. — C. E. LOEBEL, De conditionibus, quibus secretiones in glandulis perficiuntur, *Marburg*, 1849. — LUDWIG, Beiträge zur Lehre von Mechanismus der Harnsecretion (*Contributions à l'étude du mécanisme de la sécrétion urinaire*), *Marburg*, 1845.

MAC-GREGOR, An experimental inquiry into the comparative state of urea in healthy and diseased urine, *dans* London medical Gazette, t. XX, 1837, *traduction annotée dans* la Presse médicale, 1837, *par MM.* Guibourt et Rayer. — MAYER, Sur l'extirpation des reins et ses résultats, *dans* Journal complémentaire du Dict. des sciences médicales, t. XXVII, 1826. — MORICHINI, Sopra alcune sostanze che passano indecomposte nelle urine, *dans* Memor. di Societate italiana, t. XVII, 1815. — Mosler, Beiträge zur Kenntniss der Urinabsonderung bei gesunden, schwangern und kranken Personen (*Contributions à l'étude de la sécrétion urinaire chez les personnes saines, chez les malades et chez les femmes grosses*), diss. inaug., Giessen, 1853.

Neubauer, Anleitung zur qualitativen und quantitativen Analyse des Harns (*Instruction pour l'analyse qualitative et quantitative de l'urine*), Wiesbaden, 1854. — Le même, Beiträge zur Harnanalyse (*Contributions à l'analyse de l'urine*), *dans* Archiv für wissenschaftliche Heilkunde, t. IV, 1858. — Le même, Ueber Kreatinin, *dans* Annalen der Chemie und Pharmacie, t. CXIX, 1861. — Le même et Vogel, Anleitung zur quantitativen und qualitativen Analyse des Harns, 2e édit., Wiesbaden, 1856. — P. H. Nysten, De la sécrétion des urines, 3e section de son ouvrage intitulé Recherches de physiologie et de chimie, Paris, 1811.

Orfila, Nouvelles recherches sur l'urine des ictériques, *thèse*, Paris, 1811.

J. Picard, De la présence de l'urée dans le sang, et de sa diffusion dans l'organisme, *thèse*, Strasbourg, 1856. — J. Planer, Ueber die Gase des Harns und der Transsudate (*Sur les gaz de l'urine et des exhalations séreuses*), *dans* Zeitschrift der Gesellschaft der Aertzte zu Wien, 1859. — Poiseuille et Gobley, Recherches sur l'urée, *dans* Comptes rendus de l'Académie des sciences, 1859. — Proust, Expériences sur l'urine, *dans* Annales de chimie, t. XXXVI, 1804. — Le même, Faits pour servir à la connaissance des urines, *dans* Annales de chimie et de physique, t. XIV, 1820. — Prout (William), Sur la nature de quelques-uns des principes immédiats de l'urine (*traduit de l'anglais par* M. A. Riffault), *dans* Annales de chimie et de physique, t. X, 1819.

H. Ranke, Physiologische chemische Untersuchungen über das Verhalten einiger organischer Stoffe im menschlichen Organismus nebst Versuchen über die diuretische Wirkung mehrerer Arzneimittel (*Recherches chimico-physiologiques sur le mode d'action de diverses substances organiques introduites dans l'économie, et sur l'action diurétique de quelques médicaments*), Erlangen, 1851. — Le même, Beobachtungen und Versuche über die Ausscheidung der Harnsäure beim Menschen (*Observations et expériences sur la sécrétion de l'acide urique chez l'homme*), München, 1858. — Rayer, Revue critique des principales observations faites en Europe sur les urines chyleuses, albumino graisseuses, diabétiques, graisseuses et huileuses, *dans* Journal d'Expérience, t. I, 1837. — Le même, Traité des maladies des reins et des altérations de là sécrétion urinaire, t. I, 1839. — G. O. Rees, On the analysis of the blood and urine in health and diseases, Londres, 1836. — W. Roberts, Observations on some of the daily changes of the urine (*en 2 parties*), *dans* Edinburgh med. Journal, 1860. — H. Rudolph, De urina sanguinis potus et chyli, diss., Marburg, 1854. — Rummel, Beitrag zu den vergleichenden Untersuchungen der in 24 Stunden durch den Harn ausgeschiedenen Stoffe (*Contribution à la recherche comparée des substances entraînées par l'urine dans l'espace de 24 heures*), *dans* Verhandlungen der physic. med. Gesellschaft zu Würzburg, t. V, 1854.

H. Scheven, Ueber die Ausscheidung der Nieren und deren Wirkung (*Sur l'excision des reins et sur ses conséquences*), Rostock, 1848. — Scherer, Vergleichende Untersuchungen der in 24 Stunden durch den Harn austretenden Stoffe (*Recherches comparées sur les substances contenues dans les urines dans un espace de 24 heures*), *dans* Verhandlungen der phys.-med. Gesellschaft zu Würzburg, t. III, 1852. — Schneller, De quantitate ureæ in urina febrili atque ejus ratione ad diætam experimenta quædam, Regiomonti, 1854. — R. Schneyder, Eine Methode Zucker zu erkennen (*Méthode pour reconnaître le sucre dans l'urine*), *dans* Bericht über die 34 Versammlung deutscher Naturforscher in Carlsruhe, 1859. — Scholtz, Maasanalytische Studien über die Harnsäure (*Études sur les proportions de l'acide urique*), *dans* Archiv zur Förderung der wissenschaftlichen Heilkunde, de Vogel, Nasse et Beneke, t. III, 1857. — J. Schultz, De arteriæ renalis subligatione, Dorpat, 1851. — Schunk, Ueber das Vorkommen von Indigo im Harn (*De l'apparition de l'indigo dans l'urine*), *dans* Centralblatt chemisches de Knop, 1857. — Schwarz, Beiträge zur Lehre von der Ausscheidung des Harnstoffs in den Nieren (*Contribution à l'étude de la sécrétion de l'urée par les reins*), dissert., Erlangen, 1859. — A. G. Siegmund, De ureæ excretione nonnulla experimentis illustrata, Berlin, 1853. — P. Sick,

Versuche über die Abhängigkeit des Schwefelsäuregehalts des Urins von des Schwefel-säurezufuhr (*Recherches sur la dépendance qui existe entre la présence de l'acide sulfu-rique dans l'urine (sulfates) et l'acide sulfurique de l'alimentation*), *diss.*, Tübingen, 1859. — SOKOLOFF, Notiz über Anwesenheit des Kreatinin im Pferderharne (*Note sur la présence de la créatinine dans l'urine du cheval*), *dans* Annalen der Chemie und Pharma-cie, t. LXXVIII, 1851. — STÆDLER, Abscheidung der Harnsäure (*Sur la séparation de l'acide urique*), *dans* Journal für praktische Chemie, t. LXXIII, 1858. — STANNIUS, Ver-suche über die Ausschneidung der Nieren (*Expériences sur l'extirpation des reins*), *dans* Archiv für physiologische Heilkunde, t. IX, 1850. — G. A. STEHBERGER, Versuche über die Zeitbinnen welcher verschiedene in den menschlichen Körper aufgenommene Substanzen in dem Urin vorkommen (*Expériences sur le temps durant lequel diverses substances introduites dans le corps humain se montrent dans l'urine*), *dans* Zeitschrift für Physio-logie, t. II, 1826, *traduction dans* Journal complém. du Dict. des sciences médic., t. XXV. — J. STRAHL et LIEBERKÜHN, Harnsäure im Blut und einige neue constante Bestandtheile des Urins (*De l'acide urique dans le sang, et de quelques substances nouvelles qui existent constamment dans l'urine*), *Berlin*, 1848.

TRAPP, Beiträge zur Kenntniss der Veränderungen welche die Urin in Krankheiten er-leidet (*Contributions à la connaissance des changements que subit l'urine dans les mala-dies*), *Giessen*, 1850.

VIALE, Du fer dans les urines normales et dans la sueur, *dans* l'Union médicale, n° 46, 1855. — VIGLA, Étude microscopique éclairée par l'analyse chimique (2 *mémoires*), *dans* Journal l'*Expérience*, t. Ier, 1837. — VIRCHOW, Einige Bemerkungen über die Circulations-verhältnisse in den Nieren (*Quelques remarques sur les phénomènes de la circulation dans les reins*), *dans* Archiv für pathologische Anatomie und Physiologie, t. XI, 1857.

F. WALDOW, Ueber Zuckergehalt im Harn (*Sur le dosage du sucre dans l'urine*), *Ros-tock*, 1858. — C. WEBER, Ueber den Diabetes mellitus. (Ce travail sur le diabète contient une *Étude sur l'influence des aliments dans la production du sucre*), *Würzburg*, 1854. — A. WEISMANN, De acidi hippurici in corpore humano generatione, *dissert.*, Göttingen, *Frankfurt*, 1857. — C. WESTPHAL, Ein Beitrag zur Kenntniss der Wassersscheidung durch die Nieren (*Contribution à l'étude de la sortie de l'eau par les reins*), *dans* Archiv für pathologische Anatomie und Physiologie, 1860. — WIEDERHOLD, Ueber das Vorkom-men von Zucker im Harn der Wöchnerinnen und Schwangern (*De la présence du sucre dans l'urine des femmes grosses et des accouchées*), *dans le journal* Deutsche Klinik, n° 41, 1857. — LE MÊME, Die physiologische Glycosurie, *dans* Deutsche Klinik, 1858. — LE MÊME, Ueber die Nachweisung des Zuckers im Harne (*Sur la recherche du sucre dans l'urine*), *Göttingen*, 1859. — VON WITTICH, Ueber Harnabsonderung in Kaninchen (*De la sécrétion urinaire chez les lapins*), *dans* Schmidt's Jahrbücher, t. CVIII, 1860. — LE MÊME, Ueber Harnsecretion und Albuminurie (*Sur la sécrétion urinaire et l'albuminurie*), *dans* Archiv für pathologische Anatomie und Physiologie, t. X, 1856. — A. WINTER, Beiträge zur Kenntniss der Urinabsonderung bei Gesunden (*Contributions à l'étude de la sécrétion urinaire dans l'état sain*), *diss. inaug.*, Giessen, 1852. — F. WOEHLER, Versuche über den Uebergang von Materien in den Harn (*Recherches sur le passage des substances dans l'urine*), *dans* Zeitschrift für Physiologie, f. I, 1824, *traduction dans* Journal des sciences et institut. médicales, t. I. — LE MÊME, Ueber die Veränderungen welche der Harn durch Gebrauch gewisser Arzneimittel erleidet (*Changements que fait subir à l'urine l'adminis-tration de certains médicaments*), *dans* Hufeland's Journal der praktischen Heilkunde, t. LXIV, 1827 ; *en extrait dans* Archives générales de médecine, 1re série, t. XVI, 1828. — WURTZ, Présence de l'urée dans le chyle et dans la lymphe, *dans* Comptes rendus de l'Acad. des sciences, *juillet* 1859.

SÉCRÉTION DE LA SUEUR.

BERGOUNHIOUX, Observation de sueur parotidienne, *dans* Gazette médicale, 1859.
DRASCHE, Ueber den Harnstoffbeschlag der Haut und Schleimhäute in Cholera-Typhoïde

(*Sur le dépôt d'urée sur la peau et les membranes muqueuses dans le choléra et le typhus*), *dans* Zeitschrift der K. K. Gesellschaft der Aerzte zu Wien, t. XII, 1856.

FAVRE, Recherches sur la composition de la sueur chez l'homme, *dans* Archiv. gén. de médecine, 1853.

C. FIEDLER, De secretione ureæ per cutem duobus ægrorum casibus demonstrata, *Leipzig*, 1854. — O. FUNKE, Beiträge zur Kenntniss der Schweissecretion (*Contribution à la connaissance de la sécrétion de la sueur*), *dans* Untersuchungen zur Naturlehre des Menschen und der Thiere, t. IV, 1858.

GILLIBERT, Recherches pour servir à l'histoire de la sueur, *dans* Journal des connaiss. médic. pratiques, *n*o 9, 1854.

LOTH-MEYER, Notiz über einige Bestandtheile des Schweisses (*Sur quelques principes constituants de la sueur*), *dans* Studien des physiolog. Instituts zu Breslau, 1863.

G. A. MEISSNER, De sudoris secretione, *diss.*, *Leipzig*, 1859.

J. ROUYER, Note sur l'éphidrose parotidienne (avec remarques de *Brown-Séquard*),*dans* Journal de physiologie, t. II, 1859.

E. SCHOTTIN, Ueber die Ausscheidung von Harnstoff durch den Schweiss (*De la sécrétion de l'urée par la sueur*), *dans* Archiv für physiologische Heilkunde, t. X, 1851. — LE MÊME, Ueber die chemischen Bestandtheile des Schweisses (*Sur les éléments chimiques de la sueur*), *dans* Archiv für physiologische Heilkunde, t. XI, 1852.— LE MÊME, De sudore, *Leipzig*, 1851.

EXHALATIONS OU TRANSSUDATIONS.

E. BLASIUS, Mémoire sur la pathogénie des hydropisies, *dans* Journal des progrès, t. XII, 1828. — BOUILLAUD, De l'oblitération des veines et de son influence sur la production des hydropisies partielles, *dans* Archives générales de médecine, t. II, 1823, et t. V, 1824. — BOSTOCK, On the nature and analysis of animal fluids, *dans* Medico-chirurgical Transactions of the Roy. med. chir. Society, t. IV, 1819. — BRINTON, article Serous and synovial membranes, *dans* Todd's cyclopædia, *partie XXXIV, Londres*, 1849.

CORBIN, De l'oblitération des veines comme cause d'œdème ou d'hydropisie partielle, *dans* Archiv. gén. de méd., t. XXV, 1831.

GROHÉ, Zur Kenntniss der pathologischen Exsudate in Höhlungen der Pleura und Pericardiums (*Mémoire pour servir à la connaissance des exhalations pathologiques dans la cavité des plèvres et du péricarde*), *dans* Verhandlungen der phys. medic. Gesellschaft zu Würzburg, t. IV, 1854.

DE LA HARPE, De la présence de la fibrine dans la sérosité péritonéale, *dans* Arch. gén. de médec., 3e série, t. XIV, 1842. — HELLER, Qualitative und quantitative Analyse albuminoser Flüssigkeiten (*Analyse qualitative et quantitative des liquides albumineux*), dans Heller's Archiv für physiologische und pathologische Chemie, t. I, 1844. — LE MÊME, Die Hydrocelflüssigkeit und die Resultate ihrer Zusammensetzung (*Le liquide de l'hydrocèle et sa composition*), *dans* Heller's Archiv, t. I, 1844.— F. HOPPE, Ueber seröse Transsudate, *dans* Archiv für pathologische Anatomie und Physiologie, t. IX, 1856.— LE MÊME, Ueber die chemische Zusammensetzung der Cerebrospinalflüssigkeit (*De la composition chimique du liquide cérébro-rachidien*),*dans* Archiv für pathologische Anatomie und Physiologie, t. XVI, 1859.

MACK, Einige Beiträge zur Kenntniss der Amniosflüssigkeit (*Contributions à la connaissance du liquide amniotique*), *dans* Heller's Archiv für physiologische und pathologische Chemie, t. II, 1845. — MAGENDIE, Recherches physiologiques et cliniques sur le liquide céphalo-rachidien, *Paris*, 1842. — A. MAGNUS, Vorkommen von Faserstoff in einer hydropischen Flüssigkeit (*Présence de la fibrine dans un liquide d'hydropisie*), Müller's Archiv für Anatomie und Physiologie, 1838. — MARCET, A chemical account of various dropsical fluids, *dans* Medico-chirurgical Transactions of the Royal med.-chir. Society, t. II, 1817. — MARCHAND, Untersuchungen einer hydropischen Flüssigkeit (*Recherches sur un liquide d'hydropisie*), *dans* Poggendorf's Annalen der Physik und Chemie, t. XXXVIII, 1837. — W. MÜLLER, Ueber die Zusammensetzung der Hydrocelflüssigkeit (*Sur la composition du liquide de l'hydrocèle*), *dans* Zeitschrift für rationelle Medicin, t. VIII, 1856.

QUEVENNE, Résumé de deux analyses de liquides tirés de la plèvre par l'opération de l'empyème, *dans* Journal de Pharmacie, t. XXIII, 1857.

REES, Analysis of the liquor amnii, *dans* London medical Gazette, 1838-1839. — H. REDENBACHER, Ueber die Zusammensetzung hydropischer Transsudate bei Lebercirrhose (*Sur la composition du liquide de l'hydropisie dans la cirrhose du foie*), diss., *Augsburg*, 1858. — J. REGNAULD, Sur le liquide amniotique de la femme (L'auteur y signale la présence de l'urée), *dans* Comptes rendus de l'Académie des sciences, t. XXXI, 1850. — REYNAUD, Des obstacles à la circulation dans le tronc de la veine porte, et de leurs effets physiologiques (Parmi ces effets, l'*hydropisie péritonéale*), *dans* Journal hebdomadaire de médecine, t. IV, 1829.

SCHERER, Chemische Untersuchungen der Amniosflüssigkeit des Menschen (*Recherches chimiques sur le liquide amniotique dans l'espèce humaine*), *dans* Zeitschrift für wissenschaftliche Zoologie, t. I, 1849.

TONNELÉ, Cas d'épanchement séreux dans le crâne à la suite de l'oblitération des sinus veineux, *dans* Journal hebdomadaire de médecine, t. IV, 1829.

WILLIBALD-SCHMIDT, Versuche über Filtrationsgeschwindigkeit verschiedener Flüssigkeiten durch thierische Membran (*Recherches sur la rapidité de la filtration de divers liquides à travers les membranes animales*), *dans* Poggendorff's Annalen der Physik und Chemie, t. XCIX, 1856. — R. WILLIS, On the import and office of the serous membrane, *dans* London medical Gazette, *mai* 1845. — WÖHLER, Harnstoff im Fruchtwasser (*De l'urée dans l'eau de l'amnios*), *dans* Journal für praktische Chemie, t. XXXVIII, 1846. — LE MÊME, Harnstoff im Humor vitreus (*Présence de l'urée dans l'humeur vitrée de l'œil*), *dans* Journal für praktische Chemie de *Erdmann*, t. XLIV, 1848, et t. XLVI, 1849. — WURTZ, De la présence de la glycose dans la sérosité d'un vésicatoire chez un diabétique, *dans* Comptes rendus de la Société de biologie, 1850.

FONCTIONS DE LA RATE.

ADELMANN, Bemerkungen zu Extirpation eines Milztumors (*Observation d'extirpation d'une rate herniée*), *dans le journal* Deutsche Klinik, n° 17, 1856.

B. BECK, Ueber die Structur und Function der Milz., etc. (*Sur la structure et les fonctions de la rate*), *Carlsruhe*, 1852. — BÉCLARD, Recherches expérimentales sur les fonctions de la rate et de la veine porte), *dans* Archives gén. de méd., 3 *mémoires*, 1848. — LE MÊME, Sur la composition du sang qui revient de la rate, *dans* Annales de physique et de chimie, 1847. — BEHM, Ueber die Physiologie der Milz (*Sur la physiologie de la rate*), *Würzburg*, 1854. — BILLROTH, Beiträge zur vergleichenden Histologie der Milz (*Contributions à l'histologie comparée de la rate*), *dans* Müller's Archiv, 1857. — BOEDEKER, Zur Kenntniss der Bestandtheile der Milz (*Pour servir à la connaissance de la composition de la rate*), *dans* Zeitschrift für rationelle Medicin, t. VII, 1859.

H. CHEEK, De variis conjecturis quoad lienis utilitatem, diss., *Edinburgh*, 1832.

A. DITTMAR, Ueber periodische Volumensveränderungen der menschlichen Milz (*Sur les changements périodiques de volume de la rate humaine*), *Giessen*, 1850. — H. DRAPER, Sur les modifications des globules du sang dans la rate, *dans* New-York Journal of medicine, 1858, *et dans* Journal de physiologie, t. I, 1858.

ECKER, *article* Blutgefœssdrusen (*Glandes vasculaires sanguines*), *dans* Wagner's Handwörterbuch, t. IV, 1er *fascic.*, 1849. — F. EGGEL, De extirpatione lienis, diss., *Berlin*, 1859.

L. FICK, Zur Mechanik der Blutbewegung in der Milz (*Sur le mécanisme de la circulation dans la rate*), *dans* Archiv für Anatomie und Physiologie, 1859. — FÜHRER, Ueber die Milz und einige Besonderheiten ihres Capillarsystems (*Sur la rate et quelques particularités de son système capillaire*), *dans* Archiv für physiologische Heilkunde, t. XIII, 1854. — LE MÊME, Ueber den physiologischen Ersatz der Milz (*De la compensation physiologique de la rate*), *dans* Archiv für physiologische Heilkunde, 1855. — LE MÊME, Altérations pathologiques de la rate (Destruction rapide des globules du sang dans la rate), *dans* Gazette hebdomadaire de médecine, t. III, 1856. — O. FUNKE, Ueber das Milzvenenblut

(*Du sang de la veine splénique*), dans Zeitschrift für rationelle Medicin, *nouv. série*, t. I, 1851.

GERLACH, Ueber die Blutkörperchen haltenden Zellen der Milz (*Sur les cellules de la rate qui renferment des globules du sang*), dans Zeitschrift für rationelle Medicin, t. VII, 1848. — LE MÊME, Extirpation der Milz (*Extirpation de la rate*), dans le journal Deutsche Klinik, n° 30, 1856. — GIESKER, Anatomisch-physiologische Untersuchungen über die Milz (*Recherches anatomo-physiologiques sur la rate*), Zürich, 1835. — H. GRAY, On the structure and the use of the spleen, *Londres*, 1854, *et dans* British and foreign medico-chirurgical review, 1855.

C. HANDFIELD JONES, On the yellow corpuscles of the spleen, *dans* London medical Gazette, *janv.* 1847. — LE MÊME, Observations on the yellow matter concurring in the spleen in its relations to the blood, *dans* London medical Gazette, t. XLVIII, 1851. — C. H. HEUSINGER, Ueber den Bau und die Verrichtung der Milz (*De la structure et de la fonction de la rate*), *Thionville*, 1817. — T. HODGKIN, On the use of the spleen, *dans* Edinburgh med. and surgical Journal, t. XVIII, 1822. — O. HUGHES-BENNETT, On the function of the spleen and other lymphatic glands as secretors of the blood, *dans* Monthly Journal of medical sciences, *mars* 1852.

KÖLLIKER, Function der Milz (*Fonction de la rate*), *dans* Verhandlungen der physik.-medicinische Gesellschaft in Würzburg, 1856. — LE MÊME, *article* Spleen (*Rate*), *dans* Todd's cyclopædia of anatomy and physiology, t. IV, 1849.

LANDIS, Beiträge zur Lehre über die Verrichtungen der Milz (*Contributions à l'étude des fonctions de la rate*), Zürich, 1847. — J. H. LEUZINGER, De functione lienis, *dissert.*, Zürich, 1835. — LIEGEOIS, Anatomie et physiologie des glandes vasculaires sanguines, *Paris*, 1860.

MAGGIORANI, Sur les fonctions de la rate, *dans* Comptes rendus de l'Académie des sciences, 1861. — M. MARCUS, De functione lienis, *diss.*, Greifswald, 1838. — MARFELS et MOLESCHOTT, Ueber die Lebensdauer der Blutkörperchen (*Sur la durée des globules du sang*), *dans* Untersuchungen zur Naturlehre des Menschen und der Thiere, t. I, 1856. — MOLESCHOTT, De la formation des globules du sang, *duns* Gazette hebdomadaire de méd., t. I, 1853-54.

PEYRANI, Anatomia e fisiologia della milza, *Torino*, 1860. — PHILIPPEAUX, Régénération de la rate, *dans* Comptes rendus de l'Académie des sciences, 1861. — C. POELMANN, Mémoire sur la structure et les fonctions de la rate, *dans* Annales et bulletins de la Société de médecine de Gand, 1846.

REMAK, Ueber die sogenannten Blutkörperchen haltenden Zellen (*Sur ce qu'on appelle les cellules à globules du sang*), *dans* Müller's Archiv für Anatomie und Physiologie, 1851.

J. S. SANDERSON, On the supposed relation of the spleen to the origin of the coloured blood corpuscle in the adult, *dans* Report of the twentieth meeting of the British association, *Londres*, 1851. — A. SASSE, De milt, beschouwd in hare structuur en hare physiologische betrekking (*De la rate sous le rapport de sa structure et de ses fonctions*), *Amsterdam*, 1855. — SCHAFFNER, Zur Kenntniss der malpigischen Körperchen der Milz und ihres Inhalts (*De la connaissance des corpuscules de Malpighi de la rate et sur leur contenu*), *dans* Zeitschrift für rationelle Medicin, t. VIII, 1849. — SCHIFF, Ueber die Function der Milz (*Sur la fonction de la rate*), *dans* Mittheilungen der Berner Naturfor. Gesellschaft, 1861. — B. SCHLOTTMANN, Nonnulla de lienis functione, *diss.*, Berlin, 1848. — SCHÖNFELD, Dissertatio physiologica de functione lienis, *diss.*, Groningue, 1854. — SCHWAGER-BARDELEBEN, De glandularum ductu excretorio carentium structura, *Berlin*, 1841.—SPRING, Mémoire sur les corpuscules de la rate, *Liége*, 1842. — S. L. STEINHEIM, Doctrina veterum de liene ex locis medicorum præcipuorum digesta, *Hambourg*, 1833. — STINSTRA, Commentatio physiologica de lienis..., *diss.*, Groningue, 1854.

VIERORDT, Ueber Farblosekörperchen des für Milzvenenblutes (*Sur les globules incolores du sang de la veine splénique*), *dans* Archiv physiologische Heilkunde, t. XIII, 1854.

CAPSULES SURRÉNALES, CORPS THYROÏDE, THYMUS.

BERRUTI et PEROSINO, De l'ablation des capsules surrénales, *dans* Gazette hebdomadaire de médecine, pages 863 et 924, 1856. — BROWN-SÉQUARD, Recherches expérimentales sur la physiologie et la pathologie des capsules surrénales, *dans* Gazette hebdomadaire de médecine, pages 634 et 670, 1856. — LE MÊME, Nouvelles recherches sur l'importance des fonctions des capsules surrénales, *dans* Journal de physiologie, t. I, 1858.

Th. DARBY, Anatomy, physiology and pathology of the spiro-renal capsules, *dans* Charleston medical Journal and review, 1859.

A. FRIEDLEBEN, Die Physiologie der Thymusdrüse in Gesundheit und Krankheit (*Physiologie du thymus à l'état de santé et de maladie*), *Frankfurt*, 1858.

GRATIOLET, Note sur les effets qui suivent l'ablation des capsules surrénales, *dans* Comptes rendus de l'Institut, *n°* 9, 1856.

G. HARLEY, An experimental inquiry into the function of the supra-renal capsules and their supposed connexion with bronzed skin, *dans* British and foreign medico-chirurgical review, t. XLI, 1858. — HIS, Function der Thymus, *dans* Verhandlungen der Naturfor. Gesellschaft in Basel, 4e *fascic.*, 1860.

J. JACKSON, A physiological argument concerning the thyreoid and thymus glands, *dans* The medical Times, 1845.

O. KOHLRAUSCH, Beiträge zur Kenntniss der Schilddrüse (*Contributions à la connaissance du corps thyroïde*), *dans* Müller's Archiv für Anatomie und Physiologie, 1853.

PHILIPEAUX, De l'extirpation des capsules surrénales sur les rats albinos, *dans* Comptes rendus de l'Acad. des sciences, 1856 et 1857.

SCHIFF, Sur l'extirpation des capsules surrénales, *dans l*'Union médicale, 1863. — M. SELIGSOHN, De pigmentis pathologicis ac morbo Addisoni adjecta chemia glandularum suprarenalium, *diss.*, *Berlin,* 1858. — J. SIMON, A physiological essay on thymus gland, *Londres*, 1845, *extrait dans* British and foreign med. review, *juillet* 1845.

VULPIAN, Sur les réactions propres à la substance médullaire des capsules surrénales, *dans* Comptes rendus de l'Académie des sciences, 1856, *et dans* Gazette médicale, 1858.

L. WAGNER, Ueber die Addison'sche Nebennierenkrankheit (*Sur la maladie des capsules surrénales ou maladie d'Addison*), *diss.*, *Giessen*, 1858. — B. WERNER, De capsulis suprarenalibus, *diss.*, *Dorpat*, 1857. — H. WRIGHT, On the functions and uses of the thymus gland, *dans* The Lancet, *février* 1850. — LE MÊME, The use of the thymus gland, an original theory with explanatory remarks, *dans* London Journal of medicine, *mai* 1852.

CHAPITRE VII

NUTRITION.

§ 495.

Définition. — La digestion, l'absorption, la circulation, la respiration ont pour but final de transformer et de fixer dans nos tissus les substances du dehors introduites dans l'organisme, modifiées par les sucs digestifs et par l'oxygène absorbé dans le poumon. Ces substances font partie intégrante des liquides ou des solides de l'organisme pendant un temps variable, jusqu'à ce qu'elles soient expulsées hors de l'économie par la voie des sécrétions et des exhalations. La nutrition, envisagée d'une manière générale, consiste donc dans la série des transformations qu'éprouvent les substances nutritives, depuis le moment de leur entrée dans l'organisme jusqu'à celui de leur sortie ; aussi, les diverses fonctions que nous avons étudiées jusqu'ici sont des fonctions de nutrition.

Nous envisagerons ici la nutrition dans un sens plus restreint. Nous avons vu précédemment comment les aliments introduits dans les voies digestives y subissent divers changements de nature et de composition : comment ils parviennent, par absorption, dans les voies de la circulation, directement par les veines, ou indirectement par les chylifères. Nous avons vu, d'un autre côté, comment l'oxygène de l'air est à chaque instant introduit dans le sang. Il nous reste à étudier les changements qui surviennent dans les matières absorbées, à déterminer la nature des produits définitifs de la nutrition, et aussi (autant que la chose est possible dans l'état actuel de la science) le mode suivant lequel les matériaux qui ont servi à la réparation des tissus ou des liquides de l'économie se modifient à leur tour, pour sortir au dehors par la voie des sécrétions et des exhalations.

Le sang est le milieu de tous les phénomènes de nutrition. C'est lui qui fournit les matériaux de réparation que la digestion renouvelle sans cesse ; c'est lui qui reçoit, pour les conduire vers les organes d'expulsion, les matériaux usés par le jeu des organes.

§ 196.

Du liquide nutritif. — Le sang circule dans un système de canaux fermés. Les parties du sang qui doivent fournir les matériaux de la nutrition ne peuvent sortir du système circulatoire que par transsudation au travers des parois des vaisseaux. La partie *liquide* du sang traverse seule les pores invisibles des tuniques vasculaires : les globules ne sortent point au dehors des vaisseaux. La partie liquide du sang ou plasma (Voy. § 145) constitue donc le liquide nutritif lui-même. Ce liquide, qui s'échappe au travers des parois des vaisseaux, et particulièrement des vaisseaux capillaires, dont les parois sont d'une extrême ténuité, humecte tous les tissus. La tension permanente à laquelle est soumis le sang dans les vaisseaux (Voy. § 95) entretient et régularise la sortie du liquide. Le liquide nutritif ou nourricier (*lymphe plastique*, *lymphe coagulable*, *suc nourricier*) peut être comparé au liquide qui s'épanche dans les cavités libres, telles que les séreuses, les capsules synoviales ou les membranes de l'œil, à cette différence près que le liquide nutritif contient la plupart des éléments du plasma du sang, et en particulier la *fibrine*, qu'on ne trouve pas ou dont on ne trouve que des traces dans les liquides précédents. Le liquide de la nutrition peut être considéré comme un liquide albumineux et fibrineux, contenant des matières extractives, des sels divers et une petite proportion de matières grasses à l'état de sels. Dans l'état normal, le liquide nourricier est incolore ou faiblement coloré en jaune, comme le sérum du sang lui-même. Dans certains états morbides, les matières colorantes du sang (qui font corps avec les globules dans l'état normal), se dissolvant dans le plasma du sang, peuvent être portées dans le sein des tissus, au travers des parois des vaisseaux, et donner lieu à des épanchements colorés en rose ou en rouge (pétéchies du scorbut, de la fièvre typhoïde, de la peste, etc.).

Le sang, ou mieux la partie liquide du sang (plasma) est donc le liquide nutritif utilisé pour tous les besoins de nutrition et de sécrétion. Le sang est dans un état de métamorphose perpétuelle; d'un côté, il fournit les éléments des tissus et des produits de sécrétion; et, de l'autre, il se régénère sans cesse, tant aux dépens des matières digestives absorbées dans l'intestin et versées dans sa masse par l'absorption, qu'aux dépens des matériaux régressifs puisés par le système lymphatique et par le système veineux dans la trame des tissus. La régénération du sang s'accomplit rapidement. Additionnons par la pensée la quantité d'urine, de salive, de bile, de suc pancréatique, de suc intestinal; la quantité d'eau évaporée par la surface pulmonaire et par la surface cutanée en vingt-quatre heures; ajoutons à cela l'albumine et la fibrine modifiées qui se fixent pendant le même temps dans les tissus, et nous arrivons à ce résultat, que cette quantité représente au moins la masse du sang en circulation. Il est vrai que la majeure partie de ces produits rentrent par résorption dans le sang, mais il n'en résulte pas moins que ce liquide est dans un état permanent de transformation.

Parmi les éléments du sang, l'eau, les matières salines et les matières organiques dissoutes proviennent, soit du dehors par l'absorption digestive, soit du dedans par résorption; mais il est d'autres éléments du sang qui, ne se montrant que dans le sang et ne sortant point du système circulatoire, accomplissent dans l'intérieur de ce système leur rôle mystérieux: nous voulons parler des globules. Les globules qui circulent dans les vaisseaux sanguins ne prennent pas une part immédiate à la nutrition, car ils ne font point partie du liquide nutritif. Ils jouent toutefois un rôle des plus importants: leur diminution dans le sang ou leur augmentation retentissent d'une manière directe sur les phénomènes de nutrition. Nous avons vu plus haut que l'oxygène introduit dans le sang par la respiration a une tendance particulière à se fixer sur eux. D'autre part, les globules se forment sans cesse aux dépens des matières organiques dissoutes dans le plasma sanguin, et ils se détruisent sans cesse dans le sang. Les globules rouges n'existent que dans le sang; mais où et comment ces globules se forment-ils? Est-il vrai qu'ils commencent à apparaître dans le canal thoracique, et qu'ils ne seraient que les globules du chyle transformé? mais les globules *propres* du chyle sont composés de matières grasses; ils ont des dimensions très-diverses, ils sont *sphériques;* les globules du sang, au contraire, ont des dimensions sensiblement les mêmes; ils sont constitués par de petites masses de matière albuminoïde (globuline) ; ils sont *aplatis et discoïdes*. Cette transformation, à laquelle on a cru autrefois, ne compte plus aujourd'hui que de rares partisans, et personne n'a pu fournir les preuves directes de cette prétendue métamorphose. Il est vrai que le chyle puisé dans le canal thoracique est parfois rosé, et que le caillot du chyle, exposé au contact de l'air ou de l'oxygène, prend une coloration plus rouge encore ; mais cela tient à ce que le chyle recueilli sur l'animal dans les vivisections renferme toujours une certaine proportion de globules du sang, le reflux du sang veineux pouvant s'étendre assez loin dans l'arbre chylifère. Quand le chyle est recueilli suivant le procédé de M. Colin (c'est-à-dire à l'aide de fistules au canal thoracique), au bout de peu de temps le liquide qui s'écoule est semblable à la lymphe (il est lactescent pendant la digestion) : il ne renferme point de globules colorés et ne rougit pas quand on l'agite dans l'oxygène. Si les globules colorés du sang prenaient naissance dans le canal thoracique, la ligature de ce conduit devrait amener leur diminution dans le sang. En outre, dans l'ordre de l'évolution organique, la formation des globules rouges du sang précède évidemment celle du chyle et de ses éléments. Les globules rouges du sang se développent donc dans le système sanguin. Quant à spécifier le point précis de leur formation, la chose n'est guère possible dans l'état actuel de la science; et il n'y aurait rien de surprenant d'ailleurs à ce qu'elle s'accomplît dans des points multiples [1].

Les globules sont de tous les éléments albuminoïdes du sang le

[1] On a dit que les globules prenaient naissance dans le sang, au moment du passage du sang dans les poumons, en s'appuyant sur ce que le sang artériel renferme un peu plus de globules que le sang veineux. Les expériences suivantes de M. Moleschott (confirmant une vue émise par nous autrefois) tendent à prouver que le foie est le lieu de formation des globules rouges. Cette doctrine s'accorde d'ailleurs parfaitement avec ce fait signalé par tous les observateurs, à savoir que le sang artériel est plus riche en globules que le sang veineux; le sang qui vient du foie, en effet, s'écoule du côté du cœur droit, par conséquent vers les poumons, et gagne ensuite les cavités gauches du cœur.

Les expériences de M. Moleschott ont consisté à enlever le foie sur des animaux capables de résister longtemps à cette mutilation (les grenouilles, par exemple, peuvent survivre de huit à quinze jours). Plus de cent grenouilles ont été ainsi préparées par M. Moleschott. Il a constaté que, tandis que sur la grenouille saine la proportion des globules blancs du sang aux globules rouges est :: 1 : 8, au contraire, sur les grenouilles privées de foie, ce rapport devient :: 1 : 2.

Remarquons, en passant, que sur la grenouille le rapport *normal* entre les globules blancs et les globules rouges du sang est très-différent de ce qu'il est dans l'espèce humaine. D'après les recherches de M. Moleschott, le rapport du nombre des globules blancs aux globules rouges est en moyenne chez l'homme adulte :: 1 : 400. Il est chez l'homme une affection rare (qui deviendra moins rare sans doute aujourd'hui que l'attention est fixée sur elle), qu'on désigne sous le nom de *leucocythémie*. Dans cette maladie, le rapport entre les globules blancs et les globules rouges peut devenir :: 1 : 3, ou :: 1 : 2, ou même :: 1 : 1. Cette maladie tient vraisemblablement à ce que la rate et les autres glandes vasculaires sanguines hypertrophiées ont une puissance d'action exagérée. Mais ne pourrait-elle pas tenir aussi à un défaut d'action du foie ?

plus important, et celui à la constitution duquel toutes les autres substances azotées sont en quelque sorte subordonnées. Ils ont un commencement, une période d'état et une fin. Il faut aux globules du sang un certain temps pour réparer leurs pertes; il leur faut aussi un certain temps pour se détruire; d'où l'on peut conclure qu'ils vivent un certain temps. Fixer exactement leur durée n'est pas possible dans l'état actuel de la science; mais on peut présumer, d'après les expériences de M. Hollander, que leur existence ne dépasse pas quelques jours (Voy. p. 170). On sait d'ailleurs parfaitement que, quand, par une ou plusieurs pertes de sang, l'homme ou les animaux ont perdu une certaine proportion de globules, leur réparation ne s'effectue qu'après un temps plus ou moins long, et tant que cette reconstitution n'a pas eu lieu, la nutrition est languissante; tandis que la réparation de l'eau, celle de la fibrine, celle de l'albumine et des éléments organiques et salins du sérum se fait promptement. Ce qui prouve encore la destruction continue des globules du sang, c'est que, quand l'absorption digestive est supprimée ou amoindrie (inanition, nourriture insuffisante) (Voy. § 212), le chiffre des globules s'abaisse fatalement.

Parmi les matières dissoutes dans le plasma, il en est donc au moins une partie qui a passé par l'état vésiculaire ou par la phase globulaire, avant de s'échapper au travers des parois vasculaires pour servir à la nutrition. Les globules se développent sans doute aux dépens des matières albuminoïdes introduites dans le sang par le travail de la digestion, et ils se détruisent en abandonnant de nouveau dans les parties liquides du sang et sous un nouvel état les matières qui les ont formés.

ARTICLE I.

PHÉNOMÈNES CHIMIQUES DE LA NUTRITION.

§ 197.

Métamorphoses des diverses substances introduites dans l'organisme par la digestion. — La digestion introduit dans l'organisme des éléments minéraux et des éléments organiques. Les éléments minéraux, tels que le soufre, le phosphore, le chlore, le silicium, le fluor, le calcium, le sodium, le magnésium, le fer, le manganèse, pénètrent, la plupart du temps, dans l'économie à l'état de sels. Les sels divers fournis par ces éléments sont dissous par l'eau ou par les liquides digestifs, et pénètrent en nature dans le sang. Quant aux matériaux organiques (d'origine animale ou végétale), ils y arrivent, ainsi que nous l'avons vu, sous forme de peptone ou d'albuminose (matières albuminoïdes), sous forme de matières grasses, ou sous forme de glycose (sucre et féculents).

Ajoutons à ces divers principes une grande quantité d'eau prise soit en nature, soit comme eau de composition de la plupart des matières de l'alimentation [1].

Les diverses substances prises comme aliments, et qui entrent dans le sang sortent-elles nécessairement, après leurs métamorphoses, au travers des parois des capillaires, pour se fixer dans les tissus et en faire partie intégrante? C'est ce qu'il n'est pas permis d'affirmer. Il est possible, il est même probable, que certains principes de l'aliment remplissent plus ou moins complétement leur rôle dans le sein même du torrent circulatoire.

Les changements chimiques que subissent les matières alimentaires depuis le moment de leur entrée jusqu'au moment de leur sortie par la voie des exhalations et des sécrétions sont incomplétement connus. Ce que nous connaissons surtout, ce sont les deux termes extrêmes du problème : d'une part, la constitution chimique de l'aliment; de l'autre, la composition des produits de sécrétion et d'exhalation. Quant aux formes intermédiaires, nous les connaissons fort peu. Cependant, ainsi que nous allons le voir, les chimistes sont parvenus par des analyses délicates à mettre en évidence dans le sang et les divers tissus, des principes qui représentent quelques-uns des termes intermédiaires [2].

D'un autre côté, il serait tout à fait inexact d'affirmer que les diverses substances alimentaires se bornent simplement à se métamorphoser dans le sang pour former les divers produits de sécrétion. Pendant la période de *développement*, la fixation dans l'organisme des matières nutritives est démontrée par l'accroissement du corps. Dans l'amaigrissement qui suit l'inanition, le mouvement inverse est également démontré par les résultats. L'hypertrophie ou l'atrophie, qui surviennent partiellement dans certains organes et dans certains tissus, sont aussi des indices non équivoques d'accroissement et de décroissement, c'est-à-dire la conséquence de fixation de matière ou de départ de matière. La chose est moins évidente quand l'homme ou l'animal adultes se maintiennent à un état d'équilibre tel, que les substances qui entrent et celles qui sortent sont sensiblement égales en quantité. Mais il est vrai de dire que cet équilibre n'est jamais absolu, et qu'il n'est que l'expression d'une moyenne qui embrasse généralement un certain nombre de périodes d'accroissement et de décroissement successifs.

§ 198.

Métamorphoses des matières albuminoïdes, ou aliments plastiques. — Les matières azotées de l'alimentation (§ 11), quelles que soient les

---

[1] L'eau, partout répandue dans l'organisme, constitue à peu près 75 pour 100 du poids du corps. Lorsqu'on dessèche le corps d'un cadavre dans une étuve, il perd environ 75 pour 100 de son poids, en eau qui s'évapore.

[2] Voyez pour plus de détails les ouvrages de MM. Robin et Verdeil, Liebig, Dumas, Schutzemberger, Gorup-Besanez, Lehmann, Schmidt, etc.

modifications moléculaires qu'elles éprouvent au moment de leur absorption, se reconstituent promptement dans le sang, à l'état d'albumine. L'albumine, dans le sang, prend part à la formation des globules. Les globules s'organisent au sein même de ce liquide, de la même manière que nous voyons les cellules organiques prendre naissance dans les formations embryonnaires. Il est probable que c'est dans les globules, et par l'intervention de l'oxygène absorbé dans les poumons, que se forme la fibrine du sang. La fibrine n'est, en effet, d'après M. Scherer, qu'un premier degré d'oxydation de l'albumine. Dans l'œuf des ovipares, la fibrine procède évidemment de l'albumine qui existe seule dans l'origine, et sa formation coïncide avec l'établissement de la respiration, c'est-à-dire avec l'absorption de l'oxygène de l'air au travers de la coquille. On conçoit d'ailleurs comment la fibrine, engendrée par les globules du sang, devient libre dans le plasma, par la destruction incessante des globules.

Le liquide nutritif, qui s'échappe des vaisseaux, contenant de l'albumine et de la fibrine, on peut en inférer déjà que les matières albuminoïdes de l'alimentation n'accomplissent pas toutes leurs métamorphoses dans l'intérieur même du système vasculaire ou au sein du sang lui-même, mais qu'elles prennent part à la nutrition proprement dite. Les matières albuminoïdes justifient ainsi le nom d'*aliments plastiques* que nous leur avons donné (Voy. § 16).

La fibrine a une tendance naturelle à la formation solide. C'est elle qui, dans les liquides exhalés hors des vaisseaux, se solidifie et concourt à la réparation des tissus. La fibrine, incessamment formée dans le sang, est incessamment exhalée hors des vaisseaux avec le liquide albumineux qui la contient, et elle se coagule spontanément hors des vaisseaux. Il est probable que si la coagulation n'envahit pas celle qui circule dans le sang lui-même, c'est que la fibrine est exhalée au fur et à mesure de sa formation. Les 3 millièmes de fibrine qui se coagulent spontanément dans le sang extrait hors des vaisseaux par une saignée, au bout de dix à douze minutes (pour former le caillot), représentent vraisemblablement celle qui se serait exhalée au travers des parois capillaires, et solidifiée dans le même espace de temps dans l'organisme.

La fibrine, en sa qualité de matière coagulable, joue un rôle essentiel dans la nutrition des tissus, et elle peut être envisagée comme le point de départ des phénomènes d'organisation.

Il est probable que les divers composés albuminoïdes qui constituent les tissus procèdent de la fibrine. La plupart des tissus se distinguent, au point de vue chimique, de la fibrine du sang par une oxydation plus avancée. Il n'est pas possible pourtant d'affirmer que tous les tissus passent nécessairement par l'état intermédiaire de fibrine, et que quelques-uns d'entre eux ne procèdent pas directement de l'albumine que le plasma exhalé contient.

Les muscles, qui constituent une grande partie de la masse du corps (environ la moitié en poids), sont essentiellement constitués par la fibrine elle-même). La fibrine du sang est cependant déjà légèrement modifiée dans les muscles, quoiqu'elle ait sensiblement la même constitution élémentaire. On désigne quelquefois la fibrine des muscles sous le nom de *syntonine* (Lehmann), ou sous celui de *musculine* (Robin). C'est en quelque sorte une fibrine plus agrégée que la fibrine du sang. Une dissolution étendue d'azotate de potasse (1 partie de sel et 17 parties d'eau), qui dissout la fibrine du sang, ne dissout point la fibrine musculaire [1].

La base organique des divers autres tissus procède de la fibrine ou de l'albumine, en vertu de modifications peu connues (soit par une fixation d'oxygène et d'hydrogène dans les proportions de l'eau, soit par une fixation d'hydrogène et d'azote dans les proportions de l'ammoniaque). Ainsi prennent naissance les nombreux *tissus qui donnent par la coction de la gélatine* (tissu conjonctif proprement dit, tissu organique des os ou *osséine*, tissus des tendons, des ligaments, des membranes fibreuses, tuniques des vaisseaux, derme cutané, derme muqueux, membranes séreuses et articulaires); ainsi prend naissance la *chondrine*, qui forme la base des cartilages temporaires et des cartilages permanents; l'*élasticine*, qui forme la base des ligaments élastiques; la *neurine*, qui forme la partie centrale (axe central) des tubes nerveux, et qui ressemble beaucoup, par ses propriétés chimiques, à la fibrine musculaire.

Les tissus sont eux-mêmes, dans leur épaisseur, le théâtre de transformations chimiques variées, et passent par une succession de produits intermédiaires qui rentrent, sous forme soluble dans le sang, où ils constituent ce qu'on nomme les *matières extractives*. Ces matières elles-mêmes, qui ne sont vraisemblablement que des degrés plus ou moins avancés d'oxydation des matières albuminoïdes, ne sont pas complétement connues. Cependant, à mesure que la science progresse, on est de plus en plus disposé à les considérer comme les produits d'oxydation successive des tissus d'origine albumineuse, dont les derniers termes sont l'acide urique et l'urée [2]. L'oxydation commence donc dans les vaisseaux (transformation de l'albumine en fibrine), se continue dans l'épaisseur des tissus eux-mêmes, et s'achève ensuite dans le sang, quand les matériaux des tissus y rentrent à l'état de matières extractives. C'est ainsi, par exemple, que l'on trouve dans les muscles divers produits (créatine, créatinine), qui ne sont que des degrés plus ou moins avancés de l'oxydation de la fibrine.

[1] La fibrine du sang n'est pas elle-même complétement semblable dans tous les points du trajet circulatoire. Celle du sang de la veine porte se distingue par une grande mollesse et par la facilité avec laquelle elle se liquéfie à l'air, tandis que la fibrine extraite dans le même temps sur le même animal et dans d'autres vaisseaux se dessèche; c'est en quelque sorte une fibrine naissante. (Voyez, pour plus de détails, *Mémoire sur la rate et la veine porte*, dans les *Archives de médecine*, année 1848, J. Béclard.)

[2] A. Béchamp en soumettant l'albumine à l'action oxydante de l'hypermanganate de potasse est parvenu à former de l'urée.

La créatine et la créatinine existent non-seulement dans le suc de la viande, mais encore dans le sang, et en très-faible proportion dans l'urine normale. La créatinine est probablement un produit plus avancé d'oxydation que la créatine, dont elle diffère par une diminution d'hydrogène et d'oxygène dans les proportions de l'eau. Ces deux substances peuvent donner naissance à l'urée lorsqu'on les fait bouillir avec des alcalis.

La leucine et la tyrosine sont aussi au nombre des matières extractives azotées qui prennent naissance aux dépens des tissus, et particulièrement des tissus glandulaires. On les a rencontrés dans le sang, dans les poumons, dans le foie, dans la rate, dans le thymus, dans les glandes salivaires, et aussi en petites proportions dans l'urine. On peut préparer artificiellement la leucine en traitant à chaud les matières albuminoïdes et aussi la gélatine, par l'acide sulfurique étendu. Quant à la tyrosine qui existe ordinairement dans les tissus en plus faible proportion que la leucine, on peut aussi l'obtenir directement en traitant les matières albuminoïdes, et en particulier la caséine, par la potasse. La leucine et la tyrosine prennent encore naissance dans la putréfaction de beaucoup d'organes, et notamment de la rate [1].

Comme dernier terme des métamorphoses des matières albuminoïdes, nous avons enfin l'urée et l'acide urique. L'acide urique lui-même (Voy. § 176) est un produit d'oxydation moins avancé que l'urée [2], et il y a dans l'urine d'autres matières extractives (très-variables en quantité) qui représentent des degrés moins avancés encore d'oxydation [3]. La plus grande partie des matières albuminoïdes traverse donc une série de métamorphoses, en vertu desquelles elles passent de l'état organique à l'état inorganique ou *cristallisable*, et c'est sous cette forme qu'elles sont rejetées au dehors par la voie des reins.

Nous avons vu que l'urée a été aussi retrouvée en petites proportions dans le sang. Dans l'état pathologique, on la trouve dans le liquide des séreuses, dans le corps vitré, dans la salive, etc. L'acide urique a été rencontré dans la rate, dans les poumons, dans le foie.

Les matières albuminoïdes ou matières azotées neutres ne se transforment pas intégralement en acide urique, en urée et en matières extractives de l'urine. La bile, qui s'écoule dans l'intestin et qui est expulsée avec les matières fécales, renferme des produits de combustion incomplète (acide cholique, acide choléique [4]), qu'on peut regarder aussi

[1] D'après M. Staedler, quand on oxyde la tyrosine à l'aide de l'acide azotique, on obtient une matière colorante rouge azotée analogue à la matière colorante du sang.

[2] M. Gorup-Besanez a montré qu'on peut obtenir de l'urée en soumettant l'acide urique à l'action oxydante de l'oxygène ozonisé dans un milieu alcalin. L'urée elle-même se transforme dans les mêmes conditions en acide carbonique et en ammoniaque.

[3] Lorsque les produits d'oxydation imparfaite dépassent dans le sang une certaine proportion, leur présence, généralement en rapport avec une gêne profonde de la respiration, se traduit par des phénomènes nerveux graves.

[4] L'acide cholique et l'acide choléique se transforment dans l'intestin en acide chola-

comme le résultat des méthamorphoses des matières albuminoïdes, sous l'influence oxydante de l'oxygène [5]. On en peut dire autant de la très-faible proportion des matériaux azotés de la transpiration cutanée.

Nous avons vu que les animaux exhalent normalement une petite proportion d'azote (Voy. § 141). Dans la série des transformations qu'éprouvent l'albumine et ses dérivés, sous l'influence de l'oxygène, tout l'azote de ces substances n'est pas utilisé à la formation des produits nouveaux, et une petite proportion s'échappe à l'état de liberté.

Rappelons encore que, chez les animaux carnivores, qui font usage d'une nourriture exclusivement azotée, il se forme, comme chez les herbivores, du sucre dans le foie, aux dépens de la matière glycogène. Or, cette matière intermédiaire, si elle ne procède pas des matières grasses, ne peut être engendrée que par les éléments azotés de l'organisation, puisque les matières féculentes et sucrées font défaut dans l'alimentation. La distinction entre les aliments plastiques et les aliments respiratoires, fondée d'une manière générale, ne doit donc pas être considérée comme absolue.

C'est ici le lieu de rappeler que si les matières hydrocarbonées ou ternaires, de l'alimentation, sont impropres à se transformer dans l'économie en tissus quaternaires ou azotés, il est très-vraisemblable que les matières azotées neutres ou albuminoïdes peuvent donner naissance, dans leurs métamorphoses régressives, à des composés transitoires non azotés. On sait que la putréfaction de la fibrine donne naissance à des acides gras, l'acide valérianique et l'acide butyrique; que la putréfaction des cadavres, sous l'eau, est accompagnée de la production d'un savon ammoniacal, par dédoublement de la matière des muscles qui se transforme partiellement en une substance grasse dite *gras de cadavre*. Plus récemment M. Berthelot a obtenu du sucre en traitant la chitine (tégument azoté des insectes et des crustacés), par l'acide sulfurique à froid. MM. Bœdeker et Fischer ont obtenu, par l'action de l'acide chlorhydrique sur les cartilages, une matière fermentescible réduisant la liqueur cupro-potassique [1].

§ 199.

Métamorphoses des aliments non azotés (ou hydrates de carbone). — Les matières féculentes de l'alimentation absorbées à l'état de sucre

lique, en acide choloïdique et en dyslysine. C'est probablement aussi aux dépens des matériaux de la bile que prend naissance dans l'intestin la matière azotée cristallisable à laquelle M. Thomson donne le nom d'*excrétine*.

[1] Les principes biliaires des excréments (acide cholique, acide choléique) contiennent moins d'azote que l'urée et l'acide urique. Est-ce à la formation de ces principes qu'il faut rattacher cette petite proportion d'azote qui devient libre dans le sang et qui s'échappe par les poumons ?

[2] M. Tigri, dans des expériences tentées sur des gallinacés, aurait constaté la transformation directe des globules rouges du sang en vésicules adipeuses, au sein des épanchements sanguins. M. Tigri croit même que cette transformation des globules rouges en vésicules adipeuses peut avoir lieu dans les voies de la circulation.

(glycose), et les matières grasses absorbées en nature circulent pendant quelque temps avec le sang (Voy. § 164), et finissent enfin par disparaître. La disparition du sucre et de la graisse introduits par la digestion dans le sang est un phénomène d'oxydation lié à l'introduction incessante de l'oxygène par la voie des poumons, et la principale source de la chaleur animale. Le dernier terme de l'oxydation du sucre [1] et des matières grasses consiste en eau et en acide carbonique, et ces produits sont éliminés de l'organisme par des voies diverses, c'est-à-dire par le poumon, par les reins et par la peau (Voy. *Respiration* et *Sécrétions*).

Dans l'état normal, lorsque l'homme ou l'animal sont dans un équilibre parfait, c'est-à-dire lorsqu'ils n'augmentent ni ne perdent en poids, il est probable que les aliments dont nous parlons éprouvent leurs transformations successives dans le sang lui-même, et sont expulsés hors de l'organisme à l'état d'eau et d'acide carbonique, sans avoir fait partie intégrante de nos tissus. Lorsque l'animal augmente de poids, les aliments non azotés concourent pour une grande part (pour la plus grande part) à l'augmentation de son poids : on dit alors que l'animal *engraisse*. Les matières grasses s'accumulent dans les tissus, où elles s'entourent de vésicules spéciales. Non-seulement les matières grasses de l'alimentation peuvent former des dépôts adipeux dans l'organisme, mais les féculents eux-mêmes, c'est-à-dire la glycose, peuvent se transformer en graisse.

La réalité de ce dernier phénomène a été mise hors de doute par les expériences de M. Liebig. Voici, entre autres, deux exemples bien concluants. Une oie maigre, pesant 4 livres, est mise au régime exclusif du maïs (riche en fécule). En trente-six jours elle augmente de 5 livres, et au bout de ce temps, on peut en extraire 3 livres 1/2 de graisse. Il est évident que la graisse ne s'est pas trouvée toute formée dans la nourriture, car les 24 livres de maïs employé ne contiennent pas leur millième de graisse en poids, et, d'autre part, l'oie maigre, qui pesait 4 livres, n'avait évidemment pas 3 livres 1/2 de graisse dans ses tissus. Un cochon reçut pendant 13 semaines, 333 livres de pois et 2,275 livres de pommes de terre, c'est-à-dire en tout 8 livres 1/2 de matière grasse ; avant d'être soumis au régime de l'engraissement il avait au plus 18 livres de graisse dans ses tissus (résultat d'analyses faites sur plusieurs animaux de même taille et de même poids). Après l'engraissement, cet animal donna 50 livres de graisse. Évidemment une grande partie des matières grasses s'étaient formées dans ses tissus aux dépens des féculents.

---

[1] Lorsqu'on soumet le sucre à l'action oxydante de l'oxygène ozonisé dans un milieu alcalin, il donne de l'acide carbonique, de l'eau et de l'acide formique. L'acide formique, par une oxydation plus avancée et à l'aide des mêmes agents, se transforme également en acide carbonique.

L'acide butyrique se comporte comme le sucre en présence des alcalis et de l'ozone (Gorup-Besanez.)

La métamorphose des féculents, ou plutôt de la glycose (qui en est le produit final), en matières grasses, nous explique comment les animaux, tels que bœufs, moutons, cochons, etc., soumis à l'engraissement, se remplissent de tissu adipeux à l'aide d'une nourriture végétale, composée surtout de fécule (fourrages de toute espèce, orge, maïs, avoine, pommes de terre, etc.).

On ne connaît pas d'une manière précise la nature des métamorphoses ou dédoublements en vertu desquels le sucre se transforme en graisse. Il ne le peut toutefois qu'à la condition de perdre une certaine proportion d'oxygène, car les matières grasses sont moins riches en oxygène que le sucre.

On ne sait pas non plus avec certitude quelle est la série des transformations qu'éprouvent le sucre et la graisse pour se métamorphoser définitivement en eau et en acide carbonique. Il est probable cependant que l'acide lactique, l'acide butyrique, l'acide formique (on a trouvé des traces de ces divers composés dans les tissus, dans la sueur, dans l'urine) constituent les phases intermédiaires de l'oxydation du sucre et des matières grasses.

Lorsque les hydrates de carbone ont été déposés dans l'organisme sous forme de tissu adipeux, ce tissu joue, à son tour, le rôle d'un aliment respiratoire, ou plus exactement, d'un aliment *thermogène* [1], quand ces aliments *font défaut* dans l'alimentation. Chez les animaux soumis à l'abstinence, la graisse diminue en peu de temps et finit bientôt par disparaître. On a comparé avec raison le tissu adipeux à une sorte d'aliment mis en réserve, destiné à compenser l'alimentation insuffisante et à établir ainsi une sorte de balance. Le tissu adipeux, lorsqu'il rentre dans le sang pour suppléer les aliments thermogènes insuffisants, n'y rentre pas à l'état de tissu adipeux, mais il subit dans le sein des organes des changements analogues à ceux qu'éprouve, par exemple, la fibrine des muscles, laquelle rentre dans le sang sous forme de produits nouveaux (créatine et créatinine). La décomposition de la graisse fixée dans les organes, à l'état de tissu adipeux, a lieu dans l'épaisseur même des tissus (très-probablement sous l'influence de l'oxygène exhalé hors des vaisseaux, avec le plasma du sang), et en vertu d'une oxydation lente [2]. Les vaisseaux lymphatiques, qui charrient des matériaux de résorption, ne contiennent point, en effet, des matières grasses *libres*.

Les animaux carnivores qui vivent exclusivement de chair sont remarquables par la faible quantité de graisse que renferment leurs tissus. Les interstices musculaires en sont presque complétement dépourvus. Les masses charnues se dessinent nettement sous la peau, et le tissu conjonctif est presque partout réduit à l'état lamelleux et filamenteux. Les carnivores trouvent dans la chair des herbivores une quantité de

[1] Thermogène, c'est-à-dire *générateur de chaleur.*
[2] M. Gorup-Besanez pense que les carbonates alcalins qui existent dans le plasma nourricier ont la propriété de préluder à l'oxydation de la graisse.

graisse généralement suffisante aux besoins des oxydations de respiration, et le foie, qui forme du sucre aux dépens des éléments du sang,
concourt aussi à leur fournir des matériaux de même nature.

Rien ne démontre que le sucre formé dans le foie se transforme préalablement en matières grasses, qui seraient à leur tour brûlées par l'oxygène de la respiration. Le sucre formé dans le foie disparaît assez
promptement dans le sang (Voy. § 186) : il est probable qu'il y est directement oxydé.

§ 200.

**Rapport entre les aliments albuminoïdes et les hydrates de car-
bone.** — Nous avons insisté précédemment (§ 15) sur la nécessité d'un régime à la fois azoté et non azoté. Les deux espèces d'aliments (plastiques
et thermogènes) sont nécessaires, en effet, à l'entretien régulier des fonctions animales. Ce serait donc se faire une idée incomplète de la nutrition que d'estimer le pouvoir nutritif d'un aliment d'après sa richesse
en azote, ainsi qu'on l'a prétendu quelquefois dans des tableaux dressés
à cet effet. S'il est vrai que les principes azotés sont plus immédiatement nécessaires à l'entretien de la vie que les principes non azotés,
parce qu'ils concourent à la rénovation des tissus, et qu'ils peuvent
aussi, dans une certaine mesure, se transformer en aliments thermogènes, tandis que les principes non azotés ne peuvent pas donner naissance aux tissus qui renferment de l'azote, il n'en est pas moins vrai,
cependant, que les divers principes de l'alimentation ont leur importance relative et leur rôle spécial dans les phénomènes de la nutrition
et de la chaleur animale.

Ces principes depuis longtemps établis par les travaux de MM. Liebig
et Dumas ont reçu tout dernièrement encore la consécration expérimentale des travaux de MM. Bischoff et Voit et de MM. Henneberg et
Stohmann. Ces expériences, faites sur les chiens et sur les bœufs, ont
mis en pleine lumière la nécessité, pour l'entretien normal de l'animal,
d'un régime comprenant à la fois des aliments azotés et des aliments
non azotés. Elles prouvent également que chacun de ces aliments n'a
point de valeur nutritive absolue, mais seulement une valeur nutritive
relative, et que leurs proportions comparées sont en relation directe
avec les conditions dynamiques de l'animal. Un bœuf de travail utilise
une plus forte proportion d'aliments plastiques qu'un bœuf à l'engrais ;
réciproquement, ce dernier emmagasine en quelque sorte en lui-même
une plus forte proportion d'aliments thermogènes (aliments féculents,
sous forme de tissu adipeux).

Alors même que l'animal n'exécute pas un travail soutenu, il ne consomme pas moins cependant une partie de ses tissus azotés. L'entretien
des fonctions de la vie organique nécessite certains mouvements. Tels
sont : les mouvements du cœur nécessaires à l'entretien de la circulation, les mouvements de la respiration et de la digestion (mouvements
de la cage pectorale, de l'estomac, des intestins, des canaux excréteurs,

des glandes, de déglutition, de défécation, etc.). Ces divers mouvements sont sous l'empire du système musculaire. Or, toute contraction musculaire, dans quelque organe qu'elle se manifeste, est accompagnée, nous l'avons déjà vu (§ 165 *bis*) et nous le verrons encore (§ 226), d'une métamorphose du tissu musculaire lui-même, c'est-à-dire d'un travail chimique, ou, pour mieux dire, d'une oxydation. Les muscles (substance albuminoïde azotée) se détruisent donc par le jeu des organes musculaires, même sur un animal au repos ; mais c'est là leur minimum de décomposition. Quand le système locomoteur général est en jeu, cette décomposition ou cette oxydation prend de suite un bien plus grand développement, et nécessite une réparation plus forte : or, cette réparation s'opère à l'aide des substances alimentaires azotées ; l'animal n'a pas le pouvoir de créer de l'azote, et il ne peut entretenir ses tissus azotés avec des aliments qui ne contiennent point d'azote. Les matières azotées, d'ailleurs, nous l'avons vu précédemment, se trouvent aussi bien dans la nourriture végétale que dans la nourriture animale ; les végétaux en sont même les organes producteurs [1].

Mais l'animal ne produit pas seulement de la force ou du mouvement, il produit aussi de la chaleur [2] ; or, les matières grasses, les sucres et les féculents, sont des aliments particulièrement thermogènes. Il est vrai que les transformations chimiques des tissus azotés de l'organisme engendrent aussi de la chaleur, mais la chaleur ainsi produite est incomparablement moins importante. L'animal carnivore, qui ne fait usage que de viande, trouve de la graisse dans la chair et dans les os dont il se nourrit. Si, par un artifice d'expérience, on enlevait à la chair toute la graisse, non-seulement l'animal en souffrirait, mais pour y trouver, en proportion convenable, les éléments de la chaleur, il lui faudrait consommer une quantité considérable de substance, et une grande partie de cette substance sans emploi surchargerait, non sans péril, son système digestif.

La mesure suivant laquelle les principes albuminoïdes et les hydrates de carbone doivent entrer dans la constitution de l'aliment dépend donc de conditions multiples, dont on conçoit le sens, mais dont il serait difficile, dans l'état actuel de la science, de préciser le degré. Si nous examinons un homme bien portant, et si nous prenons pendant quelque temps la moyenne de ses excrétions diverses (sensibles et insensibles), cette proportion moyenne peut, jusqu'à un certain point, servir de mesure à la constitution de l'aliment. En d'autres termes, les aliments doivent contenir, en matières azotées et en matières non azotées, les proportions nécessaires pour correspondre aux diverses excrétions. D'a-

---

[1] L'herbivore mange la plante ; le carnivore mange l'herbivore.

[2] L'homme produit en vingt-quatre heures (par une température moyenne) une quantité de chaleur qui serait capable d'élever 25 kilogrammes d'eau de la température de la glace fondante à la température de l'eau bouillante. Cette chaleur se dissipe peu à peu dans l'atmosphère, par rayonnement, par contact et par évaporation (Voy. § 166).

près cette considération, on peut estimer que l'alimentation de l'homme doit contenir moyennement 1 partie d'albumine ou de matériaux analogues (aliments plastiques), et 3 parties de fécule ou de graisse (hydrates de carbone).

Lorsqu'on donne à un chien une certaine quantité de viande bien dégraissée, et à un autre chien une même quantité de viande et en sus une certaine proportion de graisse, on constate que, dans le premier cas, l'animal perd en poids, tandis que, dans le second cas, il augmente de poids, bien que la proportion de graisse ne représente pas le poids dont il augmente. Ceci prouve que, dans le premier cas, le chien brûle une partie de ses tissus pour subvenir à l'aliment thermogène qui fait défaut, tandis que, dans le second cas, n'ayant point à subvenir aux dépens de son propre fonds, il s'assimile plus qu'il ne perd. Exemple : M. Botkin donne à un chien, chaque jour et pendant sept jours de suite, 1 livre de viande de cheval maigre et 200 grammes d'eau. Au bout de ces sept jours, le chien, qui pesait 10 kilogrammes, ne pèse plus que $8^k,7$. Chaque jour il a rendu 366 grammes d'urine contenant 32 grammes d'urée. Pendant sept autres jours, le même chien reçoit chaque jour 1 livre de viande de cheval, 200 grammes d'eau et 80 grammes de graisse. Au bout de la semaine, le chien, qui ne pesait que $8^k,7$, pèse $9^k,6$. Il a rendu chaque jour 174 grammes d'urine contenant 24 grammes d'urée. La graisse a donc protégé le chien contre l'oxydation des éléments azotés de ses tissus. M. Hoppe a fait des expériences analogues. Dans les expériences dont nous parlons, l'expérimentateur a trouvé que le sucre, ajouté à la viande, agissait comme la graisse (le sucre est, comme la graisse, un hydrate de carbone, c'est-à-dire un aliment thermogène).

Le tableau suivant, extrait des *Nouvelles Lettres* de M. Liebig, peut être consulté avec fruit. On verra, par l'examen de ce tableau, que l'emploi de certains aliments, à l'exclusion des autres, ne correspondrait pas aux conditions moyennes suivant lesquelles les divers principes de l'alimentation doivent être associés pour le régime normal de l'homme : nouvelle preuve que le régime mixte et la variété de l'alimentation sont nécessaires pour l'entretien régulier des fonctions (Voy. §§ 11, 12, 15, 16, 203, 204).

TABLEAU.

COMPOSITION DE DIVERS ALIMENTS.	MATIÈRES ALBUMINOÏDES (fibrine, caséine, albumine, gluten, légumine).	HYDRATES DE CARBONE (graisse, sucre, ou fécule).
Lait	1	3,0
Lentilles	1	2,1
Fèves	1	2,2
Pois	1	2,3
Chair de mouton (gras)	1	2,0
Chair de porc (gras)	1	3,0
Bœuf	1	2,0
Froment	1	4,6
Avoine	1	5,0
Seigle	1	5,7
Orge	1	5,7
Pommes de terre	1	9,0
Riz	1	12,0
Sarrasin	1	13,0

§ 201.

Rôle des sels dans la nutrition. — Parmi les condiments dont l'homme fait usage dans son alimentation, le sel marin (chlorure de sodium) tient le premier rang [1]. Les aliments et les boissons que l'homme consomme en 24 heures n'en contiennent guère en moyenne plus de 2 à 4 grammes, mais il y ajoute environ, par la préparation culinaire, une dizaine de grammes de sel en nature. Le sel est d'un usage général, et les animaux eux-mêmes le recherchent. Il y a dans le corps de l'homme de 200 à 250 grammes de chlorure de sodium ou de sels équivalents. Il ne faut pas oublier que, parmi les sels du sang, le chlorure de sodium est le plus répandu, et que son intervention paraît nécessaire à la constitution de ce liquide, en entretenant son alcalinité et en maintenant à un degré déterminé le point de coagulation de l'albumine.

Le chlorure de sodium introduit dans l'estomac, développe le sentiment de la soif et favorise ainsi le travail nutritif. Les expériences de MM. Bischoff, Voit et Kaupp ont démontré que la proportion de l'eau que boivent les animaux a une grande influence sur l'activité de la nutrition, en favorisant l'absorption et en mettant plus aisément en conflit les liquides et les solides de l'économie.

La suppression du sel dans l'alimentation est promptement suivie d'une altération grave de la santé. Quoique constituant l'un des éléments incombustibles du sang, le sel n'en est pas moins un aliment nécessaire.

[1] Le rôle des condiments acides, tels que vinaigre, citron, acides végétaux; celui des condiments âcres ou aromatiques, tels que oignon, ciboule, poivre, girofle, moutarde, câpres, cannelle, vanille, persil, cerfeuil, etc., n'est pas suffisamment déterminé; il est probable qu'ils agissent surtout en excitant la sécrétion du suc gastrique; quelques-uns d'entre eux (les acides) peuvent favoriser directement la dissolution des matières albuminoïdes (Voy. §§ 40, 42, 43).

L'augmentation modérée du sel dans la ration alimentaire accélère les phénomènes de la nutrition et augmente le poids des animaux auxquels on l'administre. Il est vrai que lorsqu'on ajoute du sel à la ration alimentaire des animaux, la quantité des aliments mangée par l'animal, est généralement plus considérable. Mais si l'on ramène la quantité en poids gagnée par l'animal à la quantité d'aliments consommée, on constate que l'accroissement proportionnel est plus considérable chez les animaux soumis au régime salé. Des expériences nombreuses, continuées pendant des mois, ont été entreprises sur ce point par MM. Boussingault, Fartmann, Kaufmann, Mathieu de Dombasle, Dailly, Daurier, Lequin, etc. Il en résulte que si un lot de bestiaux augmente en moyenne, en une année, de 6 kilogrammes par 100 kilogrammes de foin consommé sans sel, un autre lot, soumis au régime du foin salé, augmente dans le même temps de 7 kilogrammes par 100 kilogrammes de foin consommé.

§ 202.

De l'eau dans les phénomènes de nutrition. — L'eau, partout répandue dans le corps humain, forme la base de toutes les humeurs et fait partie constituante de tous les tissus. Le corps humain contient environ 75 parties d'eau et 25 parties de substances solides supposées desséchées. L'eau est la menstrue liquide de toutes les absorptions, des sécrétions, de l'exhalation et des diverses opérations chimiques qui s'accomplissent dans l'organisme animal. L'eau maintient le sang dans l'état de liquidité nécessaire à la circulation, et les divers tissus dans l'état de souplesse ou de mollesse en rapport avec l'accomplissement de leurs fonctions. La vie animale (comme la vie végétale) n'est possible qu'à la condition que les tissus soient continuellement pénétrés de parties liquides. Tout ce qui est solide et sec est inerte ou privé de vie. L'eau dissout et met en présence les substances qui doivent réagir les unes sur les autres. L'eau est d'ailleurs, dans les diverses réactions de la chimie vivante, incessamment formée et incessamment détruite, ses éléments concourant aux métamorphoses des diverses combinaisons organiques.

L'eau a encore des usages physiques ou mécaniques. Comme elle est incompressible ou sensiblement incompressible, elle maintient le volume et la situation des parties et résiste avec énergie aux diverses causes de compression.

L'eau contenue dans le corps humain est incessamment renouvelée par les boissons et incessamment évacuée par les diverses voies d'excrétion. La masse d'eau qui passe journellement dans le corps humain est considérable. L'eau qui s'échappe par les exhalations et les sécrétions n'est pas tout entière représentée par les boissons et l'eau des aliments. Si l'on additionne la quantité d'eau rendue en moyenne, dans les vingt-quatre heures, par la sécrétion urinaire, par l'évaporation cutanée et pulmonaire et par les selles, on constate que cette quantité est supérieure à la quantité d'eau introduite en nature avec les aliments et les boissons. L'eau qui s'échappe par ces diverses voies [1] peut être, en effet, évaluée à $2^k,5$, tandis que la quantité d'eau avalée avec les boissons et les aliments [2] n'est en moyenne que de 2 kilogrammes. L'excédant de l'eau des exhalations et des sécrétions est dû à la formation de l'eau, dans les métamorphoses de la nutrition, aux dépens de l'oxygène de la respiration et de l'hydrogène des substances organiques. L'eau formée dans le corps humain aux dépens de l'oxygène absorbé par la respiration et de l'hydrogène des substances organiques est, au même titre que l'acide carbonique, l'un des produits ultimes de la nutrition et l'une des sources de la chaleur animale (Voy. § 165).

La quantité d'eau ou la quantité des boissons que l'homme avale journellement est beaucoup plus variable en apparence qu'en réalité. L'homme qui fait usage d'une alimentation presque exclusivement végétale boit peu, il est vrai, mais les végétaux dont il se nourrit sont riches en eau, et l'équilibre se trouve ainsi rétabli. La quantité des boissons est d'ailleurs soumise à des fluctuations nombreuses, qui dépendent de l'activité plus ou moins grande des évacuations, lesquelles, nous l'avons dit, développent, lorsqu'elles augmentent, le sentiment de la soif (§ 5). Dans les chaleurs de l'été, les transpirations abondantes qui se font par la peau font sentir le besoin de remplacer l'eau expulsée et de maintenir le sang dans son état normal de liquidité. Dans cette saison, la masse d'eau qui traverse le corps en un temps donné est notablement augmentée; dans certaines maladies (polyurie), elle peut s'élever au double, au triple et beaucoup plus haut encore, mais alors surviennent des désordres graves.

ARTICLE. II.

STATIQUE CHIMIQUE DE LA NUTRITION.

§ 203.

Egalité entre les ingesta et les excreta. — Lorsque les animaux vivent pendant un certain temps sans augmenter ou diminuer de poids, il est évident que le poids de la nourriture consommée pendant ce laps de temps, ajouté à celui de l'oxygène inspiré, est égal à celui des diverses excrétions et exhalations. De plus, l'équation peut être établie non-seulement sur l'ensemble des substances consommées et sur celui des substances évacuées par les diverses voies d'expulsion; mais on peut aussi la poursuivre sur les éléments composants des *ingesta* et des *excreta*. Les évaluations dont nous parlons ont une certaine importance.

[1] Pour l'évaporation pulmonaire, voy. § 143 ; pour l'évaporation cutanée, voy. § 157 ; pour la sécrétion urinaire, voy. § 179; évacuée avec les selles, voy. § 186.

[2] Les aliments, quelque consistants qu'ils soient, contiennent une grande quantité d'eau, qu'on peut évaluer en les soumettant à l'évaporation. La viande de bœuf et de mouton que nous consommons contient 50 p. 100 d'eau, le pain 40 p. 100 ; les légumes 90 p. 100 au moins.

Pour que l'homme et l'animal conservent leur poids et se maintiennent dans un état satisfaisant de santé, il faut que la réparation moyenne en vingt-quatre heures égale la perte moyenne faite dans le même laps de temps. La connaissance de ce rapport conduit naturellement à la fixation de la ration moyenne d'entretien, ou, en d'autres termes, à la quantité d'aliments nécessaire à l'homme pour entretenir convenablement sa vie. A cet égard, les chiffres empiriques les plus divers ont été tour à tour proposés. Tandis que Cornaro affirme qu'il ne faut à l'homme, dans les vingt-quatre heures, que 400 grammes de nourriture solide et 500 grammes de liquide, Haller pense qu'il faut environ 3 kilogrammes de nourriture solide et liquide, et Sanctorius prétend que l'homme en doit consommer 4 kilogrammes. Les déterminations réellement scientifiques ne sont venues que de nos jours.

M. Boussingault est le premier qui ait cherché à résoudre le problème par expérience. La voie ouverte par M. Boussingault a été suivie depuis par MM. Valentin, Barral, Bidder et Schmidt, Hildesheim, Laun, Henneberg et Stohmann, Heynsius, Volz, Bischoff, Voit, Haughton, Ranke, Speck.

M. Boussingault nourrit un animal, pendant un laps de temps déterminé, avec un poids connu de nourriture, et il dose les matières fécales, l'urine et les autres produits de sécrétion. Pour que les expériences soient plus rigoureuses, il faut, autant que possible, que l'expérience soit prolongée de manière que le poids final de l'animal concorde avec le poids initial. Dans ses expériences, M. Boussingault soumettait, pendant un mois au moins, l'animal à un régime composé des mêmes aliments, pour l'accoutumer en quelque sorte à l'épreuve qu'il voulait tenter. Ces conditions préliminaires une fois accomplies, il procédait à l'expérience. Le tableau n° 1 contient les résultats d'une épreuve faite par M. Boussingault sur le cheval, et qui dura trois jours et trois nuits. Le poids de l'animal était pris avant et après l'expérience, et aussi à un grand nombre de reprises, pendant la durée de l'observation, afin d'évaluer les pertes de l'exhalation pulmonaire et cutanée. Tout était disposé pour recevoir, sans perte, les urines et les excréments.

TABLEAU.

TABLEAU N° 1.

ALIMENTS CONSOMMÉS par LE CHEVAL EN 24 HEURES. AVOINE ET REGAIN (et oxygène inspiré).	PRODUITS RENDUS PAR LE CHEVAL EN 24 HEURES.		
	Urine et excréments (ou pertes *sensibles*).	Eau, acide carbonique et azote de l'exhalation cutanée et pulmonaire (ou pertes *insensibles*).	Rapport entre les pertes sensibles et les pertes insensibl.
Poids. 25k,770	15k,480	10k,190	1 : 0,6
	25k,770		

Il résulte de ce tableau que les pertes *sensibles* (urine, excréments) sont un peu plus élevées que les pertes *insensibles* (vapeur d'eau et acide carbonique). La différence est d'un tiers en sus. M. Valentin, qui a répété les mêmes expériences sur le cheval, est arrivé à un résultat à peu près analogue. Un cheval qui recevait par jour 42 kilogrammes de nourriture solide et liquide (30 kilogrammes eau, 12 kilogrammes nourriture sèche) perdait 22k,5 par les excréments et les urines, et 19k,5 par les pertes insensibles.

MM. Henneberg et Stohmann ont fait leurs expériences sur les bœufs. Le tableau n° 2 donne le résultat d'une de ces expériences entreprise sur un jeune bœuf de trois ans et demi. Cet animal, soumis au régime du trèfle [1] depuis le 27 février jusqu'au 27 mars, présentait, à la fin de l'expérience, exactement le poids du début, c'est-à-dire 1,003 livres [2].

TABLEAU N° 2.

INGESTA.		EXCRETA.		
Aliments consomm. par l'animal en 24 heures.	Oxygène absorbé en 24 heures.	Urine et excréments (pertes *sensibles*) en 24 heures.	Acide carboniq. exhalé (pertes *insensib*.) en 24 heures.	Eau exhalée (pertes *insensib*.) en 24 heures.
70 livres	10 livres	56 livres (dont 40 l. d'excréments)	13 livres	11 livres
80		80		

[1] La ration était chaque jour de 20 livres de foin de trèfle et de 50 livres d'eau (contenant 50 grammes de sel). L'animal restait à l'étable. Le séjour à l'étable est nécessaire dans toutes ces expériences; ce n'est qu'ainsi qu'on peut recueillir et réunir, à l'aide d'un sol asphalté, les urines et les matières fécales.

[2] La livre allemande (*pfund*) est de 467 grammes, à Brunswick.

Dans le tableau n° 2, les pertes *sensibles* sont beaucoup plus grandes que les pertes *insensibles*, ce qui tient surtout à la proportion considérable des matières fécales, ou, en d'autres termes, à la proportion plus considérable des matières réfractaires à la digestion (ligneux) contenues dans le foin qui a servi de nourriture exclusive aux animaux en expérience.

Le poids des pertes n'est pas toujours égal au poids de la nourriture consommée; l'excédant correspond alors à une augmentation de poids de l'animal [1].

Remarquons encore que dans le calcul on doit tenir compte (dans la colonne des *aliments*) du poids de l'oxygène inspiré, combiné plus tard, sous forme d'eau et d'acide carbonique, aux matières oxydées des pertes sensibles et insensibles. En ne tenant compte que de la nourriture solide et liquide ingérée pendant un certain temps, les pertes faites dans le même temps par les diverses voies d'excrétion et de sécrétion seraient toujours supérieures (alors même que l'animal n'aurait pas changé de poids) à la première quantité, parce que les produits exhalés à l'état d'acide carbonique et d'eau comprennent l'oxygène introduit dans le sang par la respiration.

M. Valentin, M. Barral, le major Laun, M. Ranke, se sont pris eux-mêmes comme sujets d'expérience. Ils pesaient avec soin les aliments qu'ils consommaient, recueillaient leurs urines et leurs excréments, et se pesaient un grand nombre de fois par jour pour apprécier les pertes insensibles.

La quantité d'oxygène absorbée en vingt-quatre heures par la respiration représente chez l'homme (d'après les recherches de M. Valentin et celles de M. Barral) environ le quart de la proportion des aliments solides ou liquides, ou 25 pour 100.

En représentant par 100 les *ingesta* (comprenant les aliments solides et liquides et l'oxygène absorbé) pendant l'espace de vingt-quatre heures, voici (tableau n° 3), suivant M. Barral, la proportion correspondante des *excreta* chez l'homme :

TABLEAU N° 3.

INGESTA		EXCRETA		
Nourriture solide et liquide.	Oxygène absorbé.	Urine et excréments (pertes *sensibles*).	Acide carbonique exhalé (pertes *insensib.*)	Eau exhalée (pertes *insensib.*).
75	25	35	30	35
100		100		

[1] Il suffit d'ailleurs, pour amener cet excédant, qu'une certaine proportion de matières fécales soit retenue dans l'intestin.

Comme on le voit dans ce tableau, le rapport entre les *pertes insensibles* et les *pertes sensibles* n'est pas le même chez l'homme que chez le cheval et le bœuf, ce qui tient à ce que chez le cheval et le bœuf (animaux herbivores) la partie réfractaire de l'aliment non attaquée dans l'intestin et rejetée avec les fèces est beaucoup plus considérable que chez l'homme. M. Barral faisait usage dans ses expériences (pratiquées sur lui-même) d'une alimentation mixte, composée de viande, pommes de terre, pain, lait, fromage, sucre, vin, eau-de-vie.

L'équation dont nous parlons peut être poursuivie, non-seulement dans les proportions prises en masse des substances introduites et des substances expulsées, mais dans leurs composants.

MM. Bidder et Schmidt ont fait à cet égard une série d'expériences sur des chats, auxquels ils donnaient de la viande maigre (ou dégraissée). La viande maigre contient 75 pour 100 d'eau, 20 pour 100 de matières albuminoïdes (fibrine, albumine, créatine), 4 pour 100 de matières grasses (infiltrant la substance des muscles), et 1 pour 100 de matières salines. Les chats consommaient en moyenne, en l'espace de vingt-quatre heures, une quantité de viande qu'on peut évaluer à 50 grammes par kilogramme de poids du corps (un chat de 5 kilogrammes, par exemple, consommait 250 grammes de viande). Les tableaux 4 et 5 représentent l'ensemble des résultats obtenus.

TABLEAU N° 4.

CONSOMMATION PAR KILOGRAMME DE POIDS D'ANIMAL.	EAU.	MATIÈRES ALBUMINOÏDES et dérivées.	MATIÈRES GRASSES.	SELS.
Tableau des ingesta.				
50gr,00 viande................	37,350	9,780	2,370	0,510
21 ,125 oxygène inspiré.........	»	»	»	»
71gr,125 total des *ingesta*.				

TABLEAU N° 5.

MATIÈRES EXCRÉTÉES OU EXHALÉES par kilogramme de poids d'animal.	EAU.	ACIDE CARBONIQUE.	URÉE.	SELS.	BILE.
Tableau des excreta.					
39gr,468 produits d'exhalation......	16,445	23,023	»	»	»
30 ,761 urine...................	26,839	»	3,53	0,569	»
0 ,806 fèces.	0,681	»	»	0,039	0,531
71gr,125 total des *excreta*.					

Dans les tableaux précédents, la somme de l'eau des *excreta* l'emporte sur celle des *ingesta*; l'excédant représente l'eau formée dans les phénomènes chimiques de la nutrition.

Des expériences de ce genre ont été faites sur l'homme par M. Haughton. Il s'est principalement attaché à la recherche de l'urée dans ses rapports avec la nature de l'alimentation. Ses recherches comprennent deux séries. La première porte sur six individus bien nourris mangeant de la viande et buvant du vin; la seconde, sur cinq individus bien nourris mangeant des légumes et buvant de l'eau. Les premiers rendaient 1,504 grammes d'urine en vingt-quatre heures contenant 28 grammes d'urée; les seconds rendaient 1,888 grammes d'urine en vingt-quatre heures contenant seulement 20 grammes d'urée.

M. Ranke s'est pris lui-même comme sujet d'expériences (il pesait 70 kilogrammes). Chaque jour il prenait 300 grammes de viande (contenant $10^{gr},2$ d'azote et $37^{gr},56$ de carbone), 400 grammes de pain (contenant $5^{gr},1$ d'azote et $97^{gr},4$ de carbone), 20 grammes de graisse (contenant $13^{gr},6$ de carbone), 200 grammes de sucre (contenant $84^{gr},2$ de carbone), 10 grammes de sel marin et 1,900 grammes d'eau. Il résulte des analyses des *excreta* que l'azote contenu dans les principes azotés de l'urine et des excréments était sensiblement (à 1 ou 2 grammes près) le même que dans les aliments ingérés [1].

Les expériences qui précèdent, et aussi les diverses données fournies par l'observation directe sur les proportions d'acide carbonique formé par la respiration de l'homme, et sur la quantité d'urée et des autres matières azotées expulsées par la voie des sécrétions, permettent de poser les principes généraux suivants :

L'homme bien portant rend en vingt-quatre heures et en moyenne 28 grammes d'urée dans l'urine (Voy. § 176). Il expulse donc par cette voie environ 13 grammes d'azote. A cette quantité nous pouvons ajouter 1 ou 2 grammes pour l'azote expiré par les poumons ou avec les matières azotées de la transpiration cutanée. Ce n'est pas tout : il y a encore dans l'urine de l'acide urique et d'autres matières extractives azotées variables en quantité; il y a 22 grammes d'acide cholique et d'acide choléique (modifiés) expulsés dans les vingt-quatre heures par l'intes-, tin; ajoutons pour ces divers produits 5 grammes d'azote. Il en résulte que la nourriture doit contenir en moyenne 20 grammes d'azote au minimum, pour correspondre à la réparation normale.

L'acide carbonique expulsé par les poumons et par la peau dans les vingt-quatre heures équivaut en moyenne, nous l'avons vu, à 10 grammes de charbon brûlé par heure, ou à 240 grammes dans les vingt-quatre heures. Mais ces 240 grammes ne représentent pas exactement tout le carbone utilisé, car les matières organiques azotées des déjections so-

[1] M. Ranke tire de toutes ces expériences la conclusion que quand la proportion d'azote se balance exactement dans ce qui entre ou ce qui sort, il y a aussi balance exacte pour le carbone.

lides ou liquides (fèces, urine, sueur) renferment aussi du carbone (surtout les matériaux de la bile qui sont riches en carbone). Cette quantité de carbone peut être évaluée à 50 ou 60 grammes. La ration alimentaire doit donc contenir au minimum 300 grammes de carbone en vingt-quatre heures [1].

§ 204.

Ration alimentaire ou ration d'entretien. — La quantité d'aliments et de boissons nécessaire à l'homme bien portant, et pendant une période de vingt-quatre heures, doit donc être basée sur les pertes éprouvées pendant le même temps; en d'autres termes, la réparation est subordonnée à la déperdition. Il va sans dire que la quantité variable des évacuations, quantité variable selon les saisons, les climats, suivant les différences individuelles, les différences d'âge et de sexe, de repos ou de mouvement (Voy. §§ 140, 176, 200), modifient les résultats. On ne peut établir sous ce rapport que des moyennes générales.

La ration alimentaire, avons-nous dit (§ 203), doit contenir au minimum 20 grammes d'azote et 300 grammes de carbone. Or, quelles sont les doses de matières alimentaires nécessaires pour correspondre à ces proportions?

Prenons successivement comme type des aliments peu azotés le *pain*, et comme type des aliments riches en azote la *viande*. Avant de les associer (association qui constitue le régime le plus convenable pour correspondre aux proportions nécessaires d'azote et de carbone), voyons quelles seraient les doses d'aliments nécessaires, soit avec le régime *exclusif* du pain, soit avec le régime *exclusif* de la viande.

100 grammes de pain, d'après les analyses de M. Payen, renferment, en nombre rond, 30 grammes de carbone et 1 gramme d'azote. Pour que ce régime contînt 20 grammes d'azote, il faudrait consommer en vingt-quatre heures 2,000 grammes de pain, c'est-à-dire 2 kilogrammes (4 livres). Mais nous avons dit qu'il suffisait de 300 grammes de carbone pour la ration normale. Or, les 300 grammes de carbone nécessaires étant compris dans 1,000 grammes de pain, il y a ici un excédant de 1,000 grammes de pain sur ce qui aurait suffi pour le carbone. Cet excès ne peut être indifférent, et il fatigue, sans profit pour l'économie, les forces digestives. A cet excédant on pourrait substituer avec avantage

---

[1] Les substances alimentaires (matières albuminoïdes et hydrates de carbone) renferment aussi de l'hydrogène et de l'oxygène. L'oxygène et l'hydrogène sont contenus dans les produits expulsés, soit à l'état de combustion binaire, c'est-à-dire à l'état d'eau (nous avons vu, § 202, que l'eau des sécrétions et des exhalations l'emporte sur l'eau ingérée en nature ou renfermée dans les aliments), soit à l'état de combinaison organique avec l'urée, l'acide urique, les principes extractifs de l'urine, les éléments modifiés de la bile contenus dans les excréments et les éléments de la transpiration cutanée. On peut en déterminer la proportion par différence, lorsqu'on a directement dosé l'azote et le carbone. Ces deux derniers éléments (azote et carbone), constituant les parties fondamentales des principes alimentaires et des produits d'excrétion (urée et acide carbonique), ont généralement servi de base à tous les calculs qui ont été faits sous ce rapport.

(et on peut dire économiquement) une quantité bien moindre d'une substance riche en azote (viande, œufs, fromage). Aussi les habitants de la France qui se nourrissent principalement ou presque exclusivement de pain joignent ordinairement et instinctivement à leur nourriture l'usage d'une substance très-azotée, le fromage.

Voyons maintenant ce qui résulterait pour l'homme du régime exclusif de la viande. D'après les analyses de M. Payen, 100 grammes de viande (désossée) renferment 10 grammes de carbone et 3 grammes d'azote. Pour que ce régime contînt les 300 grammes de carbone nécessaires, il faudrait, dans les vingt-quatre heures, la quantité énorme de 3,000 grammes (3 kilogrammes ou 6 livres). Il ne faudrait au contraire que 600 ou 700 grammes de viande pour correspondre aux 20 grammes d'azote nécessaires à la réparation. L'excès de viande ingéré, relativement à l'azote utile, serait ici d'environ 2,200 grammes. Il est évident qu'un pareil régime, ainsi que le remarque judicieusement M. Payen, serait non-seulement très-onéreux, mais qu'il est impraticable dans l'état actuel de la production de la viande.

Une ration mixte, dans laquelle se trouvent associés le pain et la viande dans une mesure convenable, suffit au contraire à fournir les quantités de carbone et d'azote nécessaires; et l'on n'est plus obligé de consommer un excédant inutile (et vraisemblablement nuisible) ou de viande ou de pain. En effet :

	CARBONE.	AZOTE.
1,000 grammes de pain renferment................	300	10
300 grammes de viande........................	30	10
1300 grammes de nourriture solide..............	330	20

Donc, 1 kilogramme de pain et 300 grammes de viande représentent une ration d'entretien très-convenable.

Les remarques que nous venons de présenter, à propos du pain et de la viande, nous les pourrions faire pour tous les aliments. Aussi n'est-il pas inutile au médecin, lorsqu'il veut varier l'alimentation dans un but déterminé, de consulter les tableaux d'analyses des diverses substances alimentaires, afin de combiner les matières de manière à satisfaire toujours aux 300 grammes de carbone et aux 20 grammes d'azote nécessaires [1].

Aux 1300 grammes de pain et de viande nécessaires (dans l'exemple que nous avons choisi) l'homme a encore besoin d'ajouter une proportion variable de boissons. Cette proportion peut être évaluée, en moyenne, à plus de 1 kilogramme dans les vingt-quatre heures. En somme, l'homme adulte et bien portant de nos climats consomme de 2^k,500 à 3 kilogrammes de nourriture *solide* et *liquide* dans les vingt-quatre heures. La somme de toutes les évacuations et exhalations est, en moyenne, en effet, égale à ce chiffre.

[1] M. Payen a publié des tableaux étendus de ce genre (Voy. la bibliographie de l'article *Nutrition*, à la fin de ce chapitre).

L'homme pèse environ 65 kilogrammes ; la ration alimentaire est donc de la *vingtième* à la *vingt-cinquième* partie du poids de son corps. Les expériences de M. Chossat sur l'inanition concordent parfaitement avec ces chiffres. Cet expérimentateur trouve, en effet, qu'un chien à l'inanition perd en poids, par vingt-quatre heures, le vingt-quatrième de son poids, au moins pendant les premiers temps de l'observation. M. Laun, dans ses expériences de diététique statique, faisait usage de $3^k,38$ d'aliments solides et liquides ; il pesait 76 kilogrammes ; sa ration alimentaire était donc 1/23 du poids du corps. M. Volz, qui a fait sur lui-même des expériences du même genre, pèse en moyenne $56^k,5$; il usait chaque jour de $2^k,75$ à 3 kilogrammes d'aliments (52 pour 100 d'aliments solides, y compris la soupe, et 48 pour 100 de boissons) pour apaiser sa faim et sa soif, ce qui représente de 1/25 à 1/23 du poids du corps. Quand il se livrait à un exercice forcé, la proportion de la masse alimentaire nécessaire pour entretenir le poids normal du corps s'élevait à peu près à 1/20 du poids du corps.

Les animaux herbivores, qui doivent suppléer à la faible proportion de substances azotées que contiennent leurs aliments par la masse de nourriture ingérée (Voy. § 14), prennent généralement en dix ou douze jours un poids de nourriture égal à leur poids. Les petits animaux qui doivent produire beaucoup de chaleur pour résister au refroidissement (§ 166), et qui exhalent aussi, eu égard à leur poids, une quantité beaucoup plus considérable d'acide carbonique que les grands animaux, consomment, relativement à leur poids, une masse d'aliments encore plus grande.

Les $2^k,750$ [1] de la ration alimentaire de l'homme contiennent une quantité d'eau (tant l'eau prise en nature que l'eau *qui imprègne les aliments*) qu'on peut évaluer à $1^k,800$. Les 900 grammes de matière sèche correspondent aux principes azotés et non azotés de l'alimentation et se décomposent ainsi : 150 grammes de matière azotée sèche correspondant à environ 20 grammes d'azote, et 750 grammes de matière non azotée représentant 300 grammes de carbone. Voici la ration journalière du cavalier en France ; elle s'accorde parfaitement avec ces chiffres.

[1] Nous prenons ici le chiffre de $2^k,750$, moyenne entre $2^k,500$ et 3 kilogrammes.

RATION DU CAVALIER FRANÇAIS.	MATIÈRES AZOTÉES sèches.	MATIÈRES NON AZOTÉES sèches.
Viande fraîche...................... 125gr	70	»
Pain blanc de soupe............... 516	64	595
Pain de munition.................. 750		
Légumineux [1]..................... 200	20	150
1k,591	154	745
Boisson : quantité variable..................	»	»

Les moyennes que nous venons de poser s'appliquent au régime de l'homme qui n'exécute que des mouvements modérés. Lorsque l'homme emploie ses muscles à un travail corporel exagéré, la proportion des éléments azotés de son alimentation doit s'élever dans la même proportion. Les recherches de M. Speck ont démontré en effet que le même homme qui, au repos, sécrétait par l'urine 33 grammes d'urée, c'est-à-dire 15gr,7 d'azote [2], sécrétait dans le même temps 43 grammes d'urée, c'est-à-dire 20gr,7 d'azote quand il exécutait un travail qui exigeait le développement soutenu d'une grande force. M. Lehmann a observé le même fait sur un jeune garçon de dix ans.

M. Haughton et M. Voit ont aussi examiné l'influence du mouvement musculaire sur la nutrition, et ils sont arrivés à des résultats analogues. Toutefois, les différences signalées dans les proportions d'urée paraissent ne s'être pas trouvées aussi considérables.

L'urée, il ne faut pas l'oublier, n'est pas le seul produit définitif des matériaux azotés de nos tissus. L'intestin (produits de la bile), la peau (sueur), le poumon (azote gazeux), donnent aussi issue à des produits azotés, et de plus il y a dans l'urine une proportion assez forte de substances azotées dites extractives, dont les auteurs n'ont pas tenu compte, et dont les proportions varient probablement dans des limites assez étendues.

La proportion d'acide carbonique expiré pendant la période de travail est aussi fort augmentée ainsi qu'il résulte des recherches de M. Voit sur les chiens. D'une autre part, M. Sczelkow a fait, sous la direction de M. Ludwig, l'analyse du sang veineux qui revient des muscles en repos et du sang qui revient des muscles en mouvement. La veine choisie était la veine fémorale profonde. Tandis que sur un muscle *au repos* le sang veineux ne renfermait en moyenne que 6,7 pour 100 d'acide carbonique

[1] Les légumineux sont des aliments très-riches en azote. Les 200 grammes de légumineux, ajoutés aux 125 grammes de viande, forment un total de 325 grammes de matière humide ou de 90 grammes de matière sèche, renfermant au moins 10 grammes d'azote (Voy. l'analyse des légumineux, p. 28). Le pain blanc et le pain de munition (1k,266) renferment les 10 autres grammes d'azote.

[2] Cet homme (ouvrier), d'une forte constitution, dépassait, en ce qui concerne la proportion quotidienne d'urée, la moyenne que nous avons posée (28 grammes).

en plus que le sang artériel, le sang veineux du muscle actif renfermait 10,8 pour 100 d'acide carbonique en plus, lorsqu'on le comparait au même sang artériel [1].

ARTICLE III.

NUTRITION ET REPRODUCTION DES TISSUS.

§ 205.

Premières formations dans le plasma exhalé hors des vaisseaux. — Lorsque le liquide nourricier est exhalé hors des vaisseaux et qu'il se trouve en contact avec la fibre vivante, il offre une naturelle tendance à s'organiser. Les cellules voisines du lieu de l'épanchement trouvent dans cet abord de substance un aliment de prolifération. Elles se multiplient suivant des modes divers et forment par leur accolement le tissu lui-même, ou bien elles se transforment ou disparaissent, et à leur lieu et place prennent naissance des éléments fibreux ou tubuleux, variés comme les tissus eux-mêmes. L'étude de ces diverses métamorphoses est plus particulièrement l'objet de l'histologie. Nous n'envisageons ici que la nutrition des tissus *arrivés à leur développement complet*. A cette période, c'est-à-dire lorsque l'évolution des organes est terminée, la puissance formatrice est bien plus restreinte. Non-seulement des organes et des tissus nouveaux n'apparaissent plus, mais les pertes de

---

[1] D'après quelques observations faites autrefois sur le régime des mineurs belges par M. de Gasparin, on attribuait au café, c'est-à-dire au principe spécial du café (caféine), le pouvoir de ralentir les métamorphoses nutritives, d'où cette singulière conclusion, qu'en faisant entrer dans la ration une certaine proportion de café, on donnait à cette ration une puissance nutritive plus grande. Les expériences de M. Voit prouvent que les conclusions tirées de ces observations ne sont pas fondées. Ces expériences ont consisté à alimenter des chiens avec une pâtée composée de pain, de lait et de sucre. Dans une série d'expériences, ce mélange était arrosé d'eau pure ; dans une seconde, il était arrosé avec une infusion de café. Il résulte de ces recherches que le café est un stimulant du mouvement, et qu'il active dans la même proportion le jeu des oxydations de nutrition. Non-seulement la proportion d'urée n'est pas diminuée par l'addition du café à la ration alimentaire, mais elle est plutôt augmentée.

Si le café n'a pas le pouvoir de ralentir le jeu des oxydations de nutrition, il ne paraît pas en être de même de l'arsenic et des préparations arsenicales. MM. Schmidt et Stürzwage ont fait à ce sujet, sur des poules, des pigeons et des chats, des expériences qui tendent à le démontrer. Ces animaux étaient placés dans une enceinte de verre, dans laquelle arrivait sans cesse de l'air. Les produits de l'expérience étaient recueillis et condensés dans des vases appropriés.

Une poule pesant 896 grammes et qui expirait à l'heure, dans son état normal, de 2 grammes à 2gr,1 d'acide carbonique, n'expirait plus à l'heure que 1gr,3 à 1gr,8 d'acide carbonique après l'injection de 18 à 27 milligrammes d'acide arsénieux. La poule vécut trois jours. Un chat pesant 2619 grammes, et qui expirait à l'heure dans son état normal, 3 grammes d'acide carbonique, n'expirait, dans le même espace de temps, que 2gr,3 après l'injection dans la veine jugulaire de 25 milligrammes d'acide arsénieux. Le chat vécut huit heures. Un autre chat auquel on n'injecta que 10 milligrammes d'acide arsénieux, vécut trois jours et ne succomba qu'à une seconde injection. La diminution dans la production de l'acide carbonique fut la même. Sur ce dernier chat, on nota aussi la diminution de la sécrétion urinaire et celle de l'urée.

substances de la plupart des tissus ou des organes de l'homme ne se réparent pas ou se réparent très-incomplétement, à l'aide d'un tissu de cicatrice, presque partout le même dans les tissus les plus divers.

§ 206.

De la nutrition dans les tissus vasculaires et dans les tissus invasculaires. — L'activité du mouvement nutritif est généralement en rapport avec la quantité des vaisseaux que reçoivent les organes, c'est-à-dire, en d'autres termes, avec la quantité du sang qui les parcourt. Les phénomènes de la nutrition sont plus marqués dans les muscles et les os qui reçoivent beaucoup de vaisseaux que dans les tendons et le tissu conjonctif qui en reçoivent peu. Les glandes et le poumon se distinguent surtout par leur richesse vasculaire; mais l'abondance du sang qui les parcourt n'est pas seulement en rapport avec la nutrition, elle l'est aussi avec les fonctions de sécrétion et de respiration.

On peut encore remarquer que la richesse vasculaire d'un tissu est d'autant plus grande que les principes dont ce tissu a besoin pour sa nutrition sont en plus petite proportion dans le sang. Ainsi, le tissu osseux, qui fixe les sels calcaires contenus en petite quantité dans le sang, est parcouru par une grande quantité de sang; le tissu musculaire, qui fixe la fibrine contenue en petite proportion dans le sang, est pourvu également ment d'un grand nombre de vaisseaux.

Les tissus non vasculaires, tels que l'épiderme, les cartilages diarthrodiaux, les ongles, les dents, les poils, présentent dans leur accroissement et leur nutrition, quand on les compare aux précédents, des différences plus apparentes que réelles; le mode de leur nutrition ne diffère pas, au fond, de celui des tissus les plus vasculaires. C'est toujours aux dépens du plasma exhalé hors des vaisseaux que l'accroissement a lieu. Dans les tissus vasculaires, le plasma exhalé se répand dans les espaces intervasculaires du tissu et préside aux métamorphoses de la nutrition. Dans les tissus non vasculaires, le plasma qui s'exhale des vaisseaux situés dans le tissu vasculaire le plus voisin gagne de proche en proche le tissu invasculaire lui-même. C'est ainsi, par exemple, que les vaisseaux capillaires qui circulent dans les couches superficielles du derme fournissent les matériaux de réparation de l'épiderme, les matériaux de croissance de l'ongle et du poil, etc.

Dans les tissus dont nous parlons, les éléments de la nutrition arrivent toujours d'un même côté, c'est-à-dire du côté appliqué sur le tissu vasculaire; et les parties nouvelles, une fois formées, refoulent successivement les parties anciennes vers l'autre côté. Le mouvement de formation des tissus dits invasculaires ne diffère donc pas essentiellement de celui des tissus pourvus de vaisseaux : le liquide nutritif provient de la même source, et il arrive toujours par l'intermédiaire des vaisseaux.

Les divers tissus de l'économie animale peuvent être, sous le rapport de la nutrition, divisés en trois groupes. Dans un premier groupe de tissus, l'élément anatomique primordial ou la cellule constitue le tissu lui-même ; en d'autres termes, ces tissus, qui comprennent les épidermes ou épithéliums appliqués sur les surfaces tégumentaires externes et internes, sont essentiellement constitués par le groupement d'une quantité innombrable de cellules de formes diverses et plus ou moins polygonées par leur adossement. Un second groupe de tissus est constitué par une substance amorphe fondamentale, analogue au plasma du sang lui-même, quoique présentant une certaine solidité. Au milieu de cette substance, on trouve des cellules ou corpuscules en plus ou moins grande abondance. Tels sont les cartilages et les os. Un troisième groupe comprend les tissus dans lesquels l'élément primordial ou la cellule a presque entièrement disparu, et où il n'existe plus qu'en vestiges. Ces tissus sont constitués essentiellement par des fibres. Ces fibres sont pleines, comme dans les muscles, le tissu conjonctif et ses dérivés ; ou bien elles sont creuses, et se présentent sous la forme de véritables tubes, comme dans les nerfs.

§ 207.

Nutrition de l'épiderme et des épithéliums ; poils, ongles. — L'épiderme et les épithéliums, qui recouvrent la surface du derme cutané et du derme muqueux, sont, pendant toute la vie de l'individu, à l'état de formation continuelle. Les éléments qui les composent sont, pendant toute leur durée, des éléments *embryonnaires*, si l'on peut ainsi parler. Le plasma du sang exhalé à la surface du derme cutané et du derme muqueux s'organise sous forme de cellules, et cette organisation ne va pas au delà.

Au fur et à mesure qu'il se renouvelle à sa surface profonde, c'est-à-dire du côté où il est en contact avec le suc nourricier, l'épiderme se détache à sa face superficielle sous forme d'écailles, qui sont entraînées avec les produits de la sueur ou de la transpiration cutanée. Les cellules épithéliales sont d'abord sphériques ; elles se polygonent et s'aplatissent, à mesure qu'elles sont refoulées vers le dehors. A la surface, elles sont tout à fait aplaties et forment de véritables écailles. Au reste, des changements chimiques (ou métamorphoses de nutrition) accompagnent les changements morphologiques des cellules épidermiques. Les jeunes cellules, ou cellules profondes de l'épiderme, étaient solubles dans l'acide acétique : les cellules superficielles sont devenues tout à fait insolubles dans cet acide, et ont pris une consistance cornée.

Il faut remarquer, au reste, que la production de l'épiderme est un travail d'accroissement et de développement continu, plutôt qu'un véritable travail de nutrition. Les parties, une fois arrivées à la surface, se détachent et tombent, et sont remplacées par des parties nouvelles. Il y a bien formation continue, mais les parties remplacées ne rentrent pas dans le torrent circulatoire, et leur élimination est immédiate.

Les épithéliums séreux, qui ont la forme polygonée ou pavimenteuse de l'épiderme cutané, mais qui ne sont ni stratifiés comme eux, ni placés aux surfaces extérieures, sont-ils soumis à une reproduction continue? Cela est moins clairement démontré. Si cette reproduction a lieu, il est évident que nous avons affaire ici à un travail de nutrition complet : les éléments détruits ou dissous pour faire place aux éléments nouveaux doivent nécessairement rentrer dans le torrent circulatoire.

L'épithélium qui recouvre les membranes muqueuses est généralement constitué par des cellules fusiformes, cylindriques ou coniques. Les cellules de l'épithélium des membranes muqueuses ont dans l'origine la forme sphérique, comme les cellules épidermiques; c'est en se développant qu'elles s'allongent, et que les cônes élémentaires se disposent en séries, dont la base regarde la surface de la membrane. Les membranes muqueuses, comme la peau, sont des membranes placées aux *surfaces* de l'individu; surfaces qui communiquent au dehors, soit par l'orifice buccal et nasal (intestins et poumons), soit par l'orifice anal, soit par l'orifice génital, soit par l'orifice mammaire. Il est très-probable que les cellules des épithéliums muqueux sont soumises à un renouvellement continu. Les cellules d'épithélium qu'on trouve dans les liquides de sécrétion et aussi dans les règles de la femme, la présence de ces cellules dans tous les mucus, mucus nasal, pulmonaire, vaginal, intestinal, etc., tendent à le démontrer; il est même probable que ces cellules forment la majeure partie de la matière organique du mucus (Voy. § 190).

L'épiderme et les épithéliums sont donc dans un état d'évolution perpétuelle. Ainsi se trouvent entretenues la souplesse et l'inaltérabilité de cette sorte de vernis organique. La peau et les membranes muqueuses, sans cesse en rapport avec l'air atmosphérique et avec les diverses substances introduites dans le tube digestif, et aussi avec les divers produits de sécrétion, se trouvent défendues par une couche protectrice sans cesse renaissante et toujours jeune, et sont ainsi protégées efficacement contre les diverses causes de destruction.

Les poils se nourrissent et se développent d'une manière tout à fait analogue à l'épiderme. Le poil s'accroît du côté de sa matrice ou de son follicule, seule partie où il soit en contact avec des parties vasculaires, et par conséquent avec le liquide nourricier. Les cellules nouvelles repoussent les cellules anciennes, et par leurs transformations diverses donnent naissance à la substance corticale et à la substance médullaire du poil.

Les ongles se nourrissent et se développent aux dépens du derme vasculaire sous-jacent. L'accroissement en longueur se fait principalement dans la matrice de l'ongle, l'accroissement en épaisseur plus spécialement dans le derme placé sous la surface adhérente de l'ongle. Les cellules primordiales qui forment l'ongle s'aplatissent comme les cellules épidermiques, et les plaques qu'elles forment s'engrènent et s'imbriquent. La transformation cornée acquiert ici tout son développement.

L'épiderme, les épithéliums, les ongles et les poils procèdent des principes albuminoïdes du sang par une métamorphose peu connue. M. Scherer, qui a fait l'analyse de la plupart de ces substances, en les réduisant à leurs éléments constituants (oxygène, hydrogène, carbone, azote), a trouvé entre elles et le groupe des matières albuminoïdes une grande analogie de composition élémentaire. Ces tissus présentent, du reste, une remarquable résistance aux réactifs, et ils sont ainsi parfaitement appropriés à leurs fonctions de protection. Les acides ne les attaquent qu'à la condition d'être concentrés, et nous avons vu qu'ils résistent énergiquement aux sucs digestifs.

§ 208.

Nutrition des cartilages et des os. — Les cartilages, une fois développés, se nourrissent-ils aux dépens du plasma exhalé des vaisseaux voisins? Il est tout à fait impossible de répondre d'une matière affirmative. Lorsque les tissus vasculaires voisins du cartilage sont malades, il arrive souvent que le cartilage s'altère, s'amincit et se résorbe. Mais on ne peut conclure de l'état morbide à l'état sain, et il serait même fort possible que les phénomènes de résorption fussent précisément ce qui distingue l'état pathologique de l'état sain. Il n'est pas possible, dans l'état actuel de la science, de décider si la substance fondamentale des cartilages, originairement formée aux dépens du suc nourricier, se renouvelle incessamment par production et résorption continuelles. Ce qui est plus certain, c'est que des phénomènes d'organisation, c'est-à-dire des formations de cellules au sein de la substance fondamentale des cartilages, se continuent pendant la période adulte. Ajoutons que des fibres apparaissent quelquefois dans les cartilages à des périodes plus ou moins avancées de la vie, qu'on y voit aussi survenir la formation de vaisseaux, et l'ossification à un âge avancé.

Les phénomènes de nutrition dont les os sont le siége peuvent être partagés en deux périodes bien distinctes : 1° pendant que l'os s'accroît; 2° quand la croissance de l'os est terminée. Dans la première période, les os sont le siége d'un travail nutritif très-actif (Voy. plus loin, § 410). Les os arrivés à leur développement *complet* (ce développement complet est tardif, il n'est guère terminé qu'à vingt-cinq ans accomplis), éprouvent-ils une formation et une résorption continuelles de substance? Les os se renouvellent-ils, en un mot, par nutrition? On a cru le démontrer plus d'une fois en administrant de la garance aux animaux, et en constatant que les os, d'abord colorés en rouge à leur surface, perdent peu à peu leur coloration à mesure qu'on s'éloigne du moment de l'administration de cette substance. On a même construit, d'après l'action de la garance sur les os vivants, une théorie de la nutrition des os. Cette doctrine consiste à représenter le périoste extérieur de l'os et le réseau vasculaire de la moelle comme antagonistes l'un de l'autre, et fonctionnant ainsi pendant toute la durée de la vie.

Lorsqu'on administre pendant quelque temps de la garance aux *jeunes* animaux, *dont les os ne sont pas encore développés*, les os se colorent en rouge. Puis, si l'on suspend pendant quelque temps l'usage de la garance, les couches osseuses de nouvelle formation recouvrent les précédentes, en sorte que sur une coupe horizontale de l'os on voit une zone rouge entourée d'une zone blanche. Si, au bout de quelque temps, on administre de nouveau de la garance aux animaux, les couches nouvelles qui se déposent étant de nouveau colorées en rouge, il s'ensuit que la coupe de l'os offre une zone blanche comprise entre deux zones rouges. La disposition des zones colorées, dans les expériences dont nous parlons, est en rapport avec la *croissance* de l'os *en épaisseur*. Ces expériences ne prouvent point qu'il y ait un dépôt continuel à la surface de l'os *arrivé à son développement*, et un départ continuel de substance dans les parties profondes par les vaisseaux de la moelle; car ces phénomènes ne se voient que sur les os des animaux *non encore développés*. Sur l'animal *adulte*, la coloration de l'os par la garance se manifeste seulement au bout d'un long temps dans toute l'épaisseur de l'os, et une fois que l'os est coloré, la coloration persiste à peu près indéfiniment. Les expériences à l'aide de la garance ne peuvent fournir la preuve qu'il y ait dans les os de l'adulte un apport et un départ continuels de matière.

M. Chossat nourrit des pigeons avec des grains choisis un à un, de manière à supprimer les substances minérales de l'alimentation, et il remarque que les os de ces oiseaux deviennent minces et fragiles, tandis que si on leur donne en même temps des sels calcaires, il n'arrive rien de semblable. Mais le sang a besoin, pour remplir ses fonctions, d'une certaine somme d'aliments salins. Ces éléments, il les perd sans cesse avec les divers liquides de sécrétion, et il les emprunte sans cesse aussi aux aliments. Quand ces éléments font défaut dans l'alimentation, l'animal les emprunte à ses propres tissus et aux os en particulier, qui en contiennent de fortes proportions. Aussi ces expériences, tout en établissant la nécessité de faire entrer dans l'alimentation les diverses substances qui font partie des humeurs de sécrétion, ces expériences ne prouvent pas d'une manière positive que sur l'animal sain, qui fait usage d'un régime convenable, les sels calcaires de l'alimentation remplacent les sels unis à la matière organique des os, ni que ce sont ces derniers qui s'échappent avec les produits de sécrétion. Ce qui est incertain pour la partie saline ou terreuse des os n'est pas moins incertain en ce qui regarde la substance organique. Depuis le moment où l'ossification a envahi la base cartilagineuse de l'os, et où cette base cartilagineuse a changé de nature pour devenir substance *gélatigène*, on ignore si cette matière organique d'une apparence à peu près amorphe, et parcourue par les nombreux vaisseaux qui sillonnent l'os, on ignore, dis-je, si elle se renouvelle incessamment.

Il est certain, toutefois, que le contact du sang est nécessaire à l'entretien de l'os. Lorsqu'en effet l'os de l'adulte se trouve dépouillé d'une partie de son périoste, et par conséquent d'une partie de ses vaisseaux, la portion d'os qui ne reçoit plus le sang devient pour l'organisme un corps étranger (séquestre), dont il se débarrasse par un travail éliminatoire : la portion invasculaire se sépare de l'os resté vivant. Il est certain encore que les os du vieillard avancé en âge ne sont pas en tout semblables à ceux de l'adulte. Le canal médullaire des os longs est devenu plus large, la substance de l'os est devenue plus compacte. Or, le premier effet n'a pu s'effectuer qu'à l'aide d'un travail de résorption, et le second que par un dépôt secondaire de substance osseuse au sein de l'os primitif. Mais il faut dire que ces phénomènes ne s'accomplissent qu'avec une extrême lenteur, et qu'à eux seuls ils ne constituent qu'un argument très-secondaire dans la question qui nous occupe.

Quant à la nécessité de l'imbibition des os par le plasma nourricier pour leur entretien régulier, remarquons que ce phénomène n'est particulier ni aux os, ni aux tissus animaux; il se montre dans le règne organisé tout entier, aussi bien dans les végétaux que dans les animaux. Les couches ligneuses du bois, une fois fermées, s'ajoutent aux précédentes et ne se *détruisent* plus. Quoique conservant leur état originel pendant toute la vie du végétal, elles *vivent* néanmoins, et elles ont besoin du contact des liquides de la plante pour ne pas se nécroser et se transformer en *bois mort*.

§ 209.

Nutrition des muscles. — Nutrition du système nerveux. — Nutrition du tissu conjonctif (tissu conjonctif proprement dit, tendons, ligaments, membranes fibreuses, etc.). — Le mouvement de composition et de décomposition de la nutrition est évident dans le système musculaire. Indépendamment de ce que la fibrine, qui constitue la base essentielle du muscle, peut être considérée déjà comme un premier degré d'oxydation de l'albumine (Voy. § 198), on trouve encore dans les muscles des produits plus avancés de la combustion des matières albuminoïdes, qui révèlent un travail de décomposition continu, en rapport avec le jeu des muscles et avec la production de la chaleur animale.

L'influence de l'exercice et du régime sur l'accroissement des masses musculaires révèle clairement aussi que les muscles se forment et se transforment sans cesse, c'est-à-dire se nourrissent. Et cela non-seulement sur l'animal dont le développement n'est pas achevé, mais encore, dans une certaine mesure, sur l'animal adulte. C'est même à l'aide de ces notions appliquées avec persévérance que l'homme a pu modifier, jusqu'à un certain point, les espèces animales, et amener dans quelques-unes d'entre elles la prédominance du système musculaire sur tous les autres systèmes organiques [1]. Il est vrai que le régime n'amène pas à lui seul tous ces changements : les croisements, convenablement ménagés, contribuent aussi au résultat. Il est vrai encore que l'exercice et le régime ont surtout de la prise sur l'animal pendant la période de l'*accroissement ;* mais la diminution et l'augmentation du système musculaire se montrent aussi d'une manière non équivoque chez l'homme et les animaux *adultes.* Un autre fait vient encore à l'appui du renouvellement de la substance fondamentale des muscles. Lorsque M. Chossat, dans ses expériences sur l'inanition, laissait périr les animaux, il constatait que la diminution de poids de l'animal, conséquence de l'abstinence prolongée, portait à la fois sur les parties liquides, sur la graisse et sur le *tissu musculaire,* qui avait généralement perdu près de la moitié de son poids ; la plupart des autres tissus, et en particulier le tissu nerveux, n'avaient rien perdu de leur poids ou seulement des quantités insignifiantes.

Les muscles présentent parfois dans l'homme (et sans doute aussi chez les animaux) une perturbation de nutrition remarquable. Leurs éléments disparaissent peu à peu par résorption et ne sont plus remplacés (atrophie musculaire progressive). Souvent, à mesure que les éléments musculaires disparaissent, ils sont remplacés par un dépôt anormal de tissu adipeux au milieu des fibres musculaires restantes (atrophie musculaire graisseuse).

Rien ne démontre que le système nerveux soit assujetti à un renouvellement périodique. Il est même remarquable que les matières grasses du système nerveux, qui constituent, conjointement avec la neurine (dérivé de l'albumine), la base essentielle de leur substance, résistent aux résorptions de nutrition lorsqu'on fait jeûner les animaux (Voy. § 212).

Le tissu conjonctif et ses dérivés sont-ils bien réellement assujettis à un renouvellement périodique ? La physiologie manque ici encore de preuves démonstratives.

§ 210.

Nutrition du tissu adipeux. — Ce tissu est celui dans lequel les phénomènes de la nutrition sont les plus évidents. La formation de la graisse est en rapport direct avec les conditions alimentaires. On peut, par le régime, augmenter ou diminuer ce tissu presque à volonté sur les animaux. L'accroissement en poids ou le décroissement de l'animal, lorsqu'il est soumis à l'*engraissement* ou à la diète, portent surtout sur l'accumulation ou sur le départ de la graisse. Le tissu adipeux est une sorte de dépôt qui sert de combustible quand les aliments thermogènes

---

[1] On pourrait baser sur ce principe tout un ensemble de préceptes pour l'éducation physique du premier âge, c'est-à-dire une gymnastique pédagogique. Le Suédois Ling a eu autrefois cette pensée, et il l'avait même généralisée dans sa *Gymnastique esthétique et médicale.*

(hydrates de carbone) font défaut, et qui s'accumule quand ceux-ci
sont en excès.

La graisse, envisagée au point de vue des phénomènes de la nutrition
et de la chaleur animale, est bien plutôt un dépôt transitoire qu'un
véritable tissu. Ce dépôt s'accumule sous la peau et sous le péritoine.
La différence qui existe entre les animaux maigres et les animaux doués
d'embonpoint porte principalement sur l'épaisseur plus ou moins considérable de la couche graisseuse sous-cutanée, sous-péritonéale et intermusculaire. Les autres organes, tels que le cœur, les os, les poumons, le cerveau, etc., contiennent, il est vrai, aussi une certaine proportion de graisse ; mais il est assez remarquable que chez les animaux
maigres et chez les animaux gras ces proportions sont sensiblement les
mêmes. C'est au moins ce qui résulte des expériences faites par M. Boussingault sur des canards. La graisse répandue sous la peau, sous le péritoine, entre les muscles et dans les espaces celluleux qui séparent les
divers organes, est donc une substance de dépôt subordonnée aux besoins de la combustion animale.

Le tissu adipeux est-il nécessairement soumis à un travail de formation et de déformation continuelle? Pendant tout le temps que, traité
par la ration d'*engraissement*, l'animal augmente en poids, il est évident
que la graisse qui s'accumule dans ses points d'élection ne disparaît pas
au fur et à mesure qu'elle est formée. La graisse nouvelle s'ajoute à la
graisse ancienne, et cette dernière persiste à côté de la nouvelle, tant
que la quantité et la nature de l'alimentation sont de nature à fournir
en même temps les matériaux thermogènes nécessaires à la production
de la chaleur animale. C'est précisément parce que la graisse déposée
dans les tissus ne les abandonne qu'autant que l'alimentation n'est plus
suffisante pour fournir les matériaux de combustion normale, qu'on
peut *engraisser* les animaux, c'est-à-dire accumuler en eux le tissu adipeux. L'animal placé dans des conditions convenables d'alimentation
peut donc conserver pendant un temps plus ou moins prolongé la graisse
formée et déposée dans les tissus, sans qu'elle y soit nécessairement
détruite.

La graisse qui s'accumule sous la peau, indépendamment de ce qu'elle
constitue un réservoir de combustion ou de chaleur, protége encore le
corps contre le refroidissement, à cause de ses propriétés peu conduc-
trices. Il est remarquable que les causes qui augmentent les oxydations
de nutrition (par conséquent la production de chaleur animale) diminuent en même temps la couche graisseuse sous-cutanée, et que celles,
au contraire, qui diminuent les combustions, augmentent la couche
mauvaise conductrice.

§ 211.

Reproduction des tissus. — La régénération des tissus et le mouvement de nutrition sont dans une corrélation étroite. On pourrait même,
sans doute, conclure, dans une certaine mesure, des phénomènes de

régénération des tissus aux phénomènes de la nutrition proprement dite. Nous ne parlons ici ni du développement des animaux inférieurs, qui apparaissent dans les infusions organiques, ni de la régénération de certaines parties du corps plus ou moins étendues, et avec tous les tissus qui les composent (pattes d'écrevisses, queues de lézards, de tritons, de salamandres, etc.). L'homme et les mammifères ne présentent rien de semblable.

Les tissus de l'homme qui se régénèrent le plus facilement et le plus évidemment sont les tissus dans lesquels le mouvement de composition et de décomposition n'est pas douteux ; tels sont l'épiderme, les ongles, les poils. L'épiderme enlevé par des vésicatoires se renouvelle autant de fois qu'on le veut, et la coupe périodique des ongles et des cheveux est l'indice non équivoque d'une régénération permanente. Les pertes de substance peuvent être très-étendues, ou poussées jusqu'à la destruction complète ; la régénération n'en a pas moins lieu. Un ongle arraché repousse, et des brûlures qui ont détruit l'épiderme d'un membre entier ou des parties plus ou moins étendues du corps, sont réparées (lorsqu'elles n'entraînent pas la mort des individus) par une révivification complète de l'épiderme.

Les tissus épidermiques (y compris les ongles et les poils) sont les seuls qui se régénèrent aussi complétement et *à tous les moments de la vie*. Il est vrai que ces tissus sont essentiellement constitués par des éléments *embryonnaires* de développement.

Les os sont de tous les autres tissus ceux qui réparent le plus complétement leurs pertes de substance. Dans les solutions de continuité (fractures), les extrémités fracturées se réunissent par une cicatrice osseuse, qui a d'abord des caractères particuliers, mais qui, plus tard, ressemble à la substance osseuse elle-même. Pour que la consolidation ait lieu, les deux extrémités de l'os fracturé doivent être maintenues, autant que possible, en contact. Cependant, la formation de la cicatrice osseuse peut encore s'opérer quand l'écartement n'est pas porté trop loin. Dans la consolidation des fractures, les matériaux de la consolidation ou de la régénération osseuse sont fournis par le plasma exhalé des vaisseaux de toutes les parties vasculaires voisines (c'est-à-dire de l'os lui-même, du périoste, des muscles, du tissu conjonctif, etc.).

On remarque parfois la régénération de fragments beauconp plus considérables d'os. Lorsque, par suite de maladies des os, des parties même assez étendues du corps de l'os se séparent sous forme de séquestre, des productions osseuses de nouvelle formation viennent remplacer les portions éliminées. Généralement, ces parties nouvelles sont un peu différentes des parties qu'elles remplacent ; mais bien que moins régulières que les segments osseux dont elles tiennent la place, elles en ont la structure, la forme, et peuvent en remplir les fonctions.

Dans des recherches pleines d'intérêt, M. Heine a montré que la régénération des os peut s'accomplir dans des limites très-étendues, et que

si les fragments des os notablement écartés les uns des autres ne se réunissent pas ordinairement par une substance osseuse, mais seulement
par des adhérences fibreuses, d'où résultent de fausses *articulations*, cela
tient à la difficulté de maintenir l'immobilité absolue de l'os dans l'intérieur du membre fracturé, pendant le travail de la consolidation.
Lorsque la résection d'une portion d'os long, ou même lorsque l'extrac-
tion complète d'un os long a lieu sur un membre pourvu de deux os,
l'os restant maintient les parties en rapport comme une sorte d'attelle
naturelle, et l'os réséqué ou même enlevé en totalité se régénère. C'est
ainsi que le péroné, enlevé en totalité sur le chien, peut se reformer. Il
en est de même d'une côte, les autres éléments osseux de la cage thoracique maintenant les rapports généraux des parties.

Les recherches plus récentes de M. Ollier ont confirmé de tous points
les faits signalés par M. Heine, lesquels avaient été plus d'une fois contestés. M. Ollier a prouvé plus encore. Il a montré qu'en prenant sur un
jeune animal vivant, ou récemment tué, un os en voie de développement,
on pouvait prendre cet os, l'introduire dans les tissus vivants d'un autre
animal de la même espèce, dans l'épaisseur des muscles ou sous la peau,
et que cet os *continue à croître* dans le milieu nouveau dans lequel on l'a
transplanté. Une seule condition est nécessaire pour la réussite de l'expérience, c'est que l'os ait conservé son périoste. Quand l'os a été dépouillé de son périoste, il se nécrose; il se forme autour de lui des abcès,
et il est éliminé par suppuration. M. Ollier a constaté un fait plus remarquable encore : c'est qu'en introduisant le périoste frais d'un os, en le
greffant, pour ainsi dire, sous la peau ou dans les tissus de l'animal vivant, ou d'un autre animal de la même espèce, cette membrane est capable, à elle seule, de former dans le point où elle a été déposée un os
analogue à celui qu'elle recouvrait ; de simples fragments du périoste
introduits dans les tissus peuvent donner naissance à de la substance
osseuse. Dans tous les cas dont nous parlons, l'os avec son périoste,
ou le périoste seul, se sont reliés au système vasculaire des parties
adjacentes par un développement de vaisseaux et par une circulation
nouvelle [1].

On rencontre parfois dans les tissus des ossifications accidentelles ;
mais, la plupart du temps, on désigne sous ce nom des productions qui
n'ont avec les os d'autres ressemblances que l'aspect et la dureté et qui
sont simplement constituées par des dépôts amorphes de sels calcaires.
Les véritables ossifications, celles qui ont la structure des os (c'est-à-dire
celles qui sont pourvues de *canalicules* et de *corpuscules osseux* ou *cellules
osseuses*), ne se montrent que sur les os eux-mêmes, ou dans les tendons
d'insertion de muscles, aux points où ces tendons viennent s'insérer aux
os. On les rencontre aussi dans les cartilages anormalement envahis par
l'ossification.

[1] Ces intéressantes recherches, fertiles en applications, ont déjà produit dans la pratique chirurgicale de remarquables résultats.

Parmi les tissus susceptibles de reproduction, nous signalerons encore le cristallin. Des faits nombreux tendent à établir que, sur les animaux et aussi sur l'homme, la lentille cristalline peut se régénérer, à la condition toutefois que la lentille cristalline n'a pas été détruite ou enlevée. La capsule cristalline jouerait ici le rôle que joue le périoste dans la régénération de l'os.

Tous les autres tissus de l'économie ne réparent leurs pertes qu'autant que celles-ci sont très-peu étendues, et encore, la plupart du temps, le tissu de régénération n'est pas identique avec le tissu primitif. Le tissu de régénération ou de cicatrice, qui rétablit la continuité des parties, offre dans les divers tissus des caractères à peu près semblables (c'est un tissu fibreux plus ou moins dense). Lorsque l'ablation du tissu est étendue, la perte de substance n'est qu'incomplétement comblée par le tissu de cicatrice.

Le tissu cartilagineux ne se reproduit pas quand il a été détruit par les maladies, ou quand on l'a enlevé artificiellement, dans un but d'expérience. Les solutions de continuité des cartilages se soudent entre elles par la formation d'un tissu de cicatrice ou tissu fibreux extrêmement dense et serré, ainsi que l'ont démontré les recherches de MM. Broca et Redfern. La cicatrice ne s'opère d'ailleurs que dans les fragments en contact, et le tissu de cicatrice ne forme qu'une couche d'adhésion de peu d'épaisseur, qui n'offre jamais les caractères du cartilage proprement dit. Dans quelques cartilages (cartilages des côtes par exemple), le tissu fibreux des cicatrices du cartilage devient souvent le siège d'ossifications.

Le tissu musculaire détruit ne se reproduit point. Lorsqu'un muscle est coupé en travers dans sa partie charnue, les lèvres de la solution de continuité ont, en vertu de la tonicité musculaire, une tendance naturelle à l'écartement. Cet écartement se remplit de plasma, qui s'organise sous forme de tissu de cicatrice (tissu conjonctif condensé ou fibreux). Tout muscle divisé par un instrument tranchant ressemble, après la réunion, à un muscle digastrique. La cicatrisation d'un muscle n'entraîne dans le muscle lui-même aucune altération notable de fonction, à moins que le tissu intermédiaire de nouvelle formation ne contracte des adhérences avec les parties osseuses, ou que, la perte de substance étant considérable, le tissu nouveau ne comprenne une grande étendue du corps du muscle.

Les pertes de substance du système nerveux central ne se reproduisent pas. Les plaies qui intéressent les nerfs sont suivies d'accidents relatifs à la sensibilité et au mouvement des parties dans lesquelles ces nerfs répandent leurs filets. Lorsque les nerfs sont simplement divisés, les bouts en contact se réunissent par cicatrice. Cette cicatrice, un peu renflée, est formée en majeure partie d'un tissu cellulaire condensé. Au bout d'un temps assez long (plusieurs mois), on aperçoit dans l'intérieur de la cicatrice quelques fibres nerveuses (tubes nerveux primitifs) qui

rétablissent plus ou moins complétement les fonctions du nerf. La cicatrice entre les deux bouts d'un nerf divisé s'opère encore lorsque les
extrémités sont *peu éloignées* l'une de l'autre. La cicatrice, d'abord allongée, se rétracte peu à peu ; des tubes nerveux se forment dans son épaisseur, et la fonction du nerf se rétablit. Lorsque la solution de continuité
est de plus de $0^m,01$, les deux bouts du nerf divisé ne se réunissent plus ;
ils se cicatrisent isolément, sous forme de bourrelet, et les fonctions du
nerf sont à jamais abolies.

Le rétablissement de la circulation (par cicatrisation des parois des
vaisseaux divisés, ou par formation de vaisseaux nouveaux servant d'intermédiaire aux vaisseaux des deux parties séparées) est évident dans
les cas assez nombreux où le nez et les oreilles, complétement séparés
du corps, ont pu être réappliqués sur le point de séparation, et reprendre leur vitalité. C'est par formation de voies circulatoires nouvelles que les lambeaux autoplastiques adhèrent aux parties dénudées
sur lesquelles on les applique. Mais si la cicatrisation des vaisseaux de
petit calibre, et la formation de capillaires intermédiaires rétablissant
la communication vasculaire des parties, sont incontestables chez
l'homme, il est plus douteux que des artères d'un certain volume aient
pris naissance de toutes pièces dans des points où il n'existait pas de
vaisseaux auparavant, ainsi qu'on l'a cru voir quelquefois. Ce qui est
probable, c'est que, dans ces cas, les nouveaux vaisseaux, allant d'une
partie à l'autre d'une artère liée, se sont formés par la dilatation des
communications anastomotiques qui existaient auparavant à l'état
capillaire. La dilatation des vaisseaux collatéraux est d'ailleurs un
phénomène très-fréquent, et on l'observe, la plupart du temps, après la
ligature des grosses artères.

Le développement, de toutes pièces, des vaisseaux capillaires dans les
tissus de formation nouvelle, est un fait surabondamment démontré.
Les capillaires nouveaux, formés au sein du tissu pathologique par un
mode analogue à celui du développement primitif du tissu vasculaire
dans l'organisme normal en voie de développement, ces capillaires nouveaux, une fois formés, se relient avec les petits vaisseaux des parties
vasculaires voisines, et établissent la communication du tissu nouveau
(la plupart du temps de la nature du tissu conjonctif) avec les voies de
la circulation générale.

La cicatrisation des canaux excréteurs divisés s'opère fréquemment
aussi, à la condition que les extrémités séparées se trouvent en contact
immédiat, ou qu'on les maintienne ainsi par des procédés appropriés.
On observe souvent le rétablissement de la continuité des canaux excréteurs, à la suite des ligatures faites sur ces canaux, dans un but d'expérience, chez les animaux. Dans ces conditions, les tuniques du canal se
tuméfient par un travail inflammatoire. Les bourrelets qui débordent
de chaque côté de la ligature s'adossent, s'accolent et se réunissent par-
dessus la ligature qui les enserre. La partie du canal étranglée par la li-

gature finit par se diviser, et la continuité du canal se rétablit. La cicatrisation des parois des canaux excréteurs, ainsi que celle des parois des vaisseaux, s'opère d'ailleurs à l'aide d'un tissu de cicatrice qui offre, avec la tunique celluleuse des canaux, une analogie de composition à peu près complète.

ARTICLE IV.

INANITION ET ALIMENTATION INSUFFISANTE.

§ 212.

Des effets de l'inanition sur les organes et les tissus. — La privation des aliments peut être supportée pendant un assez long temps par les animaux à sang froid, et aussi par les mammifères plongés dans le sommeil hibernal. Mais, chez l'homme, le besoin des aliments est impérieux, et il périt généralement au bout d'une semaine, quand il est soumis à l'abstinence complète (1). Les enfants succombent plus promptement que les adultes à la privation des aliments. Rappelons que, chez les enfants, la production d'acide carbonique (c'est-à-dire les combustions de nutrition) est plus considérable, eu égard à leur masse, que chez les adultes, et que cette production plus grande d'acide carbonique est en rapport avec la chaleur animale et les causes de refroidissement (§§ 166 et 167). Il en est de même pour les jeunes animaux, comparés aux animaux adultes, et pour les petits animaux comparés aux grands.

La mort par inanition est plus lente chez les individus qui continuent à boire de l'eau, tout en se privant d'aliments solides. Les pertes liquides qui s'opèrent incessamment par les diverses voies d'excrétion (urine, évaporation cutanée et pulmonaire) expliquent ce résultat. La diminution de la partie liquide du sang dans l'inanition *complète* rend le sang épais et visqueux, et entrave plus promptement les phénomènes de la circulation et de la nutrition.

L'inanition entraîne, chez l'homme, des désordres nombreux, qui se traduisent dans les divers systèmes organiques de l'économie, et s'accompagnent de troubles du côté du système nerveux, caractérisés par des hallucinations, par la perte plus ou moins complète du sommeil, par des périodes d'excitation qui peuvent aller jusqu'au délire, suivis de périodes d'abattement et de stupeur.

Le résultat le plus constant de l'inanition, c'est la diminution graduelle du poids du corps. M. Chossat, qui a fait un grand nombre d'expériences sur des pigeons, des tourterelles, des poules, des cochons d'Inde et des

---

1 L'époque de la mort par abstinence est très-variable. Elle dépend de conditions multiples. Cette époque varie suivant l'âge, l'état de maigreur ou d'embonpoint, la température extérieure, etc. On a vu des hommes mourir de faim après quatre jours d'inanition ; d'autres ont survécu huit jours, dix jours, et même quinze jours. Ces derniers faits sont des exceptions rares : on ne les a observés que sur des individus chez lesquels les pertes de chaleur et les pertes par exhalation et par sécrétion étaient diminuées par le *séjour au lit et le repos absolu.*

lapins, est arrivé à ce résultat, en moyenne, savoir : que l'animal succombe lorsqu'il a perdu les 4/10 de son poids, c'est-à-dire un peu moins
de la moitié de son poids initial. La perte en poids d'un animal qui succombe à l'inanition est sensiblement la même chez les animaux à sang
froid (serpents, tortues, grenouilles). M. Chossat avait déjà fait cette remarque, que les recherches plus récentes de M. Jones ont complétement
confirmée. Il n'y a d'autre différence que la durée de la vie, beaucoup
plus longue chez ces derniers, et cela se conçoit aisément[1]. Ces résultats
ne manquent pas d'importance, et comme ils se produisent constamment
les mêmes sur les animaux à sang chaud et sur les animaux à sang
froid, il est permis de les appliquer à l'homme. Plusieurs influences
peuvent modifier le chiffre posé par M. Chossat, et il le reconnaît lui-
même. Parmi ces influences, le degré d'*obésité* et l'*âge* tiennent le premier
rang. D'après les expériences de M. Chossat, les animaux très-gras
peuvent perdre, avant de succomber, plus de la moitié de leur poids ;
et cela se conçoit, puisque le tissu adipeux fournit une partie des matériaux de la combustion, quand les aliments font défaut. Les très-
jeunes animaux succombent ordinairement quand ils ont perdu les 2/10
de leur poids initial.

La diminution du poids du corps est progressive. Cependant elle est
généralement plus forte au commencement et à la fin de l'expérience.
La plus grande diminution de poids au début tient surtout à ce que, le
premier jour d'abstinence, l'animal expulse le résidu de l'aliment ingéré
la veille. La plus grande diminution de poids vers la fin de la vie coïncide
avec une augmentation plus ou moins grande des fèces, allant jusqu'à la
diarrhée colliquative.

Chaque organe, ou plutôt chaque tissu, ne concourt point, dans les
mêmes proportions, à la perte en poids du corps, et c'est là un des
résultats les plus importants des recherches de M. Chossat. Les deux
tissus qui ont perdu le plus, c'est-à-dire qui ont fourni le plus de matériaux aux oxydations nécessaires à l'accomplissement de la vie de
l'animal à l'inanition, sont en première ligne le tissu adipeux, et en
seconde ligne le tissu musculaire. Au moment de la mort, le système adipeux avait généralement perdu les 9/10 de son poids ; quelquefois même,
on n'en découvrait plus trace. Le système musculaire était à peu près
réduit de moitié. Ce résultat est important, car il prouve, ainsi que nous
l'avons mentionné plus haut, que ces deux tissus sont ceux dans lesquels
les phénomènes de nutrition (composition et décomposition) sont les

---

[1] Chez les chiens, la consommation de substance est environ 15 fois plus rapide que
chez les tortues. Chez les animaux à sang froid, l'influence du mouvement sur la rapidité
des métamorphoses organiques, et par conséquent sur la durée de la vie de l'animal à
l'inanition, apparaît d'autant mieux que ces animaux peuvent être plus parfaitement observés dans les deux états opposés de repos absolu et de mouvement provoqué. Une
tortue femelle, maintenue dans l'agitation, perdait chaque jour en poids le double d'une
tortue au repos, et elle vécut moitié moins longtemps que l'autre (Jones).

plus actifs ; il prouve aussi que l'alimentation et le régime bien dirigé doivent avoir prise sur ces deux tissus, et qu'on peut les modifier dans une certaine mesure et dans un but déterminé.

Le sang, renfermant les principes oxydables par la respiration et l'eau des sécrétions, se consume pendant l'inanition. Lorsque l'animal succombe, ce liquide a perdu généralement plus de la moitié de son poids. La rate et le foie diminuent aussi notablement de poids ; il est probable que cet effet est dû à la diminution du sang contenu dans la première, et à la diminution de la bile sécrétée dans le second. Les autres tissus, tels que les os, le tissu nerveux, les tissus conjonctif, fibreux, cartilagineux, etc., n'ont presque rien perdu de leur poids.

Les recherches de M. Valentin sur le sommeil d'hiver des marmottes (sommeil pendant lequel les animaux ne prennent aucune nourriture et vivent aux dépens de leurs tissus) ont conduit cet habile observateur à des résultats tout à fait concordants avec les précédents. Une marmotte, dont nous supposerons le poids égal à 1,000, avait perdu, après six jours d'hibernation, 34 parties en poids ; après quarante-quatre jours, la perte était de 83 parties ; après cent soixante jours, la perte était de 351 parties, c'est-à-dire qu'au moment où le sommeil hibernal va cesser, la marmotte a moyennement perdu les 3/10 de son poids. Les divers tissus de l'animal ne concourent point également à cette perte. Voici, d'après M. Valentin, la proportion suivant laquelle les principaux tissus y participent. Supposons toujours le poids de l'animal égal à 1,000.

TISSUS.	AU COMMENCEMENT de L'HIBERNATION (le 6e jour).	A LA FIN de L'HIBERNATION.
Graisse.	163,9	1,1
Muscles (y compris le cœur	269,3	188,7
Squelette	166,8	147,4
Cerveau	10,3	10,7
Moelle épinière	2,5	2,7
Foie	31,9	13,2

On voit par ce tableau que la graisse avait à peu près complétement disparu, que le système musculaire avait perdu près de la moitié de son poids, que le squelette avait peu perdu[1], et que le cerveau et la moelle étaient restés intacts.

Un résultat non moins remarquable de l'inanition, résultat confirmé par les recherches de M. Lecanu et par celles de M. Gavarret, c'est que la proportion des globules du sang diminue peu à peu. Le médecin ne doit jamais perdre de vue que, dans les maladies où la diète est obser-

[1] Cette perte tient sans doute à la moelle (tissu adipeux) et à la graisse qui infiltre le tissu osseux.

vée, la diminution des globules du sang marche silencieusement de pair avec les autres altérations morbides.

Il est probable (mais non encore suffisamment démontré) que les matières désignées sous le nom de *matières extractives* augmentent dans le sang pendant la période d'inanition [1].

M. Collard de Martigny, dans des recherches relatives aux effets de l'abstinence sur la composition et la quantité de la lymphe, a observé que, dans les premières périodes de l'inanition, la quantité de la lymphe qui circule dans le canal thoracique est considérable, et qu'elle est plus riche en fibrine; que dans les dernières périodes de l'inanition, au contraire, la quantité de la lymphe diminue graduellement, et qu'elle devient moins coagulable.

§ 213.

Influence de l'inanition sur les diverses fonctions. — L'homme ou l'animal à l'inanition continuent à expirer de l'acide carbonique et de la vapeur d'eau par le poumon et par la peau, à rendre par l'intestin les principes de la bile, et à émettre de l'urine par les voies urinaires. Ils brûlent leur propre substance; on peut donc dire que tous les animaux vivent comme des carnivores, pendant la période d'abstinence. Dans leurs expériences, MM. Regnauld et Reiset ont remarqué, en outre, que les animaux à l'inanition absorbent souvent de l'azote. Cette absorption, circonscrite dans des limites restreintes, s'est presque constamment montrée chez les oiseaux, plus rarement chez les mammifères.

Les mouvements respiratoires deviennent plus lents, à mesure que l'abstinence se prolonge; vers la fin, la respiration s'accélère et devient haletante, il est vrai, mais la quantité d'acide carbonique exhalé va en diminuant.

La circulation suit les mêmes phases que la respiration. Le pouls s'affaiblit, ainsi que le choc du cœur contre les parois thoraciques. Plus tard, le pouls devient filiforme, presque imperceptible. La fréquence du pouls est d'ailleurs assez variable : tantôt il s'abaisse considérablement, tantôt on voit sa fréquence persister jusqu'au dernier soupir. Les changements qu'entraîne l'inanition dans la constitution du sang amènent dans les artères des bruits anormaux perceptibles à l'auscultation (bruits que l'on retrouve chez les sujets anémiques). Ces changements consistent essentiellement, ainsi que nous l'avons déjà indiqué, dans la diminution des globules du sang [2].

---

[1] Nous avons vu précédemment (§ 198) que les matières extractives correspondent, en grande partie, aux substances azotées qui rentrent dans le sang pour fournir les éléments des sécrétions.

[2] Les animaux plongés dans le sommeil hibernal et qui restent plusieurs mois sans prendre de nourriture diminuent peu à peu de poids, ainsi que nous venons de le voir (cette diminution de poids est proportionnellement moindre que dans toute autre période, car les combustions de nutrition sont très-ralenties, ainsi qu'on le constate par la faible

L'abstinence est accompagnée par un redoublement d'activité de l'absorption. L'absorption, en effet, puise dans les tissus (presque exclusivement dans les tissus adipeux et musculaires) des matériaux pour la réparation du sang et pour la production de la chaleur animale. D'après M. Struve, chez les malades soumis au traitement par l'abstinence, les produits morbides disparaissent les premiers. Les bords calleux des vieux ulcères s'affaissent, les éruptions pâlissent, les ulcères purulents se dessèchent, etc. La diète peut fournir à la thérapeutique des secours précieux dans des cas d'épanchements divers; mais, pour les mêmes motifs, une diète rigoureuse pourrait ne pas être sans danger, s'il existait dans quelque partie du corps un foyer purulent de mauvaise nature.

Parmi les phénomènes qui accompagnent l'abstinence, l'un des plus importants est l'abaissement graduel de la température, depuis le commencement de l'abstinence jusqu'à la mort. Quand le combustible diminue dans le foyer, le feu devient moins actif. Ce décroissement continu de la température a été noté sur l'homme, et M. Chossat a examiné ce point de physiologie avec un soin tout particulier, sur les animaux à sang chaud. Il a trouvé qu'il y avait en moyenne un abaissement de 3° par jour. Le dernier jour de la vie, le refroidissement prend subitement un accroissement assez considérable, et enfin l'animal meurt généralement quand sa température s'est abaissée à $+ 25°$, c'est-à-dire quand il a perdu 14 ou 16° de température. Il est remarquable que c'est à peu près aussi à ce degré d'abaissement que la mort arrive quand les animaux sont plongés dans des mélanges réfrigérants (Voy. § 164).

Pendant l'inanition, la résistance au froid est diminuée chez les animaux : les différences de température extérieure retentissent plus directement sur leur température propre. Des animaux convenablement nourris présentent, par exemple, entre leur température de midi et celle de minuit, seulement une différence moyenne de 0°,75 en moins pour l'heure de nuit. Les mêmes animaux *à l'inanition* présentent, en moyenne, une différence de plus de 3°, et l'oscillation est d'autant plus étendue que l'inanition est plus avancée.

Les sécrétions sont, pour la plupart, diminuées pendant l'abstinence. La salive, l'urine, le suc gastrique, la sécrétion du lait, sont dans ce cas. L'exhalation de l'eau et des gaz par les voies pulmonaires et cutanées,

quantité d'acide carbonique qu'ils exhalent). Mais ce que nous voulons faire remarquer ici, c'est l'influence qu'exerce la privation des aliments sur le chiffre des globules du sang. Le sang d'une marmotte, examiné par M. Vierordt, contenait le 11 novembre par millimètre cube de sang 7,748,000 globules. Cette marmotte tomba en léthargie le 22 novembre.

Le 5 janvier, 1 millimètre cube de sang contenait...   5,100,000 globules.

Le 4 février.   —   —   ...   2,335,000   —

C'est-à-dire qu'en deux mois et demi d'abstinence les deux tiers des globules avaient disparu.

soumise à l'influence des lois physiques, persiste, au contraire, et c'est
elle qui entraîne principalement le desséchement et la perte en poids
du corps.

L'abstinence prolongée détermine dans le tube digestif des modifications signalées par tous les observateurs. L'estomac se rétracte peu à peu
et diminue de volume ; on l'a vu n'avoir plus que le volume d'une anse du
gros intestin. Lorsqu'on donne des aliments à un animal déjà affaibli par
une abstinence prolongée, la totalité des aliments qu'il avale n'est pas toujours digérée, ni même conservée dans l'estomac. M. Chossat a constaté
que chez les oiseaux l'aliment donné dans ces conditions s'entasse dans
le jabot, et qu'il survient, la plupart du temps, des vomissements qui débarrassent l'estomac du trop-plein. D'autres fois, les animaux n'ont pas
tardé à succomber, et on a retrouvé dans leur estomac le grain non digéré. L'homme qui a été soumis à l'abstinence ne doit donc revenir que
graduellement et avec des précautions très-grandes à une alimentation
normale. Pour digérer, en effet, il faut du suc gastrique, et, pour fournir
les éléments du suc gastrique, il faut que le sang présente certaines conditions de composition que l'inanition lui a enlevées.

§ 214.

De l'alimentation insuffisante. — L'alimentation insuffisante, lorsqu'elle est prolongée, entraîne les mêmes effets que l'abstinence. Dans
l'alimentation insuffisante, l'organisme se détruit ; il perd de sa substance
une quantité proportionnée au déficit de l'aliment. Il subvient de son
propre fonds à la dépense quotidienne, pour autant que l'aliment ne donne
pas lui-même. La mort arrive lorsque l'animal a perdu les quatre
dixièmes de son poids initial, et les désordres observés dans le cadavre
sont les mêmes que dans l'abstinence. L'alimentation insuffisante et
l'inanition agissent donc tout à fait de la même manière, à la rapidité
près.

Mais entre l'alimentation complète ou normale et l'inanition entraînant
la mort dans un court espace de temps, combien de degrés, combien de
nuances, dont les effets plus ou moins immédiats se font sentir sur la
santé, et qu'il est impossible de préciser ! Nous avons cherché à fixer
(§ 204), par quelques chiffres, la ration normale ou d'entretien. La
moyenne que nous avons fixée offre un grand intérêt, sans doute, au
point de vue administratif et pour un ensemble d'individus, mais dans
l'application particulière elle souffre de nombreuses oscillations. L'âge,
le sexe, la stature ou le poids du corps, l'exercice, le repos, le climat, la
maladie, la convalescence sont autant d'éléments qui font varier cette
donnée.

L'alimentation peut n'être pas insuffisante par la *quantité*, et l'être par
la *qualité*. Déjà nous avons montré comment les aliments non azotés pris
isolément, et même en grande quantité, étaient insuffisants pour l'entretien de la nutrition ; comment les aliments azotés pris isolément quoiqu

nourrissant mieux que les précédents, ne constituent pas, cependant, une nourriture complète. Répétons encore qu'il ne s'agit point ici d'une opposition entre les aliments exclusivement végétaux et les aliments exclusivement animaux, lesquels peuvent rigoureusement suffire à l'existence de l'homme, les uns et les autres renfermant des principes azotés et des principes non azotés (Voy. §§ 11, 12, 14, 15, 16 et 200). Nous dirons, toutefois, que si l'alimentation exclusive avec des matières végétales variées peut entretenir la vie de l'homme, ce n'est qu'à la condition de contenir en proportion convenable les divers principes nécessaires à la nutrition. Comme, en général, les matériaux azotés sont moins abondants dans les aliments végétaux que dans les aliments animaux, ces derniers interviennent toujours d'une manière favorable dans le régime, et permettent de diminuer la masse de nourriture ingérée. En général, le régime exclusivement végétal a pour résultat de diminuer le poids des individus, et d'amoindrir l'énergie musculaire. C'est ce que l'on observe parfois chez les personnes qui suivent rigoureusement les prescriptions du carême. M. Rummel, qui a fait sur lui-même des expériences diététiques, se nourrit pendant dix jours consécutifs de végétaux, de bière et d'eau. Ces diverses substances prises par lui à discrétion ne l'empêchèrent pas de perdre $2^k,8$ de son poids [1].

---

[1] Nous avons précédemment insisté (§ 204) sur l'avantage qu'il y a pour l'homme à unir dans son alimentation les substances tirées des animaux aux substances tirées des végétaux. Il est à regretter. que la production de la viande et des autres produits animaux (lait, œufs, fromages) soit, en France, tout à fait insuffisante pour subvenir à la ration normale et physiologique des trente-cinq millions d'habitants qu'elle renferme. C'est ce qu'il est aisé de prouver par quelques chiffres empruntés aux documents officiels publiés par le ministère de l'agriculture et du commerce.

Il est annuellement, en France, livré à la consommation 700 millions de kilogrammes de bœuf, vache, mouton, porc. Ajoutons 280 millions de kilogrammes de volaille, gibier, poisson, œufs, lait, fromage, et nous obtenons un total de 980 millions de kilogrammes de viande ou de produits analogues.

La population de la France étant de trente-cinq millions d'individus, il en résulte qu'il n'y a par tête et par an que 28 kilogrammes de viande (ou produits analogues), c'est-à-dire 76 grammes par jour (2 onces). Cette quantité est tout à fait insuffisante. Elle est à peine le quart de la quantité qui serait nécessaire pour constituer la ration normale (Voy. § 204).

Si l'on compare la consommation de Paris à la consommation de la France, on trouve (documents de 1852) que la ville de Paris consomme annuellement 95 millions de kilogrammes de viande ou autres produits animaux ; ce qui représente par tête et par jour 260 grammes, c'est-à-dire à peu près la ration normale. Mais si nous retranchons cette consommation exceptionnelle du total de la France, il en résulte que le déficit est plus marqué encore pour le reste de ses habitants. Sauf quelques exceptions, isolées dans la masse de la population française, la ration alimentaire de plus de trente millions d'hommes est donc loin d'être ce qu'elle devrait être, pour être conforme aux exigences de la science physiologique, et celle-ci ne peut rester étrangère aux problèmes économiques, car ces problèmes touchent de près à la maladie, et par conséquent à la médecine.

Il nous est d'autant mieux permis de déplorer ce qui existe en France, que le desideratum de la science n'est point une chimère impossible à réaliser, comme quelques-uns semblent le croire ou plutôt affectent de le dire. En Angleterre, la consommation de la

L'alimentation insuffisante (en quantité ou en qualité) est une cause puissante de maladie; et alors même que la santé n'est pas directement altérée par elle, elle place l'individu dans un état de faiblesse et de prédisposition fâcheuses aux diverses causes de maladies. Les maladies épidémiques et contagieuses, en particulier, exercent sur les individus débilités par le manque de nourriture des ravages désastreux.

L'influence de l'alimentation insuffisante sur la santé a, depuis longtemps, attiré l'attention des économistes. Messance, dans ses *Recherches sur la population*, entreprises en 1766 sur les registres des paroisses, a montré l'influence considérable et constante du prix du blé sur le nombre des maladies et des décès. Son travail, qui concerne Paris et quelques provinces de France et d'Angleterre, se termine par cette conclusion: « Toutes les fois que le prix du blé a augmenté, la mortalité est devenue plus forte, et *vice versâ*. » Prenant la statistique au point où Messance l'a laissée, M. Mélier l'a conduite jusqu'en 1838, et il montre que les mêmes causes ont constamment produit les mêmes effets, effets atténués en partie de nos jours par les progrès de la culture et surtout par l'introduction de la pomme de terre.

Les années de disette n'exercent pas seulement leur influence dépopulatrice sur la génération présente, mais on aperçoit leur influence dans la période vigésimale suivante, dans le nombre des jeunes gens appelés pour le tirage. Cette influence fâcheuse est donc manifeste aussi sur le nombre des naissances, et, par conséquent, sur le second terme dont se compose le mouvement de la population.

L'influence qu'exerce la misère sur la durée moyenne de la vie humaine ne doit pas être exclusivement recherchée, il est vrai, dans l'alimentation insuffisante. D'autres conditions, telles que des vêtements incapables de préserver du froid, les logements insalubres par défaut de ventilation, l'encombrement, d'où la concentration des miasmes humains, etc., exercent aussi leur part dans les tristes destinées de l'indigence; mais il est incontestable que l'alimentation insuffisante est la cause la plus efficace de mortalité. M. Casper, économiste distingué de Berlin, a réduit en chiffres l'influence de l'aisance et de la pauvreté sur la durée moyenne de la vie, et il est arrivé à ce résultat, savoir: que sur 1,000 individus nés au sein de l'aisance, 911 atteignent l'âge de quinze ans, tandis que, sur 1,000 individus pauvres 584 seulement parviennent à cet âge. L'influence de l'aisance et de la misère se poursuit également dans le même sens dans les âges suivants; mais la différence devient moins grande, d'une part, parce que les causes de maladie et de mortalité agissent avec moins d'énergie sur les adultes que sur les enfants, et, d'autre part, parce que les indigents qui survivent présentent une constitution relativement plus robuste que les autres.

viande est telle, que chaque individu aurait, en moyenne, environ 280 grammes de viande à consommer par jour, c'est-à-dire à peu près la normale physiologique. Il en est de même dans le Wurtemberg et en Bavière.

A une époque qui n'est pas encore très-éloignée de nous (1846-1847), l'insuffisance des objets de consommation a amené dans les Flandres belges et dans quelques autres contrées de l'Europe une épidémie meurtrière, énergiquement caractérisée sous le nom de *fièvre de famine* par M. de Meersman, qui en a tracé le tableau. « Ce qui frappait d'abord, dit l'auteur auquel nous empruntons ces détails, c'était l'extrême maigreur du corps, la pâleur livide du visage, les joues creuses, et surtout l'expression du regard, dont on ne pouvait perdre le souvenir, quand on l'avait subi une fois... Les mouvements du corps étaient lents, la démarche chancelante, la voix presque éteinte. Interrogés sur les souffrances qu'ils enduraient, ces infortunés répondaient qu'ils ne souffraient point, mais qu'ils avaient faim !...»

Faire baisser le prix des objets de consommation, et le mettre à la portée de tous, c'est-à-dire perfectionner l'agriculture, favoriser l'acclimatation des animaux et des plantes comestibles, abaisser ou supprimer les tarifs de douane et d'octroi sur les denrées alimentaires, tels sont les premiers besoins de l'économie sociale; telles sont les questions *vitales* qui doivent dominer toutes les autres.

Indications bibliographiques.

(Par ordre alphabétique.)

W. Addison, The actual process of the nutrition in the living structure, etc., *dans* Transactions et the prov. med. and surg. Association, t. XII, 1844. — H. Albers, Ueber das Verhalten des Theobromins zum thierischen Organismus besonders in Verhältniss zum Kaffein (*De l'action de la théine sur l'organisme dans ses rapports avec la caféine*), *dans le journal* Deutsche Klinik, n° 19, 1857. — Anselmier, De l'autophagie, ou de la manière de prolonger la vie dans toutes les circonstances de privation absolue de vivres, *dans* Comptes rendus de l'Académie des sciences, 1859.

Barbier, Note sur le mélange du sel marin aux aliments de l'homme, *dans* Gazette médicale, 1838. — Barral, Statique chimique des animaux, *Paris*, 1850. — Bartsch, Beobachtungen über den Stoffwechsel Neugeborener (*Observations sur la nutrition des nouveau-nés*), *Marburg*, 1859. — A. Béchamp, Recherches sur les produits de l'oxydation des substances albuminoïdes par l'hypermanganate de potasse (Production de l'urée), *dans* Annales de chimie et de physique, t. LVII, 1859. — Le même, Essai sur les substances albuminoïdes et sur leur transformation en urée, *thèse, Strasbourg*, 1856. — Berthelot, Sur la transformation en sucre de la chitine et de la tunicine, *dans* Journal de physiologie, t. II, 1859. — Cl. Bernard, Sur une nouvelle fonction du placenta, *dans* Journal de physiologie, t. II, 1859. — A. von Bezold, Ueber die Vertheilung von Wasser, organischer Substanz und Salzen im Thierreiche (*De la répartition de l'eau, des substances organiques et des sels dans le règne animal*), *dans* Verhandlungen der physik.-med. Gesellschaft in Würzburg, VII, 1857. — Bischoff, Der Harnstoff als Maass des Stoffwechsels (*De l'urée, envisagée comme mesure des métamorphoses de nutrition*), Giessen, 1853. — Le même et C. Voit, Die Gesetze der Ernährung des Fleischfressers durch neue Untersuchungen festgestellt (*Les lois de la nutrition chez les carnivores appuyées sur de nouvelles expériences*), Leipzig et Heidelberg, 1860. — Bödeker, Beitrag zur Kenntniss des Stoffwechsels im gesunden Körper (*Contribution à la connaissance des métamorphoses de la nutrition dans l'état de santé*), *dans* Zeitschrift für rationelle Medicin, 3e série, t. X, 1860. — Bouchardat, De l'alimentation des habitants des campagnes, *dans* Annales d'agriculture, déc. 1848. — Le même, De l'alimentation insuffisante, *thèse de concours*, 1852. —

Bourguet, Mémoire sur les régénérations osseuse⸱, *dans* Comptes rendus de l'Académie des sciences, t. LI, 1860. — Boussingault, Recherches expérimentales sur le développement de la graisse pendant l'alimentation des animaux, *dans* Annales de chimie et de physique, 3e *série*, t. XIV, 1845. — Le même, Économie rurale considérée dans ses applications avec la chimie, etc., 2 *vol.*, 1844.— Botkin, Zur Frage von dem Stoffwechsel der Fette im thierischen Organismus (*Sur cette question : des métamorphoses nutritives de la graisse dans l'économie*), *dans* Archiv für pathologische Anatomie und Physiologie, t. XV, 1858. — C. Bruch, Ueber die Regeneration durschnittener Nerven (*De la régénération des nerfs coupés*), *dans* Zeitschrift für wissenschaftliche Zoologie, t. VI, 1854. — Brullé, Recherches sur la coloration des os dans les animaux mis au régime de la garance, *dans* Archives de chirurgie française et étrangère, *nov.* 1844. — Le Brument, De la nutrition, *in-12, Paris*, 1858. — Breschet, Recherches sur la formation du cal, *Paris*, 1842. — Brown-Séquard, Sur des faits qui semblent montrer que plusieurs kilogrammes de fibrine se forment et se transforment chaque jour dans le corps de l'homme, *dans* Journal de physiologie *de Brown-Séquard*, t. I, 1858. — Brullé et Hugueny, Expériences sur le développement des os, *dans* Comptes rendus des séances de l'Académie des sciences, 1845. — A. Buchanan, On the effects of the food on the blood, *dans* London medical Gazette, *oct.* 1845.— Budge, Ueber die Ernährung der Knochen (*Sur la nutrition des os*), *dans le journal* Deutsche Klinik, n° 41, 1858. — Bödeker, Ein Beitrag zur Kenntniss des Stoffwechsels im gesunden Körper (*Contribution à la connaissance du travail de la nutrition dans l'état de santé*), *dans* Zeitschrift für rationelle Medicin, t. X, 1860. — Bœcker, Untersuchungen über die Wirkungen des Wassers (*Recherches sur les effets de l'eau*), *dans* Nova acta Acad. Leopoldinæ Carolinæ, t. XXIV, 1854. ⸱ Le même, Ueber die Wirkungen des Biers auf den Menschen (*Sur les effets de la bière sur l'homme*), *dans* Archiv zur Förderung der wissenschaftliche Heilkunde, t. I, 1854. — Le même, Versuche über die Wirkung des Thees auf den Menschen (*Recherches sur l'action du thé sur l'homme*), *dans* Archiv zur Förderung der wissenschaftlichen Heilkunde, t. I, 1853.

C. G. Carus, Sur les proportions humaines, *dans* Bulletin de l'Académie de Belgique, *Bruxelles*, 1850. — A. Carter, De la fécule considérée comme un des corps constitutifs de l'organisme animal, *dans* Gazette médicale, 1859. — Chossat, Recherches expérimentales sur l'inanition, *in-4*, 1843.— Cloetta, Ueber das Vorkommen von Inosit, Harnsäure, etc., im thierischen Körper (*Sur la formation de l'acide inosique, de l'acide urique, etc., dans le corps animal*), *dans* Annalen der Chemie und Pharmacie, t. XCIX, 1856. — Le même, Ueber das Vorkommen von Inosit, Harnsäure, Taurin und Leucin im Lungengewehe (*De la présence de l'inosite, de l'acide urique, de la taurine et de la leucine dans le tissu pulmonaire*), *Zürich*, 1855.

Droste, Ueber den phosphorsäueren Kalk in seinen Beziehungen zur Ernährung der Thiere und zur Mortalität der Kinder (*Du phosphate de chaux dans ses rapports avec la nutrition des animaux et avec la mortalité des enfants*), *dans* Deutsche Klinik, n° 1, 1854. — Dugnolle, Considérations générales sur l'absorption, la nutrition et la résorption interstitielle, *dans* Archives de la médecine belge, *déc.* 1843. — Dumas et Milne-Edwards, Sur la composition de la cire des abeilles, *dans* Annales de chimie et de physique, 3e *série*, t. XIV, 1845. — Le même et Boussingault, Essai de statique chimique des êtres organisés, 3e *édit.*, 1844.

C. Enzmann, Die Ernährung der Organismen, besonders des Menschen und der Thiere im hungernden Zustande (*De la nutrition chez l'homme et les animaux, principalement pendant la période de jeûne*), *Dresde*, 1856.

C. Ph. Falck et Schæffer, Der Stoffwechsel im Körper durstender, durststillender und verdustender (*La nutrition pendant la soif, pendant que la soif est satisfaite, et chez l'animal qui meurt de soif*), *dans* Archiv für physiologische Heilkunde, t. XIII, 1854. — Le même, Beiträge zur Kenntniss der Wachsthumsgeschichte der Thierkörper (*Contributions à l'étude de la croissance du corps animal*), *dans* Archiv für pathologische Anatomie und Physiologie, 1854. — L. Fick, Ueber die Ursachen der Knochenformen (*Sur les causes du développement des os sous le rapport de la forme*), *Göttingen*, 1857. — Fischer, Beitrag zur physiologischen Bedeutung der Knochenhaut (*Contribution à la signification physio-*

logique du périoste) , *dans* Medicinische Zeitung von Vereins für Heilkunde in Preussen, nᵒ 21, 1851. — FLOURENS, Recherches sur la formation des os, *dans* Comptes rendus de l'Académie des sciences , t. XIX , 1844. — LE MÊME, Nouvelles expériences sur la résorption de l'os, *dans* Comptes rendus de l'Académie des sciences, 1845. — LE MÊME, Expériences sur la résorption et la reproduction successives des têtes des os, *dans* Comptes rendus de l'Académie des sciences , 1846 — LE MÊME, Nouvelles expériences sur la formation du cal, *dans* Comptes rendus de l'Académie des sciences, t. L, 1860. — LE MÊME, Note sur la coloration des os du fœtus par l'action de la garance mêlée à la nourriture de la mère , *dans* Comptes rendus de l'Académie des sciences , t. L, 1860. — FRERICHS, Ueber das Maass des Stoffelwechsels , sowie über die Verwendung der stickstoffhaltigen und stickstofffreien Nahrungstoffe (*De la mesure du mouvemeut de nutrition, de l'usage des aliments azotés et des aliments non azotés*), *dans* Müller's Archiv, 1849. — LE MÊME et STÆDLER, Weitere Beiträge zur Lehre vom Stoffwandel (*Contributions à l'étude des métamorphoses de la nutrition*), *dans* Müller's Archiv, 1856. — FRIEDREICH et KEKULÉ, Zur Amyloidfrage (*Sur la question de l'amidon animal*), *dans* Archiv für pathologische Anat. und Physiol., t. XVI, 1859.

DE GASPARIN, Note sur le régime alimentaire des mineurs belges, *dans* Comptes rendus de l'Académie des sciences , t. XXX, 1850. — J. GEOFFROY SAINT-HILAIRE, Lettre sur les substances alimentaires, et particulièrement sur la viande de cheval, *Paris*, 1856. — V. GERSTÆCKER, De regeneratione tendinum post tenotomiam experimentis illustrata, *Berlin*, 1851. — G. GLUGE , Poids et mesures des organes de l'homme , *dans les* Mémoires de l'Acad. des sciences de Bruxelles, t. XXI, 1848.

HAUGHTON, On the natural contents of the urine of man, *dans* The Dublin quart. Journ. of med. science, 1860. — W. HENNEBERG et STOHMANN, Beiträge zur Begrundung einer rationellen Fütterung der Wiederkäuer (*Contributions à l'établissement d'une ration alimentaire rationnelle chez les herbivores ruminants*), *Braunschweig*, 1860. — LES MÊMES, Beiträge zur Begrundung einer rationellen Fütterung der Wiederkäuer (*Nouvelles preuves à l'appui de l'alimentation rationnelle des ruminants*), *Braunschweig*, 1863. — G. HEUMANN, Microscopische Untersuchungen an hungernden und verhungerten Tauben, *Giessen*, 1850. — W. HILDESHEIM, Die Normaldiät (*La ration normale*), Essai physiologico-chimique, *Berlin*, 1856. — HILLAIRET et LUYS, Dégénérescence amylacée de la moelle épinière, *dans* Gazette médicale, 1859. — J. U. HILTY, Der innere Callus, seine Entstehung und Bedeutung (*De la formation du cal profond des os et de sa signification*), *Zürich*, 1853. — HJELT, Ueber die Regeneration der Nerven, *dans* Archiv für pathologische Anatomie *de Virchow*, t. XIX, 1860. — HLASIWETZ, Ueber einige neue Zersetzungsweisen von Körpern aus der Harnsäuregruppe (*Sur quelques produits de développements du groupe de l'acide urique*), *dans* Annalen der Chemie und Pharmacie *de Wöhler, Liebig et Kopp*, t. CIII, 1857. — F. HOPPE , Ueber die Verwendung des Caffein (*De l'emploi de la cafféine comme aliment*) *dans* Sitzungsberichte der Gesellschaft für wissen. Medicin in Berlin, 1859, *et dans journal* Deutsche Klinik, *nᵒ* 19. — LE MÊME, Ueber den Einfluss des Rohrzuckers auf die Verdauung und Ernährung (*De l'influence du sucre de canne sur la digestion et la nutrition*), *dans* Archiv für pathologische Anat. und Physiol. , t. X, 1856. — HUSSON, Untersuchungen über Fettbildung in Proteinstoffen, etc. (*Recherches sur la formation de la graisse aux dépens des matières protéiques*), *dans* Göttingen gelehrte Anzeigen, *mars* 1853.

JOBERT (de Lamballe), De la régénération des tissus dans l'homme et les animaux, *dans* Comptes rendus de l'Académie des sciences, 1848. — A. JUETTE, De adipis genesi, *Berlin*, 1850.

LAUN (le major), Ueber die Grösse des täglichen Gewichtsverlustes des menschlichen Körpers bei vollständigen Fasten und bei regelmässiger Ernährung (*De la perte quotidienne en poids du corps humain, le régime étant suffisant et la nutrition régulière*), *dans* Untersuchungen zur Naturlehre des Menschen und der Thiere, *de J. Moleschott*, t. II, 1857. — LALLEMAND, PERRIN et DUROY, Du rôle de l'alcool dans l'organisme, *Paris*, 1860 — LEHMANN et SPECK, Welchen Einfluss übt unter verschiedenen Verhältnissen die körperliche Bewegung bis zur ermudenden Anstrengung gesteigert auf den menschlichen Organismus aus (*Quelle influence exerce sur l'organisme le mouvement du système loco-*

moteur poussé jusqu'à l'extrême fatigue), *dans* Archiv zur Förderung der wissenschaftliche
Heilkunde, t. IV, 1860. — Le même, Ueber den Kaffee als Getränke in chemisch-physio-
logischer Hinsicht (*Du café comme boisson, au point de vue chimico-physiologique*), *dans*
Annalen der Chemie und Pharmacie, t. LXXXVII, 1853.— L. Lehmann, Einige Notizen,
die Ernährung betreffend, namentlich über die Ausscheidungsgrösse des Stickstoffs in-
nerhalb 24 Stunden, etc. (*Quelques notes touchant la nutrition, et particulièrement de la
proportion d'azote contenu en 24 heures dans les exhalations et les sécrétions*), *dans* Archiv
zur Förderung der wissenschaftliche Heilkunde, t. III, 1856. — E. Lent, Beiträge zur
Regeneration durchschnittener Nerven (*Contributions à la régénération des nerfs résé-
qués*), *dans* Zeitschrift für wissenschaftliche Zoologie, t. VII, 1855 ; Remarques de Schiff
sur ces expériences, *même recueil, même volume.* — J. C. Leuchs, Die Ernährung (*La nutrition*), *in-8, Nürnberg*, 1860. — Liebig, Chimie organique appliquée à la physiologie
animale, *traduct. franç. de Gerhardt*, 1842. — Le même, Nouvelles lettres sur la chimie
considérée dans ses applications à la physiologie, etc., particulièrement les lettres 32,
33, 34 et 35, *traduct. franç. de Gerhardt*, 1852. — Le même, Lettres sur la chimie considérée dans ses applications à l'industrie, à la physiologie et à l'agriculture, *traduct.
franç. de Gerhardt*, 1847. — Le même, Ueber die Fettbildung im Thierorganismus (*Formation de la graisse dans le corps animal*), *dans* Annalen der Pharmacie, t. LIV, 1845.
— F. Liharzik, Zur Feststellung eines Gesetzes des thierischen Wachsthums (*Essai sur
la loi de la croissance animale*), *dans* Froriep's Notizen an der Gebiete der Natur-und
Heilkunde, t. III, 1860. — C. Ludwig, Ueber das Vorkommen und die Bedeutung des
Proteinsbioxyds im thierischen Organismus (*De l'apparition et de la signification du
bioxyde de protéine dans l'organisme animal*), *dans* Müller's Archiv, 1846. — J. Luys,
Mémoire sur les corpuscules amyloïdes comme productions normales à la surface de la
peau, *dans* Gazette médicale, 1859.

A. Mayer, De ratione qua ferrum mutetur in corpore, *Dorpat*, 1850. — Le même, Der
Chemismus in der Sphäre der Assimilation, *dans* Reinisch-westphälisches Correspondenzblatt, n°s 4 et 7, 1845. — H. May, Ueber die Ernährung der Neugeborenen (*De la nutrition des nouveau-nés*), *München*, 1859. — H. Meyer, Ueber den Verknöcherungsprocess
(*Sur les phénomènes de l'ossification*), *dans* Müller's Archiv, 1849.— T. B. Meyer, Quæstiones de fontibus, ex quibus animalia et plantæ nitrogenium excipiant, *Dorpat*, 1855.
— Erlen. Meyer et Schöffer, Ueber Zersetzungsproducte der Eiweisskörper (*Sur les
produits de décomposition des corps albuminoïdes*), *dans* Zeitschrift für Pharmacie,
2e année, et *dans* Journal für praktische Chemie *de Erdmann*, t. LXXX, 1860. — Mialhe,
Considérations sur le rôle de l'oxygène dans l'économie animale, et en particulier dans
les phénomènes chimiques de la nutrition, *dans* Bulletin de l'Académie de médecine,
t. XV, 1850. — A. Middeldorpf, Veränderung der Knochen und Knorpel in der Perito-
nealhöhle lebender Thiere (*Changements que subissent les os et les cartilages introduits
dans la cavité péritonéale des animaux vivants*), *dans* Schmidt's Jahrbücher, t. LXXIII,
1852. — Alph. Milne-Edwards, Études chimiques et physiologiques sur les os, *dans* Annales des sciences naturelles (Zoologie), 4e série, t. XIII, 1860.— J. Moleschott, Physiologie des Stoffwechsels in Pflanzen und Thieren (*Physiologie de la nutrition dans les
plantes et les animaux*), *Erlangen*, 1851.— Le même, Der Kreislauf des Lebens (*Le cercle
de la vie*), *sous forme de lettres, Mainz*, 1852. — Mouriès, Rôle du phosphate de chaux
et des chlorures alcalins dans certains cas d'alimentation insuffisante. Rapport de Bouchardat à l'Acad. de médecine, *déc.* 1853. — Mosler, Untersuchungen über den Einfluss
des innerlichen Gebrauchs verschiedener Quantitäten von gewöhnlichen Trinkwasser auf
den Stoffwechsel (*Recherches sur l'influence qu'exercent sur la nutrition les diverses proportions d'eau ordinaire ingérée comme boisson*), *dans* Archiv zur Förderung der wissenschaftlichen Heilkunde, t. III, 1857. — G. J. Mulder, Die Ernährung in ihrem Zusammenhang mit dem Volksgeist (*La nutrition, dans ses rapports avec le génie des peuples*),
traduit du hollandais par J. Moleschott, Utrecht, 1847. — W. Müller, Ueber Harnstoff-
absonderung und Gewichtsverlust nach operativen Eingriffen (*De la sécrétion de l'urée
et de la perte en poids comme effet des opérations*), *dans* Wissenschaftliche Mittheilungen
der physikalisch-medicinischen Societät zu Erlangen, t. I, 1858.

H. Nasse, Ueber den Einfluss der Nahrung auf das Blut (*De l'influence de la nourriture sur le sang*), *Marburg et Leipzig*, 1850. — Netwald, Der doppelt kohlensäure Kalk und seine Beziehungen zum lebenden Organismus in gesunden und kranken Zustande (*Le bicarbonate de chaux et ses effets sur l'organisme vivant sain et malade*), *dans* Zeitschrift der Aerzte zu Wien, t. IV, 1848. — G. Neubauer, De cutis regeneratione observationes nonnullæ, *Berlin*, 1851. — J. Neukomm, Ueber das Vorkommen von Leucin, Tyrosin und anderen Umsatzstoffen im menschlichen Körper bei Krankheiten (*De l'apparition de la leucine, de la tyrosine et d'autres matières régressives dans le corps humain, dans l'état pathologique*), *dans* Archiv für Anat. und Physiol., 1860.

Ollier, Sur la réalité des régénérations osseuses après les résections sous-périostiques, *dans* Comptes rendus de l'Académie des sciences, t. L, 1860. — Le même, De la production artificielle des os au moyen du déplacement et de la transplantation du périoste, *dans* Comptes rendus de l'Académie des sciences, 1858, *et dans* Journal de physiologie, t. II, 1859. — Le même, Recherches expérimentales sur la greffe osseuse, *dans* Journal de physiologie *de Brown-Séquard*, t. III, 1860.

J. Paget, Lectures on nutrition hypertrophy and atrophy, *London*, 1817. — Paulizky, Ueber die Corpuscula amylacea in der Prostata, *dans* Archiv für patholog. Anat. und Physiol., t. XVI, 1859. — Payen, Des substances alimentaires (Bibliothèque des chemins de fer), *Paris*, 1854. — Th. Perrin, De l'influence des boissons alcooliques sur la nutrition, *dans* Gazette hebdomadaire, 1864. — Persoz, Note sur la formation de la graisse dans les oies, *dans* Comptes rendus de l'Académie des sciences, t. XXI, 1845, *et dans* Annales de chimie et de physique, 3e *série*, t. XIV, 1845. — Pettenkofer et Voit, Ueber die Producte der Respiration des Hundes, und über die Gleichung der Einnahmen und Ausgaben des Körpers (*Sur les produits de la respiration du chien et sur la balance entre les ingesta et les excreta*), *dans* Annal. der Chemie und Pharm., 1863. — Philippeau et Vulpian, Recherches expérimentales sur la régénération des nerfs, *dans* Gazette médicale, nos 27, 29, 30, 31, 32, 33, 34, 35, 39, 1860, *et dans* Journal de physiologie *de Brown-Séquard*, avec des remarques *de M. Schiff et de M. O. Landry*, t. III, 1860. — A. E. F. Philippi, Experimenta nonnulla de murium respiratione ac eorum nutritione, *Leipzig*, 1845. — Plouviez, Sur le rôle que joue le sel dans l'alimentation de l'homme, *dans* Bulletin de l'Acad. de méd., t. XIV, 1849. — Poggiale, Recherches sur la composition chimique et les équivalents nutritifs des aliments de l'homme, *dans* Gazette médicale, no 33, 1856. — Pouchet, Des cicatrices des nègres, *dans* Comptes rendus de l'Académie des sciences, t. L, 1860.

Quetelet, Des proportions du corps humain, *dans* Bulletin de l'Acad. de Belgique, *Bruxelles*, 1850 et 1851.

E. Rindfleisch, Zur Blutgefässneubildung (*De la formation des nouveaux vaisseaux*), *dans* Archiv für patholog. Anat. und Physiol., t. XX, 1860. — Ch. Robin, Note sur l'atrophie des éléments anatomiques, *dans* Gazette médicale, 1854. — G. Ross, An analytical inquiry into the nature of the processes of digestion and nutrition with practical deductions, *dans le journal* The Lancet, 1843-1844. — C. Rouget, De la substance amylacée amorphe dans les tissus des embryons des vertébrés et chez les invertébrés, *dans* Comptes rendus de l'Académie des sciences, 1859. — Le même, Des substances amyloïdes, de leur rôle dans la constitution des tissus des animaux, *dans* Journal de physiologie *de Brown-Séquard*, t. II, 1859. — Ranke, Kohlenstoff und Stickstoff Ausscheidung der ruhenden Menschen (*De l'exhal. du carbone et de l'azote chez l'homme au repos*), *dans* Archiv für Anat. und Physiol., 1862. — J. Rawitz, De vi alimentorum nutritia, *Vratislaviæ*, 1846. — F. Rummel, Versuche über den Einfluss vegetabilischer Nahrungsmittel auf den Stoffwechsel (*Recherches sur l'influence de l'alimentation végétale sur la nutrition*), *dans* Verhandlungen der phys. med. Gesellschaft in Wurzburg, t. VI, 1856.

Serres, Des corps glycogéniques dans la membrane ombilicale des oiseaux, *dans* Comptes rendus de l'Acad. des sciences, 1859. — Ph. Scheffer, De animalium aqua iis adempta nutritione, *Marburg*, 1852. — Scherer, Ueber Hypoxanthin, Xanthin und Guanin im Thierkörper (*De l'existence de l'hypoxanthine, de la xanthine et de la guanine dans le corps animal*), *dans* Annalen der Chemie und Pharmacie, t. CXII, 1859. — Le même,

Ueber den Gehalt an Wasser-und Mineralsubstanzen in ganzen Organismus (*De la proportion de l'eau et des substances minérales dans tout l'organisme*), *dans* Verhandlungen der phys. medic. Gesellschaft in Würzburg, t. VII, 1857. — C. Schmidt, Ueber das sogenannte thierische Amyloïd (*Sur ce qu'on appelle l'amidon animal*), *dans* Annalen der Chemie und Pharmacie, t. CX, 1859. — Le même et Bretchneider, Beiträge zur Lehre von den Arsenikvergiftungen (*Contributions à l'étude de l'empoisonnement par l'arsenic*), *dans* Untersuchungen zur Naturlehre des Menschen und der Thiere, t. VI, 1859. — L. A. Schrader, Experimenta circa regenerationem in gangliis nerveis vulneribus illatis in animalibus instituta, *Göttingen*, 1850. — Schuchardt, Quædam de effectu quem privatio singularum partium nutrimentum constituentium exercet in organismum ejusque partes, *Marburg*, 1847. — Speck, Weitere Untersuchungen über die Wirkung körperlicher Anstrengung auf den menschlichen Organismus (*Nouvelles recherches sur les effets de la fatigue musculaire sur l'organisme*), *même recueil*, VI, 1862. — Le même, Ueber die Wirkung der bei zur Ermüdung gesteigerten körperlichen Anstrengung, auf den Stoffwechsel (*Influence de l'exercice poussé jusqu'à la fatigue sur le travail de la nutrition*), *dans* Archiv für wissensch. Heilkunde, IV, 1859. — G. Stædler, Untersuchungen über das Fibroin, Spongin, Chitin, und über das Xanthin, nebst Bemerkungen über den thierischen Schleim (*Recherches sur la fibrine, la spongine, la chitine, la xanthine, et quelques observations sur le mucus animal*), *dans* Annalen der Chemie und Pharmacie, t. CXI, 1859. — H. Stannius, Beobachtungen über Verjüngungsvorgänge im thierischen Organismus (*Remarques sur les phénomènes de rajeunissement dans l'organisme animal*), *Rostock et Schwerin*, 1853. — Starke, Quomodo cartilaginea tela mutetur in osseam quæritur, *Berlin*, 1860. — Steinrueck, De nervorum regeneratione, *dissert.*, *Berlin*, 1838. — C. A. Steder, Ueber den Begriff der Regeneration (*Sur la théorie de la régénération des tissus*), *Zürich*, 1849. — Stuhlmann et Falck, Beiträge zur Kenntniss der Wirkungen des Kaffeins (*Contributions à l'étude de l'action de la caféine*), *dans* Archiv für pathol. Anat. und Physiol., t. XI, 1857. — Syme, On the power of the periosteum to form new bones, etc., *Edinburgh*, 1848.

F. Thierfelder, De regeneratione tendinum, *Misenæ*, 1852. — R. T. Thomson, On the relation between the constituants of the food and the systems of animals, *dans* Med.-chirurg. Transact., t. XXIX, 1846.

Valentin, Beiträge zur Kenntniss des Winterschlafes der Murmelthiere (*Contributions à l'étude du sommeil hibernal de la marmotte*), *dans* Untersuchungen zur Naturlehre des Menschen und der Thiere, t. I, II, III et IV, 1856-1858. — G. Ville, Des aliments hydrocarbonés, et théorie de l'engraissement, *dans* Journal de méd. de Lyon, *juillet et août*, 1845. — Virchow, Cellularpathologie in ihrer Begründung auf physiologische und pathologische Gewebelehre, *Berlin*, 1859 (*La pathologie cellulaire basée sur l'étude physiologique et pathologique des tissus*), trad. franç. par P. Picard, 1861. — J. Vogel, Klinische Untersuchungen über den Stoffwechsel bei gesunden und kranken Menschen, durch den Urin insbesondere (*Recherches cliniques sur le mouvement nutritif chez l'homme sain et malade, mesuré particulièrement par l'examen de l'urine*), *dans* Archiv des Vereins für gemeinsch. Arbeiter zur Förderung der wissensch. Heilkunde, t. I, 1853. — C. Voit, Untersuchungen über den Einfluss des Kochsalzes, des Kaffees und der Muskelbewegungen auf den Stoffwechsel (*Recherches sur l'influence du sel marin, du café, et du mouvement musculaire sur la nutrition*), *München*, 1860. — Volz, Ueber die Gewichtverhältnisse des Urins, der Perspiration und der Feces (*Sur le rapport en poids entre l'urine, la perspiration cutanée et pulmonaire et les fæces*), *dans* Bericht über die XXXIVᵉ Versammlung deutscher Naturforscher und Aerzte, *Carlsruhe*, 1859.

Al. Wagner, Ueber den Heilungsprocess nach Resection und Extirpation der Knochen (*De la régénération des os après la résection et l'extirpation*), *avec figures*, *Berlin*, 1853, et *dans* Archives génér. de méd., 1853, 1854, 1855. — A. Watson, Observations on the formation of the bone by the periosteum, *dans* Edinburgh med. and surg. Journal, 1845. — Wundt, Ueber den Einfluss hydrotherapeuthischer Einwirkungen auf den Stoffwechsel (*De l'influence des effets hydrothérapiques sur les métamorphoses de la nutrition*), *dans* Archiv zur Förderung des wissensch. Heilkunde, t. III, 1856.

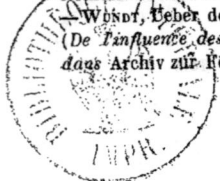

TABLE DES MATIÈRES

DE LA PREMIÈRE PARTIE.

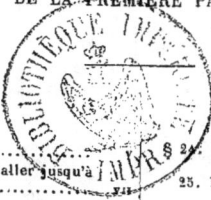

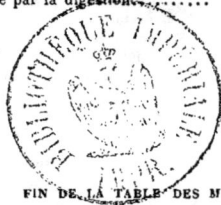

FIN DE LA TABLE DES MATIÈRES DE LA PREMIÈRE PARTIE.

CORBEIL. Typ. et stér. de CRÉTÉ.

www.ingramcontent.com/pod-product-compliance
Lightning Source LLC
Chambersburg PA
CBHW061939220326
41599CB00016BA/2193